新臨床栄養学

第2版

[編集]

馬場　忠雄
滋賀医科大学学長

山城雄一郎
順天堂大学大学院特任教授
プロバイオティクス研究講座

[編集協力]

雨海照祥
武庫川女子大学教授
生活環境学部食物栄養学科

佐々木雅也
滋賀医科大学附属病院栄養治療部・病院教授

宮田　剛
東北大学大学院医学系研究科講師
外科病態学講座　先進外科学分野

島田和典
順天堂大学医学部准教授　循環器内科

医学書院

新臨床栄養学

発　　行	2007年 3月30日　第1版第1刷
	2009年 4月15日　第1版第2刷
	2011年 3月15日　増補版第1刷
	2012年10月15日　第2版第1刷©
編　　集	馬場忠雄・山城雄一郎
発 行 者	株式会社　医学書院
	代表取締役　金原　優
	〒113-8719　東京都文京区本郷1-28-23
	電話 03-3817-5600（社内案内）
印刷・製本	大日本法令印刷

本書の複製権・翻訳権・上映権・譲渡権・公衆送信権（送信可能化権を含む）は㈱医学書院が保有します。

ISBN978-4-260-01615-5

本書を無断で複製する行為（複写，スキャン，デジタルデータ化など）は，「私的使用のための複製」など著作権法上の限られた例外を除き禁じられています．大学，病院，診療所，企業などにおいて，業務上使用する目的（診療，研究活動を含む）で上記の行為を行うことは，その使用範囲が内部的であっても，私的使用には該当せず，違法です．また私的使用に該当する場合であっても，代行業者等の第三者に依頼して上記の行為を行うことは違法となります．

JCOPY〈㈳出版者著作権管理機構　委託出版物〉

本書の無断複写は著作権法上での例外を除き禁じられています．複写される場合は，そのつど事前に，㈳出版者著作権管理機構（電話 03-3513-6969，FAX 03-3513-6979，info@jcopy.or.jp）の許諾を得てください．

執筆者一覧 (執筆順)

岡田　　正	元　大阪大学名誉教授
馬場　忠雄	滋賀医科大学学長
田中　茂穂	独立行政法人国立健康・栄養研究所・基礎栄養研究部部長
安田日出夫	浜松医科大学・第一内科
菱田　　明	焼津市立総合病院病院事業管理者
田村　好史	順天堂大学医学部准教授・代謝内分泌学
綿田　裕孝	順天堂大学医学部教授・代謝内分泌学
下村　吉治	名古屋大学大学院教授・生命農学研究科
江﨑　　治	昭和女子大学教授・生活科学部健康デザイン学科
斯波真理子	国立循環器病研究センター研究所・病態代謝部特任部長
柴田　克己	滋賀県立大学教授・人間文化学部生活栄養学科
児玉　浩子	帝京平成大学・健康栄養学科学科長
中村　禎子	長崎県立大学大学院・人間健康科学研究科
内藤　裕二	京都府立医科大学大学院医学研究科准教授・消化器内科学
吉川　敏一	京都府立医科大学学長
西田美由紀	鹿児島大学大学院医歯学総合研究科・社会行動医学講座心身内科学分野
乾　　明夫	鹿児島大学大学院医歯学総合研究科教授・社会行動医学講座心身内科学分野
白鳥　敬子	東京女子医科大学教授・消化器内科学
杉山　　隆	東北大学病院周産母子センター准教授
位田　　忍	大阪府立母子保健総合医療センター・消化器・内分泌科主任部長
葛谷　雅文	名古屋大学大学院医学系研究科教授・地域在宅医療学・老年科学
木山　輝郎	日本医科大学非常勤講師・外科(消化器一般乳腺移植部門)
深柄　和彦	東京大学医学部附属病院准教授・手術部
安原　　洋	東京大学医学部附属病院教授・手術部
武田　英二	徳島大学大学院教授・臨床栄養学
土師　誠二	大阪府済生会中津病院・肝胆膵外科部長
大柳　治正	近大姫路大学副学長
稲葉　　毅	帝京大学医学部准教授・外科
辨野　義己	理化学研究所イノベーション推進センター辨野特別研究室
田中　平三	神奈川工科大学教授・応用バイオ科学部栄養生命科学科
原島恵美子	神奈川工科大学准教授・応用バイオ科学部栄養生命科学科
佐々木　敏	東京大学大学院医学系研究科教授・社会予防疫学分野
井尻　吉信	大阪樟蔭女子大学准教授・学芸学部健康栄養学科臨床栄養学第1研究室
山東　勤弥	大阪樟蔭女子大学大学院・人間科学研究科人間栄養学専攻専攻長
井上　善文	医療法人川崎病院・外科部長
雨海　照祥	武庫川女子大学教授・生活環境学部食物栄養学科
佐々木雅也	滋賀医科大学附属病院栄養治療部病院教授
宮澤　　靖	社会医療法人近森会近森病院・臨床栄養部部長
西口　幸雄	大阪市立総合医療センター・消化器センター部長
宮田　　剛	東北大学大学院医学系研究科講師・外科病態学講座先進外科学分野
増本　幸二	筑波大学医学医療系教授・小児外科学
水田　祥代	九州大学名誉教授／福岡歯科大学・常務理事
才田　恵美	お茶の水女子大学講師(研究機関研究員)・生活環境教育研究センター
近藤　和雄	お茶の水女子大学大学院教授・生活環境教育研究センター長
城谷　典保	医療法人社団鴻鵠会理事長
龍野　一郎	東邦大学教授・医学部医学科内科学講座糖尿病・代謝・内分泌分野(佐野)
白井　厚治	東邦大学医療センター佐倉病院教授・血管機能学講座
中島　　泰	日本医科大学・内分泌代謝内科
及川　眞一	日本医科大学教授・内分泌代謝内科
島田　和典	順天堂大学医学部准教授・循環器内科
前川　　聡	滋賀医科大学教授・内科学講座(糖尿病内分泌・腎臓・神経)
柏木　厚典	滋賀医科大学医学部附属病院院長
今泉　悠希	福岡県宗像市国民健康保険大島診療所所長

執筆者一覧

苅尾 七臣	自治医科大学主任教授・内科学講座循環器内科学部門
大嶋 勇成	福井大学教授・医学部病態制御医学講座小児科学
大黒 正志	金沢医科大学講師・高齢医学
森本 茂人	金沢医科大学教授・高齢医学
青沼架佐賜	長野市民病院・小児科部長
岡本 百合	広島大学准教授・保健管理センター
片多 史明	亀田総合病院・神経内科部長代理
藤島 一郎	浜松市リハビリテーション病院病院長
大和田 操	公益財団法人東京都予防医学協会・代謝病研究部部長
星岡 明	千葉県こども病院・アレルギー・膠原病科診療部長
河野 陽一	千葉大学大学院医学研究院教授・小児病態学
山城雄一郎	順天堂大学大学院特任教授・プロバイオティクス研究講座
丸山 勝也	独立行政法人国立病院機構久里浜医療センター名誉院長
水上 由紀	相模女子大学講師・栄養科学部健康栄養学科
生田 克哉	旭川医科大学講師・内科学講座消化器・血液腫瘍制御内科学分野
髙後 裕	旭川医科大学教授・内科学講座消化器・血液腫瘍制御内科学分野
吉川 雅則	奈良県立医科大学准教授・内科学第二講座
木村 弘	奈良県立医科大学教授・内科学第二講座
福井 康三	弘前大学医学部附属病院診療教授・心臓血管外科
髙野 操	独立行政法人国立国際医療研究センターエイズ治療・研究開発センター（公益財団法人エイズ予防財団リサーチレジデント）
岡 慎一	独立行政法人国立国際医療研究センターエイズ治療・研究開発センターセンター長
大草 敏史	東京慈恵会医科大学附属柏病院教授・消化器・肝臓内科
三浦総一郎	防衛医科大学校教授・内科学
永田 智	順天堂大学医学部附属静岡病院先任准教授・小児科・新生児科
清水 俊明	順天堂大学大学院教授・小児科学
辻川 知之	滋賀医科大学教授・総合内科学
吉田 英生	千葉大学大学院医学研究院教授・小児外科学
和佐 勝史	大阪大学大学院准教授・小児成育外科学
山中 寿	東京女子医科大学附属膠原病リウマチ痛風センター所長
浦野 和子	東京女子医科大学附属膠原病リウマチ痛風センター
髙崎 芳成	順天堂大学医学部教授・膠原病内科
西原 利治	高知大学医学部教授・消化器内科学
小野 正文	高知大学医学部講師・消化器内科学
遠藤 龍人	岩手医科大学特任准教授・消化器・肝臓内科
鈴木 一幸	岩手医科大学教授・消化器・肝臓内科
森脇 久隆	岐阜大学大学院教授・消化器病態学
猪股裕紀洋	熊本大学大学院生命科学研究部教授・小児外科学・移植外科学分野
川野 晋也	昭和大学藤が丘病院・小児外科
眞田 裕	昭和大学藤が丘病院病院長
内藤 剛	東北大学大学院講師・消化器外科学講座
下瀬川 徹	東北大学大学院教授・消化器病態学
竹山 宜典	近畿大学医学部主任教授・外科
佐藤 弘	埼玉医科大学国際医療センター准教授・上部消化管外科学
堀部 大輔	千葉大学大学院医学研究院・先端応用外科学
鍋谷 圭宏	千葉県がんセンター・消化器外科／NST
石橋 生哉	久留米大学医療センター講師・外科
安孫子亜津子	旭川医科大学講師・内科学講座病態代謝内科学分野
羽田 勝計	旭川医科大学教授・内科学講座病態代謝内科学分野
今井 圓裕	中山寺いまいクリニック院長
志賀 英敏	帝京大学ちば総合医療センター教授・救急集中治療センター
大村 健二	山中温泉医療センターセンター長
泉 維昌	茨城県立こども病院・小児総合診療部長
森 直治	藤田保健衛生大学医学部准教授・外科・緩和医療学講座
東口 髙志	藤田保健衛生大学医学部教授・外科・緩和医療学講座
杉浦 克己	立教大学コミュニティ福祉学部教授・スポーツウェルネス学科
岩坂日出男	大分市医師会立アルメイダ病院・麻酔科部長

第2版 序

　岡田　正先生の初版「新臨床栄養学」に対する熱い思いを継承し，本書を授業などに使っていただいている読者の要望に応え，個別の項目を見直し，さらに，最新のトピックスを加え，今回，改訂を行うことになった．編集方針は，初版を受け継ぎ，医学としての栄養学，医師のための実践的臨床栄養学のテキストというコンセプトのもとに，最新の知見，データに基づく改訂を目指した．改訂編集には，編集協力者として，雨海照祥先生，佐々木雅也先生，宮田　剛先生，島田和典先生にご参画いただいた．

　医学部教育においては，生理学，生化学，内科学，外科学，小児科学，皮膚科学など各分野において，正常時から病態時における栄養代謝の基礎的事項から臨床面において幅広くカリキュラムに入っているが，断片的である．本書は，臨床栄養という横断面でまとめ，理解を深めるとともに，臨床の現場で実際に役立つ成書テキストとして編集した．

　生活習慣病といわれる高血圧，脂質異常症，糖尿病，痛風，癌などは，日常の食生活を中心とした，基本的な生活習慣が病態形成に深く関わっている．病態時においては，食事によるエネルギー補給は，疾病からの回復に必要なものである．とくに，術前術後の周術期や重篤な状態においては，高エネルギー補給を要することから，必要不可欠な栄養素を含む栄養剤の強制的な投与を行う．栄養剤の投与経路は経口的な投与ルートとして鼻腔チューブ栄養から，胃瘻，腸瘻など内視鏡を用いたルートが，経静脈的には高エネルギー投与に対応した中心静脈栄養が行われるようになった．

　一方，栄養剤についても経腸栄養剤の開発が進み，また，栄養学的知見を加えた組成比率，さらに腸粘膜の萎縮や腸内細菌を活用するものまで，各種のものが作成され，臨床応用されている．さらに，肝不全にみられる高アンモニア血症の改善や肝細胞機能の改善をねらって，分岐鎖アミノ酸を用いた病態時の栄養療法も開発されてきた．経静脈栄養については，高濃度化，またはグルコースとアミノ酸との混合，さらに脂肪乳剤など，輸液製剤の技術的な改良を加え，安定した栄養製剤が用いられている．

　栄養管理には，正常な体内における代謝を理解し，その上で病態時に適切な栄養法を選択し，栄養学的効果を迅速に評価することが求められる．疾病時の栄養管理については，病態に即した適切な栄養ルートの確保や栄養剤の選択，すなわち組成や量などの決定とその管理には，医師のみではなく，栄養士，薬剤師，看護師などの共同作業が必要である．Nutrition Support Team(NST)が臨床の現場では組織されており，患者の基本的なデータをもとに患者の病態に即した栄養管理と評価が行われる．臨床栄養に携わる職種は多岐にわたり，しかも構成員が一定水準の知識を持ち，それぞれの特色を生かして，初めて良質な栄養管理が可能となる．

　本書は，臨床栄養に携わる研修医や医師が身につけておくべき栄養学に関する基本的知識とスキルの"スタンダード"で構成されているが，栄養士を含むNSTの構成員にも基礎的な研究成果を通して臨床栄養とのつながりが明確に示されており，日常の臨床栄養の理論と実践に役立ち，座右の書になると信じている．

　2012年初秋

編者代表　馬場忠雄

初版 序

　最近の30年間における臨床栄養学の目覚ましい進歩・発展に疑いを差し挟むものはないであろう．それは中心静脈栄養法の導入と発展，引き続いての経腸栄養法の進歩によってトータルの栄養法（栄養治療）が確立され，それまで入院患者に数多くみられた栄養障害に対して大いなる威力を発揮し，また数々の難治疾患に対し栄養代謝面からのアプローチを可能にしたことによるものであろう．さらにまた一方では，飽食の時代が始まり，国民の急速な高齢化の進展とともに糖尿病，脂質異常症（高脂血症），高血圧など生活習慣病の罹患率が高まり，これらの疾患に対し遺伝学，分子生物学的アプローチを駆使しての病因・病態の解明，治療・予防法の展開が得られている．そして今やさまざまな病態の基盤に存する栄養・代謝異常を正しくとらえ，早期に的確な治療を行うことが求められている．

　このような時代にあって，日常臨床に従事するすべての医師に求められているのが，医学栄養学の基本的な知識の把握と実践である．さらに，栄養士，看護師，薬剤師とともに医療チームを構成し，栄養診断・治療の判断を下すべきリーダーとしての立場も求められている．しかしながら，臨床の現場においてはいまだ多くの医師が患者の栄養管理に無関心であり，また各医師が独自の判断基準に基づいて誤った，あるいは不十分な栄養管理を行っていたり，重症になって初めて栄養障害に気づいて治療を開始するといった事実にも遭遇するのが現状である．輸液・栄養に関連した医療事故の発生も後を絶たずに起こっている．そこで，わが国の第一線で活躍中の方々を網羅し，臨床医学に携わる医師が誰しも身につけておくべき"スタンダード"な医学栄養学（臨床栄養学）の知識・技術を簡潔にわかりやすくまとめた教科書を作成することを考えた．編集者3人が十分な相談を重ね，まず全体的な梗概を定め，次いでこれを細目に分けそれぞれ最適と考えられる執筆者を厳選し，執筆を依頼した．

　本書が今後，臨床医学を志すすべての医学生，研修医，さらには各診療科の専門医に愛読され，栄養学に関するバイブルとして広く用いられ，また日常の医療において患者の診療に役立ち，威力を発揮することを信じている．

　2007年3月

岡田　正　馬場忠雄　山城雄一郎

目次

I. 総論

1. 医学栄養学の歴史 ── 岡田 正　2
1. 栄養―栄養障害とは ……………………… 2
2. 静脈注射の歴史 …………………………… 2
3. 中心静脈栄養の試みおよび普及 ………… 3
4. 経腸栄養の進歩 …………………………… 5
5. 栄養アセスメントの進歩 ………………… 5
6. 在宅栄養法の進歩 ………………………… 6
7. 栄養法の新たな展開 ……………………… 6
8. チーム医療の導入と普及 ………………… 6
9. 栄養過剰時代の出現 ……………………… 7

2. 医学部における臨床栄養教育の方向
── 馬場忠雄　9
1. わが国の現状 ……………………………… 10
2. 北米の現状 ………………………………… 10
3. 栄養教育の方向 …………………………… 11

II. 基礎編

A. 病態生化学

1. エネルギー代謝 ── 田中茂穂　16
1. エネルギー代謝とは ……………………… 16
2. 総エネルギー消費量(TEE)の内訳 ……… 16
   (1) 基礎代謝 …………………………… 16
   (2) 食事誘導性体熱産生 ……………… 18
   (3) 身体活動 …………………………… 18
   (4) 運動時のエネルギー源(エネルギー基質) …………………………………… 18
3. TEE の測定法 …………………………… 19
   (1) 直接法 ……………………………… 19
   (2) 間接法 ……………………………… 19
   (3) TEE の測定法の実際 ……………… 20
   (4) 推定エネルギー必要量(EER) …… 22
   (5) 入院患者および自宅療養者 ……… 22

2. 水・電解質の代謝(脱水症)
── 安田日出夫, 菱田 明　25
1. 水代謝 ……………………………………… 25
2. ナトリウム代謝 …………………………… 27
3. 脱水 ………………………………………… 28
   (1) 高張性脱水 ………………………… 28
   (2) 等張性脱水 ………………………… 29
   (3) 低張性脱水 ………………………… 29
4. 電解質輸液製剤の種類 …………………… 29
5. 輸液の考え方 ……………………………… 29
6. 熱中症 ……………………………………… 32

3. 糖質代謝 ── 田村好史, 綿田裕孝　33
1. 全身の糖のながれ ………………………… 33
2. 空腹時における肝グリコーゲン分解の役割とその制御 ……………………………… 33
3. 空腹時における糖新生の役割とその制御 ………………………………………………… 34
4. 摂食時における糖のながれとその制御 … 37
   (1) 摂食後の肝糖取り込みの調節 …… 37
   (2) 摂食後の肝糖放出の調節 ………… 37
   (3) 末梢組織における糖取り込み …… 38
5. インクレチンとその働き ………………… 38
6. 細胞内における糖代謝 …………………… 39
7. 静脈栄養と経腸栄養 ……………………… 39

4. タンパク質・アミノ酸代謝
———————————— 下村吉治　**41**

1. タンパク質の代謝とその調節 …………… 41
   - (1) タンパク質を構成するアミノ酸 …… 41
   - (2) タンパク質の合成 ………………… 42
   - (3) タンパク質の分解 ………………… 45
   - (4) タンパク質代謝の組織特異性 ……… 46
   - (5) タンパク質代謝とタンパク質栄養の評価 ……………………………………… 46
2. アミノ酸の代謝とその調節 ……………… 46
   - (1) アミノ酸の窒素の代謝 …………… 46
   - (2) アミノ酸の炭素骨格の代謝 ……… 47
   - (3) アミノ酸代謝の組織特異性 ……… 47
3. 薬剤としてのアミノ酸 ……………………… 49

5. 脂質代謝

a. 脂質の種類と機能 ———— 江﨑 治　**51**

1. 脂肪酸の化学的性質 ……………………… 51
   - (1) 脂肪酸，石油，糖との違い ……… 51
   - (2) 脂肪酸の存在形式 ………………… 51
2. 脂肪酸の分類と名前の付け方 …………… 53
   - (1) 脂肪酸の分類 ……………………… 53
   - (2) 脂肪酸の命名法 …………………… 53
3. 各脂肪酸の機能 …………………………… 53
   - (1) 飽和脂肪酸 ………………………… 54
   - (2) 一価不飽和脂肪酸 ………………… 55
   - (3) n-6 系脂肪酸 ……………………… 55
   - (4) n-3 系脂肪酸 ……………………… 56
   - (5) トランス脂肪酸 …………………… 57
4. コレステロール …………………………… 57

b. 脂質の消化吸収と代謝調節
———————————— 斯波真理子　**58**

1. 脂質の消化 ………………………………… 59
   - (1) 口腔 ………………………………… 59
   - (2) 胃 …………………………………… 59
   - (3) 腸 …………………………………… 59
2. 脂質の吸収 ………………………………… 60
   - (1) 脂質吸収のためのミセルの形成 …… 60
   - (2) コレステロールの吸収メカニズム … 60
   - (3) 胆汁酸の役割 ……………………… 61
3. 小腸上皮細胞内でのカイロミクロン(CM)の合成 …………………………………… 62
4. CM の代謝 ………………………………… 62

5. 肝臓におけるリポタンパク合成と代謝およびその制御 ……………………………… 62
   - (1) 肝臓での超低比重リポタンパク(VLDL)の合成と代謝 ……………………… 62
   - (2) 肝細胞内のコレステロール代謝の制御 ……………………………………… 63
   - (3) LDL の代謝 ………………………… 64

6. 脂溶性ビタミンの生理活性
———————————— 柴田克己　**65**

1. 食品中のビタミンの変化 ………………… 65
2. 欠乏症 ……………………………………… 65
3. 過剰摂取による健康障害 ………………… 68
4. 生化学と生理作用 ………………………… 69

7. 水溶性ビタミンの生理活性
———————————— 柴田克己　**71**

1. ビタミンの安定性 ………………………… 71
2. 欠乏症 ……………………………………… 72
3. 過剰摂取による健康障害 ………………… 76
4. 生化学 ……………………………………… 78

8. 微量元素の代謝 ———— 児玉浩子　**80**

1. 概念 ………………………………………… 80
2. 鉄 …………………………………………… 80
   - (1) 代謝 ………………………………… 80
   - (2) 欠乏症 ……………………………… 82
   - (3) 過剰症 ……………………………… 83
3. 亜鉛 ………………………………………… 83
   - (1) 代謝 ………………………………… 83
   - (2) 欠乏症 ……………………………… 83
   - (3) 過剰症 ……………………………… 85
4. 銅 …………………………………………… 85
   - (1) 代謝 ………………………………… 85
   - (2) 欠乏症 ……………………………… 85
   - (3) 過剰症 ……………………………… 85
5. セレン ……………………………………… 86
   - (1) 代謝 ………………………………… 86
   - (2) 欠乏症 ……………………………… 86
   - (3) 過剰症 ……………………………… 87
6. ヨウ素 ……………………………………… 87
   - (1) 代謝 ………………………………… 87
   - (2) 欠乏症 ……………………………… 88
   - (3) 過剰症 ……………………………… 88

9. 食物繊維からルミナコイドへ―食物繊維の新しい概念と生理作用
―――――― 中村禎子　89

1. 食物繊維の新しい定義―ルミナコイド … 90
2. 難消化性糖質の代謝の特徴と有効エネルギー量の考え方 …………………… 90
3. 腸内細菌による発酵に基づいた難消化性糖質の有効エネルギー量算出の考え方 … 92
4. 難消化性糖質（食物繊維ならびに難消化性オリゴ糖・糖アルコール）の生理作用 … 93
5. 難消化性糖質の排便調節作用 ………… 94
6. 難消化性糖質の摂取方法の留意点 …… 94

10. 過酸化脂質 ―――― 内藤裕二, 吉川敏一　96

1. 過酸化脂質とは？ ……………………… 96
2. 過酸化脂質の生成 ……………………… 96
3. 過酸化脂質定量法 ……………………… 98
4. 過酸化脂質の生体内シグナルに及ぼす影響―過酸化脂質は生体内シグナルを揺さぶる 99
5. 過酸化脂質の消去機構 ………………… 100
6. 過酸化脂質の生成防止と抗酸化栄養素　101

B. 病態生理学

1. 食欲の調節 ―――― 西田美由紀, 乾 明夫　106

1. 摂食調節機構 …………………………… 106
2. 中枢性摂食調節機構 …………………… 107
   (1) 中枢における調節因子 …………… 109
3. 末梢性摂食調節機構 …………………… 110
   (1) 末梢における調節因子 …………… 110
4. 飢餓時の反応 …………………………… 112
5. 病態時の反応（神経性食欲不振症と肥満）113
6. 認知情動性調節機構と摂食行動 ……… 114

2. 消化・吸収の調節機構 ―― 白鳥敬子　116

1. 消化管の運動とその調節 ……………… 116
   (1) 口腔 ………………………………… 116
   (2) 食道 ………………………………… 116
   (3) 胃 …………………………………… 116
   (4) 小腸〜大腸 ………………………… 117
2. 消化機能の調節 ………………………… 117
   (1) 神経による調節 …………………… 117
   (2) 消化管ホルモンによる調節 ……… 118
3. 消化液とその分泌調節 ………………… 121
   (1) 唾液 ………………………………… 121
   (2) 胃液 ………………………………… 121
   (3) 膵液 ………………………………… 122
   (4) 胆汁 ………………………………… 123
   (5) 腸液 ………………………………… 124
4. 消化の統合的調節 ……………………… 125
   (1) 頭相（脳相） ……………………… 125
   (2) 胃相 ………………………………… 125
   (3) 腸相 ………………………………… 126
5. 小腸粘膜における膜消化と吸収 ……… 126
   (1) 糖質の膜消化と吸収 ……………… 126
   (2) タンパク質の膜消化と吸収 ……… 126
   (3) 脂肪の膜消化と吸収 ……………… 127

3. 妊娠・授乳と栄養 ―――― 杉山 隆　128

1. 妊産婦の食事摂取基準 ………………… 128
2. エネルギー ……………………………… 128
3. 栄養素 …………………………………… 131
   (1) タンパク質 ………………………… 131
   (2) 脂質 ………………………………… 131
   (3) 炭水化物 …………………………… 132
   (4) その他の栄養素 …………………… 132
4. 栄養状態の評価法 ……………………… 133
5. 正常妊婦の栄養指導 …………………… 133
6. 肥満妊婦の管理上の注意点 …………… 133
   (1) 妊娠前の管理 ……………………… 133
   (2) 妊娠中の管理 ……………………… 134
   (3) 産後の管理 ………………………… 135
7. 痩せ女性の栄養指導 …………………… 135

4. 乳幼児の成長・発育 ―――― 位田 忍　137

1. 正常小児の身体発育 …………………… 137
   (1) 身長増加に影響する因子 ………… 137
   (2) 体格の変化および評価法 ………… 137
   (3) 体組成の変化 ……………………… 141
2. 発育の栄養感受期 ……………………… 141
3. 発育の異常 ……………………………… 142
   (1) 身長 ………………………………… 142
   (2) 体重増加不良 ……………………… 143
   (3) 肥満 ………………………………… 143

5. 加齢と栄養 ―――――― 葛谷雅文　145

1. 高齢者における低栄養の頻度 ………… 145

2. 高齢者の低栄養の原因 …………… 146
　(1) 社会的要因 ………………… 147
　(2) 精神的・心理的要因 ……… 147
　(3) 疾病要因 …………………… 147
　(4) 加齢の影響，その他 ……… 147
3. 消化管の加齢変化 ………………… 148
　(1) 食道 ………………………… 148
　(2) 胃 …………………………… 149
　(3) 小腸 ………………………… 149
　(4) 大腸 …………………………149
4. 食欲に関する消化管の役割 ……… 150
5. その他，液性因子の関与 ………… 150

6. 創傷治癒と栄養 ──── 木山輝郎　152

1. 創傷治癒過程 ……………………… 152
2. 創傷部構成物質 …………………… 153
3. 創傷治癒における栄養学的要因 … 154
　(1) アミノ酸 …………………… 155
　(2) 脂肪酸 ……………………… 155
　(3) ビタミン類 ………………… 156
　(4) 微量元素 …………………… 156
　(5) 生薬やハーブ ……………… 157
4. 慢性創傷 …………………………… 157

7. 栄養と免疫 ──── 深柄和彦, 安原 洋　159

1. 低栄養状態と生体反応 …………… 159
2. 栄養投与ルートと免疫 …………… 160
3. immunonutrition ………………… 162
　(1) グルタミン ………………… 162
　(2) アルギニン ………………… 163
　(3) n-3脂肪酸 ………………… 164
　(4) 抗酸化物質 ………………… 165
　(5) ビタミンD ………………… 165
4. 侵襲後早期の栄養投与量と感染症に関するトピックス ………………… 165

8. 栄養とサイトカイン ──── 深柄和彦, 安原 洋　167

1. サイトカインの働きと栄養療法によるその制御の可能性 ………………… 167
2. サイトカインは産生されないほうがいいのか ………………………………… 167
3. 低栄養とサイトカイン …………… 168
4. 経腸栄養による感染性合併症の減少 … 169
5. 腸管バリア破綻による炎症性サイトカイン反応 ………………………………… 170
6. 経腸栄養と腸管のサイトカイン ……… 170
7. 経腸栄養と腹膜炎時のサイトカイン反応 171
8. 経腸栄養と肝単核球のサイトカイン産生能 ………………………………… 172
9. 免疫栄養とサイトカイン ………… 173

9. 遺伝子発現と栄養 ──── 武田英二　175

1. 食事と代謝 ………………………… 175
2. 遺伝子発現と転写因子 …………… 175
3. 遺伝子発現と栄養 ………………… 176
4. 糖質による遺伝子発現の調節 …… 177
5. 脂質による遺伝子発現の調節 …… 177
　(1) 脂肪酸による遺伝子発現の調節 … 178
　(2) 胆汁酸による遺伝子発現の調節 … 179
　(3) コレステロールによる遺伝子発現の調節 ……………………… 179
6. タンパク質・アミノ酸による遺伝子発現の調節 ………………………………… 179
7. ビタミンによる遺伝子発現の調節 …… 180
8. ミネラルによる遺伝子発現の調節 …… 181
　(1) 亜鉛による遺伝子発現の調節 … 181
　(2) 鉄による遺伝子発現の調節 … 181
9. エピジェネティクス ……………… 182

10. 侵襲と神経内分泌反応 ──── 土師誠二, 大柳治正　183

1. 侵襲時における生体反応 ………… 183
2. 侵襲時の神経内分泌反応 ………… 184
　(1) 視床下部・下垂体・副腎皮質（HPA）系 ……………………………… 185
　(2) 視床下部・副腎髄質・交感神経系　186
3. 神経内分泌反応と代謝変動 ……… 186
4. 低栄養と内分泌反応 ……………… 186
5. 侵襲時の各種エネルギー基質代謝と栄養管理 ………………………………… 186
　(1) 糖代謝 ……………………… 187
　(2) タンパク代謝 ……………… 188
　(3) 脂肪代謝 …………………… 189

11. 成長因子と栄養 ──── 稲葉 毅　190

1. Growth hormone（GH）と insulin-like growth factor-1（IGF-1） ………… 191
　(1) GH/IGF-1 axis の作用 …… 191
　(2) 栄養異常時の GH/IGF-1 の変化 … 191

(3) GH/IGF-1 投与の栄養的効果 …… 191
　　(4) 栄養状態指標としての IGF-1 …… 192
 2. Glucagon-like peptide (GLP) ………… 193
　　(1) GLP-1 ……………………………… 193
　　(2) GLP-2 ……………………………… 193
 3. その他の成長因子 …………………… 193
　　(1) Keratinocyte growth factor (KGF) 193
　　(2) Epidermal growth factor (EGF) … 194

12. 腸内細菌叢とプロバイオティクス
　　　　　　　　　　　　　　　辨野義己　195

 1. 腸内細菌叢をどのようにとらえるか … 195
 2. 個人ごとに異なる「腸内細菌プロファイル」
　　……………………………………………… 196
 3. 大腸は病気の発信源か ……………… 197
 4. プロバイオティクスの保健効果 …… 198
　　(1) 整腸作用 ………………………… 198
　　(2) 発癌リスク低減作用 …………… 199
　　(3) 免疫能調節作用 ………………… 199
　　(4) アレルギーの低減作用 ………… 199
　　(5) 血中コレステロール低減作用 …… 200
　　(6) *Helicobacter pylori* 低減作用 …… 200
　　(7) 腸管環境改善作用 ……………… 200
 5. プロバイオティクス機能研究の未来に向
　　けて ……………………………………… 201

C. 日本人の食事摂取基準(2010年版)

日本人の食事摂取基準(2010年版)
　　　　　　　　　　　田中平三，原島恵美子　204

 1. 必要量 ………………………………… 204
 2. 栄養素の食事摂取基準 ……………… 205
　　(1) 推定平均必要量 ………………… 205
　　(2) 推奨量 …………………………… 206
　　(3) 目安量 …………………………… 206
　　(4) 目標量 …………………………… 207
　　(5) 耐容上限量 ……………………… 207
 3. エネルギーの食事摂取基準 ………… 207
 4. 食事摂取基準の適用 ………………… 209
　　(1) 栄養素摂取量の評価・判定（アセスメ
　　　　ント）……………………………… 209
　　(2) 栄養素摂取量の計画（プランニング) 212
　　(3) 推定エネルギー必要量の適用 …… 212
 5. 臨床栄養への適用 …………………… 213
　　(1) 肥満，糖尿病，脂肪肝などと低エネ
　　　　ルギー食 ………………………… 213
　　(2) 脂質異常と脂肪エネルギー比率 … 214
　　(3) 高血圧と減塩 …………………… 214
　　(4) 低タンパク質食 ………………… 215

III. 臨床編

A. 栄養アセスメント

1. 摂取量，成分　　　　　佐々木敏　218

 1. なぜ食事アセスメントが大切なのか … 218
 2. 食事アセスメント法の分類と特徴 …… 219
　　(1)「食事思い出し法」……………… 219
　　(2)「食事記録法」…………………… 219
　　(3)「食事歴法」……………………… 220
　　(4)「食物摂取頻度法」……………… 220
　　(5)「陰膳法」………………………… 221
　　(6)「生体指標」……………………… 222
 3. 「食事記録法」の注意点 …………… 222
 4. 過小・過大申告の問題 ……………… 224
 5. エネルギー摂取量の利用限界とエネル
　　ギー調整 ………………………………… 226
 6. 食品成分表 …………………………… 227

2. 身体構成成分　　井尻吉信，山東勤弥　229

 1. 栄養アセスメントとは ……………… 229
 2. 2-および3-コンパートメントモデル … 229
 3. 古典的栄養アセスメント …………… 230
 4. 5-レベルモデル ……………………… 230
 5. 身体構成成分の求め方 ……………… 232
 6. 身体計測について …………………… 233
 7. 身体計測：各論 ……………………… 233
　　(1) ％理想体重または身長・体重比 … 233
　　(2) 平常時体重に対する体重比 …… 234
　　(3) 体重減少率 ……………………… 234
　　(4) 肥満指数 ………………………… 234

(5) ウエスト・ヒップ比 ……………… 234
　　　(6) 皮下脂肪厚 ………………………… 235
　　　(7) 上腕筋囲長(AMC)および上腕筋面積
　　　　　(AMA) ……………………………… 236
　　　(8) 膝高値 ……………………………… 238

3. 生化学検査 ──────── 井上善文　239

　1. 血清タンパク ……………………………… 240
　　　(1) アルブミン ………………………… 240
　　　(2) Rapid turnover protein(RTP) …… 242
　2. 栄養評価指標としての血清タンパクの意
　　　義 …………………………………………… 243
　　　(1) 静的栄養価指標としての意義 …… 243
　　　(2) 動的栄養評価指標としての意義 … 244
　　　(3) 予後判定指標としての意義 ……… 244
　3. 血清タンパクの測定値を解釈するに際し
　　　て注意すべき問題点 …………………… 245
　4. 血漿アミノ酸値 ………………………… 249
　5. 一般的生化学検査 ……………………… 249
　　　(1) 肝機能検査 ………………………… 250
　　　(2) コリンエステラーゼ ……………… 250
　　　(3) 血清脂質 …………………………… 250
　　　(4) 血中尿素窒素(BUN) ……………… 250
　　　(5) クレアチニン(creatinine；Cr) … 251
　　　(6) 糖質 ………………………………… 251
　6. 特殊血液検査 …………………………… 251
　　　(1) 血清ビタミン ……………………… 251
　　　(2) 微量元素 …………………………… 252
　7. 尿化学検査 ……………………………… 252
　　　(1) 尿中クレアチニン，クレアチニン身
　　　　　長係数(CHI) ……………………… 252
　　　(2) 尿中3-メチルヒスチジン(3-Mehis) 252
　　　(3) 尿中総窒素排泄量，窒素出納 …… 253

4. 生理機能による評価 ──── 雨海照祥　255

　1. 骨格筋の量と質の変化により変化しうる
　　　生理機能 ………………………………… 255
　2. 計測値の評価方法 ……………………… 256
　　　(1) 測定値の基準値との比較―横断研究 256
　　　(2) 同一の対象のフォローアップによる
　　　　　測定―縦断追跡 …………………… 256
　3. 部位別骨格筋の測定方法 ……………… 257
　　　(1) 四肢の骨格筋 ……………………… 257
　　　(2) 呼吸筋の骨格筋 …………………… 260

　4. 脂肪量の変化により変化しうる生理機能
　　　……………………………………………… 261
　　　(1) 脈波伝播速度 ……………………… 262

5. 間接熱量測定 ──────── 佐々木雅也　264

　1. 間接熱量測定の意義 …………………… 264
　2. 呼気ガス分析からエネルギー代謝を求め
　　　る原理 …………………………………… 264
　3. 測定機器の種類と特徴 ………………… 265
　4. 測定条件 ………………………………… 266
　5. 臨床での活用 …………………………… 267
　　　(1) REEの意義と活用方法 …………… 267
　　　(2) 呼吸商(RQ)測定の意義 ………… 268
　6. 間接熱量測定によるストレス係数の推定
　　　……………………………………………… 268

6. 栄養スクリーニングと
　　アウトカム指標 ─────── 雨海照祥　271

　1. 栄養の定義 ……………………………… 271
　2. 栄養スクリーニングの定義 …………… 271
　3. 栄養障害の意味 ………………………… 271
　4. 栄養スクリーニングの意義・目的 …… 272
　5. 栄養スクリーニングの質の評価 ……… 272
　　　(1) 感受性(sensitivity)と特異性(specifi-
　　　　　city) ……………………………… 272
　　　(2) 構造の妥当性(constructive validity)
　　　　　……………………………………… 272
　　　(3) 栄養障害の早期発見，早期治療の意義
　　　　　……………………………………… 273
　6. 対象による栄養スクリーニングの選択　273
　　　(1) 医療環境 …………………………… 273
　　　(2) 年齢 ………………………………… 273
　7. 実際の栄養スクリーニング―At risk群
　　　を抽出するツール ……………………… 273
　　　(1) Nutrition Risk Screening(NRS)2002
　　　　　……………………………………… 273
　　　(2) Mini Nutritional Assessment
　　　　　(MNA)®-SF ……………………… 274
　　　(3) Malnutrition Universal Screening
　　　　　Tool(MUST) ……………………… 277
　　　(4) Malnutrition Screening Tool(MST)
　　　　　……………………………………… 278
　8. At risk群抽出を行わないツール …… 278

    (1) 主観的包括的栄養アセスメント—
        Subjective Global Assessment (SGA)
        278
    (2) 小児用 SGA 278
    (3) Patient-Generated SGA (PG-SGA)
        279
  9. アウトカム 281
    (1) アウトカムの意味 281
    (2) アウトカム指標 281
    (3) アウトカム指標の選択と選択根拠の
        重要性 281

B. 栄養法

1. 経口摂取 (経口食) ——— 宮澤 靖 284
  1. 経口摂取の意義 284
  2. QOL を高める経口摂取 285
  3. 食物の摂食過程 (摂食・嚥下のながれ) 285
  4. 摂食機能と唾液 287
  5. 嚥下誘発の神経機構 288
  6. 味の生理学的意義 289
  7. 食事誘導性体熱産生 (DIT) 289
  8. 経口食の成分的分類 290
  9. 病院食の変遷 290

2. 経腸栄養 ——— 佐々木雅也 294
  1. 経腸栄養の意義 294
  2. 適応と禁忌 294
    (1) 適応疾患 294
    (2) 禁忌 296
  3. アクセスと投与方法 296
    (1) アクセス 296
    (2) 投与方法 296
  4. 経腸栄養剤の選択 296
  5. 経腸栄養の有用性の評価 298
  6. 合併症とその対策 299
    (1) 機械的合併症 299
    (2) 消化器系合併症 299
    (3) 代謝性合併症 300

3. 経皮内視鏡的胃瘻造設術 (PEG)
    ——— 西口幸雄 301
  1. PEG の構造 301

  2. PEG の適応 301
    (1) 医学的側面 302
    (2) 倫理的側面 302
  3. PEG の禁忌 303
  4. 造設法 303
    (1) プル法 303
    (2) プッシュ法 304
    (3) イントロデューサー法 304
  5. カテーテルの種類と特徴 305
    (1) バンパー型かバルーン型か 306
    (2) チューブ型かボタン型か 306
  6. PEG の合併症 307
    (1) 造設手技に伴う合併症 308
    (2) チューブ管理に伴う合併症 309
    (3) 栄養管理に伴う合併症 310
    (4) その他 310
  7. カテーテルの交換 310

4. 静脈栄養
  #### a. 成人 ——— 宮田 剛 314
  1. 定義 314
  2. 静脈栄養の意義と歴史 314
  3. 静脈栄養の適応 (成人) 314
    (1) 経腸栄養から静脈栄養への切り替え
        時期 315
  4. 中心静脈へのアクセスとルート管理 ... 316
  5. 感染, 合併症のない中心静脈輸液ライン
     管理 316
    (1) カテーテルに起因する禁忌 316
  6. 投与薬液 317
    (1) アミノ酸配合比率の変遷 317
    (2) アミノ酸製剤と糖質製剤の混合に伴う
        問題 317
    (3) 脂肪製剤の開発 318
  7. 静脈栄養法の問題点 318
    (1) 「グルコースの入れすぎ」による高
        血糖 318
    (2) 「グルコースの入れすぎ」による肝
        機能障害 319
    (3) 「グルコースの入れすぎ」による相
        対的ビタミン B_1 不足 319
    (4) 「アミノ酸の入れすぎ」による高 BUN
        血症 320
    (5) 「脂肪乳剤の速すぎる投与」の問題 320
    (6) 「微量元素の入れすぎ」の問題 321

(7) 腸管不使用による不利益 ………… 321

b. 小児 ── 増本幸二, 水田祥代　322

1. 小児における静脈栄養の適応 ………… 322
2. 静脈栄養の投与経路 ………… 322
3. 中心静脈カテーテルの種類と特徴 …… 323
　　(1) 末梢静脈挿入式中心静脈カテーテル
　　　　(PICC) ………… 323
　　(2) 鎖骨下静脈穿刺用中心静脈カテーテ
　　　　ル ………… 323
　　(3) 長期留置型カテーテル ………… 323
4. 年齢別のカテーテルと挿入法の選択 … 324
　　(1) 新生児期 ………… 324
　　(2) 乳幼児期 ………… 324
　　(3) 学童期以降 ………… 324
5. 静脈栄養の実際 ………… 324
　　(1) 静脈栄養時の基本的投与基質 …… 325
　　(2) 投与熱量 ………… 326
　　(3) 糖投与 ………… 326
　　(4) アミノ酸投与 ………… 326
　　(5) 脂肪投与 ………… 326
6. 静脈栄養の主たる合併症―その病因・病
　　態と治療 ………… 327
　　(1) 中心静脈カテーテル挿入時の合併症
　　　　………… 327
　　(2) 中心静脈カテーテル留置中の合併症
　　　　………… 327
　　(3) 代謝性合併症 ………… 328

**5. 経腸栄養法と静脈栄養法の
　メリットとデメリット** ── 宮田 剛　331

1. 経腸栄養と静脈栄養の比較（総論） …… 332
　　(1) 生理的機構との違い ………… 332
　　(2) 合併症 ………… 332
　　(3) コスト ………… 332
　　(4) 腸粘膜への影響 ………… 334
　　(5) 免疫能への影響 ………… 334
　　(6) 管理 ………… 334
　　(7) 投与エネルギー ………… 335
　　(8) 消化器症状 ………… 335
2. 経腸栄養と静脈栄養の比較（病態別） … 335
　　(1) 歯科, 耳鼻科, 形成外科, 顔面外科
　　　　における咀嚼障害 ………… 335
　　(2) 嚥下障害 ………… 336
　　(3) 神経性食欲不振症 ………… 338

　　(4) 遷延性意識障害 ………… 338
　　(5) 消化器外科周術期 ………… 338
　　(6) 多臓器不全などの集中治療領域重症
　　　　管理 ………… 339
　　(7) 炎症性腸疾患 ………… 339
　　(8) 腸管不全（短腸症候群と慢性特発性
　　　　偽性腸閉塞症） ………… 339
　　(9) 抗癌剤による嘔気, 嘔吐 ………… 340

6. 健康（栄養）補助食品
　　── 才田恵美, 近藤和雄　341

1. 特定保健用食品 ………… 342
　　(1) 特定保健用食品の区分 ………… 342
　　(2) 特定保健用食品の表示 ………… 342
　　(3) 特定保健用食品の分類 ………… 343
2. 栄養機能食品 ………… 345
　　(1) 栄養機能食品の表示 ………… 345
3. 特別用途食品 ………… 347
　　(1) 特別用途食品の分類と表示 …… 347
　　(2) 許可基準型病者用食品 ………… 347
　　(3) 個別評価型病者用食品 ………… 349
4. その他の健康食品 ………… 349
　　(1) 抗酸化作用 ………… 349
　　(2) 免疫機能への作用 ………… 350

7. 在宅静脈・経腸栄養 ── 城谷典保　351

1. 在宅静脈栄養法（HPN） ………… 351
　　(1) 実施条件と保険適用 ………… 351
　　(2) 必要器材の選択 ………… 351
　　(3) 輸液剤の調製と供給 ………… 353
　　(4) HPN 管理の実際 ………… 353
　　(5) 合併症とその対策 ………… 354
　　(6) 小児の HPN ………… 354
2. 在宅経腸栄養法（HEN） ………… 354
　　(1) 実施条件と保険適用 ………… 354
　　(2) 必要器材の選択 ………… 355
　　(3) 在宅での経腸栄養剤の選択と調製・
　　　　保存 ………… 356
　　(4) 管理の実際 ………… 356
　　(5) 合併症, 副作用 ………… 357

C. 疾患と栄養

1. 肥満 ———————— 龍野一郎, 白井厚治 360
1. 肥満と肥満症の診断 ……………… 360
2. 肥満の病態, とくに合併症形成機序 … 362
   - (1) 肥満形成時と減量時の脂肪細胞の糖脂質代謝 …………………………… 362
   - (2) 脂肪細胞から分泌されるアディポサイトカイン, ホルモン, 酵素と合併症 …………………………………… 363
   - (3) 高度肥満の病態 ………………… 363
3. 肥満症の治療 ……………………… 364
   - (1) 食事療法 ………………………… 364
   - (2) 運動療法 ………………………… 365
   - (3) 行動療法 ………………………… 365
   - (4) 薬物療法 ………………………… 365
   - (5) 肥満外科治療 …………………… 365

2. メタボリックシンドローム
——————— 龍野一郎, 白井厚治 367
1. メタボリックシンドロームの原因と動脈硬化進展機構 ……………………… 367
   - (1) 原因 ……………………………… 367
   - (2) 動脈硬化進展機序 ……………… 367
2. 診断 ………………………………… 368
3. 治療のポイントとその効果 ……… 369

3. 脂質異常症 ———————— 中島 泰, 及川眞一 371
1. 脂質異常症の病態生理 …………… 371
2. 脂質異常症の分類 ………………… 371
3. 脂質異常症の頻度 ………………… 373
4. 脂質異常症の食事療法 …………… 373
   - (1) 日本人のエネルギー摂取量 …… 373
   - (2) 日本人の食事摂取基準 ………… 375
   - (3) 食事療法の実際 ………………… 376
5. 脂質異常症の薬物療法 …………… 377

4. 動脈硬化症 ———————————— 島田和典 381
1. 動脈硬化の発症および進展の機序 …… 381
2. 動脈硬化症に対する栄養指導の位置づけとその実際 ……………………… 384
   - (1) 摂取エネルギーの適正化 ……… 384
   - (2) 栄養素配分の適正化 …………… 385
   - (3) 病型別食事療法 ………………… 385
   - (4) 飲酒管理 ………………………… 386

5. 糖尿病 ———————— 前川 聡, 柏木厚典 388
1. 糖尿病の病態を理解する ………… 388
2. 糖尿病治療の目的 ………………… 389
3. 糖尿病の食事療法 ………………… 389
4. 糖尿病の運動療法 ………………… 390
5. 糖尿病の薬物療法 ………………… 390
   - (1) スルホニル尿素薬(SU薬)とグリニド薬 ……………………………… 391
   - (2) インスリン抵抗性改善薬—ビグアナイド薬とチアゾリジン系薬剤 …… 391
   - (3) α-グルコシダーゼ阻害薬(αGI薬) 392
   - (4) インクレチン関連薬—DPP-4阻害薬とGLP-1受容体作動薬 …………… 393
   - (5) インスリン療法 ………………… 393
   - (6) 糖尿病薬の併用療法 …………… 394
   - (7) 糖尿病患者におけるシックデイ … 394

6. 高血圧 ———————— 今泉悠希, 苅尾七臣 395
1. 高血圧の疫学 ……………………… 395
2. 血圧調節機構と高血圧の分類 …… 396
   - (1) 本態性高血圧と二次性高血圧 … 396
   - (2) 白衣高血圧と仮面高血圧 ……… 396
3. 血圧評価方法 ……………………… 398
   - (1) 家庭血圧測定 …………………… 399
   - (2) 24時間自由行動下血圧測定(ABPM) …………………………………… 399
4. 高血圧の治療 ……………………… 399
   - (1) 生活習慣の修正 ………………… 399
   - (2) 降圧薬療法 ……………………… 404

7. アレルギー疾患 ———————————— 大嶋勇成 406
1. アレルギーの病態 ………………… 406
2. アレルギー疾患の発症と栄養法 … 407
3. アレルギー疾患の発症・病態に関連する栄養素 ……………………………… 408
   - (1) 不飽和脂肪酸 …………………… 408
   - (2) ビタミンD ……………………… 408
   - (3) 葉酸 ……………………………… 409
   - (4) 抗酸化物質 ……………………… 409
   - (5) イソフラボノイド ……………… 409
   - (6) マグネシウム …………………… 409

- 4. プロバイオティクスのアレルギー発症予防と治療効果 ……… 409
- 5. 肥満とアレルギー疾患 ……… 410
- 6. 食事療法によるアレルギー疾患発症予防と治療 ……… 410

8. 骨粗鬆症 —— 大黒正志, 森本茂人 412

- 1. わが国における骨粗鬆症の疫学 ……… 412
- 2. 骨粗鬆症予防における栄養摂取の位置づけ ……… 413
- 3. カルシウム ……… 413
  - (1) 骨粗鬆症とカルシウム摂取 ……… 413
  - (2) 薬物療法としてのカルシウム補給 ……… 414
- 4. ビタミンD ……… 414
  - (1) 栄養素としてのビタミンD ……… 414
  - (2) 薬物療法としてのビタミンD補給 ……… 416
- 5. ビタミンK ……… 417
  - (1) 骨粗鬆症とビタミンK ……… 417
  - (2) 薬物療法としてのビタミンK補給 ……… 417
- 6. 骨粗鬆症に好影響を及ぼすその他の栄養素 ……… 418
  - (1) イソフラボン ……… 418
  - (2) ビタミンC ……… 418
- 7. 骨粗鬆症に悪影響を及ぼす栄養素 ……… 418
  - (1) リン ……… 418
  - (2) ナトリウム ……… 419
  - (3) 嗜好品 ……… 419
- 8. 痩せ・肥満の予防 ……… 419
- 9. ビスホスホネート製剤とその他の薬剤 ……… 419

9. 神経性食欲不振症 —— 青沼架佐賜 422

- 1. 病態 ……… 422
  - (1) 栄養障害の身体への影響 ……… 422
  - (2) 栄養障害に伴う精神への影響 ……… 422
  - (3) 栄養障害の悪循環 ……… 423
- 2. 栄養管理の要点 ……… 423
  - (1) 大切な栄養評価 ……… 423
  - (2) 身体栄養管理がまず第1 ……… 424
  - (3) 大切なチーム医療 ……… 424
  - (4) 患者自身の自主性に根差した治療 ……… 425
  - (5) 注意点 ……… 425
- 3. 栄養治療と管理の実際 ……… 425
  - (1) 入院への導入 ……… 426
  - (2) 身体評価と栄養評価 ……… 426
  - (3) 治療計画と目標の設定 ……… 426
  - (4) 輸液と経腸栄養 ……… 426
  - (5) 経腸栄養と食事 ……… 426
  - (6) 退院にむけて ……… 427
  - (7) 外来経過観察 ……… 427

10. 精神疾患 —— 岡本百合 428

- 1. 統合失調症 ……… 429
  - (1) 症状からくる低栄養状態 ……… 429
  - (2) 食欲亢進，肥満 ……… 430
  - (3) その他 ……… 431
- 2. うつ病（大うつ病性障害） ……… 431
  - (1) うつ病と食欲低下 ……… 431
  - (2) 食欲低下のメカニズム ……… 432
  - (3) うつ病の治療と食欲への影響 ……… 433
  - (4) うつ病と過食，体重増加 ……… 433
- 3. 躁うつ病（双極性障害） ……… 434
- 4. 摂食障害 ……… 434

11. 神経疾患 —— 片多史明 436

- 1. 神経疾患の栄養管理の特徴 ……… 436
- 2. 脳血管障害の栄養管理 ……… 437
  - (1) 急性期の栄養管理 ……… 437
  - (2) 回復期〜慢性期の栄養管理 ……… 438
- 3. 脊髄損傷の栄養管理 ……… 438
- 4. パーキンソン病の栄養管理 ……… 439
  - (1) 栄養障害の原因とその対策 ……… 439
  - (2) タンパク制限療法 ……… 440
- 5. 筋萎縮性側索硬化症の栄養管理 ……… 440
  - (1) 人工呼吸器装着前の栄養管理 ……… 441
  - (2) 人工呼吸器装着後の栄養管理 ……… 441

12. 摂食・嚥下障害 —— 藤島一郎 442

- 1. 基礎的知識 ……… 442
  - (1) 嚥下と摂食・嚥下障害 ……… 442
  - (2) 嚥下各期と障害 ……… 443
- 2. 嚥下と加齢 ……… 444
- 3. 評価 ……… 445
  - (1) スクリーニング ……… 445
  - (2) 嚥下造影（VF）と嚥下内視鏡検査（VE） ……… 446
  - (3) 総合評価，ゴール ……… 447
- 4. 治療 ……… 448
  - (1) 口腔ケアとリハビリテーション ……… 448
  - (2) 嚥下調整食（嚥下食） ……… 448

13. 先天性代謝異常症 ——— 大和田操　450

1. 栄養管理が有用な先天性代謝異常症（IEM）の病態と早期発見法 …… 450
2. 栄養代謝 …………………… 452
3. 栄養法 ……………………… 452
   - (1) アミノ酸代謝異常症 ……… 452
   - (2) 有機酸代謝異常症 ………… 454
   - (3) 糖質代謝異常症 …………… 454
   - (4) 治療用特殊ミルクの開発と利用 … 454
4. 栄養評価 …………………… 455
5. 栄養指導 …………………… 456
6. 薬物療法 …………………… 456

14. 食物アレルギー ——— 星岡 明, 河野陽一　457

1. 食物アレルギーの定義と分類 …… 457
2. 食物アレルギーの有病率 ………… 457
3. 食物アレルギーの臨床型分類 …… 458
4. 食物アレルギーの発症病理 ……… 459
   - (1) 食物アレルゲンの特徴 …… 459
   - (2) 食物アレルゲンの侵入 …… 459
   - (3) 経口免疫寛容の破綻と食物特異的Th2細胞の成立 …… 459
   - (4) アレルギー症状の発症機構 … 459
5. 食物アレルギーの臨床症状 ……… 460
6. 食物アレルギーの原因食物 ……… 460
7. 食物アレルギーの診断 …………… 461
8. 食物負荷試験 ……………………… 461
9. 食物アレルギーの治療 …………… 462
10. 新しい寛解導入の試み―経口免疫療法 … 463

15. 低出生体重児 ——— 山城雄一郎　464

1. 栄養と発達 ………………… 465
   - (1) 胎児（妊娠）期 …………… 465
   - (2) 新生児期から乳幼児期 …… 465
   - (3) 脳の脂肪酸組成 …………… 466
   - (4) 低出生体重児の脳発達障害と栄養 … 466
2. 栄養素による遺伝子発現の調節 … 467
3. 小児期の成長発育パターンの重要性 … 468
   - (1) 出生体重, 乳幼児期の成長と後年の肥満リスクおよびインスリン抵抗性 468
   - (2) 健常乳児の乳幼児期の栄養管理と成長促進の影響 …… 468
4. 栄養管理 …………………… 468
   - (1) 低出生体重児の栄養管理上の問題点 468
   - (2) 低出生体重児の栄養管理の目標 … 470
   - (3) 栄養管理の実際：1,500 g 未満の場合 …… 471
5. 低出生体重児の乳児期の栄養と離乳食 … 475
   - (1) 出生体重 2,499～2,000 g …… 476
   - (2) 出生体重 1,999～1,000 g …… 476
   - (3) 出生体重 999 g 以下 ……… 477

16. アルコール依存症 ——— 丸山勝也, 水上由紀　478

1. アルコール依存症およびプレアルコホリクスとは …… 478
2. わが国におけるアルコール依存症者数および大量飲酒者数 …… 479
3. アルコールの過剰摂取にみられる栄養障害とそれにより生ずる疾患 …… 480
4. 薬物療法 …………………… 481
5. 栄養療法 …………………… 482
   - (1) 栄養管理上の問題点 ……… 482
   - (2) 栄養教育 …………………… 483
6. アルコール依存症およびプレアルコホリクスの早期発見 …… 484

17. 貧血 ——— 生田克哉, 髙後 裕　485

1. 鉄欠乏性貧血（IDA） ……… 485
   - (1) 概念 ………………………… 485
   - (2) 鉄の体内動態 ……………… 485
   - (3) 鉄欠乏性貧血の栄養学的背景 … 488
   - (4) 症状 ………………………… 489
   - (5) 鉄欠乏と精神・神経症状 … 489
   - (6) 理学所見 …………………… 489
   - (7) 検査所見および診断手順 … 489
   - (8) 基本的治療法 ……………… 490
2. 巨赤芽球性貧血（ビタミン B_{12} 欠乏性貧血および葉酸欠乏性貧血） …… 491
   - (1) 概念 ………………………… 491
   - (2) DNA 合成におけるビタミン B_{12} および葉酸 …… 491
   - (3) ビタミン B_{12} および葉酸の生体内代謝 …… 491
   - (4) 症状および理学所見 ……… 491
   - (5) 病態と栄養学的背景 ……… 491
   - (6) 検査所見および診断 ……… 492
   - (7) 治療 ………………………… 493

18. 呼吸不全（慢性閉塞性肺疾患）
―――― 吉川雅則, 木村 弘　494

1. COPD患者における栄養障害 …… 494
2. COPDの病態 …… 494
   - (1) 定義 …… 494
   - (2) 危険因子 …… 494
   - (3) 症状および診断 …… 495
3. COPDの栄養代謝状態 …… 495
4. 栄養障害と病態との関連 …… 496
5. 栄養障害と予後との関連 …… 496
6. 栄養障害の原因 …… 496
   - (1) 代謝亢進 …… 496
   - (2) 全身性炎症 …… 497
   - (3) 内分泌ホルモンの変化 …… 497
7. 栄養療法 …… 497
   - (1) 栄養療法の原則 …… 497
   - (2) 栄養指導のポイント …… 498
   - (3) 経口栄養法 …… 499
   - (4) その他の治療 …… 499
8. 増悪時の栄養管理 …… 500

19. 心不全, 心臓悪液質 ―― 福井康三　502

1. 病態生理 …… 502
2. 栄養病態 …… 502
3. 心臓悪液質 (cardiac cachexia) …… 503
4. 栄養評価 …… 504
   - (1) 身体計測 …… 504
   - (2) 生化学検査 …… 504
   - (3) 免疫能 …… 504
5. 栄養管理 …… 504
   - (1) 投与経路 …… 504
   - (2) 水分・電解質 …… 505
   - (3) 投与熱量 …… 505
   - (4) 栄養基質 …… 506
   - (5) GIK療法 …… 507

20. HIV感染症 ―― 髙野 操, 岡 慎一　508

1. HIV感染症の病態 …… 508
2. HIV感染症の治療 …… 508
3. HIV感染症の栄養学的特徴と栄養管理 …… 508
   - (1) HIV感染者における体重減少と低栄養 …… 508
   - (2) HIV感染者におけるエネルギー代謝とタンパク代謝の特徴 …… 509
   - (3) HIV感染者における基本的な栄養アセスメント …… 509
   - (4) 食物や水に対する一般的な注意 … 510
4. ARTと代謝異常 …… 510
   - (1) 脂質異常症の管理 …… 511
   - (2) 生活習慣の改善 …… 511
   - (3) 食事療法 …… 512
   - (4) 薬物療法 …… 512
   - (5) 抗HIV薬の変更 …… 513

21. 消化性潰瘍 ―――― 大草敏史　514

1. 胃・十二指腸潰瘍 …… 514
   - (1) 病態 …… 514
   - (2) 栄養代謝 …… 514
   - (3) 栄養療法 …… 515
   - (4) 栄養評価 …… 516
   - (5) 栄養指導 …… 516
   - (6) 薬物療法 (*H. pylori* 除菌療法) …… 517
2. ストレス潰瘍（急性胃粘膜病変）…… 518
3. 胃食道逆流症 (GERD) による潰瘍と出血 518

22. 慢性下痢

a. 成人 ―――― 三浦総一郎　520

1. 慢性下痢症に対する診療ポイント …… 520
2. 消化吸収障害を伴う疾患（吸収不良症候群）へのアプローチ …… 522
   - (1) 診断と障害機序による分類 …… 523
   - (2) タンパク漏出性腸症はどのような疾患か？ …… 524
   - (3) 消化吸収不良症候群の治療とくに栄養療法について …… 525
3. 過敏性腸症候群について …… 526
   - (1) 病態 …… 526
   - (2) 診断基準および疾患分類 …… 526
   - (3) 治療とくに栄養療法について …… 527
4. その他の注意すべき慢性下痢 …… 527

b. 小児 ―――― 永田 智, 清水俊明　528

1. 原因疾患 …… 528
2. 病態 …… 528
   - (1) 腸炎後症候群 …… 528
   - (2) 食物過敏性腸症 …… 529
3. 臨床症状と診断 …… 530
4. 栄養療法 …… 531
   - (1) 初期治療 …… 531

(2) 回復期治療 ………………… 532
　　(3) 薬物療法 …………………… 533
　5. 予後 ………………………………… 533

23. 炎症性腸疾患 ───辻川知之　534
　1. 潰瘍性大腸炎 …………………… 534
　　(1) 病態と疫学 ………………… 534
　　(2) 栄養代謝 …………………… 534
　　(3) 栄養投与法 ………………… 534
　　(4) 栄養評価 …………………… 535
　　(5) 薬物療法 …………………… 536
　2. クローン病 ……………………… 536
　　(1) 病態と疫学 ………………… 536
　　(2) 消化吸収障害と代謝亢進 … 537
　　(3) 栄養投与法 ………………… 538
　　(4) 栄養評価 …………………… 540
　　(5) 薬物療法 …………………… 541

24. 短腸症候群 ───吉田英生　544
　1. 定義 ………………………………… 544
　2. 原因 ………………………………… 544
　3. 病態 ………………………………… 544
　4. 短腸症候群の管理 ……………… 545
　　(1) 内科的管理 ………………… 545
　　(2) 外科的管理 ………………… 548

25. 腸管不全 ───和佐勝史　551
　1. 腸管不全とは …………………… 551
　　(1) 原因疾患 …………………… 551
　　(2) 栄養管理の要点 …………… 551
　　(3) 合併症の予防 ……………… 552
　2. 腸管運動機能障害─慢性特発性仮性腸閉塞症(CIIPS) ………………… 552
　　(1) 病因 ………………………… 553
　　(2) 臨床症状 …………………… 553
　　(3) 診断 ………………………… 553
　　(4) 栄養管理 …………………… 553
　3. 小腸移植 ………………………… 555
　　(1) 小腸移植の現状 …………… 555
　　(2) 合併症 ……………………… 555
　　(3) 栄養管理 …………………… 555

26. 高尿酸血症 ───山中 寿, 浦野和子　557
　1. 尿酸の体内動態と高尿酸血症の成因 … 557
　2. 高尿酸血症の病態 ……………… 557
　3. 高尿酸血症の臨床栄養 ………… 559
　　(1) エネルギー摂取量の適正化 … 559
　　(2) プリン体制限 ……………… 560
　　(3) コーヒー摂取 ……………… 561
　　(4) フルクトース摂取 ………… 561
　　(5) 各栄養素のバランス ……… 561
　　(6) 食材 ………………………… 561
　　(7) 注意点 ……………………… 562
　4. 合併症を有する高尿酸血症・痛風の食事療法を含めた生活指導 ……… 562

27. 膠原病 ───高崎芳成　564
　1. 一般食事療法 …………………… 564
　　(1) 基本概念 …………………… 564
　　(2) 食事指導の実際 …………… 565
　2. 疾患と食事療法 ………………… 565
　　(1) 全身性エリテマトーデス(SLE)と食事療法 ……………………… 565
　　(2) 関節リウマチ(RA)と食事療法 … 566
　　(3) 強皮症(SSc)と食事療法 … 567
　3. その他の膠原病 ………………… 568

28. 脂肪肝 ───西原利治, 小野正文　569
　1. 病因 ………………………………… 569
　2. 診断 ………………………………… 570
　3. 治療 ………………………………… 571
　　(1) 過食と運動不足による脂肪肝 … 571
　　(2) 飲酒による脂肪肝 ………… 573

29. 肝炎(急性・慢性) ───遠藤龍人, 鈴木一幸　575
　1. 病態 ………………………………… 575
　　(1) 急性肝炎 …………………… 575
　　(2) 慢性肝炎 …………………… 575
　2. 栄養代謝 ………………………… 576
　　(1) 急性肝炎 …………………… 576
　　(2) 慢性肝炎 …………………… 576
　3. 栄養法 …………………………… 576
　　(1) 急性肝炎 …………………… 576
　　(2) 慢性肝炎 …………………… 577
　4. 栄養評価 ………………………… 578
　　(1) 急性肝炎 …………………… 579
　　(2) 慢性肝炎 …………………… 579
　5. 栄養指導 ………………………… 580
　　(1) 急性肝炎 …………………… 580

(2) 慢性肝炎 …………………………… 580
　6. 薬物療法 ……………………………… 580
　　　(1) 急性肝炎 …………………………… 580
　　　(2) 慢性肝炎 …………………………… 580

30. 肝硬変, 肝癌 ―――― 森脇久隆　582
　1. 病態 …………………………………… 582
　2. 栄養代謝 ……………………………… 582
　3. 栄養法 ………………………………… 583
　4. 栄養評価 ……………………………… 584
　5. 栄養指導 ……………………………… 585
　6. 薬物治療 ……………………………… 587
　7. 長期予後 ……………………………… 587

31. 肝移植 ―――― 猪股裕紀洋　589
　1. 肝不全状態での栄養障害とその評価 … 589
　2. 栄養状態が肝移植に与える影響 ……… 591
　3. 肝移植手術 …………………………… 591
　4. 肝移植の周術期栄養管理 ……………… 592
　　　(1) 肝移植前の栄養 …………………… 592
　　　(2) Late evening snack ……………… 593
　　　(3) 肝移植後早期の栄養 ……………… 593
　　　(4) 肝移植後晩期の栄養 ……………… 594

32. 胆汁うっ滞 ―――― 川野晋也, 眞田 裕　597
　1. 胆汁分泌の生理 ……………………… 597
　2. 胆汁うっ滞の原因 …………………… 597
　3. 胆汁うっ滞時の栄養管理 …………… 598
　　　(1) 静脈栄養か経腸栄養か …………… 598
　　　(2) アミノ酸 ………………………… 598
　　　(3) 必須脂肪酸欠乏の改善 ………… 599
　　　(4) 水溶性食物繊維の摂取 ………… 599
　　　(5) 各種ビタミンの補充 …………… 599
　　　(6) 微量元素 ………………………… 599
　4. 胆汁うっ滞をきたす特殊病態の栄養管理
　　　……………………………………… 600
　　　(1) 腸肝循環不全 …………………… 600
　　　(2) TPN 関連性肝障害 ……………… 601
　　　(3) 新生児の胆汁うっ滞 …………… 602

33. 胆石症 ―――― 内藤 剛　604
　1. 胆石症の概念 ………………………… 604
　　　(1) 胆石症の分類 …………………… 604
　　　(2) 胆石の種類 ……………………… 604
　2. 胆石の成因と栄養 …………………… 605
　　　(1) コレステロール過飽和胆汁 …… 605
　　　(2) 胆嚢収縮能低下 ………………… 606
　　　(3) 急激な減量 ……………………… 606
　　　(4) 胆石発生リスクを軽減させる因子 … 607
　3. 胆石疝痛発作と栄養管理 …………… 607
　4. 胆石症治療時の栄養管理 …………… 607
　　　(1) 手術 ……………………………… 607
　　　(2) 胆汁外瘻 ………………………… 608

34. 膵炎（急性・慢性） ―――― 下瀬川徹　609
　1. 急性膵炎 ……………………………… 609
　　　(1) 基本的治療 ……………………… 609
　　　(2) 輸液 ……………………………… 609
　　　(3) 中心静脈栄養 …………………… 610
　　　(4) 経腸栄養 ………………………… 611
　2. 慢性膵炎 ……………………………… 612
　　　(1) 基本的治療 ……………………… 612
　　　(2) 栄養管理（代償期） ……………… 613
　　　(3) 栄養管理（非代償期） …………… 613
　　　(4) 膵性糖尿病の治療 ……………… 614

35. 膵癌 ―――― 竹山宜典　616
　1. 膵切除術式の種類 …………………… 616
　2. 術前栄養管理 ………………………… 617
　3. 術後早期の栄養管理 ………………… 617
　4. 術後遠隔期における栄養管理 ……… 619
　　　(1) 原疾患の影響 …………………… 619
　　　(2) 神経叢郭清の影響 ……………… 619
　　　(3) 膵体尾部切除術の場合 ………… 619
　　　(4) 膵頭切除の場合 ………………… 619
　　　(5) 膵全摘術の場合 ………………… 620
　　　(6) 外分泌機能不全に対する補充療法 … 620
　　　(7) 内分泌機能不全に対する治療 … 621
　　　(8) 術後補助化学療法における栄養管理
　　　……………………………………… 621

36. 食道癌 ―――― 佐藤 弘　623
　1. 食道癌の病態生理 …………………… 623
　　　(1) 食道癌の症状 …………………… 623
　　　(2) 病態生理からみた栄養管理 …… 623
　2. 治療方法別の栄養管理法 …………… 625
　　　(1) 内科治療における栄養管理 …… 625
　　　(2) 外科治療における栄養管理 …… 626
　3. 食道癌治療に対する栄養管理法のまとめ
　　　……………………………………… 629

37. 胃癌 ——— 堀部大輔, 鍋谷圭宏 630
1. 胃癌周術期栄養管理 ………… 630
   (1) 術前栄養管理 ……………… 630
   (2) 術後栄養管理 ……………… 631
2. 化学療法施行時の栄養管理 ……… 633
3. 胃癌悪液質と栄養管理 …………… 634

38. 大腸癌 ——— 石橋生哉 637
1. 大腸癌患者に対する周術期栄養療法の適応 …………………………… 637
   (1) 大腸癌手術に対する早期回復プログラムに基づく栄養管理 ………… 637
2. 大腸狭窄による通過障害を認める際の栄養管理 ……………………… 639
   (1) 術前管理 …………………… 640
   (2) 術後栄養管理 ……………… 640
3. 化学療法, 放射線療法時における栄養補助療法 ……………………… 641
4. 高度進行大腸癌における栄養療法 …… 641

39. 慢性腎臓病 (CKD) ——— 安孫子亜津子, 羽田勝計 643
1. CKD の概念 ……………………… 643
2. CKD の診断と病期 ……………… 643
3. 糖尿病性腎症とアルブミン尿 …… 644
4. CKD に対する食事療法基準 …… 645
   (1) エネルギー摂取量 ………… 645
   (2) タンパク質 ………………… 646
   (3) 低タンパク食の効果 ……… 647
   (4) 低タンパク食の注意点・問題点 … 647
   (5) 食塩 ………………………… 647
   (6) カリウム …………………… 648
   (7) リン, カルシウム ………… 648
5. 透析患者に対する食事療法基準 … 649
   (1) 血液透析 (HD) …………… 649
   (2) 腹膜透析 (PD) …………… 649
6. 腎不全時の特殊栄養療法 ………… 649
   (1) 経腸栄養 …………………… 649
   (2) 静脈栄養 …………………… 649

40. ネフローゼ症候群 ——— 今井圓裕 651
1. 病態 ……………………………… 651
2. 栄養代謝 ………………………… 653
3. 栄養療法 ………………………… 654
4. 栄養評価 ………………………… 654
5. 栄養指導 ………………………… 654
6. 薬物療法 ………………………… 655

41. 術前術後管理 ——— 宮田 剛 657
1. 手術治療の栄養に関する問題点 … 657
2. 周術期管理の時期別具体的栄養対策 … 658
   (1) 術前評価の意義と方法 …… 658
   (2) 術前栄養による術後生体反応の修飾 …………………………… 659
   (3) 術中栄養の是非 …………… 659
   (4) 術後栄養管理法の変遷 …… 660
   (5) 術後栄養投与の時期 ……… 660
   (6) 術後栄養管理における栄養投与経路 …………………………… 661
3. 周術期管理総合戦略の一環としての栄養療法 ……………………… 661
   (1) 周術期身体回復に果たす栄養療法の役割 ……………………… 662

42. 多臓器不全 ——— 志賀英敏 663
1. 代謝動態の把握 ………………… 663
2. 各不全臓器の代謝動態の特徴と栄養管理上の問題点 ………………… 664
   (1) 肝不全 ……………………… 664
   (2) 腎不全 ……………………… 665
   (3) 呼吸不全 …………………… 665
3. 栄養の投与経路 ………………… 666
4. 経腸栄養の施行が困難な理由 …… 667
5. Bacterial translocation (BT) … 667
6. ガイドラインのとらえ方 ……… 668
7. 血液浄化法の影響 ……………… 668

D. トピックス

1. 高齢者におけるサルコペニアと栄養 ——— 葛谷雅文 672
1. サルコペニア …………………… 672
2. サルコペニアの原因 …………… 673
3. サルコペニアと栄養, とくにタンパク質, アミノ酸について ……… 673
4. その他の栄養素とサルコペニア … 675
5. サルコペニック・オベシティー … 675

2. NST ——— 佐々木雅也　677

1. NSTの歴史 …………………………… 677
   (1) TPNの開発とNST ……………… 677
   (2) 日本におけるNSTの普及 …… 677
2. NSTの役割と構成スタッフ ………… 678
3. NSTの成果 …………………………… 679
4. NST活動と保険診療 ………………… 681

3. オーダーメイド栄養 ——— 島田和典　682

1. オーダーメイド栄養とは …………… 682
2. 遺伝素因の把握 ……………………… 682
3. 遺伝子変異の具体例 ………………… 683
   (1) Low-density lipoprotein (LDL) 受容体遺伝子変異 ………………… 684
   (2) アポタンパクE遺伝子多型 …… 684
   (3) β_3アドレナリン受容体遺伝子多型 … 684
   (4) 脱共役タンパク質 (UCP) 遺伝子多型 ……………………………… 685
   (5) その他 …………………………… 685
4. オーダーメイド栄養の今後の展開 … 686

4. 褥瘡 ——— 大村健二　687

1. 褥瘡の発生と栄養障害 ……………… 687
   (1) クワシオルコルと褥瘡 ………… 687
   (2) マラスムスと褥瘡 ……………… 689
2. 褥瘡症例に対する栄養療法のプランニング ………………………………… 689
   (1) クワシオルコルに発生した褥瘡 … 689
   (2) マラスムスに発生した褥瘡 …… 690
3. 褥瘡症例に対する栄養療法のモニタリング ………………………………… 690
4. 褥瘡症例に対する栄養療法のより安全な施行 …………………………… 691

5. 小児の虐待 ——— 泉　維昌　692

1. 虐待と発育不全症 (FTT) …………… 692
   (1) FTTの診断 ……………………… 693
2. 栄養評価 ……………………………… 693
   (1) 身長，体重，頭囲 ……………… 693
   (2) その他の身体所見 ……………… 694
3. 栄養代謝 ……………………………… 694
4. 栄養療法 ……………………………… 694
   (1) 栄養療法の原則 ………………… 694
   (2) 食事・栄養療法導入 …………… 695
   (3) FTT治療プログラムの終了 …… 696

6. 悪液質，緩和医療 ——— 森　直治，東口髙志　697

1. 緩和医療における栄養管理 ………… 697
2. 癌悪液質とは ………………………… 698
   (1) 悪液質の定義 …………………… 698
   (2) 悪液質のメカニズム …………… 698
   (3) 悪液質の指標 …………………… 698
   (4) 悪液質の病期と栄養サポート … 699
3. 緩和医療における栄養療法 ………… 700
   (1) 栄養ルート ……………………… 700
   (2) エネルギー投与量 ……………… 700
   (3) 終末期における輸液管理 ……… 701
   (4) 薬物療法 ………………………… 701
   (5) 運動療法 ………………………… 702
   (6) 栄養指導，教育 ………………… 702
   (7) チーム医療と集学的アプローチ … 702

7. エビデンスとガイドライン ——— 雨海照祥　704

1. エビデンスの定義 …………………… 704
2. 永遠のエビデンスは存在するか …… 704
3. エビデンスは，常に"1つ"か？ …… 705
4. 事実と真実—真実としてのエビデンス　705
5. ガイドライン—ガイドラインの構造としてのエビデンスレベル ………… 705
6. ガイドラインにおけるエビデンスレベル，推奨レベル ………………… 705
7. ガイドラインの可能性と限界 ……… 707
8. 現実の治療の選択肢とガイドライン … 708
   (1) ガイドラインに治療の選択肢があるとき ……………………………… 708
   (2) ガイドラインと衝突したとき … 708
   (3) ガイドラインに治療の選択肢がないとき ……………………………… 709
9. 最新のガイドラインと最新のエビデンスの重要性 ……………………… 709

8. アスリートの栄養管理 ——— 杉浦克己　711

1. スポーツと五大栄養素 ……………… 711
   (1) エネルギー ……………………… 711
   (2) 身体づくり ……………………… 712
   (3) コンディショニング …………… 712
2. 栄養管理の基本 ……………………… 712

(1) 栄養教育の流れ…………………… 712
　　(2) 食事の基本は「栄養フルコース型」 713
　　(3) スポーツのシーズンと食事内容…… 714
　3. サプリメントの活用 …………………… 715
　　(1) マルトデキストリン…………………… 715
　　(2) プロテイン……………………………… 715
　　(3) ミネラル………………………………… 716
　　(4) ビタミン………………………………… 716
　　(5) 分岐鎖アミノ酸………………………… 716
　　(6) コラーゲン……………………………… 716
　　(7) クレアチン……………………………… 716
　　(8) サプリメントの考え方………………… 717
　4. 栄養サポートの例（日韓 FIFA ワールド
　　カップサッカー）………………………… 717

9. オートファジー ──── 岩坂日出男　**719**

　1. オートファジーとは ……………………… 719
　2. オートファジーの膜形成機構とシグナル
　　伝達 ………………………………………… 721
　3. オートファジーの生体における役割と疾
　　患との関係 ………………………………… 723
　　(1) オートファジーとエネルギー供給… 723
　　(2) オートファジーと免疫………………… 723
　　(3) オートファジーと炎症反応…………… 724
　　(4) オートファジーと品質管理…………… 724
　　(5) オートファジーと癌…………………… 724
　　(6) オートファジーとその他の疾患…… 725
　4. オートファジーと栄養管理 …………… 725

欧文索引 ………………………………… 727
和文索引 ………………………………… 736

Ⅰ．総論

I. 総論

1. 医学栄養学の歴史

1 栄養―栄養障害とは

「栄養」とは"生物が体外から栄養素を摂取し，これを同化して成長し，生活力を維持すること"（広辞苑）と定義される．生体が営むこの一連の過程がなんらかの原因により障害され，身体に異常をきたした状態が「栄養障害」である．栄養障害は一般に栄養過剰と栄養欠乏（狭義の栄養障害）に大別される．栄養障害が発生すると，生体が生きていく上で不都合なさまざまな事象が惹起される．したがってその異常をすばやく予知し，的確に対処することが求められる．

現代は飽食の時代ともいわれ，ともすれば栄養欠乏のみが大きく取り上げられた過去の時代とは異なり，栄養過剰およびこのことに関連して生活習慣病の発症が注目されており，その対策・予防が国民的な関心事となっている．

さて，栄養過剰はすでに2000年以上前から存在したと思われ，エジプトにて死体保存されたミイラの解剖所見にて，現在みられるのと同様の動脈硬化がみられることが報告されている．また，ギリシャ人医師ヒポクラテス（紀元前400年）は食事による健康維持の重要性を説き，痩せた人間の疾病に対する抵抗力が肥えた人間のそれに劣ることをすでに指摘している．

17世紀初頭，英国の生理学者William Harvey[1]は，血液循環の理論を確立した．また時を同じくして，生体内における食物の吸収・輸送・代謝経路についての基本的知識が明確となっている．フランスの化学者Claude Bernardは，肝臓内のグリコーゲンが必要に応じて分解されて糖を産生することを見いだし，生体における内部環境維持の概念を確立した．Voitは1865年，最初に呼吸熱量計を作成し，栄養素によるエネルギー産生の定量化を試みた．さらにこの方法論はMax Rubner, Atwater, Benedict, Lusk, DuBoisらによって受け継がれ，1900年代前半に至り英国のSir David Cuthbertson[2]による外傷や侵襲時にみられる代謝の亢進・タンパク異化促進の提唱につながったものと考えられる．

2 静脈注射の歴史

さて，静脈注射の歴史をたどると，英国のSir Christopher Wren(1656)はイヌ，次いでヒトの静脈内にモルフィンあるいは催吐酒を注入すると，これが循環系を通じて中枢系に入って効力を発揮することを観察している．さらにその後，1830年代になってヨーロッパでコレラが大流行したとき，スコットランドのThomas Latta(1831)[3]は，脱水に陥った患者に生理食塩水を静脈内注射し，体液および電解質のバランスを保つことによって救命に成功した．もっとも，当時は輸液による細菌感染を防御する手だてもなく，消毒

に関する概念も確立されてはいなかった．その後，Louis Pasteur(1877)によって細菌感染に関する知識が導入され，Joseph Lister(1870)により消毒法の理論が確立されて清潔下での状態を意識した輸液が行われるようになった．さらに Karl Landsteiner(1901)による血液型の発見，Florence Seibert(1923)による輸液中の発熱物質(pyrogen)の検出などにより，輸血・輸液に不可欠な知識・管理上の問題点などが次第に確立された．

1843年，前述の Claude Bernard は，動物に初めてショ糖液の輸注を行い，続いてウィーンの Biedl と Kraus がヒトに初めて10%ブドウ糖(グルコース)の輸注を行い，それが効率よく利用されることを示した．これ以降，グルコースは安全でかつ廉価なエネルギー源として広く用いられるようになったが，1950年代になってからは，グルコース以外の炭水化物としてアルコールが，またフルクトース，ソルビトール，キシリトールなどの insulin independent な糖質が，糖尿病患者あるいは耐糖能の低下した患者に対して熱源として用いられるようになった．

一方，タンパク源を含有する輸液剤に関しては，Henriques と Anderson(1913)がカゼイン水解物をヤギの静脈内に注射し，それが生体内で利用されていることを示した．さらに Elman と Weiner(1939)[4]は，ヒトにカゼイン水解物の輸注を初めて行い，これはまもなく Amigen(Mead Johnson & CO.)として市販化された．しかし，当時の輸液剤はその純度が必ずしも高くはなく，しばしば pyrogen を高頻度に含んでいたこと，またアミノ酸配合の任意性がないことより一般化するには至らなかった．1946年には米国の Madden らが結晶アミノ酸剤の臨床応用を行いその結果を報告，またわが国においても，1956年に結晶アミノ酸 Moriamin(森下製薬)が試作・市販された．その後1957年になって，輸液剤のアミノ酸組成に関する国際的なルール作りがなされ FAO 暫定基準(Tryptophan を1とする)が定められ，また1963年には FAO/WHO 基準(人乳パターンに準拠)が定められた．ここでは必須アミノ酸と非必須アミノ酸の比率(E/N)が1と定められた．

脂肪輸液は，小容量で最多のエネルギーを有することより古くから魅力的な栄養輸液素材として期待されてきたが，いかにして乳化の技術を導入し，副作用なく安全な製剤として用いうるかが最重要課題となった．脂肪輸液が動物において効果的であることを最初に示したのは，1915年における Murlin と Riche である．またわが国においては，東北大学の山川章太郎らがヒマシ油より脂肪乳剤(ヤノール)を作成し，ヒトに輸注を行った結果を報告している．その後，米国，ドイツ，フランスにおいて綿実油よりなる脂肪乳剤が開発され市販された．しかし，これらのいずれもが熱発などの副作用をきたすことが報告され，とくに米国では1964年に至り，脂肪乳剤に基づく重篤な副作用が多発したことにより使用禁止に踏み切っている．このような経緯にもかかわらず，ヨーロッパ諸国においてはその後も検討が続けられ，1960年代に至り安全な脂肪乳剤が開発された．スウェーデンの Wretlind ら[5]は，大豆油を用いた脂肪乳剤を作成し，乳化剤として卵黄リン脂質を，また等張性を保つためにグリセロールを加えた．これは Intralipid と名づけられ，その後ヨーロッパを中心として広く用いられ，安全性が認められた．一方，わが国においても，東京医科歯科大学の木村信良らは，大豆油を用いて脂肪乳剤(Intrafat)を作成し，臨床応用に踏み切っている．

3 中心静脈栄養の試みおよび普及

さて，従来輸液の主目的は，脱水および電解質のアンバランスを治療あるいは予防する

ためのものであると考えられてきたが，その理論を確立したのは Gamble(1952)である．彼は今日における細胞内外液の区画の概念を打ち立て，適切な輸液によって生体内における電解質アンバランスの矯正が可能であることを示した．その後，Darrow, Butler らも Gamble の理念に沿った細胞外液の補給を中心とした輸液療法を展開している．かくして輸液療法はベッドサイドにおいて必須のものとなったが，さまざまな重症患者を扱う機会が増えるとともに，その期間が長期に及んだ場合におけるエネルギー補給・タンパク源補給の不足および電解質の乱れが切実な問題として感じられるようになった．すなわち，患者が重症であればあるほど早期にるい痩が進み，栄養障害によるさまざまな悪影響（創傷治癒遅延，易感染性の増加，さらには臓器障害など）が出現することとなる．しかし，通常の輸液では十分な栄養分を投与することは不可能である．このようなジレンマが臨床上の大きな課題として認識されるようになった．

1942年，Clark と Brunschwig は術後患者に対し，熱源としてのグルコースと脂肪，タンパク源としてのカゼイン水解物を患者に経静脈投与し，体重の維持および正の窒素平衡が得られたと述べている．その後も可能な限りの経静脈的な栄養補給を行うことによって，外科手術後の患者が良好な回復状態を示す報告がなされている．

一方，ハーバード大学の Francis Moore ら[6]は，副腎皮質ホルモンを中心とした内分泌系の広範な研究成果に基づき，1959年には "Metabolic Care of the Surgical Patients" を集大成した．ここで Moore は，外科侵襲時にみられる内分泌・代謝変動，およびこれを踏まえての患者管理の理論と実際を詳細にまとめ上げ，その内容はこれ以降の外科栄養学のあり方に多大な影響を与えることとなった．しかし Moore 自身，侵襲下の栄養投与の是非については否定的な考えをもっていて，侵襲期にみられる窒素排泄量の増加は飢餓時にみられるそれとは本質的に異なった代謝変動に基づくものであり，これは人工的な栄養投与によっても決して補われないものであるとした．その後，この考え方が一般的となり，侵襲時の栄養投与はむしろ有害であるという考え方が広くなされた．もっとも，当時の医療レベルでは非経口的に十分な栄養補給を行うこと自体困難であり，上記の信憑性を糾すこと自体不可能という時代背景があった．

さて，1964年，Nordlund と Thoren は腎不全患者に対し，上大静脈内に留置したカテーテルを通じて 40～50% の高濃度グルコース液を投与し，血液量の豊富な大血管内であればこのような高張液の血管内への安全な投与が可能であるということを示した．このことにヒントを得て，1967年，Dudrick と Wilmore ら[7]は上大静脈内に留置したカテーテルを通じて高張グルコース・アミノ酸混合液の持続投与を行い，これにより必要十分量の栄養を静脈経路のみから投与しうることを示した（経中心静脈高カロリー輸液，静脈栄養）．彼らはまず仔犬を用いた実験で成功を収めた後，これを先天性小腸閉鎖症にて大量腸切除を受けた新生児に応用し，患児が経口摂取時とほぼ変わらぬ成長・発育を遂げることを示した．この報告は，ヒトにおいての静脈経路のみからの栄養補給の可能性を初めて示したものであり，従来の水・電解質輸液の限界を大きく打ち破り，広範な臨床応用の可能性を示した．

わが国においても，その後まもなく本輸液の試みがなされてその有用性が示され，さらにわが国の実情に適した輸液剤キットが検討・開発された．その後，1979年になってようやく最初の基本薬剤の市販化をみている．

一方，本輸液法が頻用されるとともに不十分な知識で不注意に施行される例も増加し，

数多くの危険な合併症の出現をみた．中でもカテーテル関連血流感染症（カテーテル敗血症）は，その発生頻度の高さおよび重篤性から大いなる注目を集め，この輸液法自体がきわめて危険視されるに至った．米国において，1972年にはCenters for Disease Control and Prevention（CDC）[8]が本格的な検討に乗り出し，カテーテル関連血流感染症の発生を予防すべきガイドラインを示している．

この他，長期にわたる本輸液依存例（多くは腸管不全例）の増加とともに，それまで医療の世界であまり経験することのなかったユニークな合併症の出現をみるようになった．その1つが微量元素欠乏症である．亜鉛，銅，セレンなどの欠乏症が相次いで発見され，報告された[9]．現在，ヒトにおいては約10種類の微量元素が必須と考えられているが，その栄養学的な役割については不明な部分も多く，1990年には新たな学会（日本微量元素学会）が設立されてこの領域の進歩・発展に寄与している．

4　経腸栄養の進歩

経口摂取が困難となった患者に対して，まず試みられるべきであるのが経管栄養である．古くは17世紀初頭から，患者の鼻腔より金属管を挿入し，これを通じて栄養物を胃腸管内に注入したことが記載されている．しかし，本格的に経管的チューブ栄養を行ったのは英国ロンドンの外科医John Hunterであった．彼は1793年に経管栄養の経験およびその治療効果をまとめ，発表している．その後，19世紀後半になってようやく胃瘻・空腸瘻造設術などの手段が一般化し，栄養補給の目的で用いられるようになった．またこれと同時に胃瘻・空腸瘻がイレウス治療にも用いられるようになった．その後20世紀後半になって，より栄養価の高い注入剤が工夫・開発された．

タンパク質が腸管で吸収されるには，アミノ酸あるいは低分子ペプチドにまで分解される必要があることはすでに明らかにされていたが，Rose[10]は1931年，ラットを用いての一連の栄養実験から，体外よりの補給が必要かつ成長に不可欠なアミノ酸（必須アミノ酸）があることを報告した．さらに米国国立衛生研究所（National Institutes of Health；NIH）のGreensteinら（1957）は，L-アミノ酸をタンパク成分とした化学成分からなるchemically defined diet（CDD）を作成し，これのみの投与により動物が順調な発育・成長を示すことを報告した．さらにWinitzら[11]は1965年，この栄養剤のヒトへの応用を試み，ボランティアを用いての長期投与群がこれのみで栄養状態を保ちうることを報告した．また，このCDDは吸収効果が高く，下痢やその他の副作用が少ないことより，各種病態への応用が期待された．最初の臨床応用は米国のRandallらによってなされた．彼は1969年，大量腸管切除例に対してCDDを投与し，良好な栄養効果が得られることを報告した．彼はここで初めてelemental diet（ED）なる語を用いている．EDはわが国でも開発が進められ，1981年，成分栄養と名づけられ市販された．その後引き続きさまざまな組成をもった経腸栄養剤が試作，輸入されており，これらは大きく消化態栄養剤（成分栄養剤など），半消化態栄養剤（低残渣食）に区分され，治療する病態に応じて用いられている．

5　栄養アセスメントの進歩

栄養法・栄養治療の第一歩は栄養状態の評価（nutritional assessment）であり，評価結果

に応じて栄養障害の有無が判定され，栄養投与の必要性の有無・投与経路・投与量などが決定される．従来，患者の栄養状態は，単に外観あるいは体重の増減から大ざっぱに評価されてきたにすぎない．ところが，栄養法の進歩とともに栄養状態の変化を鋭敏に把握し，これを適正な栄養治療の施行に反映せしめる必要性が痛感されるようになった．そして，最近の検査診断機器の進歩とともに，数多くのパラメータが栄養評価手段として用いうることが示された．この領域の進歩は米国のBlackburnら[12]の努力によるところが大きい．

6 在宅栄養法の進歩

さて，静脈栄養がより多くの患者により長期にわたり行われるようになるとともに，これらの患者を一定の適応を定めて退院させ，必要な装具を装着せしめて輸液を行いながら家庭・社会復帰させる方法が試みられるようになった．これは在宅静脈栄養法(home parenteral nutrition；HPN)と称され，患者のquality of life(QOL)の向上と同時に入院経費の節減が期待され，21世紀の医療を支えるべき在宅医療の一翼を担っている[13]．その後，在宅経腸栄養法(home enteral nutrition；HEN)が認可され，少し遅れて急速な進展・普及を示し，両者相補的な関係を維持しつつ現在に至っている．

7 栄養法の新たな展開

疾患・病態の代謝が明らかとなるにつれて，各種病態に最適の栄養組成が考案され，これを用いることによって病態治療効果を上げうることが示された．中でもアミノ酸輸液については，米国のFischerら(1976)[14]によって開発された，分岐鎖アミノ酸を増量し芳香族アミノ酸を減量せしめた肝不全輸液が，肝性昏睡の意識覚醒に有効であることが示され，その後必須アミノ酸を中心とした腎不全輸液，骨格筋の代謝亢進を重視し分岐鎖アミノ酸を増量した侵襲用輸液，新生児・乳児期のアミノ酸代謝を考慮した小児用アミノ酸輸液などの効果が示され，わが国において試作市販されている．この他，腸管障害に対するグルタミン増量アミノ酸剤が現在検討中である．また最近では，侵襲下における免疫能低下に対して生体の免疫能を賦活すること(immunonutrition)を目的として，アルギニン，グルタミン，n-3脂肪酸，核酸，セレンなどを豊富に含んだ免疫強化経腸栄養剤(immune enhancing diet)が試作市販され，これを用いることによる術後合併症発生率の低下，在院日数の短縮などが示されている．

経腸栄養と関連して，食物繊維が注目を浴びるようになった．以前は腸管で消化吸収されない食物残渣として認識されているにすぎなかったが，大腸内で腸内細菌叢により食物繊維が分解されて生じる短鎖脂肪酸は小腸粘膜の増殖再生を促すことが示された．中でも水溶性食物繊維は，糖質やコレステロールの吸収を抑制し，耐糖能の改善や動脈硬化の進展防止効果をもたらすことが明らかにされている．また食物繊維は，大腸癌の発生を予防する働きのあることが注目されている．

8 チーム医療の導入と普及

静脈栄養，経腸栄養が安全に行われ，ベッドサイドに定着し始めるとともに，中央部門

として医療施設全体を統括する栄養チームの必要性が認識されるようになった．このようないわゆる栄養サポートチーム(nutrition support team；NST)は，多職種の人たち(医師，看護師，薬剤師，栄養士など)からなる栄養治療グループで栄養評価・治療を担当するという役割を担っている．米国においていち早く多くの施設に設置され，またわが国においてもいくつかの施設において設置され試験的運用がなされてきたが，これによる診療報酬額が人件費を賄いきれないという問題があり，その普及はいまだ難航を示しているが，平成18(2006)年4月よりの健保改正に伴い栄養管理実施加算が認められ，さらに平成22(2010)年にはNST加算も新設され，診療報酬に反映されるに至った[15]．一方，最近では輸液に関係した医療事故・合併症の発生頻度が上昇しつつあり，その発生頻度をできるだけ抑え医療費の節減を図るためにも，NSTの必要性が唱えられている〔健保採用が平成5(1993)年4月より認可，677頁「NST」参照〕．

9 栄養過剰時代の出現

　1960年以降，わが国においても脂質異常症，肥満，高血圧，糖尿病患者が徐々にではあるが増加しており，その背景には食生活の欧米化と運動不足，さらには喫煙，飲酒などがあげられている[16]．これらはひとまとめにして生活習慣病と呼ばれ，その原因を追究し発生頻度を減じることが国の施策として取り上げられている．その病因病態，診断・治療を巡って数多くの調査・研究がなされ，その成果をもとにそれぞれの学会・研究会において診断・治療に関するガイドラインが定められている．さらに，冠動脈疾患のリスクが高い症候群としてmultiple risk factor症候群なる考えが注目されている．すなわち，脂質異常症，肥満，高血圧，耐糖能異常(糖尿病)などのリスク・ファクターの組み合わせの違いによって，Syndrome X，家族性脂質異常性高血圧，死の四重奏(脂質異常症，肥満，高血圧，糖尿病)，インスリン抵抗性症候群，内臓脂肪症候群(松沢)などが発生することが知られ，その背後には共通した因子としてインスリン抵抗性の低下が重要視されている．

　レチノイド(ビタミンA誘導体)は，核に存在するレチノイン酸受容体(retinoic acid receptor；RAR)に結合して標的遺伝子の転写を制御することが知られているが，のみならず多段階発癌の各相(分化，増殖，アポトーシス)を司る遺伝子をも制御することが明確となってきた．また，レチノイドは肝癌に，タモキシフェンは乳癌に，アンドロゲンのリガンドは前立腺癌に，そして脂肪酸のリガンドは大腸癌に対してそれぞれ抑制的に働くことが明らかになった．レチノイドに限らず核受容体に対するリガンドを選び出し，発癌の二次予防を目標とするのが発癌予防の大きな目標となっている．

　敗血症時に通常みられる高サイトカイン血症あるいは高エンドトキシン血症に対して，それぞれ抗サイトカイン，あるいは抗エンドトキシン抗体を用いて難治性の病態を制御しようという考えが生まれ，1990年代には盛んに行われるようになった．しかしながら，その臨床的な有効性に関しては，いくつかの多施設臨床研究がなされたにもかかわらず有効性を支持する結果は得られておらず，今後に問題が持ち越されている．

　次に，肥満の病態に関連して摂食調節因子としてのレプチンが現在注目を浴びている．これは米国のFriedmanのグループがpositional cloningの手法を用いて遺伝性肥満動物*ob/ob*マウスの原因遺伝子を同定し，*ob*遺伝子(leptin)と命名したことに端を発している．その後の研究により，このものは視床下部のleptin受容体に作用することにより，摂食

抑制作用とエネルギー消費抑制作用を有することが明らかにされた[17].

10 まとめ

　以上，17世紀に端を発し20世紀前半にさまざまな栄養素欠乏の発見により大きな進歩を遂げた医学栄養学は，20世紀後半になって代謝学の進歩，さまざまな物質定量法の開発とともに新しい学問へと変貌を遂げた．その背景には，食生活の変化とともに種々の栄養異常に起因する疾患群(生活習慣病)の実態が次第に明らかにされたこと，重症患者に対する栄養法の長足の進歩があげられるであろう．そしてこれらの蓄積が臨床医学の中に定着して，21世紀という節目を迎えたものといえるであろう．さらには最近の進歩著しい分子生物学・遺伝学の知見が臨床医学の実践に取り入れられて，各種病態の治療成績のさらなる向上に貢献している．

[文献]
1) Harvey W: Excercitatio Anatomica de Motu cordis et Sanguinis in Animalibus. Francofurti, Sumpt. Guilielmi Fitzer, 1628
2) Cuthbertson DP: The disturbance of metabolism produced by bony and non-bony injury, with notes on certain abnormal conditions of bone. Biochem J 24: 1244-1263, 1930
3) Latta T: Injections of saline solutions in extraordinary quantities into the veins of cases of malignant cholera. Lancet II: 243-244, 1831-1832
4) Elman R, Weiner DO: Intravenous alimentation with special reference to protein (amino acid) metabolism. JAMA 112: 796-802, 1939
5) Wretlind A: The pharmacological basis for the use of fat emulsions in intravenous nutrition. Acta Chir Scand Suppl 325: 31, 1964
6) Moore FD: Metabolic Care of the Surgical Patients. WB Saunders, 1959
7) Dudrick SJ, Wilmore DW, Vars HM, et al: Can intravenous feeding as the sole means of nutrition support growth in the child and restore weight loss in adult? An affirmative answer. Ann Surg 169: 974-984, 1969
8) Maki DG, Goldman DA, Rhame FS: Infection control in intravenous therapy. Ann Intern Med 79: 867-887, 1973
9) Okada A, Takagi Y, Itakura T, et al: Skin lesions during intravenous hyperalimentation: Zinc deficiency. Surgery 80: 629-635, 1976
10) Rose WC: The significance of amino acids in nutrition. Harvey Lect 30: 49-65, 1934-1935
11) Winitz M, Graff J, Gallagher N, et al: Evaluation of chemical diets as nutrition for man-in-space. Nature 205: 741-743, 1965
12) Blackburn GL, Bistrian BR: Nutrition support resources in hospital practice. In Schneider HA, Anderson CE, Coursin DB (eds): Nutritional Support of Medical Practice. pp139-151, Harper & Row, Hagerstown, 1977
13) Scribner BH, Cole JJ, Christopher TG, et al: Long-term total parenteral nutrition. The concept of an artificial gut. JAMA 212: 457-463, 1970
14) Fischer JE, Rosen HM, Ebeid AM, et al: The effect of normalization of plasma amino acids on hepatic encephalopathy in man. Surgery 80: 77-91, 1976
15) 東口髙志：栄養サポートチーム加算新設に至った経緯とその意味するもの．静脈経腸栄養 25：1167-1170, 2010
16) 五島雄一郎：20世紀の臨床栄養を顧みる．医学のあゆみ 198：845-852, 2001
17) 中井義勝：摂食障害と摂食調節因子―レプチンと腫瘍壊死因子(TNF)αを中心に．医学のあゆみ 198：911-915, 2001

〈岡田　正〉

Ⅰ. 総論

2. 医学部における臨床栄養教育の方向

　栄養素は生命の維持に必要不可欠のものであり，生体組織の損傷や疾病からの回復においては，健康時より多くのエネルギーを必要とする．細胞や組織でのエネルギー代謝機構は生化学や生理学の発展とともに分子レベルで解明され，また，栄養素の相互の役割についても明らかにされてきた．一方，生体での化学反応の制御には，ホルモンや生理活性物質，さらに拮抗薬や阻害薬などが関与することが次々と明らかにされ，これらの応用による生体反応の調節が可能となってきた．また，疾病，とくに感染症や代謝性疾患においては，迅速でかつ的確に，標的に作用する薬剤が開発され，疾病の治療において薬が占める重要性が改めて認識されてきた．

　栄養素のもつ必要不可欠な役割についても，認識は深まってきたものの疾患の治療に直接あるいは即効性がなく，効果がみえにくいことから，医療においては比重が軽くなってきた．医学教育過程のカリキュラムにおいても，～ologyが重視され，医療に結びつく臨床栄養教育コースは積極的に設けられることはなかった．しかし，近年，高血圧，肥満，糖尿病，癌などの生活習慣病は，長年にわたる食生活習慣と深い関わりをもつことが明らかとなり，疾患からの改善ばかりでなく，予防医学の視点からも栄養指導の重要性が改めて指摘されているところである．また，医療において生活の質（quality of life；QOL）の向上を目指し，高エネルギーの補給を可能とした中心静脈栄養法の進歩とそれに伴う微量元素の過不足による合併症，さらに経腸栄養チューブの改良や胃瘻あるいは腸瘻からのチューブ栄養とそれに伴う経腸栄養剤の開発などにより，医療において栄養の基礎的教育のみならず，栄養アセスメントや栄養補給の妥当性など臨床栄養の知識と実技の必要が生じてきた．

　わが国の医学教育においては，生命科学の著しい進歩により生まれる知識量は膨大なものがあり，すべてを取り入れることは限られた時間の中では困難であり，医学の基本となる教育内容として，医学教育モデルコア・カリキュラム―教育内容ガイドライン―が作られている．この中には栄養に関する項目はわずか5か所あるにすぎない．一方，北米のカリキュラムにおいては，医学教育過程の中で栄養教育が整備されているところが多い．ここでは，わが国の現状と北米の現状とを比較しながら，わが国の医療において，栄養管理に関するチーム医療（nutrition support team；NST）がようやく全国的に展開され，保険医療として認められてきた現状をふまえ，医学教育における臨床栄養教育の方向性を述べる．

1 わが国の現状

わが国の医学教育の中で，臨床栄養という教科を設けた教育体制はとられてこなかった．この要因の1つは，医学教育としてとくに基礎医学，そして病因論や診断と治療を重視した縦割の学問体系にあったと考えられる．しかし，近年，医療の現場で役立つ横断的，統合的な医学教育や実技が重視され，また，北米を中心とした患者の症状や所見から病態と診断，さらに治療を考える方向に変わってきて，医療の現場で役立つ基本的な臨床栄養の重要性が強調されてきた．医学生の質を保障する観点から，医学教育モデルコア・カリキュラムを基本として教育は行われているので，残り30％の各大学独自の，また特色をもったカリキュラムにいかに臨床栄養教育を組み込むかである．一方，臨床実習においては実技の充実，すなわち医学生に医行為を修得させて実技能力を身につけることを目指して，客観的臨床能力試験(objective structured clinical examination；OSCE)が導入されてきた．

ところで，「内科学」(2006年，医学書院)は3,000頁にも及び，内科学全般を広く網羅する成書であるが，栄養に関するものとしては，食事療法が3頁，栄養輸液に関するものは4頁にすぎない．経腸栄養に関するものは含まれていない．一方，「ハリソン内科学」(第16版の日本語訳2,700頁；2009年，MEDSi)には，栄養に関する章が40頁設けられている．

2011年の医学教育モデルコア・カリキュラム改訂版をみても糖質，タンパク質，脂質の代謝経路と相互作用などはあるものの，栄養障害，栄養状態，栄養法，栄養療法という言葉がわずかにみられるのみである．医師国家試験の出題基準をみても臨床栄養に関するものはほとんどなく，2011年の医師国家試験においても栄養に関するものはわずかで，栄養，食事療法，中心静脈栄養，胃瘻造設術などがあるのみである．

日本の医科大学・医学部での栄養教育について，2004年に行われたOrimoら[1]の全国アンケート調査の報告をみると，医学部教育において，栄養学を開講する大学は12校(回答した57大学中21％)，臨床栄養学を開講する大学は3校(5.3％)で重複する1校を含み，栄養学または臨床栄養学のコースをもつと回答した大学は14校(24.6％)であった．この中には，生化学，生理学などのコースの名のもとに栄養学を教育している大学も含まれている．独立した栄養学のコースを開講していない大学のうち36校(63.2％)では，生化学，内科学，小児科学，社会医学などのコースで行っていた．しかし，1997年の渡辺ら[2]のアンケート調査では，系統的な病態栄養・臨床栄養教育がなされている大学は9大学で，調査回答のあった大学の12.9％と比較して，上記のOrimoらの調査結果では24.6％に増加していることになる．また，井上ら[3]の医師に対する全国栄養療法サーベイ結果で「栄養管理について，どのように勉強したか？」の問に対して，大学の講義で習ったという18.3％の回答とほぼ一致した数字である．

2 北米の現状

医学教育における栄養教育は，20世紀前半以来，栄養素に関する生化学的な代謝過程の教育を中心に行われ，後半には栄養教育の必要性が増して改善されてきた．1985年

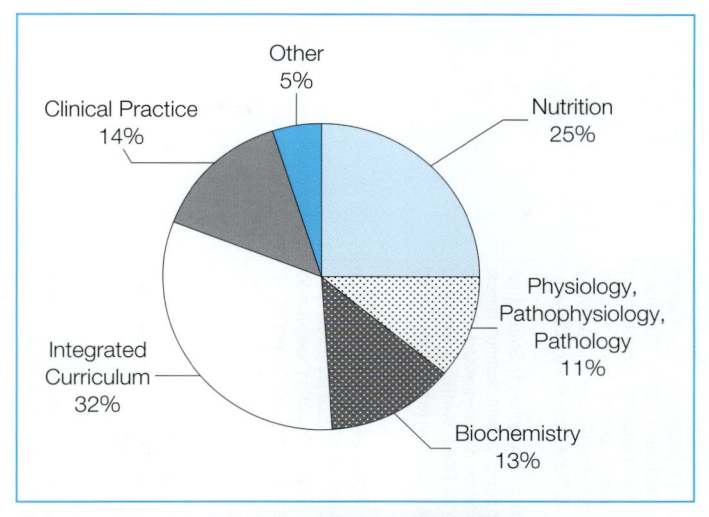

図Ⅰ-1 アメリカ医科大学・医学部の栄養教育

National Academy of Science(NAS)が行った調査では，栄養教育は平均21時間必要とされているのに，調査に応じた医学部の34校(27%)しか行っていなかった．そこでNASは，医療において必要とされる栄養教育を医学部において行うことを勧告した．これは，医学部における栄養教育を包括的に評価するものとなって，1990年にNational Nutrition Monitoring and Related Research Actができ，医学教育での栄養教育に関する基本的な位置づけが行われた．2004年にアメリカの医科大学・医学部を対象として，4年間のカリキュラムの中での栄養教育の時間数とカリキュラムの内容について調査が行われた．その結果は，時間数は11～20時間が37校と最も多い．授業時間数は，第1～2学年が18.9±1.2時間で，第3～4学年で5.1±0.7時間，総計23.9±1.5時間となっている．実際のカリキュラムにおいて行われている栄養教育は図Ⅰ-1に示すごとくで，栄養としてまとめられているものは25%で，基礎医学で11%，統合カリキュラムが32%，臨床実習においても14%の大学で行われている[4]．栄養教育カリキュラムの代表例を表Ⅰ-1に示す．

一方，カナダの医科大学・医学部においても同様の調査が医学部学生を対象として行われている．表Ⅰ-2に示すごとく，栄養教育はhealth promotionやdisease treatmentに多く配分されている．医学生は，栄養教育を講義，ケーススタディ，実習などいずれでも受けているが，総合的な栄養教育を希望している．また，栄養教育がOSCEや臨床実習と連携することにより充実すると感じている[5]．

カナダでは予防医学においても栄養教育は重要であり，コアカリキュラムに栄養トレーニングを入れる必然性が議論されている．さらに，食品製造過程，レストラン，保存などについても必要との意見もある．

3 栄養教育の方向

生命の維持や活動に必要不可欠な栄養素について，栄養素の代謝過程と欠乏などによる障害を理解することは，医学教育において基本であることはいうまでもない．この知識の

表 I-1　医学教育カリキュラムにおける栄養教育の実情

University /Contact	Year 1	Year 2	Year 3	Year 4	Others (e.g., Residency and/or Nursing)
University of Alabama Medical school	Nutrition Course-principles of clinical nutrition. Introduction to Clinical Medicine Course.	Introduction to Clinical Medicine Course.	Family Medicine Clerkship-Patient counseling and end-of-clerkship counseling performance test with a simulated patient. Pediatrics Clerkship Infant feeding Pediatric Obesity case in end of year examination.	Clerkship in Clinical Nutrition.	Pediatrics Residency and Gastrointestinal Diseases and Nutrition fellowship.
University of Colorado school of Medicine	Course Title: Principles of Nutrition. Components: Linking nutritional biochemistry to public health issues and clinical medicine. Number of Hours: 20 (required Core curriculum). Foundations of Doctoring: Introduction to clinical medicine; elements of history & exam relevant to nutrition status. Nutrition Fair: multi-disciplinary, hands-on learning experience.	Pathophysiology: Small case discussions in area of endocrinology, cardiology pulmonary, GI, and hematology; nutrition aspects incorporated into multiple case questions and discussions. Foundations of Doctoring: advanced physical exam for cardiovascular system, nutrition assessment for hyperlipidemia, obesity, BMI, waist circumference, skin findings. Nutrition Fair: multi-disciplinary, hands-on learning experience.	Family Medicine: Nutrition articles and tools included in orientation CD-ROM. International Medicine: Nutrition content incorporated into required case workbook, requiring assessment and developing care plan. Pediatrics: Core interactive small group discussions on infant nutrition, obesity, interactive nutrition digitized case studies (growth failure, obesity.)	Electives: Introduction to Clinical Nutrition-interdepartmental course, tailored to student's interest & future plans (e.g. Pediatrics, Family Medicine, OBGYN, Medicine); includes nutrition support, out-pt clinics (obesity, diabetes, growth, bone disease, GI/Liver), self-directed learning activities (including CD ROM's calorimetry, DEXA.) Breastfeeding Management: Student rotate in and out of patient lactation clinics, complete choice of self-directed learning activities (CD-ROM, written paper, and view video), and written case-based exam. Preparing for Residency: 2-hr session on nutrition assessment in hospitalized pt.	None.
Harvard Medical School	Physical Diagnosis part 1. Nutrition assessment teaching. WAVE and REAP introduced. Basic nutrition science is inserted throughout the year.	14 week course. Content includes healthy diet, cardiovascular disease prevention, diabetes, obesity, popular diets, eating disorders, nutrition debates. WAVE/REAP used. Physical Diagnosis part 2. Nutrition assessment and counseling reinforced.	Computer-based objective structured clinical exam to test nutrition assessment, counseling and application of nutrition principles at level of medical students. 3rd year Medicine Clerkship: Lecture summarizing evidence-based medicine supporting diet in prevention of MI and stroke to 3rd year students at Beth Israel Hospital.	Elective teaching：nutrition assessment and counseling using WAVE and REAP. Application of nutrition principles in cardiovascular disease prevention in outpatient lipid clinics at 4 hospitals (Beth Israel Deaconess Medical Center, Brigham and Woman's Hospital, Massachusetts General Hospital and Children's Hospital) and Native American Reservation. Use of General Clinical Research Center and dietary soy intervention in postmenopausal woman as means for medical students to learn how to do dietary and cardiovascular risk assessment and dietary counseling with a dietitian's supervision.	Faculty development-Nutrition Counseling in Primary Care.

〔National Heart, Lung and Blood Institute ウェブサイト (http://www.nhlbi.nih.gov/) より抜粋〕

表I-2 カナダ医科大学・医学部における栄養教育の時間

	Average hours per month			
School	Basic	Lifecycle	Health promotion	Disease treatment
Alberta	2.7±0.14	2.5±0.15	2.9±0.18	2.7±0.16
Calgary	1.1±0.15	1.2±0.15	1.7±0.18	1.4±0.16
Dalhousie	1.1±0.15	0.8±0.15	1.6±0.19	1.1±0.17
Manitoba	1.7±0.16	1.6±0.16	2.0±0.19	2.0±0.17
McMaster	1.6±0.23	1.4±0.22	2.1±0.27	1.7±0.25
Montreal	1.4±0.14	1.0±0.14	2.1±0.17	1.7±0.15
Ottawa	1.4±0.16	1.1±0.16	1.8±0.19	1.5±0.17
Queen's	0.9±0.18	0.9±0.18	1.3±0.22	1.0±0.19
Saskatchewan	1.2±0.25	1.1±0.25	1.6±0.30	1.3±0.28
Entire sample	1.4*±0.04*	1.1*±0.04*	1.8*±0.04*	1.5*±0.04*

Note: There were significant differences among schools ($p<0.0001$). Values are least-squares means ± SEM unless otherwise indicated. Disease treatment refers to the role of nutrition in the treatment of disease. University of Alberta, Edmonton, Alta.; University of Calgary, Calgary, Alta.; Dalhousie University, Halifax, N.S.; University of Manitoba, Winnipeg, Man.; McMaster University, Hamilton, Ont.; Université de Montréal, Montreal, Que.; University of Ottawa, Ottawa, Ont.; Queen's University, Kingston, Ont.; University of Saskatchewan, Saskatchewan, Sask.
*Mean ± SEM.

上にたって，患者を診るときの視点としての栄養状態の評価法，患者の病態に応じた栄養投与ルートと栄養剤の選択など，患者の相談に適切に対応できる知と技が求められている．また，多職種から構成されるNSTの一員として適切な意見を述べ，健康人を対象とした食生活の基本を説明し，保健管理を行う上でも，生活習慣病の予防などの栄養相談に応じられる知識が必要である．

わが国の医学教育においては，生化学，生理学，内科，外科，小児科など，各科にまたがって，それぞれの分野で栄養に関する授業が行われているが，臨床栄養という科目でまとめられていない．カリキュラムを工夫し，臨床栄養という科目を基礎，臨床，そしてOSCEなどにも加え，臨床実習の現場で，NSTなどの一員に加わって，実施することが必要と考えられる．学部での医学教育は医師としてあるいは研究者として育っていく上で，限られた時間の中で，膨大な知識量を得ることになるので，すべてを満足することはできないまでも，カリキュラムの編成において，工夫して，基本的な臨床栄養教育に関する時間を臨床実習前のオリエンテーションや臨床実習でNST活動の一員として学生が参加する機会を設け，これを卒後の研修医教育につなげてゆく必要がある．最近，医学教育の国際基準が話題となっており，基準に基づいて評価が行われることになっている．そのためには臨床実習の充実とともに栄養教育にも力を入れておくことが必要である．

[文献]

1) Orimo H, Shimura T, Shimada T : Nutrition education in medical schools in Japan: results from a questionnaire survey. Asia Pac J Clin Nutr 15: 323-328, 2006
2) 渡辺明治，斎藤清二：卒前医学教育における病態栄養教育の実態―アンケート調査結果から．医学教

育 30：99-104，1999
3) 井上善文, 小越章平：TNT プロジェクトとその活動状況, 問題点. 静脈経腸栄養 17：49-58, 2002
4) Adams KM, Lindell KC, Kohlmeier M, et al: Status of nutrition education in medical schools. Am J Clin Nutr 83(suppl): 941S-944S, 2006
5) Gramlish LM, Olstad DL, Nasser R, et al: Medical students' perceptions of nutrition education in Canadian universities. Appl Physiol Nutr Metab 35: 336-343, 2010

〈馬場　忠雄〉

II. 基礎編

A. 病態生化学

Ⅱ．基礎編　A．病態生化学

1．エネルギー代謝

1 エネルギー代謝とは

　ヒトは，糖質，脂質，タンパク質の三大栄養素を食物から摂取する．それととともに，皮下や筋肉間・筋肉内，腹腔（大網，腸間膜など）に脂肪として，骨格筋などにタンパク質として，また肝臓や筋肉中にグリコーゲンとして，エネルギー源を蓄えている．これらからATP（アデノシン5′-三リン酸）を産生し，ATPをADP（アデノシン5′-二リン酸）に変換することによりエネルギーを発生させ，日常生活における各組織の生命活動や体温維持，姿勢保持や各種動作，組織の合成・分解（とくに胎児期を含む成長期）などのために利用している．さらに，授乳期には母乳の産生や分泌のためにエネルギーを必要としている．
　このように，外部から取り込み，蓄えたエネルギーを，筋収縮（機械的エネルギー），神経伝達（電気的エネルギー），物質構成（化学的エネルギー），体温調節（熱エネルギー）などに変換するプロセスを，エネルギー代謝という．熱力学の第一法則に従い，エネルギーは，その形態を変えることはあっても，減少することなく，受け継がれていく．
　なお，エネルギーの国際単位は「kJ（キロジュール）」であるが，日本では現在も「kcal（キロカロリー）」が主に用いられている．1 kcal＝4.184 kJである．

2 総エネルギー消費量（total energy expenditure；TEE）の内訳

1．基礎代謝

　覚醒状態で必要な最小限のエネルギーが基礎代謝量（basal metabolic rate；BMR）である．一般に，以下の条件で測定される[1,2]．
・約12時間以上の絶食
・測定前の身体活動の影響がない状態（激しい運動は前日から，軽い運動も測定前数時間は禁止）
・安静仰臥位で，筋の緊張を最小限にした状態
・快適な室温（25℃程度）で，心身ともにストレスの少ない（騒音がないなど）覚醒状態
　測定前の身体活動に関連して，「BMRは，測定前日から測定実施場所に宿泊して測定をしたもの」と考える研究者も多い．しかし，とくにこれまでBMRの推定式が得られた研究は，当日の朝，測定実施場所に移動し，十分な安静（一般に30分以上）を保った後に測定されたものが多い．
　総エネルギー消費量（total energy expenditure；TEE）をBMRで除した身体活動レベ

表Ⅱ-1　安静時における臓器別エネルギー消費量（標準人）

	重量(kg)	代謝率(kcal/kg/日)	代謝量の割合(%)
骨格筋	28	13	21.6
肝臓	1.8	200	21.3
脳	1.4	240	19.9
心臓	0.33	440	8.6
腎臓	0.31	440	8.1
脂肪組織	15	5	4.0
その他	23.16	12	16.5
計	70		100.0

(Gallagher, D et al: Organ-tissue mass measurement allows modeling of REE and metabolically active tissue mass. Am J Physiol 275: E249-E258, 1998 より転載)

ル（physical activity level；PAL）の成人における標準値は，「日本人の食事摂取基準」（2010年版）[3]においても，また，欧米人においても1.75程度と考えられている．ここから逆算すると，成人の場合，平均してBMRはTEEの約60％程度を占めると考えられ，多くの人において，TEEの中で最も大きな成分である．

　BMRは，骨格筋の緊張を最小限にした状態で測定される．そのため，骨格筋の代謝率は，全身の平均（成人の場合20〜24 kcal/kg/日程度）より明らかに小さい．その結果，骨格筋がBMR測定時に消費するエネルギーは，骨格筋が除脂肪部分の約半分弱を占めるために全臓器・組織中で最も大きな割合は占めるものの，それほど大きいとはいえない（表Ⅱ-1）．安静状態でエネルギーを消費するのは，骨格筋のほか，脳，肝臓，心臓，腎臓などの内臓である．脂肪組織は，重量あたりのエネルギー消費量が相対的に小さく，除脂肪部分の構成割合の個人差はそれほど大きくないので，除脂肪量（＝体重−体脂肪量）がわかれば，BMRをかなりの精度で推定することが可能となる．BMRは一般に女性より男性，高齢者より若年成人のほうが大きいが，これも，各臓器・組織におけるエネルギー代謝率（kcal/kg/日）の差でおおよそ説明がつく[1]．その他，エネルギーバランス（食事制限など），甲状腺ホルモン，自律神経活動などによって決定される．

　このように，体格の影響が大きいため，体重を含む推定式が数多く発表されている．「日本人の食事摂取基準」（2010年版）[3]でも，性・年齢階級別に，基礎代謝基準値（kcal/kg体重/日）が示されている．ただし，基礎代謝基準値は，基準体位において推定値と実測値が一致するように決定されており，標準から大きく外れた体格においては，推定誤差が大きくなる．たとえば，肥満者において基礎代謝基準値を用いると，BMRを過大評価する．また痩せの場合，逆にBMRを過小評価する．日本人を対象として，妥当性の確認されたBMR推定式としては，以下に示した国立健康・栄養研究所の式がある[4]．

　　BMR＝〔0.1238＋0.0481×体重(kg)＋0.0234×身長(cm)−0.0138×年齢(歳)−0.5473×性別*〕×1,000/4.186

　　（性別*　男性：1，女性：2）

　なお，安静時代謝量（resting metabolic rate；RMR，または，resting energy expenditure；

REE)は，必ずしも食事や姿勢，覚醒などの条件が規定されているわけではない．とくに海外では，RMR あるいは REE とあっても，BMR と同義で用いていることも多い．一方で，国内外で，食後2〜3時間の坐位安静時代謝量をさすこともある．BMR は，安静時代謝量のうち，先に述べたような条件を満たす特殊なものと考えることができる．

睡眠時代謝量は，安静仰臥位で測定する点は同じであるが，空腹かつ覚醒状態で測定するBMR とは別の概念である．睡眠時代謝量は，覚醒していない分，小さくなる．しかし，睡眠時代謝量には，とくに就寝前の食事の影響が残った状態が含まれるため，就寝直後は大きな値をとり，その影響が小さくなるとともに値は小さくなっていく．その結果，数時間の睡眠時間全体におけるエネルギー消費量(kcal/日)は BMR とほぼ同じ値となる．

2. 食事誘導性体熱産生

食後にみられる熱産生は，タンパク質を摂取した後に顕著にみられるため(約30%)，長年「特異動的作用(specific dynamic action)」と呼ばれてきた．しかし，糖質・脂質を摂取した後にも観察されることから(それぞれ約8%，約2%)，最近は「食事誘導性体熱産生〔diet-induced thermogenesis；DIT あるいは thermic effect of food(あるいは meal)；TEF(あるいは TEM)〕」と呼ばれることが多い．エネルギー摂取量のおよそ6〜10% 程度が DIT として消費されると考えられている．

3. 身体活動

身体活動は，「安静時より余分にエネルギーを消費するすべての営み」と定義され，身体活動によるエネルギー消費量としては，BMR や熱産生以外のすべての要素が含まれる．運動はもちろん，さまざまな歩行，家事や仕事などにおける動作や姿勢の保持など，広義の身体活動によるエネルギー消費量が相当する．

標準的な PAL が 1.75 程度であることから逆算すると，平均して，TEE のおよそ3割程度である．しかし，PAL は，普通に生活している人の間でも，1.4 程度から 2.2〜2.5 程度の幅がみられ，とくにスポーツ選手や重労働に携わる人々の場合に5割を超えることもあるなど，大きな個人差が存在すると考えられる．BMR を 1,400 kcal/日，DIT を TEE の 10% とすると，この PAL のバラツキによる活動時代謝量の幅は，およそ 350〜1,400 kcal/日に相当する．それに対して，スポーツ・運動は，せいぜい 300 kcal/日前後か，多くの個人においてそれ以下であると考えられるので，運動以外の身体活動量(nonexercise activity thermogenesis；NEAT)のバラツキが大きく貢献していると考えられる．

4. 運動時のエネルギー源(エネルギー基質)

ヒトのエネルギー源は，長期的にみれば，摂取した栄養素にほぼ等しい．すなわち，タンパク質：脂肪：糖の比率が 15：25：60 の食事を摂っていれば，その間のエネルギー源もそれと同じ比率となる．

ただし，低強度の活動時は，相対的に脂肪の利用割合が，高強度の活動になれば，糖質の利用割合が大きくなる．また，運動開始時は，骨格筋のグリコーゲンなど，糖質の利用

割合が大きいが，時間の経過とともに，脂肪の利用割合が大きくなっていく．

3 TEEの測定法

エネルギー消費量の測定法は，仕事（単位はkJ）あるいは熱量（kcal）を直接測る「直接法」と，呼気ガスからそれらを推定する「間接法」に大別できる．「間接法」から得られたエネルギーをさらに別の情報から推定する方法がいくつかある．

1. 直接法

消費されたエネルギーは熱となって放散されるため，専用の測定室あるいはスーツなどを用いて，熱量を直接測ることができる．代表的な直接法の測定機器であるAtwater-Rosa-Benedict human calorimeterの場合，測定室内の被験者が放射する熱を，室内に張りめぐらされた管を流れる水の温度から測定する．また，呼気などの水蒸気の気化熱を測定するとともに，体温の変化も考慮して，エネルギー消費量を評価する．しかし，装置が大がかりで，活動内容も限定されるため，とくに最近はほとんど使用されていない．

2. 間接法

ヒトは，糖質，脂質，タンパク質という三大栄養素を使ってエネルギーを産生するが，その際，酸素と反応（消費）し，二酸化炭素を産生する．

糖質の場合，以下のように反応する．

$C_6H_{12}O_6 + 6O_2 \rightarrow 6CO_2 + 6H_2O + 673\,\text{kcal}$

したがって，酸素1 l 当たりの産熱量は

$673 \div 6 \div 22.4 = 5.01\,\text{kcal}/l$

となる．また，産生されたCO_2と消費したO_2の比（CO_2/O_2）を呼吸商（respiratory quotient；RQ）と呼ぶが，糖質のみを利用した場合のRQは$6 \div 6 = 1.0$である．

脂質の場合は，脂肪酸の種類によって若干異なるが，酸素1 l 当たりの産熱量は4.69 kcal/l 程度，RQは0.707程度である．

タンパク質は，窒素が平均16%を占めるが，糖質や脂質には含まれていない．そのため，タンパク質が反応した結果として尿中に排泄された窒素量から，タンパク質の量が推定できる．

利用されたタンパク質＝尿中窒素排泄量÷0.16＝尿中窒素排泄量×6.25

RQはおよそ0.81～0.83である．

実際には，三大栄養素のうち摂取エネルギーに占めるタンパク質の割合は，おおよそ15％前後と，比較的安定している．また，タンパク質の呼吸商は糖質と脂質のおよそ中間にあるため，呼吸商は主に糖質と脂質の割合を反映する．しかし，エネルギー基質を求めたい場合，および糖質と脂質のバランスをより厳密に評価したい場合は，尿中窒素排泄

量を利用して，非タンパク呼吸商（non-protein RQ）を算出する．

非タンパク呼吸商＝（全 CO_2 発生量－タンパク質による CO_2 発生量）／（全 O_2 消費量－タンパク質による O_2 消費量）

このように，酸素消費量と二酸化炭素産生量，尿中窒素排泄量を測定すると，エネルギー消費量（energy expenditure；EE）は以下の式から算出できる．

【Weir の式】
EE（kcal）＝3.941×酸素消費量＋1.106×二酸化炭素産生量－2.17×尿中窒素排泄量

ここで，タンパク質の占める割合を 12.5％ と仮定すると，以下のようになる．

EE（kcal）＝3.9×酸素消費量＋1.1×二酸化炭素産生量

3. TEE の測定法の実際

1日あるいはそれ以上の長時間にわたるエネルギー消費量を推定するには，以下のような方法がある[5]．

1 エネルギー代謝測定室

ヒューマンカロリメーターあるいはメタボリックチャンバーなどとも呼ばれる．人が数時間〜数日生活できる部屋（机やベッド，トイレなど，図Ⅱ-1）と，ガス濃度や流量などの測定機器を備えた設備である．被験者は，滞在中に酸素を消費し二酸化炭素を排出するが，給排気される空気の量を流量計により，給気口と排気口における酸素および二酸化炭素の濃度をガス濃度分析計により測定する．それらから得られる酸素消費量および二酸化炭素産生量よりエネルギー消費量を推定する「間接法」によるものがほとんどである．測定機器を含む設備全体が十分に管理されれば，既存の設備の中では，数時間以上に及ぶエネルギー消費量を，最も正確に測定することができる．

ただし，生活の場所が室内に限定されるため，個人の生活実態を反映した日常の TEE とは異なる．したがって，実験的に再現した特定の条件下（活動内容，食事，その他の室

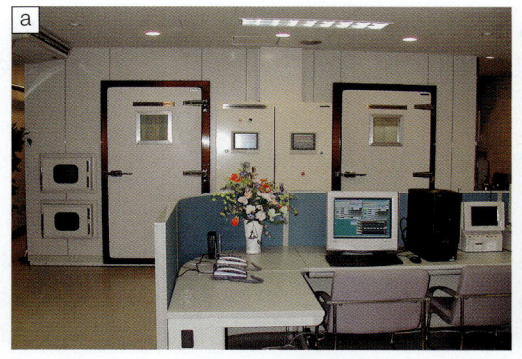

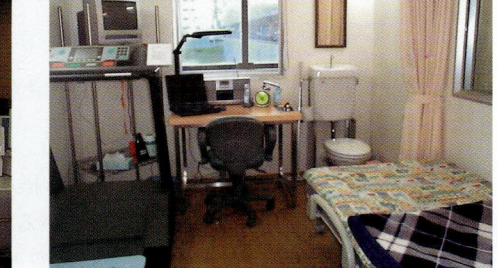

図Ⅱ-1　エネルギー代謝測定室の外観（a）と室内（b）

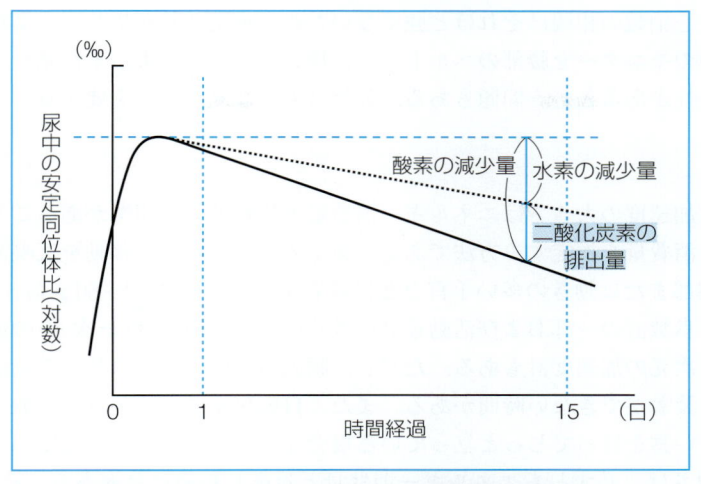

図Ⅱ-2　DLW 投与後における尿中の安定同位体比の変化

内環境など)におけるエネルギー消費量を測定したり，他の方法の妥当性を検討したりするのに利用される．

2 二重標識水(doubly labeled water；DLW)法

　DLW 法は，水素(H)と酸素(O)の安定同位体を用いてエネルギー消費量を測定する方法で，現時点では，日常生活におけるエネルギー消費量の測定方法のうち最も正確であるとされている．アメリカ/カナダや日本における食事摂取基準のエネルギー必要量は，DLW 法により測定されたエネルギー消費量の値を基準に策定されている．

　DLW 摂取後，採尿などによって体の水分の一部をとり，同位体比質量分析計を用いて，^{18}O と ^{16}O の存在比($^{18}O/^{16}O$)と ^{2}H と ^{1}H の存在比($^{2}H/^{1}H$)を測定すると，対数で示したそれらの排出率は図Ⅱ-2のように低下する．ここで，^{18}O の排出率が ^{2}H の排出率より大きく，その差が二酸化炭素の産生量と推測できる．摂取した食物の基質構成比などから推定した RQ を用いて酸素消費量を求め，エネルギー消費量を算出する．

　DLW 法では，測定される対象者は DLW を摂取し，尿や唾液などのサンプルを採るのみで，活動の制約がまったくないため，乳幼児や妊産婦，高齢者など幅広い対象への適用が可能である．一方で，1〜2 週間の平均の TEE を測定する方法であり，短期間のエネルギー消費量を測定することはできない．また，^{18}O の価格が高く，質量比分析計を用いた分析が簡単ではないことから，多数の対象の測定や保健指導などの現場での測定にはそぐわない．TEE の推定精度は，エネルギー代謝測定室を基準とした場合，一般に確度は ±5% 以内，精度は ±5% 程度である．

3 心拍数法

　心拍数は，とくに中〜高強度の活動において，エネルギー消費量と正の相関がみられる．そこで，小型の心拍計モニターを使って 1 日以上にわたって心拍数を測定し，あらかじめ個人別に作成しておいたエネルギー消費量と心拍数との関係式を用いて，TEE を推定することができる．しかし，日常生活の大部分を占める低強度の活動時においては，エ

ネルギー消費量と心拍数の相関はそれほど強くないため，推定誤差が生じる．また，常に電極を装着し小型のモニターを腰部のベルトなどに携帯することによる不快感や，活動を多少制限する可能性があるという問題もある．分析にもかなりの手間を要する．

4 加速度計法

身体活動に伴う加速度の大きさはエネルギー消費量と比較的強い相関があることを利用して，エネルギー消費量を推定する方法である．多くの場合，重心の移動を反映する腰部そうでなければ胸部または動きの多い手首などに装着する．一般に10～80g前後なので，不快感は少ない．歩数計の一部および活動量計の多くは上下方向だけ（一次元）の加速度計であるが，二～三次元の加速度計もある．ただし，睡眠時以外にも，着替えや入浴・水中運動などにより，装着ができない時間がある．また，自転車をこいでいる時，坂道を昇り降りする場合，重い物を持ってじっと立っている場合などにおいては，加速度の大きさや加速度の振動の速さは，必ずしもエネルギー消費量と対応しないことがある．そのため，活動量を相対的に評価するには有効な手段となるが，加速度計の種類によって，推定の方法，ひいては推定精度に大きな違いがある．一般に1日のエネルギー消費量を過小評価する傾向にある．そのため，どのような活動をどの程度正確にとらえることができるのか，確認した上で使用する必要がある．

5 生活活動記録法

活動内容を本人または観察者が記録し，それぞれの活動時のエネルギー消費量を，強度の指標（メッツなど）を用いて推定し，それらを加算することによって，長時間におけるエネルギー消費量を推定する方法である．生活内容に関する情報さえあれば利用できることから，エネルギー消費量・必要量の推定などに，幅広く利用されてきた．ただし，記録の正確さの限界や，各活動に一律の強度を当てはめることにより個人差を考慮できないことなどから，個人における推定誤差はかなり大きいことに留意する必要がある．

4. 推定エネルギー必要量（estimated energy requirement；EER）

「日本人の食事摂取基準」（2010年版）[3]では，DLW法で得られた標準的な総エネルギー消費量に基づき，EERが設定されている．個人の場合，

「当該年齢，性別，身長，体重，および健康な状態を損なわない身体活動量を有する人において，エネルギー出納（成人の場合，エネルギー摂取量－エネルギー消費量）がゼロ（0）となる確率が最も高くなると推定される，習慣的なエネルギー摂取量の1日あたりの平均値」

と定義されている．その概念に基づいて，性・年齢階級別に基準体重，基礎代謝基準値（kcal/kg/日）と身体活動レベルに基づいた値が表示されている．

5. 入院患者および自宅療養者

これらの対象者においては，表Ⅱ-2のように，PALが小さくBMRに近い値となる[6]が，活動量が少なくても，以下の点は考慮する必要がある．

表Ⅱ-2　患者における身体活動レベル

	論文	疾病	年齢（歳） 平均	SD	身体活動レベル 平均	SD
在宅	Bandini(1991)	脳性麻痺 骨髄異形成症	18.1 17.1	1.61 2.35	1.42 1.34	0.34 0.23
	Koea(1995)	敗血症	49.5	4.36	1.44	0.37
	Tomezsko(1994)	嚢胞性繊維症	7.7		1.68	
	Pullicino(1993)	静脈栄養の患者	39.2	7.56	1.32	0.17
	Heijligenberg(1997)	HIV	34.0		1.67	
	Kushner(1991)	炎症性腸疾患	29.0		2.01	
	Stallings(1996)	脳性麻痺	9.01	4.32	1.23	0.36
入院	Novick(1988)	クローン病　手術前 クローン病　手術後	34.0 34.0	6.00 6.00	1.22 1.36	0.27 0.12
	Goran(1991)	熱傷	7.83	3.72	1.18	0.17
	Pullicino(1993)	静脈栄養の患者	35.1	9.43	1.36	0.19
	Baarends(1997)	慢性閉塞性肺疾患	66.5	6.11	1.62	0.31

（Gibney ER, 2000[6]より転載）

・DIT が TEE の数％ を占めること
・仰臥位以外の時間や動作量に伴って，エネルギー消費量は大きくなること
・坐位は仰臥位より，エネルギー消費量が約 10％ 大きいこと

　これらのことから，ベッド上で仰臥位の時間が長い人でも，DIT を考慮して，少なくとも BMR のおよそ 10％，多少の動きが加わることを考えると，およそ 20％ の増加が見込まれる．

　また，ヒューマンカロリメーターで健常人あるいは障害者を測定した結果がいくつか報告されているが，一部は PAL が 1.2 強，多くは 1.3 前後で，健常者において日常生活で想定される下限に近い軽度のプログラムにおいては，約 1.4 であった．また，ヒューマンカロリメーターを用いた日本人を対象とした研究において，運動などの時間を運動以外の覚醒時の平均で補間すると，1.38±0.12 という PAL の値が得られている[4]．

　以上の点を踏まえると，急性期以外の患者におけるエネルギー必要量は，およそ以下のように考えられる．

・ベッドで横になっている時間の多い人：BMR の約 1.2 倍
・ベッド上で起き上がったりベッド周辺を移動したりする時間が長い人：BMR の約 1.3 倍
・ベッド近辺に留まらず，自宅内，病棟内を移動できる人：BMR の約 1.4 倍

　もちろん，生活時間の内訳（坐位や立位，歩行の時間など）から，おおよその推定も可能である．

　実際は，病院の場合，以下のように推定することが多い[7]．

　　必要エネルギー（kcal/日）＝BMR×活動係数×損傷（ストレス）係数

活動係数としては，ベッド上での安静が1.2，ベッド外での活動ありが1.3とされている．ストレス係数は，各病態や状態により異なり，たとえば，褥瘡の場合，Ⅰ度・Ⅱ度で1.1，Ⅲ度の場合は1.2，Ⅳ度で1.3という値が用いられている．

ストレス係数は，疾病などにより安静時の代謝が亢進することを考慮するために用いられる．ただし，1.0より大きいストレス係数が与えられるような状態は，概して急性の特殊な状態であり，長期間持続するとは限らない．また，DLW法などの客観的かつ比較的正確な方法から得られた結果によると，こうした患者においては，安静時の代謝が高くなっているにもかかわらず，身体活動量の低下によって，TEEはむしろ低くなっていることが多い．そのため，こうした点について考慮する必要がある．

また，とくに病院においては，Harris-Benedictの式を用いてBMRを推定することが一般的であるが，少なくとも健常者においては，高齢男性を除いて，日本人では過大評価となる傾向がある．長期入院などにより除脂肪量が少なくなっている患者の場合には，さらに過大評価の可能性が高いと考えられる．こうした点に留意して利用するか，健常者については系統的な誤差が小さいことが確認されている日本人向けの推定式（例：国立健康・栄養研究所の式）を用いる必要がある．

入院患者以外についても，信頼のできるデータが多いとはいえない．たとえば，糖尿病患者においては，BMRが数％高く，データは少ないものの，PALも低いとはいえない[8,9]．したがって，体重を維持してよいのであれば，エネルギー必要量の推定値も健常人と比べて同程度と考えられる．

[文献]

1) 田中茂穂：人の基礎代謝量．実験医学 27（増刊）：1058-1062, 2009
2) Compher C, Frankenfield D, Keim N: Best practice methods to apply to measurement of resting metabolic rate in adults: a systematic review. J Am Diet Assoc 106: 881-903, 2006
3) 厚生労働省：日本人の食事摂取基準（2010年版）．日本人の食事摂取基準策定検討委員会報告書，2009
4) Ganpule AA, Tanaka S, Ishikawa-Takata K, et al: Interindividual variability in sleeping metabolic rate in Japanese subjects. Eur J Clin Nutr 61: 1256-1261, 2007
5) 田中茂穂：総論―エネルギー消費量とその測定法．静脈経腸栄養 24：1013-1019, 2009
6) Long CL, Schaffel N, Geiger JW, et al: Metabolic response to injury and illness: estimation of energy and protein needs from indirect calorimetry and nitrogen balance. JPEN 3: 452-456, 1979
7) Gibney ER: Energy expenditure in disease: time to revisit? Proc Nutr Soc 59: 199-207, 2000
8) 田中茂穂：糖尿病患者のエネルギー代謝と身体活動．内分泌・糖尿病・代謝内科 31：408-414, 2010
9) Miyake R, Ohkawara K, Ishikawa-Takata K, et al: Obese Japanese adults with type 2 diabetes have higher basal metabolic rates than non-diabetic adults. J Nutr Sci Vitaminol 57: 348-354, 2011

〈田中　茂穂〉

Ⅱ．基礎編　A．病態生化学

2．水・電解質の代謝（脱水症）

　輸液を必要とする状況は，通常，外科手術後や脱水状態，また脱水に陥ることが予想される状態，逆に心不全など体液過剰で体液コントロールを行いたい場合や電解質異常に対して補正を急ぐ場合などがあげられる．これらの輸液を行う場合，「何がどれくらい足りないか（もしくは，過剰なのか）」を考える必要がある．脱水とは体液量が欠乏している状態をさし，その体液量は主に水とナトリウム塩で規定される．水は通常ナトリウムとともに浸透圧を介して増減するため，体内にナトリウムが欠乏していると体液も同等に欠乏し脱水となる．逆に体内にナトリウムが過剰にあると体液も同等に過剰になり，浮腫をきたす．一方で，細胞外液中の水とナトリウムのバランスが崩れて水がナトリウムより欠乏していたら高ナトリウム血症となるし，水がナトリウムよりも過剰に存在していたら低ナトリウム血症になる．ナトリウムに対して水のバランスが崩れる場合は水の希釈と濃縮の異常によって説明される．このように，ナトリウム代謝異常によって脱水・浮腫が規定され，水代謝異常によって高ナトリウム血症・低ナトリウム血症という電解質異常が規定される．

　本項では，ナトリウム代謝，水代謝を踏まえ，脱水の時に「何がどれくらい足りないか」をどう考えていくかを実際の症例を提示して検討することで理解を深めてもらうこととする．また，近年社会的にも注意喚起されるようになってきた熱中症の病態にも触れたい．

1　水代謝

　水代謝を考える時，水の摂取と排泄そして体内分布を検討する必要がある．水の摂取として飲水や食事があり，それを補うように輸液や経腸栄養などの介入が行われる．排泄として尿と汗，便があげられ，その他出血や嘔吐，下痢，ドレナージなどの特殊な排泄の因子が加わる場合がある．不感蒸泄はおよそ15 ml/kg/日であり，代謝水として5 ml/kg/日の水が体内で発生する．

　体重に占める総体液量の割合は男性でおよそ60％，女性で50％程度となり，高齢になるに従って低下する．水の体内分布に関しては，体重に対して水が60％を占めるとすると，細胞内が40％，細胞外が20％である．細胞外液のうち，その1/4（全体の5％）は血管内で，残りの3/4（全体の15％）は組織間液となっている（図Ⅱ-3）[1]．浸透圧は体内で一定であることから，各コンパートメントにおける浸透圧物質量がこのような水の分布を決定している．コンパートメントを自由に行き来できる浸透圧物質は水の分布を規定することはないが，コンパートメントを移動できずに留まっている浸透圧物質量は水の分布に関

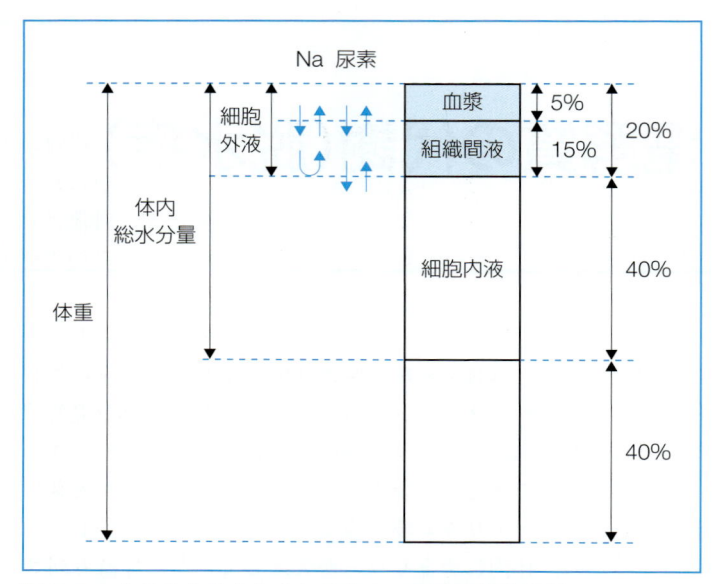

図Ⅱ-3 水の体内分布とナトリウム，尿素の体内動態
(菱田，1997[1])より一部改変して転載)

与する．コンパートメントの間を自由に移動できない浸透圧物質の濃度を有効浸透圧もしくは張度という．つまり，水の体内分布を決定しているのは浸透圧ではなく張度であり，細胞内外の水の分布を考える場合この張度を検討することが大切である．

血漿浸透圧は以下の式に表される．

血漿浸透圧＝2×血漿ナトリウム値＋血中尿素窒素値/2.8＋血糖値/18

尿素は細胞内外を自由に行き来することができ，ナトリウムは細胞膜を自由に通過することはできないため(図Ⅱ-3)，血漿張度は以下で表される．

血漿張度＝2×血漿ナトリウム値＋血糖値/18

よほどの高血糖でない限り，張度に対して血糖値が及ぼす影響は少ないため

血漿張度≒2×血漿ナトリウム値

となる．

このように血漿ナトリウム値は血漿張度を表すsurrogate marker(代替マーカー)であり，血漿ナトリウム値が正常であれば細胞内液量は変わらず，細胞外液量は体内ナトリウム量に相関する．高ナトリウム血症であった場合，細胞外液の張度は高くなり細胞内の水が細胞外へ移動し細胞外液量は増え，細胞内液量は減少する．低ナトリウム血症であった場合は，細胞外液の張度は低くなり細胞外の水が細胞内へ移動し細胞外液量は低下し，細胞内液量は増加する．

2 ナトリウム代謝

　ナトリウムの調節は，ナトリウムの摂取と腎性および腎外性ナトリウム排泄による．ヒトは体液の保持をナトリウムの保持によって調節しているため，細胞外液量が低下するとすぐさま感知し，尿中ナトリウム排泄を抑制する．その尿中ナトリウム排泄はレニン・アンジオテンシン・アルドステロン系，ナトリウム利尿ペプチド，血圧などの圧利尿などによって調節されている．細胞外液量が低下するとレニン・アンジオテンシン・アルドステロン系が活性化し，また心房性ナトリウム利尿ペプチド(ANP)や脳性ナトリウム利尿ペプチド(BNP)の分泌が低下する．このことにより尿中ナトリウム排泄量が低下し細胞外液ナトリウム量が上昇し，細胞外液浸透圧が上昇する．この細胞外液の浸透圧上昇は飲水と抗利尿ホルモン(ADH)分泌という2つの重要な水調節機構を誘導する．1つは視床下部に存在する渇中枢が刺激され，飲水行動を誘導する．もう1つはADH分泌が亢進し尿中自由水の排泄低下が起こる．これらの2つのメカニズムによって細胞外液量は増加し浸透圧は一定に保たれ，細胞外液量の低下は補正される(図Ⅱ-4)．このようにナトリウム代謝は細胞外液量を調節している[1]．

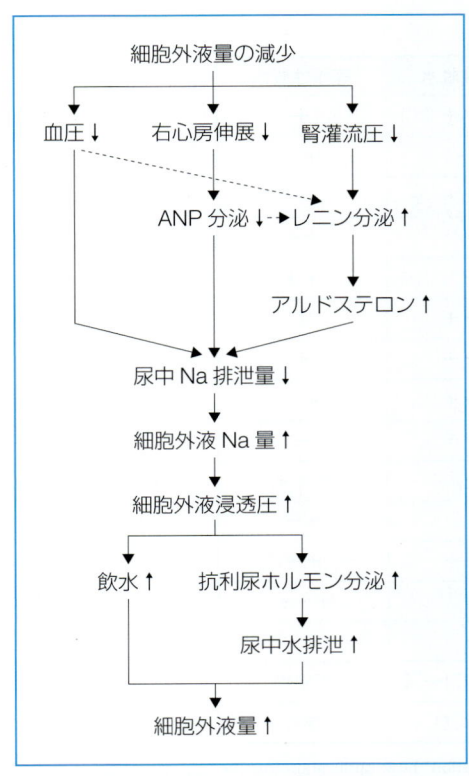

図Ⅱ-4　細胞外液量とナトリウム調節

3 脱水

　脱水とはナトリウムと水が不足した状態をさす．水代謝が保たれた状態での脱水の場合，血漿ナトリウム値は正常範囲のまま水はナトリウムと同程度に欠乏し，等張性の脱水となる．それに対して，水代謝異常を伴った脱水の場合，高ナトリウム血症を伴った高張性の脱水や低ナトリウム血症を伴った低張性の脱水になることがある．これらそれぞれの脱水でどのコンパートメントの体液が不足しているかは異なり，それによって臨床症状も変わってくる．

1．高張性脱水（表Ⅱ-3）

　ナトリウムも欠乏するが水もそれ以上に欠乏する状態で高ナトリウム血症となる．細胞外が高張性になることで細胞内の水が細胞外へ移動する．そのため，他の脱水に比べると循環血漿量は保たれ起立性低血圧や血清クレアチニン値の上昇などはあまりみられない．それに対して細胞内液の欠乏の程度は強く，口渇感は強い．

　高張性脱水は高張性にもかかわらず口渇感から飲水行動を取ることができない状態のヒトに起こりうる．口渇感が低下している高齢者，飲水制限されている入院患者，飲水行動が取れない幼児や寝たきりの高齢者などによくみられる．

表Ⅱ-3　高張性脱水と等張性脱水の比較

		高張性脱水	等張性脱水
病歴	精神状態の変化	＋＋＋	＋
	立ちくらみ	－	＋＋
	渇感	＋＋＋	＋
身体所見	頻脈	－	＋＋
	皮膚ツルゴールの低下	＋	＋＋
	腋窩もしくは粘膜乾燥	＋＋＋	＋
	舌乾燥	＋＋＋	＋
	乏尿	＋＋＋	＋＋
採血検査	高ナトリウム血症	＋＋＋	－
	高尿素窒素血症	＋	＋＋＋
	血清クレアチニン値の上昇	－	＋＋
	尿浸透圧の上昇	＋＋＋	＋＋
	尿ナトリウム低下	－	＋＋＋
	血液濃縮	＋	＋＋
治療	輸液製剤	5% グルコース	等張性
	投与速度	ゆっくり	速く

(Bhave G, et al: Volume depletion versus dehydration: how understanding the difference can guide therapy. Am J Kidney Dis 58: 302-309, 2011 より転載)

2. 等張性脱水（表Ⅱ-3）

ナトリウムと水が同程度に欠乏する状態で血清ナトリウム値は正常範囲である．等張性の細胞外液がそのまま欠乏し，身体所見上，皮膚ツルゴールの低下，血圧低下，頻脈，起立性低血圧などが現れやすい．これは，高張性脱水とは異なり細胞内から細胞外への水の補填がなく，体液が欠乏している量がそのまま循環血漿量に反映されるためである．下痢，嘔吐，熱傷などでみられることが多い．

3. 低張性脱水

ナトリウムが水よりも欠乏している状態で，低ナトリウム血症となる．低張性であるため細胞外液の水は細胞内へ移行し，細胞外液量はいっそう減少し，循環血漿量の低下が顕著である．くも膜下出血後などにしばしばみられるような脳性塩類喪失症候群や，しばらく経過した副腎不全症においてもみられる場合がある．また，等張性脱水の患者が飲水のみ行ったり，低張輸液を受けたりした場合でも，体液量依存性に分泌されているADHは抑制されず水利尿不全を起こし低ナトリウム血症となる．

4 電解質輸液製剤の種類（表Ⅱ-4）

電解質輸液製剤は現在数多く存在するが，生理食塩水と5％グルコースが溶液の基本となる．生理食塩水は細胞外液に近い組成として0.9％ NaClに調整されている．5％ グルコースは浸透圧としては約278 mOsm/l と血漿浸透圧（ほぼ290 mOsm/l）に近く，体内に入って速やかに代謝され実質的に自由水の投与となる．等張性輸液として生理食塩水や乳酸加リンゲル液などが代表的で，低張性輸液として開始液や維持輸液といわれるものなどがある．開始液とは，生理食塩水と5％ グルコースを等量混合したような成分で，初診時患者の原疾患が十分に把握できず高張性脱水か低張性脱水かなどがわからない時に用いられる．維持輸液は体液のバランスを維持するためのもので，通常2 l/日程度投与されることを想定している．この2 l/日の維持輸液によってナトリウムイオン70 mEq/日，カリウムイオン40 mEq/日，熱量600 kcal/日が補給される．
また，高張性輸液として塩化ナトリウム10％ 注などがあり，希釈して3％ 食塩水を作成して低ナトリウム血症の補正などに用いられる．

5 輸液の考え方

●68歳，女性で陳旧性脳血管障害があり行動制限がある．数日前より発熱および上気道感染症状が出現し，食欲が低下し来院．意識はやや傾眠で血圧106/48 mmHg，脈拍112/分．体重50 kg，舌乾燥，皮膚ツルゴールの低下を認める．

血液データ：血清ナトリウム150 mEq/l，血清カリウム4.1 mEq/l，血清クロール110 mEq/l，総タンパク8.0 g/dl，アルブミン4.6 g/dl，血糖110 mg/dl，WBC 11,200/μl，Hb 14.8 g/dl，Ht 45.4％．

表Ⅱ-4　代表的な輸液製剤

	電解質濃度 (mEq/l)							グルコース (%)	メモ
	Na$^+$	K$^+$	Ca^{2+}	Cl$^-$	Lactate	Acetate	HPO$_4^{2-}$		
等張性輸液製剤									
生理食塩水	154			154					細胞外液に近似
ラクテック注	130	4	3	109	28				アルカリ剤として乳酸を含有
ヴィーンF	130	4	3	109		28			アルカリ剤として酢酸を含有
低張性輸液製剤									
開始液/1号液（ソリタ-T1）	90			70	20			2.6	等張性製剤のおよそ 1/2 程度の Na を含み K を含まない
脱水補給液/2号液（ソリタ-T2）	84	20		66	20		10 (mmol/l)	3.2	細胞内溶液補充液
維持液/3号液（ソリタ-T3）	35	20		35	20			4.3	2 l/日で1日必要な Na, K を補充
術後回復液/4号液（ソリタ-T4）	30			20	10			4.3	K 含まず，腎機能低下症例に適する
高張性輸液製剤									
塩化ナトリウム注10%	1,710			1,710					希釈して用いる

- 何が足りないか？

　体液の欠乏を等張液と自由水に分けて，さらに体内のどのコンパートメントが欠乏しているかを考えてみる．血清ナトリウム値が 150 mEq/l と高張性である．もともとの細胞外液は等張性であり，本症例は高張性脱水をきたしていることから細胞内の水が細胞外へ移行している状態が考えられ，細胞内の自由水が喪失している．細胞内の水が細胞外へ移行することによって循環血漿量は何とか保たれている状態で，ショックに近い状態と考えると細胞外液の等張液と細胞内液の自由水の双方が欠乏している状態と考えられる．

- どれくらい足りないのか？

　臨床症状や所見からおおよその推定を行う．体重の変化がわかっていれば，体重の減少分が体液量の減少と考えて推定する．しかしながら，必ずしも体重の経過がわかる症例は多くない．頻脈や起立性低血圧，傾眠など中等〜重度の脱水がみられた場合，体重の 6〜10% 程度の総体液量の欠乏と推測する（表Ⅱ-5）．本症例の場合，体重 50 kg として

$$\text{喪失体液量}(l) = \text{体重}(kg) \times (0.06 \sim 0.10)$$
$$= 50 \times (0.06 \sim 0.10)$$
$$= 3 \sim 5 (l)$$

と推測する．

　さらに高ナトリウム血症の場合における自由水の喪失量は

$$\text{自由水喪失量}(l) = \text{総体液量} \times (\text{血清ナトリウム値}/140 - 1)$$

表Ⅱ-5 水,Na 欠乏量推測の臨床的指標

水欠乏型脱水症(Marriott)
・軽　症(欠乏量：体重の 2%)：渇感が起こり尿量が減少
・中等症(欠乏量：体重の 6%)：渇感高度, 唾液減少, 口腔・舌乾燥, 眼がくぼみ, 乏尿となる. 尿比重, 血清 Na 上昇. ただし, 通常の身体的, 精神的活動可能.
・重　症(欠乏量：体重の 7〜14%)：錯乱・嗜眠など精神症状が加わり, ついに死亡する.
Na 欠乏型脱水症(Marriott)
・軽　症(NaCl 0.5 g/kg 以下の欠乏：70 kg の患者で等張食塩水 4 l) 倦怠, 頭痛, 脱力, 食欲不振, 立ちくらみなどを訴える. 渇感なし. 尿 NaCl 減少
・中等症(NaCl 0.5〜0.75 g/kg 欠乏：70 kg の患者で等張食塩水 4〜6 l) 眩暈, 悪心, 嘔吐が加わる. ツルゴール低下. 収縮期血圧 90 mmHg 程度. 尿 NaCl 欠如. 血清 Na 低下. NPN(非タンパク性窒素), Ht 上昇
・重　症(NaCl 0.75〜1.25 g/kg 欠乏：70 kg の患者で等張食塩水 6〜10 l) 無欲求, 昏迷, 昏睡に至る. 収縮期血圧 90 mmHg 以下. 尿 NaCl 欠如. 血液所見はさらに著明となり死亡する.

(和田孝雄：輸液の基礎知識, 第 3 版. 医歯薬出版, 1997, p49 より転載)

と計算する.
　総体液量は体重あたり 50% とすると

　総体液量(l) = 50(kg) × 0.5 = 25(l)

となり, 自由水喪失量は

　自由水喪失量(l) = 総体液量 ×(血清ナトリウム値/140 − 1)
　　　　　　　　= 25(l) ×(150/140 − 1)
　　　　　　　　= 1.8(l)

と推測する.
　このことから, 全体での体液喪失は約 4(3〜5)l で, そのうち約 2 l が細胞内の自由水で約 2 l が細胞外の等張液と推測する.

● この推測に基づいて, 初期輸液をどうするか？
　高度脱水で血圧が不安定であると判断し有効循環血漿の補充, つまり等張液の投与をまず優先し, 低張液輸液による血清ナトリウム値の補正はゆっくり行う.
　まず生理食塩水 500 ml を 1 時間で投与し, 血圧の安定化を図る. 血圧が不安定であればさらに生理食塩水 500 ml を追加する. 血圧が安定すれば喪失量すべてをすぐに補充する必要はなく, 欠乏量を 2〜3 日かけて是正する. そのため, 最初の 24 時間での投与量は(喪失量の 1/3 程度＋維持輸液)を考える. 約 4 l 喪失のうちすでに 1 l を補充したとすると, あとは維持輸液分として 2 l 投与する. 高張性脱水であり, 細胞内の自由水を補給する目的で 1 号液や 3 号液などの低張輸液を持続的に投与する. 血清ナトリウム値の補正は緩徐に行わなければならず 1 時間に 2 mEq/l 以上の補正にならないよう, 輸液当初は 12 時間おきに血清ナトリウム値を確認する.

表Ⅱ-6 熱中症の重症度分類

新分類	症状	重症度	治療	従来の分類（参考）
Ⅰ度	・失神 ・筋肉の硬直（こむら返り）・筋肉痛		・通常は入院を必要としない →安静，経口的に水分とNaの補給	heat syncope heat cramp
Ⅱ度	・頭痛，嘔吐，めまい ・倦怠感，虚脱感 ・集中力や判断力の低下		・点滴治療が必要 →体温管理，安静，十分な水分とNaの補給（経口摂取が困難なときには点滴にて）	heat exhaustion
Ⅲ度（重症）	下記の症状または検査所見のうちいずれか1つ以上ある場合 (1)中枢神経症状：意識障害，小脳症状，痙攣発作 (2)肝・腎機能障害：ALT, AST, BUN, クレアチニンの上昇 (3)血液凝固異常：急性期DIC診断基準（日本救急医学会）にてDICと診断		・集中治療が必要 →体温管理 　surface cooling 　endovascular cooling 　呼吸，循環管理 　DIC治療	heat stroke

〔安岡正蔵，他：熱中症（暑熱障害）Ⅰ〜Ⅲ度分類の提案―熱中症新分類の臨床的意義．救急医学 23：1119-1123, 1999より転載〕

6　熱中症

　熱中症とは高熱環境における身体適応障害によって発生する状態と定義される．従来の分類では熱失神，熱疲労，熱射病と症状によって表現されていたが，日本神経救急学会により重症度によってⅠ〜Ⅲ度に分類されている（表Ⅱ-6）．ここでは最重症のⅢ度（熱射病：heat stroke）における病態を解説する．熱射病は中枢温40℃を超え，せん妄や痙攣，昏睡などの中枢神経症状を呈する重篤な病態で，高度な脱水を伴う．高温多湿で発汗著明な状態からやスポーツや労働などの外的要因によって高体温になると，小腸からエンドトキシンが，筋組織からIL-1やIL-6などのサイトカインがリークし全身へ循環する．その結果，血管内で白血球と内皮細胞の活性化が生じ，TNF-αやIL-1, 6, 10が増幅し，接着因子であるICAM-1, E, L-セレクチンが活性化される．また，プロテインCやプロテインS，アンチトロンビンⅢの低下に伴って凝固系が活性化し血栓を形成し，播種性血管内凝固症候群（DIC）へ進展する．これら，炎症性反応と凝固活性がさらに血管内皮障害と微小血栓を誘発し，臓器障害へ導くと考えられている[2]．

　治療の基本は，身体冷却と輸液，呼吸循環管理となる．大量の発汗でナトリウムを喪失しており，低張性〜高張性脱水のいずれも起こりうる．循環動態の安定が優先されるため，等張性の輸液がまず投与される．

[文献]
1) 菱田明：体液・電解質異常の臨床．永井書店，1997
2) Bouchama A, Knochel JP: Heat stroke. N Engl J Med 346: 1978-1988, 2002

（安田　日出夫，菱田　明）

Ⅱ．基礎編　A．病態生化学

3. 糖質代謝

1　全身の糖のながれ

　ヒトが生体機能を維持していくためのエネルギー源として，糖質はきわめて重要である．脳は血液中のグルコース濃度が低くなると機能低下に陥り，低血糖症状として，意識消失，昏睡を生じ，グルコースを速やかに投与しないと死亡することもある．そのため，ヒトの生体では絶食時においても血液中のグルコース濃度を適正に保つような調節が巧みに働いており，空腹時の血糖値はおよそ 70〜100 mg/dl 程度に保たれる．また，健常者においては食後に著しい高血糖をきたすことはない．その調節系として大事な役目を担っているホルモンがインスリンとグルカゴンであり，それらは肝臓および末梢組織におけるグルコース代謝を適切に調節し，糖代謝の恒常性を保っている（図Ⅱ-5）．これらの空腹時，摂食時における糖の動態を総称して「糖のながれ」と呼び，本項ではそれらの生理学的・生化学的なメカニズムを中心に解説する．

2　空腹時における肝グリコーゲン分解の役割とその制御

　ヒトにおいては，空腹時にも基礎代謝として常にエネルギーを消費しており，そのエネルギー源の一部としてグルコースが利用される．主なグルコースの利用組織として，骨格筋や肝臓，中枢神経があげられる．絶食時には外部からのグルコースが入ってこないため血糖値は低下傾向となるが，健常者においてこのような状態でも低血糖をきたすことはほとんどない（図Ⅱ-5）[1]．これは，空腹時には主に肝臓に蓄えられているグリコーゲンを分解したり，グリセロールやアミノ酸を基質として糖新生することにより，脳をはじめとしたグルコース利用に耐えうるグルコースを供給するからである．
　この時の肝臓からのグルコース放出を規定しているホルモンの 1 つがグルカゴンである．グルカゴンは肝臓にあるグルカゴンレセプターのセカンドメッセンジャーであるサイクリック AMP（cAMP）を介して，プロテインキナーゼ A（protein kinase A：PKA）シグナルを活性化し，その下流でグリコーゲン分解を制御する酵素であるホスホリラーゼを活性化する．活性化されたホスホリラーゼは，グリコーゲン分解を促進しグルコース 1-リン酸を生成し，次にホスホグルコムターゼによりグルコース 6-リン酸となり，さらにグルコース 6-ホスファターゼ（glucose 6-phosphatase：G6Pase）により脱リン酸化され，グルコースとなり血中へ放出される（図Ⅱ-6）[2]．また，空腹時に低下したインスリンはグリコーゲン合成酵素の活性に対して抑制的に働く．このように，空腹時にはグルカゴンなどのホルモンにより，肝臓でのグリコーゲン分解が促進され，肝臓からグルコースとして放出される．

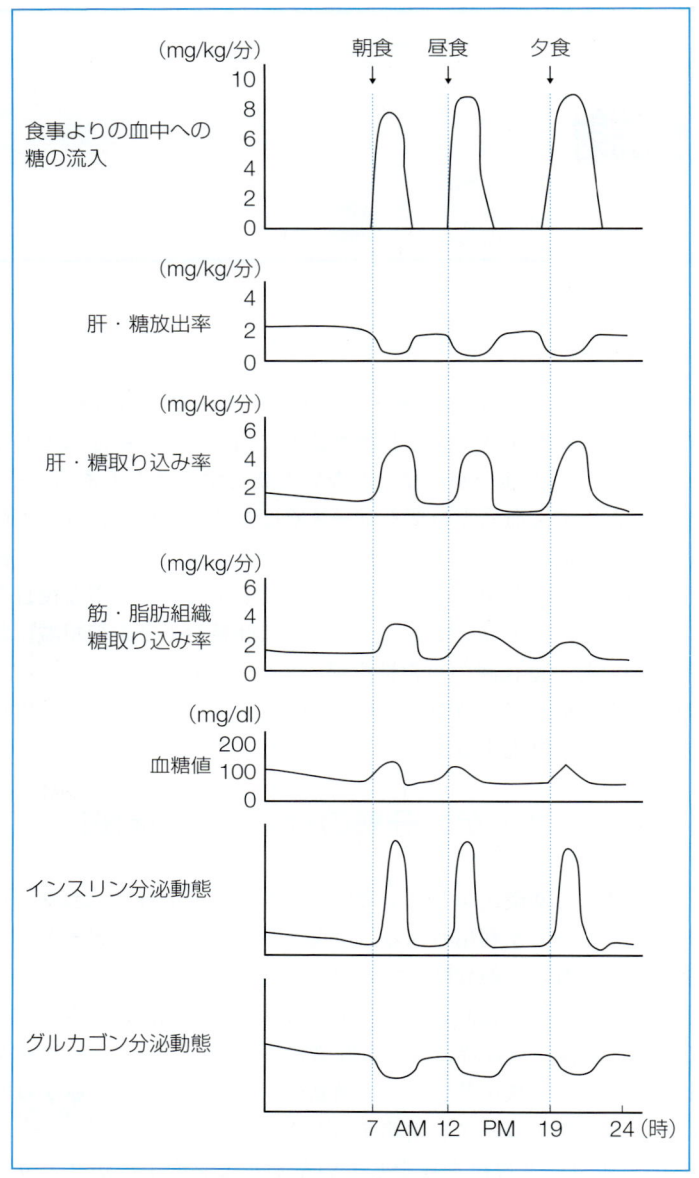

図Ⅱ-5 健常人における「糖のながれ」
（河盛，2006[1]）より改変して転載）

3 空腹時における糖新生の役割とその制御

　肝臓におけるグリコーゲン貯蔵量はおよそ100 g程度しかないため，絶食が長期間続くと，低血糖に陥り生命の危機にさらされる危険性がある．そのため，ヒトにおいては絶食時間が長く続くほど糖新生系が亢進し，血糖値が正常範囲内に維持される．糖新生は絶食がそれほど長く続いていない場合からすでに存在し，絶食が長くなるほど糖放出への寄与

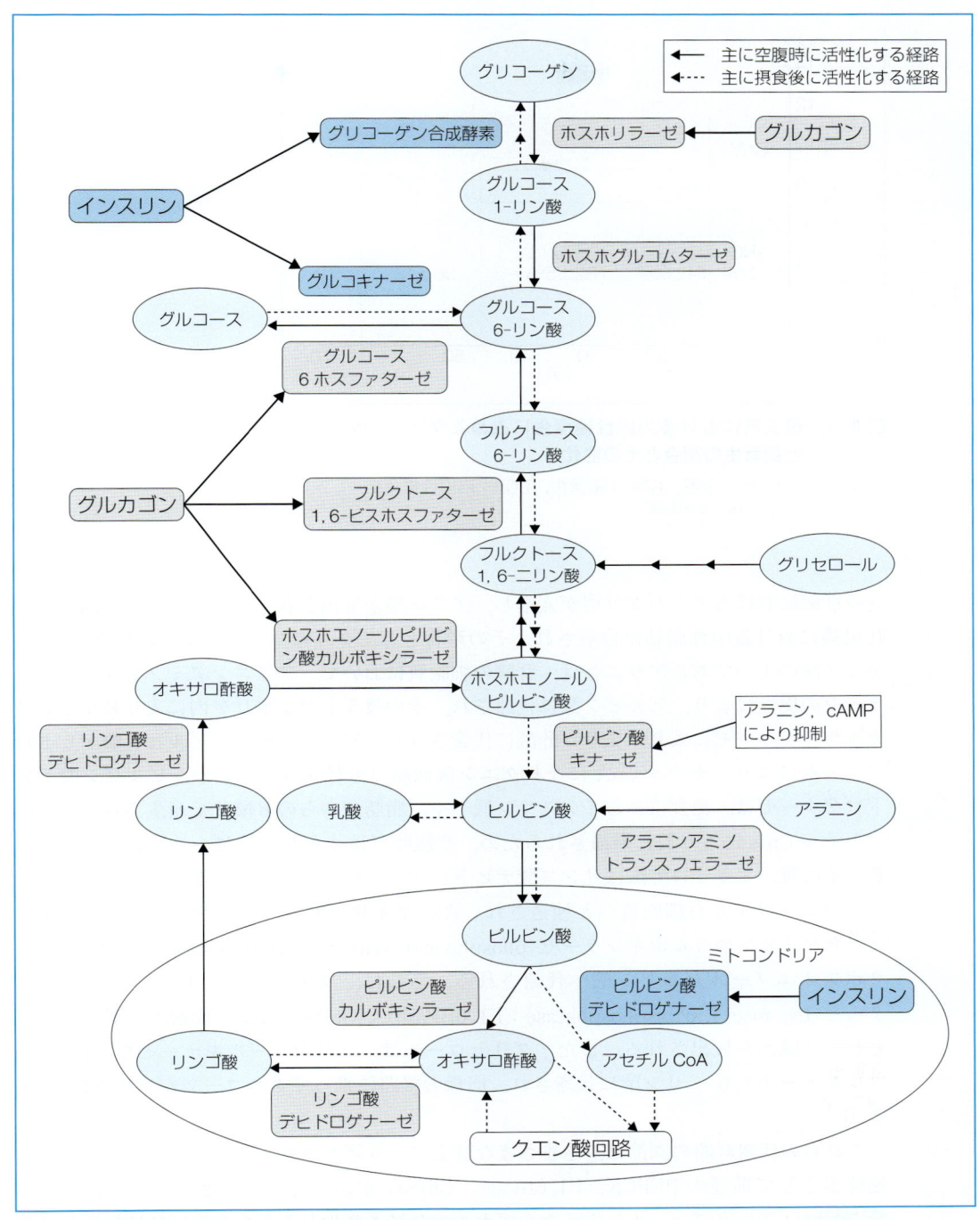

図Ⅱ-6 肝臓におけるグリコーゲン分解と糖新生
(Salway JG, 2000[2]) より改変して転載)

　　度が高くなる(図Ⅱ-7)[3]).
　　肝臓における糖新生は主にインスリンとグルカゴンにより調節される．糖新生の基質となるのはグリセロールや，アラニンなどのアミノ酸である．低インスリンが続くと，骨格

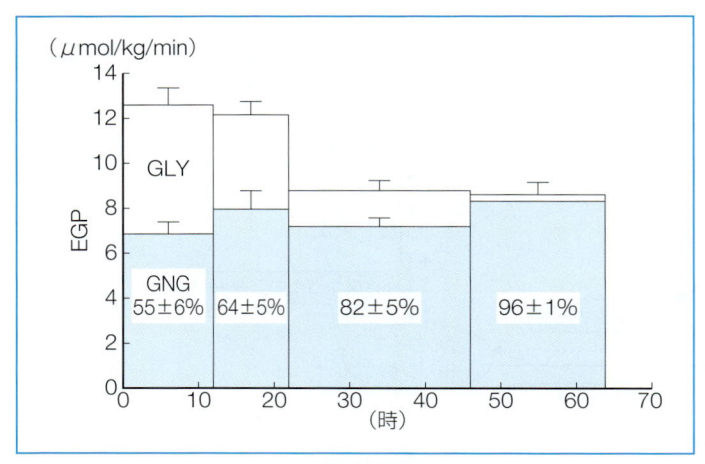

図Ⅱ-7 絶食時における内因性糖産生に占めるグリコーゲン分解と糖新生の割合とその変化

GLY：グリコーゲン分解，GNG：糖新生，EGP：内因性糖産生．
(Roden M, et al, 2001[3]より転載)

筋や肝臓におけるタンパク分解が亢進し，アミノ酸が放出される．また，それと同時に脂肪組織における中性脂肪が分解され，その産物としてグリセロールが血中に放出される．アミノ酸の1つであるアラニンは，肝臓の細胞質において，アラニンアミノトランスフェラーゼの働きにより，ピルビン酸に代謝され，その後ミトコンドリア内に入りピルビン酸カルボキシラーゼによりオキサロ酢酸に代謝される．ピルビン酸は，ピルビン酸デヒドロゲナーゼによりアセチルCoAになりクエン酸回路でも代謝されうるが，ピルビン酸デヒドロゲナーゼは，絶食によるインスリン低下や，脂肪酸からのβ酸化で産生された多量のアセチルCoAにより負に調節されるため，空腹時ではオキサロ酢酸への経路が優勢になる．その後，オキサロ酢酸はリンゴ酸デヒドロゲナーゼによりリンゴ酸に代謝され，再びミトコンドリアから細胞質へと輸送され，再びオキサロ酢酸へ代謝された後，ホスホエノールピルビン酸カルボキシラーゼ(phosphoenolpyruvate carboxykinase；PEPCK)によりホスホエノールピルビン酸へ代謝される．さらに，フルクトース1,6-ビスホスファターゼ(fructose-1, 6-bisphosphatase；F1,6BPase)やG6Paseにより代謝されグルコースとして肝臓から放出される．また，グリセロールは，グリセロールキナーゼなどにより，フルクトース1,6-二リン酸に代謝され，同様の経路に乗ってグルコースが生成される(図Ⅱ-6)．

　これらの代謝経路の調節は，さまざまな酵素により調節されているが，その代表的な律速酵素として前述のPEPCK，F1,6BPase，G6Paseがあげられる．とくに，これらの酵素の活性はグルカゴン，インスリンの両ホルモンにより少なくともその一部は転写レベルで調節されている．グルカゴンは，肝臓にあるグルカゴンレセプターを介してPKAを活性化し，その下流でPEPCK，G6Paseといった律速酵素の発現を増加させ，生理学的な糖新生を調節している．その一方で，インスリンは細胞内シグナル伝達の下流で，それらの遺伝子発現を低下させ，糖新生を調節している．このように，肝臓における糖新生の調節の一部として，グルカゴンとインスリンを中心としたホルモンによる律速酵素の発現調

節が重要であると考えられる（**図Ⅱ-6**）[4]．

4 摂食時における糖のながれとその制御

　早朝空腹時において，グルコースを経口摂取すると，グルコースは主に小腸から吸収され門脈へ急速に流入する．そして，それにより引き起こる血糖値上昇などにより，瞬時にインスリン分泌がなされて血中のインスリン濃度が上昇し，肝臓での糖放出は抑制され，インスリン標的臓器での糖取り込みが増加する．これらのインスリンとインスリン標的臓器の相互作用により血糖値はさほど上昇することなく，きわめて狭い範囲にコントロールされる．経口摂取されたグルコースの1/3は骨格筋と脂肪組織へ，1/3は肝臓へ，残りはインスリン非依存的に他臓器に取り込まれる．このように，食後の状態では糖のながれは大きく変化するが，その時の重要なながれの変化として，①肝糖取り込みの増加，②肝糖放出の抑制，③末梢組織での糖取り込みの増加があげられ，それぞれ個別の調節がなされている（**図Ⅱ-5**）．

1．摂食後の肝糖取り込みの調節

　食後における肝糖取り込みは以下の3つの機序により調節されている．①食後において，小腸からグルコースが吸収されて門脈中に流入すると門脈におけるグルコース濃度が上昇する．それにより，動脈-門脈グルコース濃度格差（門脈シグナル）が生じると自律神経を介して肝糖取り込みが増加する．②グルコースの摂取量により肝臓に流入したグルコース量（肝糖負荷量）は変化しうるが，その量に応じて肝臓はグルコースを取り込む．③食後に生じる肝類洞のインスリン濃度の増加により，肝糖取り込みは増加する[5]．

　このような，肝糖取り込み調節の生化学的なメカニズムとして，グルコキナーゼのトランスロケーションが重要と考えられている．グルコキナーゼは，グルコースが肝細胞に取り込まれた後に，グルコースをリン酸化しグルコース6-リン酸を産生する酵素であるが，その活性はグルコースが肝細胞へ取り込まれる時の律速酵素となっている．グルコキナーゼはグルコース濃度が基礎値（～100 mg/dl）の状態ではグルコキナーゼ制御タンパクと結合し，核内に存在している．しかし，肝細胞において高濃度のグルコース（180～540 mg/dl）存在下では，グルコキナーゼはグルコキナーゼ制御タンパクと離れて細胞質へ移動し，これらのトランスロケーションはインスリンによって増強する．高グルコースやインスリンはグルコキナーゼを核内から細胞質へトランスロケーションさせ，グルコースのリン酸化を促進することにより，肝細胞内への糖取り込みを促進していると考えられている．また，門脈シグナルは迷走神経を介して同様に，グルコキナーゼを活性化し肝糖取り込みを増加させていると推測されているが，その生化学的な機序は完全には明らかとなっていない．

2．摂食後の肝糖放出の調節

　食後における肝臓からの糖放出は，インスリンとグルカゴンにより調節されるが，基本的に，空腹時とは逆の反応が起きる．つまり，グルカゴンはPKAシグナルの下流で，グ

リコーゲン分解を促進する酵素であるホスホリラーゼを活性化するが，食後においてはグルカゴン分泌が抑制される．それと同時に，インスリンはシグナル伝達の下流でグリコーゲン合成酵素を活性化する．また，肝に流入したグルコキナーゼによりリン酸化されたグルコース 6-リン酸もグリコーゲン合成酵素の活性化作用を有している．これらの作用により，食後において肝糖放出はほとんど 0 近くまで低下する（図Ⅱ-5，Ⅱ-6）．

3. 末梢組織における糖取り込み

食後における末梢組織での糖取り込みの大部分は骨格筋で行われる．骨格筋における糖取り込みはインスリン依存性，インスリン非依存性によるメカニズムがある．骨格筋での糖取り込みは糖輸送担体である糖輸送担体 4（glucose transporter 4；GLUT4）により行われているが，GLUT4 はインスリン非存在下で筋肉細胞内のミクロソームに存在し，食後の状態にインスリンが分泌されると，インスリン刺激により細胞膜までトランスロケーションし，筋細胞内に糖を取り込む．インスリンは骨格筋細胞膜上にあるインスリンレセプターに結合し，インスリン受容体基質-1（insulin receptor substrate-1；IRS-1），ホスファチジルイノシトール 3-キナーゼ（phosphatidylinositol 3-kinase；PI3 キナーゼ），Akt などのリン酸化によるシグナル伝達を介して GLUT4 のトランスロケーションを亢進させる．骨格筋収縮による糖取り込みはインスリン非依存的作用であることが現在までに示されている．インスリン非存在下でも筋収縮により筋での糖取り込みが起こると AMP キナーゼ（AMP kinase；AMPK）の活性化が生じ，その下流で GLUT4 のトランスロケーションが起こり，糖取り込みが促進する（図Ⅱ-8）．

5 インクレチンとその働き

このように食後の状態では，主に膵臓から分泌されるインスリンとグルカゴンにより全身の糖のながれが調整されている．その一方で，最近，インクレチンといわれる食事摂取

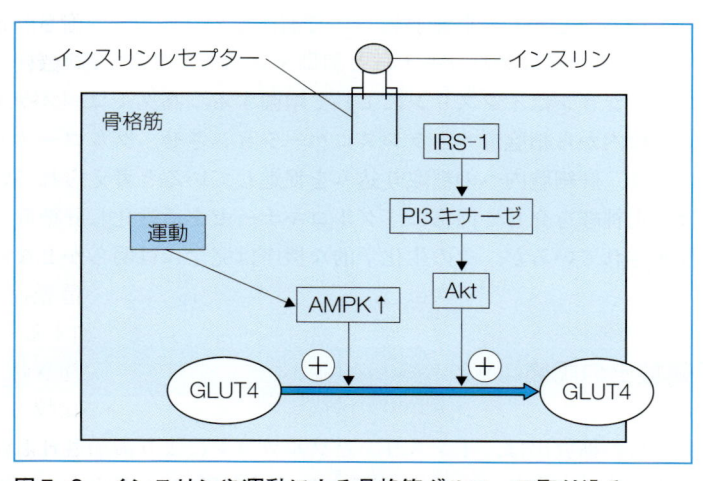

図Ⅱ-8　インスリンや運動による骨格筋グルコース取り込み

に伴って腸管から分泌される消化管ホルモンがこれらのインスリンとグルカゴンの分泌を少なくとも部分的に調整していることが明らかとなってきている．インクレチンの1つであるグルカゴン様ペプチド-1（glucagon-like peptide-1；GLP-1）は，血糖値依存的に膵臓のβ細胞からのインスリン分泌を促進すると同時に，膵α細胞からのグルカゴン分泌を抑制する．実際に糖尿病患者に対して，GLP-1 を注射するとグルカゴンの分泌が低下し，インスリン分泌が増加し，血糖値が低下する．食物が消化管を通過し吸収されるということが1つのシグナルとして代謝を変えうる例として門脈シグナルが重要であるが，一部にはGLP-1 などのインクレチンが，インスリンとグルカゴンの分泌調節を介して全身の代謝状態をコントロールしている．

6　細胞内における糖代謝

　このように，絶食時，食後の状態では臓器間などでエネルギーの出し入れが瞬時に切り替わり，血糖値は正常範囲に保たれる．細胞内へ取り込まれたグルコースは解糖およびミトコンドリア内で行われるクエン酸回路により，エネルギーを産生する．解糖は，グルコースを利用する主経路であり，細胞質内で行われる．解糖ではエネルギーを産生すると同時に，ピルビン酸を産生し，クエン酸回路による酸化へと導く重要な役割を担う．

　解糖では図Ⅱ-6 で示されたとおり，グルコースはピルビン酸まで順次代謝され，それと同時に ATP が産生される．この時に嫌気性に解糖が進んだ場合においてピルビン酸は乳酸へ還元される．骨格筋においては，逃走の場面などで瞬間的に多くのエネルギーが必要な場合は解糖によるエネルギー産生が中心的な役割を担うが，それによって産生された乳酸はアシドーシスの原因となり，嫌気性代謝のみで長時間の運動を行うのは不可能である．好気的な条件下では，解糖により得られたピルビン酸はミトコンドリア内に取り込まれクエン酸回路によって代謝される（図Ⅱ-6）．

　ミトコンドリアにおけるクエン酸回路では，ピルビン酸からピルビン酸デヒドロゲナーゼの働きにより，アセチル CoA がつくられる．次に，アセチル CoA はクエン酸合成酵素によりオキサロ酢酸と結合し，クエン酸がつくられる．クエン酸はその後，α-ケトグルタル酸，コハク酸，リンゴ酸などに順に代謝され，最終的に再びオキサロ酢酸がつくられる（図Ⅱ-9）．ピルビン酸またはアセチル CoA 1 分子がクエン酸回路で代謝されることにより，合計で 15 分子の ATP を産生する．グルコース 1 分子からピルビン酸が 2 分子作られるため，クエン酸回路ではグルコース 1 分子から 30 分子の ATP が産生される．

7　静脈栄養と経腸栄養

　前述のように，経口摂取されたグルコースと，静脈内投与されたグルコースでは，体内での動態が大きく異なる．経口投与は生理学的な糖質の投与方法であり，静脈投与された場合に比較して，門脈シグナルが生じるため，肝臓での糖取り込みが増加すると同時に，インクレチンが分泌され，その下流でインスリン，グルカゴンの分泌が調節される，という生理学的に異なった調節が起こる．経腸栄養の利点として，静脈栄養と比較し消化管の粘膜の形態と機能が維持される，バクテリアルトランスロケーション（bacterial translocation）の危険性を低減する，投与による感染症などの合併症発生率が低いなどがあげられ

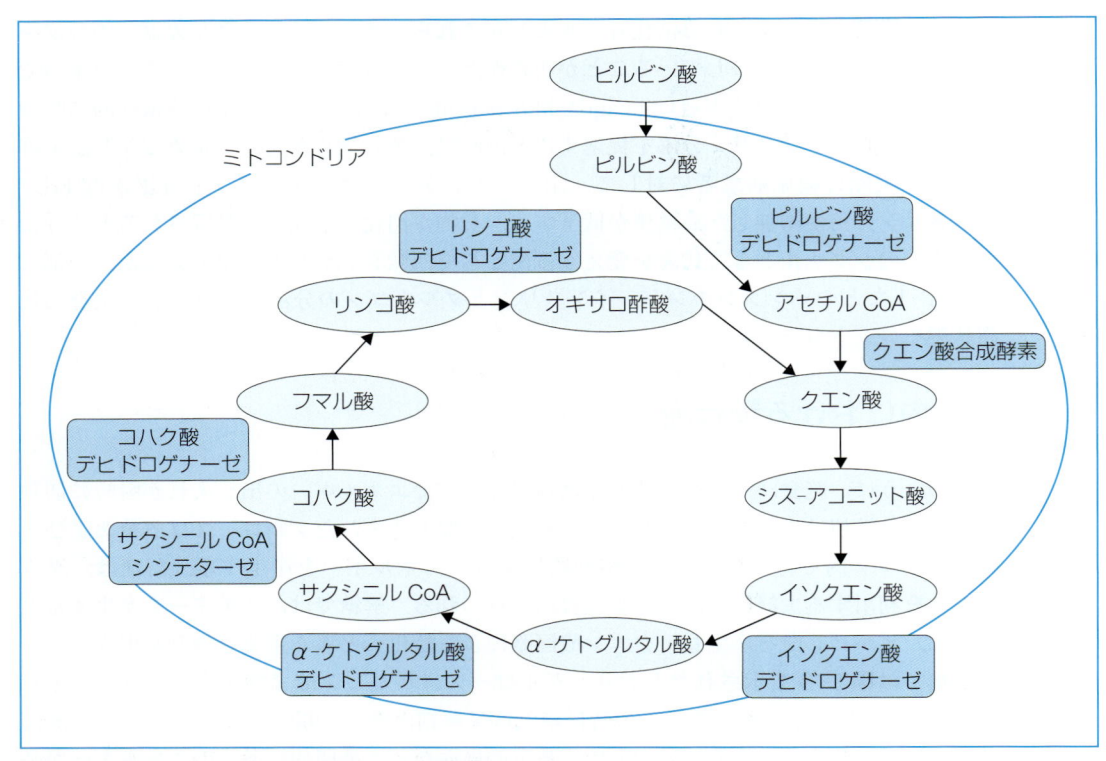

図Ⅱ-9 ミトコンドリアにおけるクエン酸回路
(Salway JG, 2000[2]より改変して転載)

る．また，ビタミン B_1 は，ピルビン酸からアセチル CoA への代謝における補酵素になっているため，それが不足するとピルビン酸から乳酸の産生が亢進し，乳酸アシドーシスをきたす場合がある．静脈栄養では，ビタミン B_1 を添加しないと不足により重篤なアシドーシスをきたすことがあり注意が必要である．

[文献]
1) 河盛隆造：糖のながれにおける肝・糖取り込み率制御因子の解明．糖尿病 49：771-773, 2006
2) Salway JG(著)，麻生芳郎(訳)：Metabolism at a Glance, 一目でわかる代謝，第2版．MEDSi, 2000
3) Roden M, Petersen KF, Shulman GI: Nuclear magnetic resonance studies of hepatic glucose metabolism in humans. Recent Prog Horm Res 56: 219-237, 2001
4) Barthel A, Schmoll D: Novel concepts in insulin regulation of hepatic gluconeogenesis. Am J Physiol Endocrinol Metab 285: E685-E692, 2003
5) Cherrington AD: Banting Lecture 1997: Control of glucose uptake and release by the liver in vivo. Diabetes 48: 1198-1214, 1999

(田村　好史，綿田　裕孝)

Ⅱ．基礎編　A．病態生化学

4. タンパク質・アミノ酸代謝

　タンパク質は，身体の筋肉，内臓および結合組織などを構成する主成分として機能するだけでなく，生体内のほとんどの化学反応を触媒する酵素や一部のホルモン（ペプチドホルモン）も構成しており，生命現象を担う中心的化合物である．このタンパク質の代謝およびタンパク質を構成するアミノ酸の代謝に異常が発生すると，一般的に深刻な疾病症状に陥る．よって，これらの代謝を健全に保つことは，ヒトの健康の維持にきわめて重要である．現在までに，これらの代謝調節の機構はかなり明らかにされてきたが，まだ不明な部分も多い．医学の分野において，これらの代謝調節機構を十分に理解することは，生命現象の解明および疾病の治療の観点からきわめて重要である．本項ではタンパク質・アミノ酸代謝の最新の情報を含めて概説する．

1 タンパク質の代謝とその調節

1. タンパク質を構成するアミノ酸

　体内でタンパク質が合成されるためには，表Ⅱ-7に示す20種類のアミノ酸が必要である．この20種類のうち，体内で合成されないかまたは必要十分量が合成されない9種類のアミノ酸を栄養学的な必須アミノ酸（不可欠アミノ酸）と呼ぶ．ヒトは，これらのアミノ

表Ⅱ-7　タンパク質合成に必要なアミノ酸

必須アミノ酸 （9種類）		非必須アミノ酸 （11種類）	
ロイシン	(Leu)	アスパラギン	(Asn)
イソロイシン	(Ile)	アスパラギン酸	(Asp)
バリン	(Val)	アラニン	(Ala)
トレオニン	(Thr)	アルギニン	(Arg)
トリプトファン	(Trp)	グリシン	(Gly)
フェニルアラニン	(Phe)	グルタミン	(Gln)
メチオニン	(Met)	グルタミン酸	(Glu)
リジン	(Lys)	システイン	(Cys)
ヒスチジン	(His)	セリン	(Ser)
		チロシン	(Tyr)
		プロリン	(Pro)

（　）内にアミノ酸の3文字標記を示した．

酸を主に食事中のタンパク質として摂取しており，そのアミノ酸組成がヒトの必要量を満たすタンパク質は栄養価の高いタンパク質であると評価される．一方，残りの11種類のアミノ酸は，体内で必須アミノ酸などから合成されるため非必須アミノ酸（可欠アミノ酸）と呼ばれる．このアミノ酸は，その名称からして一時的に不足してもヒトの健康に影響を及ぼさないが，生理的には重要な機能をもつアミノ酸が多い．たとえば，グルタミン酸は脳内で神経伝達物質として機能している．よって，長期に非必須アミノ酸が不足すると必須アミノ酸の代謝などに影響を及ぼすため，その十分量を摂取すべきである．一般的には，非必須アミノ酸は食事タンパク質中に多く含まれている．

2. タンパク質の合成

体内でのタンパク質合成は，各細胞における遺伝子発現により開始される．すなわち，DNAの塩基配列の情報がRNAに転写され，そのRNAの塩基配列の情報をもとにタンパク質のアミノ酸配列が決定されタンパク質が合成される．この過程は大腸菌からヒトに至るまで共通であり，セントラルドグマと呼ばれる（**図Ⅱ-10**）．よって，タンパク質合成の最初の調節は，遺伝子発現（DNAの転写）により行われる．

RNAからタンパク質を合成する過程は翻訳と呼ばれ，3つの塩基の配列（コドン）によりアミノ酸が指定される．コドンは，塩基が4種類（A，C，G，U）存在するため，4×4×4で64種類存在する（**表Ⅱ-8**）．タンパク質合成（翻訳）は，必ずAUGのコドン（メチオニンを指定）から始まり，アミノ酸を指定しない3種類の終止コドン（UAA，UAG，UGA）のいずれかで終わる．

翻訳開始には，メッセンジャーRNA（mRNA），トランスファーRNA（tRNA），およびリボソームが複合体を形成する必要がある．その過程では多くの翻訳開始因子（initiation factor；IF，とくに真核生物のこの因子をeukaryotic IF；eIFと呼ぶ）が必要であり，きわめて複雑な化学反応である．近年の研究により，翻訳開始がタンパク質合成の調節に重要であることが明らかにされた[1]．この翻訳開始は，アナボリックホルモンであるインスリンにより刺激されるが，同様な作用をもつ栄養因子としては分岐鎖アミノ酸（BCAA）の1つであるロイシンが重要であることが明らかにされた（**図Ⅱ-11**）[1,2]．すなわち，ロイシンはタンパク質合成の材料であるとともにタンパク質合成の促進因子としても作用する．

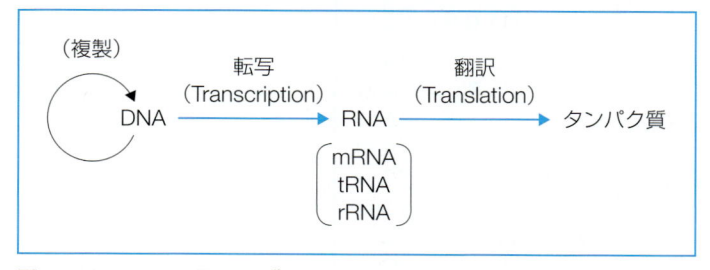

図Ⅱ-10 セントラルドグマ
DNAの情報はRNAに転写され，次いでその情報がアミノ酸の配列に変換（翻訳）されてタンパク質が合成される．RNAには主に3つのタイプ〔メッセンジャーRNA（mRNA），トランスファーRNA（tRNA），リボソームRNA（rRNA）〕が存在する．

タンパク質合成のためには必ず20種類のアミノ酸が必要であるが，食事（タンパク質）中のロイシン含量は，タンパク質合成に大きな影響を及ぼすと考えられている．

ロイシンによるタンパク質合成促進の機序は，近年の研究により分子レベルで明らかにされつつある[1]．すなわち，ロイシン濃度の上昇は細胞内に存在するプロテインキナーゼ

表Ⅱ-8 mRNA中のアミノ酸を指定するコドン

第一塩基	第二塩基				第三塩基
	U	C	A	G	
U	UUU } Phe UUC UUA } Leu UUG	UCU UCC } Ser UCA UCG	UAU } Tyr UAC UAA 終結 UAG 終結	UGU } Cys UGC UGA 終結 UGG Trp	U C A G
C	CUU CUC } Leu CUA CUG	CCU CCC } Pro CCA CCG	CAU } His CAC CAA } Gln CAG	CGU CGC } Arg CGA CGG	U C A G
A	AUU AUC } Ile AUA AUG　Met（開始）	ACU ACC } Thr ACA ACG	AAU } Asn AAC AAA } Lys AAG	AGU } Ser AGC AGA } Arg AGG	U C A G
G	GUU GUC } Val GUA GUG	GCU GCC } Ala GCA GCG	GAU } Asp GAC GAA } Glu GAG	GGU GGC } Gly GGA GGG	U C A G

コドンにより指定されるアミノ酸を3文字標記で示した（表Ⅱ-7参照）．

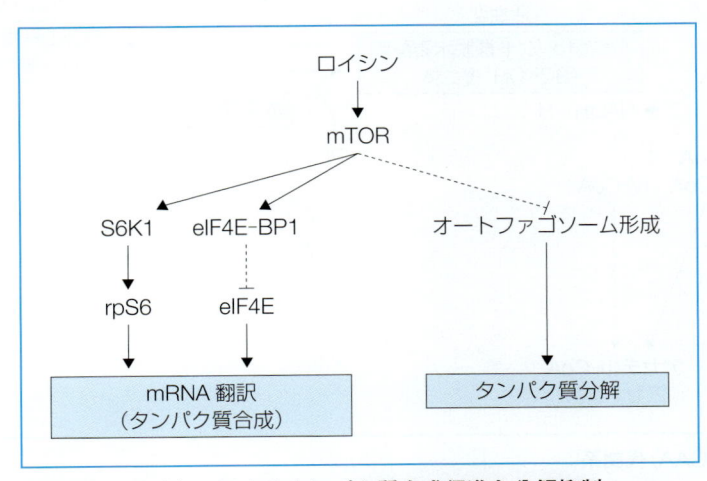

図Ⅱ-11 ロイシンによるタンパク質合成促進と分解抑制

実線の矢印は促進作用，点線は阻害作用を示す．mTOR：哺乳動物のラパマイシン標的タンパク質キナーゼ，S6K1：S6キナーゼ1，rpS6：リボソームタンパク質S6，eIF4E：真核生物の開始因子4E，eIF4E-BP1：eIF4E結合タンパク質1．
（下村，2010[2]より改変して転載）

の1つであるmTOR（mammalian target of rapamycin：免疫抑制剤であるラパマイシンによって阻害される哺乳動物のプロテインキナーゼ）のリン酸化（活性化）を促進する．次いでmTORは翻訳開始因子であるeIF4E結合タンパク質1（eIF4E-BP1）をリン酸化することにより，その結合タンパク質をeIF4Eから解離させて，eIF4Eと他の開始因子との翻訳開始複合体の形成を可能にする．さらに，mTORはリボソームタンパク質S6に対するキナーゼ（S6K1）をリン酸化して活性化することにより，翻訳を促進する．よって，ロイシンはタンパク質合成を促進するアナボリックなアミノ酸である．

　上述のように，体内のロイシン濃度はタンパク質代謝に強く影響するが，血液および細胞内のロイシン濃度の調節機構には不明な部分が多い．これまでに，細胞内のロイシン濃度が上昇するとロイシンは自らの代謝（分解）を促進することが明らかにされている（図Ⅱ-12）．この機能は，分岐鎖アミノ酸代謝系の第2ステップに存在しその代謝全般を律速する酵素である分岐鎖α-ケト酸脱水素酵素（branched-chain α-keto acid dehydrogenase；BCKDH）複合体がロイシン摂取によって活性化されることにより説明されている．すな

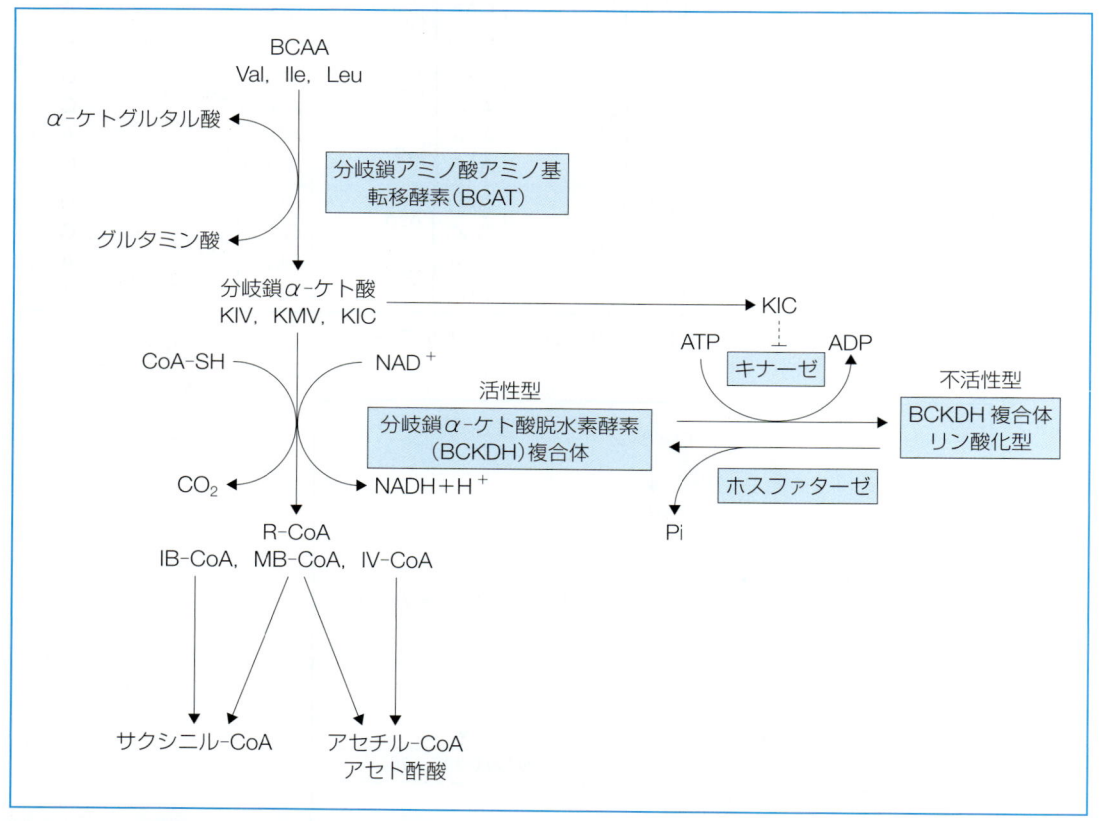

図Ⅱ-12　分岐鎖アミノ酸（BCAA）代謝系
点線は阻害作用を示す．BCAAの代謝は，第2ステップのBCKDH複合体により調節される．BCKDH複合体は特異的キナーゼにより不活性化されるが，KIC濃度の上昇によりキナーゼが阻害され，その複合体は活性化される．それにより，BCAA代謝は促進される．
KIC：α-ketoisocaproate，KMV：α-keto-β-methylvalerate，KIV：α-ketoisovalerate，CoA-SH：還元型coenzyme A，IV-CoA：isovaleryl-CoA，MB-CoA：α-methylbutyryl-CoA，IB-CoA：isobutyryl-CoA，R-CoA：acyl-CoA．

わち，BCKDH 複合体は特異的なプロテインキナーゼにより活性調節（リン酸化による不活性化）されるが，ロイシンのアミノ基転移により生成されるα-イソカプロン酸（KIC）は，そのプロテインキナーゼの特異的阻害剤であるため，細胞内でロイシン濃度の上昇とともに KIC 濃度も上昇すると，分岐鎖アミノ酸の代謝が促進される仕組みである．この分岐鎖アミノ酸代謝と関連する所見として，夜間絶食した成人にロイシンを含む分岐鎖アミノ酸混合 5g を摂取させると，その血中濃度は摂取後 30 分でピークを示すが，その後漸減して約 3 時間で元のレベルに戻ることが報告されている[3]．よって，ロイシンによる食後のタンパク質合成の刺激は長時間持続することはなく巧妙に調節されている．

3. タンパク質の分解

　体内では，タンパク質の代謝が常に繰り返されており，一般的にはタンパク質の合成と分解は平衡状態にある．成人におけるその 1 日の代謝回転量は，約 4 g/kg 体重と報告されているので[4]，1 日に 200 g 以上のタンパク質が合成および分解されている．
　細胞内におけるタンパク質の分解では，まずタンパク質（ポリペプチド）が短いペプチドにまで分解されたのち，次いでアミノペプチダーゼまたはカルボキシペプチダーゼによりそれぞれアミノ末端またはカルボキシ末端から分解されて単一のアミノ酸になる．
　主なタンパク質分解機構として以下の 3 つの系が存在する．

1 リソソーム系
　リソソームは，種々の分解酵素を含む細胞内小器官である．そのタンパク質分解酵素としては，主にカテプシンと呼ばれる酵素が知られており，ATP を必要とせずにタンパク質を分解する．リソソームは，細胞の飲食作用（エンドサイトーシス）により形成されたエンドソームや，細胞内の粗面小胞体の一部が細胞の成分（小器官など）を取り囲んで形成するオートファゴソームと融合する．それにより，その内部のものを消化（分解）する．とくに後者は，オートファジーと呼ばれる機構であり，細胞内小器官などを丸ごと分解すると同時に，それにより細胞に遊離のアミノ酸を供給する役割も果たしていることが明らかとなってきた[5]．前述した mTOR 系は，オートファゴソームの形成を阻害してタンパク質分解を抑制することが明らかにされたので，アミノ酸（とくにロイシン）の供給がタンパク質代謝に強い影響を及ぼすと考えられている（図Ⅱ-11）．

2 カルパイン系
　カルシウム依存的なタンパク質分解系である．この系は，細胞骨格の分解や筋原繊維タンパク質の分解に機能している．

3 プロテアソーム系
　この系におけるタンパク質分解では，標的とするタンパク質に 76 個のアミノ酸からなるユビキチンと呼ばれる低分子タンパク質を ATP 依存的に結合（ユビキチン化）させ，分解するタンパク質を決定した後，プロテアソーム内に取り込んで分解する．この系はほとんどの組織に存在しており，この機構により細胞内で不要となったタンパク質の特異的分解や異常タンパク質の速い除去が可能となっている．

4. タンパク質代謝の組織特異性

　タンパク質の代謝回転速度は組織によりかなり異なる．その速度の比較的速い組織は，血液，肝臓，および消化管であり，とくに消化管の粘膜では消化液の分泌や管壁粘膜の離脱が起こるので，代謝回転が速い．これらの組織の平均のタンパク質半減期は，約10日とされているが，骨格筋や骨中のタンパク質代謝は遅く，筋タンパクの半減期は平均180日程度である．

5. タンパク質代謝とタンパク質栄養の評価

　食事による窒素の摂取量と，糞便や尿および汗への窒素の排泄量の差を窒素出納（nitrogen balance；NB）といい，これに基づいてタンパク質の栄養価を評価する方法が窒素出納法である．窒素出納の値（摂取窒素－損失窒素）が正（プラス）の場合は体内に窒素が貯留されたことを示し，負（マイナス）の場合は窒素の損失を意味する．

　窒素出納は，体内におけるタンパク質代謝の指標の1つとも考えられる．成長期，妊娠期や運動トレーニングによる体内でのタンパク質合成が高い時期には窒素出納値は正になり，一方，タンパク質分解を促進する副腎皮質ホルモン（糖質コルチコイド）の分泌増加，インスリン分泌の低下，飢餓状態，および強制的安静状態を維持した場合などには窒素出納値は負になる．正常な成人の窒素出納はゼロであり，窒素の摂取と損失が等しい状態である．この状態を窒素平衡（nitrogen equilibrium；NE）の状態と呼ぶ．正常な成人が過剰なタンパク質を摂取しても，それらは脱アミノされて窒素が排泄されるので，窒素平衡の状態になる．

2　アミノ酸の代謝とその調節

1. アミノ酸の窒素の代謝

　ヒトの体内で多くのアミノ酸のアミノ基は，アミノ基転移反応によりα-ケトグルタル酸に転移され，グルタミン酸が生成される（図Ⅱ-13）[6]．そのグルタミン酸からアンモニアが放出され，肝臓において尿素が生成される．尿素生成は，肝臓にのみ存在する尿素回路において行われ，アミノ基の窒素を処理する主要経路である．尿素は，血液を介して腎臓に運ばれ尿中へ排泄される．

　アミノ基の転移および輸送において，重要なアミノ酸は上記のようにグルタミン酸（およびグルタミン）であるが，その他にアラニン，アスパラギン酸（およびアスパラギン）もあげられる．これらのアミノ酸に対応するα-ケト酸は，α-ケトグルタル酸，ピルビン酸，オキサロ酢酸である．これらのアミノ酸の中でも，アミノ基（アンモニア）の代謝は最終的にグルタミン酸とグルタミンに収束するため，それらがアミノ基の代謝に重要なアミノ酸である．とくにグルタミンは，末梢の組織から肝臓へアンモニアを輸送する役割を担っているため，血液中でも組織中でも最も濃度の高いアミノ酸である[3,7]．

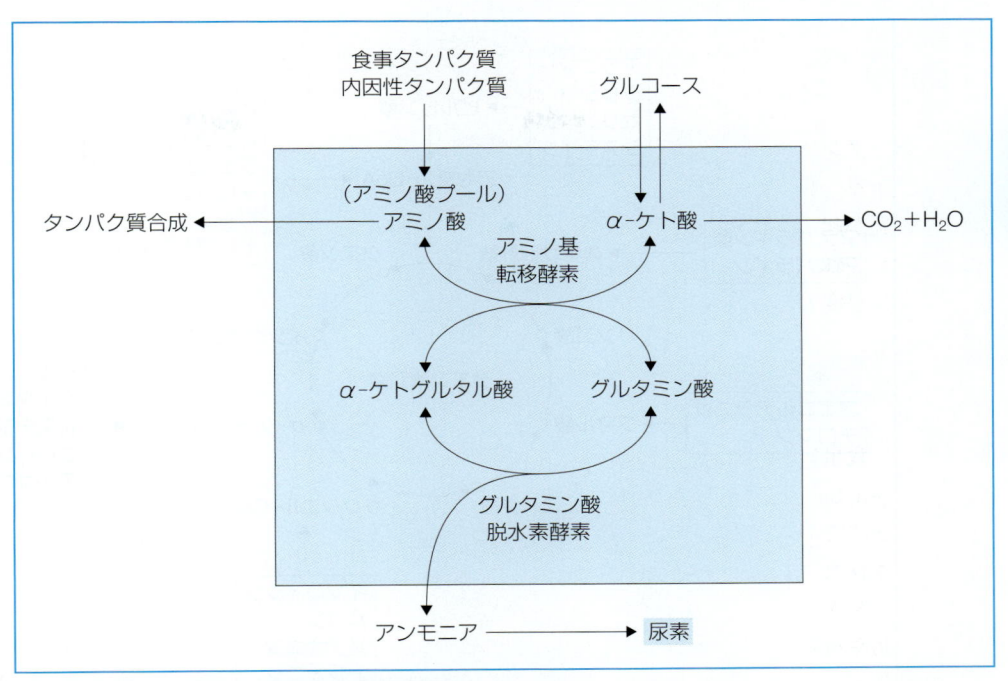

図Ⅱ-13 アミノ基転移とタンパク質代謝
〔「下村吉治：タンパク質の栄養，健康・栄養科学シリーズ基礎栄養学（奥恒行，柴田克己編），改訂第3版，p150，2010，南江堂」より許諾を得て改変し転載〕

2. アミノ酸の炭素骨格の代謝

多くのアミノ酸の代謝（分解）では，アミノ基が除去された残りの炭素骨格は直接のエネルギー代謝の基質になりうる．すべてのアミノ酸は図Ⅱ-14[6]に示すようにピルビン酸，アセチル-CoA，もしくはクエン酸回路の中間体に変換されて代謝されるので，アミノ酸は最終的にクエン酸回路で分解される．

3. アミノ酸代謝の組織特異性

アミノ酸を代謝する主要組織は，小腸，肝臓，腎臓，および筋肉であり（図Ⅱ-15）[6]，これらの組織間でその代謝はかなり異なっている．各組織の特徴は以下のようである．

1 小腸

グルタミンとグルタミン酸は小腸で最も多く代謝される．タンパク質の消化により生成されて腸管内腔から小腸の上皮細胞へ吸収されたグルタミンの半分以上とほとんどのグルタミン酸は，小腸粘膜組織で代謝され，酸化されるか他のアミノ酸（アラニンなど）の生成に利用されるようである．小腸より吸収されたアミノ酸は，門脈を経てまず肝臓に運ばれる．

II．基礎編　A．病態生化学

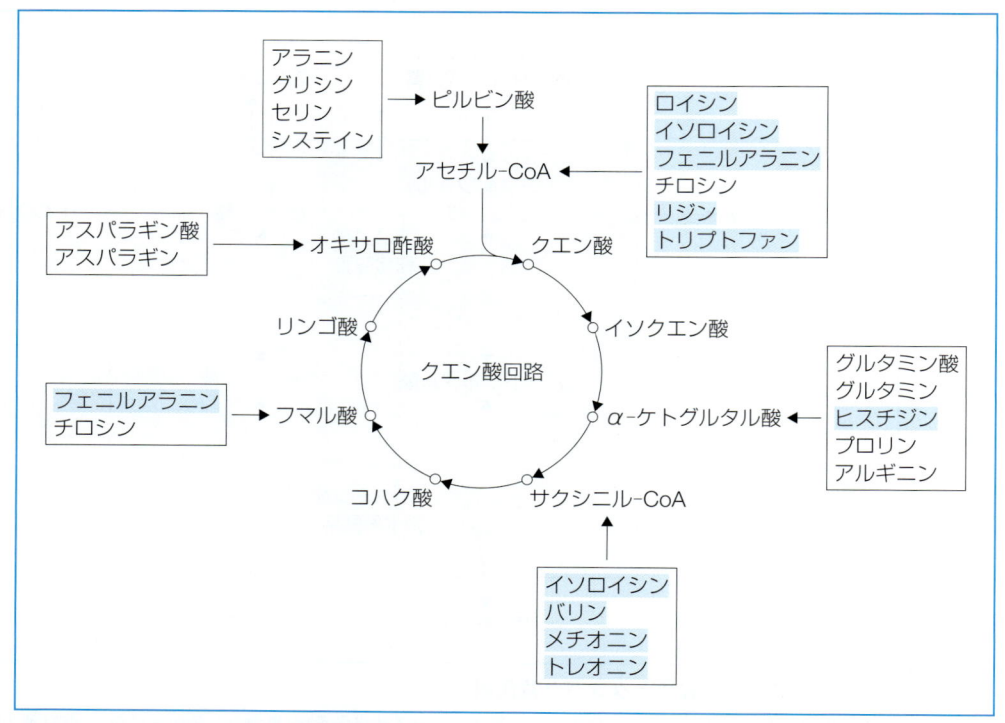

図II-14　アミノ酸の炭素骨格の代謝

　　■は必須アミノ酸．

〔下村吉治：タンパク質の栄養，健康・栄養科学シリーズ基礎栄養学（奥恒行，柴田克己編），改訂第3版，p153，2010，南江堂」より許諾を得て改変し転載〕

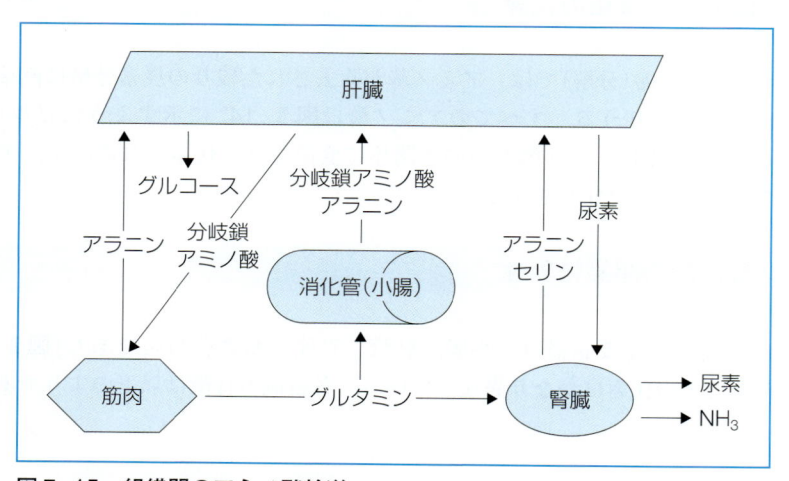

図II-15　組織間のアミノ酸輸送

組織間のアミノ酸輸送（交換）においてアラニンが中心的な役割を演じている．また，筋肉におけるアミノ基の供給源として分岐鎖アミノ酸が重要である．

〔下村吉治：タンパク質の栄養，健康・栄養科学シリーズ基礎栄養学（奥恒行，柴田克己編），改訂第3版，p160，2010，南江堂」より許諾を得て改変し転載〕

2 肝臓

アミノ酸代謝の最も重要な組織は肝臓である．肝臓は分岐鎖アミノ酸（ロイシン，イソロイシン，バリン）以外のほとんどのアミノ酸を代謝できる．肝臓において分岐鎖アミノ酸の代謝が少ないのは，肝臓では分岐鎖アミノ酸代謝の最初の酵素である分岐鎖アミノ酸アミノ基転移酵素がほとんど発現していないためである[8]．腸で吸収された分岐鎖アミノ酸は肝臓におけるタンパク質合成には利用されるが，過剰なものは肝臓を通過し全身の組織に運ばれる．

3 腎臓

腎臓では，グルタミナーゼの作用によりグルタミンよりグルタミン酸とアンモニアを生成して，アンモニアを尿中に排泄する．このアンモニアは体液の酸-塩基平衡の調節にも用いられるので，代謝性アシドーシスではこのアンモニアの生成は増加し，代謝性アルカローシスでは逆に減少する．また，腎臓はグリシンからセリンを合成して放出し，肝臓と末梢組織に供給する．

4 筋肉

分岐鎖アミノ酸を代謝する主要な臓器は筋肉である．分岐鎖アミノ酸の窒素は，グルタミンやアラニンとして骨格筋より放出される．骨格筋で代謝できるアミノ酸は，基本的に3種類の分岐鎖アミノ酸とアラニン，アスパラギン酸，グルタミン酸の6種類であるとされているが，もっぱら分岐鎖アミノ酸が中心のようである．

3 薬剤としてのアミノ酸

上述のように，分岐鎖アミノ酸（ロイシン，イソロイシン，バリン）はタンパク質合成の材料として利用される他に，タンパク質代謝を調節（合成促進と分解抑制）するアミノ酸でもある．この作用から，肝硬変患者の低アルブミン血症改善薬として使用されている．その副次的な作用として，栄養状態の悪い肝硬変患者に頻発するこむら返り（筋痙攣）をかなり効果的に減少する効果も認められている[9]．分岐鎖アミノ酸のこの効果は，このアミノ酸が筋肉に対しても有効性をもつ可能性を示唆している[2]．さらに最近の研究により，分岐鎖アミノ酸にはグルコース代謝を改善する作用も認められており[10]，臨床的に注目されているが，まだその処方での薬剤にはなっていない．

また，腸の粘膜組織がグルタミン酸やグルタミンをエネルギー源および窒素源として多く使用することより，これらのアミノ酸を比較的多く含む消化管疾患時の成分栄養剤も見受けられる．さらに，免疫系のリンパ細胞もこれらのアミノ酸を多く消費することがわかっているので，臨床的に興味深いアミノ酸であろう．

アミノ酸は栄養成分であるため，薬剤として使用しても一般的にはほとんど副作用がない．よって，今後アミノ酸を中心成分とした薬剤の開発はさらに進むと予想される．

[文献]

1) Proud GC: Amino acids and mTOR signalling in anabolic function. Biochem Soc Trans 35: 1187-1190, 2007

2) 下村吉治:体づくりと栄養.スポーツと健康の栄養学,第3版.pp3-30,ナップ,2010
3) Zhang Y, Kobayashi H, Mawatari K, et al: Effects of branched-chain amino acid supplementation on plasma concentrations of free amino acids, insulin, and energy substrates in young men. J Nutr Sci Vitaminol 57: 114-117, 2011
4) Tomé D, Bos C: Dietary protein and nitrogen utilization. J Nutr 130: 1868S-1873S, 2000
5) Balaburski GM, Hontz RD, Murphy ME: p53 and ARF: unexpected players in autophagy. Trends Cell Biol 20: 363-369, 2010
6) 下村吉治:タンパク質の栄養.奥恒幸,柴田克己(編):基礎栄養学,第3版.pp147-166,南江堂,2010
7) Rennie M: Influence of exercise on protein and amino acid metabolism. In Rowell LB, Shepherd JT (eds): Handbook of Physiology. Section 12: Exercise: Regulation and Integration of Multiple Systems. pp995-1035, Oxford University Press, New York, 1996
8) Conway ME, Yennawar N, Wallin R, et al: Human mitochondrial branched chain aminotransferase: structural basis for substrate specificity and role of redox active cysteines. Biochim Biophys Acta 1647: 61-65, 2003
9) Sako K, Imamura Y, Nishimata H, et al: Branched-chain amino acids supplements in the late evening decrease the frequency of muscle cramps with advanced hepatic cirrhosis. Hepatol Res 26: 327-329, 2003
10) Nishitani S, Takehana K, Fujitani S: Branched-chain amino acids improve glucose metabolism in rats with liver cirrhosis. Am J Physiol Gastrointest Liver Physiol 288: G1292-G1300, 2005

〔下村　吉治〕

Ⅱ．基礎編　A．病態生化学

5．脂質代謝

a．脂質の種類と機能

1　脂肪酸の化学的性質

1．脂肪酸，石油，糖との違い

　脂肪酸も石油もどちらも油であるが，構造に少し違いがある．石油は炭素原子(-C)と水素原子(-H)だけでできている炭化水素であるが，脂肪酸は酸と名前がついているように，一方の端に水素イオンを放出できるカルボキシル基(-COOH)がついている(**図Ⅱ-16**．石油の構造は図に示さず)．酢酸(CH_3-COOH)は炭素数2つの短い脂肪酸である．このカルボキシル基がついているおかげで，脂肪酸は他の物質に結合することができ，体内で移動し細胞内で代謝される．石油にはカルボキシル基がついていないので，食べても代謝されず栄養にはならない．

　なお，単糖類(グルコース，フルクトースなど)はCの数が3〜7個で直鎖状に並んでいて，水酸基(-OH，アルコール性OHとも呼ぶ)が水素原子の代わりに多くつき，親水性で水によく溶ける．脂肪酸には水酸基(-OH)がついていないため，水には溶けない．

2．脂肪酸の存在形式

　多くの脂肪酸は脂肪酸のカルボキシル基(-COOH)と他の化学物質の水酸基(-OH)とエステルを形成して存在している[1]．エステルはカルボキシル基のOH，水酸基のHが分離して結合し水分子が脱離し生成される．脂肪酸からOHが取れた形のものはアシル基と呼ばれる．トリアシルグリセロール(トリグリセリド，中性脂肪)は，3価のアルコールであるグリセロールと3個の脂肪酸のエステルである(**図Ⅱ-17**)[1]．細胞膜のリン脂質には2個の脂肪酸がエステルを形成している．グリセロール骨格のC1位に飽和脂肪酸が，C2位に不飽和脂肪酸が結合している．リン脂質は**図Ⅱ-17**に示すようにリン酸にコリン，エタノールアミン，セリンなどさまざまな物質が結合し(基本形はホスファチジン酸)，多くの種類が細胞膜に存在する．

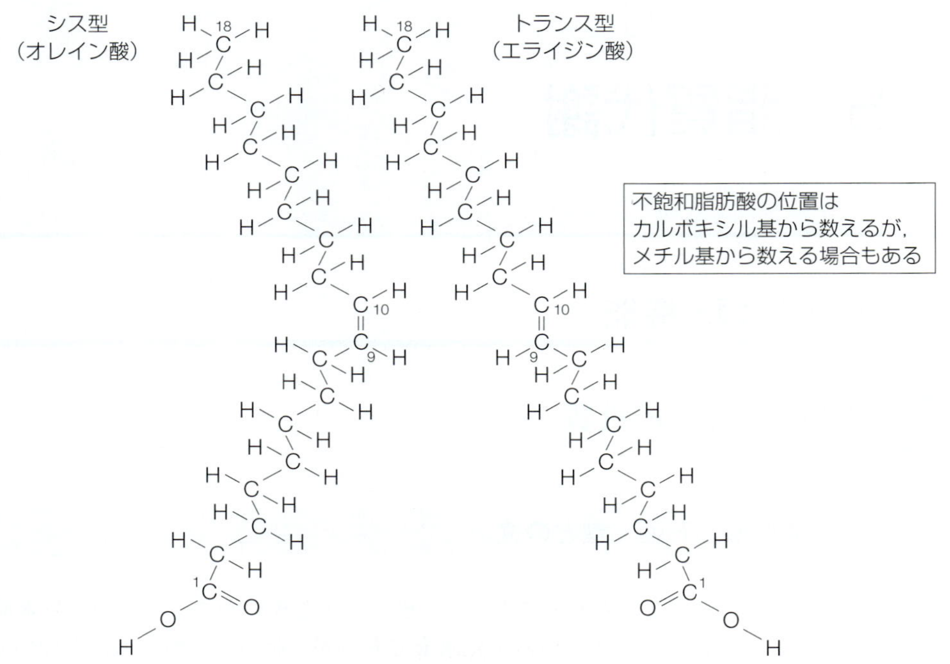

Δ^9，18：1 脂肪酸（オレイン酸とエライジン酸）の幾何異性

図Ⅱ-16　脂肪酸の構造

オレイン酸（シス型）とエライジン酸（トランス型）の構造を示す．図ではカルボキシル基（-COOH）の炭素原子Cを1位として二重結合の位置を数えている．反対のメチル基（$-CH_3$）から数える方法もよく使われる．これらの脂肪酸の場合，どちらから数えても二重結合の位置は同じ9番目になる．

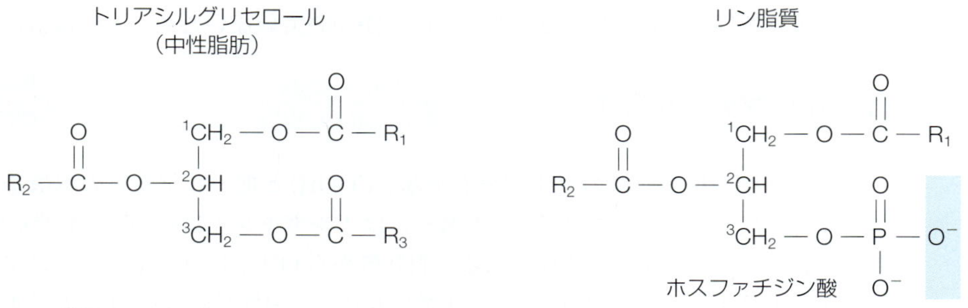

O^-の代わりに
- コリン（ホスファチジルコリン＝レシチン）
- エタノールアミン（ホスファチジルエタノールアミン＝セファリン）
- セリン（ホスファチジルセリン）
- ミオイノシトール（ホスファチジルイノシトール）
- ホスファチジルグリセロール（ミトコンドリアでカルジオリピンを生成）

図Ⅱ-17　脂肪酸の存在形式

Rは脂肪酸の骨格部分．トリアシルグリセロール（トリグリセリド，中性脂肪とも呼ばれる）は3個の脂肪酸が，細胞膜のリン脂質には2個の脂肪酸がエステル結合している．

（Botham KM, et al, 2007[1]より作成）

2　脂肪酸の分類と名前の付け方

1. 脂肪酸の分類

　脂肪酸は炭素原子Cが直鎖状に並んでいるが，隣り合う炭素原子の側鎖の水素原子Hがそれぞれ取られ，隣り合う炭素原子同士が二重結合で結ばれる脂肪酸も存在する．この脂肪酸では炭素原子が水素原子2個で満たされていないため，不飽和脂肪酸と呼ばれる（図Ⅱ-16）．二重結合がない脂肪酸は飽和脂肪酸と呼ばれる．さらに不飽和脂肪酸にも幾何学的異性体が存在する．水素の結合の仕方が互いに異なっているほうをトランス型，同じ向きになっているほうをシス型と呼ぶ（図Ⅱ-16）．化学的性質は異なり，シス型は折れ曲がっているがトランス型は真っすぐで飽和脂肪酸に近く，常温で固まりやすい．トランス型の二重結合が1つ以上存在する脂肪酸をトランス脂肪酸と呼ぶ．不飽和脂肪酸が1つのものを一価不飽和脂肪酸，2つ以上のものを多価不飽和脂肪酸と呼ぶ．

2. 脂肪酸の命名法

　二重結合の位置の表し方は2種類ある．1つは，カルボキシル基の炭素原子Cを1位として二重結合の位置を数える方法，もう1つはカルボキシル基とは反対末端のメチル基から数える方法である．最初の方法では，オレイン酸は二重結合に係っている最初の炭素原子が9位（10位も係っている）でシス型なので，C18：1；cis9または$\Delta 9\ 18:1$（Δはデルタと読む）などと表す．大部分がシス型なのでトランス型と区別しない場合はとくにcisと記載せず，C18：1；9と表す（図Ⅱ-16）．C18：1は炭素原子Cが18個直鎖状に繋がっていて，1個の二重結合があることを意味する．エライジン酸は二重結合に係っている最初の炭素原子が9位でトランス型なのでC18：1；trans9と表す．

　2つ目の方法では，二重結合の位置を末端のメチル基から数える．例えば3番目にある脂肪酸は$\omega 3$（オメガ3）またはn-3（nマイナス3）と呼ぶ．末端のメチル基の炭素はω炭素，またはn炭素と呼ばれるためこのような名前がついた．人間の体の中では，n-3とn-6の位置に二重結合を作る酵素がないため，これらの位置に二重結合をもつ脂肪酸は必須脂肪酸と呼ばれ，重要な脂肪酸となっている．たとえば，α-リノレン酸は炭素原子が18個で二重結合を3個含み，その1つはn-3部位にあるので，C18：3n-3と表す．

3　各脂肪酸の機能

　脂肪酸の機能を詳しく知りたい人は「日本人の食事摂取基準」（2010年版）の脂質の項を読んでいただきたい[2]．食事摂取基準は厚生労働省のウェブサイト（http://www.mhlw.go.jp/bunya/kenkou/sessyu-kijun.html）から本文をダウンロードできる．以下では要点を述べる．

1. 飽和脂肪酸

　飽和脂肪酸は動物性脂肪やパーム油，ココナツ油などの熱帯果実に多く含まれる．代表的飽和脂肪酸には，C8：0（カプリル酸），C10：0（カプリン酸），C12：0（ラウリン酸），C14：0（ミリスチン酸），C16：0（パルミチン酸），C18：0（ステアリン酸）がある．飽和脂肪酸は炭水化物やタンパク質の中間代謝産物，アセチル-CoAから合成することができるので必須脂肪酸ではない．LDL-コレステロール増加作用はC12：0，C14：0，C16：0に認められるが，C18：0には認められていない．このように，摂取される個々の脂肪酸は生理効果が異なるため，それぞれの脂肪酸での摂取基準を策定するのが理想的である．しかし，飽和脂肪酸を含む食品は多種の飽和脂肪酸を同時に含むことが多く，個々の脂肪酸摂取量別に疾病の罹患率を調べた観察研究は少ない．このため，個々の脂肪酸でなくすべてをまとめ飽和脂肪酸として扱っている[2]．

　日本人を対象としたいくつかの観察研究で，飽和脂肪酸摂取量が少ない人に脳出血罹患の増加が認められている．このため，4.5％エネルギーを目標量（下限）とし，18歳以上の男女に適用されている（**表Ⅱ-9**）[2]．しかし，これらの研究では動物性タンパク質摂取量の調整はされておらず，脳出血などの罹患増加の原因は飽和脂肪酸摂取量減少に伴う動物性タンパク質摂取量減少による可能性もある．このため，脳出血予防のためには，飽和脂肪酸は乳製品や肉類から摂取することが望まれる．実際，乳製品の摂取量の増加が脳卒中を予防することを示すメタ・アナリシスも報告されている[3]．

　総飽和脂肪酸摂取量が多くて問題となる主要な疾患は冠動脈疾患，肥満，糖尿病であ

表Ⅱ-9　日本人の食事摂取基準2010年版（脂質）のまとめ

総脂肪	1歳以上で，20％エネルギー以上（目標量） 1～29歳で，30％エネルギー未満（目標量） 30歳以上で，25％エネルギー未満（目標量）
飽和脂肪酸	18歳以上で，4.5％エネルギー以上7.0％エネルギー未満（目標量）
n-6系脂肪酸	17歳以下で，年代男女別に策定（目安量） 18歳以上男性で，8～11g/日程度（目安量） 18歳以上女性で，7～9g/日程度（目安量） 18歳以上で，上限値は10％エネルギー未満（目標量）
n-3系脂肪酸	17歳以下で，年代男女別に策定（目安量） 18歳以上男性で，2.1～2.4g/日以上（目標量） 18歳以上女性で，1.8～2.1g/日以上（目標量） 　（EPA＋DHAは1g/日以上が望ましい）
コレステロール	18歳以上男性で，750mg/日未満（目標量） 18歳以上女性で，600mg/日未満（目標量）
トランス脂肪酸	すべての年齢層で少なく摂取することが望まれる

食事摂取基準の策定には各栄養素の役割により，推奨量，目安量，目標量など異なる区分がある[2]．脂質では，目安量，目標量の2種類が用いられる．n-6とn-3系多価不飽和脂肪酸は必須脂肪酸（体内で合成できず，欠乏すると皮膚炎などが発症する）であるため，目安量が設定されている．また，生活習慣病（糖尿病，冠動脈疾患，癌，脳卒中，メタボリックシンドロームなど）の予防をめざした目標量が総脂肪，飽和脂肪酸，n-6系脂肪酸，n-3系脂肪酸，コレステロールに対して策定されている．

る．コホート研究では交絡変数の影響を除かない場合，飽和脂肪酸摂取量と心筋梗塞，糖尿病に関して用量依存性の関連が認められる．すなわち，飽和脂肪酸摂取量増加が原因で心筋梗塞，糖尿病が増加するかどうかは明らかでないが，飽和脂肪酸を多く摂取する生活習慣は，心筋梗塞，糖尿病の罹患を増加することを示している．介入研究のメタ・アナリシスは，10％エネルギー未満ではLDL-コレステロールが12％減少するのに対し，7％エネルギー未満ではより強い16％の減少を認めている[4]．日本人での飽和脂肪酸摂取量の50パーセンタイル値は7％エネルギー前後であり，7％エネルギーでも生活する上で困難はないと思われる．以上の理由により，7％エネルギーが上限値に設定されている．

2. 一価不飽和脂肪酸

一価不飽和脂肪酸には，ミリストオレイン酸（C14：1n-7），パルミトオレイン酸（C16：1n-7），オレイン酸（C18：1n-9），エルカ酸（C22：1n-9）などがある．日本人で摂取される一価不飽和脂肪酸の88％はオレイン酸で，オレイン酸は動物性脂肪やオリーブ油，キャノーラ油などの食用調理油に多く含まれる．一価不飽和脂肪酸は食品から摂取されるとともに，Δ9不飽和化酵素（desaturase）と呼ばれる二重結合を作る酵素により，飽和脂肪酸から生体内でも合成ができるので必須脂肪酸でない．疾病罹患に関するエビデンスが弱く，摂取基準の策定は行われていない．上限値は設けられていないが，摂取量の増加は脂肪酸合成を増加させ肥満を生じる可能性があり，注意が必要である．

3. n-6系脂肪酸

n-6系脂肪酸には，リノール酸（18：2n-6），γ-リノレン酸（18：3n-6），アラキドン酸（20：4n-6）などがあり，γ-リノレン酸やアラキドン酸はリノール酸の代謝産物である．日本人で摂取されるn-6系脂肪酸の98％はリノール酸である．リノール酸は植物に多く存在し，大豆油，コーン油，サフラワー油などの食用調理油が主要な摂取源である．γ-リノレン酸は母乳や特殊な植物（月見草など），アラキドン酸は動物組織（肉，卵，魚など）に含まれている．

中心静脈栄養（total parenteral nutrition：TPN）を施行されている患者で，n-6系脂肪酸欠乏症がみられたことがあったが，リノール酸投与により欠乏症が消失している．しかし，健康者の推定平均必要量を設定できるデータはない．日常生活を自由に営んでいる健康な日本人には，n-6系脂肪酸の欠乏が原因と考えられる皮膚炎などの報告はない．そこで，平成17-18年度国民健康・栄養調査のデータベースから計算されたn-6系脂肪酸摂取量の50パーセンタイル値を1歳以上の目安量（必須脂肪酸としての量）としている．

疾病を予防するのに必要なn-6系脂肪酸の摂取基準値（目標量の下限値）を今までのエビデンスから推定することは困難であり，策定されていない．上限値に関しては，疾病を発症させることを示す強いエビデンスはないが，アラキドン酸から炎症作用をもつロイコトリエンB_4が生成される．このため，n-6系脂肪酸（またはリノール酸）を多量に摂取した場合のリスクを考慮し，総エネルギー摂取量の10％が目標量（上限）に設定されている．

4. n-3系脂肪酸

　n-3系脂肪酸には，食用調理油由来のα-リノレン酸(C18：3n-3)と魚由来のEPA(エイコサペンタエン酸)(C20：5n-3)，DPA(ドコサペンタエン酸)(C22：5n-3)，DHA(ドコサヘキサエン酸)(C22：6n-3)などがある．体内に入ったα-リノレン酸は一部EPAやDHAに変換される．α-リノレン酸の摂取量は総n-3脂肪酸の59%を占める．DHA摂取量はEPAの1.8倍程度で最も多く，DPA摂取量はEPAの30%程度である．n-3系脂肪酸も必須脂肪酸なので，n-3系脂肪酸摂取量の中央値が，日本人の大多数で必須脂肪酸としての欠乏症状が認められない十分な量と考え，目安量とされている．

　さらに，n-3系脂肪酸は，血中中性脂肪値の低下，不整脈の発生防止，血管内皮細胞の機能改善，血栓生成防止作用などいろいろな生理作用を介して生活習慣病の予防効果を示す．このため，目標量(下限)も設定されている．

　欧米に比べ日本では冠動脈疾患罹患数が少ない原因の1つは，魚の摂取量が欧米に比べて多いことが想定されていたが，近年，日本人を対象にした2つの研究でより確実になった．JPHC Studyでは，非致死性の心筋梗塞に関しては用量依存性を示し，最大5分位(EPA＋DHA摂取量は2.1 g/日)の群は最小5分位群(EPA＋DHA摂取量は0.3 g/日)に比べて，67%のハザード比の減少が示されている[5]．しかし，致死性の心筋梗塞に関して効果は認められていない．日本人を対象とした介入研究も行われ(JELIS)，総コレステロール値が250 mg/dl以上を示す人に1.8 g/日のEPAを投与すると，EPAを投与しないコントロール群と比べて，5年間で19%($p=0.011$)の冠動脈疾患罹患の減少が認められた[6]．しかし，その内訳は心筋梗塞死亡数の減少は認められず，不安定狭心症の減少を認める結果となっている．同研究においては，脳卒中の既往のない人では脳卒中の減少は認められていないが，脳卒中患者では脳卒中再発の相対危険の20%減少が認められている[7]．

　加齢黄斑変性症は60歳以上の高齢者に多くみられる疾患で，視力低下をきたす．EPAおよびDHA摂取量が多いと加齢黄斑変性症の発症リスクを下げることが大規模観察研究や症例対照比較研究により報告されている．

　このように，冠動脈疾患だけでなく，脳梗塞，加齢黄斑変性症に対しても予防効果(とくにEPA，DHA)を示す可能性が高い．アレルギー性鼻炎や骨密度，高齢者における認知に関してもよい効果があるかもしれない．癌についての効果は明らかでない．

　日本人では，EPA＋DHAを0.9 g/日摂取している群で有意に，非致死性心筋梗塞罹患の減少が認められている．これを丸め，18歳以上では，1 g/日以上のEPA＋DHA摂取量(魚で約90 g/日以上)の摂取が望まれると食事摂取基準の本文中に記載されている．

　目標量について，α-リノレン酸と魚油とは別々に検討を行ったが，摂取基準としては，18歳以上を対象とし，平成17-18年度国民健康・栄養調査のデータベースから計算された総n-3系脂肪酸摂取量の50パーセンタイル値以上が目標量(下限)とされた．その理由はα-リノレン酸と魚油の摂取比率を策定するだけのエビデンスが不十分なことによる．

　上限値に関しては，策定されていないが，過剰な摂取は避けるべきである．

5. トランス脂肪酸

　トランス脂肪酸には多くの種類があり，個々の脂肪酸の生理作用はよくわかっていない．しかし，工業的に水素添加を行い，不飽和脂肪酸（液状油）を飽和脂肪酸（固形油）に変える時に，副産物として多くの種類のトランス脂肪酸が生じ，この時生じる多くの種類のトランス脂肪酸を含む油脂を摂取すると冠動脈疾患の弱いリスクになることがいくつかの大規模コホート研究で示されている[8]．

　多くの種類のトランス脂肪酸の中でどのトランス脂肪酸が問題なのかはわかっていない．工業的に生産されるトランス脂肪酸含有量は各食品によって大きく異なる．これらのトランス脂肪酸の人体での有用性については知られていない．また，自然界に存在するトランス脂肪酸（大部分はバクセン酸）は，反芻動物の胃で微生物により生成され，乳製品，肉の中に含まれているが，冠動脈疾患のリスクにはならないことが多くの研究で示されている．

　日本人の平均トランス脂肪酸摂取量は欧米に比較し少ないが，多く摂取している人の割合は不明である．このため日本でも工業的に生産されるトランス脂肪酸は，すべての年齢層で，摂取は少ない方が望ましい[9]．

4　コレステロール

　血中 LDL-コレステロール値が高いと虚血性心疾患のリスクとなるが，コレステロール摂取量が増加すると，虚血性心疾患のリスクになるかどうかは意見が分かれている．コレステロールを多く含む鶏卵（約 250 mg のコレステロール）を多く食べる人でも虚血性心疾患は増加しない．しかし，ハワイ在住日系中年男性（45～68 歳）を対象とした昔の観察研究（1965～68 年に 24 時間思い出し法で食事調査を行い，10 年間追跡）では，食事性コレステロール摂取量が 325 mg/1,000 kcal 以上で虚血性心疾患による死亡率の有意な上昇を認めている[10]．

　欧米の研究をもとにしたメタ・アナリシスでは，食事性コレステロール量が 100 mg/日増加すると，血中総コレステロール値が 2.2～2.5 mg/dl 増加することが示されている．しかし，HDL-コレステロールも増加するので，どの程度動脈硬化症のリスクになるか代謝マーカーを測定した短期間の介入研究では明らかでない．また，食事由来のコレステロール摂取量が増加すると，肝臓でのコレステロール合成が低下することも食事由来のコレステロールと動脈硬化症との関連が弱くなる理由の 1 つであろう．

　最近欧米で発表された症例対照研究では，コレステロール摂取量と卵巣癌や子宮内膜癌に正の関連が認められている．肺癌，膵臓癌，大腸/直腸癌においても，用量依存性の正関連を認めた報告が多くあり，注意が必要である．

　以上より，コレステロールを多く摂取した場合，虚血性心疾患や癌罹患の増加が危惧される．このため，ハワイ在住日系中年男性の結果から，30 歳以上において，747 mg/日（丸め処理を行って 750 mg/日）を男性の目標量（上限）とした．女性（妊婦，授乳婦を含む）についてはエネルギー摂取量の違いを考慮して 600 mg/日としてある．

[文献]

1) Botham KM, Mayes PA:生理的に重要な脂質.上代淑人(編):イラストレイテッド ハーパー・生化学.pp135-145,丸善,2007
2) 厚生労働省:日本人の食事摂取基準(2010年版).「日本人の食事摂取基準」策定検討会報告書.第一出版,2009
3) Elwood PC, Pickering JE, Givens DI, et al: The consumption of milk and dairy foods and the incidence of vascular disease and diabetes: an overview of the evidence. Lipids 45: 925-939, 2010
4) Yu-Poth S, Zhao G, Etherton T, et al: Effects of the National Cholesterol Education Program's Step I and Step II dietary intervention programs on cardiovascular disease risk factors: a meta-analysis. Am J Clin Nutr 69: 632-646, 1999
5) Iso H, Kobayashi M, Ishihara J, et al: Intake of fish and n3 fatty acids and risk of coronary heart disease among Japanese: the Japan Public Health Center-Based (JPHC) Study Cohort I. Circulation 113: 195-202, 2006
6) Yokoyama M, Origasa H, Matsuzaki M, et al: Effects of eicosapentaenoic acid on major coronary events in hypercholesterolaemic patients (JELIS): a randomised open-label, blinded endpoint analysis. Lancet 369: 1090-1098, 2007
7) Tanaka K, Ishikawa Y, Yokoyama M, et al: Reduction in the recurrence of stroke by eicosapentaenoic acid for hypercholesterolemic patients: subanalysis of the JELIS trial. Stroke 39: 2052-2058, 2008
8) Mozaffarian D, Katan MB, Ascherio A, et al: Trans fatty acids and cardiovascular disease. N Engl J Med 354: 1601-1613, 2006
9) 内閣府:食品に含まれるトランス脂肪酸に係る食品健康影響評価情報に関する調査.2010(http://www.fsc.go.jp/fsciis/survey/show/cho20110010001)
10) McGee D, Reed D, Stemmerman G, et al: The relationship of dietary fat and cholesterol to mortality in 10 years: the Honolulu Heart Program. Int J Epidemiol 14: 97-105, 1985

(江﨑 治)

b. 脂質の消化吸収と代謝調節

　ほとんどの食物は,そのままでは生体が利用できない形をとっている.そのため,摂取されてから小さい分子に壊されて消化管から吸収される.食物を同化可能な形へ分解することを,消化と呼ぶ.成人の1日の脂質摂取量は50～100gといわれ,その大部分はトリグリセリド(triglycerides;TG)によって占められている.TGはグリセロールと遊離脂肪酸(free fatty acid;FFA)より構成されるが,このFFAの大部分は長鎖脂肪酸で,不飽和脂肪酸のオレイン酸,リノール酸,飽和脂肪酸のパルミチン酸,ステアリン酸などが含まれる.それ以外はリン脂質(phospholipids;PL)とステロールである.PLの中でもとくにホスファチジルコリン(PC)は,食事由来のものに比べ,胆汁由来のものが圧倒的に多い.ステロールは,動物性のコレステロールと,植物性ステロールである.食事中の脂質もまた,そのままの形では吸収や利用をすることはできないため,消化管のそれぞれの部位において種々の分泌液とともに分泌された消化酵素により消化され,吸収が可能となる形に変化され,主に小腸において吸収される.吸収された脂質は,アポタンパク質とともにカイロミクロンを形成し,門脈を通って肝臓へ運ばれる.肝臓において超低比重リポタンパク(VLDL)として再構成され,最終的にはエネルギーとなって消費されたり,ホルモンの材料として利用されたり,末梢組織へと運ばれる.本項では,脂質の消化と吸収,代謝の過程について解説する.

1 脂質の消化

1. 口腔

　食物の消化は，口腔内で始まる．食物を口腔内に含むと唾液腺により糖タンパク質のムチンを多く含む唾液が分泌され，食物を水溶液に溶かして消化酵素が働く場を作る．唾液はアミラーゼが含まれ炭水化物を分解することが知られている．舌の背側から分泌される舌リパーゼによりトリアシルグリセロールが分解されることが知られている．

2. 胃

　胃においては，pH が約 1.0 である胃液が分泌されており，消化酵素のペプシン，レンニン，リパーゼが含まれている．強酸性の胃液により，タンパク質の水素結合が破壊され，ポリペプチド鎖をほどいてタンパク質分解酵素を働きやすくする．TG は，胃のタンパク質消化作用によりタンパク質から分離され，酸性域で安定である舌リパーゼによって，短鎖，中鎖，不飽和長鎖脂肪酸を含むトリアシルグリセロールを加水分解して，1,2-ジアシルグリセロールと FFA を生成する．これによって生じた脂肪酸は，PL などとともに TG を部分的にエマルジョン化して，十二指腸内での消化作用を受けやすくしている．

3. 腸

　胃の中で内容物が消化され，幽門弁を通って十二指腸に送り込まれると，十二指腸粘膜に存在するコレシストキニンやパンクレオザイミンが分泌される．これらの作用によって膵液，胆汁，腸液が分泌される．膵液および胆汁はアルカリ性であり，胃からの酸性の内容物は中和され，最終的には膵分泌液や腸分泌液に含まれる酵素に最適なアルカリ性となる．

1 胆汁

　胆汁は肝臓で合成され，総肝管（上部胆管）を通って胆囊に一時貯蔵され，濃縮される．消化の際には胆囊が収縮して総胆管（下部胆管）の十二指腸開口部である Oddi 括約筋が弛緩し，十二指腸内に胆汁を送りこむ．総胆管（下部胆管）は膵管と結合して十二指腸に排出される．胆汁は以下の3つに分類される．
・A 胆汁（胆管胆汁）：ファーター乳頭から分泌される胆汁
・B 胆汁（胆囊胆汁）：胆囊で濃縮された胆汁
・C 胆汁（肝胆汁）：肝細胞で産生された胆汁

　胆汁は胆汁酸，ムチンとビリルビンなどの有機陰イオン，リン脂質，コレステロールを含む．ビタミン A，D，E，K のような脂溶性ビタミンの吸収にも必要である．胆汁自体には消化酵素は含まれていない．また，多くの薬剤や毒薬，胆汁色素，銅，亜鉛，水銀な

どの無機物質なども，胆汁中に排泄されることが知られている．

2 膵分泌液

膵分泌液は pH 7.5〜8 であり，アルカリ性である．膵分泌液中にはトリプシン，キモトリプシン，エラスターゼ，エンドペプチダーゼなど，多くのタンパク分解酵素やアミラーゼなどのデンプンの分解作用をもつ酵素が含まれている[1]）．

脂質を分解する酵素としては，膵コリパーゼとホスホリパーゼ A_2 が前駆体の形で分泌され，膵液中のトリプシンの作用で加水分解されて活性化される．TG は，TG エマルジョンの油-水の界面にコリパーゼが結合し，次いで膵リパーゼがコリパーゼに結合することによって加水分解が進行する．膵リパーゼは，TG 分子内のグリセロール鎖の α 位と α' 位の脂肪酸エステルを選択的に加水分解して，2 分子の FFA と 2-モノグリセリド（2-MG）を生成する．2-MG の一部は異性化されて 1-MG となり，膵リパーゼの作用でグリセロールと FFA まで加水分解されるが，大部分はそのままの形で FFA，リゾホスファチジルコリン，コレステロールおよび胆汁酸とともに複合ミセルを形成する．コレステリルエステルヒドロラーゼはコレステロールエステル（cholesterol ester；CE）の加水分解を触媒し，コレステロールとなる．ホスホリパーゼ A_2 は，胆汁由来および食物由来のグリセロリン脂質を加水分解してリゾリン脂質を生じ，脂肪の乳化と消化を助ける．

3 小腸分泌液

腸分泌液はホスホリパーゼを含み，リン脂質を分解してグリセロール，脂肪酸，リン酸，コリンなどの塩基にする．

2 脂質の吸収

1．脂質吸収のためのミセルの形成

脂質の吸収の中心を担う主な臓器は小腸である．膵リパーゼの作用で生じた FFA と MG は，胆汁由来の胆汁酸，ホスファチジルコリンおよび CE からなるミセルを形成する．ミセルは水溶性であり，粘膜細胞の刷子縁から吸収される．

ミセルの形成に携わった胆汁酸塩は，その場では吸収されずに回腸で吸収され，肝臓に至る腸肝循環をしている．胆汁酸塩は脂質の乳化の促進，界面の増大，膵リパーゼの最適 pH を下げる働きもあり，十二指腸における TG の加水分解を促進して脂質の消化吸収に重要な役割を果たしている．

2．コレステロールの吸収メカニズム

小腸に達するコレステロールの総量は，食事性のものが 500〜700 mg/日，胆汁由来のものが 500〜2,000 mg/日であり，肝臓での生合成量（400 mg/日）と比較しても，大きな割合を占める．これらのコレステロールの半分は小腸の粘膜上皮細胞から吸収される．最近，小腸でのコレステロールの吸収が，NPC1L1 と呼ばれるトランスポーターにより担わ

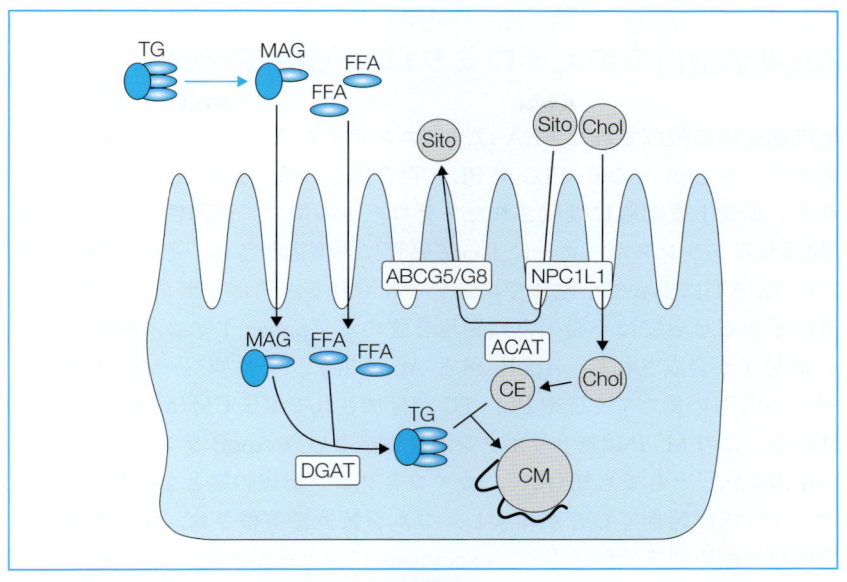

図Ⅱ-18　小腸でのコレステロール吸収機構
ABC：ATP結合カセット輸送体，ACAT：アシルCoAコレステロールアシルトランスフェラーゼ，CE：コレステロールエステル，Chol：コレステロール，CM：カイロミクロン，DGAT：ジアシルグリセロールアシルトランスフェラーゼ，FFA：遊離脂肪酸，MAG：モノアシルグリセリド，NPC1L1：ニーマン・ピックC1 Like 1タンパク，Sito：シトステロール，TG：トリグリセリド．

れていることが明らかになった（図Ⅱ-18）[2]．NPC1L1は，Nieman-Pick病の原因遺伝子であるNPC1との相同性が50%程度あり，ラットおよびヒトでは小腸および肝臓で発現を認める．この分子が，すでに臨床でコレステロール低下薬として用いられていたエゼチミブのターゲット分子であることも明らかになった．

3. 胆汁酸の役割

　胆汁酸は，コレステロールから肝臓で合成される．胆汁酸は，界面活性剤として食物中の脂質を乳化してリパーゼと反応をよくすることとともに，コレステロール異化の主要な経路を担っている．体内コレステロール異化の80〜90%が肝臓における胆汁酸への変換である．組織はコレステロール核を分解できないため，胆汁酸は体内コレステロール代謝の最終産物として重要である．

　胆汁酸はグリシンやタウリンなどのアミノ酸とペプチド結合してより親水性の抱合型となって胆汁へ分泌される．コレステロールはABCA1あるいはABCG5/G8により直接胆汁中に分泌されるか，胆汁酸に異化されてABCB1により分泌される[3]．腸内に分泌された胆汁酸のほとんどは小腸で再吸収され，肝臓にもどる．これを腸肝循環という．

　胆汁酸はリポタンパクの代謝にも関与することが知られている．胆汁酸が肝臓でのVLDLの放出に対して抑制的な働きをもっており，肝臓内，血液中の脂質を規定する因子ともなっている．近年，胆汁酸は直接，あるいは核内受容体を介して胆汁酸代謝，糖代謝，脂質代謝，肝臓の再生，発癌などに関わっていることも報告されている．

3　小腸上皮細胞内でのカイロミクロン(CM)の合成

　腸上皮細胞内に吸収されたFFAは，コエンザイムA(CoA)，アシルCoAシンテターゼによりアシルCoAとなり，TGやPLに再合成される．長鎖脂肪酸はTGやPLに再合成される．腸管上皮細胞に吸収されたステロールの中で，植物性ステロールはABCG5/G8と呼ばれるトランスポーターによって腸管に再度排泄され，それ以外の遊離コレステロールはACATによって小胞体でエステル化される．アポリポタンパク(Apo)B-100と同じ遺伝子からヒトでは小腸のみに発現を認めるApobec-1により終止コドンが生じてApoB-48分子が合成される．ApoB-48とApoA Ⅳに，ミクロソームトリグリセリド転送タンパク(MTP)の働きでCEやPL，TGが付加されて原子CM(nascent chylomicron)が形成される．このMTPは無βリポタンパク血症というApoBタンパクが欠損する遺伝性疾患の原因遺伝子としても知られ[4]，カイロミクロン形成の鍵となる酵素である．食後は急速にTG合成が起きてCMが増大し，ゴルジ装置に蓄積され，小胞体輸送によって小腸上皮細胞の細胞壁まで輸送され，exocytosisにより小腸乳糜リンパ液へと分泌される．さらに胸管を経て循環血液中に移行する．短鎖および中鎖脂肪酸はエステル化されずに遊離型のままで門脈系に入ることが知られている．

4　CMの代謝

　小腸上皮細胞で合成されたCMは，脂肪を蓄える臓器の血管内皮細胞上に存在するリポタンパク質リパーゼ(LPL)により内包するTGは加水分解されてFFAとグリセロールとして放出され，これらの組織に供給されていく．アポCⅡはLPLの補酵素であり，その活性化には必須である．組織に脂肪酸とグリセロールを供給したCMは，徐々にサイズが小さくなっていき，アポタンパクA群，C群，EをHDLに転送したり，表層成分がHDL(高比重リポタンパク)になったりする．HDLに存在するコレステロールエステル転送タンパク(CETP)は，CMからTGを引き抜いてHDLに転送し，一方HDLからCEをCMに転送する．その結果，相対的にCEが増加したCMレムナントとなる．最終的にはアポEをリガンドとしてLDL受容体やレムナント受容体を介して肝細胞に取り込まれると考えられている．

5　肝臓におけるリポタンパク合成と代謝およびその制御

1．肝臓での超低比重リポタンパク(VLDL)の合成と代謝

　小腸から吸収され，あるいは脂肪細胞より遊離されたFFAは肝細胞に取り込まれ，アシルCoAシンテターゼによりアシルCoAとなり，グリセロール3リン酸とともにTGが合成される．一方，コレステロールは取り込まれたCMレムナントやLDL(低比重リポタンパク)からの再利用に加え，アセチルCoAから*de novo*合成されるものもある．これらのTGとコレステロールは，CM合成と同様にMTPによってApoB-100とともにVLDL

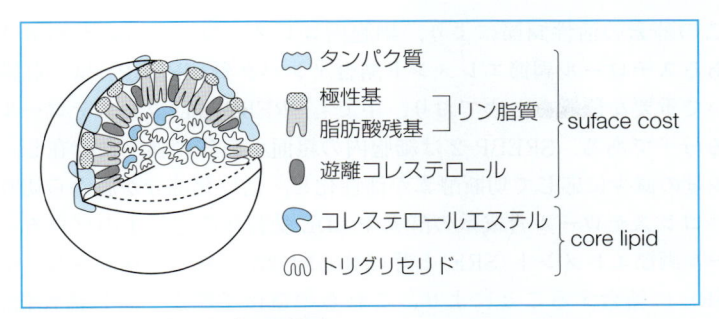

図Ⅱ-19 リポタンパクの構造

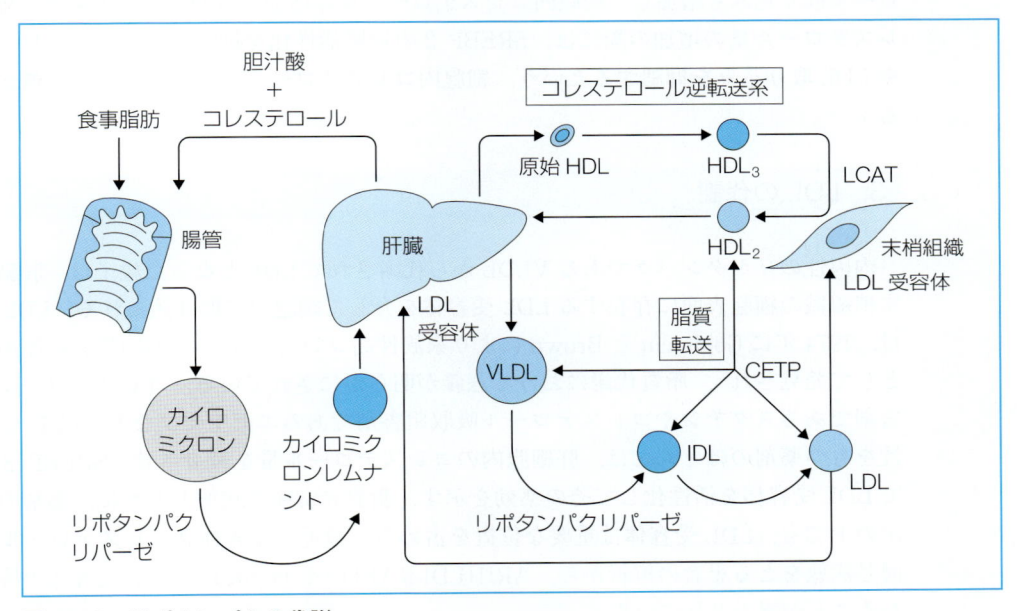

図Ⅱ-20 リポタンパクの代謝
CETP：コレステロールエステル転送タンパク，HDL：高比重リポタンパク，IDL：中間比重リポタンパク，LCAT：レシチン・コレステロールアシルトランスフェラーゼ，LDL：低比重リポタンパク，VLDL：超低比重リポタンパク．

粒子が作られ血液中へと分泌される．リポタンパクの構造を図Ⅱ-19に示す．

　VLDLの代謝経路はCMと似ており，LPLによりTGが加水分解されて末梢組織への脂肪酸供給源となり，VLDL自体はコレステロール含有率が増加してサイズが小さくなり，VLDLレムナント，つまり中間比重リポタンパク（IDL）となる．IDLの一部は肝臓に取り込まれる．その他のIDLは肝性TGリパーゼ（HTGL）によりApoB-100以外のアポタンパクやTGが取り除かれ，CETPを介してHDLへTGを転送し，CEを受け取り，LDL粒子となる．リポタンパクの代謝を図Ⅱ-20に示す．

2. 肝細胞内のコレステロール代謝の制御

　コレステロール合成の律速段階はHMGCoAからメバロン酸に変換されるHMGCoA還

元酵素であり，この酵素の活性調節により，細胞内コレステロール合成が制御されている．転写因子であるステロール調節エレメント結合タンパク質(SREBPs)は，肝臓での脂質代謝調節において重要な位置を占めており，中でも SREBP-2 はコレステロール代謝調節機構の鍵となる分子である．SREBP-2 は細胞内の粗面小胞体の膜上に存在し，細胞内のコレステロール量の減少に応じて切断酵素が活性化し，活性化部分が膜から切り離されて核へ移行する．コレステロール合成系の酵素や LDL 受容体の遺伝子のプロモーター領域には，ステロール調節エレメント(SRE)と呼ばれる配列が存在し，切断されて活性化した SREBP-2 が SRE に結合することにより，これらの遺伝子群が一斉に活性化される．内因性コレステロール合成の増加とともに LDL 受容体を介した細胞外からのコレステロール取り込みも増加し，細胞内コレステロール量は増加の方向にシフトする．細胞内コレステロール量の増加の際には，SREBP-2 の切断活性化を抑制してコレステロール合成や LDL 取り込みを抑制するという，細胞内コレステロール量の緻密な制御機構が存在する．

3. LDL の代謝

内因性のリポタンパクである VLDL から代謝されて LDL となった粒子は，肝臓および末梢組織の細胞表面に存在する LDL 受容体を介して細胞内に取り込まれる．LDL 受容体は，1974 年に Goldstein と Brown により家族性高コレステロール血症(FH)の原因遺伝子として発見され[5]，脂質代謝における意義が明らかにされている．コレステロール合成阻害剤であるスタチンやコレステロール吸収阻害剤であるエゼチミブなど，LDL-C 低下活性をもつ薬剤のほとんどは，肝細胞内のコレステロール量を減少させ，SREBP-2 を介して LDL 受容体を活性化してその薬効を示す．脂質異常症の病態とともに，薬剤の作用機序の上でも，LDL 受容体は重要な位置を占める．最近，家族性高コレステロール血症と同じ病態をとる患者の解析から，ARH(LDLRAP1)[6]や PCSK9 が LDL 受容体の機能に関わることが報告されている．

[文献]

1) 飯島憲章，鹿山光：脂質異常症の消化・吸収と運搬．鹿山光(編)：総合脂質科学．pp334-349，恒星社厚生閣，1989
2) Altmann SW, Davis HR Jr, Zhu LJ, et al: Niemann-Pick C1 Like 1 protein is critical for intestinal cholesterol absorption. Science 303: 1201-1204, 2004
3) Zanlungo S, Nervi F: Discovery of the hepatic canalicular and intestinal cholesterol transporters. New targets for treatment of hypercholesterolemia. Eur Rev Med Pharmacol Sci 7: 33-39, 2003
4) Sharp D, Blinderman L, Combs KA, et al: Cloning and gene defects in microsomal triglyceride transfer protein associated with abetalipoproteinaemia. Nature 365: 65-69, 1993
5) Brown MS, Hobbs HH, Goldstein JL: Familial Hypercholesterolemia. In Scriver CR, Beaudet AL, Sly WS, et al(eds): The Metabolic and Molecular Bases of Inherited Disease. pp2863-2913, McGraw-Hill, New York, 2001
6) Harada-Shiba M, Takagi A, Marutsuka K, et al: Disruption of autosomal recessive hypercholesterolemia gene shows different phenotype in vitro and in vivo. Circ Res 95: 945-952, 2004

〈斯波　真理子〉

Ⅱ．基礎編　A．病態生化学

6. 脂溶性ビタミンの生理活性

1 食品中のビタミンの変化

　ビタミンは食品中に少量しか含まれず，かつ偏在しているため，加工・調理時に損失しやすい．そのため，食品成分表の値と実際に食する状態での値とかなり異なることもありえるので，ビタミン栄養の指標となる生化学的な値（血液中の値あるいは尿中の値）を定期的に調べることは，大切なことである．

1 ビタミンA
　レチノールもカロチノイドも，ほとんどの調理法では損失は起こらない．揚げ物で少量の損失があるぐらいである．レチノールは，連続した共役二重結合（-C＝C-C＝C-）を構造中に含むので空気中の酸素により容易に酸化され，光があたると酸化はより速やかに進み，ビタミンA活性を失う．しかし，食品中では他の抗酸化剤とともに脂肪溶液として存在するため，比較的安定である．日本型の食事では，ビタミンAの寄与率はカロチノイドのほうが高い．

2 ビタミンD
　ビタミンDはビタミンAと同じく，光によって分解されるので，魚の天日乾燥では30％近く損失することもあるが，燻製品では損失はない．熱に対しては比較的安定である．

3 ビタミンE
　熱に安定で200℃くらいまで加熱しても分解しない．酸や冷アルコールには安定であるが，熱アルカリ（40℃以上）では分解される．可視光線に対しては比較的安定であるが，紫外線により酸化されやすく，空気中に数日間おくと分解して暗赤色となる．不飽和脂肪酸が共存すると容易に酸化される．植物油はトコフェロール含量が高いが，揚げ油として長時間加熱すると損失が大きい．

4 ビタミンK
　酸化に対しては安定であるが，光によって分解しやすい．また，アルカリ，還元剤により分解されるが，熱には安定である．

2 欠乏症

　表Ⅱ-10に脂溶性ビタミンの欠乏症についてまとめた．

表Ⅱ-10　脂溶性ビタミンの必要量（欠乏を予防するために必要な最小量）の概数，不足の指標ならびに欠乏症

ビタミン名 （必要量の概数）	不足の指標 （欠乏症のリスクが高くなる）	欠乏症
ビタミン A （450 μg レチノール当量） 1 IU は 0.3 μg のレチノールに相当	・肝臓中のビタミン A 貯蔵量が 20 μg/g 未満になると欠乏症のリスクが高くなる． ・血漿中のビタミン A 濃度が低下すると肝臓から供給されるので，予防のための指標とはならないが，240 μg/l 未満ではビタミン A 欠乏と診断される．	・乳幼児では角膜乾燥症 ・成人では夜盲症 ・皮膚および粘膜上皮細胞の角化
ビタミン D （5 μg） 1 IU は 0.025 μg のコレカルシフェロールに相当	・血漿 25-ヒドロキシビタミン D 濃度が 50 nmol/l 未満になると欠乏症のリスクが高くなる． ・血清 Ca 濃度の低下を防ぐために副甲状腺ホルモンを分泌し続けることにより，副甲状腺の肥大が起こる．	・小児ではくる病：骨および軟骨の石灰化不全を主な特徴とする．骨の変形が最も特徴的な臨床症状で胸郭変形と下肢骨変形が多い ・成人では骨軟化症が発症
ビタミン E （8 mg）	・血漿 α-トコフェロール濃度が 14 μmol/l 未満になると欠乏症のリスクが高くなる．	・赤血球の溶血による溶血性貧血 ・網膜の退化，筋肉の虚弱，腱反射の消失，神経刺激の伝達遅延
ビタミン K （70 μg）	・血液の凝固因子に関する指標の1つであるプロトロンビン時間・Quick 一段法（組織トロンボプラスチンと塩化カルシウム混合液を血漿に添加し凝固時間を測定）が 13 秒以上になると欠乏症のリスクが高くなる．	・出血性素因を呈し血液凝固が遅延 ・皮下出血や消化管出血，歯肉出血，鼻出血，血尿，性器出血など ・時には筋肉内，関節内，脳内出血もみられる

1　ビタミン A

　ビタミン A の欠乏症の代表としては，夜盲症（とり目，図Ⅱ-21）[1]）があげられる．夜盲症は，暗くなると視力が低下し，また暗さに目が慣れることが遅くなる症状を呈する．これはビタミン A から網膜でつくられるロドプシンという物質が不足することが原因である．さらに，欠乏が深刻化すると，眼乾燥症となり，免疫力が低下するため，感染して角膜軟化症を起こし，ついには失明する．もう1つは，毛嚢角化（図Ⅱ-22）[2]）がある．皮膚が乾き，丘疹（こまかなぶつぶつ）ができるとともに，粘膜の抵抗性が減少し，感染症にかかりやすくなる．

2　ビタミン D

　戸外で適度に日照を受けることのできる生活をしている人では，食事からのビタミン D 摂取が少なくてもビタミン D 欠乏症は起こらない．しかし，日照時間に恵まれない地方に住んでいる人や屋内生活時間の長い高齢者では，ビタミン D の摂取量が少ないと欠乏症が起こる．くる病は北欧の冬季日光に恵まれない地方に多く発生した．わが国でも，20世紀初頭に富山県で発見されて以来，北陸，山陰，東北，北海道で発生していた．乳児くる病は晩秋，初冬に生まれた乳児が陽光に当たらないで越冬し，翌春になって現れることが多い．ビタミン D の欠乏症では，乳幼児・小児では肋骨や下肢骨の変形を特徴とするくる病（図Ⅱ-23）[2]）が，成人では骨の石灰化障害を特徴とする骨軟化症が現れてくる．

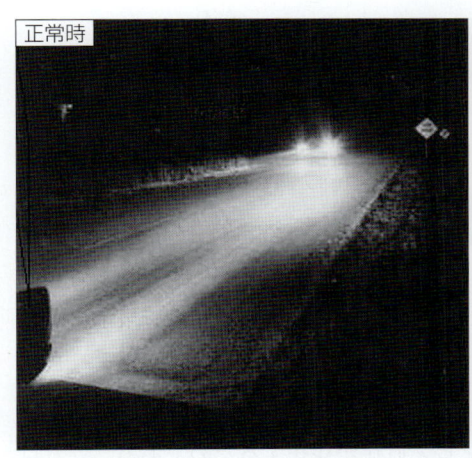

図Ⅱ-21 夜盲症（ビタミンA欠乏）
（Nikos Drakos[1]より転載）

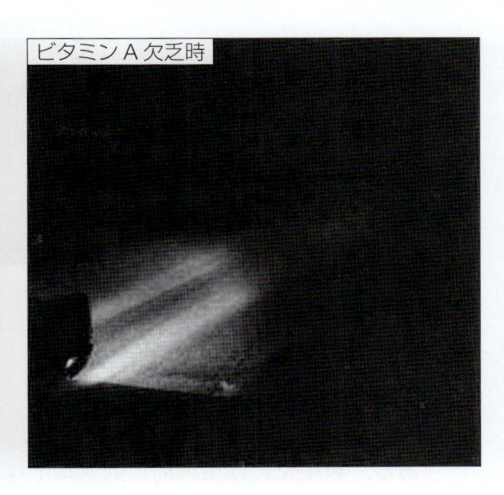

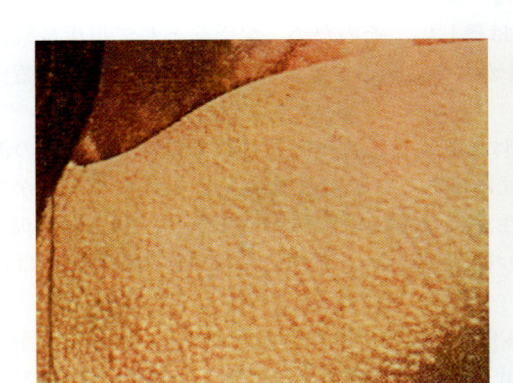

図Ⅱ-22 毛嚢角化（ビタミンA欠乏）
（佐橋，1956[2]より転載）

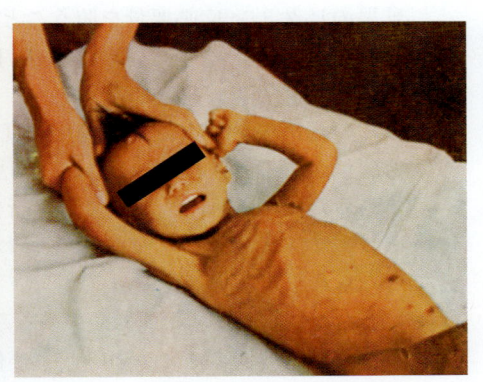

図Ⅱ-23 くる病（ビタミンD欠乏）
（佐橋，1956[2]より転載）

3 ビタミンE

　胆汁うっ滞などによる脂肪吸収障害や，未熟児，遺伝性疾患（家族性ビタミンE単独欠損症）などの特殊な状況で，溶血性貧血や運動失調などの神経症状がみられる．家族性ビタミンE単独欠損症や肝臓内のビタミンE輸送タンパク質に変異を示す疾患ではビタミンEを体内に保持できないために血中濃度を正常に維持できず，神経障害，とくに脊髄後索に変性をきたす．
　雌ラットをビタミンE欠乏にすると，排卵，発情は正常に行われ，卵巣や子宮の細胞にも変化はないが，卵が子宮内に着床後，発育が不良で胎盤から出血が起こり，胎仔は死亡し，吸収されてしまう．

4 ビタミンK

　図Ⅱ-24[3]は，ビタミンK欠乏による出血の写真である．成人では，出血性のビタミンK欠乏はほとんど起こらない．これは，ビタミンKがさまざまな食品中に広く存在しているからである．しかし，新生児，乳児ではビタミンK欠乏性出血症が起こる可能性が

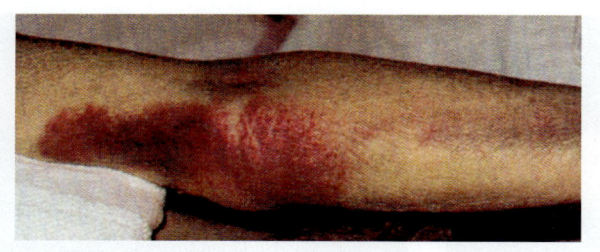

図Ⅱ-24　出血（ビタミンK欠乏）
(WEINSIER RL, MORGAN SL, PERRIN VG: Fundamentals of clinical nutrition, MOSBY-YEAR BOOK, 1993, Fig. 6-5. 許可を得て転載)

ある．新生児には生理的に低プロトロンビン血症が存在するためである．これは，胎児の頭骨が硬すぎると骨盤口を通過できなくなるための防御機構として，ビタミンKが胎盤を通過しにくいためである．ヒト母乳中のビタミンK濃度は低く，完全母乳栄養児では乳児のビタミンK必要量を賄うことは難しい．そのため，欠乏症として出生後数日で起こる新生児メレナ（消化管出血）や約1か月後に起こる完全母乳栄養児の特発性頭蓋内出血がある．

このビタミンK欠乏症の発生頻度は関東地方に比べて関西地方に多く，納豆の消費量と関係があるとされた．これは，納豆にビタミンK活性を有するメナキノン-7が多く含まれるためであった．現在では，新生児に対して出生後1～2日と，生後1か月時の計2回ビタミンK_2シロップの投与が行われているため，新生児の特発性頭蓋内出血はほとんどみられなくなった．

また，新生児・乳児期に最も多くみられる疾患である胆道閉鎖症は，胆汁分泌が不十分なため，脂溶性ビタミンの吸収率が低下する．そのため，ビタミンK欠乏である出血傾向が最も現れやすく，頭蓋内出血などの重篤な合併症で初めて胆道閉鎖症の診断にいたる例もある．

ところで，高齢者においては，ビタミンK不足が血液中低カルボキシル化オステオカルシンの高値を引き起こし，骨密度とは独立した骨折の危険因子となっている．低カルボキシル化オステオカルシンを低下させるためには，肝臓で血液凝固因子の活性化に必要な量以上のビタミンKが必要である．

3　過剰摂取による健康障害

1　ビタミンA

過剰に摂取すると頭痛が起こることが特徴である．急性毒性では，脳脊髄液圧の上昇が起こる．慢性毒性は，欠乏症の裏返しであり，皮膚の落屑，脱毛，筋肉痛が起こる．耐容上限量は，成人では，肝臓へのビタミンAの過剰蓄積による肝臓障害を指標にすると[4]，最低健康障害発現量は14 mgレチノール当量/日となる．

レチノイドは胚発生過程において形態形成因子として働く．妊娠3か月以内にビタミンAを10,000 IU（33.3 mg）/日以上摂取すると胎児奇形の発生リスクが急激に高くなる．妊娠3か月以内あるいは妊娠を希望するヒトへのビタミンA 5,000 IU（17 mg）/日以上の投

2 ビタミンD

過剰摂取による健康障害として,高カルシウム血症,腎障害,軟組織の石灰化障害などがある.高カルシウム血症を指標とすると,健康障害非発現量は,60 μg/日程度という報告がある[5].

3 ビタミンE

α-トコフェロールを低出生体重児に治療のために投与した場合,出血傾向が高くなるという報告がある.したがって,過剰害の指標として出血作用に関するデータが重要である.成人において,800 mg/日のα-トコフェロールを28日間摂取しても,血小板凝集能など出血作用に関する臨床的指標は,非摂取時と比較して,有意な差異は認められなかったという報告がある[6].そこで,現在のところ,成人の健康障害非発現量は800 mg/日程度と考えられる.

4 ビタミンK

ビタミンK活性があるメナジオンは大量摂取(150〜600 mg/日)すると,悪心,嘔吐,呼吸困難,胸背痛,軽度の腎障害を起こすと報告されている.しかし,フィロキノンとメナキノンについては,大量に摂取しても毒性は報告されていない.したがって,ビタミンKの上限量は設定されなかった.なお,参考ではあるが,メナキノン-4が骨粗鬆症治療薬として45 mg/日の用量で処方されているが[7],投与と関連する健康障害は報告されていない.

4 生化学と生理作用

1 ビタミンA

体内に摂取されたビタミンAは,小腸から吸収され,肝臓で高級脂肪酸とのエステル体として貯蔵される.肝臓に存在するビタミンAのエステル体は,必要に応じて加水分解され,レチノール結合タンパク質に結合し,他の細胞に運搬される.

ビタミンAの生理作用は,レチナールによる視覚作用とレチノイン酸による全身作用に分けられる.レチノイン酸は,細胞の分化や発生,生物の正常な成長促進作用や皮膚粘膜形成など多くの作用がある.これらの作用は核内受容体を介して遺伝子の発現調節により行われている.

2 ビタミンD

皮膚あるいは食品由来のビタミンDは血流中に入り,まず,肝臓で側鎖の25位が水酸化されて25-ヒドロキシビタミンDとなり,次いで,腎臓で1位が水酸化されて活性型ビタミンDと呼ばれる1α,25-ジヒドロキシビタミンDに代謝される.活性型ビタミンDは血液中に存在する輸送タンパク質によって小腸,腎臓あるいは骨へ運ばれ,これらの組織の細胞内に取り込まれ,核へ移行してDNA上の遺伝子を介してビタミンD依存性タンパク質の合成を促し,生理作用を現す.これらの過程は,体内のカルシウムやリン濃度

あるいはホルモンなどによって厳密に調節されている．

ビタミンDの生理作用は大きくカルシウム作用と非カルシウム作用に分けられる．カルシウム作用は，小腸でのカルシウム吸収，腎尿細管でのカルシウム再吸収，骨でのカルシウム沈着・溶出などの促進作用である．

非カルシウム作用は，癌細胞などの増殖抑制と分化促進，副甲状腺ホルモンやインスリンなどのホルモン分泌の調節，T細胞やB細胞を介した免疫調節作用などである．

3　ビタミンE

RRR-α-トコフェロールがビタミンE活性を示す．栄養学的な使い方をする時はビタミンE，化学的な使い方をする時はα-トコフェロールと言うのが一般的である．

生理作用は，抗酸化作用である．生体膜やリポタンパク中の脂質がフリーラジカルと呼ばれる反応性の高い化学物質によって酸化されるのをα-トコフェロールが防いでいる．

4　ビタミンK

ビタミンKの生理的役割は血液凝固因子の活性化にある．プロトロンビンやその他の血液凝固因子はタンパク質であるが，それらの構成アミノ酸の1つであるグルタミン酸がカルボキシル化される際の酵素γ-カルボキシラーゼの補酵素としてビタミンKが働く．これによって血液凝固因子はカルシウムイオンと結合した活性型に変わり，最終的にはフィブリノーゲンがフィブリンに変換され，血液凝固が起こる．

また，ビタミンKは骨に存在するタンパク質オステオカルシンを活性化し，ビタミンDとともに骨の形成を促進する．

[文献]

1) Nikos Drakos, Computer Based Learning Unit, University of Leeds. http://bob.usuhs.mil/biochem/nutrition/NOTES（2012年5月25日確認）
2) 佐橋佳一（編）：ビタミン学．金原出版，1956
3) Weinsier RL, Morgan SL, Perrin VG: Fundamentals of clinical nutrition, MOSBY-YEAR BOOK. 1993
4) Minuk GY, Kelly JK, Hwang WS: Vitamin A hepatoxicity in multiple family members. Hepatology 8: 272-275, 1988
5) Narang NK, Gupta RC, Jain MK: Role of vitamin D in pulmonary tuberculosis. J Assoc Physicians India 32: 185-188, 1984
6) Morinobu T, Ban R, Yoshikawa S, et al: The safety of high-dose vitamin E supplementation in healthy Japanese male adults. J Nutr Sci Vitaminol 48: 6-9, 2002
7) 骨粗鬆症の予防と治療ガイドライン作成委員会：骨粗鬆症の予防と治療ガイドライン，2006年版．ライフサイエンス出版，2006

〈柴田　克己〉

Ⅱ．基礎編　A．病態生化学

7. 水溶性ビタミンの生理活性

1　ビタミンの安定性

1　ビタミン B_1
　チアミンは酸性下では安定であるが，120℃ 以上に加熱すると分解する．アルカリ性では酸化されやすいためきわめて不安定である．

2　ビタミン B_2
　リボフラビンは水には非常に溶けにくい．酸や熱に対しても安定である．しかし，光があたると，中性から酸性領域ではルミクロームに，アルカリ条件下ではルミフラビンに変わる．これらにはビタミン B_2 活性はない．たとえば，牛乳瓶を日光の下に 2 時間置くと 50% 程度のビタミン B_2 が破壊される．

3　ビタミン B_6
　活性を有する化合物としてピリドキシン，ピリドキサール，ピリドキサミンがあるが，穀類や野菜ではピリドキシンが主である．光があたると活性を失う．加熱に対しては安定である．

4　ビタミン B_{12}
　中性下での加熱に対しては安定であるが，酸性やアルカリ性では不安定である．

5　ナイアシン
　活性を有する化合物としてニコチン酸，ニコチンアミド，トリプトファンがある．植物性食品ではニコチン酸として，動物性食品ではニコチンアミドとして存在している．ニコチンアミド，ニコチン酸ともに水にきわめて溶けやすい．両化合物ともに酸性では安定であるが，アルカリ性では不安定である．ニコチンアミドは酸性条件下で熱処理を行うとニコチン酸となる．トリプトファンは酸化に対して不安定であるが，通常の食生活ではタンパク質として摂取するため，トリプトファン自体の安定性については考慮する必要はない．ヒトでは 60 mg のトリプトファンから 1 mg 程度のニコチンアミドが産生される．

6　パントテン酸
　パントテン酸は中性溶液では安定であるが，酸またはアルカリ存在下で加熱すると β-アラニンとパント酸に分解する．

7 葉酸

食品中の主な葉酸は，プテロイル基に1～6分子のグルタミン酸が結合した5-メチルテトラヒドロ葉酸である．一方，葉酸サプリメントとして使用されている葉酸は，プテロイルモノグルタミン酸である．プテロイルモノグルタミン酸はUVA照射によって葉酸活性を失う[1]．葉酸のプテリジン環とパラ-アミノ安息香グルタミン酸との結合部分は，酸化的にも，また還元的にも容易に開裂する．

8 ビオチン

ビオチンは非常に安定な化合物であり，たとえば，4 mol/lの硫酸中で2時間，120℃でオートクレーブしても破壊されない．

9 ビタミンC

アスコルビン酸は強い還元性を有し，アスコルビン酸自身は銅イオンや鉄イオンなどの存在下で容易に酸化される．pHと温度が高いほど酸化は速い．

2 欠乏症(表Ⅱ-11)

1 ビタミンB_1

ビタミンB_1の欠如する精白米を常食とする東洋に多い脚気(図Ⅱ-25)[2]と西洋に多いウェルニッケ脳症がある．脚気の症状は全身倦怠，心悸亢進，心臓肥大，浮腫，最低血圧低下，四肢の知覚異常，腱反射消失，知覚鈍麻などがあり，心臓と末梢神経の疾患である．ウェルニッケ脳症は中枢神経疾患で，眼球運動麻痺，歩行運動失調，意識障害を伴うが，慢性化すると，コルサコフ症という精神病に移行する．この両者をまとめて，ウェルニッケ-コルサコフ症候群と呼び，アルコール摂取の多い人に多発し，アルコール依存症の関与が注目されている．

2 ビタミンB_2

欠乏症状は成長障害の他，口唇炎(図Ⅱ-26)[3]，舌炎(図Ⅱ-27)[3]，脂漏性皮膚炎など皮膚や粘膜に多くの障害が生じる．

3 ビタミンB_6

欠乏症は成長の停止，体重減少，てんかん様痙攣などが外見的にみられる．また，皮膚炎，口角炎(図Ⅱ-28)[3]，舌炎(図Ⅱ-27)[3]，神経炎などがみられる．

4 ビタミンB_{12}

欠乏症は，巨赤芽球性の悪性貧血(図Ⅱ-29)[4]である．赤血球の平均血球容積(mean corpuscular volume；MCV)が大きくなり，平均血球ヘモグロビン量(mean corpuscular Hemoglobin；MCH)が増加する．しかし，赤血球数の減少が著しく結果としてヘモグロビン濃度が下がり，貧血となる．

また，実験的ビタミンB_{12}欠乏症状としては，神経系に障害が現れる．これは，ビタミンB_{12}が奇数鎖脂肪酸代謝に必要であることと，グリア細胞に奇数鎖脂肪酸が異常に蓄積

表II-11 ビタミンの必要量(欠乏を予防するために必要な最小摂取量)の概数と不足の指標ならびに欠乏症

水溶性ビタミン (必要量の概数)	不足の指標	欠乏症
ビタミン B_1 (1.0 mg)	尿中のチアミンの排泄量がほとんど0の日が2週間ほど続くと欠乏のリスクが高くなる.	・脚気:初発からきわめて進行的で,衰弱,筋力低下,るい痩,精神障害が目立つ. ・乾性脚気では下肢の多発性神経炎,筋力減弱,腓腹筋けいれん,四肢の疼痛,反射消失,筋萎縮が主症状である.病状が進展すると,心不全につながることが多い. ・湿性脚気では浮腫が目立ち,心臓が心膜炎を起こして肥大化する.
ビタミン B_2 (1.1 mg)	尿中のリボフラビンの排泄量がほとんど0の日が2週間ほど続くと欠乏のリスクが高くなる.	・咽頭痛,舌炎,口角炎,口唇炎. ・陰部および肛門のかゆみと疼痛. ・脂漏性皮膚炎.
ナイアシン (11 mg ナイアシン当量)	尿中のナイアシンの異化代謝産物,N^1-メチルニコチンアミドの排泄量が1 mg/日未満の日が2週間ほど続くと欠乏のリスクが高くなる.	・ペラグラ:日光に曝露後に急激に初発する. ・皮膚徴候は,浮腫を伴った紅斑が,皮膚の露出部に現れ,ときどき急に再燃をくり返して進展し,落屑をきたして終わる. ・消化器症状としては,舌および頬粘膜が発赤し,光沢を帯び,時には散布状にアフタを生じる.疼痛性の胃炎や,下痢を引き起こす小腸大腸炎もみられることもある. ・精神障害は,最も軽微なものとして,頭痛,めまい,不眠,不安があり,症状が重なるとついには,躁うつ病型の完全な認知障害の病像を示す.
ビタミン B_6 (1.0 mg)	血漿中のピリドキサールリン酸濃度が30 nmol/l 未満になると欠乏のリスクが高くなる.あるいは,ビタミン B_6 の異化代謝物である4-ピリドキシン酸の排泄量がほとんど0の日が2週間ほど続くと欠乏のリスクが高くなる.	・眼囲,眉毛部,口角に脂漏性皮膚炎,多発性神経炎.
ビタミン B_{12} (2.0 μg)	平均赤血球容積(mean corpuscular volume;MCV)*が101 fl 以上,血清ビタミン B_{12} 濃度が100 pmol/l 未満,血清中のメチルマロン酸濃度が70 nmol/l 以上になると欠乏のリスクが高くなる.	・巨赤芽球性貧血(DNA 合成障害による) ・内因子欠乏に起因する場合をとくに悪性貧血と呼ぶ. ・貧血の一般症状(蒼白,倦怠,脱力,耳鳴,心悸亢進,息切れなど)の他に無効造血を反映して血清 LDL の増加,血清ビリルビン増加がある. ・また,舌乳頭の萎縮を伴った舌炎がみられ,食事に際してしみる痛みがある. ・神経障害として,脊髄の後索と側索の脱髄変形がある.症状は両側対称性に下肢あるいは趾指のしびれ,知覚鈍麻,知覚異常である.
葉酸 (200 μg)	血漿中の葉酸濃度が7 nmol/l 未満になると欠乏のリスクが高くなる.あるいは,尿中の葉酸排泄量がほとんど0となる日が2週間程度続くと欠乏のリスクが高くなる.	・巨赤芽球性貧血(DNA 合成障害による)
パントテン酸 (5.5 mg)	尿中のパントテン酸排泄量がほとんど0となる日が1か月程度続くと欠乏のリスクが高くなる.	・皮膚感覚の異常 ・人格変化(怒りやすくなる)
ビオチン (45 μg)	尿中のビオチン排泄量がほとんど0となる日が1か月程度続くと欠乏症のリスクが高くなる.	・結膜炎,解離性皮膚炎,皮膚や粘膜の灰色褪色および落屑,筋肉痛,疲労感などがあり,血糖値が著しく上昇する.
ビタミン C (80 mg)	血漿中のビタミン C 濃度が50 μmol/l 未満になると欠乏症のリスクが高くなる.あるいは,尿中の還元型ビタミン C,酸化型ビタミン C,2,3-ジケトグロン酸の合計排泄量がほとんど0となる日が2週間程度続くと欠乏のリスクが高くなる.	・壊血病:初期には毛細血管が脆弱化し,皮下や粘膜から出血が起こり,全身の点状・斑状出血がみられる. ・重度の場合は歯の象牙質や骨の形成が悪くなる.

*平均赤血球容積(mean corpuscular volume;MCV):血液 1 μl 中の赤血球の占める容積/血液 1 μl 中の赤血球の数.たとえば,血液検査で Ht が 40%,RBC が 450 万個だった場合,MCV は,$(0.4 \times 10^{-6} l) \div (4.5 \times 10^{6}) = 0.0888 \times 10^{-12} l = 89 \times 10^{-15} l = 89$ fl (fl:フェムトリットル $= 1 \times 10^{-15} l$)

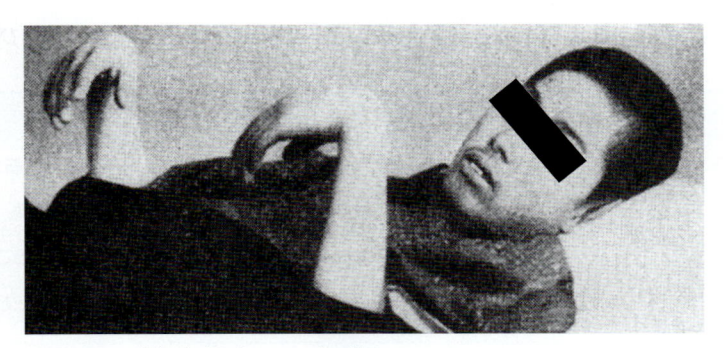

図Ⅱ-25　脚気(ビタミンB_1欠乏)
(島薗,1989[2])〔ベルツ,三浦謹之助〕より転載)

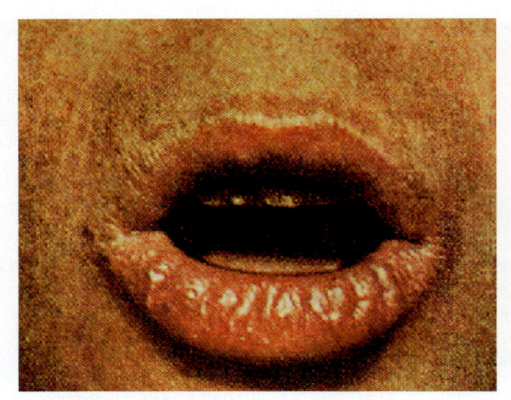

図Ⅱ-26　口唇炎
(佐橋,1956[3])より転載)

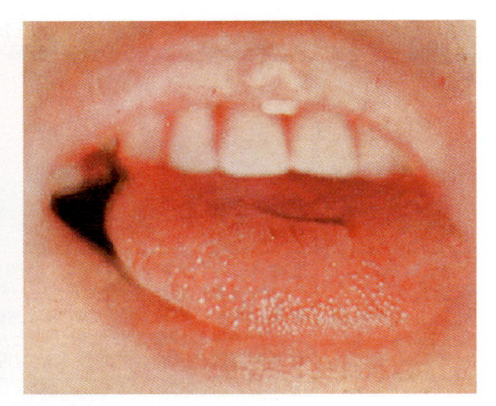

図Ⅱ-27　舌炎
(佐橋,1956[3])より転載)

することから,ビタミンB_{12}欠乏による奇数鎖脂肪酸代謝異常の結果による神経障害と考えられている.

5 ナイアシン

欠乏症のペラグラ(図Ⅱ-30)[5])は,皮膚が荒れ,下痢が起こり,精神神経に異常をきたし,治療をしないとやがて死に至る.とくに,紫外線を受けた皮膚は赤く腫れ上がり,やがて黒ずんできて,かさぶたのようになるのが特徴的である.

6 パントテン酸

第二次世界大戦中に日本人の低栄養状態の捕虜にみられた足の焼灼痛(burning feet syndrome:しびれ,足指の痛みおよび足底部の焼けるような,あるいは撃たれたような痛み)がパントテン酸で治癒したという報告(1946年)がある.

7 葉酸

1933年に,インドにおいて貧しい織物工が妊娠中に大球性貧血になったことが報告されている.以前から高齢者に認められた悪性貧血は,常に死を伴っているが,妊婦にみら

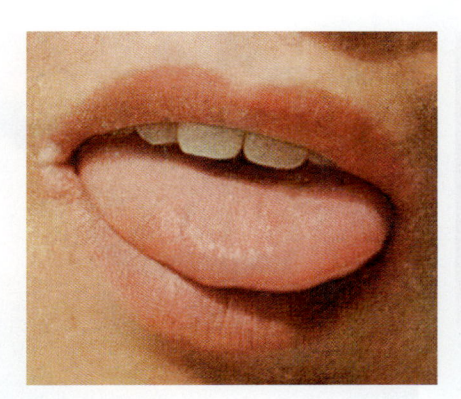

図Ⅱ-28　口角炎
（佐橋，1956[3]）より転載）

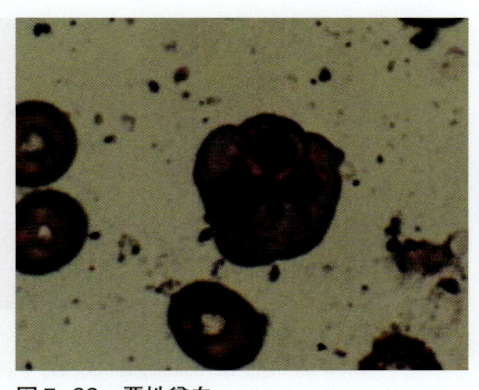

図Ⅱ-29　悪性貧血
（医療社団法人にしの会[4]）より転載）

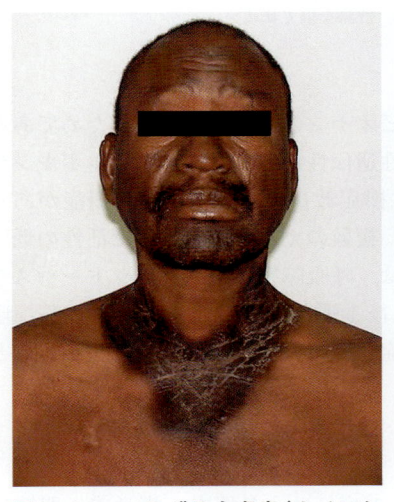

図Ⅱ-30　ペラグラ皮膚炎（ナイアシン欠乏）
（http://www.medialook.com/Nutritional_supplement/Pellagra.html[5]）より転載）

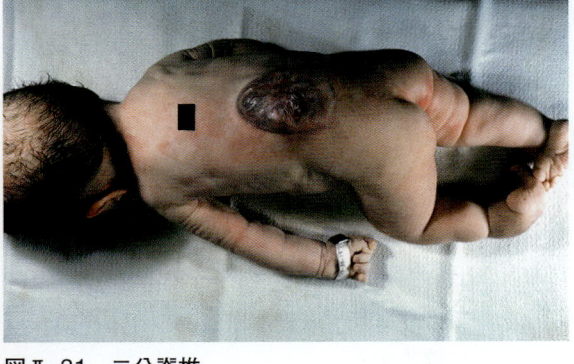

図Ⅱ-31　二分脊椎
（http://www.peir.net[6]）より転載）

れる貧血は妊娠が終わると治ってしまう点に違いがあった．この貧血は妊娠による葉酸の必要量の増大に起因することは明らかである．葉酸の欠乏症状としては，造血機能に異常をきたし，大赤血球性高色素性貧血，神経障害や腸機能障害などが知られている．妊娠の初期時に妊婦が葉酸欠乏であると，胎児が二分脊椎となる（図Ⅱ-31）[6]．また，ホモシステイン濃度の上昇が虚血性心疾患と卒中に関する重要な危険因子であることがわかり，葉酸の栄養状態が少しでも悪くなると血漿中のホモシステイン濃度が上昇してくるので，葉酸の栄養状態と虚血性心疾患の危険度との関係が指摘されている．

8　ビオチン

　ビオチン欠乏食と多量の生卵白を与え続けると，数週間で四肢に鱗屑状の皮膚炎が生じ，やがて，皮膚が乾燥し，落屑を示す（図Ⅱ-32）[7]．生卵白にはビオチンと特異的に結

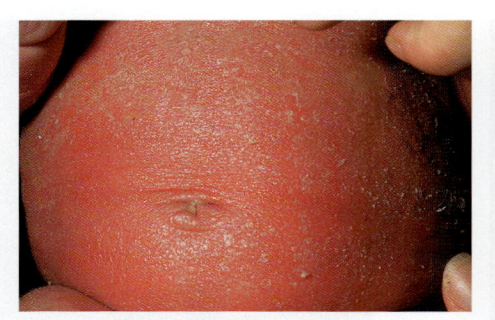

図Ⅱ-32　皮膚炎（ビオチン欠乏）
（New Zealand Dermatological Society Incorporated. Published online at: http://www.dermnetnz.org 許諾を得て転載）

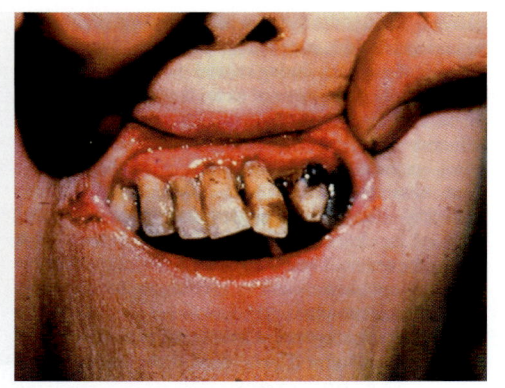

図Ⅱ-33　壊血病（ビタミンＣ欠乏）
（Weinsier RL, Morgan SL, Perrin VL: Fundamentals of clinical nutrition, MOSBY-YEAR BOOK, 1993, Fig. 2-5, 許諾を得て転載）

合するアビジンというタンパク質が存在し，ビオチンの吸収を阻害するためである．

ビオチン代謝異常症として，常染色体性劣性遺伝性疾患であるホロカルボキシラーゼ合成酵素（holocarboxylase synthetase；HCS）欠損症とビオチニダーゼ欠損症がある．HCS欠損症は，新生児期から幼児期までに発症し，複数のカルボキシラーゼ活性の低下によりいろいろな症状を呈する．新生児期の発症では，呼吸障害，代謝性アシドーシスなどがみられる．一方，ビオチニダーゼ欠損症は，生後１週間から２歳までに発症し，痙攣，脱毛，皮膚炎，有機酸尿がみられる．これらの症状は，大量のビオチンを投与すると速やかに改善する．

9 ビタミンＣ

欠乏症として壊血病（図Ⅱ-33）[8]がある．この病気は全身倦怠，疲労感，関節痛，身体各部からの出血をもたらす．15世紀から，壊血病は乾燥肉やビスケットの食事で何か月も生きながらえることを強いられた船乗りや探検家によって恐れられた病気であった．壊血病は，十字軍遠征の期間，ヨーロッパの多くの都市がオスマントルコの侵略によって長く苦しんだ期間，および19世紀のアイルランドで起こった飢饉の時に蔓延した．壊血病は３つの重要な病的特徴がある．第１は，ビタミンＣ欠乏に最も敏感な組織である歯肉が，ふくれあがり，悪臭を放つようになること．第２は，足の痛みで，とくに足首に現れ，欠乏が増すにつれてひどくなること．第３は皮下出血であり，毛根の周りに斑点状に現れたり，大きな斑状出血を形成することもある．そして，浮腫，潰瘍へと進み，ついには死に至る．

3　過剰摂取による健康障害

1 ビタミンＢ$_1$

３ g/日程度の慢性的な服用は，頭痛，いらだち，不眠，接触皮膚炎，かゆみなどの臨床症状を示すと報告されている[9]．

2　ビタミン B$_2$

単回投与による最大吸収量が明らかにされており，約 27 mg である．この量では，健康障害は発生しない．

3　ビタミン B$_6$

手根管症候群の患者にピリドキシンを 100〜300 mg/日を 4 か月間投与したが，感覚神経障害は認められなかったという報告がある[10]．

4　ビタミン B$_{12}$

ビタミン B$_{12}$ の吸収量は，胃から出される内因子によって制御されている．したがって，過剰に摂取しても吸収されない．

5　ナイアシン

ニコチンアミドとニコチン酸を大量投与すると，消化器系に消化不良，ひどい下痢，便秘などの悪影響を及ぼし，肝臓に対しても肝機能低下，劇症肝炎を引き起こす[11]．これらを指標として，ニコチンアミドの健康障害非発現量を求めると 3,000 mg/日となる．最低健康障害発現量は 1,500 mg/日となる．ニコチン酸の健康障害非発現量は 500 mg/日，最低健康障害発現量は 1,000 mg/日となる．なお，これらの値は，ニコチンアミドは 1 型糖尿病患者への治療薬として，ニコチン酸は脂質異常症患者への治療薬として投与された実験の結果である．

6　パントテン酸

ヒトにおけるパントテン酸の過剰投与（パントテン酸カルシウム 1.2 g，4 週間投与）による毒性，副作用については認められていない[12]．

7　葉酸

葉酸活性をもつプテロイルモノグルタミン酸の大量投与（0.35〜500 mg/日）を悪性貧血患者に行うと，神経障害，発熱，蕁麻疹，紅斑，瘙痒症，呼吸困難などの悪影響の発生が報告されている[13]．一方妊娠を計画しているヒトにおいて，神経管閉鎖障害の発生および再発を予防するために，受胎前後の 3 か月間以上の間，0.36〜5 mg/日のプテロイルモノグルタミン酸が投与されているが，悪影響がみられたという報告はない．

8　ビオチン

ヒトでの十分なデータはない．

9　ビタミン C

アスコルビン酸を 3〜4 g/日以上摂取すると下痢が認められている．

4 生化学

1 ビタミン B_1

生体内ではチアミンジリン酸(thiamine diphosphate；TDP)となり，トランスケトラーゼ，ピルビン酸脱水素酵素，α-ケトグルタル酸脱水素酵素，分岐鎖ケト酸脱水素酵素など糖代謝や分岐鎖アミノ酸代謝酵素の補酵素として機能を発揮している．

2 ビタミン B_2

生体内ではフラビンヌクレオチド(FMN)あるいはフラビンアデニンジヌクレオチド(FAD)として，酸化還元反応を触媒する数多くの脱水素酵素や酸化酵素の補酵素として機能を発揮している．

3 ビタミン B_6

ピリドキサール5′-リン酸(pyridoxal-5′-phosphate；PLP)およびピリドキサミン5′-リン酸(pyridoxamine-5′-phosphate；PMP)として，非必須アミノ酸の相互転換やアミノ酸のエネルギー源としての供給に関与する各種アミノ基転移反応，生理活性アミンの合成に必須の脱炭酸反応などの補酵素として機能を発揮している．さらにグリコーゲンを分解し，絶食時に血糖を供給するグリコーゲンホスホリラーゼの補欠分子族でもある．

4 ビタミン B_{12}

ヒトの場合には，メチル B_{12} の関与するメチオニンシンターゼとアデノシル B_{12} が関与するメチルマロニル-CoA ムターゼの2つの酵素がある．前者の酵素系は，5-メチルテトラヒドロ葉酸からのメチル基を受け，それをホモシステインに移しメチオニンを生成する反応を触媒する．後者はメチルマロニル-CoA のスクシニル-CoA への変換を触媒する．

5 ナイアシン

ナイアシンは，NAD^+，NADH，$NADP^+$，NADPH に変換された後，約500種類の酵素の補酵素として機能している．また，NAD^+ は，UDP-グルコース 4-エピメラーゼとヒスチジン代謝に関与するウロカナーゼの補欠分子族として，さらに，ポリ ADP リボシルトランスフェラーゼやヒストン脱アセチル化酵素の基質としても機能している．

6 パントテン酸

パントテン酸は，CoA に変換された後，糖質，脂質，アミノ酸の代謝に関わっている．アセチル CoA はエネルギー代謝の鍵物質である．また，アシルキャリヤープロテイン(acyl carrier protein；ACP)の補欠分子族である 4′-ホスホパンテテインの構成成分として，脂肪酸の合成に関わっている．

7 葉酸

メチオニン生合成においてメチル基供与体として関与している．また，核酸合成に必要なプリンやピリミジン塩基の生合成に補酵素として必須である．

8 ビオチン

ビオチンはカルボキシラーゼの補酵素として二酸化炭素の転移を触媒している．反応の第一段階では ATP を消費してビオチンに CO_2 を固定し，第二段階では CO_2 を有機酸に転移する．ヒトでは，4 種類のカルボキシラーゼが知られており，糖新生，脂肪酸合成，分岐鎖アミノ酸代謝に関与している．

9 ビタミン C

生体内では，ビタミン C のほとんどは還元型である．その機能は，①スーパーオキサイド(O_2^-)，ヒドロキシラジカル(OH・)，過酸化水素(H_2O_2)，一重項酸素($^1O_2$)などの活性酸素種の消去剤として機能すること，②コラーゲンが正常な三次構造を形成するためにそのペプチド鎖中に多く含まれるプロリンとリジンの水酸化を触媒する酵素に必要な鉄イオンを Fe^{2+} に維持すること，③体内に進入したさまざまな異物の解毒に関わるチトクローム P450 というタンパク質の活性化を維持すること，である．

[文献]

1) Fukuwatari T, Fujita M, Shibata K: Effects of UVA irradiation on the concentration of folate in human blood. Biosci Biotechnol Biochem 73: 322-327, 2009
2) 島薗順雄：栄養学の歴史．朝倉書店，1989
3) 佐橋佳一（編）：ビタミン学．金原出版，1956
4) 医療法人社団にしの会．http://www.nisinonaika.or.jp/anemia.htm(2012 年 5 月 25 日確認)
5) MedicaLook, Disease List. http://www.medicalook.com/Nutritional_supplement/Pellagra.html(2012 年 5 月 25 日確認)
6) Pathology Education Instructional Resource（http://www.peir.net/）
7) DerNet NZ: the dermatology resource. http://dermnetnz.org/(2012 年 5 月 25 日確認)
8) Weiner RL, Morgan SL, Perrin VG: Fundamentals of clinical nutrition, MOSBY-YEAR BOOK, 1993
9) Mills CA: Thiamine overdosage and toxicity. J Am Med Assoc 116: 2101, 1941
10) Del Tredici AM, Bernstein AL, Chinn K: Carpal tunnel syndrome and vitamin B_6 therapy. In Reynolds RD, Leklem JE（eds）: Vitamin B_6: its role in health and disease. Current topics in nutrition and disease. pp459-462, Alan R. Liss, New York, 1985
11) Rader JI, Calvert RJ, Hathcock JN: Hepatic toxicity of unmodified and time-release preparations of niacin. Am J Med 92: 77-81, 1992
12) Haslam RHA, Dalby JT, Rademaker AW: Effects of megavitamin therapy on children with attention deficit disorders. Pediatr 74: 59-72, 1984
13) Other B vitamins, and choline and subcommittee on upper reference levels of nutrients a report of the standing committee on the scientific evaluation of dietary reference intakes and its panel on folate, Food and Nutrition Board, Institute of Medicine: Folate. In: Dietary reference intakes: for thiamine, riboflavin, niacin, vitamin B_6, folate, vitamin B_{12}, pantothenic acid, biotin, and choline. pp196-305, National Academy Press, Washington D.C., 1998

（柴田　克己）

Ⅱ．基礎編　A．病態生化学

8．微量元素の代謝

1　概念

　元素とミネラルの言葉は同じような意味で使われるが，人体主要元素である水素，炭素，窒素，酸素は一般にミネラルに入れない．「日本人の食事摂取基準」(2010年版)では，ミネラルを多量と微量に分類している．

　多量ミネラルは，ナトリウム(Na)，カリウム(K)，カルシウム(Ca)，マグネシウム(Mg)，リン(P)で，微量ミネラル(微量元素)として鉄(Fe)，亜鉛(Zn)，銅(Cu)，マンガン(Mn)，ヨウ素(I)，セレン(Se)，クロム(Cr)，モリブデン(Mo)の摂取基準が示されている．

　微量元素とは鉄より体内の含有量が少ない元素と定義されている．上記の摂取基準が示されている元素に加えて，コバルト(Co)，フッ素(F)，ケイ素(Si)，ニッケル(Ni)も必須微量元素とされている．ヒトの体に存在する元素を重量比で比較した場合，酸素，炭素，水素，窒素の主要元素は合わせて96.6%に比べて，微量元素は全体でも0.02%と非常に微量しか存在しない．

　しかし，必須微量元素はそれぞれ生理的役割をもち，生体にとって必要不可欠なもので，欠乏によりさまざまな障害が生じる．表Ⅱ-12に必須微量元素の生体内機能，欠乏症，過剰症，異常をきたしやすい状態，多く含有する食品を示す[1]．注意すべきは，欠乏・過剰でも表Ⅱ-12に示す症状・所見がすべてみられるのはまれで，一部の症状のみの場合が多いことである．

　したがって，欠乏・過剰をきたしやすい状態を理解し，疑わしければ精査が必要である．また，欠乏・過剰症の発症がきわめてまれな微量元素と比較的よく遭遇する微量元素がある．ここでは，わが国で注意すべき必須微量元素の代謝・過不足・対応について述べる．

2　鉄

1．代謝

　鉄の成人1日推奨量は男性で6.0〜6.5 mgとされている．成人女性では1回の月経で約37 mlの血液，3.6 mgの鉄が喪失するとされているため，月経のある女性では推奨量は10.5〜11 mgと多い．

　消化管での吸収は約15%とされているが，ヘム鉄と非ヘム鉄では吸収率が異なる．肉，

表Ⅱ-12 微量元素の生体内機能および欠乏・過剰症

微量元素	機能・関連タンパク	欠乏症	過剰症	異常をきたしやすい疾患・病態	多く含まれる食品
鉄	ヘモグロビン（酸素運搬），ミオグロビン（酸素貯蔵），カタラーゼ（抗酸化作用），チトクロームC（電子伝達），チトクローム P450（酸素原子添加），トランスフェリン（鉄運搬），フェリチン（鉄貯蔵）	貧血（小球性低色素性），動悸・息切れ・めまい，爪変形，口内炎，食欲不振，顔色不良，便秘，易感染性，神経過敏，思考力低下，発育遅延，血清Fe値低下	免疫能低下，易感染性，肝障害，神経障害，糖尿病	欠乏：偏食，低出生体重児の乳児期，思春期瘦せ症，ダイエット，スポーツ選手，妊娠，慢性炎症性腸疾患，高齢者 過剰：大量輸血，長期間鉄剤投与，C型肝炎，ヘモクロマトーシス	豚レバー，鳥レバー，牛ひれ肉，アサリ，シジミ，ヒジキ，緑黄色野菜，高野豆腐
亜鉛	アルカリホスファターゼなど 300 以上の酵素の構成成分，DNAポリメラーゼ，zinc finger protein（核酸代謝，タンパク合成）	開口部（口，肛門，眼など）および四肢の皮膚炎，体重増加不良，低身長，味覚異常，性腺機能低下，骨粗鬆症，血清亜鉛，ALP低下	銅欠乏（骨粗鬆症など），血清亜鉛値上昇，血清銅・セルロプラスミン値低下	欠乏：低出生体重児の乳児期，肝硬変，慢性炎症性腸疾患，キレート薬長期投与，血液透析，糖尿病，尿毒症，妊娠，高齢者，腸性肢端皮膚炎 過剰：亜鉛製剤過剰投与	牡蠣，種実（アーモンド，栗），ココア，チョコレート，プロセスチーズ，みそ，煮干し，卵黄，シイタケ，抹茶
銅	チトクローム C オキシダーゼ（エネルギー産生），リシルオキシダーゼ（結合組織架橋形成），チロシナーゼ（メラニン合成），ドーパミンβヒドロキシダーゼ（カテコラミン代謝），セルロプラスミン（銅運搬，鉄酸化）	貧血，白血球減少，頭髪異常（色素脱，チリチリ毛），血管異常，骨粗鬆症，膀胱憩室，神経障害，発達遅延，血清銅・セルロプラスミン低下，血清乳酸・ピルビン酸上昇	肝障害，神経・精神障害（パーキンソン様症状，うつ），腎尿細管障害，尿路結石，心筋症，関節炎	欠乏：銅含有の少ない経腸・静脈栄養，亜鉛過剰摂取，Menkes 病，occipital horn 症候群 過剰：Wilson 病	牡蠣，カニ，イカ，牛レバー，種実（アーモンド，枝豆，カシューナッツ），大豆，煎茶
セレン	グルタチオンペルオキシダーゼ（抗酸化作用），脱ヨード化酵素（T_4 を T_3 に変換），チオレドキシン還元酵素（抗酸化作用）	爪の白色変化，不整脈，下肢の筋肉痛，心肥大，心筋症，白筋症，易癌性，易感染性，血清セレン値低下，血清CK上昇	爪の変形・脱落，脱毛，成長障害，神経症状	欠乏：セレンを含有しない静脈・経腸栄養（エンシュアリキッド®，エレンタール®，エレンタール®P） 過剰：高セレン濃度土壌で育った穀類摂取	魚介類，卵，レバー，高セレン濃度土壌で育った穀類
ヨウ素	甲状腺ホルモン構成成分	甲状腺機能低下（便秘，全身倦怠感，学習能力低下），甲状腺腫，尿中ヨード低下，血清TSH・コレステロール上昇，血清 T_3・T_4 低下	甲状腺機能低下（便秘，全身倦怠感，学習能力低下），甲状腺腫	欠乏：ヨウ素を含有しない経腸栄養（エンシュアリキッド®，ツインライン®，ラコール®） 過剰：インスタント昆布だし，昆布茶，麺つゆの過剰摂取	昆布，ヒジキ，ワカメ，海苔，寒天
マンガン	ピルビン酸カルボキシラーゼ，スーパーオキシドジスムターゼ，アルギニン分解酵素（抗酸化作用），グルコシルトランスフェラーゼ（骨形成）	耐糖能低下，成長障害，性腺機能低下，運動失調	パーキンソン様神経障害，痙攣，膵炎，	欠乏：マンガンを含有しない静脈栄養 過剰：2002 年までの高カロリー用微量元素製剤使用（マンガン濃度が高い），マンガン鉱労働者，マンガン汚染井戸水長期摂取	種実（ナッツ），穀物（米），煎茶
クロム	クロモジュリン（インスリン作用増強）	耐糖能低下，糖尿病，成長障害，末梢神経障害，運動失調，血糖・血清コレステロール上昇	間質性腎炎，横紋筋融解，肝障害	欠乏：クロムを含有しない静脈栄養 過剰：クロムサプリメント長期使用	コショウ，仔牛レバー，卵黄，牡蠣，ピーナツ
コバルト	ビタミン B_{12} の構成成分	ビタミン B_{12} 欠乏（大球性貧血，食欲低下，体重増加不良，成長障害，メチルマロン酸尿）	多血症，甲状腺腫，下痢	欠乏：ビタミン B_{12} 摂取不足，キレート薬長期投与，広範小腸切除 過剰：ビタミン B_{12} 過剰摂取	卵，牛乳，乳製品，レバー，牛肉，豚肉，イワシ，ニシン，サバ
モリブデン	キサンチン酸化酵素（キサンチンから尿酸の代謝），アルデヒド酸化酵素	息切れ，頻脈，嘔気，嘔吐，視野暗点，夜盲症，神経過敏，昏睡，血清メチオニン上昇，尿酸低下	銅欠乏（貧血，動脈硬化，心筋梗塞），高尿酸血症，痛風様症状，	欠乏：クローン病 過剰：ほとんど報告はない	豆（ナッツ），穀物

（児玉，2011[1]）より改変して転載）

魚介などの動物性食品中の鉄はヘム鉄で吸収率は20〜30%，豆類や野菜などに含まれる非ヘム鉄の吸収は1〜10%と悪いが，牛乳などのタンパク質やビタミンCとともに摂ると吸収率がよくなる．一方，緑茶や紅茶に含まれるタンニンは鉄の吸収を抑制する[2]．

生体内には4〜5gの鉄が存在し，その約70%はヘモグロビン中にあり，約5%は筋肉中にミオグロビンとして，残りの約20%はフェリチンとヘモジデリンで骨髄，肝臓，脾臓に貯蔵鉄として蓄えられている．

生理作用としては，酸素運搬，酸素貯蔵，電子伝達，エネルギー生成などに関与している．さらに，鉄酵素であるカタラーゼやペルオキシダーゼは活性酸素を分解する抗酸化作用がある．活性酸素は好中球の殺菌過程で生じるが，これらの鉄酵素は有害な活性酸素を分解して，細胞傷害を防いでいる．すなわち鉄は免疫能にも重要である．また，ドーパミン合成の律速酵素であるチロシン水酸化酵素の活性に鉄は必要であり，鉄欠乏でドーパミン神経伝達が低下し，神経障害の要因になる．近年，不快な感覚症状を特徴とするレストレッグス症候群（むずむず脚症候群）もドーパミン神経伝達低下が関与していると報告されている[3]．

2. 欠乏症

図Ⅱ-34に示すように鉄が欠乏するとまず貯蔵鉄が減少し，次いで，血清鉄値が低下する．貧血と診断された場合はすでに貯蔵鉄は枯渇した状態である．

鉄欠乏による貧血は，小球性低色素性貧血で，WHOによる一般成人女性の貧血の基準であるヘモグロビン濃度12 g/dl未満を適応すると，日本人女性の約4人に1人は貧血状態にあるといわれている．

また，ヘモグロビン濃度11 g/dl未満で定義される妊娠貧血の有病率は22.9%と高い[2]．

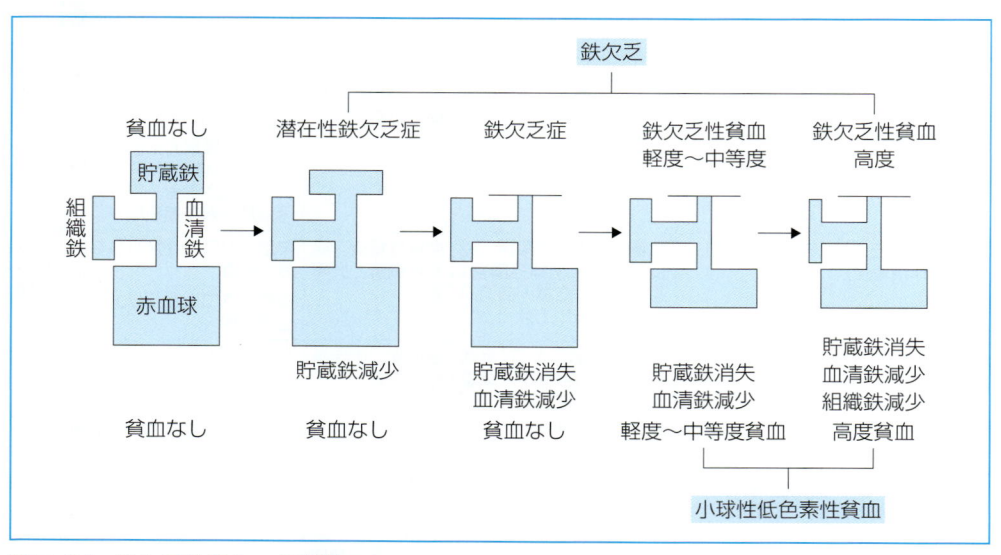

図Ⅱ-34 鉄欠乏性貧血への過程

（前田美穂：思春期の貧血．小児内科 39：1357-1360, 2007, Smith NJ, et al: Iron metabolism and iron deficiency in infancy and childhood. Adv Pediatr 21: 239-280, 1974 より転載）

妊娠女性の貧血は胎児栄養不良の要因になる．また，低出生体重児の乳児期，離乳が進まず主栄養源が母乳の場合，スポーツ選手なども鉄欠乏性貧血になりやすい．

対応としては，食生活を改善し，貧血がある場合は鉄剤を投与する．鉄剤投与1週間目頃からヘモグロビン値が改善し，その後血清鉄，総鉄結合能が改善し，血清フェリチンの改善が最も遅れる．貯蔵鉄の改善まで3～4か月の投与が必要である．

3．過剰症[4]

遺伝性ヘモクロマトーシスは鉄の腸管での吸収が亢進し，さまざまな臓器に鉄が沈着する．欧米では頻度が高いが，わが国ではまれである．

鉄過剰症は貧血に対する繰り返す赤血球輸血や鉄剤投与によっても生じ，また，C型慢性肝炎，アルコール性肝障害，非アルコール性脂肪性肝炎，慢性腎不全などでも，軽度ないし中等度の鉄が諸臓器に蓄積し，基礎疾患や心血管系病変を悪化させるといわれている．

鉄過剰により，不整脈，心不全，肝障害，糖尿病，下垂体機能異常，神経障害，免疫能低下をきたす．免疫能が低下する機序として以下のようにいわれている．正常では血清トランスフェリンの約2/3は不飽和の状態で存在し，鉄を必要とする微生物の発育を阻止しているが，鉄過剰になるとフェリチン，トランスフェリンの鉄飽和度が高くなり，阻止できなくなる．鉄過剰の診断には，血清フェリチン高値，トランスフェリン飽和度高値などで行う．治療は瀉血，キレート薬の投与である．

3 亜鉛

1．代謝

亜鉛の腸管での吸収は20～30％で，十二指腸，空腸で吸収される．吸収は亜鉛トランスポーターであるZIP4が司っている．

吸収は銅や鉄と拮抗し，また，葉酸，フィチン酸で阻害される．排泄は主に糞便である．生体内には約2,000 mg存在し，骨格筋，骨，皮膚，肝臓，脳に多く，前立腺や味蕾細胞では濃度が高い．

亜鉛はDNAポリメラーゼ，RNAポリメラーゼの構成成分であり，亜鉛欠乏ではタンパク合成が全般に障害される．さらにアルカリホスファターゼなど300以上の酵素の構成成分として，種々の生体機能に重要な役割をもつ．

2．欠乏症

先天性亜鉛吸収障害である腸性肢端皮膚炎は，*ZIP4*遺伝子異常症で，重篤な亜鉛欠乏症状をきたす非常にまれな疾患である．しかし，後天性の亜鉛欠乏はまれではなく，低出生体重児の乳児期，低亜鉛母乳授乳児，高齢者，妊産婦，糖尿病，慢性肝障害，長期のキレート薬服用で亜鉛欠乏がみられる[5]．

低亜鉛母乳を出す母親は乳腺細胞への亜鉛の分泌を司る ZnT ファミリーの遺伝子異常症で，母親の血清亜鉛値は正常であり，全く亜鉛欠乏の症状はない[6]．

亜鉛欠乏の症状は，乳幼児では皮膚炎(図Ⅱ-35)，小児では成長障害，成人では味覚異常が主症状である．

診断は血清亜鉛値が 60 μg/dl 以下で欠乏症，60〜80 μg/dl では潜在的欠乏症と考える．血清アルカリホスファターゼも低下する．

治療は，亜鉛含有の多い食品(表Ⅱ-12)やサプリメントを摂取する．医薬品としてはポラプレジンク(プロマック®)があるが，保険適用疾患は胃潰瘍のみである．

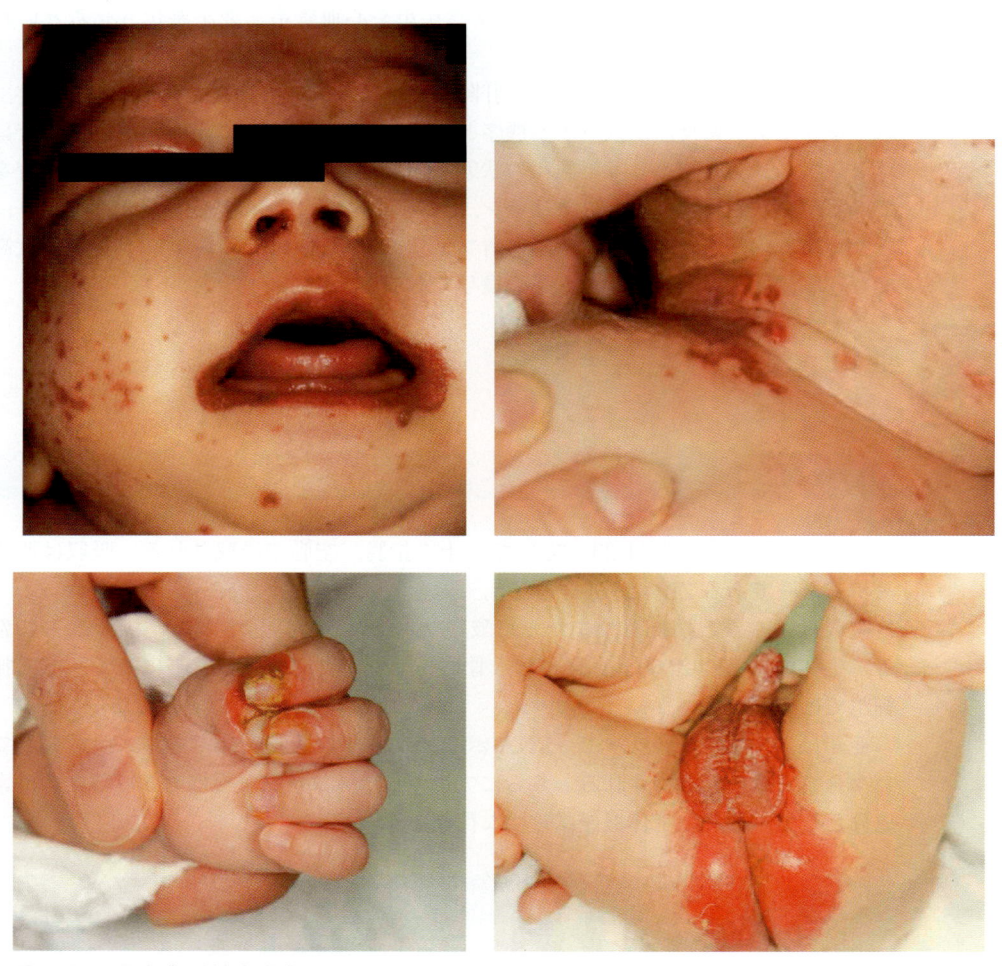

図Ⅱ-35 亜鉛欠乏性皮膚炎
低亜鉛母乳を授乳していた1か月の乳児．血清アルカリホスファターゼ値 246 U/l(1か月児基準 430〜1,140)，血清亜鉛値 11 μg/dl(基準 60〜150)，母乳亜鉛濃度 0.02 mg/dl(基準 0.2)．亜鉛投与で速やかに改善した．
(日本大学小児科　稲毛康二氏より提供)

3. 過剰症

経口的に亜鉛を過剰に摂取した場合に，銅の吸収障害をきたし，銅欠乏になる（銅欠乏の項を参照）．

4　銅

1. 代謝

銅の吸収率は摂取量などにより変わる．腸から吸収された銅は，門脈を経て肝臓に取り込まれ，一部は肝細胞での銅酵素に利用される．肝細胞からの分泌（排泄）は主に胆汁への排泄とセルロプラスミンとなって血液中に分泌される経路である．

銅の吸収は過剰の亜鉛摂取で阻害される．吸収された銅の大部分は胆汁を介して糞便中に排泄され，尿中への排泄はわずかである．銅は成人の生体内に約 80 mg 存在し，その約 50％ は筋肉や骨，約 10％ は肝臓に分布している．

銅は銅酵素に不可欠で，エネルギー産生，鉄の代謝，結合織架橋形成，神経伝達物質の産生などに関与している（表Ⅱ-12）．

2. 欠乏症

先天性銅吸収障害の Menkes 病は著明な銅欠乏障害を呈する．occipital horn 症候群は Menkes 病の軽症型である[7]．

後天的な銅欠乏の要因として，静脈栄養や経腸栄養剤施行時の銅投与不足，亜鉛過剰投与などは報告されているが，頻度は高くない．

表Ⅱ-12 に示すように，銅欠乏の症状はさまざまで，このうち血管異常，骨粗鬆症，膀胱憩室はリシルオキシダーゼ活性低下によるものである．Menkes 病，occipital horn 症候群は現在有効な治療法がない．後天性銅欠乏の治療は，適切な銅を投与することである．

3. 過剰症

先天性銅代謝異常症である Wilson 病はさまざまな臓器に銅が蓄積し，障害をきたす[7]．肝障害，神経障害（パーキンソン病様の錐体外路症状），精神障害，腎障害など症状は多彩で，しばしば診断が遅れる．治療は銅キレート薬や亜鉛の投与で，肝移植も行われている．

5 セレン

1. 代謝

　セレンの吸収はセレン摂取量や含有食品により異なるが，70〜80％と比較的よい．排泄は主に糞便中である．生体内には5〜25 mg存在し，腎皮質や腺組織に多い．
　グルタチオンペルオキシダーゼはセレン酵素で，強力な抗酸化作用がある．欠乏により，過酸化物質が蓄積し，マクロファージや好中球の殺菌能低下による免疫能低下や発癌性を生じる．また，甲状腺ホルモンであるサイロキシン(T_4)をトリヨードサイロニン(T_3)に変換するヨードチロニン脱ヨウ素酵素などもセレン酵素である．

2. 欠乏症

　中国の風土病として克山病(Keshan disease)，カシン・ベック病(Kashin-Beck disease)はセレン欠乏によるとされているが，最近ではセレン欠乏に別の要因が重なって発症するとの説もある．わが国では，静脈栄養やセレンを含有していない経腸栄養剤使用時にセレン欠乏が報告されている[8]．
　欠乏症の症状・所見を表Ⅱ-12に示すが，心筋症や爪の白色変化(図Ⅱ-36)で気づかれる場合が多い．静脈栄養や経腸栄養剤使用時にはセレン欠乏に注意すべきである．
　治療はセレンの投与であるが，医薬品としては市販されていない．病院薬局製剤第6版(日本病院薬剤師会編，薬事日報社)に記載されているセレンの内服液・注射剤の作成法に従い，院内で製剤し投与する．または経腸的な微量元素補給としてテゾン®(表Ⅱ-13)を使用するとよい．テゾン®は市販されている栄養補助食品で，1パックに表Ⅱ-13の栄養

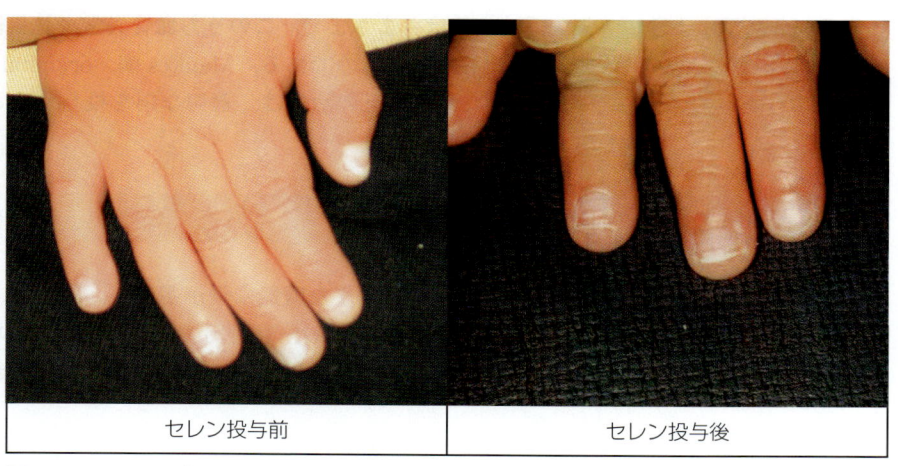

図Ⅱ-36　セレン欠乏の爪変化
セレンを含有していない経腸栄養剤使用時に発症したセレン欠乏．
(増本幸二，他：在宅成分栄養管理中にセレン欠乏症を生じた1小児例．静脈経腸栄養 22：195-199, 2007より転載)

素が成人必要量の約 1/3 含まれている．

3. 過剰症

土壌と食物のセレン濃度が高い中国の地方でセレン過剰症の報告がある．その他では摂取過剰の報告は少ないが，サプリメントを過剰に摂取すると過剰症になる危険がある．セレン中毒の症状は，毛髪や爪の脆弱化・脱落，胃腸障害，皮膚炎，疲労感，神経系の異常などである．

6 ヨウ素

1. 代謝

摂取したヨウ素はほぼ 100% 吸収され，排泄は主に尿からである．したがって尿中ヨウ素排泄量で，欠乏の有無を判断することができる．生体内には 10〜20 mg 存在し，その 70〜80% は甲状腺に存在しており，甲状腺ホルモンの構成成分である．

したがってヨウ素の機能は，甲状腺ホルモンの機能に反映される．ヨウ素の欠乏も過剰も甲状腺機能低下および甲状腺腫を発症する．

表 II-13 テゾン®1 パック（125 ml）中に含まれる栄養素

	テゾン®	1日推奨量*		耐容上限量
		男	女	
鉄 (mg)	2.5	7.0	10.5	男 50, 女 40
銅 (mg)	0.3	0.9	0.7	10
亜鉛 (mg)	4.0	12	9	男 40, 女 35
マンガン (mg)	1.3	4.0	3.5	11
セレン (μg)	20	30	25	男 280, 女 220
クロム (μg)	13	40	30	—
ビタミン B_1 (mg)	0.43	1.4	1.1	—
ビタミン B_2 (mg)	0.5	1.6	1.2	—
ビタミン B_6 (mg)	0.47	1.4	1.1	男 55, 女 45
ビタミン B_{12} (μg)	0.80	2.4	2.4	—
ナイアシン (mg)	4.7	15	11	男 300, 女 250
パントテン酸 (mg)	2.0	5	5	—
葉酸 (μg)	80	240	240	1,300
ビタミン C (mg)	33	100	100	—

＊：日本人の食事摂取基準 2010 年版（18〜29 歳の推奨量．パントテン酸，マンガンは目安量）．

2. 欠乏症

　世界的には，とくに大陸内部でヨウ素欠乏が深刻な問題で，ヨウ素添加塩が推奨されているが，わが国では，欠乏症の報告は海外に比べてきわめて少ない．わが国でのヨウ素欠乏は，ヨウ素を含有しない経腸栄養剤使用で報告されている[9]．そのような経腸栄養剤使用時はヨウ素の補充が必要である．

3. 過剰症

　通常の食品摂取では過剰症はほとんど問題にならないが，インスタントの和風出汁などに非常に多くのヨウ素が含まれており，摂取により過剰症を発症する危険がある．また，ヨード製剤を用いた胎児造影や新生児期のヨード製剤による消毒もヨウ素過剰症の要因になる．妊産婦のヨウ素摂取過剰は胎児，新生児の甲状腺機能低下の原因になり，新生児マススクリーニングの甲状腺刺激ホルモン(thyroid stimulating hormone；TSH)陽性の原因となる[10]．

［文献］
1) 児玉浩子：ミネラル・微量元素．児玉浩子，玉井浩，清水俊明(編)：小児臨床栄養学．pp44-47, 診断と治療社，2011
2) 厚生労働省：日本人の食事摂取基準，2010年版．「日本人の食事摂取基準」策定検討委員会報告書．第一出版，2010
3) 吉田祥，神林崇：レストレックス症候群：ドパミン神経と睡眠・運動機構．睡眠医療 4：35-39, 2010
4) 谷本光音，豊國伸哉，小澤敬也，他：鉄過剰症と組織障害．日医誌 139：269-279, 2010
5) 柳澤裕之：亜鉛の生理．治療(別冊)87：4-8, 2005
6) 児玉浩子：小児の微量元素代謝異常症．日児誌 113：795-807, 2009
7) Kodama H, Fujisawa C: Copper metabolism and inherited copper transporter disorders: molecular mechanisms, screening and treatment. Metallomics 1: 42-52, 2009
8) 姫野誠一郎：セレン．日本臨牀(増刊)68：329-332, 2010
9) Shiga K, Kodama H, Kaga F, et al: Hypothyroidism caused by iodine deficiency and iodine levels in enteral formulas. Pediatr Int 53: 501-504, 2011
10) Nishiyama S, Mikeda T, Okada T, et al: Transient hypothyroidism or persistent hyperthyrotropinemia in neonates born to mothers with excessive iodine intake. Thyroid 14: 1077-1083, 2004

〈児玉　浩子〉

Ⅱ. 基礎編　A. 病態生化学

9. 食物繊維からルミナコイドへ
―食物繊維の新しい概念と生理作用

　食物繊維や難消化性オリゴ糖・糖アルコールなどの難消化性糖質は，ショ糖やデンプンなどの消化性糖質とは全く異なる代謝経路によって利用される（図Ⅱ-37）[1]．難消化性とは，食品中の成分のうちヒト小腸の消化酵素によって消化されない成分のことである．これらの成分は大腸へ到達し，そこに生息する腸内細菌によって発酵を受けて利用される．その過程において，宿主の健康に有用な作用を発現することから，食物繊維や難消化性オリゴ糖・糖アルコールはプレバイオティクス[2]としての性質を具備している．

　難消化性糖質の生理作用については，これまでに多くの研究報告があるが，その作用は腸内細菌を介するものと，物理化学的な性質に依存して必ずしも腸内細菌の介在を必要としないものに大別される．このたび，一般社団法人日本食物繊維学会（以下，日本食物繊維学会）は新しい食物繊維の概念として「ルミナコイド」を提示した[3]．これは，難消化性成分が口腔から肛門に至る消化管において生理作用を発現することに着目した包括的概念である．

　本項では，食物繊維の新しい定義を紹介し，次に難消化性糖質の代謝の特徴ならびに有効エネルギー量の考え方について概説する．また，生理作用の中から，近年臨床においてその必要性が注目されている難消化性糖質の排便調節作用（下痢抑制作用と排便促進作用）

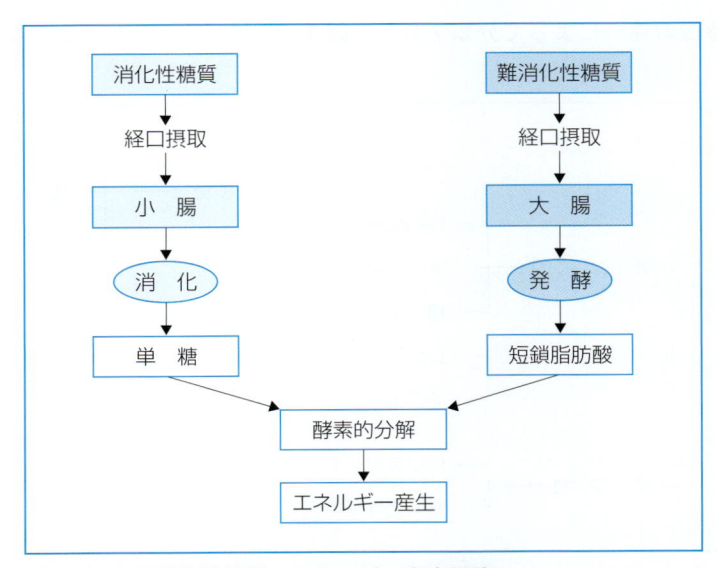

図Ⅱ-37　難消化性糖質のエネルギー産生経路
（Oku T, et al, 2002[1] より転載）

について概説する.

1 食物繊維の新しい定義―ルミナコイド(luminacoid)

　食物繊維の定義は，国際的に統一されるには至っていない現状にあり，その定量法や有効エネルギー量の評価方法についても統一見解はない．わが国における食物繊維の定義はこれまで「ヒトの消化酵素で消化されない食物中の難消化性成分の総体」とされていた[4]．これには，植物性食品由来の主要成分である難消化性の多糖やリグニンだけでなく，キチン・キトサンなど動物性食品を起源とするものも含まれていた．しかし，生活習慣病に対する予防医学的研究の発展によって食物繊維と類似する生理機能をもつ食品成分の存在が明らかになり，この定義では十分に説明できなくなった．

　そこで，日本食物繊維学会は，「ヒトの小腸内で消化・吸収されにくく，消化管を介して健康の維持に役立つ生理作用を発現する食物成分」を包括する用語として「ルミナコイド」を提示し，これを国際的に発信した[3,4]．ルミナコイドが包括する物質は図Ⅱ-38のようになっており，食品成分そのものよりもヒトへ及ぼす生理作用を重視した概念になっている．食物摂取後，それが口腔から肛門へ移送される各過程において，生体の恒常的かつ正常な生理機能を発揮させるように作用する成分という考え方である．

　ルミナコイドでは，穀類や野菜類などの細胞構成成分であるヘミセルロースや細胞質成分であるペクチンやガム質などの多糖類だけでなく，難消化性オリゴ糖や糖アルコールをはじめ，レジスタントスターチやレジスタントプロテインなどもその範疇に入れることになった．そこで，ここでは従来の概念に基づく狭義の食物繊維ではなく，「難消化性糖質」として食物繊維とオリゴ糖・糖アルコールを取り上げることとする．

2 難消化性糖質の代謝の特徴と有効エネルギー量の考え方

　糖質を代謝的特徴の違いによって分類すると，図Ⅱ-37に示すように，ショ糖や麦芽

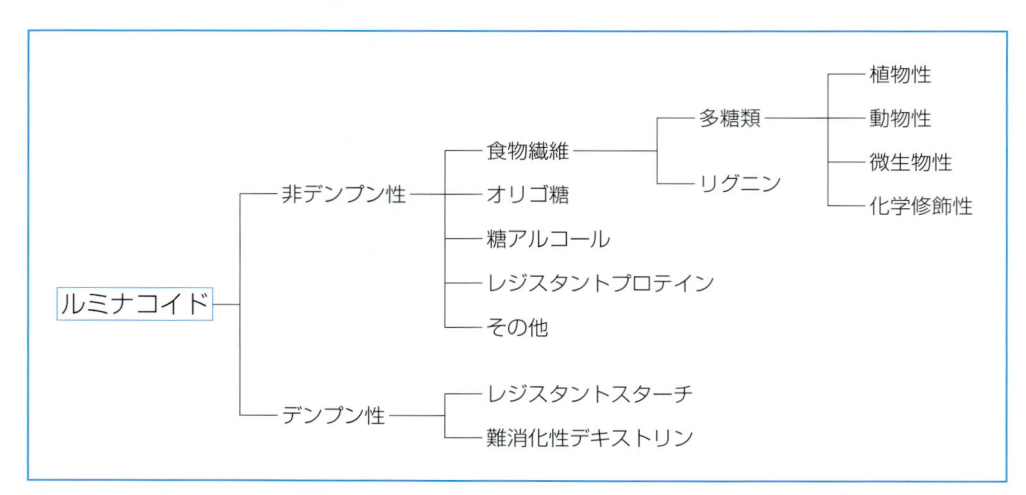

図Ⅱ-38　ルミナコイドの種類と分類
(Kiriyama S, et al, 2006[3] より転載)

糖，単糖などのように小腸において消化・吸収を受けて生体に利用されるものと，食物繊維や難消化性オリゴ糖のように小腸における消化を免れて大腸に到達し，腸内細菌を介した発酵・吸収によって利用されるものに大別される．

経口的に摂取された難消化性糖質は，図Ⅱ-39に示すように[1]，小腸粘膜消化酵素の消化を受けずに腸内細菌の常在する小腸下部から大腸に到達する．そこで腸内細菌の発酵を受けることによって酢酸，プロピオン酸，酪酸などの短鎖脂肪酸，炭酸ガス，水素ガス，メタンガスなどが産生され，一部は菌体成分として取り込まれる．これらの腸内細菌による発酵は上行結腸から近位横行結腸腸において最も活発である[5]．腸内細菌が難消化性オリゴ糖などを発酵分解して短鎖脂肪酸が産生されると腸管腔内環境は酸性に傾き，酸性環境に弱いクロストリジウム(*Clostridium*)や大腸菌などのいわゆる有害菌は増殖が抑制される．一方，酸性環境に比較的強いビフィズス菌や乳酸菌などのいわゆる有用菌は増殖を維持できる．結果的に，難消化性糖質を繰り返し摂取すると，いわゆる有用菌の占有率が高まり，有害菌は減少し，病原菌なども棲息しにくくなる[5]．

ビフィズス菌や乳酸菌などの有用菌の増殖は発癌物質や老化促進物質などの有害物質の生成，腐敗物の産生を減少させる．また，短鎖脂肪酸の増加は大腸の蠕動運動を刺激し，腸管腔内浸透圧を上昇させて排便を促進する．これらの結果，管腔内環境が良好に保たれ，排便状態や便性状の改善などの影響をもたらすと考えられているが，腸内細菌についての詳細は「腸内細菌叢とプロバイオティクス」の項(195頁)をご参照いただきたい．

一方，生成された短鎖脂肪酸のうち酪酸は粘膜吸収上皮細胞のエネルギー源として優先的に利用される[5]．酢酸とプロピオン酸は大腸から吸収されて宿主のエネルギーとして利

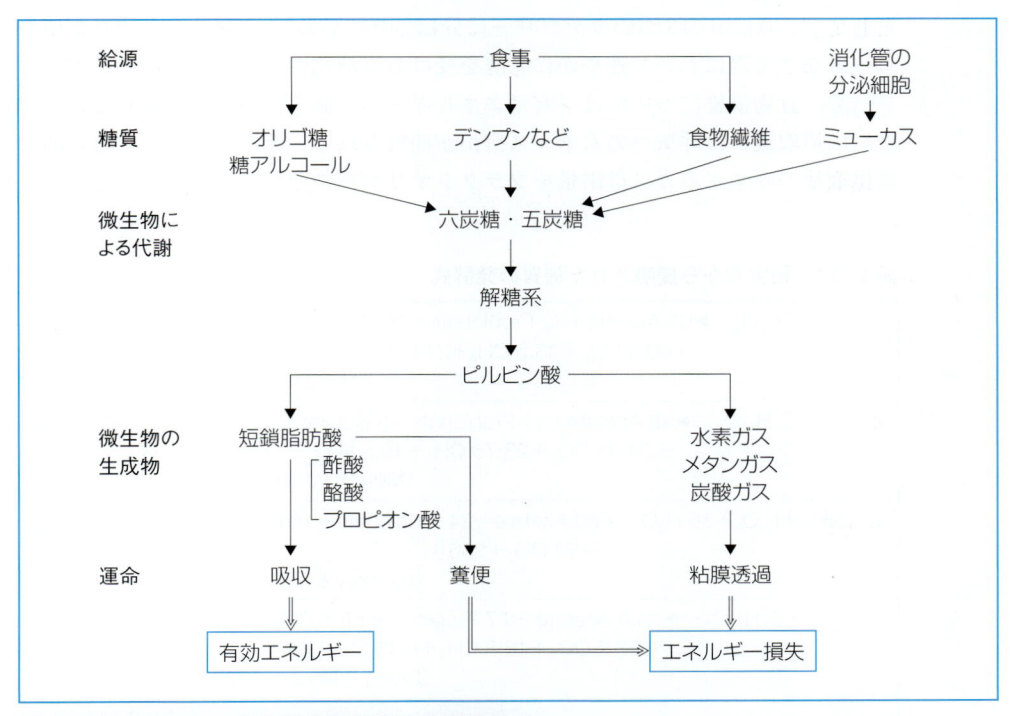

図Ⅱ-39 大腸における難消化性糖質の代謝機序
(Oku T, et al, 2002[1]より転載)

用され，炭酸ガスに変換されて呼気へ排出される[1,5]．呼気に排出される炭酸ガスには消化・吸収された糖質が完全に酸化されて生成したものと，発酵・吸収過程で生成されたもの，ならびに発酵によって生成した短鎖脂肪酸が吸収され，酸化されて生じたものが含まれていることになる．このことは，食物繊維や難消化性オリゴ糖などの難消化性糖質の有効エネルギー量は 0 kcal ではないことを示している．

また，腸内細菌の発酵によって産生した水素ガスの一部はオナラとして放出されるが，主として大腸から拡散によって吸収された後，血液を循環して肺胞へ入り，最終的に呼気へ排出される．水素ガスは微生物による発酵によってのみ産生されるので，難消化性糖質摂取後の呼気水素ガス排出は下部消化管における発酵の程度を反映する[6]．したがって，呼気水素ガス排出量に基づいて有効エネルギーを算出することが可能である．

3 腸内細菌による発酵に基づいた難消化性糖質の有効エネルギー量算出の考え方

腸内細菌の発酵基質となる糖質とその生成物との量比は表Ⅱ-14[1]のような発酵式によって示されている．これら 4 式の物理的燃焼による平均値は 2.71 kcal となる．しかし，^{14}C でラベルしたフラクトオリゴ糖やマルチトールを用いた研究によって，生体内では経口摂取した糖質の約 15% が菌体成分などとして糞中に排泄されることが明らかになり[7]，これを差し引いて，大腸内で生成される短鎖脂肪酸のエネルギー量は 2.3 kcal（2.71×0.85 = 2.3）となった．さらに，これらの利用効率を考慮した結果，難消化性糖質は約 2 kcal, すなわち消化性糖質の約 1/2 が妥当であると考えられている[8,9]．健康増進法の栄養成分表示では，難消化性オリゴ糖ならびに糖アルコールの有効エネルギー換算係数は，1 g あたり 2, 1, 0 kcal の 3 つのカテゴリーに分類されている[8,9]．フラクトオリゴ糖やラクチュロースなど大腸において速やかに発酵を受ける難消化性糖質は 1 g あたり 2 kcal である．

一方，食物繊維については，有効エネルギーの評価方法がまだ確立していない．食物繊維経口摂取後には呼気への水素ガス排出が観察される．そこで現在は，暫定的に，食物繊維摂取後の呼気水素ガス排出量をフラクトオリゴ糖のそれと比較することによって有効エ

表Ⅱ-14　研究者から提唱された糖質の発酵式

Ⅰ	58 $C_6H_{12}O_6$ → 65 Acetate＋22 Propionate＋16 Butyrate ＋60.5 CO_2＋33.5 CH_4＋27 H_2O (Hungate, 1966)	2.78 kcal/g
Ⅱ	34.5 $C_6H_{12}O_6$ → 48 Acetate＋11 Propionate＋5 Butyrate ＋34.25 CO_2＋23.75 CH_4＋10.5 H_2O (Miller & Wolin, 1979)	2.70 kcal/g
Ⅲ	58 $C_6H_{12}O_6$＋36 H_2O → 60 Acetate＋24 Propionate＋16 Butyrate ＋92 CO_2＋256 [H] (Liversey & Elia, 1988)	2.86 kcal/g
Ⅳ	37.73 $C_6H_{12}O_6$ → 34.5 Acetate＋9.7 Propionate＋8.6 Butyrate ＋38.2 CO_2＋18.8 CH_4＋6.13 $C_6H_{10}O_3$ (Smith & Bryant, 1979)	2.51 kcal/g
	平均	2.71 kcal/g

(Oku T. et al, 2002[1] より転載)

ネルギー換算係数を算出している[10,11]．食物繊維は分子量が大きいためにオリゴ糖に比較すると腸内細菌に発酵されにくいため，摂取後14時間後までの呼気水素ガス排出を観察して評価している．

なお，この呼気水素ガス排出を指標とする方法は，乳糖不耐症の診断に用いられる原理を応用したものである．また，水素ガスのほか，メタンガスも呼気へ排出されることがある．メタンガスは腸内にメタンガス産生菌がいる場合に産生されるが，欧米人に比べて日本人ではメタンガス産生者は少ない．

難消化性糖質をはじめとするルミナコイド素材について，それらの有効エネルギーの評価方法は確立されていない．日本食物繊維学会では2010年11月よりルミナコイド素材エネルギー評価検討委員会を発足し，次の4点を指標として難消化性糖質をはじめとするルミナコイドの素材についてエネルギー評価を行っている．①小腸における消化・吸収量，②大腸における発酵・吸収量，③小腸および大腸で消化・発酵・吸収されることなく排泄される量，④小腸において吸収後，生体利用されずに尿中へ排泄される量．

食物繊維をはじめとするルミナコイド素材の有効エネルギー評価については，今後もFAO/WHO CODEX 委員会などの国際機関においても協議される．

4 難消化性糖質（食物繊維ならびに難消化性オリゴ糖・糖アルコール）の生理作用

難消化性糖質の機能には，摂取エネルギー低減，血糖上昇抑制，脂質代謝改善，排便調節，骨代謝改善，大腸癌リスク低減，消化吸収機能維持，免疫賦活などさまざまな生理作用が報告されている．これらのほかに難消化性オリゴ糖や糖アルコールには，非う蝕原性や肝性脳症改善などの作用が報告されている．また，難消化性糖質の抗酸化作用やタイトジャンクションへの修飾など，難消化性糖質の研究によって新しい可能性が開拓されている．これらの一部は，「ルミナコイド研究のフロンティア」（建帛社）や「食物繊維　基礎と応用」（第一出版）に紹介されているので，ぜひご参照いただきたい．

難消化性糖質を含めたルミナコイドの作用のうち，排便調節，大腸癌リスク低減，消化吸収機能維持効果，免疫賦活などは直接的あるいは間接的に腸内細菌が関与するプレバイオティクス効果によるものである．肝性脳症の治療に用いられるラクツロースは，このようなプレバイオティクスの働きを医薬品に利用した最初のオリゴ糖であるといえる．ラクツロース投与によって腐敗菌によるアンモニア産生が減少して肝臓の解毒負担が軽減され，症状が軽快することを利用したものである．

食物繊維は消化酵素によって加水分解されずに消化管下部に到達するが，難消化性オリゴ糖に比べて分子量が大きく，またその種類によって粘稠性や保水（膨潤）性，ゾル形成能，イオン交換能，結合能などの物理化学的特徴が異なるために，腸内細菌による利用の程度に差異がある（表Ⅱ-15）[12]．腸内細菌による資化性は水溶性食物繊維のほうが非水溶性食物繊維より一般に高く，低分子のほうが高分子のものよりも容易に発酵を受けるので，生理作用の発現は食物繊維の性状に依存すると考えられる．

ヒト糞便を用いた in vitro 培養実験では，水溶性食物繊維（ペクチン，グアーガムなど）は比較的容易に資化されるが，非水溶性食物繊維（セルロース，ヘミセルロースなど）はきわめて資化されにくい．しかし，これらをヒトへ摂取させて呼気水素ガス排出動態を観察した場合の発酵の程度は必ずしも in vitro の結果と一致しない．腸内細菌叢は食物成分の

表Ⅱ-15　食物繊維の物理化学的性質と生理機能

	性質	機能
1. 保水性（膨潤性）	水を吸収して容量を増大する性質	胃・腸内容物の"かさ"を増大 　→食事の過剰摂取抑制 　→食品成分の消化・吸収の遅延・抑制
2. ゾル形成能	水を吸収して粘性を増しゾルを形成する性質	ゾルに取り込まれた食品成分の拡散抑制 　→食品成分の消化・吸収の遅延・抑制
3. イオン交換能	陽イオンを結合したり，交換する作用	カドミウム，ナトリウム，カルシウムなどとの結合 　→吸収阻害・抑制，排泄促進
4. 結合能	有機化合物などを吸着する性質	胆汁酸，コレステロールなどの吸着 　→吸収阻害・抑制，排泄促進

（奥恒行，2002[12]）より転載）

ほか，生活環境や健康状態などによって容易に変化するので，これらの生理作用を評価する場合は長期間の摂取による効果を観察することが必要である．

5　難消化性糖質の排便調節作用

　難消化性糖質の排便促進作用や緩下作用はよく知られており，特定保健用食品や医療に利用されている．興味深いことに，難消化性糖質は排便に対して促進的な作用と抑制的作用とを具備している．すなわち，難消化性糖質は緩下剤として用いられる一方で下痢症の予防や症状改善にも用いられている．

　下痢症は多様な原因で誘発される．難消化性糖質はさまざまな下痢症の改善に利用されており，プロバイオティクスとの併用による改善作用も報告されている．たとえば，薬物や抗生物質起因性下痢症，経腸・経管栄養療法により誘発する下痢症などに難消化性糖質を経口摂取させると，これらが改善したことが報告されている．また小児下痢症や病原性下痢症に対して，水分補給を目的とする経口水補液（oral rehydration salt solution）に食物繊維を添加することによって下痢症状が改善したことが報告されている．さらに海外渡航者に誘発する旅行者下痢症に対しても難消化性オリゴ糖を経口摂取させることによる改善作用の研究が行われている．筆者らは，小分子である難消化性オリゴ糖・糖アルコールを単回に多量摂取することによって誘発される高浸透圧性下痢に対して，食物繊維を同時摂取すると下痢誘発が抑制されること[13,14]，また，バングラデシュのスラム街の小児へ難消化性オリゴ糖を継続摂取させることで下痢症状が改善することを明らかにしている[15]．

　臨床においては，長期の就床や薬物投与による便秘症など排便の支障が誘発される一方で，経管栄養療法時に下痢症が誘発することや抗生物質起因性下痢症が起こることが報告されており，排便促進と下痢改善の双方の生理機能を具備した難消化性糖質に対する期待が寄せられている．

6　難消化性糖質の摂取方法の留意点

　難消化性糖質は，適当量を経口摂取させることによってヒトの健康に対する有用な作用

を発現する．腸内細菌叢を介してヒトの健康増進に寄与するプレバイオティクスとしての効果は難消化性糖質の特徴的な生理作用である．

　難消化性糖質の摂取目安量は，目的とする保健の用途や食物繊維やオリゴ糖の種類によって異なり，その用量によっては下痢を誘発することがある．難消化性オリゴ糖や低分子化した食物繊維は単回に多量摂取すると高浸透圧性の一過性下痢を惹起する．奥らは，さまざまな難消化性糖質について高浸透圧性下痢誘発に対する最大無作用量を検討した[9]．その結果，多くの難消化性糖質の場合，最大無作用量は体重1 kgあたりおよそ0.3 gとなった．しかし，腸内細菌による資化性の低い糖質では低値を示すので，利用にあたってはそれぞれの糖質について十分な知見を得て使用することが大切である．

　難消化性糖質の生理作用は緩徐であり，薬物のような即効性はない．腸内細菌叢が変化するためには数日から1週間程度を要するので，適当量の難消化性糖質を一定期間繰り返し摂取することが肝要である．

[文献]

1) Oku T, Nakamura S: Digestion, absorption, fermentation, and metabolism of functional sugar substitutes and their available energy. Pure Appl Chem 74: 1253-1261, 2002
2) Roberfroid MB: Prebiotics: the concept revisited. J Nutr 137: 803S-807S, 2007
3) Kiriyama S, Ebihara K, Ikegami S, et al: Searching for the definition, terminology and classification of dietary fiber and new proposal from Japan. J Jpn Assoc Dietary Fiber Res 10: 11-23, 2006
4) 桐山修八，池上幸江，印南敏，他：日本におけるDietary Fiberの定義・用語・分類をめぐる論議と包括的用語の提案まで．日本食物繊維研究会誌 7: 39-49, 2003
5) Cummings JH, Macfarlane GT: The control and consequences of bacterial fermentation in the human colon. J Appl Bacteriol 70: 443-459, 1991
6) Oku T, Nakamura S: Comparison of digestibility and breath hydrogen gas excretion of fructo-oligosaccharide, galactosyl-sucrose, and isomalt-oligosaccharide in healthy human subjects. Eur J Clin Nutr 57: 1150-1156, 2003
7) Tokunaga T, Oku T, Hosoya N: Utilization and excretion of a new sweetener, fructooligosaccharide (Neosugar) in rats. J Nutr 119: 553-559, 1989
8) 奥恒行：難消化吸収性糖質の有効エネルギー量について．栄養学雑誌 54：143-150, 1996
9) 奥恒行：難消化吸収性糖質の消化・発酵・吸収ならびに許容量に関する研究．日本栄養・食糧学会誌 58：337-342, 2005
10) 奥恒行，山田和彦，金谷健一郎：各種食物繊維素材のエネルギーの推算値．日本食物研究会誌 6：81-86, 2002
11) 中村禎子，奥恒行：ヒトにおける呼気水素ガス試験による発酵分解評価の有効性とそれに基づく各種食物繊維素材のエネルギー評価の試み．日本食物繊維学会誌 9：34-46, 2005
12) 奥恒行：食物繊維の性状と機能．武藤泰敏(編)：消化・吸収—基礎と臨床．p275, 第一出版，2002
13) Nakamura S, Moji K, Oku T, et al: Suppressive effect of partially hydrolyzed guar gum on transitory diarrhea induced by ingestion of maltitol and lactitol in healthy humans. Eur J Clin Nutr 61: 1086-1093, 2007
14) Oku T, Hongo R, Nakamura S: Suppressive effect of cellulose on osmotic diarrhea caused by maltitol in healthy female subjects. J Nutr Sci Vitaminol 54: 309-314, 2008
15) Nakamura S, Shafiqul SA, Wahed MA, et al: Prebiotic effect of daily fructooligosaccharide intake on weight gain and reduction of acute diarrhea among children in a Bangladesh urban slum: A randomized double-masked placebo-controlled study. Trop Med Health 34: 125-131, 2006

〈中村　禎子〉

Ⅱ. 基礎編　A. 病態生化学

10. 過酸化脂質

1　過酸化脂質とは？

　過酸化脂質とは，脂質の過酸化物の総称であるが，脂質そのものが不均一であるために過酸化脂質も当然ではあるが，単純に脂質のヒドロペルオキシド(lipid hydroperoxide；LOOH)の他にも多くの物質群の総称として用いられてきた．多価不飽和脂肪酸を含む脂質は非酵素的ラジカル連鎖反応やリポキシゲナーゼ(lipoxygenase；LOX)酵素反応により脂質酸化反応が惹起され，過酸化脂質を生じる．中でも，非酵素的ラジカル連鎖反応は，活性酸素やフリーラジカル反応が生体における細胞，組織障害に密接に関与することが明らかになるなかで，その障害メカニズムとして注目されてきた．すべての細胞膜の脂質中に局在する高度不飽和脂肪酸はそれら活性種により攻撃を受け，脂質過酸化連鎖反応を介して過酸化脂質が生成され，細胞膜障害の一因となることが明らかにされてきた．

　臨床医学・栄養学研究においても過酸化脂質の定量法が提案され，種々の病態の中で血中・組織中で過酸化脂質が上昇することが見いだされてきた．1970年代後半，チオバルビツール酸反応物質(thiobarbituric acid reactive substances)として定量された生体試料中の過酸化脂質測定が，生体と過酸化脂質の関わりを示す研究の始まりであった．多くの細胞膜を構成する多価不飽和脂肪酸が酸化されやすいことから，生成物である過酸化脂質の正確な定量は「活性酸素による生体傷害」と「疾患」とを関連づける多くの情報をこれまで生んできた経緯がある．

　その後，より正確な過酸化脂質の定量法が開発され，研究は加速度的に進んできている．さらに，生体における脂質過酸化反応に由来する多くの中間活性体の発見，脂質そのものを網羅的包括的に測定する技術の開発により，臨床医学，栄養学の分野において最も注目される領域となりつつある．臨床的には，過酸化脂質の重要性が指摘され，その研究が盛んに進められた動脈硬化症だけでなく，最近では，メタボリックシンドローム，非アルコール性脂肪性肝疾患，発癌などの病態解明，予防法や治療法の開発には「過酸化脂質」研究が重要なヒントを与える可能性がある．

2　過酸化脂質の生成

　過酸化脂質の形成機構は大きく2つある(図Ⅱ-40)．1つはフリーラジカルの開始剤によって促進される非酵素的な過酸化反応であり，中間体として生じる脂質ラジカルが連鎖的に反応を促進するために連鎖的脂質過酸化反応として有名である．もう一方は，主としてミクロソームで行われるNADPH依存性のLOX酵素による過酸化反応であり，両者ともに分子状の酸素を必要としている．脂質と分子状酸素との反応性はきわめて低いため

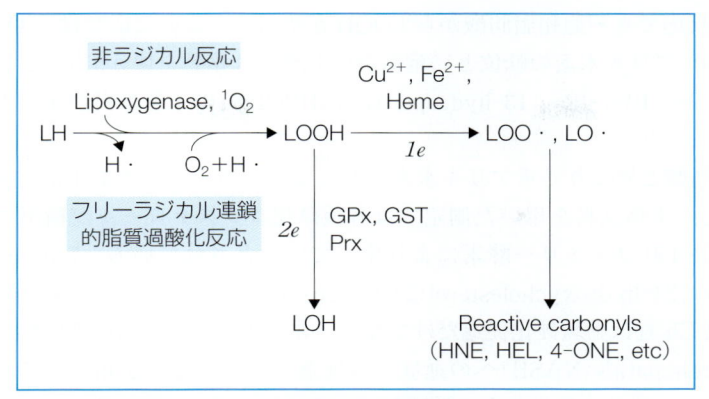

図Ⅱ-40　過酸化脂質の生成と消去の概略
GPx：glutathione peroxidase, GST：glutathione S-transferase, Prx：peroxiredoxin, HNE：4-hydroxy-2-nonenal, HEL：N^ε-(hexanoyl)lysine, 4-ONE：4-oxo-2-nonenal

　に，それらが反応するためには少なくとも分子状酸素あるいは脂質かどちらかが活性化されねばならない．このような活性化した酸素として，生体内で生じるいくつかの活性酸素が注目され，一重項酸素による脂質酸化反応，ヒドロキシルラジカルによる脂質過酸化反応が生体膜障害の一因とされてきた経緯がある．一重項酸素による脂質過酸化反応についてはその化学反応の詳細は明らかになっているが，ヒドロキシルラジカルによる脂質過酸化反応については疑問点も多く，実際に脂質酸化の開始反応である脂質からの水素の引き抜き反応はヒドロキシルラジカルではなく，鉄複合体のようなものと考えられている．

　生体内の細胞膜においてはこの膜構成成分である不飽和脂肪酸の過酸化反応が最も研究されてきた．とくに重要な脂質は細胞膜や細胞内膜を構成する主要脂質であるリン脂質（phospholipid；PL）とコレステロール（cholesterol；Ch），血漿リポタンパク質においてはこれらに加えてコレステロールエステル（cholesteryl ester；ChE）である．フリーラジカルによる開始反応では脂質（LH）から水素が引き抜かれて脂質ラジカル（L・）が生成する．水素の引き抜き反応は二重結合ではさまれたメチレン水素（二重アリル水素）で圧倒的に起こりやすいため，二重アリル水素をもつリノール酸以上の不飽和脂肪酸でのみラジカル連鎖反応が進行する．開始反応で生成した脂質ラジカル（L・）は分子状酸素と反応しペルオキシルラジカル（LOO・）が生成し，LOO・によるLHからの水素引き抜き反応により脂質ペルオキシド（LOOH）とL・を生じる．新しく生成した脂質ラジカル（L・）はさらにLOO・となり，他の脂質を攻撃し，LOOHとL・を連鎖的に生じ，脂質の過酸化が進んでいくことになる（連鎖的脂質過酸化反応）．

　反応が進行するにつれてLOOHが蓄積され，L・やLOO・は攻撃目標を失い，ついにはLOO・同士が結合して安定な化合物となり触媒作用を失い，連鎖反応は停止する（LOO・＋LOO・→LOOL＋O_2）．この脂肪酸やそのエステルの脂肪酸部位のLOO・は，反応性は大きくないがそのラジカルとしての寿命は長く，フリーラジカルを介した連鎖的脂質過酸化反応を続ける連鎖担体として重要である．また，このようなLOO・はLOOHの金属イオンによる分解によって生じることもあるため（LOOH＋$M^{(n+1)+}$→LOO・＋H^+＋M^{n+}），遷移金属（M）の生体におけるコントロールはきわめて重要である．

$^1O_2$ と脂質との反応でも不飽和脂肪酸から LOOH が生じる．この反応では，$^1O_2$ は二重結合に親電子付加，アリル水素の転位と二重結合のトランス移動を伴う．$^1O_2$ とリノール酸との反応では，9-，10-，12-，13-hydroperoxide（HPODE）の4種の異性体が生じるとされている．

Ch は不飽和脂肪酸と異なり二重アリル水素をもたないため，ラジカル連鎖反応は起こりにくい．しかし，生体試料を用いた測定では各種酸化コレステロールが検出されており，cytochrome P-450 ファミリー酵素により生じているとされている．7-hydroxycholesterol（7-OHCh），24-hydroxycholesterol（24-OHCh）などが血漿中，大動脈組織中などに検出される．高 Ch 食は動脈硬化促進だけでなく，非アルコール性脂肪性肝疾患である nonalcoholic steatohepatitis（NASH）への進展をも促進することなどが知られており，酸化コレステロールの病理学的意義が注目される．

3 過酸化脂質定量法

過酸化脂質定量法として歴史的に最も利用されてきたチオバルビツール酸反応物質測定法は，カルボニル化合物を非特異的に測定し，マロンアルデヒド量に換算するものである．生体におけるいわゆる過酸化脂質の毒性を間接的に評価するものであるが，食品研究には現在でも盛んに用いられている．

また，生体内で数多く存在する脂質種のうち，ある特定の脂質クラスのみが酸化されていることも多い．したがって，個々の脂質クラスを定量し，その脂質ごとに過酸化反応の第一次生成物である LOOH を特異的に定量することが望ましいとされている．そのような経緯で，超高感度かつ特異的に定量できるガスクロマトグラフィ（gas-liquid chromatography；GLC）や高速液体クロマトグラフィ（high performance liquid chromatography；HPLC）法と化学発光法との併用法などが開発されてきた．ヒト血漿中に存在するラジカル酸化由来の過酸化脂質量に関しては，報告によってばらつきがあるものの血漿 phosphatidylcholine（PC）-OOH 量はほぼ 10〜100 nM の範囲で報告されている．Niki[1]は，現在までに得られた血漿過酸化脂質に関する報告をまとめ，健常なヒト血漿に蓄積するラジカル酸化由来の過酸化脂質濃度を表Ⅱ-16 のとおり見積もっている．その結果，血漿過酸化脂質総体として少なくとも 1 μM を超えることはないと結論している．今後の解析においては，このように生体で生成する可能性のあるすべての脂質由来の LOOH やその反応産物を同時測定できる網羅的過酸化脂質分析法（パーオキシリピドーム解析）の開発，臨床応用が必要と思われる．

最近，高分離能液体クロマトグラフィ（LC）と質量分析計を用いた「リピドミクス」解析も盛んに行われている．単なる中性脂肪 TG（トリアシルグリセロール）の増減をみるのではなく，高度不飽和をもつ長鎖型 TG と不飽和度が低い単鎖型 TG を炭素数ごとに定量し，さらにはそれらの酸化型をも定量し，病態解析に応用することを考えている．NASH 患者では，肝生検組織像での鉄沈着，血清フェリチン高値，チオレドキシン高値などが観察され，ビタミン E 投与が有効な症例が存在するが[2]，どのような脂質成分が沈着し，酸化されているかについての十分な情報はないのが現状である．このようなリピドミクス解析手法により，動物実験モデル，臨床検体を用い，より詳細な疾患と過酸化脂質との関連が明らかにされていくものと考えられる．

表Ⅱ-16　ヒト血漿中に存在するラジカル酸化由来脂質過酸化反応物濃度の推定値

脂質過酸化反応物	絶対濃度(nM)	相対濃度(μ M/M)
F_2-isoprostanes	1	10
Total HETE*	100	450
9-and 13-(E, E)-HODE**	130	100
7β-OHCh	10〜20	2〜4
7-ketocholesterol	20〜30	6

*：hydroxyeicosatetraenoic acid(GPx reduction products of HPETE),
**：hydroxyoctadecadienoic acid(GPx reduction products of HPODE)
(Niki E, 2004[1])より転載)

4　過酸化脂質の生体内シグナルに及ぼす影響—過酸化脂質は生体内シグナルを揺さぶる

　これまでに述べてきたように酸化ストレス下においては，フリーラジカル連鎖反応により生体膜中のリン脂質二重層中にPLOOHが一次的に生成蓄積する．このPLOOHから生成する各種カルボニル化合物が，各種タンパク質に結合し細胞内シグナル伝達を揺さぶることが明らかとなりつつある．このカルボニル化合物のタンパク質への付加体は，脂質過酸化反応のよい生体内バイオマーカーとなるだけでなく，その標的タンパク質の同定，機能解析が創薬につながる可能性もあり注目される分野である．
　たとえば，リノール酸のラジカル酸化反応によって生じる13-HPODEはフリーラジカルによる連鎖的脂質過酸化反応の初期に生じ，標的タンパク質のリジン残基に不可反応を生じ，N^{ε}-(hexanoyl)lysine(HEL)修飾体を生じる(図Ⅱ-41)．Aoiら[3]は長中鎖脂肪酸をミトコンドリアへ取り込む際に重要な受容体であるcarnitine palmitoyltransferaseⅠ(CPT Ⅰ)遺伝子発現を運動刺激が亢進させることを明らかにしているが，同時にCPT Ⅰは運動刺激によりHEL修飾体が増加し，抗酸化剤であるアスタキサンチンがそのHEL修飾を抑制することにより，CPT Ⅰタンパク質の機能を増強していることを報告している．CPT Ⅰタンパク質はミトコンドリア外膜に局在し，長〜中鎖脂肪酸をミトコンドリア内に取り込む役割を果たしているが，その機能が亢進することにより，エネルギー源として炭水化物より脂肪酸をより多く利用することになる．運動により内臓脂肪がより優先的に燃焼するメカニズムの1つかもしれないと考えられている．Okadaら[4]は，ラット正常胃粘膜上皮細胞(RGM1細胞)とRGM1由来癌様変異株(RGK1細胞)の比較プロテオミクス解析を実施，RGM1細胞に比較してRGK1細胞では細胞内活性酸素量が増加し，HEL修飾タンパク質が増加していることを見いだし，HEL修飾標的タンパク質としてtropomyosin 1を同定している．
　脂質過酸化反応の比較的後期のマーカーとしての4-hydroxy-2-nonenal(HNE)付加体に関する研究も進められている．生理的レベルのHNEは，生体膜傷害性を示さずに細胞内情報伝達系，細胞膜受容体などに作用してシグナル伝達を修飾することにより，細胞の分化誘導，炎症免疫応答，細胞増殖に寄与することが明らかとなっている．最近，Kishimotoら[5]は痛み受容体の1つであるカプサイシン受容体(transient receptor potential

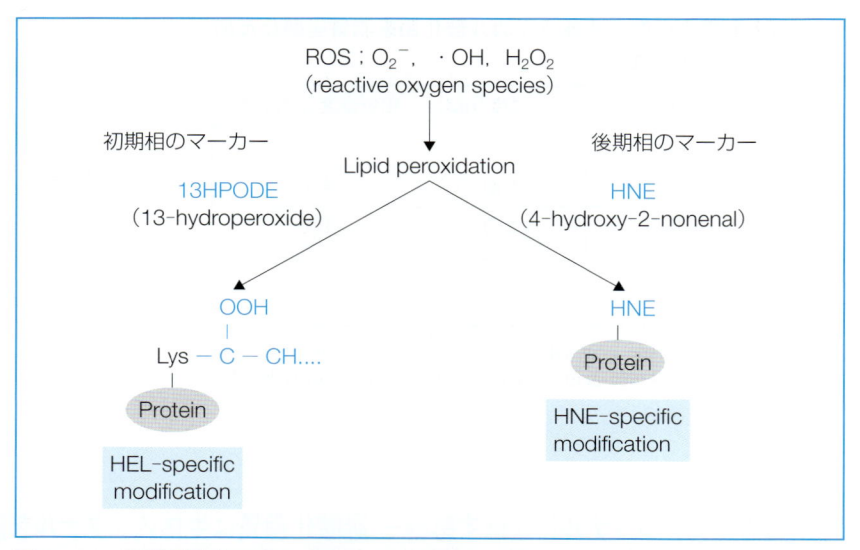

図Ⅱ-41 脂質過酸化反応に由来する活性種と標的タンパク質翻訳後修飾
HEL：N^{ε}-(hexanoyl)lysin.

vanilloid receptor subtype 1；TRPV1)タンパク質のHNE修飾体について報告している．TRPV1受容体はHNEによる修飾を受けると，その受容体のカプサイシン刺激に対する感受性が増加し，細胞内情報伝達の亢進の結果，炎症応答遺伝子であるインターロイキン(IL)8産生が増強することを報告している．HNEにより付加反応を受けたタンパク質を検出，同定するためのモノクローナル抗体が作製されており，プロテオミクス技術を応用した標的分子の探索により，新たな展開が生まれつつある分野である．

5 過酸化脂質の消去機構

　生体内でLOOHは主に酵素的に2電子還元され，不活性なヒドロキシ体(lipid hydroxide；LOH)に解毒される(図Ⅱ-40)．この反応には少なくとも3種類の酵素，グルタチオンペルオキシダーゼ(GPx)，グルタチオンS-トランスフェラーゼ(GST)，およびペルオキシレドキシン(Prx)によって触媒される．GPxは活性中心にセレノシステインを含む抗酸化酵素であり，グルタチオン(GSH)を電子供与体としてLOOHを還元する．したがって，GPxの活性はグルタチオンレダクターゼとNADPHによる酸化型GSHの再生に基づくGSHの供給に依存する．これまでにGPxには5つのタイプが知られている．実際に膜脂質であるリン脂質の過酸化体(PLOOH)の消去機構としては，PLOOHを直接還元できるGPx-4(phospholipid hydroperoxide glutathione peroxidase；PHGPx)あるいはGSTを介した直接消去の経路とPLA₂によりhydroperoxy eicosatetraenoic acid(HPETE)，HPODEの遊離が先立って，それらがGPxにより消去される2つの経路が関わっているとされている．

　PLA₂活性とGPx活性を併せもつペルオキシレドキシンの1つであるperoxiredoxin-6(Prx6)がPLOOHを還元する作用がある．Prx6は生体内に比較的普遍的に存在する抗酸化酵素であり，消化管においても存在する．筆者らは，プロテオミクス解析によりPrx6

の酸化型，還元型を検出することにより，消化管局所では炎症に伴う酸化ストレス下では種々の翻訳後修飾を受けた Prx6 を同定することに成功している．Prx6 の発現を低下させた細胞や Prx6 の酸化修飾を受けた細胞ではアポトーシスが亢進し，Prx6 の LOOH 消去活性中心に近いシステイン残基に対する翻訳後修飾が Prx6 タンパク質の機能低下につながっていることも明らかになっている．

6 過酸化脂質の生成防止と抗酸化栄養素

過酸化脂質の生成を抑制，低下させる抗酸化物質の摂取の重要性が指摘されている．抗酸化物質としては表Ⅱ-17 に示すように，抗酸化ビタミン類，カロテノイド類，フェノール類など多くの機能性成分が知られている．それらを多く含む食品の一覧も示した．中でも，重要な抗酸化剤はビタミン E とビタミン C と考えられている．

ビタミン E の作用で最も注目されるのが，その抗酸化作用であり，LOO・（ペルオキシルラジカル）を捕捉することによってフリーラジカル連鎖反応を停止させる．LOO・がビタミン E のフェノール性水素を引き抜く反応で，ビタミン E は LOO・に水素を供与して

表Ⅱ-17 抗酸化栄養素と食品

抗酸化物質		食品
抗酸化ビタミン	ビタミン C	レモン，ミカン，キウィ，ピーマン，いちご，ブロッコリー
	ビタミン E	アーモンド，豆腐，ほうれん草，かぼちゃ
カロテノイド類	βカロテン	にんじん，かぼちゃ，ほうれん草，春菊，ブロッコリー，トマト，のり
	リコペン	トマト，スイカ
	ルテイン	とうもろこし，ほうれん草
	フコキサンチン	わかめ，ひじきなどの海藻類
	カプサンチン	とうがらし
	アスタキサンチン	かに，えび，さけ，まだい
フェノール類	ケルセチン	玉ねぎ，オレガノ，ベリー類
	ルチン	ダイズ
	ルテオリン	ミント，セージ，タイム，ルイボス茶
	アントシアニン	赤ワイン，なす，黒豆
	カテキン	緑茶，赤ワイン
	テアフラビン	紅茶
	セサミノール	ごま
含硫化合物		にんにく，キャベツ，カリフラワー
β-ジケトン類	クルクミン	カレー粉，ショウガ
補酵素類	コエンザイム Q10	肉類，いわし
	αリポ酸	レバー，ジャガイモ，トマト，ほうれん草，ブロッコリー，ニンジン
	亜鉛	牡蛎，ブタレバー，牛肉，卵，かに

安定させると同時に，自らがラジカルとなる．この反応で生じたビタミンEラジカルは安定であり，反応性が低いために再び脂質を攻撃して連鎖反応を続けることは少ない．また，このビタミンEラジカルは，もう1つのLOO・と反応して安定するものと考えられている．

さらに，生体では重要なビタミンEラジカルを再生する多くのバックアップシステムが稼働している．とくに，ビタミンC，コエンザイムQ10（CoQ10），αリポ酸，グルタチオンなどが共同して作用し，強力な相乗効果を発揮している．図Ⅱ-42に示すように，生じたビタミンEラジカルは，ビタミンCやCoQ10により再生されることになる．つまり，これら抗酸化物質はビタミンEラジカルに電子を与えてビタミンEを還元再生していることになる．同様に，ビタミンCやグルタチオンもフリーラジカルと反応してその毒性を弱め，自身は反応性の低いフリーラジカル（酸化型）となるが，これらもαリポ酸やビタミンCによりもとの還元型抗酸化物質に再生されることが知られている．

これらネットワークを形成する抗酸化物質群は互いに相乗効果を示すが，各抗酸化物質はそれぞれ特有の細胞内局在を有している．たとえば，細胞膜は主に脂質で構成されているため，脂溶性のビタミンEやCoQ10は細胞膜の脂質をフリーラジカルから保護するが，水溶性である細胞内や血漿中では作用できない．このような水溶性区画では主に水溶性抗酸化物質であるビタミンCやグルタチオンなどが作用する．リポ酸は水溶性にも脂溶性にも存在が可能であり，両区画で抗酸化物質として作用するのみならず，水溶性抗酸化物質（ビタミンCやグルタチオン）と脂溶性抗酸化物質（ビタミンE）の両者を再生できる特徴がある．

この抗酸化作用によって，生体膜はフリーラジカルや過酸化脂質による障害から守られている．しかし，血漿中ではビタミンEが十分に存在していても脂質過酸化物が生成されることが知られており，ビタミンE濃度は生体にとってのよい酸化ストレスマーカーとはならないとされている．また，ビタミンEは脂溶性ビタミンであり，血漿中ビタミンE濃度は常に脂質の影響を受けやすい．Yamamotoら[6]は酸化ストレス下の血漿においてビタミンEの減少に先立ってビタミンC（アスコルビン酸）とCoQ10の還元型（ユビキノール10：CoQH$_2$-10）が最初に減少することを報告しており，脂質過酸化物の蓄積もビ

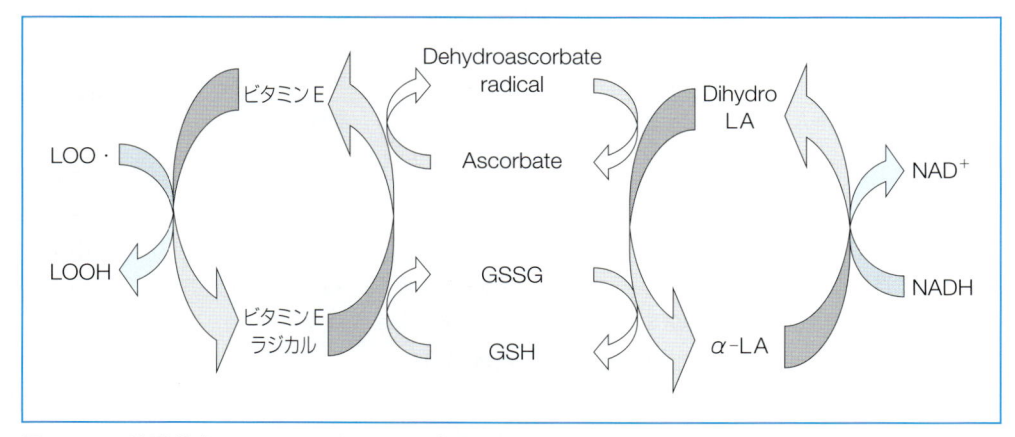

図Ⅱ-42　抗酸化ネットワークとしてのビタミンEと他の抗酸化物質との相互作用
LA：lipoic acid，GSH：glutathione，GSSG：glutathione-S-S-glutathione．

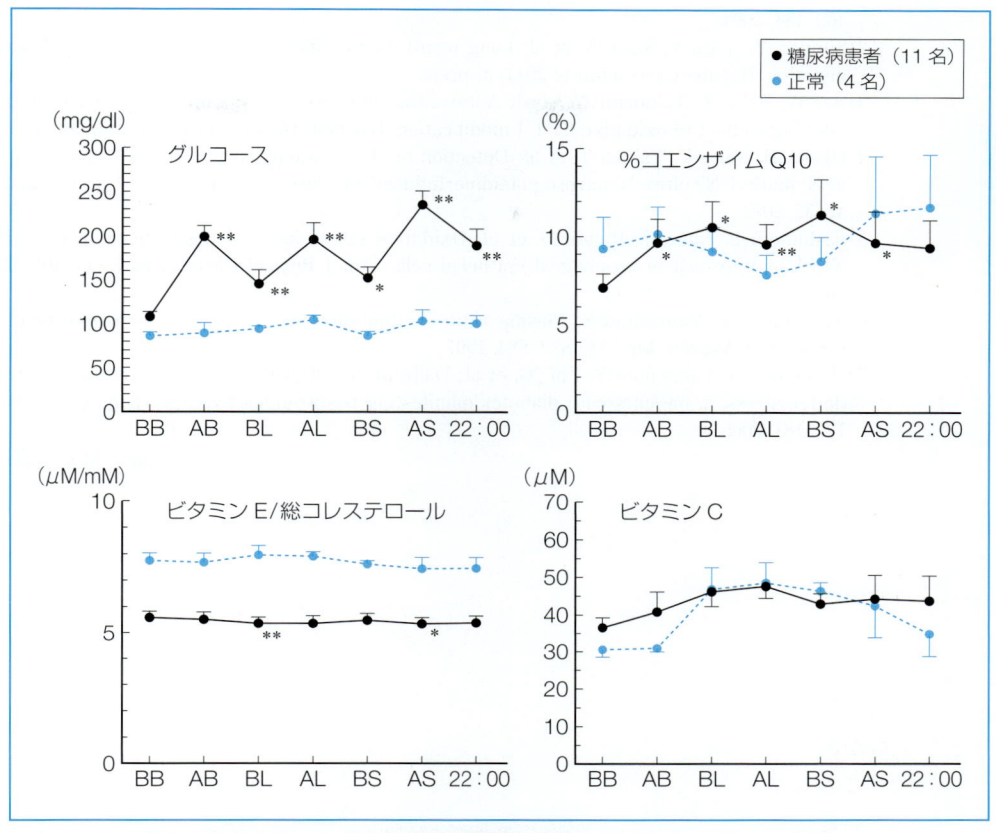

図 Ⅱ-43　2型糖尿病患者（$n=11$）の血糖日内変動と酸化ストレスマーカーの変動
BB：朝食前，AB：朝食後，BL：昼食前，AL：昼食後，BS：夕食前，AS：夕食後．＊：$p<0.05$ vs. BB，＊＊：$p<0.01$ vs. BB．
（Hasegawa G, et al, 2005[7]より転載）

タミンCやユビキノール10が減少した後に初めて顕著となることより血漿CoQ10の酸化還元状態は優れた初期の酸化ストレスマーカーであるとしている．ちなみに健常人血漿の場合CoQ10もビタミンCと同様ほとんど還元型で存在する．図Ⅱ-43は2型糖尿病患者の血糖の日内変動と血漿酸化型CoQの変化である[7]．興味深いことに食後高血糖の出現に応じて血漿酸化型CoQの割合が増加しており，これは食後高血糖が酸化ストレスを惹起していることを意味している．

　ポリフェノール類の抗酸化作用も注目されている．赤ワイン，お茶，コーヒーなどに含まれる機能性成分の解析のなかで，抗動脈硬化作用や抗癌作用の主なメカニズムが抗酸化作用にあるとされている．これら食品成分の抗酸化作用を試験管の中で評価することはきわめて容易であるが，摂取した際の生体における抗酸化作用を定量的に評価する手法が確立されていないために，今後，測定手法の確立とともに科学的エビデンスを集積することがきわめて重要である．

［文献］

1）Niki E: Lipid peroxidation: physiological levels and dual biological effects. Free Radic Biol Med 47:

469-484, 2004
2) Sumida Y, Naito Y, Sakai K, et al: Long term(≥2 yr)efficacy of vitamin E for nonalcoholic steatohepatitis. Hapato-Gastroenterol 2011, in press
3) Aoi W, Naito Y, Takanami Y, et al: Astaxanthin improves muscle lipid metabolism in exercise via inhibitory effect of oxidative CPT I modification. Biochem Biophys Res Commun 366: 892-897, 2008
4) Okada H, Naito Y, Takagi T, et al: Detection of Nε-(hexanoyl)lysine in the tropomyosin 1 protein in N-methyl-N'-nitro-N-nitrosoguanidine-induced rat gastric cancer cells. J Clin Biochem Nutr 50: 47-52, 2012
5) Kishimoto E, Naito Y, Handa O, et al: Oxidative stress-induced posttranslational modification of TRPV1 expressed in esophageal epithelial cells. Am J Physiol Gastrointes Liver 301: G230-G238, 2011
6) Yamamoto Y, Yamashita S: Plasma ratio of ubiquinol and ubiquinone as a marker of oxidative stress. Mol Aspects Med 18: S79-S84, 1997
7) Hasegawa G, Yamamoto Y, Zhi JG, et al: Daily profile of plasma%CoQ10 level, a biomarker of oxidative stress, in patients with diabetes manifesting postprandial hyperglycaemia. Acta Diabetol 42: 179-181, 2005

〔内藤　裕二，吉川　敏一〕

Ⅱ. 基礎編

B. 病態生理学

Ⅱ．基礎編　B．病態生理学

1．食欲の調節

　人類の進化は飢餓との戦いとともにあった．その中で食欲・体重調節は肥満の制御ではなく，飢えへの応答が優先されたと考えられている．飢えと戦いながら生き残るために，摂取した食べ物を効率よく蓄積し，同時に備蓄に応じた摂食行動を巧みに促進，抑制する調節機構が形成されてきたと考えられる．その摂食行動調節のメカニズムの研究は，レプチンの発見により飛躍的に進歩することとなった．さらに胃から分泌される食欲促進作用をもつグレリンが発見され，空腹に関する末梢から中枢への情報伝達路の存在が明らかにされた．現在では脂肪組織，胃，腸，膵臓などの末梢組織は，多くの摂食調節分子を産生することで，迷走神経や血流を介して中枢神経に情報を送っていることが判明しており，摂食行動に関する中枢と末梢臓器との関連が明らかとなりつつある．

　本項では，摂食調節機構の概略とその調節因子，さらに飢餓時，肥満や神経性食欲不振症時の反応について述べる．

1 摂食調節機構

　1950 年代にネコの視床下部外側野(LHA)を選択的に破壊すると摂食抑制と痩せを呈し，視床下部腹内側核(VMH)を破壊すると摂食亢進と肥満を呈することが報告された．このことから，視床下部外側野は摂食を亢進させる摂食中枢として，腹内側核は摂食を抑制する満腹中枢として認識され，摂食の二重支配説が唱えられた．大村らは，摂食中枢(LHA)には血中グルコースにより活動が抑制されるグルコース感受性ニューロンが多く存在し，満腹中枢には血中グルコース上昇により活動が亢進するグルコース受容ニューロンが多く存在することを明らかにした．

　摂食調節機構は中枢性と末梢組織の巧緻な連携により調節されており，視床下部に存在する摂食亢進系の NPY/AgRP(neuropeptide Y/agouti-related protein)，摂食抑制系の POMC/CART(pro-opiomelanocortin/cocaine and amphetamine-regulated transcript)，胃から分泌されるグレリンや，脂肪細胞から分泌されるレプチンなど多くのペプチドがカスケードを形成している．

　食欲調節のネットワークを理解するためには，視床下部を中心とした中枢神経系と末梢組織の関連に目を向けることが重要である．加えて，このような代謝性調節だけでなく高次脳の発達したヒトでは，報酬・嗜好，経験，価値観，感覚刺激に伴う認知情動性の調節機構の関与も近年着目されている．このような，摂食調節機構の病態解明により，近年社会問題となっている糖尿病や肥満などのメタボリックシンドローム，悪液質，摂食障害などの予防や治療の発展が期待される．

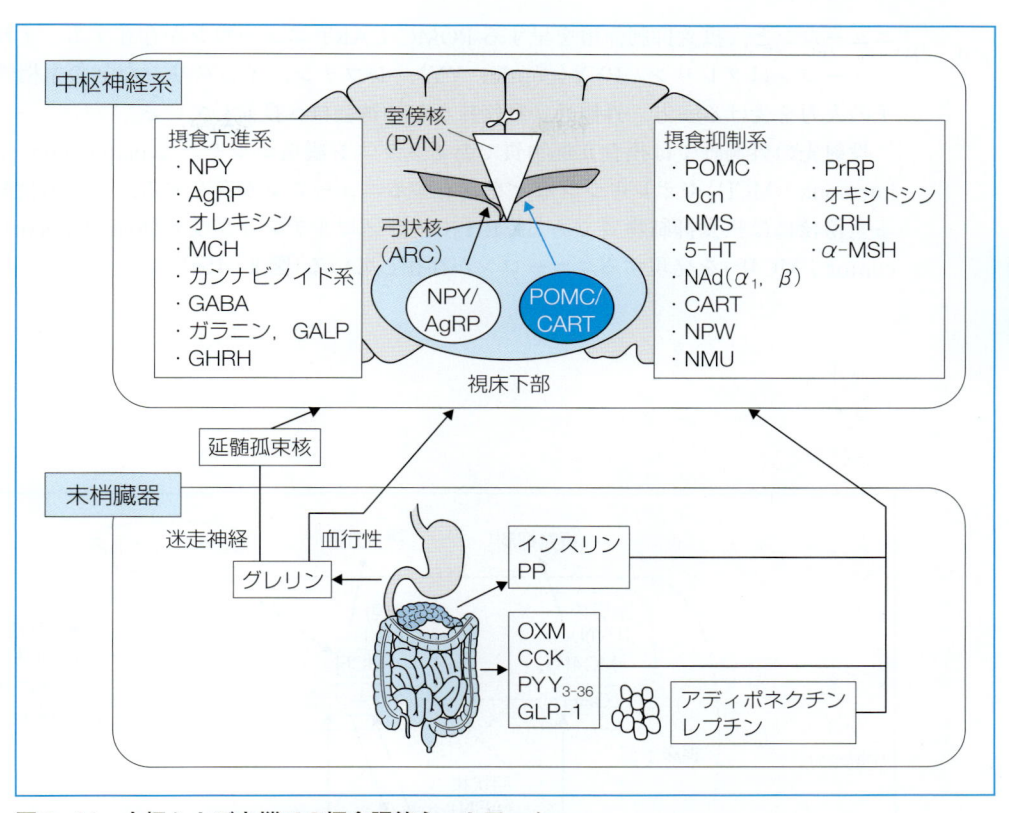

図Ⅱ-44　中枢および末梢での摂食調節ネットワーク

摂食調節は中枢神経系と末梢臓器(消化管,膵臓,脂肪組織など)に存在する種々の食欲調節因子より,視床下部で巧妙に制御されている.
NPW：ニューロペプチドW, NMS：ニューロメジンS, NMU：ニューロメジンU, Ucn：ウロコルチン, PrRP：プロラクチン放出ペプチド, NAd：ノルアドレナリン, GALP：ガラニン様ペプチド, GHRH：成長ホルモン放出ホルモン, 他の略語に関しては本文を参照.
(網谷ら,2011[1])より転載)

中枢性と末梢性の主な摂食調節因子について図Ⅱ-44[1])に示し,それぞれの調節について以下に概説する.

2　中枢性摂食調節機構

中枢における摂食調節の要は視床下部である.視床下部は摂食行動および末梢エネルギー代謝を調節することで,生体の摂食・体重調節を行っている.視床下部内には摂食促進および抑制物質と,それらの受容体で構成される神経ネットワークが構築されており,中でも視床下部の室傍核と弓状核,延髄孤束核は摂食調節に関して重要な部位である.

室傍核には摂食抑制物質である副腎皮質刺激ホルモン放出ホルモン(corticotrophin releasing hormone；CRH)含有ニューロンが存在し,腹内側核,外側野および弓状核からの神経入力があり,室傍核からは結節乳頭核のヒスタミンニューロンや,延髄の迷走神経背側運動核などに神経投射を認める.

弓状核は摂食調節に最も重要な神経核であり,摂食亢進作用を呈するNPY/AgRP

ニューロンと，摂食抑制作用を呈するPOMC/CARTニューロンが存在する．それぞれのニューロンはグレリン，PYY(peptide YY)，レプチン，インスリンなどの末梢性調節因子の入力を受ける一方，外側野，室傍核などの神経核へ投射している．

投射先の外側野では摂食亢進物質であるメラニン凝集ホルモン(melanin-concentrating hormone；MCH)やオレキシンなどを含有するニューロンが存在する．一方の投射先である室傍核には摂食抑制物質であるCRHやメラノコルチン4型受容体(melanocortin-4 receptor；MC4R)を発現するニューロンが存在している(図Ⅱ-45)[1]．

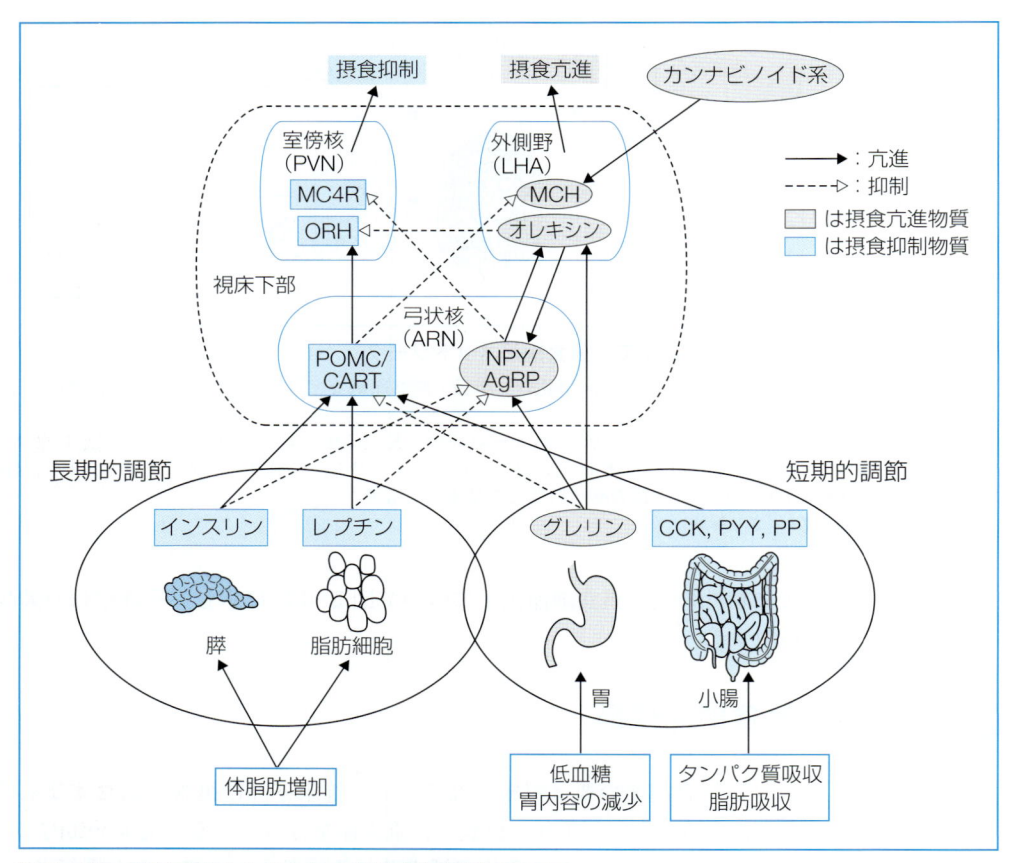

図Ⅱ-45　視床下部を中心とした摂食調節機構のモデル

視床下部弓状核に存在するNPY/AgRPニューロンが摂食亢進系，POMC/CARTニューロンが摂食抑制系として作用する．末梢組織からエネルギー代謝・脂肪量を反映する情報として分泌されるインスリン，レプチン，グレリンなどがNPY/AgRPニューロンとPOMC/CARTニューロンに入力する．これらのニューロンはそれぞれ室傍核と外側野に投射し，外側野のオレキシンニューロンなどを介する摂食亢進系と，室傍核のメラノコルチン4型受容体(MC4R)などを介する摂食抑制系に出力し，そのバランスにより摂食行動が調節されると考えられている．また，摂食には1回1回の摂食量の調節と，体重(体脂肪量)の保持に関わる長期的調節機構が存在する．

(網谷ら，2011[1]より転載)

1. 中枢における調節因子

1 NPY

NPYは強い摂食亢進作用を示す他，エネルギー消費の減少，褐色脂肪組織の増減や熱産生抑制にも関与し[2]，摂食調節の中心的役割を果たしている．NPY受容体は少なくとも5種類のサブタイプが存在するが，とくに視床下部のY1，Y2，Y5受容体が主に摂食調節と関連し，Y1およびY5受容体が摂食亢進，Y2受容体が摂食抑制作用を有すると考えられている．

2 AgRP

AgRPはNPYと同じニューロンで産生され，摂食促進作用を示す．この作用の発現にはγ-アミノ酪酸(GABA)が重要となる．摂食抑制作用を示すMC3RおよびMC4Rを阻害し，α-メラノサイト刺激ホルモン(α-MSH)に拮抗している．

3 メラノコルチン(melanocortin)

メラノコルチンは副腎皮質刺激ホルモン(ACTH)およびα-MSH，β-MSH，γ-MSHの総称で，POMCを前駆体として生成する．POMC mRNAの発現が絶食で減少し，過食で低下していることなどからレプチンの摂食抑制作用の一部がα-MSHニューロンを介していると考えられる．MC4Rはメラノコルチン受容体(1〜5型まで存在)の4型であり，食欲抑制作用を担っている．

4 オレキシン(orexin)

オレキシンは摂食亢進ペプチドでAとBの2種類があり，受容体には1型，2型の2つのサブタイプがある．オレキシンは脳にのみ発現し，脳内でも視床下部外側野およびその周辺の神経細胞のみで生産されるという特徴があり，弓状核のNPY/AgRPニューロンおよびPOMC/CARTニューロンとの双方向性の連絡がある．オレキシンは食欲誘導分子である可能性が提唱されており，空腹時の食欲形成に関与している可能性がある．さらには覚醒レベルの亢進などにも関与しており，その欠損はナルコレプシーを引き起こすことが知られている[3]．

5 MCH

MCHはレプチンにより抑制され，NPY/AgRPニューロンにより亢進する摂食亢進系のペプチドである．MCH受容体(melanin-concentrating hormone receptor；MCHR)はMCHR1とMCHR2の2つのサブタイプがあり，摂食亢進作用やエネルギー調節作用を示すと考えられている．MCHR1は嗅覚による記憶と摂食に関与していることが示唆され，さらに報酬系と摂食行動にも関与している可能性がある．また，MCHとMCHR1が膵島β細胞に発現しており，インスリン分泌を促進する可能性が指摘されている[4]．

6 セロトニン(5-hydroxytryptamine；5-HT)およびヒスタミン(histamine)

モノアミン系神経伝達物質であるセロトニンやヒスタミンも，摂食関連物質として知ら

れている．セロトニンは体温，呼吸，摂食，循環調節，感情調節および高次の精神機能などに関与しており，それらの機能発現は種々のセロトニン受容体によって調節されている．5-HT_{1B}受容体および5-HT_{2C}受容体は，MC4Rを含むメラノコルチン系を介して摂食を制御している．また，レプチンを介する摂食抑制経路と5-HTニューロンは独立している[5]と推測されている．

ヒスタミンはエネルギー代謝バランスの調節因子とされており，レプチンの脳内ターゲットの1つとしても機能している．また，ヒスタミンH_1受容体を介した食事のリズム調節を介してもエネルギー代謝調節をしていると考えられている．

3 末梢性摂食調節機構

摂食とエネルギー消費に関する末梢調節因子は，短期的摂食調節と長期的摂食調節の2つの系に分類することができる．短期的な摂食調節は摂食前後の消化管ペプチドの分泌により調節され，長期的な摂食調節は体脂肪量に応じてレプチンやインスリンにより調節されている．

摂食前に胃が空虚になるとグレリンが分泌され，NPY/AgRPを亢進，POMC/CARTを抑制することで摂食亢進系が優位になり，食欲が生じて摂食行動が開始される．摂食後にはコレシストキニン（CCK）やPYY$_{3-36}$，glucagon-like peptide-1（GLP-1），oxyntomodulin（OXM）などの消化管ホルモンが消化管から分泌されNPY/AgRPを抑制，POMC/CARTを亢進し摂食抑制系が優位になり，満腹感が生じ，食欲は抑制され摂食行動は停止する．CCKは，食餌性の脂質やタンパク質に反応して分泌され，上部小腸の感覚神経にあるレセプターを活性化させ，迷走神経を介して脳に伝達される（短期的調節）．

エネルギーや体重の恒常性には，脂肪組織中の脂肪，肝臓のグリコーゲンなどの貯蔵臓器における栄養貯蓄の制御も含まれている．よって，脳は常に主要臓器におけるエネルギー貯蓄と流れについて，すなわち摂取され吸収された食べ物や組織の状況に応じた必要エネルギー情報を受けなければならない．そのための長期的な摂食調節機構としてインスリンやレプチンなどが，体脂肪量に比例して分泌されている（長期的調節）．PYY，レプチン，インスリンなどの摂食抑制ペプチドの入力を受けると，視床下部のNPY/AgRPを抑制，POMC/CARTを亢進させることにより摂食を抑制している．

1．末梢における調節因子

1 グレリン

グレリンは成長ホルモン分泌促進因子受容体（growth hormone secretagogue receptor；GHS-R）の内因性リガンドとして，1999年にKojimaらにより発見された28個のアミノ酸からなるペプチドであり[6]，グレリンは強力な成長ホルモン分泌促進や食欲促進作用を有することが示され[7,8]，脂肪細胞に直接的にあるいはPPAR-γの調節を介して脂肪蓄積作用を有すると考えられている．摂食や体重調節に関してはレプチンと拮抗作用を示す．グレリンの受容体であるGHS-Rに結合して作用するのは，アシルグレリンである．グレリンの食欲増進作用は消化管からの求心性迷走神経路を介し，視床下部弓状核のNPY/AgRP陽性細胞の活性化を介している．グレリンは摂食，体重調節のみならず，成

長ホルモン分泌，消化管運動促進，糖代謝・脂肪生成，心拍出量増加，記憶・学習，不安発現など多彩な作用や病態に関わっている[8,9]．

2 インスリン

インスリンは血糖の上昇に反応して分泌され，視床下部に作用し，POMC/CART を活性化し NPY/AgRP を抑制することで，摂食抑制効果を発揮する．また，インスリンは視床下部に作用すると，Foxa2 を阻害しオレキシンや MCH の産生を抑制することで摂食を制御していることが明らかとなった[10]．この新たな中枢と末梢のネットワークの解明に伴い，Foxa2 の阻害が治療標的となる可能性が期待されている．

3 レプチン（leptin）

レプチンは摂食調節，脂肪・エネルギー代謝を担う脂肪細胞より産生・分泌されるホルモンで，エネルギーの蓄積状況を脳内に伝える役割を有する．体脂肪が増えるとレプチンは増加し，視床下部への摂食量を減らしエネルギー消費を増加させ体重を減少させるなど，長期にわたり体重を維持するように働きかける．血液中へ分泌されたレプチンは体内を循環し，弓状核のレプチン受容体を介して摂食抑制作用を示す．

4 CCK（cholecystokinin）

CCK は食物摂取刺激，とくにアミノ酸や脂肪酸の刺激によって上部小腸の I 細胞から分泌される摂食抑制系の消化管ホルモンである．CCK の受容体は CCKA と CCKB の 2 つがあり，迷走神経求心路に存在する CCKA が摂食抑制作用を主として担っている．

5 PYY_{3-36}（peptide YY_{3-36}）

PYY_{3-36} は膵ポリペプチド（PP）や NPY とともに PP ファミリーに属する食欲抑制ペプチドである．PYY_{3-36} は Y2 受容体に作用し，NPY/AgRP 陽性細胞を抑制し，POMC/CART 陽性神経の活性化が誘導される[11]．また PYY_{3-36} は肥満症の発症に関与すると考えられ，抗肥満薬の開発が進められている．

6 GLP-1（glucagon-like peptide-1）

GLP-1 は GIP（glucose-dependent insulinotropic polypeptide）と同じく，栄養素の刺激によって下部小腸から分泌され，膵 β 細胞膜状の受容体に作用し，グルコースによる膵 β 細胞からのインスリン分泌反応を増強する「インクレチン」の 1 つである．インクレチン作用を増強させるために，活性型 GLP-1 受容体シグナルを増強することによって血糖を降下させる創薬の開発が進められ，現在 GLP-1 受容体作動薬と DPP-4 阻害薬が臨床で使用されている．

7 OXM（oxyntomodulin）

OXM は摂食抑制系のペプチドであり，GLP-1 と同様に下部小腸 L 細胞から栄養素の刺激によって分泌され，GLP-1 受容体を介して作用する．OXM の GLP-1 受容体への結合能は GLP-1 と比較し 50 倍低いにもかかわらず，その食欲抑制作用は GLP-1 と同等とされている[12]．

4 飢餓時の反応

　空腹(飢餓状態)になるとエネルギーバランスが負に傾き，体脂肪量の減少を反映して血中レプチンレベルは低下する．同時にグレリンは亢進し，CCK や PYY，GLP-1 は抑制される．さらに視床下部に存在する NPY/AgRP ニューロンの活性化，POMC/CART

表Ⅱ-18　飢餓と癌性悪液質の特徴

	飢餓状態	癌性悪液質
エネルギー摂取	↓	↓(→*)
エネルギー消費	↓	↑
体脂肪	↓	↓
骨格筋	→	↓
肝臓	↓**	↑†

　＊：癌性悪液質は食欲不振もしくは体重減少に見合わない不十分な経口摂取を特徴とする．
＊＊：萎縮，肝重量の減少．
　†：急性期タンパク合成による容積増加および代謝亢進．
(Inui A, 2002[14])より改変して転載)

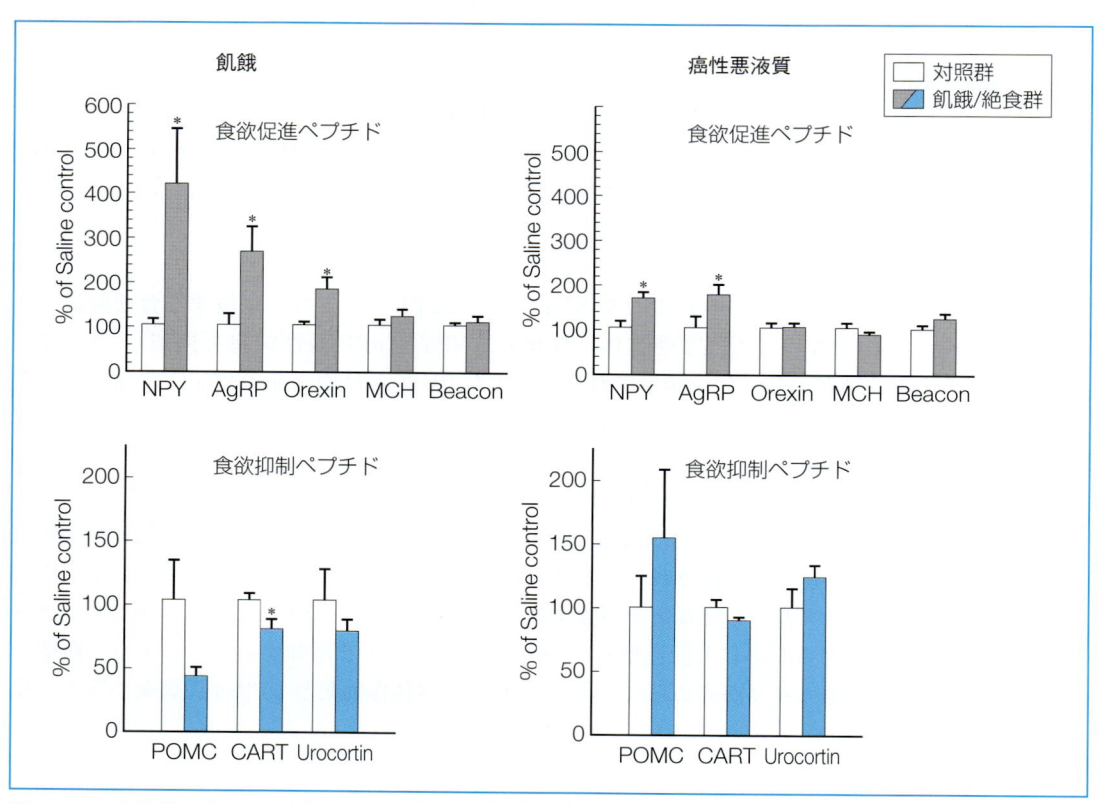

図Ⅱ-46　飢餓状態と癌性悪液質における絶食(飢餓)時の血中ペプチドの比較
通常，絶食(飢餓)状態になると，摂食促進系のシステムが活性化され，摂食抑制系のシステムは活性が低下する．しかし癌性悪液質では，NPY/AgRP を中心とした摂食促進系システムの応答不全および CRF，メラノコルチン，セロトニンを中心とした摂食抑制系システムの不適切な作動がもたらされる．このことが食欲不振，基礎代謝量の増加，持続する体重減少を引き起こす．
（＊：$p<0.05$ vs. 対照群）

ニューロンの抑制が生じ，食欲を促進し，エネルギー消費は減少，さらにエネルギー効率の上昇によってホメオスタシスを維持しようと生体が作動する．しかしながら，この飢えへの生体応答機構は，癌性悪液質や神経性食欲不振症では破綻した状態となっている．

癌性悪液質においては，癌もしくは担癌宿主から放出されたサイトカインから，体脂肪が十分量存在するというレプチン様の誤ったシグナルが脳内視床下部に伝えられ，その結果として食欲促進系システムの応答不全および，食欲抑制系システムの不適切な促進作用がもたらされる．このことが食欲不振，基礎代謝量の増加，持続する体重減少を引き起こす（表II-18，図II-46，II-47）[13~16]．

5 病態時の反応（神経性食欲不振症と肥満）

神経性食欲不振症（anorexia nervosa；AN）の場合，生理的には飢餓状態であるにもかかわらず，摂食行動はむしろ抑制されてしまう．その理由として，①AN患者のデスアシルグレリンとオベスタチンがグレリンよりも多いこと，②低体重・飢餓状態が長期間継続した結果，AN患者では摂食抑制系ペプチドであるCCK，PP，PYYなどが増加し，摂食抑制シグナルが亢進していること，③AN患者の食欲亢進ペプチドの代償的な増加は

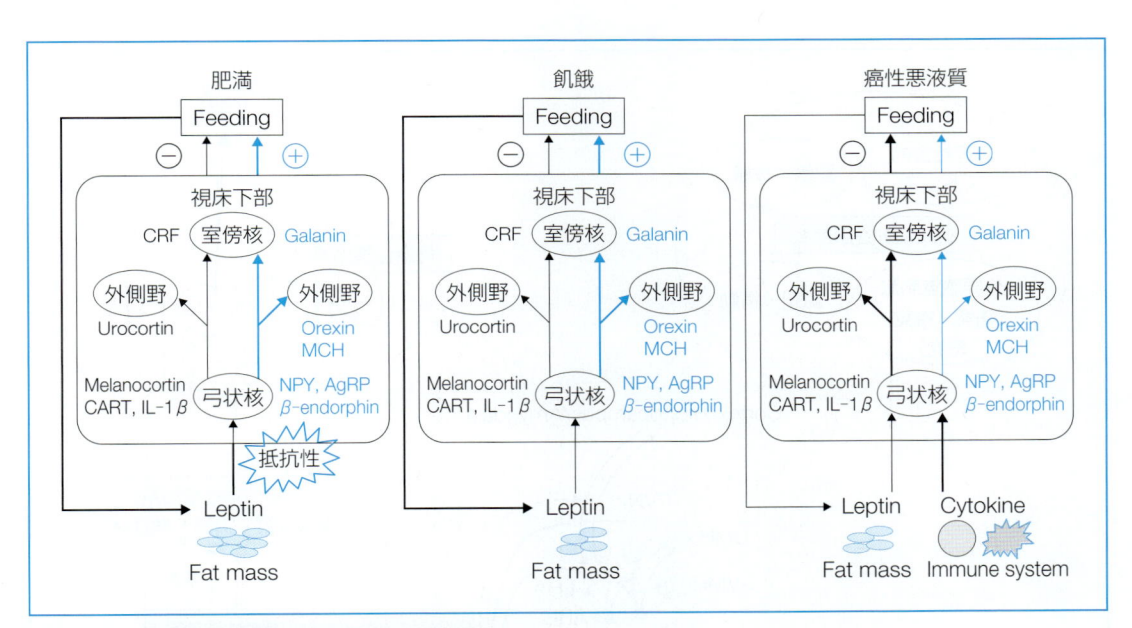

図II-47 肥満および癌性悪液質時の食欲調節
肥満病態ではレプチン抵抗性の出現により，レプチンが高値を示すが，エネルギー消費は増加せず，食欲も低下しない．高レプチン血症は，BBB（血液脳関門）の通過を妨げ，視床下部ではレプチン欠乏状態となる．視床下部におけるレプチン欠乏状態により，膵臓からのインスリン分泌抑制は制御困難となり，高インスリン血症に至る．また，末梢組織でのグルコース代謝が低下するため高血糖が引き起こされる．レプチン欠乏状態は，基礎代謝量を低下させエネルギーバランスを正に傾ける作用もあり，これらがメタボリックシンドロームや糖尿病の要因となっている．癌性悪液質の状態でサイトカインはレプチン様のシグナルを伝え，十分な脂肪量の備蓄があるかのような誤った食欲・体重調節応答が行われる．この機序は不釣り合いな食欲抑制系の活性化（CRF，Melanocortinなど），食欲促進系の相対的低下（NPY，AgRP）に基づく（摂食促進系は青で示し，摂食抑制系は黒で示す．線の太さはその強さを示している）．
(Inui A, et al, 2003[16]より改変して転載)

認められるものの，その増加幅は空腹や飢餓に比べて少ないことが報告されている．肥満病態ではレプチンが高値を示すが，エネルギー消費は増加せず，食欲も低下しない．これはレプチン抵抗性が形成されるためであり，それが食事誘発性肥満をさらに助長し，レプチン抵抗性を促進させる（図Ⅱ-47）[16]．

6 認知情動性調節機構と摂食行動

　ヒトでは高次脳中枢の働きが動物に比べ増大しているため，ヒトの摂食行動は前述のようなエネルギー代謝に基づいた代謝性調節のみで決定されるのではなく，代謝性調節とは矛盾した摂食行動が発現することがある．つまり摂食行動にはストレスや報酬，経験，欲求，価値観，社会的因子，嗜好，味覚や視覚など外界感覚刺激に基づく認知情動性調節機構も関連していると考えられている（図Ⅱ-48）[1]．

　中枢においてショ糖や脂肪などを多く含む嗜好性の高い「おいしいもの」には，黒質，大脳皮質，海馬などに多く存在するカンナビノイド受容体が関与している．カンナビノイド系は快楽，報酬系への作用および摂食調節に関与していると考えられており，レプチンにより抑制的，グレリンにより促進的に制御されている．

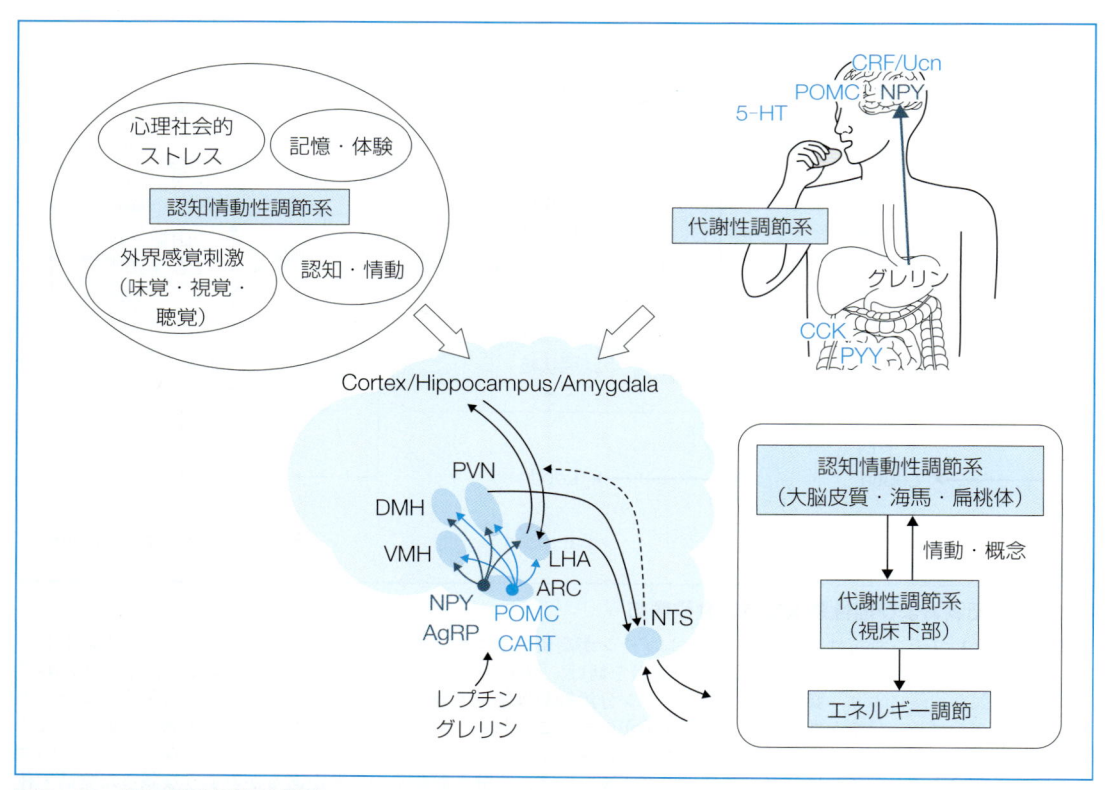

図Ⅱ-48　認知情動性調節機構
ヒトの摂食行動はエネルギー代謝に基づいた代謝調節のみでなく，ストレスや報酬，経験，欲求，価値観，社会的因子，嗜好，味覚や視覚など外界感覚刺激に基づく認知情動性調節機構も関連していると考えられている．
（網谷ら，2011[1]より転載）

[文献]

1) 網谷真理恵, 浅川明弘, 乾明夫：内分泌ペプチドと消化器の生理―食欲・摂食行動と内分泌ペプチド. 医学のあゆみ 238：979-985, 2011
2) Chao PT, Yang L, Aja S, et al: Knockdown of NPY expression in the dorsomedial hypothalamus promotes development of brown adipocytes and prevents diet-induced obesity. Cell Metab 13: 573-583, 2011
3) 鮫島真理恵, 網谷東方, 乾明夫：摂食コントロール―中枢性・末梢性メカニズム. 肥満と消化器疾患：26-42, 2010
4) Antal-Zimanyi I, Khawaja X: The role of melanin-concentrating hormone in energy homeostasis and mood disorders. J Mol Neurosci 39: 86-98, 2009
5) Lam DD, Leininger GM, Louis GW, et al: Leptin does not directly affect CNS serotonin neurons to influence appetite. Cell Metab 13: 584-591, 2011
6) Kojima M, Hosoda H, Date Y, et al: Ghrelin is a growth-hormone-releasing acylated peptide from stomach. Nature 402: 656-660, 1999
7) Inui A: Ghrelin: an orexigenic and somatotrophic signal from the stomach. Nat Rev Neurosci 2: 551-560, 2001
8) 浅川明弘, 藤宮峯子, 乾明夫：Ghrelin 及び PP ファミリーペプチドと肥満. 日本臨床栄養学会雑誌 29：371-377, 2008
9) 浅川明弘, 藤宮峯子, 乾明夫：脳腸相関におけるグレリンの役割. 消化器科 43：493-497, 2006
10) Silva JP, von Meyenn F, Howell J, et al: Regulation of adaptive behaviour during fasting by hypothalamic Foxa2. Nature 462: 646-650, 2009
11) Batterham RL, Cowley MA, Small CJ, et al: Gut hormone PYY(3-36) physiologically inhibits food intake. Nature 418: 650-654, 2002
12) Baggio LL, Huang Q, Brown TJ, et al: Oxyntomodulin and glucagon-like peptide-1 differentially regulate murine food intake and energy expenditure. Gastroenterology 127: 546-558, 2004
13) 乾明夫：癌性悪液質の成因と治療に関する最近の進歩―サイコオンコロジーの一分野として. 癌と化学療法 32：743-749, 2005
14) Inui A: Cancer anorexia-cachexia syndrome: current issues in research and management. CA Cancer J Clin 52: 72-91, 2002
15) 乾明夫：癌患者と食欲不振. 栄養-評価と治療 26：214-219, 2009
16) Inui A, Meguid MM: Cachexia and obesity: two sides of one coin? Curr Opin Clin Nutr Metab Care 6: 395-399, 2003

（西田　美由紀, 乾　明夫）
[執筆協力：網谷　真理恵, 浅川　明弘]

Ⅱ. 基礎編　B. 病態生理学

2. 消化・吸収の調節機構

　栄養素の消化は，消化管の管腔内消化と小腸粘膜上皮の膜消化の2段階で進行する．管腔内消化では，消化管の蠕動運動による物理的撹拌と消化酵素による化学的な加水分解により，大分子が効率よく中分子まで分解される．この消化過程は自律神経と消化管ホルモンにより調節される．膜消化では，小腸粘膜上皮細胞の微絨毛膜でさらに小分子に分解され，膜輸送担体による能動的輸送により小腸上皮細胞内に取り込まれ吸収される．

1 消化管の運動とその調節

1. 口腔

　食物はまず口腔で咀嚼され，嚥下運動により食道へ送られる．味覚などの刺激により唾液が分泌され，咀嚼中に唾液アミラーゼや舌リパーゼにより消化が始まる．嚥下運動は三叉神経，舌咽神経，迷走神経の求心性刺激が反射性に三叉神経，顔面神経，舌下神経に伝達され，咽頭筋の収縮が起こる．

2. 食道

　蠕動運動により食物塊は食道から胃へ送られる．胃食道接合部には下部食道括約筋（lower esophageal sphincter；LES）があり，通常は緊張し胃内容物の食道への逆流を防いでいるが，嚥下時に弛緩し食物塊は胃内へ流入する．LESの調節には，迷走神経と消化管ホルモンであるガストリンが関与する．

3. 胃

　胃に送られた食物塊は，強い蠕動運動により撹拌され胃液と混合され（消化粥），消化が進行すると幽門括約筋が弛緩し十二指腸へと送られる．食物の胃排出速度は栄養素により異なり，炭水化物が最も速く，次いでタンパク質，最も遅いのが脂肪である．胃運動は胃内容が十二指腸へと移行するにつれ，十二指腸の浸透圧受容体を介する神経により抑制される．十二指腸粘膜から血中に遊離する消化管ホルモン〔コレシストキニン（CCK）やセクレチンなど〕によっても抑制される．

4. 小腸～大腸

　小腸は十二指腸，空腸，回腸からなる 6～7 m（成人）の管である．消化粥は十二指腸で膵液と胆汁に混合され消化が進行する．小腸では分節運動（ある部位で収縮と弛緩を反復する）により，消化粥と小腸粘膜との接触が何度も反復され，最終的な膜消化を受け上皮細胞に吸収される．分節運動を繰り返しながら，蠕動運動により内容物は空腸から回腸へと移送され，食事摂取後約 4～5 時間を経過したところで回盲弁を通過して盲腸へと流入する．大腸では電解質と水分の吸収が行われる．

2 消化機能の調節

1. 神経による調節

　消化管壁には複雑な神経のネットワーク（壁在神経叢）が存在する（図Ⅱ-49）[1]．縦走筋

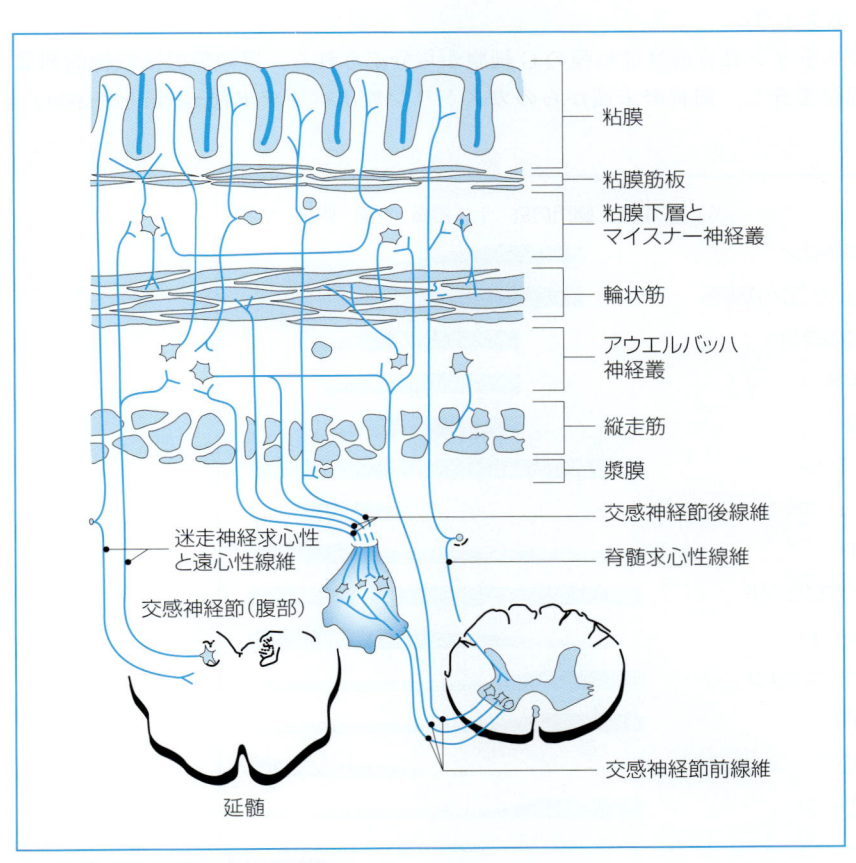

図Ⅱ-49　消化管の壁在神経叢
（合田，1996[1] より転載）

層と輪状筋層間の筋層間神経叢(アウエルバッハ神経叢)は腸管の収縮運動を，粘膜下神経叢(マイスナー神経叢)は粘膜筋板の収縮運動のほか，神経ペプチド(CCK，PYY，NPYなど)を介し腸液分泌を制御する．これらの神経叢は交感神経と副交感神経により中枢に結合する．局所の消化管運動は主に壁在神経叢で調節され，それらを外来神経が統合する．胃腸平滑筋の基礎電位リズムには，ペースメーカー細胞としてカハールの間質細胞が知られる．

2. 消化管ホルモンによる調節

消化管粘膜上皮には多種類の内分泌細胞が散在する(図Ⅱ-50)．これらの細胞は生理活性ペプチド(消化管ホルモン)を分泌し，消化液分泌や消化管運動を調節する(図Ⅱ-51)[1]．ホルモンの作用様式には，基底膜からペプチドを血中へ放出し標的細胞に到達し作用する内分泌(endocrine)，近傍の標的細胞に直接作用する傍分泌(paracrine)，一部に管腔内への外分泌(exocrine)がある．消化管ホルモンとして知られるペプチドの多くは，中枢神経や消化管壁在神経叢の神経伝達物質としての神経ペプチドでもあり，脳腸ペプチドと呼ばれる．

1 ガストリン

ガストリンは胃前庭部粘膜のG細胞から分泌される．胃の伸展は機械的刺激として迷走神経を介し，同神経末端からのガストリン放出ペプチド(gastrin-releasing peptide；

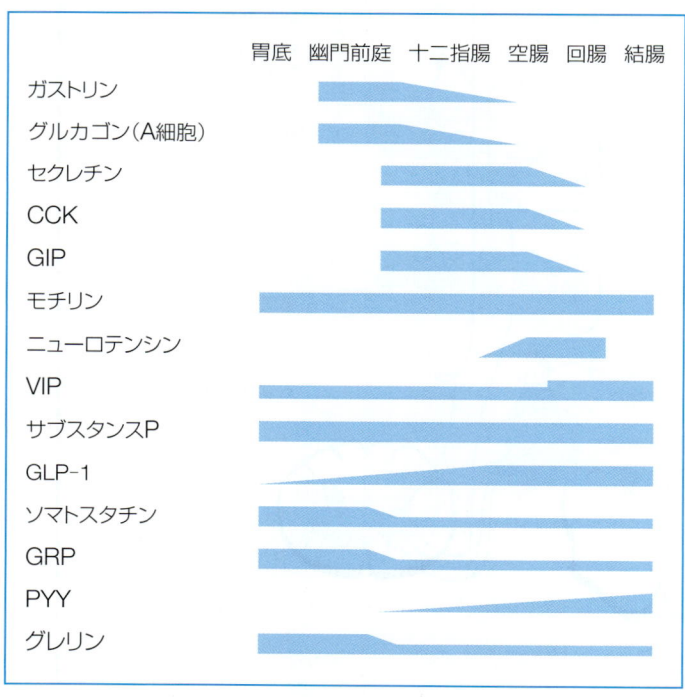

図Ⅱ-50 消化管における生理活性ペプチド(消化管ホルモン，神経ペプチド)の分布

GRP)を遊離しG細胞を刺激する．G細胞は胃内のタンパク分解産物(ペプチドなど)により化学的にも刺激される．ガストリンは壁細胞に作用し酸分泌を促し，胃内のpH低下によりG細胞は抑制される．G細胞に併存するソマトスタチン細胞(D細胞)は胃酸で刺激され，paracrine様式でG細胞を抑制する．消化の主体が胃から空腸へ移動すると，小腸粘膜からガストリン抑制作用をもつ多数の消化管ホルモン(セクレチン，GIP，VIP，グルカゴンなど．総称してエンテロガストロン)が遊離する．

2 セクレチン

セクレチンは，内分泌ホルモンとして最初に発見されたペプチドである(1902年)．セクレチンは十二指腸から上部空腸に存在するS細胞から血中へ放出され，膵の導管上皮

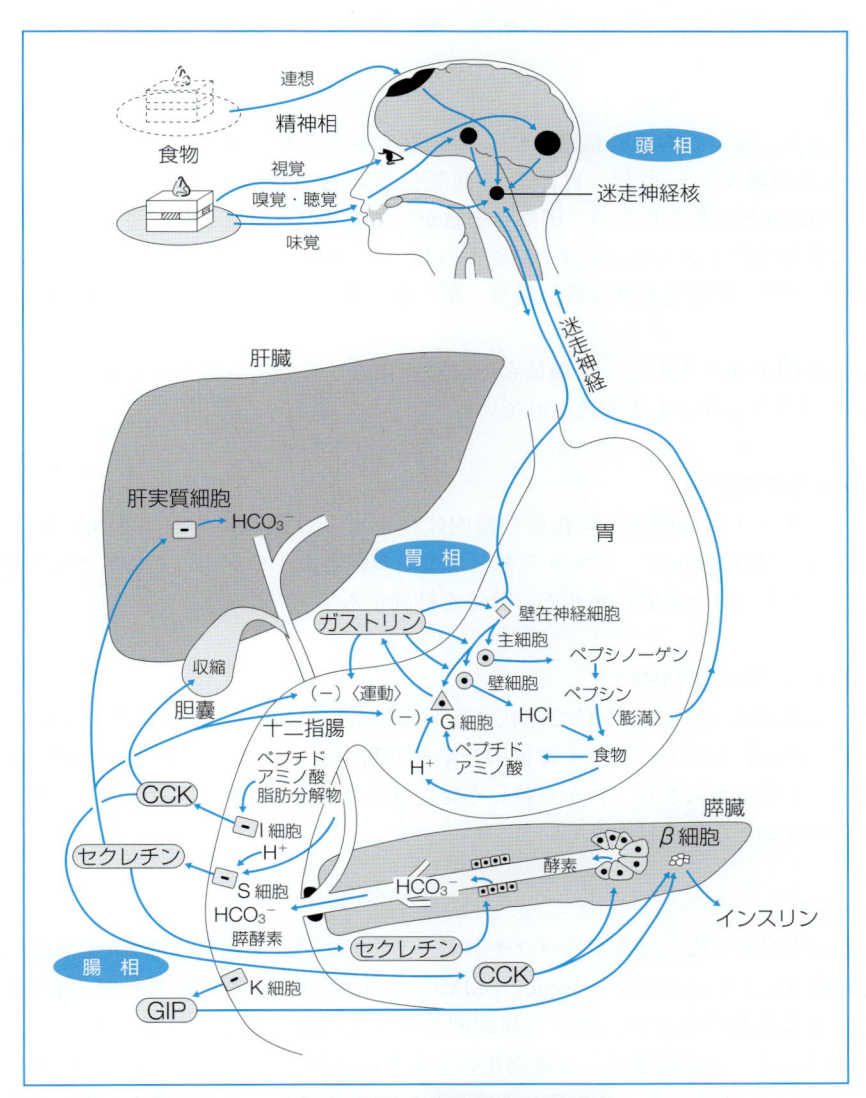

図Ⅱ-51 神経，消化管ホルモンによる消化液の分泌調整
(合田，1996[1])より転載)

細胞に作用し水と重炭酸分泌を促す．セクレチン放出には十二指腸に流入する胃酸が最も重要で，十二指腸内 pH が 4.5 になると放出が止まる．脂肪酸や胆汁も放出因子として知られる．また，セクレチンは胃酸やガストリン分泌を抑制（エンテロガストロン作用）し，胆管上皮細胞の胆汁中への重炭酸分泌も促進する．

3 コレシストキニン（CCK）

CCK は，十二指腸から空腸に存在する I 細胞がタンパク分解産物（ペプチド，アミノ酸）や脂肪酸で刺激され分泌される．胆嚢収縮と，膵腺房細胞の酵素分泌を促す．CCK は腸管のみならず，神経伝達物質として中枢神経，迷走神経にも含まれる．その受容体には CCKA と CCKB の 2 つが知られ，CCKB 受容体は前述したガストリンと共通の受容体である．CCK 受容体の分布には種差があり，現在までヒト膵で CCKA 受容体が確認されず，ヒトで CCK 刺激による膵液分泌の増加は迷走神経を介するとの考えが優勢である．

4 GIP

GIP は十二指腸から空腸粘膜に至る K 細胞で産生され，腸管のグルコースや脂肪刺激で血中に遊離する．当初，胃酸分泌抑制作用から胃抑制ペプチド（gastric inhibitory polypeptide）と命名されたが，膵島 β 細胞からインスリン分泌を促進させる作用からグルコース依存性向インスリンポリペプチド（glucose-dependent insulinotropic polypeptide）とも呼ばれる．GIP 受容体は膵，腸管，脳，脂肪組織などに存在し，脂肪代謝にも関与する．

GIP は GLP-1 とともに，血糖依存的に膵 β 細胞からのインスリン分泌を促進することから，「インクレチン」と総称されている．

5 ソマトスタチン

ソマトスタチンは膵島や消化管粘膜内に存在する D 細胞より分泌され，多くは paracrine 様式で作用を示す．ソマトスタチンは他の膵島ホルモンをはじめ，ガストリン，セクレチンなど，ほとんどのホルモン分泌を抑制する．

6 ポリペプチド YY（PYY）

PYY は回腸から大腸にかけて存在する消化管ホルモンで，下部腸管内の消化産物が刺激となり血中に遊離し，胃液や膵液の分泌を抑制する．最近，PYY_{3-36} が食欲中枢に作用することが明らかにされ，胃から新しく発見された活性ペプチド，グレリンとならび摂食調節ホルモンとして注目されている．

7 モチリン

胃から大腸まで広く分布するペプチドで，空腹時の胃から回腸末端まで伝搬する進行性胃腸運動（migrating motor complex；MMC）を調節する．MMC は静止期の第 I 相，不規則で小さな収縮の第 II 相，次いで規則的な大きな収縮を起こす第 III 相（hunger contraction）からなる．この運動は，上部消化管から不消化物を除去するための運動（ハウスキーパー）と考えられている．モチリンは第 III 相収縮を誘発し，血中濃度も MMC に合わせ周期的に増減し，第 III 相で最高に達する．

8 GLP-1

GLP-1(glucagon-like peptide-1)は，小腸下部のL細胞から分泌される．食物刺激で血中に遊離し，膵β細胞に対し血糖依存性にインスリン分泌を促進する．A細胞には抑制的に作用し，消化管運動を抑制する．GIPとともに「インクレチン」の1つであり，GLP-1受容体作動薬やGLP-1分解酵素であるDPP-4阻害薬が，新しい糖尿病治療薬として臨床に用いられている．

9 グレリン

グレリンはヒトの主として胃(とくに胃底腺領域)に多く存在するグレリン細胞から，空腹が刺激となって分泌される．迷走神経求心路を経て視床下部の摂食中枢を刺激し摂食行動を促す．また，下垂体にも作用し成長ホルモン分泌を促進する．

3 消化液とその分泌調節

管腔内消化の主役は消化酵素である(表Ⅱ-19)．各栄養素は特異的な酵素により加水分解を受け，より小さな分子へ消化される．

1. 唾液

唾液は成人で1〜1.5 l/日も分泌される．唾液腺は耳下腺，顎下腺，舌下腺の3つからなり，耳下腺は漿液腺，舌下腺は粘液腺，顎下腺は混合腺である．耳下腺から炭水化物消化酵素のアミラーゼが分泌され，最初の消化が始まる．唾液分泌は主として副交感神経で刺激される．

2. 胃液

胃液は約1.5 l/日分泌される．胃腺には噴門腺，胃底腺，幽門腺があり，胃液は胃底腺から分泌される．胃底腺は塩酸と内因子を分泌する壁細胞，ペプシノーゲンを分泌する主細胞，粘液を分泌する粘液細胞(副細胞)，ヒスタミンを遊離するenterochromaffin-like(ECL)細胞から構成され，幽門腺にはガストリン産生細胞(G細胞)が存在する．壁細胞膜には3つの受容体が存在する(図Ⅱ-52)[1]．迷走神経からのアセチルコリンに対するムスカリン受容体，ECL細胞からのヒスタミンH_2受容体，G細胞からのガストリン受容体である．ガストリンとアセチルコリンはECL細胞にも作用しヒスタミン遊離を促進し，間接的にも壁細胞を刺激する．これらの刺激により壁細胞は，内腔側のプロトンポンプを活性化し塩酸を分泌する．

G細胞は，胃壁の伸展(迷走神経反射と壁在神経叢を介する)と胃内に流入する食物の化学的刺激によりガストリンを放出する．胃内pHが2以下になるとG細胞は抑制される(図Ⅱ-51)[1]．食物が十二指腸や空腸に流入すると，エンテロガストロンが次々と放出され胃液分泌は抑制される．

タンパク質の消化は胃で始まる．ペプシンの前駆酵素ペプシノーゲンが胃底腺と幽門腺の主細胞から分泌される．前者はペプシノーゲンⅠ，後者はペプシノーゲンⅡと呼ばれ

表Ⅱ-19　消化液の性状と消化酵素

消化液	性状	酵素	至適条件	基質	主な生成物	主な非酵素成分
唾液	無色 pH 6.3〜6.8 1.0〜1.5 l/日	α-アミラーゼ (α-1,4グルコシダーゼ)	pH 6.6〜6.8 Cl^-活性化	デンプン (アミロース, アミロペクチン)	リミット・デキストリン グルコース(3-10)重合体 マルトース	ムチン Cl^-, HCO_3^- SCN^-, K^+
胃液	無色, pH 1.5〜2 0.5〜1.5 l/日	ペプシン	pH 1〜3	タンパク質	ペプトン	HCl Na^+
膵液	無色 pH 8.5 1〜1.5 l/日	α-アミラーゼ	pH 7	デンプン (アミロース, アミロペクチン)	マルトース グルコース(3-10)重合体	Na^+ HCO_3^-
		トリプシン	pH 8〜9	タンパク質 ペプトン	オリゴペプチド	
		キモトリプシン	pH 8〜9	タンパク質 ペプトン	オリゴペプチド	
		カルボキシペプチダーゼ	pH 7〜9	ペプチドC末端	ポリペプチド アミノ酸	
		リパーゼ	pH 8	トリグリセリド	脂肪酸 モノグリセリド グリセロール	
		その他*				
胆汁	肝胆汁：黄褐色 pH 7.8〜8.6 0.6〜1.0 l/日 胆囊胆汁：赤褐色 pH 7.0〜7.4					胆汁酸塩 コレステロール 胆汁色素 ムチン HCO_3^- Na^+

＊：リボヌクレアーゼ（リボ核酸→ヌクレオチド），デキオシリボヌクレアーゼ（デオキシリボ核酸→ヌクレオチド），コレステロールエステル水解酵素，ホスホリパーゼA（レシチン→リゾレシチン）などがある．

る．ペプシノーゲンは胃酸により活性型のペプシンに転換され，タンパク質をさまざまな大きさのポリペプチドに分解する．その至適 pH は 1.6〜3.2 で，中性の十二指腸内では失活する．ペプシン分泌は迷走神経，セクレチンで刺激される．

3. 膵液

　膵は 120 g 程度の小さな臓器であるが，1 日に 1〜1.5 l の膵液を分泌し，重量あたりのタンパク合成能は肝臓よりも高い．外分泌腺は酵素を分泌する腺房細胞と，水や重炭酸を分泌する導管上皮細胞からなる．食事摂取による膵液分泌は主としてセクレチンと CCK による（図Ⅱ-51)[1]．食物とともに十二指腸へ流入する酸でセクレチンが放出され，導管上皮細胞から重炭酸を含む多量の膵液を分泌させる．その結果，小腸内容は膵酵素活性の至適 pH 6〜7 に中和される．腺房細胞は CCK で刺激され酵素分泌が促進する．セクレチンと CCK は互いに作用を増強しあい，効率よく膵液分泌を促す．

　膵酵素分泌にはネガティブフィードバック調節が知られる．すなわち，十二指腸内のトリプシンが減少すると CCK が遊離し膵酵素分泌を増加させ，十分量のトリプシンが腸管

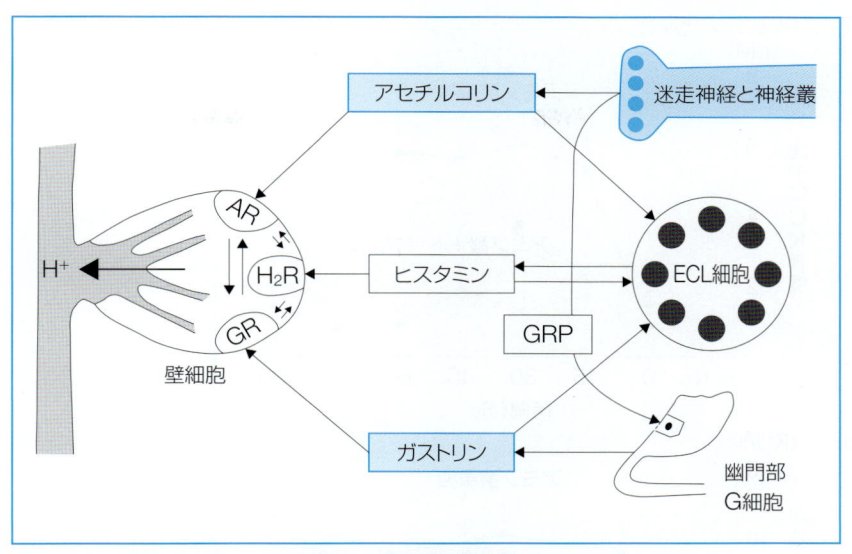

図Ⅱ-52 胃酸分泌機序：壁細胞における受容体
GRP：gastrin-releasing polypeptide, AR：アセチルコリン受容体（ムスカリン受容体），
H_2R：ヒスタミン H_2 受容体，GR：ガストリン受容体．
（合田，1996[1]）より転載）

内に存在すると分泌が抑制される（**図Ⅱ-53**）[2]．この機序には，膵や腸粘膜から分泌されるトリプシン感受性のCCK遊離促進因子が重要な役割を果たす．食事の際に十分量の消化酵素薬が投与されると，膵酵素分泌は抑制される．

膵液は三大栄養素のすべてに対する消化酵素を含み，管腔内消化の大部分は膵液が主体で進行する（**表Ⅱ-19**）．炭水化物に対するアミラーゼや脂肪分解酵素のリパーゼに加え，タンパク質分解酵素としてトリプシノゲン，キモトリプシノゲン，プロエラスターゼなど酵素前駆体が分泌される．十二指腸粘膜上皮の微絨毛膜酵素であるエンテロキナーゼによりトリプシノゲンが活性化されトリプシンになると，残りのトリプシノゲンをはじめ他の酵素前駆体が次々と活性化される．膵内でのタンパク分解酵素の活性化を防ぐために，膵液に分泌性トリプシン阻害物質（pancreatic secretory trypsin inhibitor；PSTI）が含まれる．

4. 胆汁

胆汁は肝細胞で合成される．1日に0.6〜1 l 分泌され，各種の胆汁酸，ビリルビン，コレステロールを含む．セクレチンは肝細胞の胆汁分泌を亢進させ，胆管上皮細胞の重炭酸分泌も高める．空腹時は総胆管末端のOddi括約筋が収縮し，胆汁は胆嚢内で貯留され4〜10倍に濃縮される．CCKと迷走神経刺激で胆嚢が収縮し，Oddi括約筋の弛緩とともに十二指腸内に胆汁が排出される．胆汁に消化酵素は含まれないが，胆汁酸塩は強力な界面活性作用をもち，脂肪をミセル化（乳化）し，膵リパーゼによる消化を促進する．また，ミセル化により水溶液中でも安定して脂質が腸上皮へ輸送される．

肝細胞で合成される主要な胆汁酸はコール酸とケノデオキシコール酸（一次胆汁酸）であ

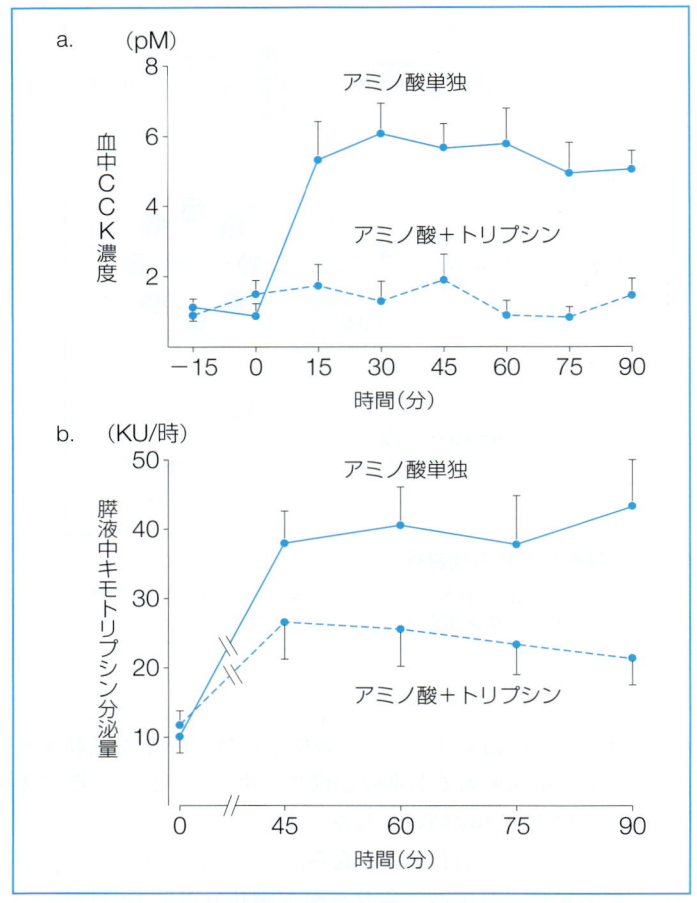

図Ⅱ-53 ヒト十二指腸内アミノ酸投与で増加した血中CCK濃度(a)と膵キモトリプシン分泌量(b)に対するトリプシン併用投与の効果

(Owyangら, 1986[2]より一部改変して転載)

るが,腸内細菌によりそれぞれがデオキシコール酸とリトコール酸(二次胆汁酸)に変わる．胆汁酸の90〜95％は回腸下部で能動的に吸収され，門脈を経て肝細胞まで輸送され，再び胆汁中に分泌される(腸肝循環,図Ⅱ-54)[3]．1回の食事でこのサイクルが2回まわるといわれる．全胆汁酸塩のプールは約3.5gで，1日に0.2〜0.5gが便中へ排泄され，肝細胞はそのぶんだけコレステロールから合成する．

5. 腸液

小腸粘膜には陰窩を構成する腸腺の細胞から電解質を含む等張液が分泌されるが，消化酵素は含まれていない．

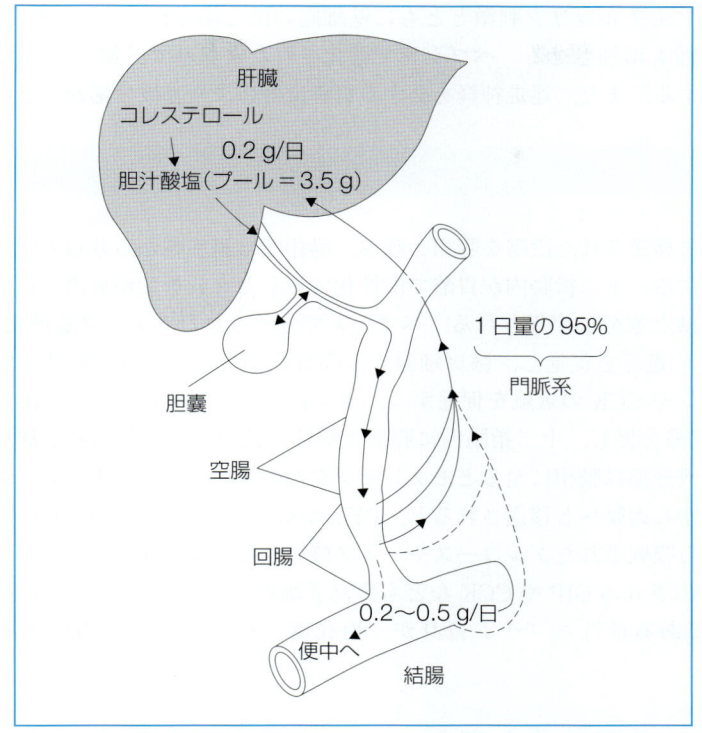

図Ⅱ-54　胆汁酸の腸肝循環
(Ganong, 2004[3])より転載)

4　消化の統合的調節

　消化液の分泌は，食事摂取により刺激され，消化が終われば抑制方向に進行し空腹時の状態に戻る．この一連の変化は，神経と内分泌により効率よく統合的に調節されている（図Ⅱ-51）[1, 4]．

1．頭相（脳相）

　頭相では食物が胃に到達していない段階であるが，消化液分泌の増加と胃腸運動の促進が始まる．パブロフの条件反射に代表されるように，食物の連想に加え，視覚，嗅覚，味覚，聴覚刺激が迷走神経核へ集まり，迷走神経遠心路を経て消化器官に刺激が伝達される．

2．胃相

　胃相とは食物が胃に存在している段階をさす．食物による胃壁の機械的刺激は迷走神経求心路を経て神経核に伝わり，再び遠心路から各種の胃腺細胞に刺激が伝達される．G細胞も神経伝達物質（gastrin-releasing polypeptide；GRP）で刺激されガストリンを遊離す

る．ガストリンはアセチルコリン刺激とともに壁細胞の酸分泌を促進させ，ECL細胞からのヒスタミン遊離も増加させる．ペプシンで消化されたタンパク分解産物もG細胞を直接内腔から刺激する．また，迷走神経を介する胃膵反射により膵液分泌が始まる．

3. 腸相

　食物が十二指腸に移送された段階を腸相と呼ぶ．腸相では腸粘膜から多数の消化管ホルモンが血中に放出する．十二指腸内が胃酸で酸性化するとセクレチンが放出され，膵導管上皮細胞より重炭酸と水分泌が促される．ペプシンで分解されたタンパク質消化産物（ペプチドなど）はCCK遊離を促進し，腺房細胞から膵酵素が分泌される．脂肪分解産物の脂肪酸もセクレチンやCCKの遊離を促進する．セクレチンは肝細胞に胆汁分泌を促進させ，CCKは胆嚢収縮を促し，十二指腸内に膵液と胆汁が注がれ，消化過程が加速度的に進行していく．胃液分泌は腸相に至るとセクレチンなどのエンテロガストロンにより抑制され，食物が回腸から大腸へと移送されると，PYYが遊離し膵液分泌も抑制される．

　腸相では小腸から吸収されたグルコースやアミノ酸のみならず，迷走神経の神経ペプチド，腸粘膜から放出されるGIPやCCKなども膵島β細胞からのインスリン分泌を促す．消化の調節因子である活性ペプチド自身が，糖代謝調節にも関与する（enteroinsular axis）．

5　小腸粘膜における膜消化と吸収

　小腸では管腔消化を終えた消化産物が，腸上皮細胞の微絨毛で最終的な消化過程である膜消化を受ける．栄養素は膜消化を受けるとすぐに膜輸送担体によって上皮細胞内に取り込まれ，吸収される．

1. 糖質の膜消化と吸収

　微絨毛膜には，膜消化酵素として糖質に対してマルターゼ（麦芽糖を2個のグルコースに分解），ラクターゼ（乳糖をガラクトースとグルコースに分解），スクラーゼ（ショ糖をフルクトースとグルコースに分解）が存在する．産生されたグルコースやガラクトースは，微絨毛膜のNa^+と共通の輸送体（Na^+-glucose transporter；SGLT）で細胞内に取り込まれる．フルクトースはglucose transporter 5（GLUT5）で取り込まれる．いずれの糖も上皮細胞から血管へはGLUT2で輸送される．

2. タンパク質の膜消化と吸収

　管腔でオリゴペプチドまで分解されたタンパク質は，微絨毛膜上のアミノペプチダーゼやカルボキシペプチダーゼなどによりアミノ酸，ジペプチドやトリペプチドまで分解される．アミノ酸はアミノ酸/Na^+共輸送担体で上皮細胞内に取り込まれる．一部のジペプチドやトリペプチドはそのまま細胞内に吸収されるが，細胞内ペプチダーゼでアミノ酸に分解され，他のアミノ酸とともに血管へ移送される．

3. 脂肪の膜消化と吸収

通常に摂取される脂肪の大部分は，炭素数 12 個以上の長鎖脂肪(long chain triglyceride；LCT)である．LCT は管腔内でリパーゼにより長鎖脂肪酸とモノグリセリドとなり，ミセル化した状態で微絨毛膜上の脂肪酸輸送担体により細胞内に取り込まれる．そして細胞内で再び結合し，カイロミクロンを形成しリンパ管へと輸送される．一方，炭素数が 6～10 個の中鎖脂肪(medium chain triglyceride；MCT)は，脂肪酸のまま直接門脈血中に移行する．

[文献]
1) 合田敏尚：消化器系．岡田正，他(編)：ビジュアル臨床栄養百科 1 臨床栄養の基礎．pp54-81，小学館，1996
2) Owyang C, Louis DS, Tatum D, et al: Feedback regulation of pancreatic enzyme secretion: suppression of cholecystokinin release by trypsin. J Clin Invest 77: 2042-2047, 1986
3) Ganong WF：消化管の機能．ギャノング生理学，原書 21 版(訳書)．pp495-527，丸善，2004
4) 白鳥敬子，竹内正：膵の分泌機構．竹内正(編)：膵臓病学．pp19-32，南江堂，1993

(白鳥　敬子)

Ⅱ. 基礎編　B. 病態生理学

3. 妊娠・授乳と栄養

1　妊産婦の食事摂取基準

　食事摂取基準とは健康を保持し，毎日の生活を健全に営めるようにするためには，どのような栄養素をどのくらいとればよいかというエネルギーおよび各栄養素の摂取量の基準を示したものである．以前はエネルギーや栄養素の欠乏の予防という点が重視されていたが，最近では生活習慣病の予防や過剰摂取による健康障害の予防も目的としている点に留意すべきである．このような背景下，厚生労働省は日本人の食事摂取基準を5年ごとに策定し改訂してきた．平成22年度から26年度までの間に使用される食事摂取基準は「日本人の食事摂取基準」(2010年版)[1]によるものである．

　妊産婦の栄養管理を考える上でとくに留意すべき点は，第1に妊娠・分娩・産褥に伴って母体代謝が大きく変化すること，第2に児の正常な発育を促すために必要にして十分な栄養を供給しなければならないことである．しかしながら，ヒトの妊娠時の栄養に関して以上のような点を満たす研究を構築することは難しく，現実には実態調査と理論値に基づいて摂取エネルギー量や必要栄養素量が決定される．妊婦の場合，該当する年齢の非妊娠女性の食事摂取基準値に対応して算定すればよい[2]．

2　エネルギー

　エネルギーは栄養素とは異なる概念を用いて策定されている．すなわち，成人の場合，エネルギーは体重を維持するために，ある一定量のエネルギー摂取が必要であり，これとエネルギー消費量がつり合って体重に変化のない状態が最も望ましいエネルギー摂取状態であると考えられる．妊婦や授乳婦については，一般(非妊娠時)の女性のエネルギー所要量に妊娠・授乳に伴って必要となるエネルギー量を付加して必要量が定められている．一般に妊娠・授乳期女性では身体活動レベルは多少制限されると考えられる．したがって，この時期の身体活動レベルは**表Ⅱ-20**[1,3]に示すように，「Ⅰ(低い)」，あるいは「Ⅱ(ふつう)」に属するものとして計算される．妊娠の継続期間については個人差があり，胎児発育にも個体差があり，授乳の期間や泌乳量についても個人差が大きいという問題点があるが，これらにより必要量に差を設けることは困難であるので，それぞれを平均的なものと仮定して必要量が算定される．また近年勤労女性の割合も高くなってきており，個々の症例における身体活動レベルの設定には注意を要する[2]．

　次に妊娠可能年齢女性の基礎代謝量は**表Ⅱ-21**[1,3]に示すとおりである．推定エネルギー必要量は原則として，基礎代謝量×身体活動レベルで計算されるので，**表Ⅱ-21**の一番右側のカラムに示すとおり，身体活動レベルが「Ⅰ(低い)」，「Ⅱ(ふつう)」で推定エネ

表Ⅱ-20　身体活動レベル別にみた活動内容と活動時間の代表例（15～69歳）

身体活動レベル*	低い（Ⅰ） 1.50（1.40～1.60）	ふつう（Ⅱ） 1.75（1.60～1.90）	高い（Ⅲ） 2.00（1.90～2.20）
日常生活の内容	生活の大部分が坐位で，静的な活動が中心の場合	坐位中心の仕事だが，職場内での移動や立位での作業・接客など，あるいは通勤・買物・家事・軽いスポーツなどのいずれかを含む場合	移動や立位の多い仕事への従事者．あるいは，スポーツなど余暇における活発な運動習慣をもっている場合
睡眠（1.0）	7～8	7～8	7
坐位または立位の静的な活動（1.5）	12～13	11～12	10
ゆっくりした歩行や家事など低強度の活動（2.5）	3～4	4	4～5
長時間持続可能な運動・労働など中等度の活動（普通歩行を含む）（4.5）	0～1	1	1～2
頻繁に休みが必要な運動・労働などの高強度の活動（7.0）	0	0	0～1

個々の活動のレベルの数値の単位は時間/日．＊：代表値．
（日本人の食事摂取基準 2010[1)]より転載）

表Ⅱ-21　妊娠可能年齢女性の推定エネルギー必要量

年齢（歳）	基礎代謝量基準値（kcal/kg 体重/日）	基準体重（kg）	基礎代謝量*（kcal/日）	推定エネルギー必要量**（kcal/日）
15～17	25.3	50.6	1,280	Ⅰ：1,900 Ⅱ：2,250
18～29	22.1	50.6	1,120	Ⅰ：1,700 Ⅱ：2,000
30～49	21.7	53.0	1,150	Ⅰ：1,700 Ⅱ：2,000

＊：基礎代謝量＝基礎代謝基準値（kcal/kg 体重/日）×基準体重（kg）
＊＊：推定エネルギー必要量＝基礎代謝量×身体活動レベル（Ⅰ：1.50，Ⅱ：1.75）
（日本人の食事摂取基準 2010[1)]より転載）

ルギー必要量が求められる．ところで身体活動レベルとは，1日のエネルギー消費量を1日あたりの基礎代謝量で除した指数である．エネルギー消費量を最も正確に測定する方法が二重標識水法であり，本法に基づくデータにより身体活動レベルは**表Ⅱ-20**のように，「Ⅰ（低い）」「Ⅱ（ふつう）」「Ⅲ（高い）」の3つのカテゴリーに区分された．

　たとえば女性の年齢が18～29歳であれば非妊娠時の基礎代謝量は1,120 kcal/日である（**表Ⅱ-21**）．したがって身体活動レベルがⅠの場合，非妊娠時の推定エネルギー必要量は1,120 kcal/日×1.5＝1,680 kcal/日となり，値を丸めて1,700 kcalとなる．また身体活動レベルがⅡの場合，1,120 kcal/日×1.75＝1,960 kcal/日となり，値を丸めて2,000 kcalとな

表Ⅱ-22　妊婦・授乳婦の推定エネルギー必要量

	生活活動強度Ⅰ（軽い）	生活活動強度Ⅱ（中等度）
18〜29歳	1,700	2,000
30〜49歳	1,700	2,000
妊婦	+50・+250・+450*	+50・+250・+450*
授乳婦	+350	+350

＊：それぞれ妊娠初期・中期・末期の付加量を示す（単位：kcal）．
（日本人の食事摂取基準 2010[1] より転載）

る．同様に 30〜49 歳なら 1,700（身体活動レベルⅠ），2,000（身体活動レベルⅡ）kcal と算出される．妊娠中および産褥期のエネルギー付加は表Ⅱ-22 のとおりである．したがって妊娠時のエネルギー必要量は，妊娠初期には +50 kcal，妊娠中期では +250 kcal，妊娠末期では +450 kcal の付加量がそれぞれ加えられ，最終的な推定エネルギー必要量が求められる．授乳期では +350 kcal とされている．

さて，エネルギー付加量の算定の根拠は以下のとおりである．

まず妊娠時の基礎代謝量の増加および Hytten ら[4] の妊娠期間の酸素消費量の研究などから算定された妊娠全期間の基本エネルギー増加量は約 27,000 kcal で，それに蓄積タンパク質量 900 g すなわち約 5,000 kcal，蓄積脂肪量 4 kg すなわち約 36,000 kcal，計 68,000 kcal の付加が必要と考えられ，さらに消化吸収効率を考慮に入れ，約 70,000 kcal 強のエネルギー量の付加が必要と考えられる．妊婦における推定エネルギー必要量に関して，2004 年に FAO[5] は，妊娠期別に付加量を示している．すなわち，縦断的研究によると，妊娠中は身体活動レベルが初期と末期において減少する一方，基礎代謝量は末期に大きく増加する．その結果，総エネルギー消費量の増加率は妊娠初期・中期・末期それぞれ，1%，6%，17% となる．これらの値は妊娠中の母体の体重増加率とほぼ一致しており，消費量の変化分は +19 kcal/日，+77 kcal/日，+285 kcal/日となる．一方，妊娠時期別のタンパク質の蓄積量と体脂肪の蓄積量を考慮に入れてまとめて 50 kcal 単位で丸めると，妊娠初期・中期・末期ではそれぞれ +50 kcal/日，+250 kcal/日，+450 kcal/日となる．したがって，妊娠全期間のエネルギー付加量は，妊娠前半期 50 kcal/日 × 98 日 = 4,900 kcal と妊娠中期 250 kcal/日 × 84 日 = 21,000 kcal，後半期 450 kcal/日 × 84 日 = 37,800 kcal で，合計 63,700 kcal となり，前述の Hytten の妊娠時のエネルギー付加量の理論値に概ね合致するものといえる．

ただし，妊娠前半期と妊娠後半期の付加量の比率は，時代の変遷と各国によって考え方が異なる．たとえば 1985 年には上記 WHO（FAO/WHO/UNU）のテクニカルレポート[6] では，妊娠全期間を通じてエネルギー付加量を一定にしている．これは妊娠初期・中期に脂肪細胞にエネルギーが蓄積され，これが妊娠末期に胎児の発育に消費されるのであれば，妊娠後半期にエネルギー量を付加する必要はないという考え方による．現在の英国でも同様の考え方で妊娠時には一律 200 kcal の付加量を定めている．

一方，授乳期のエネルギー必要量は，総エネルギー必要量と泌乳量相当分の和から体重減少分を減じたものである．総エネルギー必要量は非妊娠時と同様と考えられる．また日本人の母乳の平均分泌量は 780 ml として計算されている．母乳 1 l あたりの母乳のエネ

ギー量は 663 kcal/l であり，泌乳量相当分＝0.78 l×663 kcal/l＝517 kcal/日となる．また体重減少分については，減少分のエネルギーを 6,500 kcal/kg 体重，体重減少量を 0.8 kg/月とすると，6,500 kcal/kg 体重×0.8 kg/月÷30 日＝173 kcal/日となる．以上を考慮に入れると授乳期の 1 日平均付加エネルギーは 517－173＝344 kcal となり，値を丸めて 350 kcal と算定される．母乳を与えない場合のエネルギー付加は当然のことながら必要ない．

3　栄養素

1．タンパク質

　タンパク質は生命の維持に最も基本的な物質である．体タンパク質蓄積量は体カリウム増加量より間接的に算定できる．Hytten らの報告[4]により妊娠末期のタンパク質量は中期の 2 倍であること，初期はタンパク質の蓄積量が無視しうることより，妊娠時の付加量の推奨量を 10 g として策定されている．妊娠時期別の付加量設定はなされていない．
　一方，タンパク質摂取目標量は，種々の報告より 2.0 g×kg 体重/日以上の摂取で高窒素血症となることから，この値未満に留めることを適当と考えられている．一方，タンパク質の食事摂取基準は総エネルギー摂取量に占める割合，すなわちエネルギー比率（％エネルギー）で示す．タンパク質のエネルギー比率は 20％ 未満とされている[2]．

2．脂質

　脂質はエネルギー産生の主要な基質である．脂質にはタンパク質や炭水化物から生合成されるものがある．米国，カナダの報告によると，脂肪エネルギー比率は 20％ 以上がよいとされている．ただし脂肪エネルギー比率が高いとメタボリックシンドロームの危険性が上昇することが明らかとなっている．わが国における脂肪エネルギー比率に関するデータはなく，国民栄養調査より 25％ とされている．一方，妊娠時には非妊娠時と同様，20〜30％ が脂肪のエネルギー比率の目安量として設定されている．妊娠時期には生理的に初期から中期にかけて脂肪が蓄積され脂肪同化の方向へ進み，末期には異化亢進となるので，妊娠期間別の設定を変えなくてもよいものと考えられる．
　また脂肪はエネルギー源としての概念のみならず，栄養素としてとらえる必要もある．とくにアラキドン酸やドコサヘキサエン酸（DHA）は神経組織の重要な構成脂質である．したがって妊娠時には胎児神経組織の器官形成のためにもより多くの n-3 系脂肪酸の摂取が必要となる．なぜなら DHA は胎盤を介して胎児に移行するからである．魚由来 n-3 系脂肪酸摂取不足と早産あるいは低出生体重児の相関を示す報告があり，これに基づき，目安量として 2.1 g 以上と定められた．n-6 系脂肪酸の摂取については，多量摂取の危険性などに関する報告もなく，10％ を目標量として設定されている．飽和脂肪酸についてはその摂取量の増加は心筋梗塞による死亡率を上昇させることが知られている[2]．

3. 炭水化物

炭水化物にはグルコースや果糖などの単糖類や二糖類，デンプンなどの消化吸収されるものと，食物繊維や難消化性オリゴ糖などの消化吸収されないものがある．エネルギー源としての炭水化物の特性は，脳・神経組織・腎尿細管，酸素不足の骨格筋など通常はグルコースしかエネルギー源として利用できない組織にグルコースを供給することである．とくに脳の基礎代謝量は多く，より多くのエネルギーを要することが知られている．炭水化物のエネルギー比率は，タンパク質，脂質の目標がそれぞれ20％未満，20～30％であることより，50～70％エネルギーとなり，これを目標量と設定している．

妊婦・授乳婦においては，上記三大栄養素であるタンパク質・脂質・炭水化物のエネルギー比率は非妊娠時の成人女性と同様に摂取する基準設定となっている[2]．

4. その他の栄養素

ビタミンには水溶性ビタミンと脂溶性ビタミンがある．前者にはビタミンB_1, B_2, B_6, B_{12}, Cや葉酸などがあげられる．これらビタミンは中枢・末梢神経の機能維持や正常な発育，生殖作用や代謝に必要な因子である．またビタミンCには抗酸化作用や心臓血管系の疾病予防の期待できることが示されている．したがって，妊娠時には妊娠時に付加される推定必要エネルギー量に換算し，付加される．授乳婦には母乳として与える量のビタミンを付加する必要があるという考え方から，付加量を加える．葉酸は，神経閉鎖障害のリスク低減と関連することが示されており，妊婦のみならず，妊娠を予定している女性，あるいは妊娠の可能性のある女性は，サプリメントとして400μg/日の摂取が勧められる．

一方，脂溶性ビタミンにはビタミンA, D, E, Kがあげられ，これらの欠乏と代謝・成長障害や骨・神経の発達抑制，血液凝固障害が関与する．ビタミンAは胎児への蓄積を付加する必要性から付加することが勧められている．一方ビタミンEは妊娠時に付加する必要性はないと考えられている．なぜなら妊娠時には血清脂質が上昇し，これに伴い血中α-トコフェロール濃度も上昇するからである．またビタミンKについては，これまで妊婦とビタミンKに関する報告はなく，事実妊婦においてビタミンKの欠乏症がみられることもないので付加されない．

ミネラルでは，マグネシウムやカルシウム，リンが骨代謝に重要である．ただし，カルシウムについては妊娠時に付加する必要はない．なぜなら妊娠時には活性型ビタミンDやエストロゲンなどが上昇するので，腸管からのカルシウム吸収率が上昇するからである．

微量元素の中で重要なのは鉄である．鉄はヘモグロビンや各種酵素の構成成分であり，欠乏には留意する必要がある．妊娠時には，胎児の成長に伴う鉄貯蔵や臍帯・胎盤中への鉄貯蔵，赤血球の膨張による鉄需要の増加分より鉄の必要量が計算され，妊娠各時期（初期・中期・末期）の付加量が設定されている．

4　栄養状態の評価法

　栄養状態の評価法についてはさまざまな方法があるが，日本肥満学会では簡便かつ体脂肪との相関の高いBMI〔kg体重／(m身長)^2〕を採用することを提唱している[3]．妊婦の場合，日本産科婦人科学会栄養問題委員会はBMIが非妊娠時あるいは妊娠初期で24以上，中期で26以上，末期で28以上を示す場合には＋1.0 SD以上が肥満妊婦であるとしている．また非妊娠時のBMIで18〜24をふつう体型とし，＜18を痩せとしている[7]．日本肥満学会では成人の肥満はBMIが25以上としているので注意を要する．今後，日本産科婦人科学会は痩せと肥満のBMIのカットオフポイントをそれぞれ18.5，25にする予定であり，これらを用いることが望ましい．すなわち，痩せとはBMIが18.5未満，ふつう体型はBMIが18.5以上25未満，肥満はBMIが25以上とする．

5　正常妊婦の栄養指導

　正常妊婦の場合，上記の妊婦・授乳婦における栄養所要量に基づいて栄養指導を行う．この際日々の栄養所要量が適正か否かを評価するための指標は体重増加である．わが国では，報告により若干の差はあるものの10〜12 kgである．ちなみに，日本産科婦人科学会栄養問題委員会による検討では，正期産における平均体重増加量は11.46 kgとしている[7]．わが国の正常妊婦の至適体重増加量として，妊娠高血圧症候群の発症予防の概念に基づく勧告によると，標準体重群(BMI 18〜24)では7〜10 kgとされている[8]．またHyttenらの報告によると健康初妊婦の妊娠時の平均体重増加量は12.5 kgとしている[4]．米国のInstitute of Medicine(IOM)による妊娠時の体重に関する勧告[9]では，痩せでは12.5〜18 kg，正常妊婦では11.5〜16 kg，肥満に対しては7〜11.5 kgが妊娠時の適正な体重増加量としている．またBMIが30以上の場合は，少なくとも5〜9 kgの体重増加を推奨している．

6　肥満妊婦の管理上の注意点

　肥満妊娠，痩せ女性の妊娠時の栄養指導で注意すべき点は，わが国においてはいまだ十分な検討がなされておらず，その際，海外の報告が根拠とならない点を留意すべきである．なぜなら，欧米の一般女性の体格はわが国のそれより大きく，肥満の割合も著明な差があり，さらに欧米では妊娠中の体重増加が多い女性が多く，また平均出生体重もわが国より400 g程度重いことなどがあげられる．

1．妊娠前の管理

　先述のとおり，妊娠前の肥満の有無が妊娠時のadverse outcomeと関連することが明らかとなっており，本来は妊娠前の体重減少が重要な管理方針となる．産婦人科医が妊娠前より肥満女性を管理できる状況として，多嚢胞性卵巣症候群を伴う不妊症の患者があげられる．このような症例ではライフスタイルの改善，とくに個々の症例に適切な食事療法とphysical activityを上げることの指導が，妊娠前の減量に有効であると考えられる．た

だし，どれだけ減量すべきか，どこで妊娠許可するかに関するエビデンスはない．実地臨床上，BMIが30以上の女性でより妊娠予後が不良であることから，筆者はBMIが30以上で5％程度，35以上で最低10％の体重減少を目標に筋肉を落とさないように運動を行いながら減量を行い，その後妊娠を計画するよう指導している．

2. 妊娠中の管理

1 妊娠糖尿病のスクリーニング

肥満は妊娠糖尿病の危険因子であるので，妊娠のできる限り早期に妊娠糖尿病のスクリーニングを行うことが肝要である．また見逃されていた糖尿病が存在する可能性もあり，耐糖能の評価は重要である．

2 妊娠高血圧症候群に対する注意点

肥満妊婦においては，妊娠高血圧症候群の発症に留意することが重要であるので健診時に注意する．血圧の変化やタンパク尿の出現には十分に注意し，場合により1週間ごとの検診や入院も考慮する．この際，体重増加にも十分注意を払う必要がある．妊娠前のBMIが妊娠高血圧症候群発症に大きく関与することが知られており[10]，できれば妊娠前の減量が望ましいが，少なくとも妊娠中の過度の体重増加に注意すべきである．

3 妊娠中の栄養指導

肥満者に対するエビデンスに基づいた栄養指針はない．従来，肥満妊婦の栄養指導に関しては，エネルギー摂取を制限するべきであるという考え方と，するべきではないという考え方がある．極端なエネルギー制限による高濃度のケトン体が児の知能に悪影響を及ぼす報告があり，対象が糖尿病症例であることより十分な根拠とはいえないが，これが安全であるいう根拠が確立されるまで，現在のところ極端なエネルギー制限はするべきではないと考えられる．とくに尿中ケトン体が陽性となるような食事制限は避けるべきである．厚生労働省[1]は正常女性を対象にしたエネルギー必要量を設定しているが，肥満女性の場合，妊娠中の付加量は一般に必要ないと考えられる．妊娠高血圧症候群の栄養管理指針[8]では，肥満妊婦の1日のエネルギー必要量として，kg標準体重×30 kcalとしている．

実地臨床上，妊娠中のエネルギー摂取の有無を評価するには体重増加が有用である．したがって妊娠中の適切な体重増加は適切なエネルギー摂取により決定されるものである．米国では，1990年にIOMにより，低出生体重児を減少させることを目的とした母体の妊娠中の体重増加量が推奨された[9]．それによると，標準体重群（BMI 18.5〜25）では11.2〜15.9 kg，BMI 25〜30では6.8〜11.2 kg，BMI 30以上では6.8 kg以上とした．その後20年余りの間に米国の肥満の頻度は著増し，ポピュレーションに基づいた新しい推奨が望まれていたが，2009年，IOM[11]は妊娠中の体重増加に関する新しい推奨を出した（**表Ⅱ-23**）．米国は多人種国家であり，本推奨は全人種に対するものとされるが，依然日本人との体格には大きな差があり，わが国のポピュレーションに基づいたものではなく，本推奨をわが国で用いることは現時点では適切ではないと考えられる．

わが国における考え方としては以下のものが主流である．すなわち肥満妊婦の妊娠中の体重増加量として脂肪の蓄積はすでに妊娠前より十分と考えられるので，脂肪の蓄積量を

表Ⅱ-23　IOM による妊娠中の体格別推奨体重増加量（2009年）

体格区分	推奨体重増加量
痩せ BMI＜18.5	12.5〜18 kg
標準 BMI 18.5〜25	11.5〜16 kg
肥満 BMI 25〜29.9	7〜11.5 kg
肥満 BMI 30〜	5〜9 kg

（IOM，2009[11]）より作成）

表Ⅱ-24　厚生労働省による妊婦中の体格区分別推奨体重増加量

体格区分	推奨体重増加量
痩せ BMI＜18.5	9〜12 kg
標準 BMI 18.5〜25	7〜12 kg＊
肥満 BMI 25 以上	個別指導＊＊

＊：BMI 低めの場合は上限側に，高めの場合は下限側を推奨．
＊＊：肥満の場合，おおよそ 5 kg をめどとし，個別に対応．
（厚生労働省，2006[12]）より作成）

3〜4 kg と仮定した場合，それを差し引いた体重増加量すなわち 5〜7 kg 程度でよいと考えられる．肥満妊婦の至適体重増加量として，先述の妊娠高血圧症候群の発症予防勧告によると，肥満体重群（妊娠前 BMI 24 以上）では 5〜7 kg とされている[8]．また厚生労働省による「健やか親子 21」の妊婦栄養指針[12]ではメタ解析の結果に基づき，妊娠前 BMI が 25 以上の肥満では約 5 kg を基本とし，個々の症例で考慮することを推奨している（表Ⅱ-24）．

わが国と米国における推奨の相違は，先述のとおり，肥満の割合が大きく異なることや体格そのものが異なり，平均出生体重も差があることなどが原因と考えられる．わが国におけるポピュレーションに基づいた推奨母体体重増加量が設定されるべきであり，今後のさらなる検討が待たれるところである．

3．産後の管理

妊娠中の体重増加や BMI の増加が次回妊娠の予後と関連することが報告されており，とくに肥満妊娠では産後の体重管理が重要である．事実，肥満妊娠では産後における妊娠中の体重増加量の減少が乏しいことが知られている．とくに妊娠中の体重増加量が多い女性の場合，その現象が顕著であるとされる．したがって，まず妊娠前の体重に復することが重要であり，今後は 1 か月健診後，放置することは避け，産後の体重管理を図ることもその後の母体の健康管理上，重要となる可能性がある．妊娠前 BMI が 25 以上 30 未満の女性において，妊娠中の体重増加量が 6.7〜11.2 kg の場合，妊娠高血圧や巨大児の発生を抑制でき，BMI が 30 以上の場合，妊娠中の体重増加量が 6.7 kg 未満で妊娠高血圧や巨大児の発生を抑制することができたとの報告がある[13]．

7　痩せ女性の栄養指導

痩せの妊婦の至適体重増加量は少なくとも正常体重妊婦よりも多いほうが望ましいが，どの程度多ければよいかに関する根拠はない．このような観点より米国では先述のとおり，痩せの妊婦には 12.5〜18 kg（正常妊婦では 11.5〜16 kg）の増加を至適としており，正常妊婦よりやや多めの体重増加量を設定しているものと考えられる．

また早産の頻度を下げるという観点では，Salihu ら[14]は痩せ女性の場合，妊娠中の体重

増加が少なくても多すぎてもよくないことを示している．すなわち，週あたり 0.23～0.68 kg の増加が望ましく，この範囲より少なくても多くても早産の頻度が高くなるのである．一方，低出生体重の予防という観点からは，痩せ女性の場合，妊娠中の体重増加量が大きいほど低出生体重の頻度は低くなることが国内外で知られている．わが国における痩せ妊婦の推奨体重増加量として，先述の妊娠高血圧症候群の発症予防勧告[7]によると，痩せ体重群（BMI 18 未満）では 10～12 kg，厚生労働省による「健やか親子 21」の妊婦栄養指針[12]では妊娠前 BMI が 18.5 未満の痩せでは約 9～12 kg としている．

[文献]

1) 厚生労働省：日本人の食事摂取基準(2010 年版)．2009
2) 杉山隆：学際領域の診療—妊産婦と栄養．日本産科婦人科学会雑誌 57：478-485，2005
3) 日本肥満学会肥満症のてびき編集委員会(編)：肥満・肥満症の指導マニュアル．pp1-26，医歯薬出版，1997
4) Hytten FE, Leitch I: The physiology of human pregnancy. 2nd edition. Blackwell Scientific Publications, Oxford, 1971
5) FAO/WHO/UNU Expert Consultation: Report on human energy requirements, Interim Report. 2004
6) 井上五郎(訳)，必須アミノ酸研究委員会(編)：エネルギー・蛋白質の必要量．FAO/WHO/UNU 合同特別専門委員会，WHO テクニカル・レポート・シリーズ 724，医歯薬出版，1994
7) 一條元彦：栄養問題委員会報告—婦人(非妊婦・妊婦)および胎児・新生児の体格現状調査(正常群)．日本産科婦人科学会雑誌 40：1487，1988
8) 日本産婦人科医会：研修ノート No.64．「妊娠中毒症」．日本母性保護産婦人科医会，2001
9) Institute of Medicine: Subcommittee on nutritional status and weight gain in during pregnancy. Nutrition during pregnancy. Weight gain. pp1-13, 190, National Academic Press, Washington DC, 1990
10) Knight M, Kurinczuk JJ, Spark P, et al: Extreme obesity in pregnancy in the United Kingdom. Obstet Gynecol 115: 989-997, 2010
11) Institute of Medicine: Weight gain during pregnancy. National Academic Press, Washington DC, 2009
12) 厚生労働省：妊産婦のための食生活指針—「健やか親子 21」推進検討会報告書．2006
13) Crane JM, White J, Murphy P, et al: The effect of gestational weight gain by body mass index on maternal and neonatal outcomes. J Obstet Gynaecol Can 31: 28-35, 2009
14) Salihu HM, Mbah AK, Alio AP, et al: Low pre-pregnancy body mass index and risk of medically indicated versus spontaneous preterm singleton birth. Eur J Obstet Gynecol Reprod Biol 144: 119-123, 2009

（杉山　隆）

Ⅱ．基礎編　B．病態生理学

4. 乳幼児の成長・発育

1　正常小児の身体発育

　成長とは身体の量的発育を意味する．身体発育の変化は主に身長と体重で表される．部分的な身体発育の変化は，頭囲，座高，胸囲などで示される（表Ⅱ-25）．平均的におよそ身長50 cm，体重3 kgで生まれて，15～20年の間に一定の軌跡をたどりながら，男児で171 cm・63 kg，女児で158 cm・53 kgまで成長し，身長は最終身長に達する．この縦断的な軌跡による男女別の標準成長曲線が作成されている[1]．そして，成長の間にさまざまな発達を遂げる．この成長することこそ，子どもと大人の違いである．

　疾患という観点からみると，この成長が一定の軌跡を逸脱している場合，なんらかの異常がその個人に生じている．また，身長と体重はほぼ同時に増加していくが，思春期に身長スパートが起こるときに体重が増加しないことがあるなど別々の動きをすることから，身長と体重は別の因子により規定されていると考えられる．

1. 身長増加に影響する因子

　身長増加の軌跡は3つの期間に分かれる．3歳頃までの急速に成長する時期，それに続き平坦な成長が10歳前後まであり，思春期での急速な身長増加（スパート）があり，15～17歳で最終身長を迎える．この身長の増加について影響を与える因子は，誕生（胎生中期から始まる）から3歳頃までは栄養，9か月から成人までは成長ホルモン（GH）と甲状腺ホルモン，思春期以降から成人までは性ホルモン（男性ホルモン，女性ホルモン）が重要であると考えられている（図Ⅱ-55）[2]．GHや栄養により肝臓でインスリン様成長因子（IGF-1）が合成され，このIGF-1が主として骨形成や筋肉の合成に作用し，骨年齢を増加させ，筋肉量を増やし成長させる．GHの直接作用もある．骨年齢は骨の成熟の程度を年齢の単位で表したもので，長管骨の骨端軟骨や手根骨の化骨の程度をX線撮影をして評価して標準化したものである．骨端軟骨が完全に化骨する（骨端線が閉鎖する）と身長の成長が止まり（図Ⅱ-56），成人身長に達する．骨年齢の評価には，標準のアトラスがあり，それとの比較でも評価することができる．

2. 体格の変化および評価法

　従来から体格を示す指標として，身長と体重の測定値から表Ⅱ-26のような計算式（指数）が提案されている．
　これらの指数は，標準値が各年齢によってかなり異なっているため汎用されていない

表Ⅱ-25　年齢別・男女別身長・体重・座高の平均値および標準偏差

区分			身長(cm)		体重(kg)		座高(cm)	
			平均値	標準偏差	平均値	標準偏差	平均値	標準偏差
男子	幼稚園	5歳	110.7	4.71	19.0	2.69	61.9	2.83
	小学校	6歳	116.7	4.91	21.5	3.44	64.9	2.88
		7	122.6	5.21	24.1	4.13	67.7	2.97
		8	128.3	5.35	27.2	5.07	70.3	3.00
		9	133.6	5.67	30.6	6.35	72.7	3.15
		10	138.9	6.19	34.2	7.57	75.0	3.33
		11	145.1	7.06	38.4	8.60	77.6	3.77
	中学校	12歳	152.5	8.06	44.2	9.92	81.3	4.50
		13	159.7	7.75	49.1	10.18	84.9	4.52
		14	165.2	6.73	54.3	10.18	88.1	4.03
	高等学校	15歳	168.5	5.98	59.5	10.94	90.3	3.52
		16	169.9	5.77	61.3	10.47	91.2	3.23
		17	170.8	5.80	63.1	10.78	91.8	3.23
女子	幼稚園	5歳	109.9	4.67	18.6	2.59	61.5	2.79
	小学校	6歳	115.8	4.89	21.0	3.29	64.5	2.79
		7	121.7	5.08	23.5	3.86	67.3	2.87
		8	127.5	5.55	26.5	4.88	70.0	3.09
		9	133.5	6.13	30.0	5.90	72.7	3.39
		10	140.3	6.82	34.1	7.08	75.9	3.82
		11	146.9	6.62	39.0	7.94	79.3	3.89
	中学校	12歳	151.9	5.92	43.8	8.25	82.1	3.58
		13	154.9	5.40	47.3	7.94	83.7	3.21
		14	156.7	5.30	50.2	7.83	84.8	3.04
	高等学校	15歳	157.3	5.27	51.6	8.04	85.3	2.94
		16	157.7	5.34	52.8	8.01	85.6	3.01
		17	157.9	5.34	52.9	8.07	85.7	2.98

注1．年齢は，2009年4月1日現在の満年齢である．
注2．全国平均の5〜17歳の標準誤差は，身長0.04〜0.06 cm，体重0.02〜0.10 kg，座高0.03〜0.05 cmである．
注3．中学校には中等教育学校の前期課程，高等学校には中等教育学校の後期課程を含む．
〔「平成21年度学校保健統計調査」（2010年3月26日公表）より転載〕

表Ⅱ-26　体格を示す計算式

名称	計算式
Quetelet指数	$W/L \times 10^{-1}$
Kaup指数（＝BMI）	$W/L^2 \times 10$
Röhrer指数	$W/L^3 \times 10^4$

W：体重(g)，L：身長(cm)．

4. 乳幼児の成長・発育　139

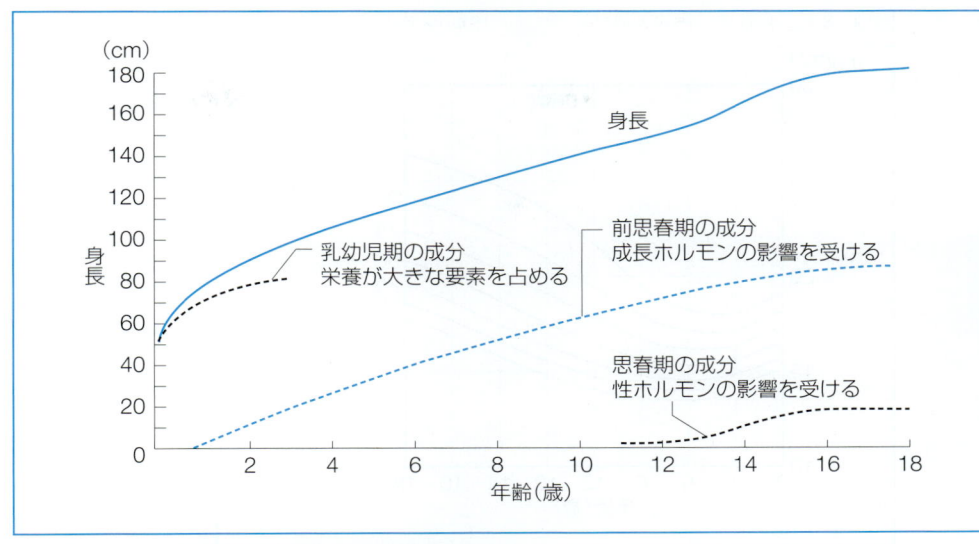

図Ⅱ-55　小児の身長発育に関わる成長因子
乳児期～3歳：栄養，9か月～前思春期：成長ホルモン分泌，思春期～成人：性ホルモン．
(Karlberg ら，1994[2)] より転載)

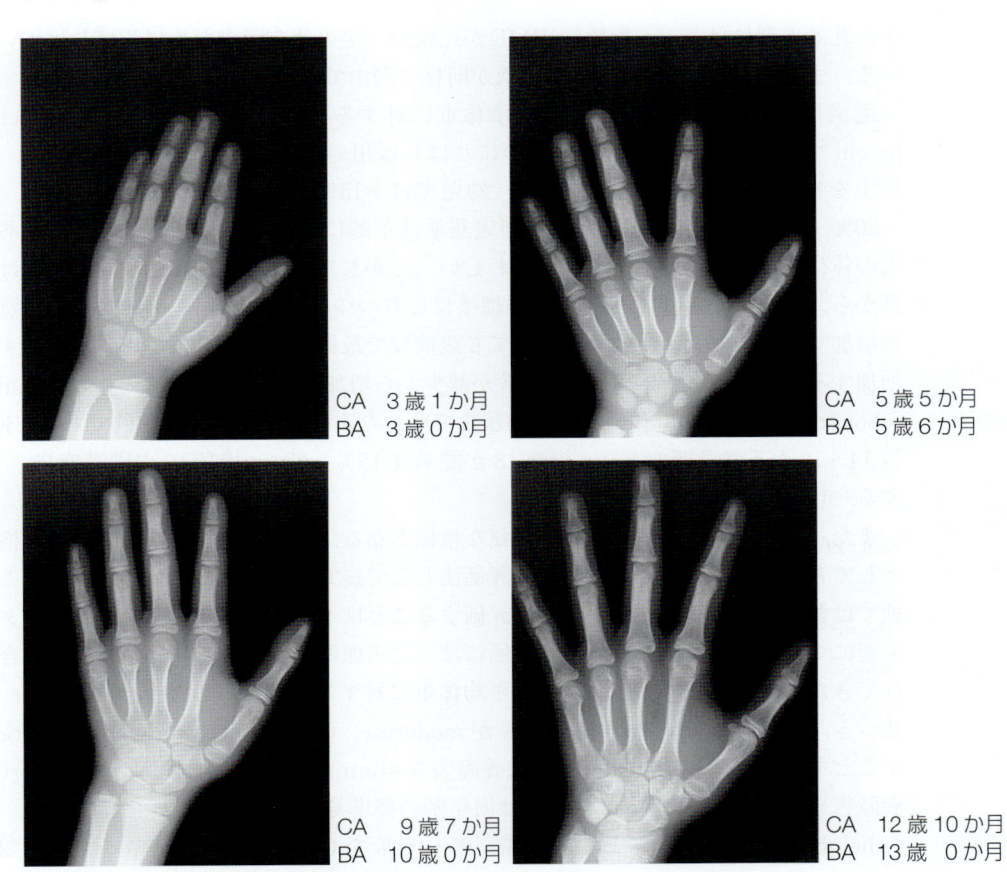

CA　3歳1か月
BA　3歳0か月

CA　5歳5か月
BA　5歳6か月

CA　9歳7か月
BA　10歳0か月

CA　12歳10か月
BA　13歳　0か月

図Ⅱ-56　骨成熟の変化（女児の症例）
CA：暦年齢，BA：骨年齢．

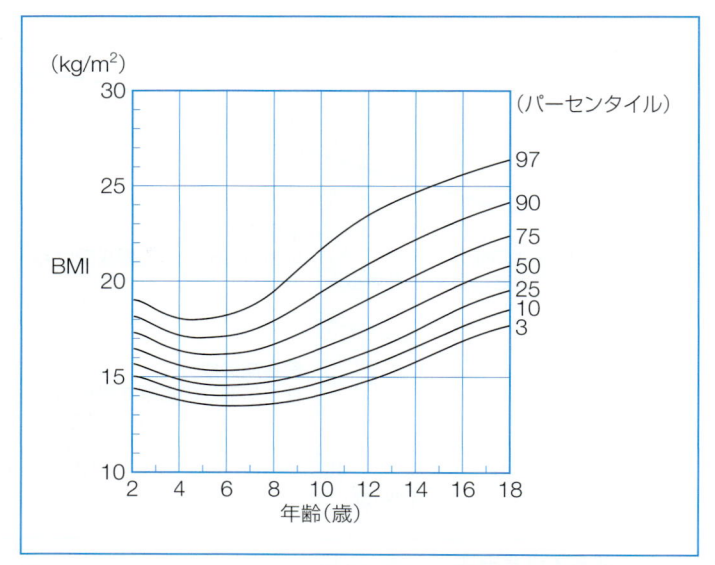

図Ⅱ-57 BMIの年齢による変化(男性)

が，乳幼児期にはKaup指数(＝BMI)が比較的一定の値を示すためにしばしば用いられている．また，学童期にはRöhrer指数が同様の理由で慣用されている．

肥満度は男女別身長別年齢別標準体重に対する実測体重の割合で上述のweight for heightであり，過体重を評価するのにしばしば用いられる．＋20％以上を肥満，＋50％以上を高度肥満とし区別している．幼児では＋15％以上を肥満と扱っている．痩せは－20％以下をいう．肥満度による判定基準は年齢により変化しない点で利点があり，個人の体格の変化をみていくのにふさわしい．しかし，簡便性と国際的な討議における必要性から，BMIが世界的な肥満判定の標準になりつつある．また，BMI(Kaup指数)は出生後増加するが乳児期後半より減少して6歳前後で最低値となり，再び成長が終了するまで増加する(図Ⅱ-57)．このKaup指数が減少から増加に転ずる(跳ね返る)現象をadiposity rebound(AR)と称す．体格は6歳前後までいったん痩せることが生理的である．Kaup指数14～18が正常範囲でKaup指数18が肥満度15％，Kaup指数19が肥満度20％に相当する．13以下は痩せである．

また，体格の指標が栄養状態の簡便な指標となる．しかし，これらの指数は体格の指標として考案されたものであり，栄養評価法として提案されたものではないため，これら単独では個人の短い期間の栄養状態を評価することは不適当である．また，とくにタンパク栄養についての小児における栄養評価には，元来標準値に対する身長や体重の割合が使われてきた．Gomezら[3]は，同年齢の平均体重に対する実測体重の割合(weight for age)に基づき，75～90％がmild，60～75％がmoderate，60％以下はsevere malnutritionを示すことを報告した．Waterlow[4]は栄養障害をstunting(慢性栄養障害)とwasting(急性栄養障害)に分類し，stuntingの程度は同年齢の標準身長に対する実測身長の割合，すなわちheight for ageが95％以上を正常，95～90％をGrade 1，90～85％をGrade 2，85％以下をGrade 3の慢性栄養障害とした．またwastingは，測定身長に対する標準体重と実測体重の割合，weight for heightが90％以上を正常，90～80％をGrade 1，80～70％

を Grade 2，70％以下を Grade 3 の急性栄養障害とした．

3. 体組成の変化

1 水分組成

体重あたりの体内水分量は胎生期には 90％以上を占め，出生時には 75％を占める．その後急速に減少し，6 か月で 60％，1〜2 歳で成人レベルの 55％になる．細胞外水分量は，出生時 45％からその後減少し，1 歳で 20〜25％になり，以後ほぼ一定である．乳児は細胞外液量が多いため，容易に脱水をきたしやすい．

2 体脂肪量

胎生末期から増加し始め，出生時に体重の 12％を占める．その後は急速に増加し，6 か月で 25％，1 歳で 30％に達する．幼児期では運動量も増え筋肉が発達し，6〜7 歳までに減少する．成人の男性で 20％，女性で 30％以上を肥満としている．

3 臓器別の発育

器官や機能の発達は，生物学的にプログラムされた一定のルールで進み，臓器によりその進み方が異なる．神経系の発達は出生から 2 歳にかけて髄鞘化やシナプスの形成が最も活発に進む．リンパ系は生後より 10 歳まで，生殖系は思春期から 20 歳頃まで活発に進む．

2 発育の栄養感受期

栄養は発育の基礎であり，発育が不良となれば発達も障害される．発育という現象は，細胞レベルでみれば細胞分裂による細胞数の増加とその細胞の肥大である．そして，発育速度の速い時期ほど細胞分裂は活発で細胞数は増加し，当然ながら栄養供給状況の影響は大である．この時期に栄養供給が不十分であれば細胞の増加も不十分となり，後から栄養を十分補給しても細胞数は十分増加しないままに発育が終了し，その影響は不可逆的となることがある．逆にこの時期の過剰栄養は細胞を増加させ，肥満症を後に残すこととなる．

発育に対する栄養の影響には，一定の感受期ないしは臨界期がある．とくに乳幼児期の高度の栄養障害は後遺し，後で栄養をいかに十分補給しても回復しがたく，正常よりも小さいままで発育を終了することがある．しかし，一方ではある程度の合目的的な代謝の適応性もみられる．たとえば，発育期に一時的な病気または栄養不足で発育が不良となることがあっても，その程度がある範囲内なら，その原因が除かれ栄養供給が正常となれば，その後はそれ以前の正常発育に復帰しようとする生理現象がある．これを catch-up growth という．ヒトの脳細胞は，前述のように胎生期から出生まで直線的に増加し，また生後 6 か月までは徐々に増加するが，その後は神経細胞はほとんど増加しない．髄鞘形成も生後 2 年間で主として行われている．このように脳細胞分裂や髄鞘形成が活発な期間は，脳発達にとって critical な時期で，この時期に重症の低栄養に陥ると脳重量は減少し，また脳内細胞数も明らかに減少し，頭囲の発育も不良となることが知られている．この臨界期

(critical period)はヒトの場合は生後6か月～2年くらいとみなされている．Evans らの研究では，南アフリカ・ケープタウンの有色人種で栄養不良であることが知られている14家族から各1名の新生児を対象として，これに生後2.5～28か月間にわたり栄養補給を行い栄養確保した児と，栄養補給をしなかった低栄養の児とを，8～9歳時に心理的検査を行い比較した．この結果，身体発育の増加傾向は8～9歳の時点では差はみられなかったにもかかわらず（栄養補給時には補給群に増加傾向が大きかった），IQ は栄養補給群が言語性，動作性，全検査のいずれにおいても他の群より高かった．

3 発育の異常

成長は一定の軌跡を描いているが，この軌跡を逸脱している場合，なんらかの異常がその個人に生じている．"病気"としての精査・加療が必要になってくる．身長については低身長，高身長，体重については体重増加不良，痩せ，肥満がある（表Ⅱ-27）．

1. 身長

身長が同性，同年齢の子どもの平均より−2 SD 以下の状態を低身長という．原因はさまざまで，それらを表Ⅱ-28 に示す．それぞれの原因に応じて加療する．

表Ⅱ-27　発育の異常

身長	低身長
	高身長
二次性徴の時期	思春期早発症
	思春期遅発症
体重	肥満
	痩せ，体重増加不良

成長曲線：年齢別，男女別と比較して判定を行う．

表Ⅱ-28　主な低身長の原因

内分泌疾患	・成長ホルモン分泌不全性低身長症 ・思春期早発症 ・甲状腺機能低下症
内分泌疾患以外の疾患	・染色体異常症――ターナー症候群 　　　　　　　　――プラダー–ウィリー症候群など ・奇形症候群 ・骨系統疾患――軟骨異栄養症軟骨無形成・軟骨低形成症 ・慢性疾患（器質性）――慢性肝障害，慢性腎障害，吸収不全症候群 ・愛情遮断性低身長 ・低出生体重による成長障害（SGA 性低身長症） ・体質性低身長

2. 体重増加不良

体重増加不良(failure to thrive)の定義は明確のものはないが，正常の成長率が維持できない状態で，体重の標準発育曲線を2本以上横切って減少する(たとえばパーセンタイルカーブで75パーセンタイル以上から25パーセンタイル以下になる，あるいは，平均から－2SDになる)場合をいう[5]．「痩せ」とほぼ同義語であるが，体重減少ではなく文字どおり体重が増えない状態で，「成長すること」が特徴である小児独自のものである．体重増加不良の原因分類として非器質的，器質的，両者混合がありそれぞれ50%：25%：25%で非器質性が多くを占める[6]．病態は栄養障害による生理的変化であり，成長を支えるために必要なエネルギーが不足することから起こる．初期には身長の増加は比較的保たれるが，皮下脂肪の減少が生じ，長期間エネルギー不足の状態が持続すると，体重だけでなく，身長や頭囲の発育も障害され，さらに発達障害を起こすことが以前より知られている．

3. 肥満

現在は，過食や運動不足，ストレスなどにより肥満になりやすく，小児の約10%が肥満である．肥満は成人同様メタボリックシンドローム(MS)や脂肪肝，睡眠時無呼吸症候群の危険因子である．MSは動脈硬化危険因子(糖尿病，高血圧，高脂血症)をすでに有している状態をいう．成人同様小児の診断基準があり，腹囲(立位で呼気時の臍周囲径)の基準は80 cm以上または身長×0.5以上，中性脂肪120 mg/dl以上かつまたはHDLコレステロールの低下(40 mg/dl＞)，空腹時血糖値100 mg/dl以上，収縮期血圧125 mmHg以上かつまたは拡張期血圧70 mmHg以上である．肥満発症の原因は遺伝素因をもとに環境因子が加わって発症すると考えられている．小児のどの時期からの肥満が将来の永続的な肥満につながるかは3つの時期(胎生期[7]から乳児期早期，4～6歳，思春期)が重要と考えられている．母体の低栄養，喫煙，妊娠高血圧症候群，自己免疫疾患，感染症などによる胎児低栄養に対して胎児プログラミングでの倹約型の体質となり低体重で出生した場合，好転した胎外環境に過反応となるミスマッチが起こりインスリン分泌能低下，インスリン抵抗性が形成され将来のMSとの強い関連がある(developmental origin of health and disease；DOHaD)ことが注目されている．前述のadiposity rebound(AR)が4～6歳で早期に起こると成人肥満になりやすい．

[文献]
1) Suwa S, Tachibana K, Maesaka H, et al: Longitudinal standards for height and height velocity for Japanese children from birth to maturity. Clinical Pediatric Endocrinology 1: 5-13, 1992
2) Karlberg J, Jalil F, Lam B, et al: Linear growth retardation in relation to the three phases of growth. Eur J Clin Nutr 48(Suppl 1): S25-S44, 1994
3) Gomez F, Galvan R, Frenk S, et al: Mortality in second and third degree malnutrition. J Tropical Pediatr 2: 77-83, 1956
4) Waterlow JC: Classification and definition protein-calorie malnutrition. Br Med J 3: 566-569, 1972
5) MacPhee M: Failure to thrive: Home-based intervention. In Preedy V, Grimble G, Watson R (eds): Nutrition in the infant. pp387-398, Greenwich Medical Media LTD, London, 2004

6) Bauchner H: Failure to Thrive. In Behrman R, Kliegman RM, JensonHB (eds): Nelson Textbook of Pediatrics 17th ed. pp133-134, Saunders, Philadelphia, 2004
7) Barker DJ, Winter PD, Osmond C, et al: Weight in infancy and death from ischaemic heart disease. Lancet 2: 577-580, 1989

〔位田　忍〕

Ⅱ．基礎編　B．病態生理学

5．加齢と栄養

　わが国の平均寿命は，戦後 60 年余りの間，世界に類をみない伸び率を示している．最新の生命表（厚生労働省）によると，平成 22（2010）年の平均寿命（0 歳余命）は，男性 79.55 歳，女性 86.30 歳である．また，「高齢社会白書」によると，2010 年 10 月 1 日時点で，65 歳以上の高齢者人口は過去最高の 2,958 万人（前年 2,901 万人）で，1 億 2,806 万人の総人口に占める割合（高齢化率）も前年比 0.4 ポイント上昇し，23.1％ となった．高齢者人口は，1947～49 年生まれの「団塊の世代」が 65 歳以上になる 2015 年には 3,000 万人を超え，75 歳以上の後期高齢者となる 2025 年には，高齢化率が 30.5％ に達すると推計している．

　高齢者，とくに 75 歳以上の後期高齢者は，一見健康そうにみえても多くは老年症候群（高齢者に高頻度で起こりうる症状）を抱えており，慢性疾患を患っている場合が少なくない．高齢者が罹患する多くの慢性疾患は栄養と深く関わっており，適切な栄養管理によって疾患の予防や回復が可能であることが多い．栄養管理には栄養過多が問題とされる場合と栄養不良が問題とされる場合がある．前者は近年，糖尿病，肥満，高血圧，メタボリックシンドロームなどの生活習慣病との関係で注目されている．しかし，後期高齢者においては，生命予後や健康障害を考えた場合，肥満や栄養過多よりも，痩せや栄養不良の評価，対策が重要である．栄養摂取不足により低栄養状態に陥った高齢者では，免疫能の低下を伴い，感染症に罹患しやすいことがいわれている．また主要疾患の治癒を遅らせ，合併症を容易に引き起こすことが知られている．さらに，近年栄養不良，とくにタンパク質摂取不足が加齢に伴う筋力の低下，または老化に伴う筋肉量の減少（サルコペニア，sarcopenia）と関連している可能性が指摘されている（「高齢者におけるサルコペニアと栄養」672 頁を参照）．そのため，低栄養状態を把握し，高齢者に適切な栄養管理を行うことは，疾病予防，日常生活動作（activity of daily living；ADL）の向上，quality of life（QOL）向上につながり重要であると思われる[1]．

1　高齢者における低栄養の頻度

　一般に臨床で観察される低栄養状態は，タンパク質の欠乏とエネルギーの欠乏が複合して起こる protein-energy malnutrition（PEM）が大部分である．欧米において入院している高齢者で PEM は 20～50％ もの比率で存在しており[2,3]，ナーシングホーム入所者でも高率に PEM を認める．日本においては PEM を呈する高齢者は病院外来通院者では約 10％，地域在住自立高齢者では 1％ 未満であり，自立して生活している高齢者における PEM の割合は低い．しかしながら，入院高齢患者では，血清アルブミン値が 3.5 g/dl 以下の者が約 40％ も存在し，急性期病院の入院高齢患者では約 30％ に PEM が認められた．さらに

在宅診療を受けている高齢者の 32〜35% に PEM が認められた[4]．在宅療養中の介護認定を受け，デイケアを使用している高齢者を栄養評価したところ，要介護度が上がる（悪くなる）につれ栄養障害が高頻度で認められ，要介護度 5 では 60% 以上に栄養障害を認めた[5]．このように，日本においても脆弱な高齢者にみられる低栄養はごく一般的な問題である．また，入院高齢患者の 21% は必要エネルギー量の半分未満の摂取しかできていなかったという報告もある．入院中の飢餓状態（hospital starvation）は大きな問題である．

2 高齢者の低栄養の原因

ヒトは一般的に加齢とも徐々に食事量が低下してくる．高齢者では身体活動の低下，安静時基礎代謝量の低下，さらには除脂肪体重（lean body mass）の低下があり，これらによりは高齢者の必要摂取熱量は低下する．若年時と比較すると食物摂取量は低下するが，それが必ずしも低栄養につながるわけではない．しかし，加齢に伴う生理的，社会的，経済的種々の問題は高齢者の栄養状態に大きな影響を与える．ひとたび高齢者が低栄養に陥ると表Ⅱ-29 のような疾病，症候（老年症候群）につながり，機能障害ならびに QOL の低下，さらには死につながる．高齢者ではさまざまな低栄養につながるリスクが存在する．表Ⅱ-30[6] に代表的なものをあげた．以下に高齢者の栄養障害に起因する可能性のある事項につき解説する．

表Ⅱ-29　高齢者栄養障害に伴う病態

1. 免疫異常（感染症）	7. 薬剤代謝の変動
2. 褥瘡	8. 筋萎縮（サルコペニア，sarcopenia）
3. 創傷治癒の遅延（手術後の回復遅延）	9. 虚弱（frailty）
4. 貧血	10. 転倒
5. 認知機能低下	11. 骨折
6. 骨粗鬆症	12. 呼吸機能の低下

表Ⅱ-30　高齢者低栄養のリスク

社会的要因	疾病要因
・貧困 ・独居 ・孤独感 ・栄養に関する知識不足	・臓器不全 ・炎症・悪性腫瘍 ・薬剤副作用 ・歯科的，咀嚼の問題，嚥下障害 ・身体障害 ・疼痛
精神的・心理的要因	**加齢の影響，その他**
・認知症 ・うつ ・喪失感 ・神経性食欲不振 ・アルコール依存 ・コレステロール値に対する恐怖 ・窒息の恐怖	・嗅覚，味覚障害 ・食欲低下（中枢神経系の関与） ・間違った食事指導・内容

（Wise GR, et al, 1994[6] より改変して転載）

1. 社会的要因

　独居老人はそれだけで栄養障害のリスクとなる．ADL の障害がなくても，一人暮らしのため十分な食事量を摂取していなかったり，食事内容が偏ったりする場合がある．とくに ADL 障害をもつ高齢者ではなんらかの介助がなければ，買い物もできなければ，家事をすることも困難なケースがまれではない．そのような高齢者は十分な介護力がなければ，摂取量は確実に低下する．

2. 精神的・心理的要因

　認知機能障害により，食事をするのを忘れたり，空腹感を感じなかったりすることはまれでない．また，認知機能障害が進行すると味覚，嗅覚の低下が進むことも，認知症患者の食事摂取量が低下する 1 つの原因と考えられている．また，「うつ」は「消化管の問題」，「悪性腫瘍」にならぶ高齢者の食欲不振・体重減少の原因として頻度が高いことが知られている．うつは日常診療で見逃されやすく，しかも高齢者の場合，精神的・心理的訴えより，身体的訴えが主訴となることが多く，明らかな食欲不振・体重減少の原因がない場合はとくにうつの存在を疑う必要がある．脳血管障害後の高齢者は高頻度で嚥下障害を伴っており，誤嚥を恐れるため本人，介護者が食事摂取量を制限している場合もまれではない．

3. 疾病要因

　悪性腫瘍ならびに感染症，慢性炎症性疾患の存在，さらには心不全，呼吸不全，肝，腎不全などが食欲低下の大きな誘因になるのは，高齢者に限ったことではない．高齢者にとって歯の問題は咀嚼機能の低下を含め栄養障害を引き起こす重要な因子である．実際，口腔内の問題で食事摂取量が低下していることは高頻度で認められる．最も多いのが義歯の不調，口腔ケア不足による歯槽膿漏(歯周病)などである．障害のある高齢者だけでなく，ADL の自立した高齢者にとっても，咀嚼能力の低下は低栄養の原因となりやすい．咀嚼能力の低下は，顎の筋力や唾液の分泌量の変化とも関係するが，残存歯数，補綴状況，咬合部位などの口腔状況が最も影響を受けやすい要素となる[7]．また腰痛，頭痛，膝関節痛などは高齢者では高頻度で認められる症候であるが，このような疼痛は食欲低下の誘因になりうる．おおむねすべての薬剤に食欲減退，体重減少を引き起こす可能性があると考えたほうがよい．高齢者においては種々の医療機関で多数の薬剤を投薬されている(polypharmacy)ことが多い．高齢者の食欲低下，体重減少の 35％ は医原病によるとの報告もある．

4. 加齢の影響，その他

　味覚，嗅覚は食欲に重要な役割を果たすが，高齢者では一般に味覚機能が低下しているといわれ(65 歳以上では約 40％ に味覚障害があるとの報告もある)[8]，とくに苦味に関す

る感覚が低下する．また嗅覚の低下も一般的に認められる．味覚の低下の原因は単に加齢の影響のみならず，亜鉛欠乏，鉄欠乏，口腔内カンジダ症，うつなどが起因となっているケースもまれではない．さらに種々の薬剤にても味覚異常を引き起こす可能性がある．加齢とともに食欲は低下するといわれているが，そのメカニズムは十分理解されているわけではない．可能性のある機構につき下記を参照されたい．また，高齢者では体重を保つため働く食欲の調節機構が若年者と異なることが知られている（急激な体重減少に反応して若年者では体重を戻すため食欲増加が起こるが，高齢者ではその調節が起こらない）[9]．

　成人時に過栄養の食事指導を受け，加齢とともに体重減少が起こっているにもかかわらず，熱量制限，動物性脂肪の摂取制限，獣肉の摂取制限を継続している場合は意外に多い．かかりつけ医も体重減少に気づかず，漫然と以前の食事指導を継続している場合もある．このように間違った食事・栄養療法のため，また思い込みのため栄養摂取に偏りがある場合がある．

　上記のように高齢者の栄養障害にはさまざまな要素が絡み合い影響を及ぼしている．

3 消化管の加齢変化（表Ⅱ-31）

　消化器系の真の意味での加齢変化に関しては多くが明らかでない．以前は消化管の蠕動運動の低下，腺内分泌機能の低下が主張されていた．しかし，近年の報告では，加齢による消化管機能の変化は特別な病気に罹患していない限り，それほど大きなものではないとするものが多い[8]．

1. 食道

　食道では加齢により上部括約筋圧は軽度低下し，嚥下後の弛緩が軽度遅延する．嚥下反射は軽度低下し，食道筋層の神経細胞数は20〜60％低下するといわれているが，食道機能に影響を与えるほどではない．下部食道括約筋圧も空腹時においては加齢の変化を受け

表Ⅱ-31　消化管の加齢変化

	形態変化	機能変化	病的変化
食道	粘膜筋層の萎縮	嚥下反射の低下	逆流性食道炎の増加
胃	粘膜萎縮（慢性胃炎による） 胃主細胞の減少	ペプシン産生低下 プロスタグランジン産生低下 胃酸分泌低下（慢性胃炎罹患時，薬物の影響） 胃噴門の食物貯留機能の低下 胃内容物の排出機能の低下	慢性胃炎の増加 胃食道逆流の増加 *Helicobacter pylori* 菌感染の増加
小腸	腸管の柔軟性の低下 壁在神経細胞の減少 腸内細菌叢の変化	ラクターゼの活性低下 脂溶性ビタミン吸収の低下 カルシウム吸収の低下	乳糖不耐症
大腸	腸管筋層の萎縮 壁在神経細胞の減少	腸管運動の低下 肛門括約筋の機能低下	便秘（加齢変化のみならず基礎疾患・薬物などが関与） 憩室の増加

ない．逆流性食道炎は加齢により増加するが，加齢自体の影響というよりは下部食道括約筋に影響を与える基礎疾患，薬剤，食道運動機能の低下，胃内容物の停滞などが原因であろう．

2. 胃

　胃酸の産生はそれほど加齢による変化を受けないが，ペプシンの産生は胃主細胞の数に比例し軽度低下する．防御因子であるプロスタグランジンの産生は加齢により低下し，さらには胃粘膜の血流，重炭酸塩の産生も低下する．胃噴門部の食物摂取による弛緩反応が低下しているとされ，これにより胃噴門での食物貯留機能が低下するため，幽門に早期に食べ物が移行する．そのため，幽門が食物摂取後短時間で拡張し，高齢者では満腹感を早期に感じるといわれる．少量の食物摂取では影響を受けないが，大量の食物摂取時の胃内容物の排出時間は高齢者で遅延しているとされる．さらには加齢のみならず糖尿病，抗コリン作用剤の使用なども影響が大である．慢性胃炎の罹患率は高齢者で増加し，*Helicobacter pylori* の関与が指摘されている．この胃酸分泌の減少を伴う慢性胃炎は高齢者で高頻度に起こる（11〜50％）．胃酸の存在は鉄やカルシウムなどのミネラルやビタミン B_{12}，葉酸の吸収に必要なため，慢性胃炎に罹患している高齢者はそれらの補給が必要な場合がある．さらに H_2 拮抗薬の漫然とした投与は胃酸分泌抑制が起こり，同じようにミネラル，ビタミン吸収障害を起こすことがある．

3. 小腸

　小腸は形態的には加齢の影響を受けず，食物通過時間も若年者と相違がない．以前高齢者の小腸絨毛の短縮が報告されていたが，近年これもあまり加齢の影響を受けないことがいわれている．ラクターゼの活性は加齢とともに減少するが，スクラーゼやマルターゼ活性には変化がない．ラクターゼ活性の低下は高齢者におけるラクトース（乳糖）不耐症を増加させる．炭水化物の小腸からの吸収はわずかに低下すると報告されているが，タンパク質，脂質の吸収は通常は加齢の影響を受けないが，大量に摂取した場合は吸収が若年者より低下する．ビタミン吸収に関しても加齢により低下し，水溶性に比較し脂溶性ビタミンの吸収が低下する．とくにビタミン D，K の吸収は加齢とともに低下する．水溶性ビタミンでは B_6 が加齢とともに吸収が低下することが報告されている．ミネラル類ではカルシウムの吸収が低下することが知られる．高齢者では小腸内のバクテリアの繁殖が増強していることが指摘されており，ビタミン吸収の低下，脂肪吸収の低下，下痢，体重減少などに関与するケースがある．

4. 大腸

　大腸でも壁在神経細胞の減少が指摘されているが，機能的には加齢の影響をとくに受けず，食物の大腸通過時間も若年者と相違がないとされている．しかし，肛門括約筋の機能は低下し直腸容積も減少する．高齢者は若年者に比較し 4〜8 倍便秘が多いと報告されているが，健常高齢者ではこれほど高率に便秘は起こさない．便秘の原因としては，加齢変

化による大腸腸管壁の弾性の低下，直腸の感覚鈍麻，排便時の効果的な腸管収縮能の低下などが考えられるが，それ以外に，基礎疾患（うつ，寝たきり，甲状腺機能低下など）や薬剤（鉄剤，カルシウム拮抗剤，抗うつ剤，利尿剤），さらには食物繊維の摂取不足などが原因になっている場合も多い．とくに口腔内に問題を抱えている高齢者は口当たりのよい，柔らかいものを好んで摂取することが多く，繊維成分の摂取不足により便秘になる場合がある．便秘のため食事を制限している高齢者もまれではなく，低栄養のリスクになる．

4 食欲に関する消化管の役割

　食物摂取後の早期の満腹感は胃，とくに幽門が充満した時に作動する機械受容体が関与しているとされる．同じ量の食物を摂取した場合，高齢者では若年者に比較し，より早く満腹感を感じることが知られているが，この早期の満腹感は胃内容物の排泄に関係しており，高齢者では大量摂取時の胃内容物が若年者に比較し長時間幽門に存在している（噴門から幽門への早期の移動ならびに幽門から十二指腸への排泄遅延のため）ことに関連しているとされる．コレシストキニン（CCK）は十二指腸から分泌され，膵臓の腺房細胞に作用し，膵臓の消化酵素の分泌を促進したり，胆嚢を収縮して胆汁を放出したりする作用があるが，それ以外に摂食を調節する満腹信号の1つとして中枢性および末梢性に作用していると推測されている．CCKの分泌は加齢とともに増加し，胃内容物の排泄遅延にも関与しているものと思われる．また，若年者では十二指腸に炭水化物またはトリグリセリドを注入することにより，空腹感が減少することが知られるが，高齢者ではこの機能が低下している．すなわち高齢者において食物摂取後の空腹感の消失ならびに満腹感は若年者と異なり，腸からのシグナルによるのではなく，主に胃からのシグナルに起因している可能性がある[10]．

5 その他，液性因子の関与

　neural peptide Y（NPY）は視床下部の食欲を規制している神経伝達物質であるが，ラットにおいては加齢とともに減少し，加齢に伴う食欲低下に関連している可能性が指摘されている．ヒトの加齢変化における食欲低下への役割などはなお未知である．また脂肪細胞由来のレプチンは食事摂取量を低下させるのみならず，安静時代謝量を増加させる作用がある．レプチンの食欲低下作用はNPYを介するとされるが，レプチンの高齢者における食欲低下への関与はなお明らかでない[9,10]．その他近年摂食に関連する因子として，グレリン（ghrelin），オレキシン（orexin）など種々の摂食調節ペプチドが報告されているが，なお加齢に伴う食欲低下への寄与に関しては十分解明されていない．

6 おわりに

　高齢者，とくに75歳以上の後期高齢者では上記に概説した低栄養リスクが1つだけではないことが多い．とくにADLの低下した高齢者，認知症高齢者では多くのリスクを併せもっている．低栄養は明らかに高齢者の生命予後ならびにQOL低下につながる．高齢者の場合いったん極度の低栄養状態になると，すでに低栄養関連の疾病や症候を併存して

おり，改善させることが困難な事例が多い．低栄養状態になる前に医療従事者は高齢者の低栄養のリスクを早期に察知し，なんらかの対策を立てることが重要である[1]．

[文献]
1) 葛谷雅文：高齢者の栄養評価と低栄養の対策．日本老年医学会誌 40：199-203, 2003
2) 葛谷雅文, 深柄和彦. Topic 36 高齢者の栄養．静脈経腸栄養 26：935-954, 2011
3) Sullivan DH, Sun S, Walls RC：Protein-energy undernutrition among elderly hospitalized patients. JAMA 281：2013-2019, 1999
4) 杉山みち子, 清水瑠美子, 岩木陽子, 他：高齢者の栄養状態の実態―nationwide study. 栄養-評価と治療 17：553-562, 2000
5) Izawa S, Kuzuya M, Okada K, et al: The nutritional status of frail elderly with care needs according to the mini-nutritional assessment. Clin Nutr 25: 962-967, 2006
6) Wise GR, Craig D: Evaluation of involuntary weight loss. Postgrad Med 95: 143-150, 1994
7) Okada K, Enoki H, Izawa S, et al: Association between masticatory performance and anthropometric measurements and nutritional status in the elderly. Geriatr Gerontol Int 10: 56-63, 2010
8) Dryden GW, McClave SA：Gastrointestinal senescence and digestive diseases of the elderly. In Bales CW, Ritchie CS(eds)：Handbook of clinical nutrition and aging, pp569-581, Humana Press Inc., Totowa, 2004
9) MacIntosh C, Morley JE, Chapman IM：The anorexia of aging. Nutrition 16: 983-995, 2000
10) Morley JE: Decreased food intake with aging. J Gerontol 56A：81-88, 2001

（葛谷　雅文）

Ⅱ．基礎編　B．病態生理学

6．創傷治癒と栄養

　創傷治癒とは生体におけるさまざまな損傷を修復する一連の生体反応のことである．損傷の部位，大きさ，時期により多彩な細胞や細胞外基質，ホルモン，サイトカイン・増殖因子などが関与する．また，手術や外傷などの侵襲により体内の組織破壊に加えて炭水化物，タンパク質，脂肪を分解し生命活動に必要なエネルギーを得る異化状態（catabolism）となる．したがって，外科侵襲時にはエネルギー，タンパク質，脂質やビタミン，ミネラルの必要量が増加するので，十分な補給が行われなかった場合，欠乏状態を引き起こしやすい．創傷治癒の多くは同化状態（anabolism）に付随するものであることから，多くのエネルギーや栄養素が必要である．一方，入院患者の約半数には栄養障害がみられることが指摘され，エネルギーや栄養素の不足あるいは過度の消耗が起こると創傷治癒が遅延する．しかし，過剰な栄養補給を行っても治癒のさらなる促進を期待できないことは銘記すべきであろう．

　そこで，本項では①正常な創傷治癒過程（normal wound healing），②創傷部構成物質，③創傷治癒における栄養学的要因，④慢性創傷について概略を述べる．

1　創傷治癒過程

　創傷治癒は皮膚モデルにおいて一般に4段階に分けられ，その過程が連鎖的に進行する（図Ⅱ-58）[1]．

　第1段階は血液凝固期である．損傷による出血に対して，5～10分の血管収縮による止血，血小板などによる血液凝固が起こる．血小板から増殖因子 PF-1，PDGF，TGF-β，IGF-1，VEGF などが放出される．

　第2段階は炎症期である．24時間以内に白血球の遊走が始まり，貪食細胞の食作用により細菌や異物などが除去される．単球由来のマクロファージからはサイトカイン IL-1，TNF-α，TGF-β，PDGF，FGF などが産生され，創傷治癒の進展が促される．

　第3段階は増殖期とされ，同化状態になる．3日目頃には繊維芽細胞の増殖が始まり，主に TGF-β によりコラーゲンの産生が7～10日目に最大となる．コラーゲンやフィブロネクチンなどの細胞外基質の形成や FGF，VEGF により血管新生が起こり，肉芽が形成される．また，再生上皮により表面が覆われる（図Ⅱ-59）．

　第4段階は再構築期である．変性・壊死物質の除去，組織の再構築が行われる．また，瘢痕収縮により創が縮小する．コラーゲンの成熟が進行し，血流が減少する．瘢痕が平坦で白色となるには1年以上必要である．

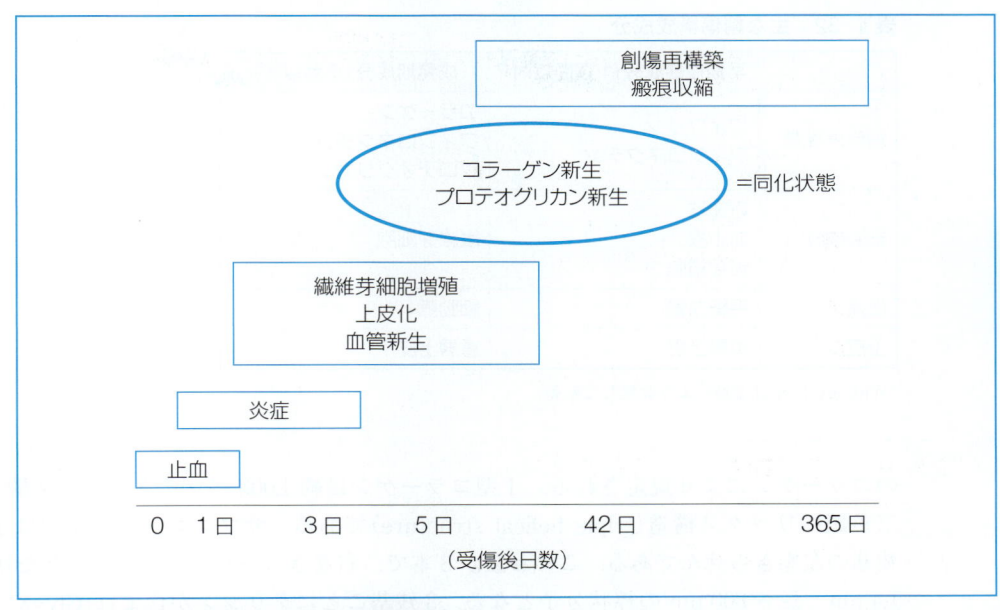

図Ⅱ-58　創傷治癒過程における生体反応
（Lawrence WT, 2004[1]より改変して転載）

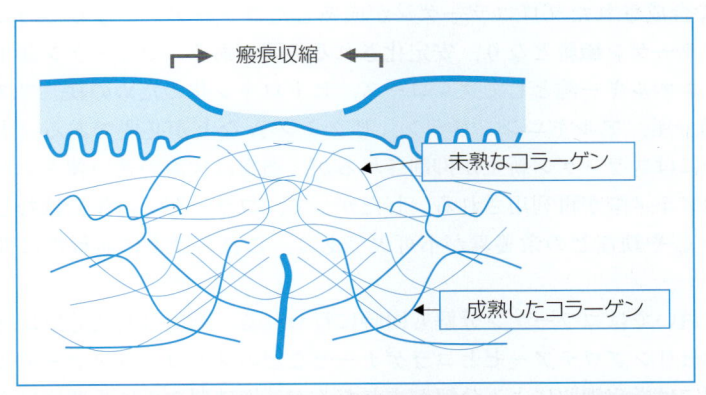

図Ⅱ-59　皮膚創傷治癒における瘢痕形成とコラーゲン繊維の増加
架橋が少なく細い未熟な繊維と，架橋により太く成熟した繊維がある．

2　創傷部構成物質

　創傷治癒では組織の欠損が肉芽組織で覆われる．肉芽組織は繊維芽細胞をはじめとする細胞成分と細胞外基質からなる．細胞外基質は結合組織とも呼ばれ，構造タンパク質（コラーゲン，エラスチン），特殊機能をもったタンパク質（フィブリン，フィブロネクチン，ラミニン），プロテオグリカンが知られている（**表Ⅱ-32**）[2]．

　コラーゲンが主な構成成分であり，体タンパク質の25％を占め，細胞を支える機能の他，組織の形態を決め，強度を担う役割をもつ．したがって，創傷治癒の機械的強度はこ

表 II-32　主な創傷構成成分

	早期仮性成分（1週間以内）	成熟期成分（それ以後）
細胞外基質	フィブリン フィブロネクチン	コラーゲン フィブロネクチン プロテオグリカン
細胞成分	赤血球 血小板 炎症細胞	繊維芽細胞
血流	毛細血管	細動脈
上皮	単層上皮	重層上皮

（Whitney J, et al, 2006[2]）より改変して転載）

のコラーゲンにより規定される．I型コラーゲンは約1,000ペプチドのアミノ酸を含み，三重鎖ヘリックス構造（triple helical structure）である．サブユニットのα鎖は1巻き3残基の左巻きらせんである．このα鎖が3本で，右巻きスーパーヘリックスとなり，直径1.4 nm，長さ300 nmの棒状分子となる．3残基ごとにグリシンが含まれ[Gly-X-Y]$_n$，Xにプロリン，Yにはヒドロキシプロリンが約100か所含まれ，コラーゲンに剛性を与えている．このヒドロキシプロリンが組み込まれるための補酵素がアスコルビン酸（ビタミンC）である．新しく合成されたプロコラーゲンが成熟したコラーゲンとなるためには細胞外で酵素によりコラーゲン繊維となり，安定化される必要がある．コラーゲン新生には構成アミノ酸の他，エネルギー源としてグルコース，ヒドロキシ化のための鉄，アスコルビン酸，十分な酸素分圧，アルギニン，リジン，ビタミンAなどが必要である．十分なアミノ酸がない場合にはコラーゲン新生が抑制されるが，通常は代謝の速い体タンパク質が分解されてできたアミノ酸が再利用される．したがって，コラーゲン新生にはむしろエネルギーとビタミンCや鉄などの栄養素が不可欠であり，これらは主に血行性に供給される．

創傷治癒過程においてはコラーゲン分解も同時に行われる．細胞外基質分解は好中球エラスターゼなどのセリンプロテアーゼとコラゲナーゼなどのメタロプロテアーゼによって行われる．炎症期には炎症細胞による分解が主となるが，増殖期や再構成期には繊維芽細胞によるコラーゲンの再構築に必要となる．

コラーゲンを産生する細胞でフィブロネクチンも産生される．フィブロネクチンは大きな糖タンパク質で細胞表面や細胞外基質にあり，会合するコラーゲン繊維と結合する．また，コラーゲンやフィブロネクチンと会合しているのはプロテオグリカンのヘパラン硫酸とコンドロイチン硫酸である．

3　創傷治癒における栄養学的要因

手術や外傷による侵襲時にはコルチコイド，カテコラミン，グルカゴンの分泌が促進され，インスリン分泌は抑制される．窒素排泄は増加し，負の窒素バランスを伴う異化状態となる．このようなストレス反応のもとではグルコースを投与してもタンパク質の異化を十分に抑制することはできない．また，脂肪の分解は高血糖状態にもかかわらず持続す

る．こうした異化の程度は侵襲の大きさによるが，必要エネルギーは多発外傷で 30% 以上，骨折でも 15% 以上増加する．必要エネルギーが増加しているのに適切な栄養補給を行わないと異化状態が持続する．

経腸または静脈栄養を最大限に行っても，生理的ストレスや過剰なストレスホルモンが改善されない限り，異化状態を軽減することはできても，完全な同化状態に戻すことは困難である．一方，栄養補給の開始時期について，重症成人患者に対する集中治療室での静脈栄養の開始時期を，48 時間以内の早期開始群と 8 日まで開始しない待機開始群で比較すると，待機開始群は早期開始群と比較してより速やかな回復と合併症の減少に関連していた．

米国創傷治癒学会の急性創傷ガイドライン[3]における栄養管理は，①血糖値のコントロールにより創傷治癒が促進される，②高齢者では創傷治癒における生理的障害がみられることもあるが，治癒の比率は若年者と同等である一方，ゆっくりと治癒する，③肥満は創傷合併症を起こしやすいので，待機手術の決定の際に肥満を考慮すべきである，④体重，トランスサイレチン（プレアルブミン）・アルブミンの血中レベルは低栄養の鑑別に有効であり，創傷治癒のために適切に栄養補給することが推奨されている．

1. アミノ酸

アミノ酸は創傷治癒に重要であり，過去 30 年以上にわたりさまざまなアミノ酸を摂取推奨量以上に投与することで，コラーゲン産生を含む創傷治癒促進効果について検討された．アルギニンは必須アミノ酸であり，1 日 30 g のアルギニンのサプリメントにより健常成人皮下におけるコラーゲン産生や高齢者の創傷でのコラーゲン産生，タンパク産生が促進された．一方，上皮化には影響がなかった．また，分層皮膚移植の採皮部の上皮化はアルギニンのサプリメントによる無作為比較試験でも影響がみられなかった[4]．

アルギニン，グルタミン，HMB（ヒドロキシメチル酪酸）を含む補助食品でもコラーゲン産生は促進される．HMB はアミノ酸であるロイシンの代謝産物であり，これをサプリメントとして摂取することにより，トレーニング単独に比較してウェイトトレーニングによる体力が向上し筋肉量も増加した．

2. 脂肪酸

脂肪酸は細胞膜の構造体であり，グルコースやタンパク質とともに主たるエネルギー源であるが，創傷治癒における作用は明らかではない．n-3 系脂肪酸は，エイコサノイドや IL-1，TNF-α などのサイトカインを介して抗炎症作用を有する．動物実験では n-3 系脂肪酸により創傷におけるコラーゲンが減少する[5]．ヒトでも n-3 系脂肪酸のサプリメント（EPA 1.6 g，DHA 1.1 g/日）により熱傷の水疱内の IL-1 が増加し，創傷治癒までの期間がやや延長した．したがって，n-3 系脂肪酸の過剰摂取は創傷治癒を阻害する可能性がある．また，免疫栄養（immunonutrition）として，免疫作用を増強する immuno-enhancing-diet では n-3 系脂肪酸の他，グルタミンやアルギニン，核酸を含む経腸栄養剤が開発された．1990 年代から多くの臨床試験が行われたが，重症肺炎の患者への投与は死亡率を上昇させることが示唆された．その後，n-3 系脂肪酸やその他の抗酸化物質を考慮し

た immuno-modulating-diet が免疫を調節する目的で開発された．メタアナリシスによりハイリスク手術患者(21 臨床研究，$n=1,918$)へのアルギニンや魚油を含む immuno-modulating-diet は感染症や創傷合併症を減少させることが示された[6]．

3．ビタミン類

ビタミン C 欠乏症では創傷治癒が遅延し，コラーゲンの産生だけでなくその架橋が障害される．ビタミン C の欠乏により基底膜のコラーゲンが新生されないため血管新生が起こらない．また，異常コラーゲンや架橋が形成されないため抗張力が低下する．ビタミン C の 1 日摂取推奨量は 100 mg であり，熱傷や外傷患者では 1〜2 g まで投与されるが，大量投与の効果や副作用は明らかでない．

ビタミン A 欠乏症でも創傷治癒は障害される．さらに，欠乏症でなくてもビタミン A 投与により創傷治癒が促進される．コルチコステロイドの創傷治癒における抗炎症効果がビタミン A の局所投与だけでなく全身投与でも解消される．ビタミン A は糖尿病，腫瘍，シクロホスファミド，放射線治療による創傷治癒障害に対する効果が期待されている[7]．ビタミン A は創傷における炎症反応を増強するが，1 日摂取推奨量の 5 倍以上にあたる 25,000 IU(7,500 μgRE)/日を重症外傷患者に投与しても明らかな副作用はなかった．

ビタミン E は酸化による障害に対して細胞膜を安定化させる．創傷治癒においても過剰なフリーラジカルによる創傷治癒における障害を軽減することが期待されている．下肢の慢性創傷における効果があると考えられている．ビタミン E の抗炎症効果はステロイドと同様とされている．したがって，ビタミン・サプリメントの摂取歴を聴取すべきである．

4．微量元素

体内には銅，亜鉛，鉄などの微量元素があり，創傷治癒に関連している．銅はチトクロームの補酵素として重要である．また，リジルオキシダーゼは銅の主要な酵素で，コラーゲンの架橋やコラーゲンの強度を増すなど結合組織の形成に重要である．銅の欠乏症は創傷治癒遅延をきたす．

亜鉛は創傷治癒に最も重要であり，長年皮膚疾患の治療に使われてきた．亜鉛は動物でもヒトでも創傷治癒に必須である．また，極度のストレスや長期間のステロイド投与により亜鉛は減少する．亜鉛は血清値が低下すると繊維芽細胞の増殖とコラーゲンの産生が減少し，正常化すると解消する．亜鉛の 1 日摂取推奨量は 9〜12 mg であるが，亜鉛欠乏症以外の患者での亜鉛の効果は確認されていない．

鉄はプロリンやリジンのヒドロキシ化に必要である．そのため，重症の鉄欠乏症ではコラーゲンの産生が障害される．酸素の組織中への運搬にも関与するので，失血，感染，低栄養，血液疾患などによる重症の鉄欠乏性貧血では創傷治癒が障害される．しかし，鉄の欠乏症は診断や治療が容易である．貧血よりもむしろ循環血液量減少のほうが創傷への酸素運搬や栄養素の運搬が減少するので創傷治癒に影響する．

5. 生薬やハーブ

　創傷治癒に影響を与える生薬やハーブを摂取している場合がある．生薬の中では，ニンニク，生姜，朝鮮人参などが創傷治癒に影響をもたらすことが示されている．朝鮮人参から抽出されるサポニンは糖尿病や高齢のラットの創傷治癒を肉芽組織の形成により促進する．同様に，ニンニクは創傷における血管新生を促進する．カレーのスパイスであるウコンから抽出されるクルクミンと生姜を組み合わせるとステロイドで前処置したラットの創傷のコラーゲンが増加しコラゲナーゼであるMMP-9活性が減少した．したがって，手術患者でも生薬やハーブについての摂取歴の聴取が必要である．

4 慢性創傷

　創傷治癒過程は局所的要因ばかりでなく全身的要因によっても阻害される（表Ⅱ-33）．こうした要因により創傷治癒は遅延するばかりでなく，慢性創傷を形成する．慢性創傷は6週間以上皮膚欠損が持続するか，欠損がしばしば再発するものと定義される．急性創傷と比較すると，慢性創傷はさまざまな合併症（全身性炎症疾患，敗血症などの感染症，創離開）を伴うことから治療に難渋する．慢性創傷には，急性創傷にみられるような発赤，腫脹，疼痛，熱感などの兆候がみられない場合もある．慢性創傷は持続する炎症期と考えられる．細菌からタンパク分解酵素が分泌されるが，慢性創傷では組織中の炎症細胞から主としてタンパク分解酵素（エラスターゼなど）が産生されている．また，マクロファージからは炎症性サイトカインが分泌され，さらに好中球などの炎症細胞が誘導される．こうして炎症反応は持続し，創傷過程は障害される．

　慢性創傷はその原因により，褥瘡（圧迫性潰瘍），糖尿病性潰瘍，静脈不全に伴う潰瘍，動脈不全に伴う潰瘍に分類される．そのうちで最も多いのは褥瘡である．米国創傷治癒学会の褥瘡治療ガイドラインでは，①栄養アセスメントを行う，②低栄養のため褥瘡のリスクがある場合には経口摂取熱量の増加やサプリメントを勧める，③低栄養を防ぐために個人の状態に合わせた栄養摂取量を確認する，④経口摂取が不十分である場合には経管栄養により治療の目的に合わせて窒素バランスが正になるように（30〜35 kcal/kg/日，1.25〜1.50 g タンパク/kg/日）栄養サポートを行うことが推奨されている[2]．

表Ⅱ-33　創傷治癒障害因子

局所因子	・局所圧迫 ・血流障害（動脈，静脈，混合性） ・感染など
全身因子	・代謝性疾患（糖尿病，尿毒症） ・低栄養および栄養素欠乏症 ・慢性消耗性疾患 ・悪性疾患 ・自己免疫性疾患 ・ステロイドまたは免疫抑制剤治療 ・高齢など

アルギニン，グルタミン，HMBを含む栄養補助食品ではHIV感染による筋肉量の減少に対し，除脂肪体重を増加させた．一方，低栄養状態ではない患者の褥瘡に対して，アルギニンを含む高タンパク，微量元素を添加した栄養補助食品により褥瘡の治癒が促進され，創傷ケアの頻度が低下した[8]．栄養補助食品を用いる場合には患者の病態に合わせて内容や量を決定すべきである．

[文献]

1) Lawrence WT: The normal wound healing process. In Argenta LC(ed): Basic Science for surgeons. A review. pp43-53, Saunders, Philadelphia, 2004
2) Whitney J, Phillips L, Aslam R, et al: Guidelines for the treatment of pressure ulcers. Wound Repair Regen 14: 663-679, 2006
3) Franz MG, Robson MC, Steed DL, et al: Guidelines to aid healing of acute wounds by decreasing impediments of healing. Wound Repair Regen 16: 723-748, 2008
4) Debats IB, Koeneman MM, Booi DI, et al: Intravenous arginine and human skin graft donor site healing: a randomized controlled trial. Burns 37: 420-426, 2011
5) Otranto M, Do Nascimento AP, Monte-Alto-Costa A: Effects of supplementation with different edible oils on cutaneous wound healing. Wound Repair Regen 18: 629-636, 2010
6) Marik PE, Zaloga GP: Immunonutrition in high-risk surgical patients: a systematic review and analysis of the literature. JPEN J Parenter Enteral Nutr 34: 378-386, 2010
7) Ehrenpreis ED, Jani A, Levitsky J, et al: A prospective, randomized, double-blind, placebo-controlled trial of retinol palmitate (vitamin A) for symptomatic chronic radiation proctopathy. Dis Colon Rectum 48: 1-8, 2005
8) van Anholt RD, Sobotka L, Meijer EP, et al: Specific nutritional support accelerates pressure ulcer healing and reduces wound care intensity in non-malnourished patients. Nutrition 26: 867-872, 2010

〈木山　輝郎〉

Ⅱ．基礎編　B．病態生理学

7. 栄養と免疫

　近年栄養療法が注目されている理由の1つに，栄養療法による免疫能の改善効果が広く認識されてきたことがある．低栄養状態に伴う免疫能の低下に加え，腸管の非使用（gut starvation）時にみられる免疫能の異常が明らかになり，経口摂取・経腸栄養が栄養療法において推奨されるようになった．さらに，薬理量的な投与で生体反応を調節・増強する効果がある栄養素が次々と明らかになり，この栄養素（immunonutrient）を利用した栄養療法（免疫栄養，immunonutrition）の臨床応用が進んでいる．本項では，これら栄養療法の新しい意義と可能性について解説する．

1　低栄養状態と生体反応

　生体は，外部からの栄養摂取が十分量行われない状態（飢餓）に対して，代謝・異化レベルを低下させて体内に貯蔵している栄養を可能な限り温存しようとする．尿中への窒素排泄量低下は筋タンパク崩壊の抑制を反映したものであり，血中のケトン体レベル上昇はエネルギー源として脂肪を使用していることを反映したものである．したがって，非侵襲下では，長期間の飢餓状態におかれても，体重減少は少なく，臓器機能も温存される（図Ⅱ-60）．

　しかし，侵襲下では，傷害部位の修復，病原体の外部からの侵入阻止のために，代謝・異化を亢進し，体内に貯蔵している栄養を積極的に動員して，早期の創傷治癒と病原体排除にあたる．血中のグルコース量はわずかで，肝臓や筋肉に貯蔵されているグリコーゲン量も20時間程度で枯渇してしまうため，筋組織の急速な分解によって糖新生・タンパク

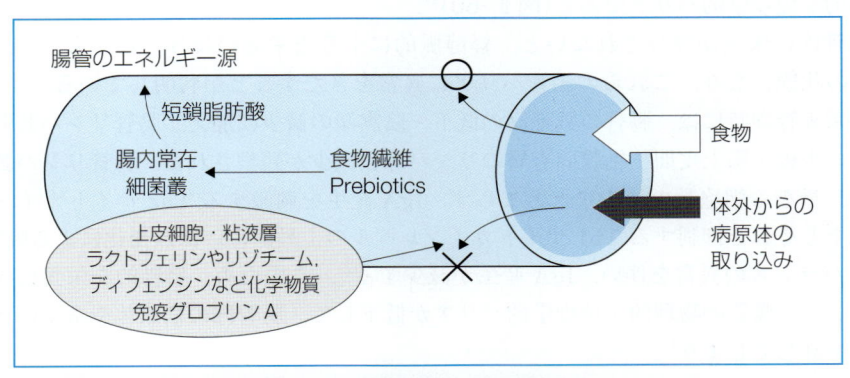

図Ⅱ-60　腸管粘膜の選択性と腸管内細菌との共生関係

質合成に必要なアミノ酸が供給される(図Ⅱ-60).したがって,この時期に外部から適切な栄養が投与されないと筋組織の崩壊が進み,除脂肪体重の減少が著明となり,呼吸筋の筋力低下・活動性の低下から呼吸器合併症などさまざまな合併症のリスクが高まる.周術期・重症患者でとくに栄養療法の重要性が強調されてきた理由である.残念ながら,強力な栄養サポートを行っても,筋肉の崩壊を完全には抑えることはできないが,軽減することはできる.

低栄養状態患者は,骨格筋の萎縮,体脂肪の減少が著明であり,侵襲時に使用できる体内の栄養貯蔵量が極端に減った状態にある.この状態で,侵襲が加わると,生体は侵襲に打ち勝つための代謝・免疫のギアチェンジを行えなくなる.すなわち,創傷治癒が遷延し,病原体排除が困難になり重症感染症を併発する危険性が高くなる.それでも必要な栄養素を体組織を犠牲にして供給するためには,臓器タンパクを動員することになり,臓器障害がさらに悪化するという悪循環に陥ってしまう.低栄養併存の重症患者に早期からの栄養サポートが必須とされる1つの理由となっている.

このような点から,中心静脈栄養法(total parenteral nutrition;TPN)の開発は画期的であり,TPNによる低栄養状態の改善によって多くの重症患者が救命されてきた.しかし,経口摂取と同等の栄養価をもち経管的に投与が可能な流動性をもつ経腸栄養剤の開発,経腸栄養投与のための器材の改良,腸管に栄養を投与することによる生体反応の改善,が明らかになり,近年は,「腸管が使えるのであれば,腸管を使え」が,栄養療法のgolden standardとして認識されるようになった.

侵襲時の栄養投与の量とタイミングについては,いまだ一定したコンセンサスが得られていない部分もあるが,最近報告された臨床研究の結果はその議論に一石を投じるものであり,本項で後述する.

2 栄養投与ルートと免疫

腸管は,栄養素を消化・吸収する一方,病原体・毒素に対してはその侵入を防ぐという高度の選択性を有している.病原体・毒素に対するバリアを形成しているのは,腸管粘膜の上皮細胞自体とその細胞間のtight junctionといった腸管の物理的バリアであり,腸管粘膜上の厚い粘液層・ディフェンシンやリゾチーム,ホスホリパーゼA_2などの化学物質による非特異的なバリア,腸管リンパ装置から産生される免疫グロブリンA(IgA)による特異的な免疫学的バリアである(図Ⅱ-60)[1].

腸管内に栄養が投与されないと,経静脈的に十分な栄養が投与されても,gut starvationの状態になり,これらの腸管バリアに異常をきたすことが判明している.すなわち,静脈栄養管理時には,腸管の絨毛高の低下・陰窩深の減少に加え,腸管リンパ装置であるパイエル板・腸上皮間・粘膜固有層のリンパ球数減少が観察される.腸管リンパ装置の変化は,単なる細胞数の減少にとどまらず,IgA産生を刺激するTh2サイトカインレベルの低下とそれを抑制するTh1サイトカインレベルの上昇あるいは無変化による腸管Th1/Th2バランスの異常を伴い,IgA産生が減少する[2].このため,経腸的な栄養投与が行われないと,腸管の物理的・免疫学的バリアが低下して,腸管内の病原体や毒素の体内への侵入を許してしまう[1].

腸管リンパ装置のパイエル板で抗原に感作されたナイーブリンパ球は,胸管を経て再び

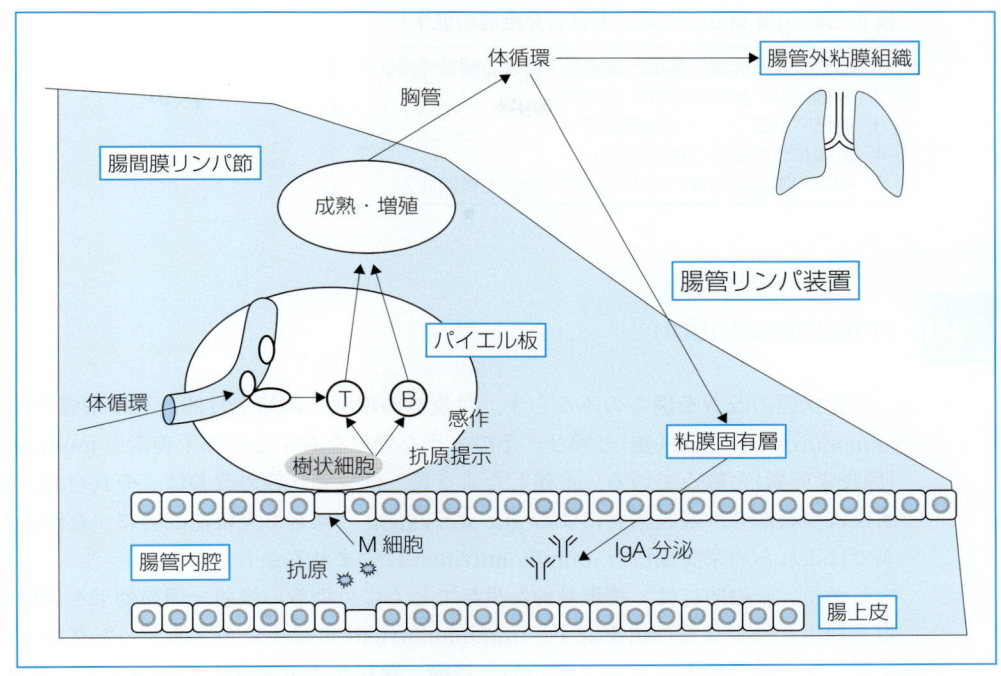

図Ⅱ-61 腸管リンパ装置と全身の粘膜免疫

体循環に入り，一部は腸管粘膜に戻り，一部は腸管外粘膜に移動する．このため，腸管リンパ装置は，腸管のみならず全身の粘膜免疫に中心的な役割を果たす(図Ⅱ-61)．Gut starvation に伴う腸管免疫低下は，呼吸器や泌尿生殖器などの腸管外の粘膜バリア低下をも引き起こし，全身粘膜の感染防御能が低下してしまう．

　Gut starvation は，肝臓の単核球(Kupffer 細胞やリンパ球など)数減少とその機能低下〔リポ多糖(LPS)受容体発現低下と細胞内シグナル伝達鈍化，サイトカイン産生能低下〕も引き起こす．血中に侵入した病原体を排除する部位として重要な肝臓の免疫系に異常が生じれば，血流感染に対する抵抗力が低下すると考えられる．実際，静脈栄養管理後に門脈内に緑膿菌を投与すると経口摂取群，同じ静脈栄養製剤の胃瘻投与群に比べ，肺や肝臓の組織傷害と生存の悪化が観察される[3]．

　Gut starvation 時には，腹腔内白血球数の減少と機能低下が生じることも動物実験で明らかになっている[4]．腹腔内白血球は，腹腔内に汚染した細菌・毒素を処理して，腹膜炎や腹腔内膿瘍の発生を防ぐと同時に腹腔内の細菌や毒素の全身への拡がりを防ぐために重要な腹腔内感染防御の中心である．

　低栄養状態でなくても，腸管内へ栄養が投与されない gut starvation の状況では，上述した免疫系の異常が起こると考えられる(表Ⅱ-34)．実際，術前の絶食・静脈栄養管理では，経口摂取に比べ，感染性合併症発生率が高くなるし，外傷患者では腹腔内膿瘍の発生頻度も静脈栄養管理群で経腸栄養群に比べ高くなることが報告されている[5]．

表Ⅱ-34　gut starvation における免疫能の低下

1. 腸管リンパ装置の萎縮と機能低下による腸管免疫低下
2. 呼吸器など全身の粘膜免疫低下
3. 肺胞マクロファージの機能低下
4. 肝単核球の減少と機能低下
5. 腹腔内常在白血球と滲出白血球の減少と機能低下

3　immunonutrition

　栄養状態の改善を図るのみならず，免疫能の増強・調節を目的とした栄養管理法を immunonutrition（免疫栄養）と呼び，そのような効果を有する特殊栄養素を immunonutrient（免疫栄養素）と呼んでいる．前述したように，低栄養状態の改善は，それ自身，免疫能の回復につながり，経腸栄養による gut starvation の回避も免疫能改善につながるため，広義ではこれらの栄養療法も immunonutrition に含まれるかもしれない．

　しかし，一般的には，薬理量的な投与でとくに免疫能の増強・調節効果を発揮する栄養素を利用した栄養管理法を表す．Immunonutrient には，アミノ酸としてグルタミン，アルギニン，脂肪酸として n-3 脂肪酸，核酸，亜鉛やセレンなどの微量元素，ビタミン C，E などが含まれる．これらの immunonutrient は，単独であるいは組み合わせて投与されるが，一般臨床では，経腸栄養製剤の成分として複数の immunonutrient を組み合わせて強化したものが使用されることが多い．

　その臨床効果は，いくつかのメタアナリシスですでに報告されており，とくに，アルギニン・核酸・n-3 脂肪酸を強化した免疫増強タイプ製剤（immune-enhancing formula）の周術期投与による感染性合併症の減少と在院日数短縮が示されている[6]．そのため，immunonutrition というと，ready-to-use の免疫能増強組成の経腸栄養製剤を使った栄養管理法と理解している臨床家も多い．その後開発された経腸栄養製剤では，免疫増強よりむしろ過剰な炎症反応を制御することを目的とした組成のものが多く，immune-modulating formula と呼ばれる．また，最近では，免疫能への効果に限定せず，生体反応の調節効果を期待して，pharmaconutrition と呼ばれることもある（図Ⅱ-62）．以下に，各 immunonutrient の効果について説明する．

1．グルタミン

　グルタミンは体内で最も豊富な遊離アミノ酸であり，非侵襲時には他のアミノ酸から必要量合成されるため非必須アミノ酸である．しかし，侵襲時に異化が亢進すると体内での合成では消費に追いつかなくなるため条件付き必須アミノ酸と呼ばれる．グルタミンは，①腸管，免疫細胞，腎のエネルギー基質となる，②グルタチオンの基質の1つであるグルタミン酸に代謝され，抗酸化物質であるグルタチオンの合成を高める，③ heat shock protein の発現を高め細胞を保護する，④腸管の形態・腸管リンパ装置のサイズと機能を維持する，⑤核酸の合成を高める，⑥一部がオルニチンに代謝され，それが腸管でシトルリンに変換されさらに腎でアルギニンに変換されることによってアルギニンレベルを高め

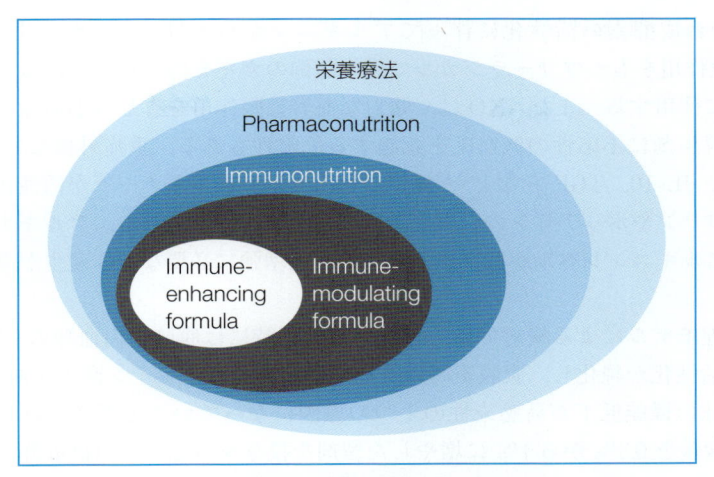

図Ⅱ-62 immunonutrition の概念

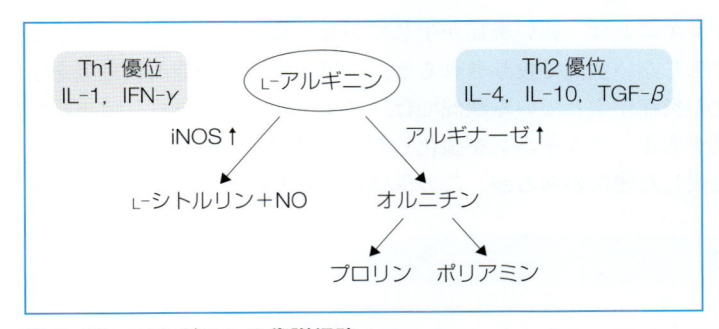

図Ⅱ-63 アルギニンの代謝経路

る，などの機序によって免疫能を高めると同時に細胞・組織に保護的に働いていると考えられる．

　静脈栄養管理下 gut starvation の際の腸管萎縮と腸管免疫能低下は，標準的な静脈栄養製剤にグルタミンが全く含有されていないことが一因となっている．実際，マウスにグルタミンを添加した静脈栄養製剤を投与すると，腸管リンパ装置細胞数と腸管 IgA レベルの中等度回復が観察される．グルタミンは溶液中で不安定なため，静脈栄養製剤中にグルタミンとグリシンあるいはアラニンとのジペプチドの形で添加した製剤が開発され，欧州や中国で市販され臨床応用されている．

2. アルギニン

　アルギニンはグルタミン同様，体内で他のアミノ酸から合成されるが，侵襲下ではその需要が高まり，体内での合成では必要量をまかなうことができないため条件付き必須アミノ酸となる．アルギニン代謝は，生体のサイトカイン環境によって大きく変化する（図Ⅱ-63）．

　敗血症など Th1 サイトカイン（IL-1，TNF-α，IFN-γ など）が優位な状況では，誘導型

NO（nitric oxide）合成酵素の活性化に伴ってアルギニンから大量の NO が産生される．NO は病原体の殺作用をもつフリーラジカルで感染防御のカギを握る物質であるが，自己組織にも傷害性に作用する．また，NO は，強力な血管拡張作用を有し微小循環の改善効果を示す半面，昇圧剤に不応性の低血圧を惹起する危険性もある．重症外傷など Th2 サイトカイン（IL-4，IL-10，TGF-β など）が優位な状況では，アルギナーゼが活性化されアルギニンからプロリンやポリアミンの合成が進み創傷治癒が促進される．アルギナーゼの活性化で血中のアルギニンレベルが低下すると，免疫能増強に必要な NO 産生が障害される．

　マウス栄養管理モデルによる検討では，静脈栄養管理時には腹腔内白血球の LPS 刺激に対する NFκB 活性化が鈍化し，腹膜炎時の炎症局所でのサイトカイン産生が減弱する．この腹腔内白血球の機能低下が易感染性の 1 つの原因になっていると考えられる．しかし，アルギニン含量を 0.3％ から 1％ に増やした製剤を投与すると，経口摂取群と同程度に NFκB の活性化が増強し，腹膜炎時のサイトカイン反応も改善し生存時間も延長する[7]．

　このように，アルギニンは，強い炎症が生じていない状況，あるいは，炎症が生じなければならないのに生じない状況で投与されると，創傷治癒・免疫能改善効果を示す．その半面，すでに高度の炎症が生じている状況では，アルギニンの過量投与は炎症反応をさらに悪化させる危惧がある．アルギニンを強化したタイプの免疫増強経腸栄養剤により，肺炎患者の予後が悪化した報告があるが，この機序によると推察されている．

3. n-3 脂肪酸

　脂質は必須脂肪酸として，また，1 g あたり 9 kcal（タンパク質・炭水化物は 1 g あたり 4 kcal）という効率のよい熱源として栄養管理に不可欠な栄養素である．さらに，細胞膜の主成分となるため，摂取した脂肪の種類によって細胞膜の性状・機能が修飾される．n-6 脂肪酸の代謝によって生じるアラキドン酸からは，ロイコトリエン B_4，プロスタグランジン E_2，トロンボキサン B_2 などの炎症反応を惹起し，同時に免疫細胞の機能を低下させる作用を有するエイコサノイドが合成される．一方，n-3 脂肪酸の代謝によって生じるエイコサペンタエン酸（EPA）からは，ロイコトリエン B_5，プロスタグランジン E_3，トロンボキサン B_3 などの炎症惹起作用が弱く免疫能増強作用を有するエイコサノイドが生じる．アラキドン酸，エイコサペンタエン酸の生成に必要な酵素群は両系統で共通しているため，n-3 脂肪酸の投与によってエイコサノイドの産生の点から炎症制御が期待できる．n-3 脂肪酸は，peroxisome proliferator-activated receptor と結合し，その結果，核内転写因子である NFκB 活性化を抑制する．このため，遺伝子発現の点からも，n-3 脂肪酸は抗炎症性に作用する．さらに，n-3 脂肪酸であるエンコサペンタエン酸・ドコサヘキサエン酸からレゾルビンとプロテクチンが産生される．レゾルビン・プロテクチンは，好中球の組織への遊走・滲出を抑制する一方，マクロファージによる死細胞の貪食・処理を高め，免疫能を低下させることなく炎症を終息に導くことができるメディエーターとして注目されている．炎症終息促進の点からも n-3 脂肪酸は有利に働くと考えられるようになった．

　上述のように，n-3 脂肪酸は炎症を制御しながらも免疫能は保つという非常に好都合な

作用をもつ immunonutrient として注目されている．n-3 脂肪酸強化経腸栄養剤投与によって，急性肺障害患者において酸素化の改善・人工呼吸管理期間の短縮がみられたとする報告や，重症敗血症・敗血症性ショック患者において酸素化の改善・人工呼吸管理期間の短縮・ICU 在室日数の短縮・新しい臓器障害発生の減少・有意な生存の改善を認めたという報告などがあり[8]，急性肺障害患者への投与が推奨されている．

4．抗酸化物質

ビタミン E や C，カロテン，カテキンは，組織傷害・臓器障害の原因として重要な酸化ストレスを軽減する抗酸化物質として作用する．銅，亜鉛，マンガン，セレンなどの微量元素は，セルロプラスミン，スーパーオキシドジスムターゼ，グルタチオンペルオキシダーゼなどの活性酸素種の分解を促進する酵素の構成成分として重要であり，とくに近年はセレンによる抗酸化作用が注目を集めている[9]．外傷患者に対する α-トコフェロール，アスコルビン酸の大量投与が，多臓器不全の発生率低下，人工呼吸管理日数と ICU 在室日数を短縮させることが報告され，メタアナリシスによっても死亡率の有意な改善が明らかになっている[10]．しかし，現段階では病態ごとの適正投与量についてコンセンサスは得られていない．

5．ビタミン D

骨代謝との関連が注目されてきたビタミン D が，単球・マクロファージにおける自然免疫，殺菌作用強化に関連していることが近年の研究で明らかになった．くる病・骨軟化症の発生防止に必要な濃度より高いビタミン D レベルが免疫能維持に必要である．今後，immunonutrition としての補充投与が勧められるようになるかもしれない．

4　侵襲後早期の栄養投与量と感染症に関するトピックス

栄養不良は免疫能低下の大きなリスクファクターになるが，侵襲後早期の急性期栄養投与量に関しては，overfeeding を避け，20～25 kcal/kg/日とするよう欧州臨床代謝栄養学会(ESPEN)のガイドラインにある．その後，状態が落ち着いた時点で 25～30 kcal/kg/日に増加することが推奨されている[11]．

一方，侵襲時の栄養投与ルートに関しては，gut starvation が感染防御能維持に不利に働くことから，侵襲後早期の経腸栄養が推奨されている．しかし，侵襲後早期から必要な栄養量をすべて経腸的に投与することは難しいことが多い．この期間に，積極的に静脈栄養を早期(2～3 日以内)から併用し，エネルギー負債を防ぐとする ESPEN のガイドラインと，最初の 1 週間は経静脈的な栄養投与は行わないとする米国静脈経腸栄養学会(ASPEN)のガイドラインの不一致がある．両ガイドラインとも栄養不良患者に対しては早期からの静脈栄養併用を推奨しているが，栄養状態に問題がない患者では栄養療法が異なる．

この問題に対して，以前 tight glycemic control で論争を巻き起こした Van den Berghe らのグループが，再び大規模臨床研究を行い，早期静脈栄養併用群が非併用群(1

週間待って静脈栄養が必要であれば併用開始)に比べ ICU での感染症発生率が高く,ICU を生きて8日以内に退室する率が低く,医療費もより必要としたことを報告した[12].Van den Berghe らの研究では早期から平均で 25 kcal/kg/日を超えるエネルギーが投与されており overfeeding の影響も否定できないが,侵襲時の栄養管理法に関する新たな論争を生みそうである.

[文献]

1) Fukatsu K, Kudsk KA: Nutrition and gut immunity. Surg Clin North Am 91: 755-770, 2011
2) Fukatsu K, Kudsk KA, Zarzaur BL, et al: TPN decreases IL-4 and IL-10 mRNA expression in lipopolysaccharide stimulated intestinal lamina propria cells but glutamine supplementation preserves the expression. Shock 15: 318-322, 2001
3) Moriya T, Fukatsu K, Maeshima Y, et al: Nutritional route affects ERK phosphorylation and cytokine production in hepatic mononuclear cells. Ann Surg 245: 642-650, 2007
4) Ueno C, Fukatsu K, Kang WD, et al: Route and type of nutrition influence NFκB activation in peritoneal resident cells. Shock 24: 382-387, 2005
5) Perioperative total parenteral nutrition in surgical patients. The Veterans Affairs Total Parenteral Nutrition Cooperative Study Group. N Engl J Med 325: 525-532, 1991
6) Marik PE, Zaloga GP: Immunonutrition in high-risk surgical patients: a systematic review and analysis of the literature. JPEN 34: 378-386, 2001
7) Ueno C, Fukatsu K, Maeshima Y, et al: Arginine-enriched total parenteral nutrition improves survival in peritonitis by normalizing NFkB activation in peritoneal resident and exudative leukocytes. Ann Surg 251: 959-965, 2010
8) Pontes-Arruda A, Aragão AM, Albuquerque JD: Effects of enteral feeding with eicosapentaenoic acid, gamma-linolenic acid, and antioxidants in mechanically ventilated patients with severe sepsis and septic shock. Crit Care Med 34: 2325-2333, 2006
9) Heyland DK, Dhaliwal R, Day AG, et al: Canadian Critical Care Trials Group. REducing Deaths due to OXidative Stress(The REDOXS Study): Rationale and study design for a randomized trial of glutamine and antioxidant supplementation in critically-ill patients. Proc Nutr Soc 65: 250-263, 2006
10) Heyland DK, Dhaliwal R, Suchner U, et al: Antioxidant nutrients: a systematic review of trace elements and vitamins in the critically ill patient. Intensive Care Med 31: 327-337, 2005
11) Kreymann KG, Berger MM, Deutz NE, et al: ESPEN Guidelines on Enteral Nutrition: Intensive care. Clin Nutr 25: 210-223, 2006
12) Casaer MP, Mesotten D, Hermans G, et al: Early versus late parenteral nutrition in critically ill adults. N Engl J Med 365: 506-517, 2011

(深柄 和彦,安原 洋)

Ⅱ．基礎編　B．病態生理学

8. 栄養とサイトカイン

1　サイトカインの働きと栄養療法によるその制御の可能性

　生体反応のメディエータとしてサイトカインの働きが明らかになって久しい．高度侵襲時に起こってくるさまざまな生体反応は，神経・内分泌系に加え，サイトカインによって調節・増幅・減衰されている．サイトカインは，全身の免疫細胞のみならず血管上皮細胞や粘膜上皮細胞，繊維芽細胞などさまざまな細胞から分泌され，パラクライン，オートクライン，遠隔の細胞・臓器にその作用を及ぼす．また，同じサイトカインを複数種の細胞が産生し，同様の作用をもったサイトカインが多数存在する．このため，特定の細胞から分泌され，特定の臓器・細胞にのみ働くホルモンとは趣を異にする．

　また，近年の研究で，サイトカインは神経・内分泌系とクロストークしていることも判明している．とくに，迷走神経の遠心性刺激が腸管における炎症性サイトカインの分泌を抑え，抗炎症性に働いていることが明らかになり，迷走神経の調節による炎症制御という新しい治療の可能性が注目されている[1]．

　過剰な全身性の炎症反応とそれに伴う多臓器障害の原因として炎症性サイトカインの過剰な分泌が注目され，このような状態はサイトカインストームと呼ばれる．サイトカイン反応の制御を目的に，特定のサイトカインに対する抗体や受容体拮抗物質などの利用が模索されている．関節リウマチや炎症性腸疾患など炎症部位が限局した疾患の治療には有効性が示され，臨床応用が進んでいるが，全身性のサイトカイン反応調節が必要となる重症全身性炎症反応症候群（systemic inflammatory response syndrome；SIRS）の治療への応用にはまだ険しい道のりが待っている[2]．

　しかし，サイトカインは上述のように全身のさまざまな細胞から産生・分泌され，その細胞のエネルギー源として栄養が重要であること，外部からの病原体・毒素の侵入に対するバリア形成にもやはり栄養が重要であることから，全身性のサイトカイン反応制御が困難な中にあって，適切な栄養療法はその制御に一定の効果を有すると期待される．

　本項では，栄養状態・栄養投与ルート・免疫栄養などによるサイトカイン反応の修飾について概説する．

2　サイトカインは産生されないほうがいいのか

　侵襲時には，傷害組織・汚染部位に大量の免疫細胞が動員され組織の早期修復・病原体の排除にあたる．そのためには，局所の血流が増加し免疫細胞とそのエネルギー源となる栄養素の局所への供給が増え，間質へ免疫細胞が滲出し，免疫細胞が活性化することが必要である．局所で産生された炎症性サイトカインはこれらのプロセスを高めるが，炎症性

```
           → systemic inflammatory response syndrome ; SIRS
             過剰な炎症反応→早期の臓器障害へ

       炎症性サイトカイン


       抗炎症性サイトカイン


           → 過剰な抗炎症反応→免疫能低下→重症感染症→後期の臓器障害へ
             compensatory anti-inflammatory response syndrome ; CARS
```

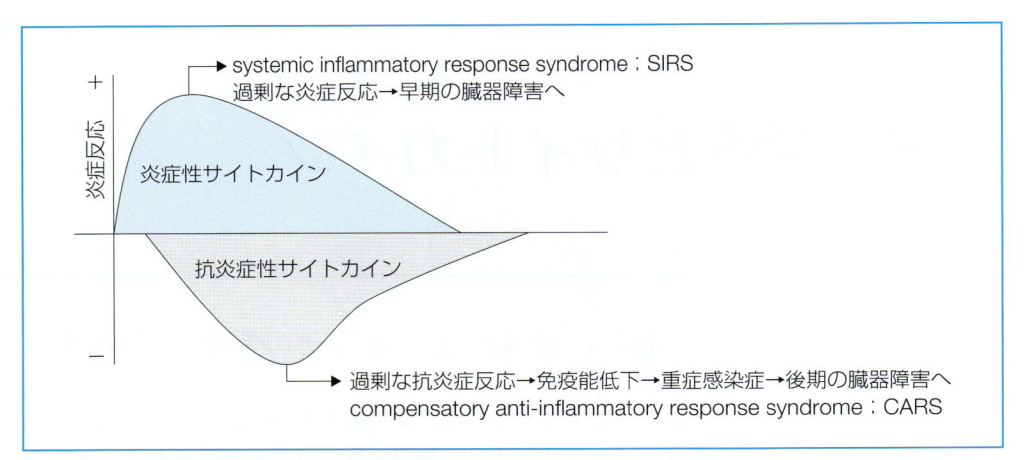

図Ⅱ-64　侵襲時の炎症反応と抗炎症反応

　サイトカインによるpositive feedbackの系しか存在しないと，局所の炎症は遷延し，やがて局所から全身に炎症性サイトカインが溢れ出し全身性に炎症が拡がってしまう．生体は，抗炎症作用を有する抗炎症性サイトカインを同時に産生し，炎症のコントロールを行っている．しかし，抗炎症性サイトカインの働きが炎症性サイトカインに比べ強すぎると，免疫能の低下から易感染状態を招き重症感染症合併のために逆に全身性の炎症が増悪してしまうおそれがある（**図Ⅱ-64**）．

　したがって，局所にあっては，侵襲に応じた適度な炎症反応が起こり，損傷修復・病原体排除が進みそれとともに炎症反応が終息することが必要で，炎症性・抗炎症性サイトカインがバランスよく産生されなければならない．一方，全身にあっては，過剰なサイトカイン反応は遠隔臓器の障害・機能低下，免疫能低下を招くので，その制御が必要になる．

　こうした中で，近年注目を集めているのが適切な栄養管理による炎症反応の制御・サイトカイン反応の制御である．Mooreは，「栄養療法は，現在のところ最も有望で実際的な炎症反応の調節法である」と述べている．以前は，必要な栄養素の十分量の補充・投与が栄養療法の主目的であったが，今日的な栄養療法は，さらに進んで生体反応の改善とそれに伴う予後の改善を目的としている．このような栄養療法の位置づけの転換は，①低栄養状態がサイトカインをはじめとする生体反応を変化させ生体防御能を減弱すること，②経腸栄養，とくに侵襲後早期からの経腸栄養が生体防御能を維持し合併症発症を抑制すること，③グルタミンやアルギニン，n-3脂肪酸などの免疫栄養が生体防御能維持に有効であること，などが判明してきたことによる．

　栄養管理によるサイトカイン調節は，ある特定のサイトカインを制御するのではなく，生体反応全体を修飾することで，侵襲を生き延びるために必要なサイトカイン反応を維持しつつ，過剰なあるいは過小なサイトカイン反応を起こさないようにすることに特徴がある（**図Ⅱ-65**）．

3　低栄養とサイトカイン

　低栄養状態では生体防御能が低下するが，その機序として炎症局所での正常なサイトカ

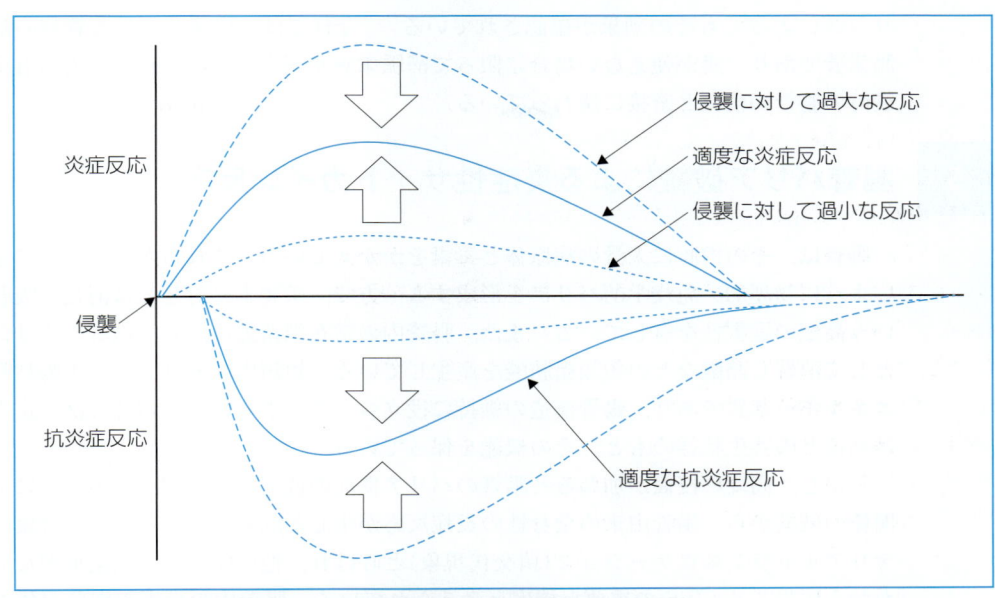

図 II-65　適切な栄養管理による侵襲時の生体反応調節の可能性

イン反応が失われることがあげられる．マウスの高度食餌制限モデルにグリコーゲン腹腔内投与による腹膜炎を惹起すると，腹腔内の TNF-α，IL-6，IL-10，MIP-2 レベルが自由摂食群と比べて低下する．高度食餌制限時には腹腔内常在白血球の NFκB や MAPK である ERK の活性化低下が認められており，細胞内シグナル伝達の異常がサイトカイン反応低下につながっていると推察される[3]．一方，これらの細胞内シグナル伝達は，わずか1日の自由摂食でも改善することが示されている．低栄養状態の早期改善が望まれるゆえんである．

臨床では，大腸癌患者や膵癌患者で低栄養状態を伴う場合は，血中の IL-6 が高値を示すことが報告されており，これら患者での基礎代謝亢進・脂質酸化亢進との関連が示唆されている．また，肝硬変を伴う肝細胞癌(HCC)患者では HCC の進行に伴い血中 TNF-α レベルが増加しており，病態の進行と栄養状態の悪化との関連が考えられる．

4　経腸栄養による感染性合併症の減少

栄養の投与ルートとしては，経腸(経口を含む)と経静脈ルートがあり，それぞれに長所と欠点がある．しかし，侵襲時にはしばしば食欲低下が生じることや腸管運動が低下することから，経腸栄養は敬遠されることが多かった．加えて，1960年代後半の中心静脈栄養(total parenteral nutrition；TPN)の開発によって，侵襲時に十分な熱量と窒素源を非経腸的に投与することが可能になり，侵襲時の静脈栄養管理は標準的な治療法として認識される向きもあった．

しかし，その後，臨床的に，高度外傷患者への経腸栄養が静脈栄養に比べ感染性合併症(とくに肺炎と腹腔内膿瘍)を有意に減少させること，消化器外科手術後の患者でも早期経腸栄養を行うことで感染性合併症が減少すること，などが報告され，いくつかのメタアナ

リシスによってもその効果が確認されている[4]．今日では，侵襲時の栄養管理の基本は経腸栄養であり，腸が使えない場合に限って静脈栄養が選択される．経腸栄養の有用性は侵襲時の腸管の役割と密接に関わっている．

5　腸管バリア破綻による炎症性サイトカイン反応

　腸管は，その内腔に大量の病原体と毒素をかかえている．これらが腸管バリアを越えないように物理的・免疫学的バリアを形成する一方で，栄養素に対しては消化・吸収するという高度の選択性を有している．また，腸管内の常在細菌叢は，食物繊維やオリゴ糖を餌として消費し酪酸などの短鎖脂肪酸を産生している．短鎖脂肪酸は大腸・小腸粘膜細胞のエネルギー基質であり，腸管構造の維持に役立つ．このように，健常時には，正常な腸管は細菌との共生状態のもと，その機能を保っている．

　しかし，高度の侵襲が加わると腸管のバリア機能の低下・腸内細菌叢の乱れによる共生関係の破綻から，腸管由来の全身性の炎症反応が生じる危険性がある．この現象は，バクテリアルトランスロケーション（菌交代現象）と呼ばれ，他に明らかな感染巣がないにもかかわらず生じる SIRS の重要な機序と考えられている．腸管内の毒素や細菌が体内に侵入すると，肝網内系を中心とした免疫系で TNF-α の産生が高まる．TNF-α は下垂体副腎系を刺激し，ストレスホルモンの分泌を高め，代謝・異化を亢進させる．バクテリアルトランスロケーションは，血液・リンパ管内に病原体が存在しなくても，腸管壁に侵入した病原体・毒素によって腸管の免疫細胞が刺激され炎症性サイトカインをはじめとするメディエータが産生され全身に供給される現象も含めた概念である（図Ⅱ-66）．

6　経腸栄養と腸管のサイトカイン

　経腸的な栄養投与欠如は，侵襲時の腸管バリアの低下を悪化させる．動物実験では，経静脈的に十分量の栄養が投与されても，腸管内へ栄養が供給されないと，腸管壁の著明な萎縮が起こり，腸管リンパ装置を構成する細胞群の減少が生じ腸管内への免疫グロブリン A（IgA）の分泌が低下することが明らかになっている[5]．この機序として，標準的な静脈栄養製剤中にはグルタミンが含有されないこと（グルタミンは腸管細胞・リンパ球のエネルギー源として重要），経腸的な栄養投与欠如によって，消化管ニューロペプチド（neuropeptide）の産生が低下すること，腸内細菌叢の乱れが生じることなどが考えられる．

　さらに，経腸的な栄養投与欠如による腸管のサイトカイン環境の変化が，腸管の物理的・免疫学的なバリアの低下と密接に関与していることが示されている．すなわち，経腸的に栄養投与がなされないと，腸上皮細胞間リンパ球の IFN-γ 産生が高まり，IFN-γ による細胞傷害作用によって粘膜上皮がアポトーシスをきたしやすくなることが指摘されている．

　また，腸管上皮細胞は，リンパ系細胞の増殖を刺激するサイトカインである IL-7 を産生するが，静脈栄養下ではその産生が低下することも報告されている．実際，静脈栄養管理下に IL-7 を経静脈（intravenous junction；iv）投与すると，腸管リンパ装置のリンパ球数減少が改善することが観察されている[6]．さらに，静脈栄養で管理したマウスでは経腸栄養での管理に比べて，腸管組織中の IL-10，IL-4 といった IgA 産生を増強する Th2 サ

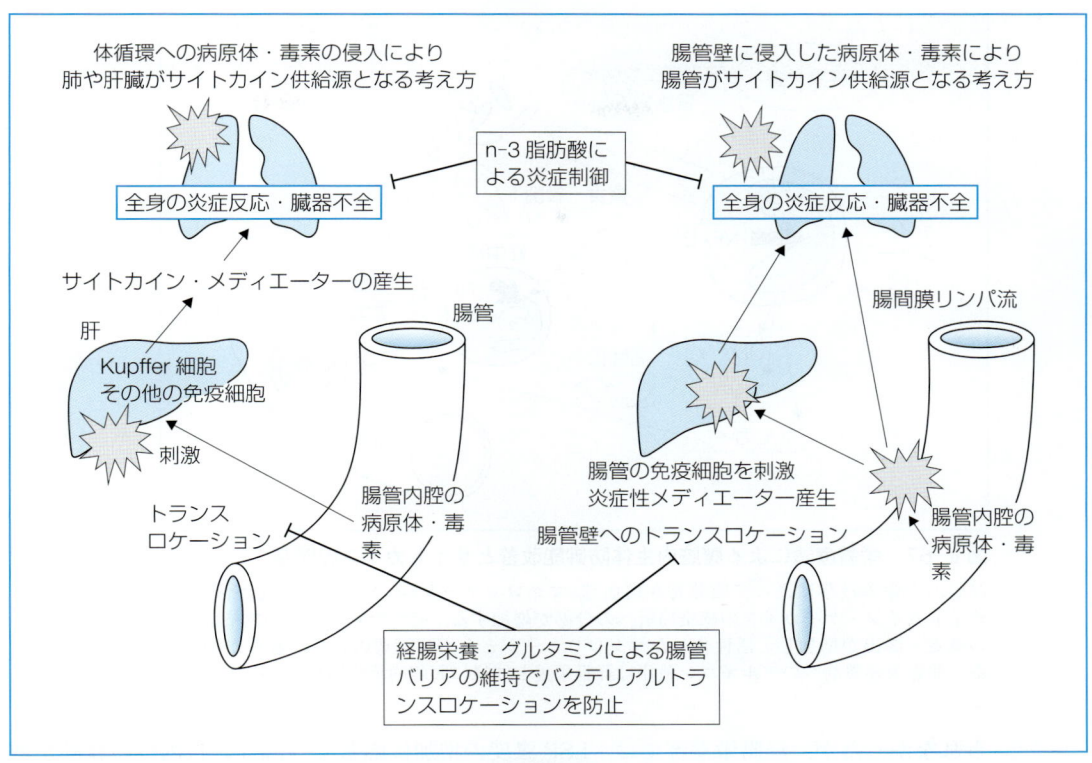

図Ⅱ-66 バクテリアルトランスロケーションと栄養療法

イトカインのレベルが低下することが知られている．そのため，IgA産生を抑制するTh1サイトカインとのバランスが乱れることが，腸管リンパ装置の細胞数減少に加えIgAの産生低下のメカニズムと考えられる．

7 経腸栄養と腹膜炎時のサイトカイン反応

外傷後早期の経腸栄養は腹腔内膿瘍の発症を抑える．その機序として，経腸栄養が感染局所への免疫細胞の遊走・滲出を高め，それらの機能を維持することがあげられる（図Ⅱ-67）．

ラットを静脈栄養あるいは経腸栄養で管理し，腹腔内に *Escherichia coli* を投与して腹膜炎を惹起すると，経腸栄養群では静脈栄養群に比べ，腹腔内滲出白血球数が多く，腹腔内IFN-γレベルが高かった．そして，腹腔内の生菌数が減少し，血中の生菌数も減少して血中（すなわち全身）の炎症性サイトカインTNF-α値は低下し，予後が良好であった．

すなわち，経腸栄養は，感染局所での免疫細胞の働きを維持し，炎症性サイトカイン反応を保つことで，局所への白血球滲出を高め感染防御能を保ち[7]，全身への感染の拡がりを防ぐことで全身性の炎症性サイトカイン反応を抑制する．

経腸栄養による腹腔内白血球の炎症性サイトカイン反応の維持には，核内転写因子NFκB活性化維持が関与している．静脈栄養管理されたマウスの腹腔内から常在白血球を採取してリポ多糖（lipopolysaccharide；LPS）で刺激しても核内NFκBレベルの増加はみ

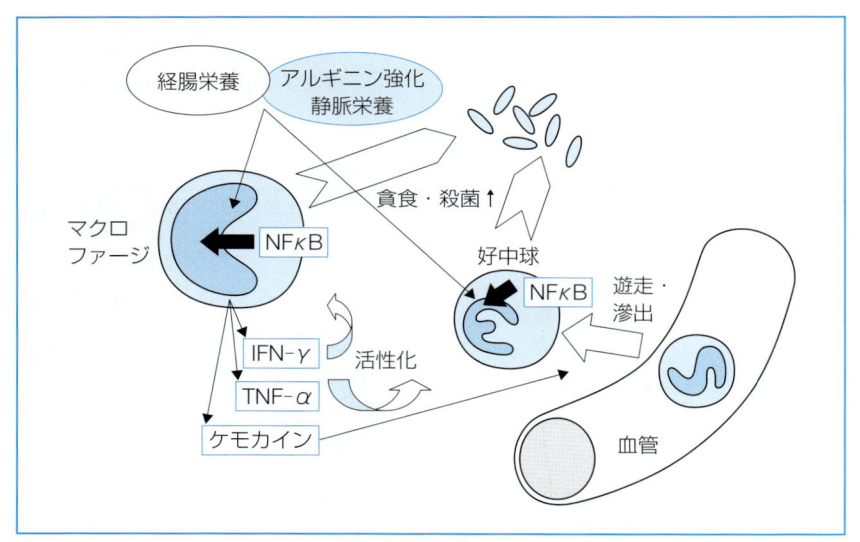

図Ⅱ-67 栄養療法による腹腔内生体防御能改善とサイトカインの関与
経腸的な栄養投与によって腹腔常在白血球(マクロファージ)のNFκB活性化が保たれ,サイトカイン・ケモカインの感染局所への分泌が増加する.そのため好中球の感染部位への遊走・滲出が増加し,活性化したマクロファージとともに細菌の貪食・殺菌が増強する.静脈栄養製剤へのアルギニン強化は経腸栄養と同様に腹腔内感染防御能を改善する.

られなかったが,経腸栄養群では,LSP濃度の増加に応じてNFκBの核内への移動が増強(NFκBの活性化)した[8].同じマウス栄養管理モデルで腹腔内にグリコーゲンを投与して化学的腹膜炎を惹起した場合,経腸栄養群では早期に腹腔内のTNF-αやケモカインMIP-2のレベルや抗炎症性サイトカインであるIL-10のレベルが上昇するが,静脈栄養群では遅れて上昇する.

8 経腸栄養と肝単核球のサイトカイン産生能

経腸的な栄養投与は,腸管のサイトカイン環境・腹腔内白血球のサイトカイン産生能ばかりでなく,肝臓の免疫細胞である肝単核球のサイトカイン産生能にも影響を及ぼす.

肝臓には,Kupffer細胞,T・B細胞,NK細胞などの単核球が多数存在し,流血中の病原体の処理など全身性感染の制御に貢献している.

マウスを経腸栄養・静脈栄養で5日間管理した後,肝臓を摘出し,肝単核球を分離すると,静脈栄養群は経腸栄養群に比べ,phenotypeの比率に差はないものの細胞数が有意に減少する[9].この単核球をLPS刺激下にin vitroで培養し,培養上清中の炎症性サイトカインであるTNF-α,IFN-γのレベル,抗炎症性サイトカインであるIL-10のレベルを測定すると,経腸栄養群では炎症性・抗炎症性ともにLPS濃度依存性に上昇する一方,静脈栄養群ではLPS刺激による濃度の上昇を認めない.

すなわち,経腸的な栄養が欠如した状態では,肝単核球の正常なサイトカイン反応が失われ,血流中に侵入した病原体を処理できないと考えられる.実際,同モデルで,門脈内へ緑膿菌を投与すると,経腸栄養群に比べ,静脈栄養群では肺や肝臓のより高度な組織障害が観察され生存も悪化する.この機序としては,経腸栄養による門脈血流の維持,静脈

栄養下での門脈血流低下が重要である．プロスタグランジン製剤を投与して門脈血流を増やすと，経腸的な栄養投与が行われていなくても，中等度の肝単核球数回復が動物モデルで観察された．

9 免疫栄養とサイトカイン

グルタミンやn-3脂肪酸，核酸などの栄養素は，薬理量的な投与によって免疫能を強化・調節するため，免疫栄養（immunonutrition）と呼ばれる．また，最近はその免疫能の修飾効果以外にも生体反応の修飾作用を有することに着目して，pharmaconutritionと呼ばれる場合もある．

グルタミンは，免疫細胞，腸管細胞のエネルギー基質として働き，サイトカイン反応を修飾する．ラットのTPNにアラニル-グルタミンを添加すると，標準TPNに比べ，腹膜炎時の腹腔内TNF-α，IFN-γレベルを高め腹腔内の生体防御能を高め，肝のTNF-α，脾のIFN-γレベルを上げ網内系における生体防御能も高める[10]．核酸の投与は，IL-12，IFN-γ産生を高める一方でIL-4，IL-10の産生を抑えることによってTh1免疫反応を増強する[11]．逆に，n-3脂肪酸を経静脈的に健常人に投与した場合には，単球のLPS刺激下のTNF-α，IL-1，IL-6，IL-8産生が抑えられ，単球の血管内皮への接着・遊走が低下する[12]．n-3脂肪酸による生体反応の修飾は，代謝経路で必要とする酵素群をn-6脂肪酸とともにすることによるn-6脂肪酸代謝の抑制に加え，レゾルビン・プロテクチン・リポキシンという炎症を終息させる脂質メディエータの産生増強が関与している．

10 おわりに

栄養状態の改善，経腸栄養や免疫栄養の適正利用は，侵襲時の生体反応を改善する．そのメカニズムとして，侵襲局所での適切なサイトカイン反応惹起，免疫細胞の適度な活性化，全身への炎症・感染の拡がりが起こる前の炎症・感染の局所での封じ込め，が重要である．

[文献]

1) Rosas-Ballina M, Tracey KJ: Cholinergic control of inflammation. J Intern Med 265: 663-679, 2009
2) Dinarello CA, Gelfand JA, Wolff SM: Anticytokine strategies in the treatment of the systemic inflammatory response syndrome. JAMA 269: 1829-1835, 1993
3) Kang W, Saito H, Fukatsu K, et al: Diet restriction impairs extracellular signal-regulated kinase activation of peritoneal exudative cells after N-formyl-methionyl-leucyl-phenylalanine stimulation in a murine peritonitis model. JPEN 26: 259-264, 2002
4) Heyland DK, Dhaliwal R, Drover JW, et al: Canadian Critical Care Clinical Practice Guidelines Committee. Canadian clinical practice guidelines for nutrition support in mechanically ventilated, critically ill adult patients. JPEN 27: 355-373, 2003
5) Fukatsu K, Kudsk KA: Nutrition and gut immunity. Surgical Clinics of North America 91: 755-770, 2011
6) Fukatsu K, Moriya T, Maeshima Y, et al: Exogenous IL-7 affects gut associated lymphoid tissue in mice receiving total parenteral nutrition. Shock 24: 541-546, 2005
7) Lin MT, Saito H, Fukushima R, et al: Route of nutritional supply influences local, systemic, and remote organ responses to intraperitoneal bacterial challenge. Ann Surg 223: 84-93, 1996
8) Ueno C, Fukatsu K, Kang WD, et al: Route and type of nutrition influence NFκB activation in peri-

toneal resident cells. Shock 24: 382-387, 2005
9) Moriya T, Fukatsu K, Maeshima Y, et al: Nutritional route affects ERK phosphorylation and cytokine production in hepatic mononuclear cells. Ann Surg 245: 642-650, 2007
10) Lin MT, Saito H, Furukawa S, et al: Alanyl-glutamine enriched total parenteral nutrition improves local, systemic, and remote organ responses to intraperitoneal bacterial challenge. JPEN 25: 346-351, 2001
11) Sudo N, Aiba Y, Takaki A, et al: Dietary nucleic acids promote a shift in Th1/Th2 balance toward Th1-dominant immunity. Clin Exp Allergy 30: 979-987, 2000
12) Mayer K, Meyer S, Reinholz-Muhly M, et al: Short-time infusion of fish oil-based lipid emulsions, approved for parenteral nutrition, reduces monocyte proinflammatory cytokine generation and adhesive interaction with endothelium in humans. J Immunol 171: 4837-4843, 2003

〔深柄　和彦，安原　洋〕

Ⅱ．基礎編　B．病態生理学

9. 遺伝子発現と栄養

1　食事と代謝

　食事の摂取によって血糖が上昇するとインスリンが分泌されるとともに，グルカゴンやカテコラミン分泌は止まり，肝臓からの糖放出は抑制される．空腹時は逆の生体内反応がみられる．このように食事・栄養素は直接あるいはインスリンなどのホルモンを介して厳密に代謝を調節している．生体内での栄養および代謝物は分子レベルで多くの酵素を誘導し，また反対に抑制して恒常性すなわち代謝を保っている．食事の内容や量が異なると酵素活性の変動がみられる．このことから「栄養素は遺伝子発現調節を介して生体に作用する分子」と理解できる．このように，遺伝子の多くが適正に発現し，生体恒常性維持すなわち正常の代謝調節が行われている．逆に，疾患では代謝が障害されて生体恒常性の破綻が生じている．たとえば，糖尿病では高血糖状態にありながら肝臓からの糖放出は抑制されないので，さらに高血糖になる．すなわち，疾患では食事による遺伝子発現調節が障害されていると理解できる．

　エネルギーの過剰や欠乏，タンパク質の質や量に対する生体の応答，脂質代謝とその調節，ビタミンやミネラルの機能など，多くの反応は遺伝子レベルの調節を受けている．これらに基づいて，望ましい栄養素の摂取量の策定，栄養欠乏や栄養過剰のアセスメント，病態に対応した栄養療法を提示することが重要である．

2　遺伝子発現と転写因子

　遺伝子 DNA は外側に糖-リン酸骨格を，内側に相補的な塩基をもつ二重らせん構造を有している．DNA の塩基配列が生命現象の根幹で，DNA の正確な複製，DNA から RNA，さらにタンパク質合成という遺伝形質の発現にも重要である．塩基配列に変異が生じると，子孫に伝わることで疾患を発症することがあり，また長期的には環境に適応できる進化にもつながる．ヒトゲノムの塩基配列をすべて明らかにするヒトゲノムプロジェクトが 2003 年に完成した．ヒト遺伝子として 26,000〜38,000 種類が解明されているが，栄養素が遺伝子発現に影響を及ぼす時に最も重要な因子は転写因子である．ヒトゲノムで 48 におよぶ転写因子ファミリーが最も大切な栄養センサーと考えられる[1]．栄養素やその代謝産物が結合する転写因子として，レチノイン酸受容体(RAR)，レチノイド X 受容体(RXR)，脂肪酸受容体(PPARs)，ビタミン D 受容体(VDR)，オキシステロール受容体(LXR)，胆汁酸受容体(FXR)，脂溶性食品成分受容体(CAR, PXR)などの核内受容体がある．これらの核内受容体は RXR と結合して，二量体として遺伝子プロモーター領域に結合する．リガンド(栄養素)が結合した受容体は構造変化を示し，コリプレッサーをはず

してコアクチベータータンパクを結合することにより転写が活性化される．肝臓，腸管，脂肪などの代謝が活発な臓器では，栄養素によって転写レベルが変化して，これらの転写因子が栄養素センサーとして作用している[2]．さらに，各個人の塩基配列の違い（遺伝子多型）を比較することにより，体質の違いや疾患の予防や治療の応用が試みられている．

3 遺伝子発現と栄養（図Ⅱ-68）

　一般的に遺伝子発現は，転写レベル，転写後レベル，翻訳レベルおよび翻訳後レベルで調節されている．遺伝子の転写は，構造遺伝子の転写開始点近傍から上流に位置するプロモーター活性を増強したり抑制したりするエンハンサーやサイレンサーと呼ばれる転写制御エレメントにより支配される．これらのエレメントには，それらの塩基配列を特異的に認識する転写因子が結合して相互に作用しあい，またコアクチベーターやコリプレッサーと呼ばれる転写共役因子と相互作用することにより，遺伝子の転写を調節している．転写により合成されたRNAは核内でプロセシングを受けた後，細胞質へ移行してリボソームに結合し，タンパク質へと翻訳される．この過程で，mRNAの安定性（転写後レベル）や翻訳の速度が調節されている（翻訳レベル）．さらに，合成されたタンパク質の活性は，リン酸化/脱リン酸化やアセチル化/脱アセチル化などの修飾，プロテアーゼによる分解，アロステリック調節を受けることにより調節される（翻訳後レベル）．

　糖質，脂質，タンパク質，ビタミン，ミネラルなどの栄養素は，これらの各段階に作用して，それぞれ特異的な遺伝子発現を調節する．各種の栄養素による転写制御に関与しているエレメントとして，栄養素応答性エレメント（nutrient-responsive element；NRE）が同定されており，それらに結合する転写因子も同定されている．

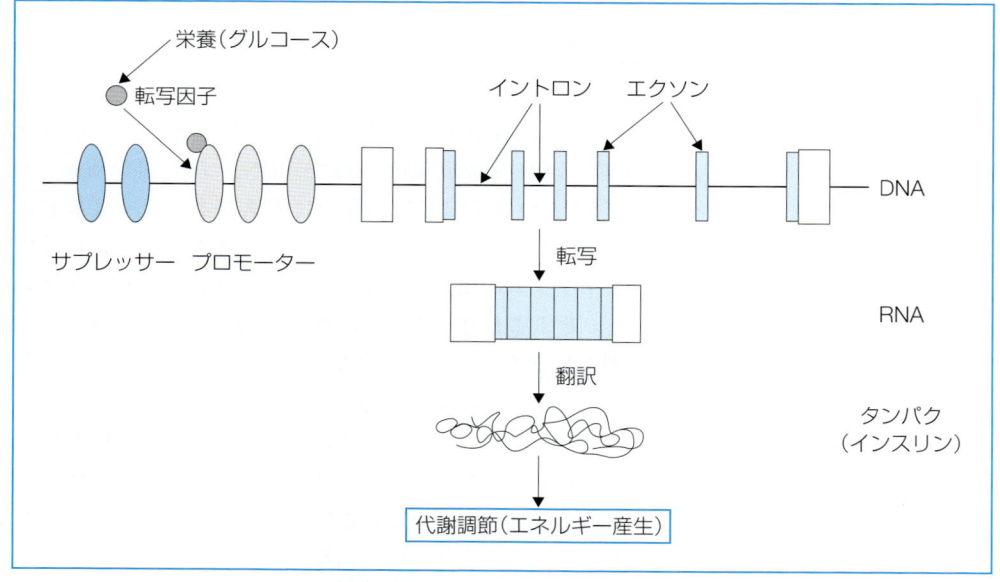

図Ⅱ-68　栄養素による遺伝子発現の調節

4 糖質による遺伝子発現の調節(表Ⅱ-35)

　炭水化物の摂取により，生体内では数多くの遺伝子発現が調節される．肝臓では，解糖系酵素L型ピルビン酸キナーゼ(L-PK)，脂肪酸合成に関与するSpot14(S14)，脂肪酸合成酵素(FAS)遺伝子などの転写が促進される．これらの遺伝子の転写制御領域には共通して5塩基のスペーサー配列を介する2コピーのE box配列(5´-CANNTG-3´)から構成される炭水化物応答性エレメント(ChoRE)が存在する．

　炭水化物食の摂取により，carbohydrate response element-binding protein(ChREBP)がChoREへ結合する．ChREBPは多くの組織で発現しており，とくに肝臓，腎臓，小腸，脂肪組織，筋肉で高発現している．ChREBPの作用はリン酸化/脱リン酸化により調節される．グルカゴンによるプロテインキナーゼA(PKA)活性化によって核局在化シグナル(NLS)近傍のリン酸化により核移行が阻害され，basic helix-loop-helix(bHLH)領域内のリン酸化によりDNAへの結合が阻害される[3]．また，AMP-activated protein kinase(AMPK)によりリン酸化を受けた場合にもDNAへの結合が阻害される．したがって，ChREBP活性はL-PK遺伝子発現と同様にグルカゴン(cAMP)やAMP濃度の上昇により阻害される．

　膵β細胞に存在するホメオドメイン型転写因子であるinsulin promoter factor-1(IPF-1あるいはPDX-1)は，インスリン遺伝子を含めてglucokinase，glucose transporter 2，amylin遺伝子などの転写を調節している．IPF1は若年発症成人型糖尿病(maturity-onset diabetes of the young；MODY)4の原因遺伝子でもある．

5 脂質による遺伝子発現の調節(表Ⅱ-36)

　脂質摂取によっても遺伝子発現が調節される．脂肪酸，胆汁酸，エイコサノイド，オキシステロールは，それぞれ核内に存在する固有の受容体に結合して作用を発揮する．これらの核内受容体(NR)は，ステロイドホルモン受容体とよく似た構造および作用機序を有

表Ⅱ-35　炭水化物により発現が制御される遺伝子

・Glucokinase(GK)	・ATP-citrate lyase(ACL)
・L-type phosphofructokinase(L-PFK，マウス)	・Fatty acid synthase(FAS)
・Aldolase B	・Glucose-6-phosphate dehydrogenase (G6PDH)
・L-type pyruvate kinase(L-PK)	
・Glucose transporter(GLUT)2	・Spot 14(S14)
・Glucose-6-phosphatase(G-6-Pase)	・6-Phosphogluconate dehydrogenase
・6-Phosphofructo-2-kinase/fructose-2, 6-Bisphosphatase	・Malic enzyme(ME)
	・Glycerol-3-phosphate acetyl transferase (GPAT)
・Phosphoenolpyruvate carboxykinase (PEPCK)	・Acetyl CoA synthetase(ACS)
・Type Ⅱ hexokinase(ⅡKH)	・Stearoyl-CoA desaturase 1(SCD)
・M-type pyruvate kinase(M-PK)	・Sterol regulatory element-binding protein-1c (SREBP-1c)
・Acetyl-CoA carboxylase(ACC)	など

表Ⅱ-36 脂質により発現が制御される遺伝子

脂肪酸により発現が制御される遺伝子	コレステロールにより発現が制御される遺伝子
・Glucokinase（GK） ・L-type pyruvate kinase（L-PK） ・Glucose-6-phosphate dehydrogenase（G6PDH） ・Acetyl-CoA carboxylase（ACC） ・Fatty acid synthase（FAS） ・Malic enzyme（ME） ・ATP-citrate lyase（ACL） ・Spot 14（S14） ・Sterol regulatory element-binding protein-1（SREBP-1） など	・Hydroxy-methylglutaryl-CoA（HMG-CoA）synthase ・HMG-CoA reductase ・Squalene synthase ・Farnesyl pyrophosphate synthase ・Low density lipoprotein receptor（LDLr） ・Fatty acid synthase（FAS） ・Acetyl-CoA carboxylase（ACC） ・Glycerol-3-phosphate acetyl transferase（GPAT） など

している．リガンドが結合した核内受容体は，RXRとヘテロ二量体を形成することにより，DNA上の2コピーの5′-AGGTCA-3′様配列からなるダイレクトリピート配列に結合して転写を促進する．また，hepatocyte nuclear factor4-α（HNF4-α）のようにホモ二量体として結合したり，farnesoid X receptor（FXR）/RXRのようにinverted repeat配列に結合したり，liver receptor homologue-1（LRH-1）のようにダイレクトリピートのhalf siteに単量体として結合するものもある．なお，HNF4-αはMODY1の原因遺伝子であり，SHPの活性を低下させる変異は肥満と関連している．

1．脂肪酸による遺伝子発現の調節

アラキドン酸などに由来するエイコサノイドや脂肪酸は，peroxisome proliferator-activated receptor（PPAR）に結合して作用する．PPARには，α，γ，δ（β）の3種類が存在するが，PPAR-αは肝臓，心筋，消化管で，PPAR-γ（とくにγ2）は脂肪組織で，PPAR-δは普遍的に発現している．PPAR-αは，主として長鎖脂肪酸や多価不飽和脂肪酸をリガンドとして，肝臓で脂肪酸のβ酸化に関わる酵素の遺伝子の転写を直接誘導するとともに，sterol regulatory element binding protein（SREBP）-1cの発現を抑制することにより，脂肪酸やコレステロールの合成を抑制している．PPAR-γは，脂肪細胞分化のマスター遺伝子であり，脂肪酸（およびその酸化誘導体）・プロスタグランジンJ_2やインスリン抵抗性改善薬であるチアゾリジン誘導体をリガンドとして脂肪細胞の分化を誘導し，脂肪合成系酵素遺伝子の転写を促進して脂質の貯蔵を行い，脂肪分解や脂肪酸の放出に関与する遺伝子の発現を抑制するとともに，アディポサイトカインと呼ばれる脂肪細胞由来の分泌物質の発現を制御している．PPAR-δはPPAR-αと同様のリガンド特異性を示す．骨格筋ではPPAR-δの作用により脂肪酸のβ酸化や脱共役タンパク質などの脂肪酸異化に関する遺伝子の転写が促進される．また，HNF4-αは転写活性化因子として作用するが，多価不飽和脂肪酸の存在により認識配列に結合できなくなり，結果的に標的遺伝子の転写が抑制される．

2. 胆汁酸による遺伝子発現の調節

　胆汁酸は食事由来の脂質の消化や吸収に関与している．胆汁酸は，肝臓でコレステロールから一次胆汁酸として合成された後に胆汁として消化管に分泌されるが，そのほとんどは腸で再吸収される（腸肝循環）．吸収された胆汁酸は，小腸に存在するFXRと結合して，胆汁酸結合タンパク質（I-BABP）遺伝子の発現を誘導するとともに，I-BABPと結合して肝臓へと運ばれる．肝臓では，高濃度になった胆汁酸はFXRに結合して，胆汁酸排出ポンプ遺伝子の発現を誘導し，逆に胆汁酸流入ポンプ遺伝子のRARによる発現誘導を抑制する．また，FXRはSHP遺伝子の発現を誘導する．SHPはLRH-1と直接結合して，LRH-1の制御下にある胆汁酸合成酵素系遺伝子であるCYP7A1やCYP8B1の転写を抑制する．このように，胆汁酸合成と流入を抑制し排出を促進することで，肝臓での胆汁酸レベルは一定に調節されている．

3. コレステロールによる遺伝子発現の調節

　細胞内コレステロール濃度の低下により，ヒドロキシ-メチルグルタリル-CoA（HMG CoA）合成酵素やHMG-CoA還元酵素などのコレステロール合成系酵素遺伝子や細胞内へのコレステロールの取り込みに関与する低比重リポタンパク質レセプター（LDLr）遺伝子などの転写は促進される．これらの遺伝子の転写制御領域にはステロール調節エレメント（SRE：5′-TCACNCCAC-3′）が同定されている．SREBPはSREに結合するタンパク質としてクローニングされたbHLHタンパク質に属する転写因子であり，遺伝子座の異なるSREBP-1とSREBP-2が存在する．SREBP-1には1aと1cの2つのアイソフォームが存在する．SREBP-1aとSREBP-2は普遍的発現が認められるが，SREBP-1cは脂肪細胞分化に関与する因子であり，脂肪組織や肝臓で特異的に発現している．しかし，核内で作用するはずのSREBPは，翻訳後，前駆体として小胞体膜に局在する．細胞内のコレステロール濃度が低下した時は，プロテアーゼによる2段階の消化を経て成熟型SREBPとなり，核内へ移行してSREに結合して遺伝子群の転写を促進する[4]．主として，SREBP-1は脂肪酸合成系に，SREBP-2はコレステロール代謝系に作用する．

　一方，酸化型コレステロールであるオキシステロールによる調節も知られている．オキシステロールは，liver X receptor（LXR）に結合して，コレステロールの排出ポンプであるABCG5/G8遺伝子の発現を誘導することにより小腸でのコレステロールの吸収を抑制し，肝臓からのステロールの胆汁への排出を促進する．LXRはまた，胆汁酸合成系酵素遺伝子CYP7A1の転写を促進し，コレステロールから胆汁酸への合成を促進する．したがって，LXRは生体におけるコレステロール量を調節している．また，LXRはSREBP-1cを介した脂肪酸合成系酵素遺伝子の発現を誘導する．

6 タンパク質・アミノ酸による遺伝子発現の調節（表Ⅱ-37）[5]

　アミノ酸はタンパク質の構成成分であるが，糖新生の基質となりグルコースに変換される．胎児は初期には胎盤を通して糖質とアミノ酸を母体から供給され，母体が低栄養にさ

表Ⅱ-37 アミノ酸により発現が制御される遺伝子

- Fatty acid synthase (FAS)
- preproglucagon
- Argininosuccinate synthase
- Ornithine decarboxylase (ODC)
- Collagenase
- Tissue inhibitor of metalloproteinases (TIMPs)
- Amino acid transporters
- Insulin-like growth factor-binding protein-1 (IGFBP-1)
- CCAAT/enhancer-binding protein-homologous protein (CHOP)
- CCAAT/enhancer-binding protein-β (C/EBP-β)
- Apolipoprotein B100 (apoB100)
- Asparagine synthetase (AS)
- Arginino succinate synthase
- Ribosome protein

らされると発育不全が起こる．実際，低タンパク質食を投与したラットでは血中アミノ酸濃度が低下し，肝臓での insulin-like growth factor (IGF)-binding protein 1 (IGFBP-1) の合成が増加し，IGF-1 活性が低下して胎児の子宮内発育不全を生じる．また，CCAAT/enhancer-binding protein-homologous protein (CHOP) やアスパラギン合成酵素遺伝子の発現もアミノ酸濃度の低下により促進する．これらの遺伝子転写制御領域にはアミノ酸応答性エレメントが同定されており，転写因子 activating transcription factor (ATF) 2，ATF4，C/EBPβ の関与が示唆されている．

　アミノ酸は転写後および翻訳レベルでも作用している．免疫抑制剤ラパマイシンの標的である mammalian target of rapamycin (mTOR) はアミノ酸濃度の上昇により翻訳を調節している．mTOR は 2,549 残基 (ヒトの場合) からなるセリン/トレオニンキナーゼであり，さまざまなアダプタータンパク質と会合した巨大な複合体として機能している．現在，mTORC1 (mTOR complex1) および mTORC2 という 2 つの複合体の存在が知られており，このうち mTORC1 が遊離アミノ酸の増加に応答して活性化され，タンパク質合成の活性化，オートファジーの抑制など，多様な細胞内プロセスを制御する．これらの作用は，ロイシンで最も強く認められる．mTORC1 の活性は遊離アミノ酸以外にも細胞のエネルギー状態変化や細胞増殖因子刺激によって制御されている．

7 ビタミンによる遺伝子発現の調節

　脂溶性ビタミン群に属するビタミンAに由来するレチノイン酸 (all-trans retinoic acid や 9-cis retinoic acid) は，動物の発生，形態形成，表皮細胞などの細胞の分化などに作用している．ビタミンDは肝臓で 25 位を，続いて腎臓で 1 位を水酸化されて 1,25 水酸化ビタミンDとなり，カルシウム代謝を含めて全身性にさまざまな生理作用を発揮している．これらの脂溶性ビタミンには，それぞれに固有の核内受容体として RAR や VDR が存在し，RXR とヘテロ二量体を形成して細胞分化やカルシウム代謝に関与する遺伝子の転写を調節している．

8 ミネラルによる遺伝子発現の調節

1. 亜鉛による遺伝子発現の調節

　亜鉛は酵素の補助因子として作用するだけでなく，多くの転写因子の Zn フィンガーの形成と特異的 DNA への結合に必要である．亜鉛やカドミウムなどの2価の金属イオンの細胞内濃度の上昇とともに，それらの解毒あるいは貯蔵を司るメタロチオネイン（MT）遺伝子の転写が促進される．MT 遺伝子の転写制御領域には金属応答性エレメント（MRE）が存在し，金属イオン濃度の上昇に依存して転写因子 MTF-1 が結合して転写を促進する．

2. 鉄による遺伝子発現の調節

　細胞内での鉄イオン濃度は，鉄取り込みタンパク質であるトランスフェリン受容体と鉄貯蔵タンパク質であるフェリチンにより調節されている．鉄が不足すると細胞内への取り込みが促進され，貯蔵鉄からも動員される．逆に鉄が過剰になると細胞内への取り込みを抑制し貯蔵鉄を増加させて鉄イオン濃度を一定に保っている．トランスフェリン受容体 mRNA の 3′ 非翻訳領域とフェリチン mRNA の開始コドン近傍の 5′ 非翻訳領域には，細胞内鉄イオン濃度により調節を受ける鉄応答性エレメント（iron responsive element；

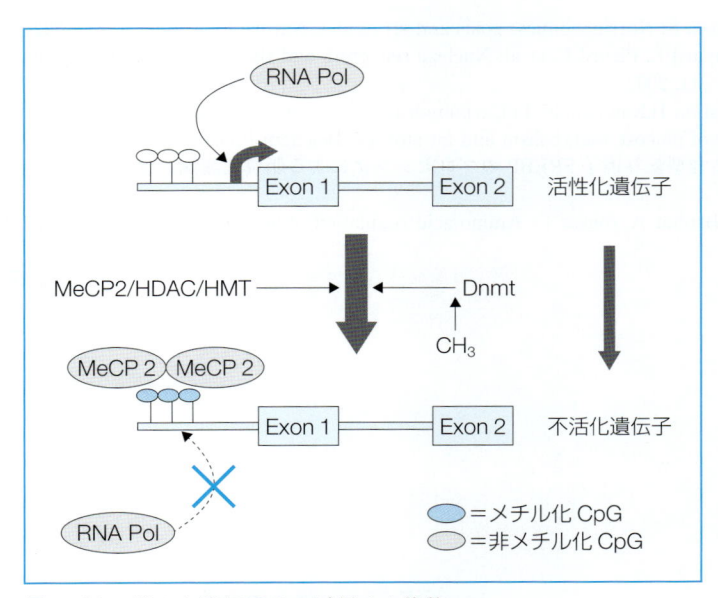

図Ⅱ-69　ゲノム遺伝子のエピゲノム修飾
シトシン・グアニン繰り返し配列（CpG）にメチル化や脱メチル化が生じる．
〔Burdge GC, et al: Epigenetic regulation of transcription: a mechanism for inducing variations in phenotype（fetal programming）by differences in nutrition during early life? Br J Nutr 97: 1036-1046, 2007 より転載〕

IRE)が存在しており，鉄イオン濃度の低下により IRP と呼ばれるタンパク質が結合する．IRP の結合によりトランスフェリン受容体 mRNA の安定性が増し，フェリチンは翻訳が阻害される．高鉄イオン濃度時には IRP の分解が促進される．

9 エピジェネティクス

近年，遺伝形質の発現には，塩基配列情報だけではなく，DNA やクロマチンの化学修飾すなわちエピジェネティクスが関与することが明らかになってきた．エピジェネティクスは DNA やそれに結合するヒストンとよばれるタンパク質への化学修飾により，遺伝子発現に変化をもたらすことをいう．エピジェネティクス修飾として，DNA のシトシン（C）残基のメチル化が遺伝子発現の抑制に関連しており，糖尿病や発癌とも関連していることが明らかになってきた．CpG アイランドは遺伝子の転写制御領域に局在していることが多く，C 残基がメチル化されると転写因子が結合できなくなり転写が抑制される．遺伝子 DNA をパッケージしているヒストンのメチル化，アセチル化，リン酸化によっても遺伝子発現が影響を受ける．

エピジェネティクス情報は，ひとたびゲノム上に書き込まれると安定して次世代の細胞に伝えられる．DNA やヒストンのメチル化にはメチオニン，葉酸，ビタミン B_{12}，コリンなどの食事由来の栄養因子が必要である（図Ⅱ-69）．妊娠期の栄養環境の変化により，DNA やヒストンのメチル化状態が変化し，成人期の肥満症や生活習慣病の発症に関与する可能性がある．

［文献］
1) Müller M, Kersten S: Nutrigenomics: goals and strategies. Nature Rev Genet 4: 315-322, 2003
2) Francis GA, Fayard E, Picard F, et al: Nuclear receptors and the control of metabolism. Annu Rev Physiol 65: 261-311, 2002
3) Uyeda K, Yamashita H, Kawaguchi T: Carbohydrate responsive element-binding protein (ChREBP): a key regulator of glucose metabolism and fat storage. Biochem Pharmacol 63: 2075-2080, 2002
4) 酒井寿郎：膜結合型転写因子 SREBP のプロセシングによる脂質代謝調節機構．Mol Med 37: 46-57, 2000
5) Fafournoux P, Bruhat A, Jousse C: Amino acid regulation of gene expression. Biochem J 351: 1-12, 2000

（武田　英二）

Ⅱ. 基礎編　B. 病態生理学

10. 侵襲と神経内分泌反応

　生体は，自らを構成する細胞間の情報伝達システムを介して調和のとれた機能を保ち，恒常性を維持している．神経内分泌反応は，さまざまな外的侵襲に対して生体が恒常性を維持するために不可欠な情報伝達機構である．侵襲時の代謝変動は，自律神経系や内分泌系を中心とした神経内分泌反応との相互関係から体系づけて理解され，近代の外科代謝栄養学が確立した．さらに，サイトカインネットワークによる免疫系調節機構の関与が，神経内分泌反応と相まって複雑な代謝調節機構を形成している．侵襲時の栄養管理においては，このような神経内分泌-免疫反応による代謝変動を理解し実践されることが重要である．

1　侵襲時における生体反応

　侵襲時の生体反応を，Cuthbertson[1]は干潮期(ebb phase)とそれに引き続く満潮期(flow phase)に大別し，Moore[2]は急性損傷相(acute injury phase)，変換相(turning point phase)，筋力回復相(muscular strength phase)，脂肪蓄積相(fat gain phase)の4相に分けた(図Ⅱ-70)．この中では，糖，タンパク，脂肪などのエネルギー基質代謝変動を生体反応の特徴としてとらえ，生体反応の惹起機序として神経内分泌反応を重視している．すなわち，侵襲後初期(干潮期，急性損傷相)では神経内分泌反応に伴う呼吸循環動態の変動が主体となり，この時期を乗り越えると生体のエネルギー需要が増加(満潮期，変換相)するために栄養管理が必要となる．近年ではこの代謝変動にIL-1，IL-6，TNFなどの炎症性サイトカインが直接的，間接的に関与することが示されており，他項(「栄養とサイトカイン」167頁)に詳述されているので参照されたい．

	第1期	第2期	第3期	第4期
Moore FD の分類	acute injury phase adrenergic-corticoid phase 急性損傷相	turning point phase corticoid-withdrawal phase 変換相	muscular strength phase anabolic phase 筋力回復相	fat gain phase 脂肪蓄積相
Cuthbertson DP の分類	ebb phase 干潮期	flow phase　満潮期		
		catabolic phase	anabolic phase	

図Ⅱ-70　侵襲時の生体反応

2 侵襲時の神経内分泌反応

侵襲に対する神経反応は，受容体から中枢神経に向かう求心路および中枢神経と効果器を結ぶ遠心路から構成されている．さまざまな外的侵襲を各受容体が感知すると，神経末端から脊髄後角（三叉神経核）を経て中枢（視床，大脳感覚野）へ上行性刺激として伝達される．続いて視床下部へ投射され，それらの情報を統合する視床下部神経核より下行性刺激が生じる．ここで傍脳室核と視床下部諸核は交感神経系と神経内分泌系の統御に重要な役割を担う．下行性刺激は神経内分泌反応を惹起し，次いで循環系や代謝系を中心とした全身的生体反応が生じる（図Ⅱ-71）．一方，内分泌反応は，各種ホルモンの種類により異なるが，血中濃度の消長時間により，①短時間変動群：副腎皮質刺激ホルモン（adrenocorticotropic hormone；ACTH），カテコラミン，抗利尿ホルモン（antidiuretic hormone；ADH），βエンドルフィンなど，②中時間変動群：コルチゾール，レニン・アンジオテンシン系，甲状腺刺激ホルモン（thyroid stimulating hormone；TSH），甲状腺ホルモン，プロラクチン，インスリン，グルカゴン，成長ホルモンなど，③長時間持続群：テストステロン，卵胞刺激ホルモンなどに分類される．周術期のホルモン変動を経時的にみると図Ⅱ-72のようになる．すなわち，術中にADHがまず上昇し，それに続いてコルチゾール，

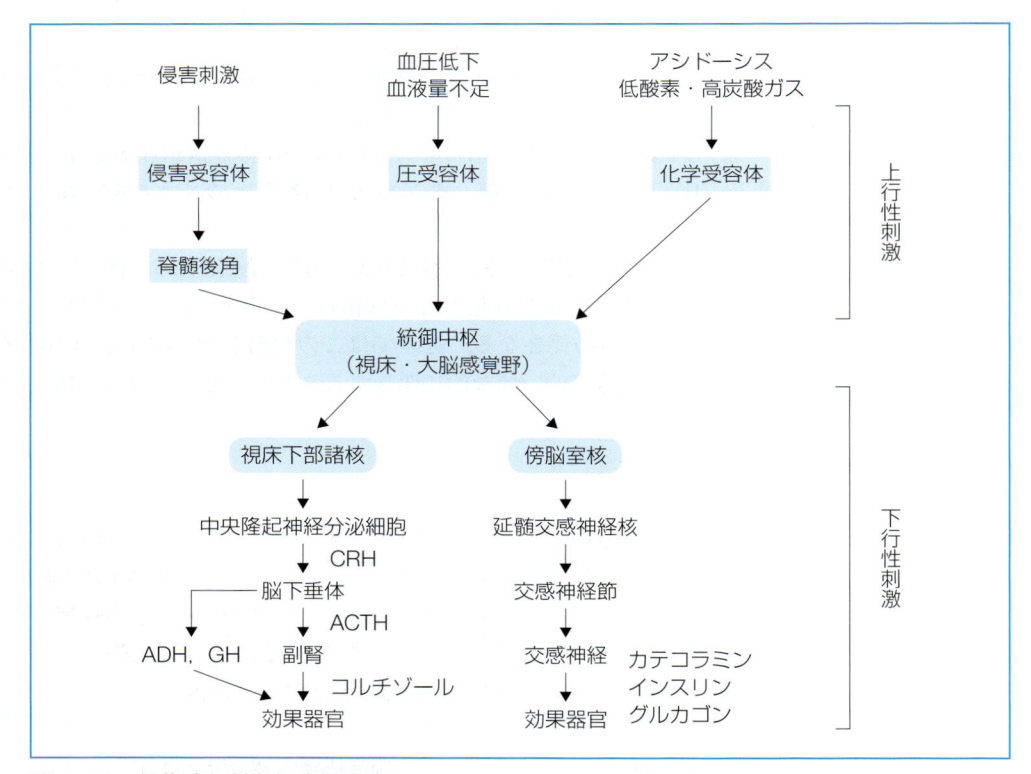

図Ⅱ-71 侵襲時の刺激伝達経路
CRH：副腎皮質刺激ホルモン放出ホルモン，ADH：抗利尿ホルモン，GH：成長ホルモン，ACTH：副腎皮質刺激ホルモン．

カテコラミン，アルドステロンが上昇する．これらのホルモンは術後24時間ほどで低下に向かい，替わって糖代謝系ホルモンの上昇がみられる．これらの神経内分泌反応は，視床下部・下垂体・副腎・交感神経系，腎・副腎皮質系，膵ランゲルハンス島系の3系統に大きく分類される（表Ⅱ-38）．このうち，侵襲反応への関与において最も重要なのは視床下部・下垂体・副腎・交感神経系である．

1. 視床下部・下垂体・副腎皮質（HPA）系

侵襲刺激により視床下部から副腎皮質刺激ホルモン分泌促進因子（CRF）が放出され，下垂体からのACTH分泌を介して副腎皮質よりコルチゾールが分泌される．また，侵襲で誘導されたIL-1，TNF-αなどのサイトカインが下垂体・副腎皮質に直接作用して血中のコルチゾール，ACTHを増加させる[3]．周術期における下垂体・副腎皮質ホルモンの経時的変化では，CRF，ACTH，コルチゾールともに高値を示す周術期前半と，コルチゾールのみ高値を示す後半の2相に分けられ，周術期後半のコルチゾールの高値は，CRF，ACTHによる刺激ではなく，IL-6の副腎皮質への直接刺激による可能性が高いとされている．

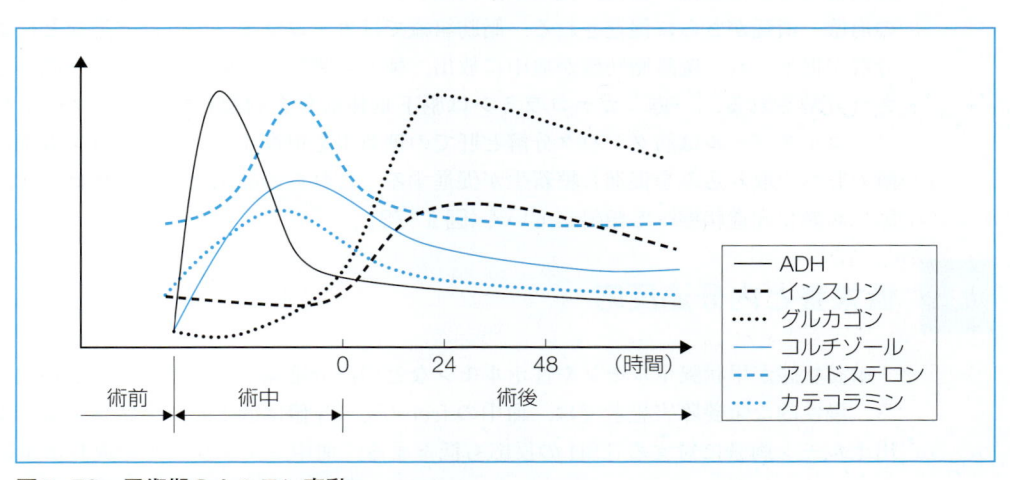

図Ⅱ-72 周術期のホルモン変動

表Ⅱ-38 神経内分泌反応

第1群	・視床下部・下垂体・副腎・交感神経系 　①視床下部・下垂体・副腎皮質系（HPA系）：ACTH，コルチゾール，アルドステロン分泌亢進 　②視床下部・下垂体・副腎髄質・交感神経系：カテコラミン分泌亢進 　③視床下部・下垂体系：ADH，成長ホルモン分泌亢進 ・視床下部・下垂体・甲状腺系（HPT系） ・視床下部・下垂体・性腺系（HPG系）
第2群	・腎・副腎皮質系：レニン・アンジオテンシン，アルドステロン分泌亢進
第3群	・膵ランゲルハンス島系：グルカゴン分泌亢進，インスリン分泌調整

2. 視床下部・副腎髄質・交感神経系

中枢神経系より直接副腎髄質，交感神経に刺激が伝達され，カテコラミン（アドレナリン，ノルアドレナリン）が分泌される．侵襲に対するカテコラミンの反応は，下垂体・副腎皮質系に比べると急速に上昇するが，短時間で終了し侵襲程度に比例する．すなわち，視床下部・下垂体・副腎皮質系では，侵襲程度にかかわらず十分量の反応を示し生体反応の中心となるのに対し，視床下部・交感神経系は，手術侵襲程度に比例して反応し，主反応である視床下部・下垂体・副腎皮質系を補助する形をとる[4]．

3 神経内分泌反応と代謝変動

侵襲時の神経内分泌反応は視床下部・下垂体・副腎・交感神経系の作動を通して惹起され，ACTH，コルチゾール，カテコラミン，成長ホルモン，グルカゴンなどのインスリン拮抗ホルモンの分泌亢進が起こる．その結果，肝グリコーゲンの分解により血糖が動員され脳や赤血球に供給されるが，肝グリコーゲンは速やかに消費される．同時に，筋組織ではタンパク分解が亢進しアミノ酸が放出されるが，これらは肝におけるアラニンを介した糖新生と損傷組織の修復，免疫系，凝固タンパクの合成に利用されるため，筋タンパクの崩壊，消耗がさらに促進される．脂肪組織ではカテコラミンの分泌亢進などにより脂肪分解が促進され，遊離脂肪酸が血中に放出，種々の臓器においてエネルギー源として利用され分解される．一方，カテコラミンは脳下垂体前葉を刺激してコルチゾールを分泌させ，コルチゾールは筋タンパク分解と肝での糖新生を促進する．グルカゴンもまたアミノ酸の肝への取り込みを促進し糖新生が促進する．これらの結果として生体は高代謝亢進状態，高異化亢進状態へと傾斜していく（図Ⅱ-73）．

4 低栄養と内分泌反応

栄養状態が甲状腺ホルモンや性ホルモンなどの内分泌環境に影響することが知られている．慢性的な栄養障害患者では，血中の free T_3, T_4 値は低下し，甲状腺刺激ホルモン放出ホルモン刺激に対する TSH の反応も低下する．血中コルチゾールや成長ホルモン値は上昇するのに対し IGF-1 やインスリン値は逆に低下し，エネルギー基質としての脂肪酸化を反映していると考えられている．また，男性ではテストステロン値の低下，女性では性腺刺激ホルモン（LH，FSH）の低下がみられる．これらの変化は栄養状態の改善により回復がみられるため，適切な栄養管理が重要となる．

5 侵襲時の各種エネルギー基質代謝と栄養管理

各種ホルモンのエネルギー基質代謝への作用をまとめると表Ⅱ-39のようになる．以下にその詳細と栄養管理方法について述べる．

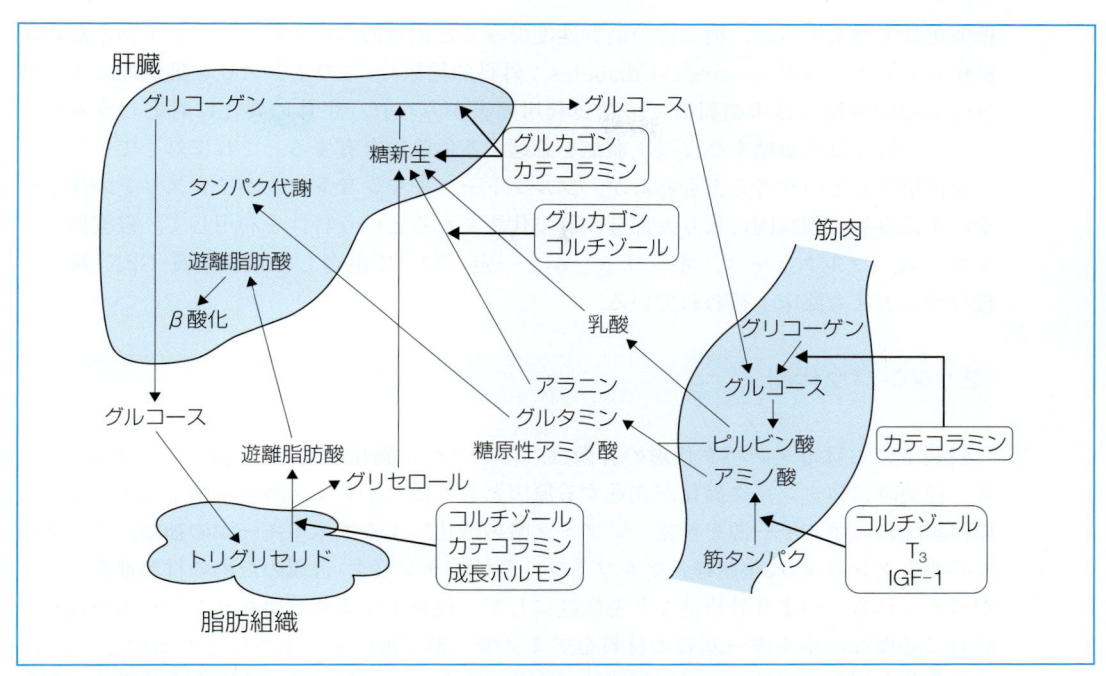

図Ⅱ-73 侵襲時の臓器間代謝

表Ⅱ-39 各種ホルモンのエネルギー基質への作用

ホルモン	解糖	糖新生	タンパク合成	タンパク分解	脂肪合成	脂肪分解	血糖
カテコラミン	↑	↑	―	―	―	↑	↑
コルチゾール	↑↓	↑	↓	↑	―	↑	↑
インスリン	↑	↓	↑	↓	↑	↓	↓
グルカゴン	↑	↑	―	―	―	↑	↑
成長ホルモン	―	―	↑	―	―	↑	↑

1. 糖代謝

　糖質は生体にとって最も重要なエネルギー源であり，脳や各種血球系，神経組織はグルコースのみをエネルギー源とするため，栄養管理上グルコースの投与は不可欠である．しかし，グルコースが担うべき第1の役割は非タンパクエネルギー基質としての働きである．すなわち，グルコースの投与時にはアミノ酸がエネルギー源として燃焼してしまうのではなく，タンパク合成材料として利用される．グルコース投与によって体タンパク節約効果（protein-sparing effect）が得られることや，非タンパクエネルギー・窒素比はこのようなグルコースの役割を反映する概念である．

　一方，侵襲下では神経内分泌反応としてインスリン拮抗ホルモン分泌が増加する一方，最大の同化ホルモンであるインスリンの分泌増加は血糖値からみると相対的に分泌不足となる．全身の糖代謝回転の点からみると，肝を中心とする内因性糖産生量が増大し全身の

糖酸化量も増大するが，糖全体の消費速度でみると相対的に産生量がこれを上回るため血糖値の上昇がみられる(surgical diabetes：外科的糖尿)．このインスリン抵抗性による外科的糖尿の時期には末梢組織での糖質利用障害がみられ，生体の異化に対応しうるグルコースの投与は高血糖や高浸透圧血症を惹起する危険性を有する．これに対してインスリンを併用するという考え方もあるが，フルクトースやキシリトールがインスリンの作用を受けずに容易に細胞内に入り大部分が肝で代謝されるという特性を利用して，侵襲期にグルコース，フルクトース，キシリトールを一定の割合で混合した複合糖質(GFX)輸液を投与する方法も臨床上行われている．

2. タンパク代謝

　侵襲下におけるタンパク代謝の特徴は，体タンパク異化の亢進(hypercatabolism)である．侵襲時に体タンパク異化が亢進する原因としては，①アミノ酸から糖を新生して脳や修復組織にエネルギー源を補給，②アミノ酸の酸化によるエネルギー源の補給，③侵襲時に必要なタンパク(修復組織，アルブミン，急性相タンパク)合成のための材料補給，などが考えられる．つまり骨格筋などを犠牲にして，侵襲下でより重要なタンパクの合成や緊急時に必要なエネルギー基質の材料をアミノ酸の形で供給する生体反応と連動している．この異化と同化のバランスは，侵襲時の生体反応とアミノ酸プールの大きさによって制御されており，さらに投与するエネルギー基質によって体タンパク崩壊は影響を受ける．

　侵襲時のタンパク異化のメディエータとしては，糖質コルチコイドおよび炎症性サイトカインであるTNFとIL-1が重要である[5]．筋タンパク異化に伴い血中にアミノ酸が放出されるが，フェニルアラニンやチロシンなどの芳香族アミノ酸は肝に運ばれアミノ基転移，脱カルボキシル化を受け，糖新生またはケトン体合成に利用され，末梢組織へグルコース，ケトン体を供給する．一方，バリン，ロイシン，イソロイシンなどの分岐鎖アミノ酸(BCAA)は，筋組織でエネルギー基質として直接酸化されアラニンおよびグルタミンとして放出され，肝に運ばれ糖新生に利用され，末梢組織へグルコースとして供給される．

　BCAA-アミノトランスフェラーゼ活性は肝に比し筋においてきわめて高く，侵襲時にBCAAは骨格筋において盛んに酸化されFisher比の低下をきたすことが多い．

　侵襲下におけるタンパク代謝動態の変動は侵襲の大きさに比例し，胃癌や大腸癌手術など中等度侵襲下では全身タンパク合成・分解ともに増加するが，食道癌手術などの過大侵襲下では合成に比し分解の増加が著しい．アミノ酸異化の亢進が続くと外来性のアミノ酸の補給がないかぎり体タンパクの減少を阻止することはできないためアミノ酸投与は必須となる．

　このように侵襲時にはBCAAの体内保有量が減少するが，侵襲期におけるBCAAの投与がタンパク異化の抑制とタンパク合成の促進効果を有することが示され，BCAAを30～36%含むTEO基準高カロリー輸液製剤が現在臨床使用されている．

　また，タンパク代謝改善効果を有する特殊アミノ酸製剤として，わが国では市販されていないものの，グルタミン増量アミノ酸製剤があげられる．ただし，グルタミンは製剤としては安定性に乏しく，アラニルグルタミンなどジペプチドの形にする方法がとられている．通常，大部分が体内で合成されるグルタミンは，侵襲下では消費量が急激に増加し相

対的グルタミン欠乏状態となるため conditionally essential amino acid（状況下必須アミノ酸）と考えられ，骨格筋タンパク崩壊時に十分なグルタミンを投与すると筋タンパクの崩壊抑制とタンパク合成能の改善が得られるとされている．この他，タンパク同化ホルモンとして成長ホルモンや IGF-1 の投与が，侵襲時のタンパク異化防止を目的に試みられている．

3. 脂肪代謝

　脂肪組織は最大のエネルギー貯蔵庫であり，侵襲下では脂肪の分解は亢進する．カテコラミンやグルカゴンにより脂肪組織中のリポプロテインリパーゼ（LPL）活性が亢進し，中性脂肪トリグリセリドの加水分解が高まり，その結果グリセロールと遊離脂肪酸（FFA）とが生じる．前者は糖新生に，後者はエネルギー源となって利用される．インスリンは LPL の活性を抑制するがその作用は弱く，血糖を維持する範囲のインスリン量では抑制は生じない．侵襲時の栄養管理にエネルギー源として脂肪乳剤を用いる試みは，実験的，臨床的研究が積み重ねられ，現在では特殊な病態を伴わない限りよく利用され，タンパク節約効果を有することが認められている．ただし，腹膜炎など重症感染時での使用に関しては，いまだ一定の見解が得られていない．

　また，現在わが国で市販されている脂肪乳剤は炭素数 16 以上の脂肪酸構成の長鎖脂肪酸（long chain fatty acid；LCT）製剤であるが，炭素数が 6〜12 個の中鎖脂肪酸（medium chain fatty acid；MCT）製剤が，LCT と異なりミトコンドリア内に入るのにカルニチンを要さず，代謝が速やかで脂肪組織への移行が少ないなどの点で侵襲下の有用性について注目されている．しかしながら，MCT の単独投与は高ケトン血症をきたし精神神経障害や運動障害などが出現する毒性が報告されており，LCT：MCT＝1：1 で混合した脂肪乳剤が欧米で市販されている．

［文献］
1) Cutherbertson DP: Post-shock metabolic response. Lancet 239: 433-437, 1942
2) Moore FD: Metabolic care of the surgical patient. WB Saunders, Philadelphia, 1959
3) Besedovsky H, Rey AD, Sorkin E, et al: Immunoregulatory feedback between interleukin-1 and glucocorticoid hormones. Science 233: 652-654, 1988
4) Naitoh Y, Fukata J, Tamai S, et al: Biphasic changes in hypothalamo-pituitary-adrenal function during the early recovery period after major abdominal surgery. J Clin Endocrinol Metab 73: 111-117, 1991
5) Klasing KC: Nutritional aspect of leukocytic cytokines. J Nutr 118: 1436-1446, 1988

（土師　誠二，大柳　治正）

Ⅱ．基礎編　B．病態生理学

11．成長因子と栄養

　遺伝子組換え（recombinant）技術の発展とともに，成長因子（growth factor；GF）の応用が広まっている．好中球減少時に使う granulocyte colony stimulating factor（G-CSF）製剤が代表例といえよう．逆に，GF をブロックして腫瘍の増殖を抑える薬も次々と実用化されている．このため，GF と称される物質の種類も増え，その定義は多少混乱している．メカニズム的にはインスリン（insulin）やインターロイキン（interleukin）-11 を含めても誤りではないが，いまのところ成長ホルモン（growth hormone；GH），insulin-like growth factor-1（IGF-1），IGF-2，hepatocyte growth factor（HGF），nerve growth factor（NGF），epidermal growth factor（EGF），vascular endothelial growth factor（VEGF），keratinocyte growth factor（KGF），basic fibroblast growth factor（bFGF），glucagon-like peptide-1（GLP-1，別名 glucagon-like growth factor-1），GLP-2 などをあげるのが妥当だろう（**表Ⅱ-40**）．GF の作用はその名称より広く，タンパク同化，血糖低下，腸粘膜成長促進などの栄養関連作用を示す GF も多い．

　GF には発癌などの副作用の可能性が常についてまわる．また，GF が別の GF を分泌させるなど，複雑な間接作用で制御されコントロールが難しい．しかし，GF は生体のもつ増殖作用を promote するもので，強力かつ迅速で臨床応用への期待は大きい（**表Ⅱ-41**）．

表Ⅱ-40　主な成長因子

- Growth Hormone（GH）
- Insulin-like growth factor-1（IGF-1）
- Insulin-like growth factor-2（IGF-2）
- Hepatocyte growth factor（HGF）
- Epidermal growth factor（EGF）
- Vascular endothelial growth factor（VEGF）
- Nerve growth factor（NGF）
- Keratinocyte growth factor（KGF）
- basic fibroblast growth factor（bFGF）
- Glucagon-like peptide-1（GLP-1）
- Glucagon-like peptide-2（GLP-2）

表Ⅱ-41　成長因子投与に期待される栄養的効果

- 成長障害，腎障害，高度侵襲時などにおけるタンパク同化作用促進
- 高齢肥満者などの脂肪代謝促進，減量
- 低血糖などの副作用の少ない血糖コントロール
- インスリン抵抗性糖尿病の治療
- 短腸症候群などにおける腸粘膜の機能活性化，消化吸収促進

1 Growth hormone (GH) と insulin-like growth factor-1 (IGF-1)

1. GH/IGF-1 axis の作用

　GH は脳下垂体由来で，その多寡は巨人症や低身長症の原因となる．GH 製剤は下垂体性低身長症や軟骨異栄養症の特効薬として，古くから臨床応用されている．GH の中心作用は，強力なタンパク同化だが，腸粘膜増殖や，血糖上昇も示す．

　IGF-1（別名 somatomedin-C）は，全身で合成分泌されるが，最大の分泌組織は肝臓である．IGF-1 の中心作用は強力なタンパク同化作用であり，GH 受容体欠損性低身長症などの治療に使われる．構造はその名のとおりインスリンやプロ・インスリン（pro-insulin）と似ており，血糖低下作用もある．IGF-1 は血中で 6 種類の IGF 結合タンパク（IGF binding protein；IGFBP）のいずれかと結合しており，活性や安定性は IGFBP の多寡に影響される．

　GH は IGF-1 分泌を促進し，GH の作用の多くは IGF-1 を介した間接作用である．事実，血中 IGF-1 濃度は GH 濃度に大きく依存し，肝硬変では肝臓の IGF-1 合成が低下しているためフィードバックで血中 GH 値が上昇する．ゆえに両者をまとめて，GH/IGF-1 axis という名で扱うことも多い（図Ⅱ-74）．ただし局所では，後述の GLP-2 が腸の IGF-1 合成を増加させるなど，GH/IGF-1 axis 外のメカニズムもある[1]．

　なお，IGF-1 血中濃度の日内変動は少ないが，GH の分泌はパルス的で血中濃度の日内変動が大きく，データ解釈は注意を要する．

2. 栄養異常時の GH/IGF-1 の変化

　絶食，吸収不良，消耗性疾患，神経性食欲不振症などで，血中の IGF-1 値は著明低下し GH 値は上昇する．一方，栄養過剰では栄養低下時ほど顕著ではないが，GH 値は低下し，IGF-1 値は上昇する．

3. GH/IGF-1 投与の栄養的効果

1 短腸症候群などの消化吸収改善

　GH/IGF-1 投与は，短腸症候群などの栄養吸収障害を改善する．実験的には GH/IGF-1 投与による大量小腸切除後の栄養改善が，臨床的には GH，グルタミン，食事療法による短腸症候群患者の経静脈栄養からの脱却が報告されている．有望な分野だが長期投与を要するため，臨床応用までには，IGF-1 濃度の持続的高値に起因した心肥大や腎疾患などの副作用の制御や[2]，後述の GLP-2 との選択などの課題がある[3]．

2 大侵襲時のタンパク代謝改善

　大手術や重症熱傷などの高度侵襲後の過剰異化は，死亡の一因である．ことに肝障害患者は IGF-1 が低くタンパク異化が進みやすい[4]．これを改善するための GH/IGF-1 投与

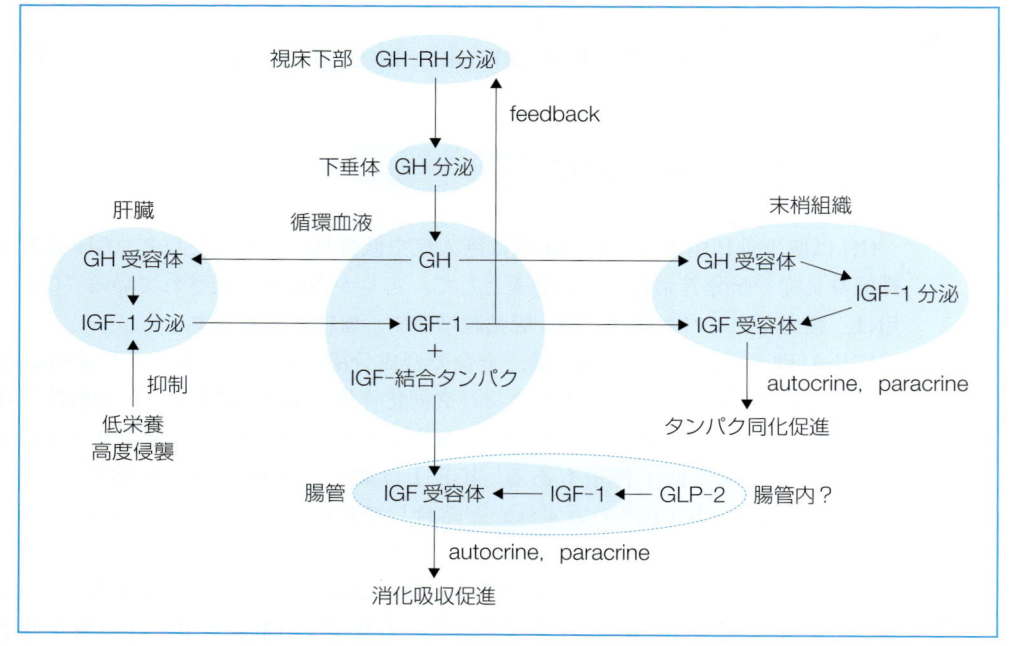

図Ⅱ-74 GH/IGF-1 axis

が考えられ，高度侵襲時 GH 投与や，周術期 IGF-1 投与でタンパク代謝改善が報告されている．1999 年に重症患者に対する GH 投与の無作為試験で，GH が死亡率を上昇させたと報告され，研究が停滞したが[5]，その主因が二次的高血糖なのではと考えられ，見直されつつある[6]．侵襲後は栄養基質などの量も変動するので，GH/IGF-1＋グルタミンなどによる検討がされているが，IGFBP との関連の検討も必須である．

3 インスリン抵抗性糖尿病の治療

インスリン受容体異常症など，インスリン抵抗性の糖尿病治療薬として IGF-1 製剤が開発されている[7]．IGF-1 とインスリン，IGF-1 受容体とインスリン受容体は構造共通部があるが，直接作用の他，IGF-1 で GH・グルカゴン（glucagon）・脂肪酸などの糖尿病増悪因子が低下することも治療に有効である．浮腫や頻脈などの副作用もあり，症例選択が重要になる．

4 肥満の治療

GH/IGF-1 のタンパク合成促進，脂質代謝促進，インスリン感受性増大効果は，脂質過剰，インスリン抵抗性の肥満者の脂質を減少させる．これを利用し GH/IGF-1 を肥満治療に使う試みもされ，内臓脂肪減少に有用というメタアナリシス報告がなされている[8]．当然だが逆効果も考えられ，症例選択が重要になる．

4．栄養状態指標としての IGF-1

禁食や低栄養低タンパク状態は，血中 IGF-1 値や腸管粘膜の IGF-1 mRNA 量を減少さ

せるが，これは摂食再開で正常値に復す．この変化は迅速かつ変動幅も大きいので，血中 IGF-1 値は栄養状態指標としても使える．ただし，血中 IGF-1 値は年齢により正常域が異なり，亜鉛欠乏，IGFBP 量，炎症反応などの影響を受けるので，病態に応じたデータ解釈が必要である[9]．

2 Glucagon-like peptide（GLP）

1. GLP-1

　Intestinal proglucagon-derived peptides（intestinal PGDPs）と称される消化管由来の分泌物の 1 つで，主な分泌源は回腸〜大腸にある L 細胞である．十二指腸〜空腸にある K 細胞から分泌される glucose-dependent insulinotropic polypeptide（GIP）と合わせて，インクレチン（intestine secretion insulin；incretin）と呼ばれ，近年糖尿病の領域で注目されている．GLP-1 はインスリン分泌促進や膵臓 β 細胞の増殖などを介して，血糖低下，血中遊離脂肪酸濃度低下を示す．

　GLP-1 は半減期が短いのが難点だが，そのアナログで分解速度の遅い liraglutide や exenatide，さらに GLP-1 分解酵素（dipeptidyl dipeptidase-4；DPP-4）阻害薬（sitagliptin など）が開発され，2 型糖尿病の新治療薬として実用化された[10]．インクレチン関連薬は強力かつ低血糖を起こしにくい薬として脚光を浴びているが，たとえば消化管手術後は血中濃度が術前と大きく違うなど変わった性質も多く[11]，特徴を十分把握しなければならない．

2. GLP-2

　PGDPs の 1 つで，回腸〜結腸の腸粘膜から分泌されるグルカゴン類似物質である．栄養，とくに糖質摂取は血中 GLP-2 濃度を高める．GLP-2 は腸粘膜に特異性の強い GF で，胃〜結腸の広範囲の腸粘膜の増殖促進，アポトーシス抑制，吸収能増強を示す．GLP-1 同様，天然型 GLP-2 は半減期が短いが，GLP-2 アナログで，タンパク分解酵素で破壊されにくい teduglutide が開発されて研究が進んだ．内因性 GLP-2 分泌能の低下している腸切除患者などを対象とした teduglutide 投与で，栄養吸収増加，体重増加，腸粘膜絨毛の伸長などが報告され，短腸症候群の治療が試みられている[12]．ただし，GLP-2 の腸管への作用は，実は IGF-1 などを介した間接作用であり，また GLP-2 の別の作用である胃酸分泌抑制が消化吸収に与える影響など今後の課題もある．

3 その他の成長因子

1. Keratinocyte growth factor（KGF）

　皮膚，肺，消化管などに分布する GF である．KGF は消化管粘膜萎縮防止作用をもつ

ことが実験的に報告されており，少なくともその作用の一部は GLP-2 によって増強する．また，面白いことに栄養摂取不良が回腸や盲腸の KGF をむしろ増加させる．これらから，KGF は栄養摂取不良時の消化管の構造や機能保持に有用と推測されている．

2. Epidermal growth factor（EGF）

皮膚，尿管などの全身の上皮系細胞の GF である．消化吸収に関連する作用としては，食道粘膜増殖，胃酸分泌抑制，膵管拡張，小腸切除後の残存腸粘膜の機能回復など広範な作用がある．ただし，EGF 投与が IGF-1 を減少させたことも報告されており，EGF 投与が栄養状態改善に有効かは不明である．EGF を発現している悪性腫瘍（非小細胞肺癌，大腸癌などに多い）に対する抗 EGF 受容体療法（セツキシマブ，ベバシズマブなど）の施行症例が急増している．

[文献]

1) Dubé PE, Forse CL, Bahrami J, et al: The essential role of insulin-like growth factor-1 in the intestine tropic effects of glucagons-like peptide-2 in mice. Gastroenterology 131: 589-605, 2006
2) Teppala S, Shankar A, Sabanayagam C: Association between IGF-1 and chronic kidney disease among US adults. Clin Exp Nephrol 14: 440-444, 2010
3) Steiger E, DiBaise JK, Messing B, et al: Indications and recommendations for the use of recombinant human growth hormone in adult short bowel syndrome patients dependent of parenteral nutrition. J Clin Gastroenterol 40: S99-S106, 2006
4) Inaba T, Saito H, Fukushima R, et al: Insulin-like growth factor has beneficial effects, whereas growth hormone has limited effects on postoperative protein metabolism, gut integrity, and splenic weight in rats with chronic mild liver injury. JPEN 21: 55-62, 1997
5) Takala J, Roukonen E, Webster NR, et al: Increased mortality associated with growth hormone treatment in critically ill patients. N Engl J Med 341: 785-792, 1999
6) Janssen JA: Advantages and disadvantages of GH/IGF-I combination treatment. Rev Endocr Metab Disord 10: 157-162, 2008
7) Moses AC: Recombinant human insulin-like growth factor as a therapeutic agent for severe insulin resistance and type II diabetes mellitus. J Pediatr Endocrinol Metab 10: 123-130, 1997
8) Mekala KC, Tritos NA: Effects of recombinant human growth hormone therapy in obesity in adults: a meta analysis. J Clin Endocrinol Metab 94: 130-137, 2008
9) Campillo B, Paillaud E, Bories PN, et al: Serum levels of insulin-like growth factor-1 in the three months following surgery for a hip fracture in elderly: Relationship with nutritional status and inflammatory reaction. Clin Nutr 19: 349-354, 2000
10) 杉井寛，松村順子，井上明弘，他：ヒト GLP-1 アナログ製剤リラグルチド（ビクトーザ皮下注）の薬理学的特徴および臨床試験成績．日薬理誌 136，233-241，2010
11) 稲葉毅，福島亮治：胃や小腸を切除するとインクレチンはどうなりますか．肥満と糖尿病 9：540-541，2010
12) Jeppesen PB, Sanguinetti EL, Bachman A, et al: Teduglutide, a dipeptidyl peptidase IV resistant glucagon-like peptide 2 analogue, improves intestinal function in short bowel syndrome. Gut 54: 1224-1231, 2005

（稲葉　毅）

Ⅱ. 基礎編　B. 病態生理学

12. 腸内細菌叢とプロバイオティクス

　ヒトの大腸内には多様な細菌が常在し，毎日排泄する糞便の約10%に達するほどの生きた細菌で占められ，その大部分が偏性嫌気性菌（酸素のあるところでは生育できない細菌）である．詳細な研究により，ヒトの大腸内には実に500〜1,000種類，その数たるや糞便1gあたり約1兆個に近い細菌が棲みついていることが明らかにされている．

　1950年代初頭より，嫌気培養技術の確立・応用により，腸内細菌叢を構成する大部分の菌種・菌株が偏性嫌気性菌であることが知られるようになった．これによって，それまで解明されえなかった腸内細菌叢の菌群構成の一部が明らかとなり，ヒトの健康，老化，疾病などとの関係も明らかにされてきた．21世紀に入り，これまでの培養可能な腸内常在菌の解析から分子生物学的手法を用いて培養困難な腸内細菌叢を含む多様性解析が行われ，ようやくその全貌がみえてきた．

　本項では，培養を介さない腸内細菌叢の多様性解析およびその腸内細菌プロファイルによる予防医学への可能性，プロバイオティクスの新しい機能について言及する．

1　腸内細菌叢をどのようにとらえるか

　先人の数多くの努力によって確立された嫌気培養法の応用により，ようやく腸内細菌叢の姿がみえたように思えたが，たとえ高度な嫌気培養装置を用いて検出しても，腸内細菌叢の多様性解析には限界があることが明らかとなった．すなわち，それを構成している腸内細菌叢の約20%は培養可能な既知菌種であるが，残り80%は培養困難かあるいはその菌数が低いため，難分離性の未知菌種（群）であると推定されている．腸内細菌叢の70〜80%を占める難培養・難分離の腸内細菌叢の解析に16S リボゾーム（r）RNA 遺伝子を指標とする分子生物学的手法が導入され，ようやく難培養・難分離の腸内常在菌を含めたその全貌がみえてきたのである．

　分子生物学的手法によるヒト腸内細菌叢の多様性解析に関する研究の一環として，16S rDNAクローンライブラリー法によりそれの検索を行ったところ，健康な日本人男性3名の糞便より744クローン（DNA）を取り出し，抽出クローンの25%を98%のホモロジー率を示す31既知菌種に同定し，残り75%のクローンは99の新規なファイロタイプ（系統型，phylotype）に属することが明らかにされている（表Ⅱ-42）．このような16S rDNAによるクローンライブラリーの構築によって，それらは *Bacteroides*, *Streptococcus*, *Bifidobacterium* の各グループおよび *Clostridium* rRNAクラスターⅣ, Ⅸ, ⅩⅣa およびⅩⅧなどに属するクローンであることが明らかにされている[1]．そして分離されたクローンのうち，*Clostridium* rRNAクラスターⅣ（全クローンに占める割合11〜22%）およびⅩⅣa（同

表Ⅱ-42　16S rDNAダイレクトシークエンス法による成人および高齢者の腸内細菌叢の構成

Bacterial group	成人(N)			高齢者(OLD)		
	O	B	S	A	B	C
Clostridium Cluster Ⅰ	0	1.1	0	0	0	0
Clostridium Cluster Ⅳ (*Clostridium leptum* group)	22.7	12.4	11	34.7	16.1	9.5
Clostridium Cluster Ⅸ	0	9.8	34	0	35.8	14.3
Clostridium Cluster ⅩⅠ	0	0.4	0.8	0	1.2	0
Clostridium subcluster ⅩⅣa (*Clostridium coccoides* group)	58.8	23.7	29	25.3	2.5	3.6
Clostridium subcluster ⅩⅣb	0.5	0	0	0	0	0
Clostridium Cluster ⅩⅥ	0	4.1	0	4	0	0
Clostridium Cluster ⅩⅦ	0	8.3	0	0	2.5	0
Clostridium Cluster ⅩⅧ	0	0	0.4	0	0	0
Bifidobacterium	0	0.4	5.3	0	0	0
Lactobacillus	0	0	0	0	1.2	0
Cytophaga-Flexibacter-Bacteroides	5	9.4	16.3	20	8.6	15.4
Streptococcus	3.7	28.8	0.4	2.7	1.2	0
Proteobacteria	0.5	0.8	1.6	5.3	17.3	54.8
その他	8.8	0.8	1.2	8	13.6	2.4

23〜59%)に属する菌株が多く常在していることも明らかにされた．さらに，高齢者(75〜88歳)の腸内細菌叢の解析の結果(**表Ⅱ-42**)，240クローンを分離し，その46%を27種の既存菌種に同定し，残り54%は新規なファイロタイプであることが明らかにされた[2]．高齢者の腸内より分離されたクローンは83種類の菌種あるいはファイロタイプであり，そのうちの13%は新規なファイロタイプであった．健康成人の成績[1]と異なり，*Clostridium* rRNAクラスターⅩⅣaの出現が1例を除いて低く(2.5〜3.6%)，*Clostridium* rRNAクラスターⅣやⅨおよびガンマプロテオバクテリア(*Gamma proteobacteria*)が高率に検出されることが明らかにされている[3]．

2　個人ごとに異なる「腸内細菌プロファイル」

　腸内細菌叢の解析において，迅速，簡便にかつ大量のサンプル処理をするために，多様な細菌叢を数値として把握する分子生物学的手法として，restriction fragment length polymorphism(RFLP)法による多様性解析と遺伝子解析システムによる全自動解析を組み合わせたterminal-restriction fragment length polymorphism(T-RFLP)解析と呼ばれる手法が提案された[3,4]．これは16S rRNA遺伝子などを増幅するプライマーの5′末端を蛍光標識し，制限酵素処理で得られた末端断片の多型を遺伝子解析システムを用いて解析する方法で，これにより自動化，迅速化が可能となった(**図Ⅱ-75**)．

　このように個人ごとのT-RF(terminal-restriction fragment)パターンで表現される「腸内細菌プロファイル」を作成し，その集積によりデータベースの構築がなされ，どのパターンが常態あるいは病態のどの段階かという判定が可能になる．さらに得られたパターンから特定菌種(群)の検出も可能となる．これらを確立するためには，今後，本法による腸内細菌叢の解析成績の蓄積が必要であり，将来，これが関連する大腸疾患の診断・

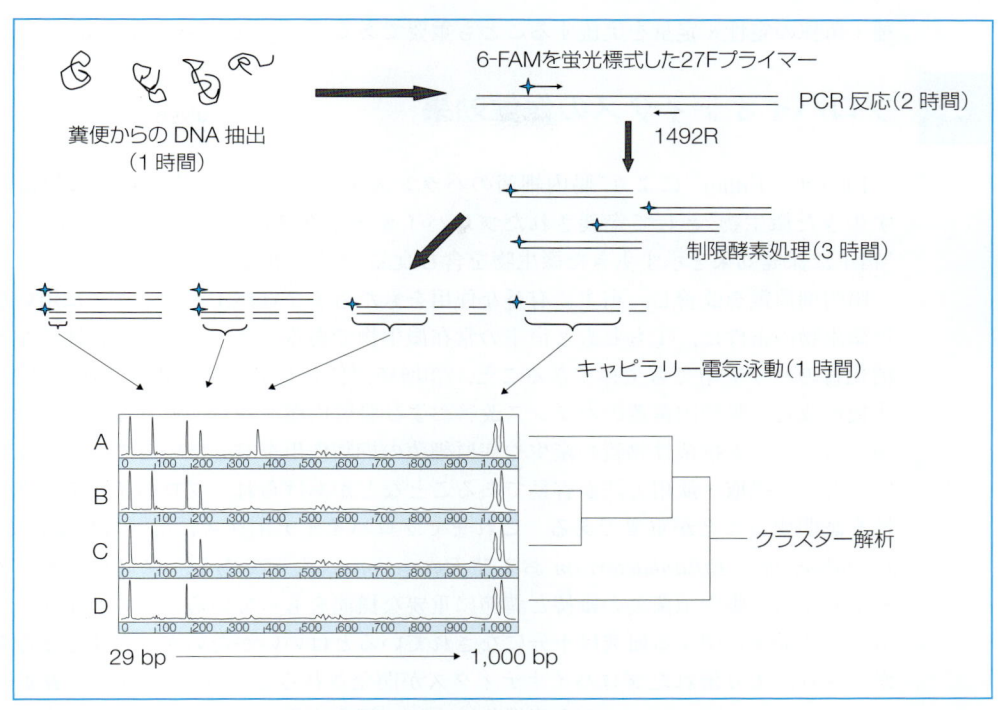

図Ⅱ-75　T-RFLP法による腸内細菌プロファイルの作成

予防に有効な手段となるであろう．

3　大腸は病気の発信源か

　ヒトの腸内細菌叢の構成がきわめて個人差が大きいために，腸内細菌叢が棲む場である大腸はヒトの臓器の中で最も種類の多い疾患が発症する場である．腸内細菌叢を構成している細菌が直接腸管壁に働き，消化管の構造・機能に影響し，宿主の栄養，薬効，生理機能，老化，発癌，免疫，感染などにきわめて大きな影響を及ぼすことになる．腸内細菌が産生した腐敗産物（アンモニア，硫化水素，アミン，フェノール，インドールなど），細菌毒素，発癌物質（ニトロソ化合物など），二次胆汁酸などの有害物質は腸管自体に直接障害を与え，発癌やさまざまな大腸疾患を発症するとともに，一部は吸収され長い時間をかけて宿主の各種内臓に障害を与え，発癌，老化，肝臓障害，自己免疫病，免疫能の低下などの原因となるであろうと考えられている．

　多くの研究者によって，大腸癌の成因に関与する腸内常在菌を見いだそうとする試みがなされてきたが，最終的に関与する特定の菌種・菌株は検出されていない．したがって，これまで行われてきた培養法ではその解答を得ることは困難であるかもしれない．すなわち，難培養・難分離性腸内常在菌にその高い活性をもつ菌種・菌株が存在していると推定される．その解明のために，T-RFLP法や定量PCR法などによる難培養・難分離性腸内常在菌を含めた腸内細菌叢の多様性解析を行うとともに，病態と密接に関係ありと特定された菌種・菌株の特異的プライマーを作成し，それを用いて定量PCR法により特定菌

4 プロバイオティクスの保健効果

1989年，Fuller[5]により"腸内細菌のバランスを変えることにより宿主に保健効果を示す生きた微生物"として定義されたプロバイオティクスは，その後 Salminen ら[6]により"宿主に保健効果を示す生きた微生物を含む食品"として再定義されている．

腸内細菌叢を改善し，宿主に有益な作用をもたらすプロバイオティクスに用いられる有用微生物の条件は，①もともと宿主の常在微生物であること，②胃酸や胆汁酸などの上部消化管のバリア中でも生存できること，③増殖部位として下部消化管で増殖可能なこと，④便性改善，腸管内菌叢のバランス改善および腸管内腐敗物質の低下などの有効効果を発現すること，⑤抗菌性物質の産生や病原細菌の抑制作用を有していること，⑥安全性が高いこと，⑦摂取・飲用方法が容易であることなどがあげられ，プロバイオティクスの有効性を証明することが重要である．これまでプロバイオティクスに用いられている細菌は，*Lactobacillus*，*Bifidobacterium* および *Enterococcus* などである．プロバイオティクスはヒトの正常な腸内細菌叢の維持と調節に重要な機能をもっている．プロバイオティクスのもつ保健効果に関する研究は十分になされているとはいいがたいが，さまざまな機能研究がなされ，より優れたプロバイオティクスが開発されると期待されている（表Ⅱ-43）．以下，これまでに知られている有用機能について紹介する．

1. 整腸作用

プロバイオティクスとして高い機能を有する乳酸菌によって作られる発酵乳の整腸作用については，古くから経験的に知られており，胃酸欠乏，栄養不良に伴う下痢症，抗生物質誘導性下痢症，小児下痢症や慢性の便秘症の改善効果が報告されている．整腸作用とは

表Ⅱ-43　すでに明らかにされているプロバイオティクスの機能および期待される機能

科学的に証明されている健康表示	・ロタウイルス下痢症改善作用 ・抗生物質誘導下痢症改善作用 ・乳糖不耐症軽減作用 ・乳児食餌性アレルギー症軽減作用 ・整腸作用
ヒト試験が求められる試験研究	・発癌リスク低減作用 ・免疫能調節作用 ・アレルギーの低減作用 ・血圧降下作用 ・胃内 *H. pylori* 抑制作用 ・腸内環境改善作用 ・過敏性大腸炎，クローン病および潰瘍性大腸炎の軽減作用 ・*Clostridium difficile* 下痢症の低減作用 ・食事性コレステロールの低減作用 ・乳児および児童の呼吸器感染症の抑制作用 ・口腔内感染症の低減作用

下痢や便秘の解消を中心とした便性の改善が主な作用として論議されてきたが，今日では便秘や下痢などの便性の改善だけではなく，腸内有用菌である *Lactobacillus* および *Bifidobacterium* を増加させ，腸内腐敗菌である *Clostridium* や大腸菌を減少させることによって，腸内環境が改善され，便秘を防ぎ，腸内腐敗菌が作り出す有害物質・発癌物質の産生を抑え，排泄を促進させる働きをさしている[7]．

2. 発癌リスク低減作用

プロバイオティクス摂取と発癌予防に関連する研究を推進することが重要とされている．その内容として，①腸内細菌叢の変動(有益な微生物の効果)，②腸内代謝活性の変動(発癌物質産生の抑制)，③腸粘膜透過性の正常化(毒素吸収の阻害あるいは遅延)，④免疫活性の亢進(化学物質，炎症物質およびその他の因子の抑制促進)，および⑤腸管内バリアーの強化がある．

発癌と発酵乳の消費量の相関関係を明らかにする疫学的な調査研究が1981～1992年にかけてなされ，発酵乳と乳癌および大腸癌との関係についての疫学調査報告がフランス，オランダおよびアメリカから報告されている．さらに，ヨーグルト消費量と大腸癌発症に関する大規模なコホート研究が行われ，発癌リスク軽減に寄与することが明らかにされた[8]．同様に，わが国でも，乳酸菌を大腸腺腫および早期大腸癌をもつ患者に乳酸菌製剤を投与したところ，再発防止効果が認められている[9]．以上の成績はプロバイオティクスに発癌抑制ならびに再発防止効果が期待できることを示唆している．

3. 免疫能調節作用

免疫力を高めるために乳酸菌が有効な働きをすることが報告されている．すなわち，マクロファージの活性化や乳酸菌の消化管関連リンパ系組織を介しての免疫グロブリンA産生を促進することが認められている．経口的に乳酸菌(*Lactobacillus casei* Shirota)を癌細胞に移植したマウスに投与すると，非投与群に比べ，有意に移植癌の増殖が抑制されると報告され，免疫能を同時に調べると，非投与群のマウスではT細胞の機能が通常マウスに比べて低く，投与マウスではその機能が正常に働いていることも認められ，乳酸菌によってT細胞の機能が増強されることにより，癌細胞の増殖が抑制されたものと理解されている[10]．腸内細菌の液性免疫に及ぼす影響は腸内細菌の菌体成分が血行性，リンパ行性に免疫組織を刺激し，無菌動物と通常動物を比べたとき，通常動物で網内系の発達がよく，抗原刺激に対する反応も早く，末梢マクロファージの抗原消化が迅速で，抗体産生細胞への抗原情報伝達が早いことが明らかにされている．

4. アレルギーの低減作用

新生児期の腸内細菌の形成は，環境，とくに栄養法などに影響を受けやすく，乳児期に正常な腸内細菌が形成されないとアレルギー疾患などに罹患するリスクが高いとされている．Isolauriら[11]は，プロバイオティクス(*Lactobacillus rhamnosus* GG)を投与された乳児のアトピー性皮膚炎の早期予防効果を調べた結果から，プロバイオティクスがアトピー

性皮膚炎の予防に有効な手段になるであろうと述べている．Kalliomakiら[12]は，家族にアトピー発病歴のある妊婦の出産予定日の2週間前から毎日プロバイオティクスを含むカプセル2個（生菌数$1×10^{10}$）を飲用させ，出産後も6か月間，新生児にもプロバイオティクスを水に溶かして飲用させ，その後，乳児が2歳になるまでアトピー性皮膚炎発病状況を観察した結果，アトピー性皮膚炎発病率は，偽薬（プラセボ）投与群の46%に対し，プロバイオティクス投与群では23%と半減することを認めた．プロバイオティクス投与によるアトピー性皮膚炎の予防あるいは改善の機序は不明な点が多く，今後その解明が期待される機能といえる．

5. 血中コレステロール低減作用

動物実験およびヒト試験の結果，菌種・菌株による違いがあるものの，乳酸菌による血中脂質改善効果が示されている．コレステロール低下作用は，①乳酸菌細胞へのコレステロール吸着，②胆汁酸脱抱合による胆汁酸排出促進，および③腸内細菌の改善による短鎖脂肪酸のコレステロール合成抑制などが考えられる．アメリカのHepnerら[13]は，毎日発酵乳を720 mlずつ食べていると，食べ始めて1週間で血中コレステロール値が約10%低下したと報告している．最近の研究成績から，コレステロールがそのまま血管壁に沈着するのではなく，マクロファージが酸化型コレステロールを取り込み，泡沫細胞となって血管壁への沈着に関与していることが報告されている．

6. *Helicobacter pylori* 低減作用

わが国では健常成人の胃内に *Helicobacter pylori*（*H. pylori*）が常在しており，これが胃潰瘍あるいは胃癌への発展に寄与していることが注目を集めている．この菌の排除には抗菌薬が用いられている．ところが，*H. pylori* の生育抑制能が強い *Lactobacillus gasseri* OLL 2716を *H. pylori* に感染している31名の健常成人に8週投与したところ，*H. pylori* の減数ならびに胃粘膜の炎症像が低下していることが認められ[14]，実際に乳酸菌飲料として市販されている．

7. 腸管環境改善作用

腸内におけるプロバイオティクスの機能解明は重要である．多くの報告では，プロバイオティクスによる腸内細菌叢の変動をとらえて，その有効性を論じることが多く，これらがいかなる生理機能を有するか，またその機能に関与する物質および機序を詳細に検討した報告はない．プロバイオティクスがどのような腸内環境改善作用をもつのかを知ることが求められている．プロバイオティクスの投与期間中，発癌に関与する大腸内酵素，たとえばβ-グルクロニダーゼ，アゾレダクターゼ，ニトロリダクターゼ，β-ガラクトシダーゼなどの糞便内活性の低下が報告されている[15]．また，Matsumotoら[16]は，*B. lactis*（= *animalis*）LKM12を含むヨーグルトをヒトに摂取させると腸管組織の成熟に不可欠な因子であることが知られている糞便中のポリアミン量が有意に増加し，炎症マーカーであるハプトグロビン量や突然変異原量の有意な減少を認めている（図Ⅱ-76）．このようにプロバ

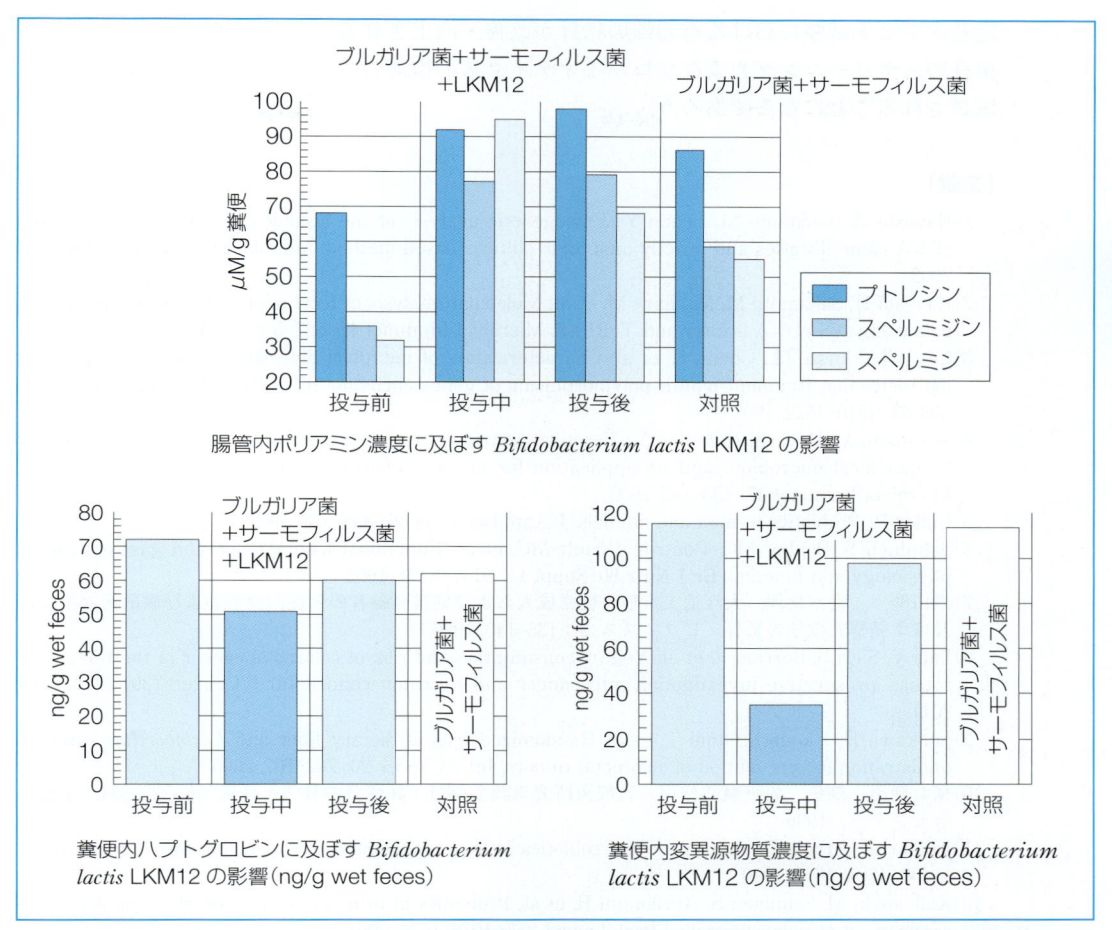

図II-76 プロバイオティクス(*Bifidobacterium animalis* subsp. *lactis* LKM12)による腸内環境改善作用

イオティクスの新しい効能を知る目的で新しいバイオマーカーを設定し，それらの測定を機能究明することが大切である．

5 プロバイオティクス機能研究の未来に向けて

　今後のプロバイオティクスの機能研究を進める上で，以下の7項目に着目するべきであろう．すなわち，①発癌高リスク地域における臨床試験，②癌治療への応用試験，③新規バイオマーカーによる免疫効果，④発癌予防および腸内細菌への効果判定，⑤分子生物学的手法による大腸内細菌叢の多様性解析，⑥プロバイオティクスの安全性および安定性の確認，⑦新規プロバイオティクスの探索研究などがあげられる．

　そしてこれらの試験研究を進める上で，これまで発表されている医薬品開発でのヒト臨床研究は参考として考慮すべきであるが，プロバイオティクスの有効性検証のための検査指針を早期に提示されるべきである．わが国では，すでに1990年より健康増進法のもと「特定保健用食品制度」が確立され，優れたプロバイオティクスが市場に出ており，国民1人ひとりがその効能を享受している．今後のプロバイオティクスの研究開発は菌株選

定基準やヒト試験における有効性の指針が改善・向上されることにより，より優れた有用菌株のスクリーニングおよびプロバイオティクスの機能の医学的・栄養学的意義について論議されることになるであろう．

[文献]

1) Hayashi H, Sakamoto M, Benno Y: Phylogenetic analysis of the human gut microbiota using 16S rDNA clone libraries and strictly anaerobic culture-based method. Microbiol Immunol 46: 535-548, 2002
2) Hayashi H, Sakamoto M, Kitahara M, et al: Molecular analysis of fecal microbiota in elderly individuals using 16S rDNA library and T-RFLP. Microbiol Immunol 47: 557-570, 2003
3) Liu WT, Marsh TL, Cheng H, et al: Characterization of microbial diversity by determining terminal restriction fragment length polymorphisms of genes encoding 16S rRNA. Appl Environ Microbiol 63: 4516-4522, 1997
4) Sakamoto M, Hayashi H, Benno Y: Terminal restriction fragment length polymorphism analysis for human fecal microbiota and its application for analysis of complex bifidobacterial communities. Microbiol Immunol 47: 133-142, 2003
5) Fuller R: Probiotics in man and animals. J Appl Bacteriol 66: 365-378, 1989
6) Salminen S, Bouley MC, Boutron-Ruault MC, et al: Functional food science and gastrointestinal physiology and function. Br J Nutr 80(Suppl 1): S147-S171, 1998
7) 瀧口隆一, 宮本真理, 大江道夫, 他：健常成人および健常高齢者の糞便内菌叢および腐敗産物生成に及ぼす発酵乳投与の影響. ビフィズス 9: 135-140, 1996
8) Pala V, Sieri S, Berrino F, et al: Yogurt consumption and risk of colorectal cancer in the Italian European prospective investigation into cancer and nutrition cohort. Int J Cancer 129: 2712-2719, 2011
9) Ishikawa H, Akedo I, Otani T, et al: Randomized trial of dietary fiber and *Lactobacillus casei* administration for prevention of colorectal tumors. Int J Cancer 20: 762-767, 2005
10) 横倉輝男：制癌, 免疫賦活作用. 乳酸菌研究集談会(編)：乳酸菌の科学と技術. pp322-334, 学会出版センター, 1996
11) Isolauri E, Arvola T, Sutas Y, et al: Probiotics in the management of atopic eczema. Clin Exp Allergy 30: 1604-1610, 2000
12) Kalliomaki M, Salminen S, Arvilommi H, et al: Probiotics in primary prevention of atopic disease: a randomised placebo-controlled trial. Lancet 357: 1076-1079, 2001
13) Hepner G, Fried R, St Jeor S, et al: Hypocholesterolemic effect of yogurt and milk. Am J Clin Nutr 32: 19-24, 1979
14) Sakamoto I, Igarashi M, Kimura K, et al: Suppressive effect of *Lactobacillus gasseri* OLL 2716 (LG21) on *Helicobacter pylori* infection in humans. J Antimicrob Chemother 47: 709-710, 2001
15) Goldin BR, Gorbach SL: Alterations of the intestinal microflora by diet, oral antibiotics, and Lactobacillus: decreased production of free amines from aromatic nitro compounds, azo dyes, and glucuronides. J Natl Cancer Inst 73: 689-695, 1984
16) Matsumoto M, Ohishi H, Benno Y: Impact of LKM512 yogurt on improvement of intestinal environment of the elderly. FEMS Immunol Med Microbiol 31: 181-186, 2001

〈辨野　義己〉

Ⅱ．基礎編

C. 日本人の食事摂取基準(2010年版)

Ⅱ．基礎編　C．

日本人の食事摂取基準(2010年版)

　食事摂取基準(dietary reference intakes；DRIs)の概念は，アメリカ・カナダ[1〜10]で確立され，「日本人の食事摂取基準」(2005年版)[11]に全面的に導入された．「日本人の食事摂取基準」(2010年版)[12,13]〔以下，「食事摂取基準(2010)」〕の概念，適用，推定エネルギー必要量，栄養素の推定平均必要量・推奨量・目安量・目標量・耐容上限量設定の科学的根拠は，2005年版と基本的には同じである．しかし，2005年版策定後に発表された論文は，ほぼすべてが検索，網羅されている．

　「食事摂取基準」の対象者は，日常生活を自由に営んでいる健康者である．高血圧，耐糖能異常，脂質異常症，肥満などを保有している人には，例外を除き適用できない．通院・入院患者，施設入所者などには，原則として適用できない．

　日常の平均的なエネルギー・栄養素摂取量(以下，習慣的な摂取量)の評価・判定(アセスメント)と計画(プランニング)に用いる．理論的には1か月間，可能なら1週間の平均的な摂取量に適用されるべきであるが，実用的には，24時間食事思い出し法を不連続の2日間，または連続3日間実施し，その平均値を採用する．

1 必要量

　栄養とは，人間が生命・健康の維持のために，臓器・組織・細胞が正常な機能を営むために，成長のために，そしてエネルギー産生のために，食べ物を摂取し，これを利用し，排泄する過程をいう．必要量とは，これらのために人間が摂取しなければならないエネルギーや栄養素の最少量をいう．

　このような必要量を測定することは，不可能である．たとえば，タンパク質必要量は窒素出納試験に依存している．窒素出納(＝窒素摂取量－窒素排泄量)がゼロになるときの窒素摂取量(すなわちタンパク質摂取量)のうちで最も低い値を推定し，これにタンパク質の消化吸収率を考慮したものをタンパク質必要量としている[1,12〜16]．しかし窒素出納がゼロである時の最低タンパク質摂取量が，どの程度必要量に接近できているのかは不明確である．そのような窒素出納試験ではあるが，被験者の負担が非常に大きい．最も短いものであっても，66日間を要する[16]．しかもコーンスターチ，砂糖，ショートニング，コーン油，寒天，ビタミン・ミネラルサプリメントのみの無タンパク食を実験当初の10日間，そして3種の実験食(低タンパク質食)を摂取する前日にも(合計4日間)摂取することになる．糞便を毎日採取し，無タンパク質食と3種の低タンパク質食を摂取する後半5日間(合計20日間)，24時間尿を採取する．したがって，今回の「食事摂取基準(2010)」で採用された窒素出納試験成績は179例にすぎない．

個人の習慣的な食事摂取量を測定することは，可能ではあるが，個人の必要量(しかもエネルギーと全栄養素の必要量)を測定することは不可能である．必要量がわからないのにもかかわらず，習慣的な摂取量が必要量を充足しているか否かを判定できるようにしたのが「食事摂取基準」である．

2　栄養素の食事摂取基準

1. 推定平均必要量

　ごくわずかの人(前述のように窒素出納試験では179人)を対象として測定された必要量から，人間全体の必要量は正規分布する(あるいは対数変換後に正規分布する)と仮想する．日本人のある性・年齢階級に属する人々の必要量の分布(仮想の正規分布)から平均値を求める(推定する)．この平均値が推定平均必要量である．Aさんの習慣的なタンパク質摂取量が推定平均必要量と同じであるとする(図Ⅱ-77)．もしも，Aさんのタンパク質必要量が推定平均必要量よりも低いと(図Ⅱ-77の中央の縦線よりも左側にあると)，Aさんは必要量を充足していることになる．もしも，Aさんの必要量が推定平均必要量よりも高いと(図Ⅱ-77の中央の縦線よりも右側にあると)，Aさんは必要量を充足していない(不足している)ことになる．しかし，Aさんの必要量は測定できないので，充足しているとも，充足していないとも言えない．

　仮にAさんの必要量を測定できたとすると，Aさんの必要量は図Ⅱ-77のどこかにあるはずである．Aさんの必要量が図Ⅱ-77の中央の縦線より左側にある確率は50％で，

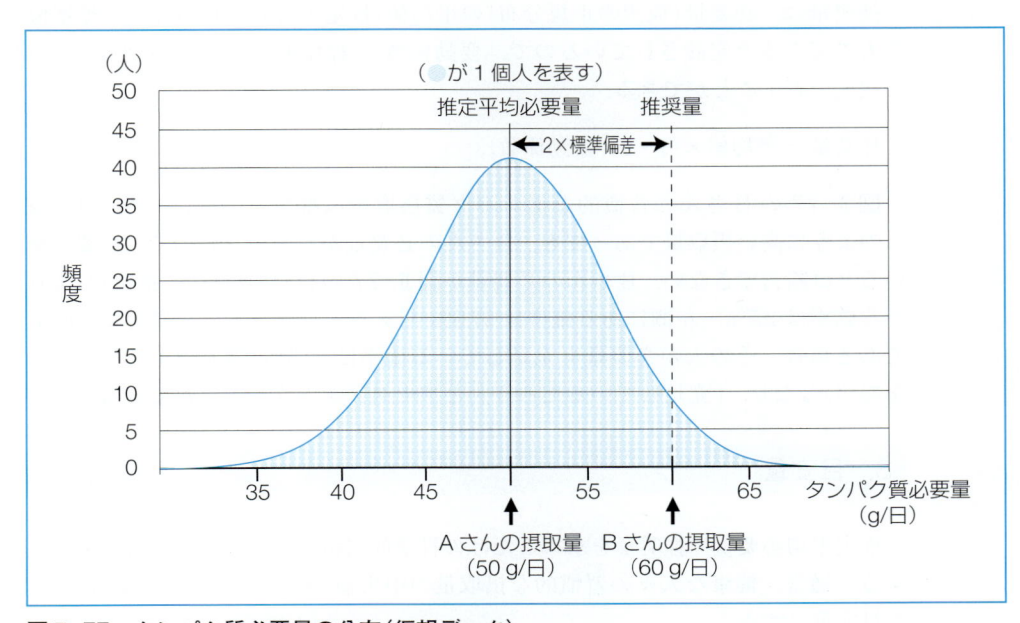

図Ⅱ-77　タンパク質必要量の分布(仮想データ)
(原図は，国立保健医療科学院横山徹爾部長による．掲載許可済)

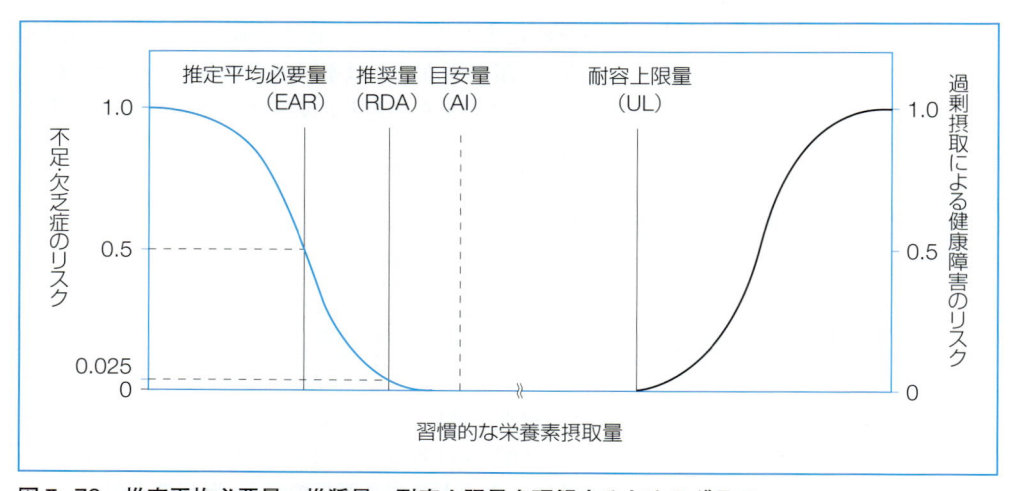

図Ⅱ-78 推定平均必要量，推奨量，耐容上限量を理解するためのグラフ
目安量は推奨量よりも高い摂取量と推定されるが，グラフ上の位置は明確ではない．

右側にある確率も50%である．したがって，摂取量が推定平均必要量以下の場合，これよりも低くなるにつれて，不足している確率は50%よりも高くなっていく（図Ⅱ-78の左側の青色の曲線を参照）．反対に摂取量が推定平均必要量以上の場合，これよりも高くなるにつれて，充足している確率は50%よりも高くなっていく．

2. 推奨量

推奨量は，必要量（仮想の正規分布）の平均値（推定平均必要量）に，2×標準偏差を加えたものであると定義されているので，変動係数（＝標準偏差／平均値．小数表示）を用いると次式で表すことができる．

推奨量＝平均値×（1＋2×変動係数）

図Ⅱ-77のBさんの習慣的なタンパク質摂取量は推奨量の値に一致しているとする．このように高い摂取量であっても，Bさんの必要量がわからないので，必要量を充足しているとは断言できない．Bさんの必要量が図Ⅱ-77の右側の縦点線（推奨量）よりも右側にある確率は2.5%，左側にある確率は97.5%である．すなわち，習慣的な摂取量が推奨量である場合，その人が必要量を充足している確率は97.5%（図Ⅱ-78の左側の青色の曲線を参照）となり，「充足しているだろう」とアセスメントすることができる．

3. 目安量

推定平均必要量・推奨量を求めるだけの科学的根拠がない場合に，目安量を代替指標とする．通常，健康な人々の習慣的な摂取量の中央値（50パーセンタイル値．平均値など）を目安量とする．

健康な母親が，健康な乳児を母乳のみで育てているとき，母乳中の栄養素濃度の平均値

と哺乳量の平均値の積を乳児の目安量とする．
　一般に目安量は推奨量よりも高い値であると考えられるので（図Ⅱ-78），習慣的な摂取量が目安量以上であると，充足している確率は非常に高い．不足していることはないとアセスメントしてもよい．しかし，摂取量が目安量以下であっても，充足・不足のアセスメントはできない．

4．目標量

　生活習慣病の一次予防を目的とした量である．目標量は，1つの数値で表されている場合と，範囲（上限値と下限値）で示されている場合がある．目標量に達しているか示された範囲内に入っていると，当該生活習慣病に罹患または死亡する確率，すなわちリスクは低い．栄養素摂取量と生活習慣病のリスクとの関係は連続的であって，閾値はない．「リスクが高い」「リスクが低い」というのは相対的な概念である．摂取量が目標量に達していても，または示された範囲内に入っていても，当該生活習慣病のリスクはゼロではない．

5．耐容上限量

　中毒学には，NOAEL（no observed adverse effect level：健康障害非発現量）とLOAEL（lowest observed adverse effect level：最低健康障害発現量）という用語がある．NOAELは，過剰摂取による健康障害（過剰症）が発現してこない量のうちで最も多い摂取量であり，LOAELは過剰症が発現してくる量のうちで最も少ない摂取量である．もしも，人間を対象として栄養素摂取量と過剰症との量・反応関係が明らかにされていると，NOAELが耐容上限量となる[17]．しかし，倫理的に，健康障害に関する人体実験を実施することはできない．いわゆる汚染地域で，臨床医学の場で，あるいは誤ってサプリメントなどを多量に摂取したときに，過剰症が発生すると，少数例からNOAELが，多くの場合LOAELが得られることがある．特殊な集団から得られたことであること，個人間変動もあることから，安全率を考慮に入れて，NOAELを不確定因子（uncertainty factor；UF）1～5で除したものを耐容上限量とする．LOAELしか得られない場合については，LOAELをUF10で除し，さらにUF1～5で除したものを耐容上限量とする．
　量・反応関係が動物実験でしか得られないことがある．この場合には，動物実験によるNOAELを10以上のUFで除したものを耐容上限量とする．LOAELしか得られない場合には，まず10以上のUFで除してNOAELとし，次に種差を考慮に入れて，さらに10以上のUFで除して耐容上限量とする．
　なお，上述のようにしてNOAEL，LOAEL，UFから耐容上限量を設定するのは原則論であり，実際には経験論に左右されることが多い[7,17]．
　習慣的な摂取量が耐容上限量であると，過剰症を発現する確率は理論的には2～3％で，それ以上になるにつれて，過剰症を発現する確率が高くなっていく．

3　エネルギーの食事摂取基準

　図Ⅱ-78の栄養素摂取量と不足・欠乏症のリスクとの量・反応曲線は，過剰摂取による

健康障害のリスクとの量・反応曲線から離れているが，エネルギー摂取量の場合は，両方の量・反応曲線が重なる（図Ⅱ-79）[18]．このため，不足のリスク，すなわちタンパク質・エネルギー栄養障害（protein-energy malnutrition）のリスクと過剰のリスク，すなわち肥満（obesity）のリスクとを最も低くすると考えられるエネルギー摂取量を推定エネルギー必要量とする．

　成人：推定エネルギー必要量＝身体活動レベル×基礎代謝量

身体活動レベル（physical activity level；PAL）は，日本人を対象として，二重標識水法により測定されたエネルギー消費量を基礎代謝量で除して求められた．成人（18～69歳）の身体活動レベルは，Ⅰ（低い）：1.50，Ⅱ（ふつう）：1.75，Ⅲ（高い）：2.00の3区分とされた．

基礎代謝量は，性・年齢階級別基準代謝基準値と基準体重との積である．

諸外国では，二重標識水法に基づいて総エネルギー消費量推定式が求められている．たとえばアメリカ・カナダの19歳以上の男性は次の式による[1]．

　総エネルギー消費量＝662－9.53×年齢（歳）＋PA×（15.91×kg体重＋539.6×m身長）
　PA：身体活動レベル係数．PAL 1.0～1.4＝PA 1.00，1.4～1.6＝1.11，1.6～1.9＝1.25，
　　　1.9～2.5＝1.48

19歳以上の女性は次の式による．

　総エネルギー消費量＝354－6.91×年齢（歳）＋PA×（9.36×kg体重＋726×m身長）
　PA：PAL 1.0～1.4＝PA 1.00，1.4～1.6＝1.12，1.6～1.9＝1.27，1.9～2.5＝1.45

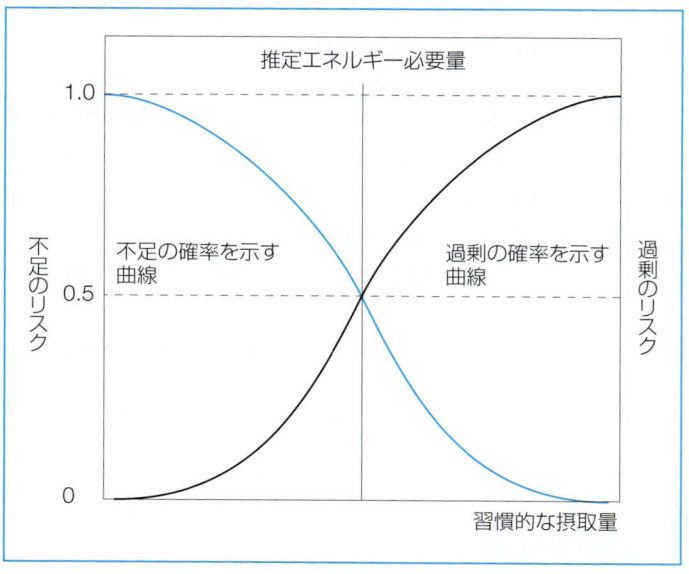

図Ⅱ-79　推定エネルギー必要量を理解するためのグラフ
縦軸は個人の場合は不足または過剰が生じる確率を示す．

4 食事摂取基準の適用

食事摂取基準の適用をまとめたものが**表Ⅱ-44**である[12, 19]．その中で，とくに重要な事項を以下に記述する．

1. 栄養素摂取量の評価・判定（アセスメント）

1 個人

エネルギー摂取量は過小評価され，「食事摂取基準（2010）」の推定エネルギー必要量には国際標準法である二重標識水法が採用されていない．このようなこともあって，BMIを用いて，エネルギー出納をアセスメントする．モニタリングには体重を採用する．詳細

表Ⅱ-44　食事摂取基準適用のまとめ

適用の対象	調査の対象	アセスメントおよび評価（evaluation）の尺度	栄養計画（プランニング）	実践活動
個人	当該個人	BMI<18.5 25.0≦BMI	18.5≦BMI<25.0	栄養教育・指導（食事バランスガイドの利用，DASH食のような根拠に基づいた食事指導など） 行動科学的接近
		推定平均必要量以下	推奨量	
		目安量	目安量	
		目標量	目標量	
		耐容上限量以上	耐容上限量未満	
集団（主として，国，都道府県，市町村）	標本	BMI<18.5の頻度	BMI<18.5：2.5％以下	公衆栄養活動（「健康日本21」などのように中期的目標値を定めてを行う） 栄養・食料政策
		25.0≦BMIの頻度	25.0≦BMI：2.5％以下	
		推定平均必要量以下の頻度	2.5％以下	
		摂取量の中央値と目安量との比較	摂取量の中央値≒目安量	
		目標量に達していない人々の頻度	5％または2.5％以下（範囲のある場合）	
		耐容上限量以上の頻度	0（ゼロ）	
給食施設（給食だけでなく，すべての食事を対象とする）	全員または標本	BMI<18.5の頻度	BMI<18.5：2.5％以下	提供量の設定 性・年齢階級，身体活動レベル別 推定エネルギー必要量または 推定エネルギー必要量の平均値
		25.0≦BMIの頻度	25.0≦BMI：2.5％以下	
		推定平均必要量以下の頻度	2.5％以下	分布シフト（高値へ・表Ⅱ-46を参照）
		摂取量中央値と目安量との比較	摂取量の中央値≒目安量	目安量
		目標量に達していない人々の頻度	5％または2.5％以下（範囲のある場合）	分布シフト
		耐容上限量以上の頻度	0（ゼロ）	分布シフト（低値へ）

は，本項「推定エネルギー必要量の適用」を参照すること．

習慣的な栄養素摂取量が推定平均必要量以下の場合は，「必要量を充足していない」とアセスメントしてよい．摂取量が目安量以上の場合は，「必要量を充足している」と言えるが，目安量未満の場合は，何もアセスメントできない．

なお，摂取量/推奨量は，充足率ではないので，決して用いてはならない．

2 集団

習慣的な栄養素摂取量が推定平均必要量以下の者の割合は，必要量を充足していない者（不足者）の割合に一致する（図Ⅱ-80）[1〜10, 12, 13]．図Ⅱ-80の上のグラフは，習慣的な摂取量と必要量との間に相関が認められない栄養素を示す．この図の$y=x$は，摂取量と必要量とが等しい線であり，この線より上の部分（青色の大きい三角形）の者は摂取量が必要量よりも少ない，すなわち必要量を充足していない者である．この線より下の者は摂取量が必要量よりも多い，すなわち必要量を充足している者である．したがって，必要量を充足していない者の割合は$y=x$線よりも上にある者の割合である．

三角形B（$y=x$の左下，灰色部分）に属する者の摂取量は推定平均必要量よりも少ないが，必要量を充足している．しかし，摂取量と必要量が無相関の場合，三角形Bに属する者の数は，三角形A（$y=x$の右上）に属する者（摂取量は推定平均必要量よりも多いが必要量を充足していない者）の数とほぼ一致する．A＝Bであるので，この集団で習慣的な摂取量が推定平均必要量以下の者の割合は，必要量を充足していない者の割合とほぼ一致する．多くの栄養素では，摂取量と必要量とは無相関であるので，推定平均必要量以下の者の割合は充足していない者の割合とほぼ一致すると考えてよい．これを，「推定平均必要量カットポイント法」という．したがって，集団において，推奨量以下の者の割合を不足率，逆に推奨量以上の者の割合を充足率としてはならない．

図Ⅱ-80の下のグラフは，習慣的な摂取量と必要量との間に正相関が認められる栄養素である．A＝Bでないので，このような栄養素では，推定平均必要量以下の者の割合は，必要量を充足していない者の割合と一致しない．幸いなことに，摂取量と必要量とが正相関を示す栄養素はほとんどない．エネルギーが例外で，摂取量と必要量（消費量）とは，多少なりとも正相関を示す．また，鉄の必要量の分布は右側に歪んでいるので別扱いとなる．

集団における摂取量の中央値が目安量以上の場合は，「不足者の割合が少ない」と考えられる．「食事摂取基準（2010）」[13]では，目安量未満の者の割合を算出するとされているが，これは誤りである．摂取量が目安量未満の者は，必要量を充足している場合もあれば，充足していない（不足している）場合もあるからである．何もいえない者の割合は何の意味ももたない．

なお，習慣的な摂取量の平均値（中央値）/推奨量をアセスメントに用いたり，習慣的な摂取量の平均値（中央値）が，目標量に達しているかどうか，あるいは示された範囲内に入っているかどうかをみるのは，全く意味がない．

3 給食施設

基本的には，集団のアセスメントと同じである．ただし，1食のみを提供している場合は，給食だけでなく，すべての食事を対象としなければならない．学校給食などのように

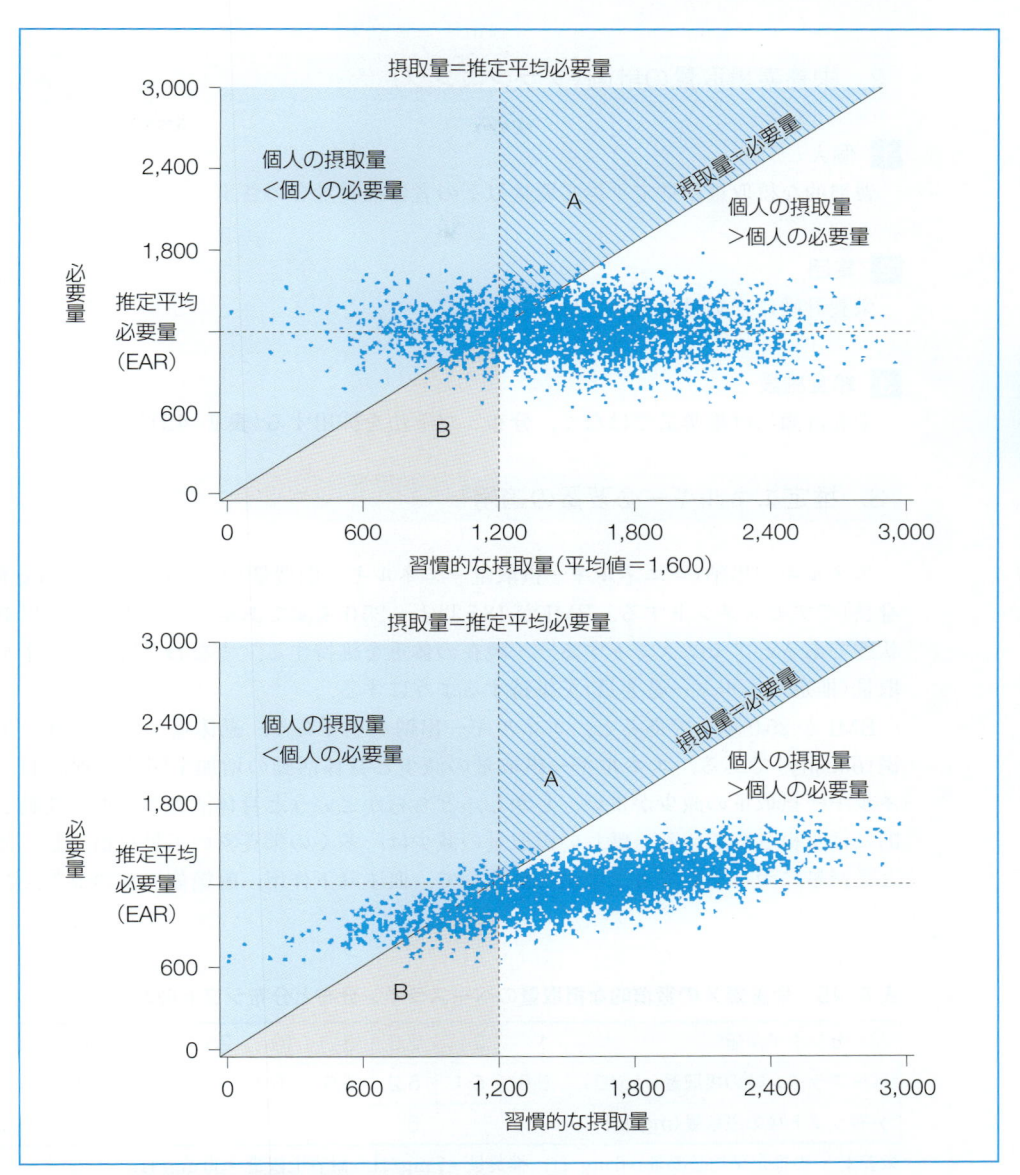

図Ⅱ-80　集団の栄養評価・判定（アセスメント）

上のグラフ：必要量と摂取量との間に相関が認められないので，三角形Aに属する者の数と三角形Bに属する者の数とがほぼ一致するため，推定平均必要量以下の者の割合は，必要量を充足していない者の割合とほぼ一致する．「推定平均必要量カットポイント法」を採用するためには，習慣的な摂取量の分散が必要量の分散よりも大きいことも条件となる．

下のグラフ：必要量と摂取量との間に正相関が認められるので，三角形Aに属する者の数と三角形Bに属する者の数とは一致しないため，推定平均必要量以下の者の割合は，必要量を充足していない者の割合とは一致しない．

1食のみをアセスメントする場合に，推定平均必要量や目安量の1/3，30％，40％などを用いることがあるが，これには科学的根拠がない．

2. 栄養素摂取量の計画（プランニング）

1 個人

習慣的な摂取量が推定平均必要量以下の者は推奨量をめざす．

2 集団

栄養計画に推奨量を用いてはならない．

3 給食施設

栄養計画には推奨量ではなく，分布シフト法を採用する（表Ⅱ-45）[9,12,20]．

3. 推定エネルギー必要量の適用

エネルギー出納（＝エネルギー摂取量－エネルギー消費量）の正負はBMI（＝kg体重/m² 身長）でアセスメントする．BMIが18.5以上～25.0未満であると，エネルギー出納が平衡状態であるとアセスメントする[18]．現在の体重を維持する，すなわち現在のエネルギー摂取量（推定エネルギー必要量）を維持するようにする．

BMIが25.0以上であると，エネルギー出納が正であり，過体重（overweight）または肥満（obesity）である．エネルギー摂取量の減少と身体活動の増加を図る．理論的には，エネルギー摂取量の減少がよい．しかし，どちらかというと身体活動の増加，運動が，実際的には重視されている．厳しい摂取量の減少は，多くの栄養素の不足を招くし，運動はたとえ減量に至らなくても，肥満と独立して，血圧降下作用，耐糖能異常の改善，ひいては

表Ⅱ-45 栄養素Xの習慣的な摂取量のベースライン分布と分布シフトの方法

パーセンタイル値	1	2	2.5	3	10	25	50	95	99
ベースライン時の摂取量（mg/日）	5.0	5.1	5.2	5.3	6.1	7.1	8.4	12.5	14.5
分布シフト後の摂取量（mg/日）			6				9.2		15.3

栄養素Xの推定平均必要量＝6 mg/日，推奨量＝7 mg/日，耐容上限量＝30 mg/日．

栄養素Xの習慣的な摂取量は正規分布にしたがっていると仮定する．
ある給食施設（または地域集団）で食事調査を実施する．栄養素X摂取量のパーセンタイル値に相当する値が「ベースライン時の摂取量」である．この給食施設で，推定平均必要量以下の頻度を求めてみよう．偶然ではあるが，推定平均必要量6 mg/日に相当するパーセンタイル値は約10パーセンタイル値であるので，この給食施設で推定平均必要量以下の頻度は約10％である．給食施設では，この頻度は2.5％以下でなければならない．すなわち2.5パーセンタイル値が推定平均必要量6 mg/日以上でなければならない．実際は5.2 mg/日であるので，0.8 mg/日（＝6－5.2）増やさなければならない．摂取量は正規分布であると仮定しているので，提供量（栄養計画）は，平均値（50パーセンタイル値）となる．ベースライン時の50パーセンタイル値8.4 mg/日に0.8 mg/日を上乗せすると，9.2 mg/日となり，これが提供量となる．この提供量9.2 mg/日は，推奨量7 mg/日よりも高い値であることに留意すべきである．換言すると，給食施設（または地域集団）の栄養計画に推奨量を用いてはならないことがわかる．なお，99パーセンタイル値に0.8 mg/日を加えると，15.3 mg/日となる．この値は耐容上限量30 mg/日よりも，はるかに低い．すなわち，栄養計画後（分布シフト後）における耐容上限量以上の頻度は0％と予測される．

冠動脈性心疾患のリスク低減，そして結腸癌のリスク低減に寄与するからである．

BMI が 18.5 未満であると，エネルギー出納が負であるので，不足のリスク，すなわちタンパク質・エネルギー栄養障害のリスクが高くなっていく．まず，低体重の原因を調べてもらい，原因疾患に罹患していないのであれば，エネルギー摂取量の増加を図る．運動制限はいうまでもなく不要である．

エネルギー出納のアセスメントは BMI によるが，エネルギー摂取量と消費量のいずれか，または両者の増減により，体重をコントロールするときには，体重を指標にする[18]．少なくとも 4 週間に 1 回は体重を測定しながら，16 週間のモニタリングが必要である．

5 臨床栄養への適用

前述のとおり「食事摂取基準」の対象は健常者である．しかし，臨床栄養の場すなわち患者に対しても適用されていることが少なくない．患者の栄養アセスメントと栄養計画は**表Ⅱ-44** の「個人」に準じて行う．患者個人の栄養アセスメントに推奨量を用いてはならない．疾病・病態の治療に「食事摂取基準」を誤って適用しないようにするには，当該エネルギー・栄養素の各指標の科学的根拠を知っておかなければならない．本項では，成人(18～69 歳)の患者のみに限定して，科学的根拠を解説する．

患者の栄養アセスメントは，身体計測値，生化学的検査などにより実施されてはきたが，栄養素摂取量(通常の食事からの摂取量のみならずサプリメント，その他からの摂取量も含める)の定量的アセスメントは，必ずしも実施されてこなかった．患者の栄養計画を立てる前に栄養素摂取量のアセスメントを行わなければならない．

治療のための栄養素経口投与量は，耐容上限量を超えることもある．栄養アセスメント，計画のいずれにおいても，耐容上限量を念頭に置き，高用量投与中は過剰症のモニタリングを怠ってはならない．

1. 肥満，糖尿病，脂肪肝などと低エネルギー食

患者の総エネルギー消費量は Harris-Benedict の式により基礎代謝量を求めてから，推定されていることが多い．「食事摂取基準(2010)」[13]では，基礎代謝量の算出には古典的な「基礎代謝基準値×体重」を採用している．総エネルギー消費量が二重標識水法(DLW)により測定されるようになってきているので，わが国の「食事摂取基準」でも前述の「アメリカ/カナダ食事摂取基準」のような推定式[1]が提示されなければならない．しかし，現時点では，いずれの方法を採用してもよいが，欧米諸国の式を日本人に当てはめると高めになるようである．

臨床栄養では，総エネルギー消費量の目標値の推定のみが行われている傾向があるが，その前に現状のアセスメントをする．まず，推定式に現時点での体重と身体活動を代入して総エネルギー消費量(換言すると現状を維持するためのエネルギー摂取量であるといえよう)を求める．次に標準体重(BMI 22 の体重)を式に代入して，総エネルギー消費量の目標値を求める．アメリカ/カナダの式を用いて，男性，48 歳，身長 170 cm($=1.7$ m)，体重 90 kg，BMI $= 90/1.7 \times 1.7 = 31.1$，PA $= 1.11$ を例にする．BMI $= 22$ の体重，標準体重は 64 kg($= 22 \times 1.7^2$)となる．

現状のアセスメント：
総エネルギー消費量 = 662 − 9.53×48 + 1.11(15.91×90 + 539.6×1.7) ≒ 2,800(kcal)

摂取量減少のみを考えた場合の目標値(計画)：
総エネルギー消費量 = 662 − 9.53×48 + 1.11(15.91×64 + 539.6×1.7) ≒ 2,350(kcal)

摂取量減少と身体活動の増加(たとえば PA 1.11 から PA 1.25 に増加)を考えた場合の目標値(計画)：
総エネルギー消費量 = 662 − 9.53×48 + 1.25(15.91×64 + 539.6×1.7) ≒ 2,600(kcal)

この例では，現在のエネルギー摂取量は 2,800 kcal/日であるので，標準体重を実現するには 2,350 kcal/日あるいは 2,600 kcal/日などに減らさなければならない．

2. 脂質異常と脂肪エネルギー比率

「食事摂取基準(2010)」の目標量は生活習慣病の一次予防のためのものであるとされている[13]が，上限値の科学的根拠は脂質異常症の治療成績によるので，予防ではなく治療のための目標量である．アメリカの National Cholesterol Education Program を評価するために実施された無作為化比較試験(RCT)27 編をメタアナリシスした報告によると，脂肪エネルギー比率 30% で，血清総コレステロール，LDL-コレステロール，中性脂肪，総コレステロール/HDL-コレステロール比の減少，そして体重の減少が認められた[1]．したがって，科学的根拠からいうと目標量の上限値は 30% エネルギーである．しかし，日本では 30 歳以上の脂肪エネルギー比率の 50 パーセンタイル値が 25% エネルギーであることから，上限値を 25% エネルギーとした．25% エネルギーの科学的根拠のレベルは低いので，日本人を対象とした RCT の実施が期待される．

下限値は，別の科学的根拠によることにも留意しておくべきである．「アメリカ/カナダ食事摂取基準」[1]では，系統的レビューにより，低脂肪/高炭水化物食は，食後血糖値および血中中性脂肪を増加させ，血清 HDL-コレステロールを減少させるとした．これらの血中濃度を適正に保つ脂肪エネルギー比率は 20% エネルギー以上であることから，下限値は 20% エネルギーとされた．脂質異常症の治療というよりも予防の観点から定められた値である．日本人の通常の食事は，国際的には低脂肪/高炭水化物食であり，そして日本人を対象者にしたデータがないので，20% エネルギーをそのまま適用してよいとはいえない．

3. 高血圧と減塩

食塩目標量[13]の男性 9.0 g/日未満，女性 7.5 g/日未満の科学的根拠のレベルは低い．「高血圧治療ガイドライン 2009」[21]に示されている 6 g/日と現在における日本人の食塩摂取量との妥協案として生まれた値である．

「アメリカ/カナダ食事摂取基準」[2]によると，ナトリウムの不可避損失量は 0.18〜8.0 g/日で非常に低い．男性が，実験期間 8 日間のうちの最終 5 日間，1 日 10 時間 40℃ の環境実験室に入ったナトリウム出納試験で，1.5 g，4.0 g，8.0 g/日のナトリウムを摂取した．

摂取量が減少するにつれて汗，糞便，尿からの排泄量は減少した．汗からの排泄量(12時間)は 0.57 g, 0.89 g, 1.2 g/日，ナトリウム出納は + 0.0005 g, + 0.67 g, + 0.34 g で，摂取量 1.5 g/日でさえもナトリウム出納が正(プラス)に維持された．また，アメリカでは 1.5 g/日であっても，他の栄養素摂取量を推奨量あるいは目安量以上に維持する食事を作成することが容易であったという．さらに，ナトリウム摂取量が 0.7 g/日未満であると，血中脂質やインスリン抵抗性に悪影響をもたらすが，1.5 g/日はこの値を上回っている．血漿レニン活性値は増加するが，臨床的に問題となるレベルではないようである．このようなことから，19～50 歳のナトリウム目安量は，1.5 g/日(食塩換算値＝3.8 g/日)とされた．50～70 歳は，推定エネルギー必要量から外挿され，1.3 g/日(食塩 3.3 g/日)，70 歳以上は 1.2 g/日(食塩 3.0 g/日)である．

アメリカ心臓学会，ヨーロッパ高血圧学会・心臓病学会では，この目安量，すなわちナトリウム 1.5 g/日(食塩 3.8 g/日)を高血圧の治療に有効で，理想的な摂取量としている．「アメリカ/カナダ食事摂取基準」[2]は，DASH(Dietary Approaches to Stop Hypertension)-Sodium RCT，その他 2 編の RCT により，ナトリウムの"耐容上限量"は 2.3 g/日(食塩≒6 g/日)であるとしていて，アメリカの高血圧合同委員会，WHO，その他，日本の「高血圧治療ガイドライン 2009」はこの値を高血圧治療のためのナトリウム摂取量としている．

4. 低タンパク質食

慢性腎臓病(chronic kidney disease；CKD)などの低タンパク質食では推定平均必要量が基準になっているようである．タンパク質必要量は前述の窒素出納試験により推定されている．古典的な方法であり，種々の短所もあり，試験実施には多大の労苦，費用，被験者の負担が大きいが，現代においても，これよりも優れた方法がないからである．Rand ら[22]は，多くの文献から次の条件を満たしている窒素出納試験 19 論文，235 被験者からタンパク質(良質)推定平均必要量と推奨量を算定した：①各試験食(無タンパク質食，あるいは原則として窒素出納が負になると推測されている低タンパク質食)を 10～14 日間投与している，②各試験食投与の最終 5 日間の全糞便，全尿を採取している，③試験食は 3 種以上投与している．各被験者について横軸(x)に窒素摂取量，縦軸(y)に窒素出納値をとり，グラフに描かれた 3 点以上を一次回帰直線($y = ax + b$)に当てはめている．$y = 0$ のときの x の値($= -b/a$)を窒素平衡維持量すなわち必要量と定義した．$x = 0$ のとき，すなわち窒素摂取量＝0 のときの $y = b$(b は負数)の絶対値を不可避窒素損失量とした．

窒素平衡維持量(必要量)が対数正規分布に近似したことから中央値(窒素 105 mg/kg 体重/日＝タンパク質 0.65 g/kg 体重/日)を推定平均必要量，97.5 パーセンタイル値(窒素 132 mg/kg 体重/日＝タンパク質 0.83 g/kg 体重/日)を推奨量とした．この値が「アメリカ/カナダ食事摂取基準」[1]に採用されている．

不可避窒素損失量の中央値は窒素 48.1 mg/kg 体重/日(タンパク質 0.30 g/kg 体重/日)である．この値が低窒素食(低タンパク質食)の下限界であるといえよう．

「食事摂取基準(2010)」[13]では，上記条件を必ずしも満足していないにもかかわらず日本人のデータを追加しているようである(文献検索，採用条件は記述されていない)．また，窒素出納試験ではヒトが実際に経口摂取した窒素摂取量と窒素排泄量が測定されているにも

かかわらず，窒素平衡維持量を吸収率で除して推定平均必要量としている．Randら[22]のデータには日本人のデータ（上記条件を満足しているもの）も採用されているので，臨床栄養の場では，「食事摂取基準(2010)」よりもRandらの推定平均必要量・推奨量のほうが有用であると考えられる．

[文献]

1) Food and Nutrition Board, Institute of Medicine, National Academies: Dietary Reference Intakes for energy, carbohydrate, fiber, fat, fatty acids, cholesterol, protein, and amino acids. National Academy Press, Washington D. C., 2002
2) Food and Nutrition Board, Institute of Medicine, National Academies: Dietary Reference Intakes for water, potassium, sodium, chloride, and sulfate. National Academy Press, Washington D. C., 2004
3) Food and Nutrition Board, Institute of Medicine, National Academies: Dietary Reference Intakes for vitamin C, vitamin E, selenium, and carotenoids. National Academy Press, Washington D.C., 2000
4) Food and Nutrition Board, Institute of Medicine, National Academies: Dietary Reference Intakes for vitamin A, vitamin K, arsenic, born, chromium, copper, iodine, iron, manganese, molybdenum, nickel, silicon, vanadium, and zinc. National Academy Press, Washington D.C., 2001
5) Food and Nutrition Board, Institute of Medicine, National Academies: Dietary Reference Intakes for thiamin, riboflavin, niacin, vitamin B6, folate, vitamin B12, pantothenic acid, biotin, and choline. National Academy Press, Washington D. C., 1998
6) Food and Nutrition Board, Institute of Medicine, National Academies: Dietary Reference Intakes for calcium, phosphorus, magnesium, vitamin D, and fluoride. National Academy Press, Washington D.C., 1997（カルシウムとビタミンDについては，2011年に改訂された）
7) Food and Nutrition Board, Institute of Medicine, National Academies: Dietary Reference Intakes, A risk assessment model for establishing upper intake levels for nutrients. National Academy Press, Washington D. C., 1998
8) Food and Nutrition Board, Institute of Medicine, National Academies: Dietary Reference Intakes, Applications in dietary assessment. National Academy Press, Washington D. C., 2000
9) Food and Nutrition Board, Institute of Medicine, National Academies: Dietary Reference Intakes, Applications in dietary planning. National Academy Press, Washington D. C., 2003
10) Food and Nutrition Board, Institute of Medicine, National Academies: Dietary Reference Intakes, Proposed definition of dietary fiber. National Academy Press, Washington D. C., 2001
11) 田中平三：臨床栄養別冊日本人の食事摂取基準(2005年版)完全ガイド．医歯薬出版，2006
12) 田中平三：臨床栄養別冊日本人の食事摂取基準2010年版完全ガイド．医歯薬出版，2009
13) 厚生労働省生活習慣病対策室：日本人の食事摂取基準(2010年版)．「日本人の食事摂取基準」策定検討会報告書．厚生労働省，2009
14) FAO/WHO/UNU: Protein and amino acid requirements in human nutrition, Report of a joint FAO/WHO/UNU expert consultation, WHO Technical Report Series 935. WHO, Genova, 2007
15) 木戸康博：たんぱく質・アミノ酸の必要量に関する研究．栄養学雑誌 69：285-293，2011
16) 岸恭一：タンパク質の機能．篠原和毅，鈴木建夫，上野川修一（編）：食品機能研究法．pp8-12，光琳，2000
17) Expert Group on Vitamins and Minerals: Safe upper levels for vitamins and minerals. Food Standards Agency, London, 2003
18) FAO/WHO/UNU: Interim report, Report on human energy requirements. WHO, Geneva, 2001
19) 厚生労働省：「日本人の食事摂取基準」活用検討会報告書．(http://www.mhlw.go.jp/shingi/2010/03/s0331-9.html)
20) 田中平三，徳留信寛（監訳）：よくわかる食事摂取基準DRIエッセンシャルガイド．医歯薬出版，2010
21) 日本高血圧学会高血圧治療ガイドライン作成委員会（編）：高血圧治療ガイドライン2009 高血圧学会・ライフサイエンス出版，2009
22) Rand WM, Pellett PL, Young VR: Meta-analysis of nitrogen balance studies for estimating protein requirements in healthy adults. Am J Clin Nutr 77: 109-127, 2003

〔田中　平三，原島　恵美子〕
〔執筆協力：高橋　東生〕

Ⅲ. 臨床編

A. 栄養アセスメント

Ⅲ．臨床編　A．栄養アセスメント

1．摂取量，成分

　患者がなんらかの食物を経口摂取している限り，摂取量とその栄養成分を把握すること（以下，食事アセスメント）は，臨床栄養実務において必須であり，これらなくして，臨床栄養業務はないとまでもいえるものである．とくに，経口摂取を対象とした食事指導を行う際には，指導前の摂取量とその栄養成分の把握は食事指導のための最重要情報を提供し，指導後の摂取量とその栄養成分の把握は食事指導の効果を判定するための最重要情報である．

1　なぜ食事アセスメントが大切なのか

　なぜ，食事アセスメントが大切なのかについて，高血圧の食事指導を例として概説する．図Ⅲ-1 で示したように，高血圧に関係することが明らかになっている4つの栄養関連因子に限っても，それぞれの摂取量を改善するための具体的な方法は数多く存在する．一方で，指導時間は限られているため，すべてを話すわけにはいかない．さらに，そんなにたくさんの事柄を話しても患者は理解できないし，記憶もできない．当然，実行もでき

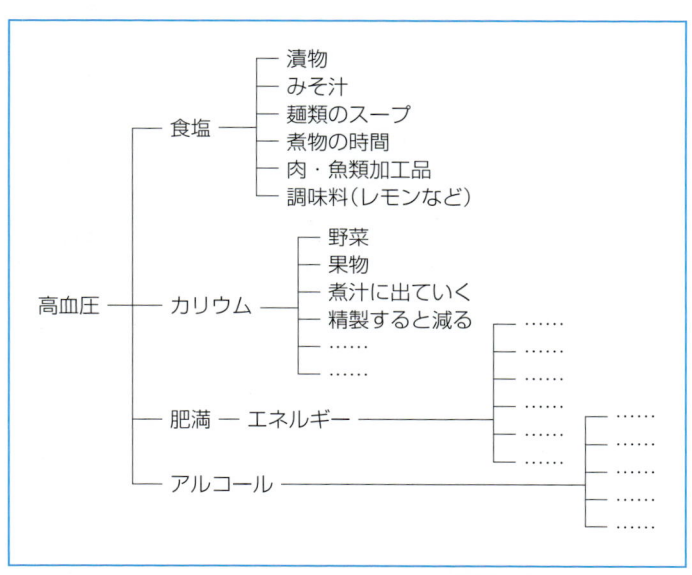

図Ⅲ-1　「食事アセスメント情報なしで食事指導を行うとどうなるのか」を考えるための図：例として高血圧を用いた

ない．そこで実際には重要なものを選択して話すことになる．たとえば，食塩．比較的によく耳にするのは図中の漬物，みそ汁，麺類のスープ，調味料のように思うがいかがだろうか．ここで気づくのは，漬物をほとんど食べていない患者に漬物の話をしても意味がないことである．これはすべての項目にあてはまる．麺類の摂取頻度がきわめて低い患者に麺類のスープの話をしても患者の行動変容にはつながらない．「調味料（とくに醬油の代わり）にレモンを使う」はどうだろうか．それで1日あたり何gの減塩が期待できるだろうか．そのためには，およそでもよいから，「卓上調味料として摂取した醬油の量」を把握したいところである．つまり，食事指導を行う専門職は，「（この患者において）課題とすべき栄養素はどれで，（この患者は）およそ何g/日摂取していて，（この患者では）それを最も効果的に改善するための方法はどれで，（この患者で）それが実行できたと仮定した場合には，（この患者では）摂取量はどれくらい変化するか」に基づいて，食事指導にあたるべきである．

なお，経口摂取をしていない場合や，経口摂取の内容や変化が管理対象としている疾患になんらの影響も与えないこと，または，非常に小さな影響しか与えないことが文献上明らかな場合は，食事アセスメントは必要でない．同様の理由により，食事指導も不要である．

2 食事アセスメント法の分類と特徴

食事アセスメント法には数多くの種類があるが，食事思い出し法，食事記録法，食事歴法，食物摂取頻度法，陰膳法，生体指標の6種類に大別される．

1．「食事思い出し法」

患者（以下，対象者と呼ぶ）が一定期間の過去に食べたもの（名称）とその重量（または容量，またはそれらを推定できる情報）をアセスメント者が聞き取る方法である．通常は，過去24時間（またはアセスメントを行う日の前日の1日間）に摂取した食事を対象とする．食品に関する知識と聞き取りの技術の双方を必要とするため，アセスメント者に高い専門的な能力が要求される．アセスメントのため食事を変えてしまうおそれが比較的に少ないこと，電話などを使ったアセスメントも可能なこと，対象者の知識レベルや動機づけの影響を比較的に受けにくいことなどの長所もあり，アメリカなど諸外国では最もよく使われる方法のようである．しかし，わが国ではあまり使われていない．

2．「食事記録法」

対象者自身（または，対象者を観察できる観察者）が，対象者が摂取した食事情報を記録する方法である．食品を秤で測ってその重量を記録する場合をとくに「秤量式食事記録法」と呼ぶ．通常はすべての食品を秤量するのは困難であり，秤量式をめざしても，半秤量式となることが多い．秤量しない場合を「非秤量式食事記録法」と呼ぶ．記録する情報は「食事思い出し法」とほぼ同じである．「食事思い出し法」に比べてアセスメント者への教育が少なくてすむという利点がある．一方で，食品や調理に関するある程度以上の知

識や高い動機づけが対象者に要求されるという短所がある．さらに，意図的に食事を変えてしまうおそれがある点も短所として無視できない．しかしながら，日本では最もよく用いられてきた方法である．

上記の2つのアセスメント法は，実際に摂取した食品とその量を把握できることが長所である．一方，食事が疾病に影響を与えうる期間（多くの疾患で数週間や数か月間程度）に比べて，きわめて短いと考えざるをえない食事（具体的には1日間や3日間）の情報しか得られないことが短所である．もう1つの共通する短所として，収集された情報を整理して摂取量を得るまでの作業量が多くかつ煩雑であるという点がある．これらの理由のために，病院など実務レベルでは用いにくいのが現状である．

3.「食事歴法」

次に述べる「食物摂取頻度法」と「食事記録法」（または「食事思い出し法」）に，さらに，習慣的な食行動の情報を合わせてアセスメントし，それらをもとにアセスメント者が対象者の習慣的な食習慣情報を構築する方法であり，かなり複雑な方法である．そして，アセスメントやデータ処理に長い時間を要し，同時にアセスメント者に高い能力が必要される．西ヨーロッパ諸国を中心に用いられてきたが，日本へはほとんど紹介されなかったようである．最近では，このアセスメント概念を踏襲し，アセスメント内容を質問票に回答する形式にした「食事歴法質問票」がいくつかの国で開発され，利用されている．

4.「食物摂取頻度法」

あらかじめ決めておいた食品について一定期間に対象者がどの程度の頻度で摂取していたかの情報を収集する方法である．食品名をリストアップした質問票を対象者に与え，頻度を答えてもらう形式のものが多い．頻度はあらかじめカテゴリー化されており，最も近いカテゴリーを選択する方法を採用しているものが多い．このような質問票を「食物摂取頻度法質問票」と呼ぶ．

上記の2つのアセスメント法は，習慣的な摂取量や食習慣の情報が得られることが長所であり，対象者のおぼろげな記憶に頼っていることと，質問票の質問数や構造上の限界のために収集できる情報がかなり限定され，かつ，その信頼度が不明であることが多いといった点が短所としてあげられる．これらの短所のために，個々のアセスメント法ごとに，あらかじめその信頼度を測定し，明らかにしておく必要がある[1,2]．これを「妥当性研究」と呼ぶ．利用者は，妥当性研究の結果に基づいてそれぞれのアセスメント法の利用の可否や利用方法を考えなくてはならない．「食物摂取頻度法質問票」と「食事歴法質問票」の一部分の例をそれぞれ図Ⅲ-2と図Ⅲ-3に示す．

以上の4つの方法に共通するのは，得られる情報が，食品名とその重量であることであり，食品成分表（または同様の構造をもつ食品成分に関するデータベース）に掲載されている目的とする栄養素の食品中含有量とを組み合わせて，目的とする栄養素の摂取量を算出する点である．この点において，これら4つの方法の信頼度は，すべて食品成分表の影響を受けることになる．

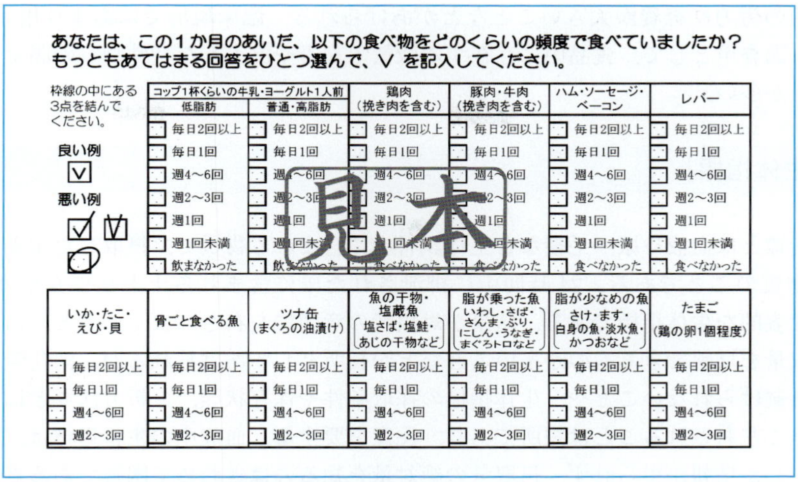

あなたは、この1か月のあいだ、以下の食べ物をどのくらいの頻度で食べていましたか？
もっともあてはまる回答をひとつ選んで、V を記入してください。

枠線の中にある3点を結んでください。
良い例
悪い例

コップ1杯くらいの牛乳・ヨーグルト1人前 低脂肪	コップ1杯くらいの牛乳・ヨーグルト1人前 普通・高脂肪	鶏肉（挽き肉を含む）	豚肉・牛肉（挽き肉を含む）	ハム・ソーセージ・ベーコン	レバー
毎日2回以上	毎日2回以上	毎日2回以上	毎日2回以上	毎日2回以上	毎日2回以上
毎日1回	毎日1回	毎日1回	毎日1回	毎日1回	毎日1回
週4〜6回	週4〜6回	週4〜6回	週4〜6回	週4〜6回	週4〜6回
週2〜3回	週2〜3回	週2〜3回	週2〜3回	週2〜3回	週2〜3回
週1回	週1回	週1回	週1回	週1回	週1回
週1回未満	週1回未満	週1回未満	週1回未満	週1回未満	週1回未満
飲まなかった	飲まなかった	食べなかった	食べなかった	食べなかった	食べなかった

いか・たこ・えび・貝	骨ごと食べる魚	ツナ缶（まぐろの油漬け）	魚の干物・塩蔵魚（塩さば・塩鮭・あじの干物など）	脂が乗った魚（いわし・さば・さんま・ぶり・にしん・うなぎ・まぐろトロなど）	脂が少なめの魚（さけ・ます・白身の魚・淡水魚・かつおなど）	たまご（鶏の卵1個程度）
毎日2回以上	毎日2回以上	毎日2回以上	毎日2回以上	毎日2回以上	毎日2回以上	毎日2回以上
毎日1回	毎日1回	毎日1回	毎日1回	毎日1回	毎日1回	毎日1回
週4〜6回	週4〜6回	週4〜6回	週4〜6回	週4〜6回	週4〜6回	週4〜6回
週2〜3回	週2〜3回	週2〜3回	週2〜3回	週2〜3回	週2〜3回	週2〜3回

見本

図Ⅲ-2　食物摂取頻度法質問票の例（一部）

標準的1回摂取量を尋ねない質問票の例である．

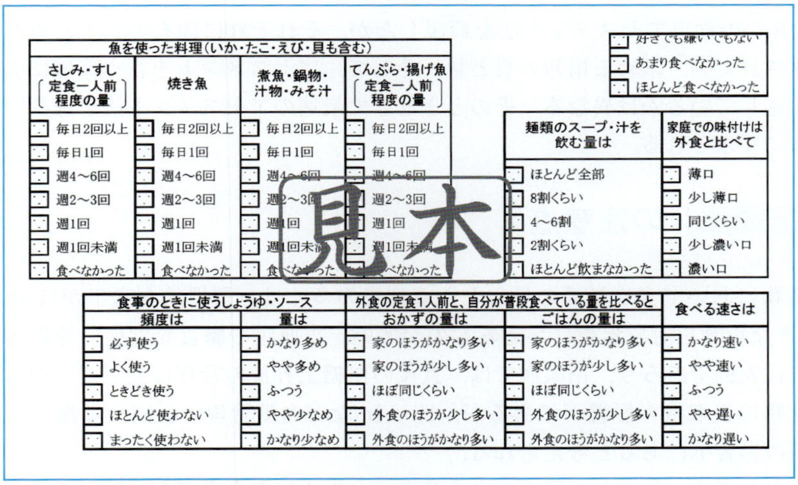

魚を使った料理（いか・たこ・えび・貝も含む） さしみ・すし（定食一人前程度の量）	焼き魚	煮魚・鍋物・汁物・みそ汁	てんぷら・揚げ魚（定食一人前程度の量）
毎日2回以上	毎日2回以上	毎日2回以上	毎日2回以上
毎日1回	毎日1回	毎日1回	毎日1回
週4〜6回	週4〜6回	週4〜6回	週4〜6回
週2〜3回	週2〜3回	週2〜3回	週2〜3回
週1回	週1回	週1回	週1回
週1回未満	週1回未満	週1回未満	週1回未満
食べなかった	食べなかった	食べなかった	食べなかった

好きでも嫌いでもない
あまり食べなかった
ほとんど食べなかった

麺類のスープ・汁を飲む量は	家庭での味付けは外食と比べて
ほとんど全部	薄口
8割くらい	少し薄口
4〜6割	同じくらい
2割くらい	少し濃い口
ほとんど飲まなかった	濃い口

食事のときに使うしょうゆ・ソース 頻度は	食事のときに使うしょうゆ・ソース 量は	外食の定食1人前と、自分が普段食べている量を比べると おかずの量は	外食の定食1人前と、自分が普段食べている量を比べると ごはんの量は	食べる速さは
必ず使う	かなり多め	家のほうがかなり多い	家のほうがかなり多い	かなり速い
よく使う	やや多め	家のほうが少し多い	家のほうが少し多い	やや速い
ときどき使う	ふつう	ほぼ同じくらい	ほぼ同じくらい	ふつう
ほとんど使わない	やや少なめ	外食のほうが少し多い	外食のほうが少し多い	やや遅い
まったく使わない	かなり少なめ	外食のほうがかなり多い	外食のほうがかなり多い	かなり遅い

見本

図Ⅲ-3　食事歴法質問票の例（一部）

食事歴法質問票では，これらの情報を半定量的に扱い，栄養価計算に用いる点に特徴がある．

5.「陰膳法」

対象者が摂取する食事をもう1人分作成し，対象者が摂取したものと同じように調整し(残食分は除き，摂取した卓上調味料は追加する．これを「陰膳」と呼ぶ)，それを用いて目的とする栄養素の化学分析を行う方法である．高い精度の情報が得られるものと期待されるが，短所として，対象者の食習慣を代表する「ふつうの」食事を得にくい，1食分の採取は現実的だが，1日分の採取はかなり困難である(かなりの重量・容量になる)，数日分の採取は現実的にはほとんど不可能である，さらに，対象者1人あたりにかかるアセス

メント側の労力や経費が大きいことなどがあげられる．臨床現場ではあまり用いられず，研究用・調査用として，食品中に存在する微量栄養素や混入した特殊物質の測定に用いられることが多い．

6.「生体指標」

生体指標とは血液や尿，毛髪など生体試料中に含まれる物質で，摂取した栄養素量を反映する物質のことである．24時間中に排泄された尿に含まれるナトリウムやカリウム，窒素は代表的な生体指標である．結果が対象者の意図に左右されにくいこと，ある一定期間の摂取量を反映できるものが多いことなどが長所としてあげられるが，消化吸収や代謝の影響を避けられないことや，生体指標の採取条件や保存状態，分析方法などによって精度が大きく左右されることは短所であり，注意を要する．血液中の生体指標は，あくまでも濃度でしか情報が得られず，摂取量の絶対量を知るのはきわめて困難である点にも留意しておきたい．

以上の2つの方法に共通するのは，栄養素量の算出に食品成分表（または同様の構造をもつ食品成分に関するデータベース）を必要としないという点である．

以上，6つの食事アセスメント法を概説したが，それぞれに固有の長所と短所があることを理解されたい．求める情報の質と量，そして，アセスメントを行う環境によって，どの方法が適しているかは異なる．そのときどきで最適のアセスメント法を選択できる能力が専門職に要求される．

3 「食事記録法」の注意点

臨床業務において食事指導の対象となる疾患の多くは，習慣的な食事が（1回の食事よりも）大きな影響を対象疾患に与えるものが多い．高血圧や脂質異常症，骨折後の管理などはその代表例であろう．糖尿病では，食後の血糖上昇量の管理は食事ごとのエネルギーや炭水化物の摂取量の影響下にあるが，HbA1cなど血糖管理の長期的な指標は，長期的な食習慣の影響下にあると考えられる．

このような疾病と食事との関連を考えると，食事内容を食事ごとに調べることを目的としていて，実質的には1～3日間程度の食事内容しか把握できない「食事記録法」や「食事思い出し法」は，ある程度習慣的な摂取量が関連する疾患を扱う場合には使いにくいことがわかる．

また，人が摂取しているエネルギーや栄養素量は日々かなり変動している．これを「日間変動」と呼ぶ．エネルギーの日間変動は各種栄養素の日間変動に比べると比較的に小さいことが知られているが，それでも，個人レベルでみると無視できないほどに大きいことが図Ⅲ-4で視覚的に理解できるであろう．これは健康な人での結果なので，食事指導下にある患者での日間変動はこれより小さいと予想されるが，それでも，次のことがわかる．

1～3日間程度で把握されるエネルギー摂取量や各種栄養素の摂取量は，その期間内においては真に近い摂取量を把握できると仮定しても（この仮定は次の項で否定されるが），その摂取量はその人の習慣的な摂取量を反映していない．したがって，このような「食事記録法」で把握されるエネルギー摂取量や各種栄養素摂取量をその患者の習慣的な摂取量

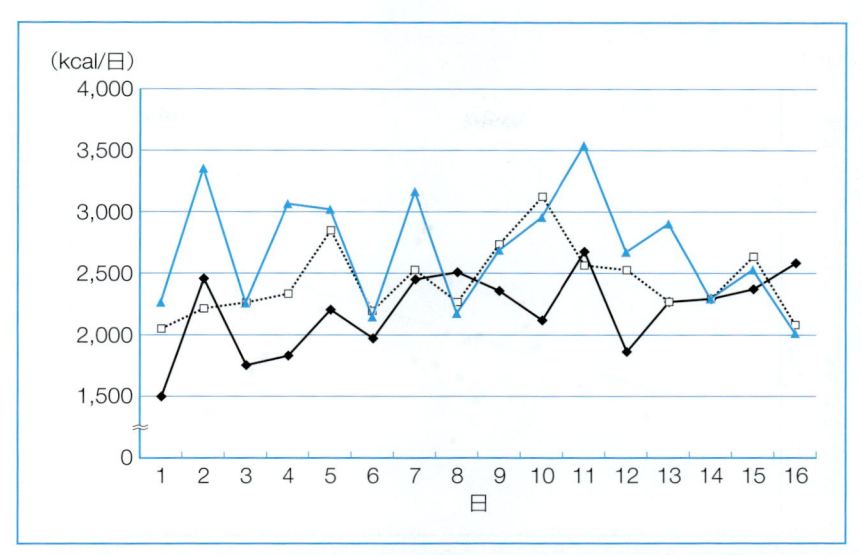

図Ⅲ-4 健康な中年男性3人の1日ごとのエネルギー摂取量(16日間半秤量食事記録調査による)

(Okubo H, et al: Public Health Nutr 9: 651-657, 2006, Murakami K, et al: Br J Nutr 99: 639-648, 2008 などで用いられたデータを解析したもの)

として扱い,指示エネルギー量や各種ガイドラインで示されている栄養素の摂取量と比較するのは困難である.

図Ⅲ-5は,病院などで行われる「食事記録法」よりもはるかにていねいに行われた「秤量式食事記録法」を7日間にわたって行い,得られたエネルギー摂取量と「二重標識水法」(現時点で最も正確にエネルギー消費量を測定できる方法である)を用いて測定したエネルギー消費量(体重が変わらなければエネルギー摂取量に等しい)とを比較した研究例である[3].7日間にわたってていねいに「秤量式食事記録法」を行ってもエネルギー消費量との相関があまり高くないことは注目に値する(または落胆する).まして1日間,3日間,そして,限定した食品しか秤量できないのがふつうであるから,現実的なレベルにおける食事記録法の信頼度はかなり低いといわざるを得ないだろう.

「食事記録法」や「食事思い出し法」におけるこの短所のために,「食事歴法質問票」や「食物摂取頻度法質問票」のほうが,ある程度習慣的な摂取量が関連する疾患を扱う場合には適しているだろうと想像される.理論的にはそのとおりだが,対象者のおぼろげな記憶に頼っていることや質問票の質問数や構造上の限界から実際にはその妥当性はそれほど高くなく,場合によっては上記の日間変動による短所をもっているとしても,「食事記録法」を用いるほうがまだましという場合すらありうる.「食事歴法質問票」や「食物摂取頻度法質問票」はあくまでもその妥当性に利用可能性が依存するものと考えるべきであり,安易な利用は慎むべきである.実際には玉石混淆といったところであろう.それだけに,この分野における深い知識と正確な判断力が専門職に求められている.

1つだけ加えておくと,患者みずから食事を記録することは,自分が摂取している食事や食品の内容や状況,環境をみずから学習する機会となる.そのため,教育用のツールとしては有用性が高いものと期待できる.

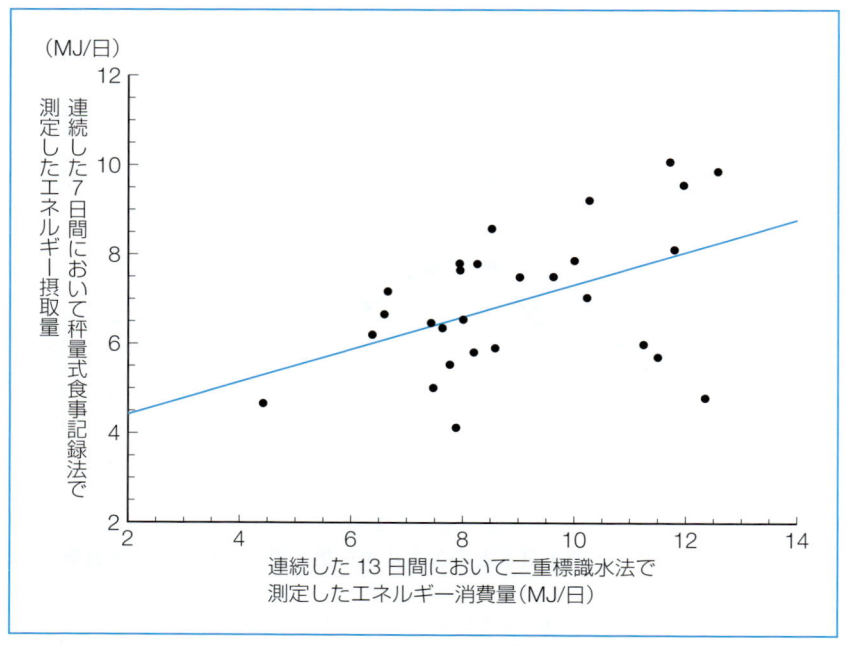

図Ⅲ-5 二重標識水法で測定したエネルギー消費量(平均:9.0 MJ/日)と7日間秤量式食事記録法で測定したエネルギー摂取量(平均:7.0 MJ/日)の相関(相関係数:0.46)

エネルギー消費量を測定した13日間のはじめの7日間について食事記録を行った.対象者は乳癌の高危険度群である28人の成人女性,平均年齢:49歳,平均BMI:23.3 kg/m²..
(1 cal≒4.186 J 程度)

4 過小・過大申告の問題

　図Ⅲ-6は,「日本人の食事摂取基準」(2010年版)[4]における性・年齢階級別の身体活動レベルⅡ(ふつう)における推定必要エネルギーと2005年における国民健康・栄養調査[5]での性・年齢階級別の平均エネルギー摂取量との比較である.男女ともにすべての年齢階級において平均摂取量には明らかな過小申告が認められる.

　図Ⅲ-7は,16日間の秤量式食事記録法で得られたエネルギー摂取量と簡易式で推定した基礎代謝量との比を男女別,年齢階級別(50歳未満か以上か),肥満度別に比較したものである[6].対象者は健康であり,激しい運動や労働をしている集団ではなかったため,「日本人の食事摂取基準」(2010年版)によると,この比の平均値はおよそ1.75と推定されたが,それに近い値が観察されたのは肥満していない50歳以上の男性のみであり,他の群ではすべて,その比は1.75よりも小さく,つまり,エネルギー摂取量は過小に申告されていた.とくに,興味深いのは50歳以上の女性で,肥満傾向が強くなるほど過小申告の程度が大きくなっていた.一方,若年から中年では肥満度にかかわらず一貫した過小申告が認められ,これは図Ⅲ-6の結果と一致するものである.

　図Ⅲ-8は,健康な18〜22歳の日本人女性を対象として24時間蓄尿を行い,尿中に排

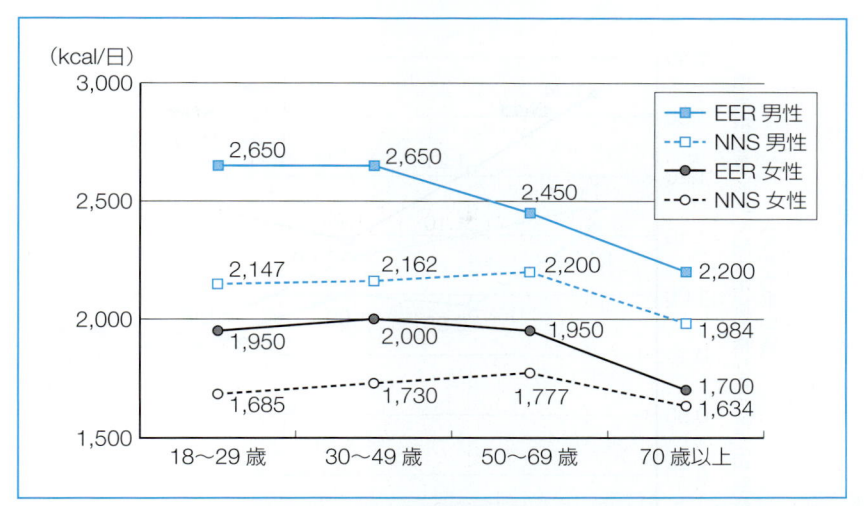

図Ⅲ-6　成人男性における国民健康・栄養調査（2005年）（NNS）で得られた年齢階級別のエネルギー摂取量の平均値と日本人のための食事摂取基準（2010年版）の推定エネルギー必要量（身体活動レベルⅡ）（EER）の比較

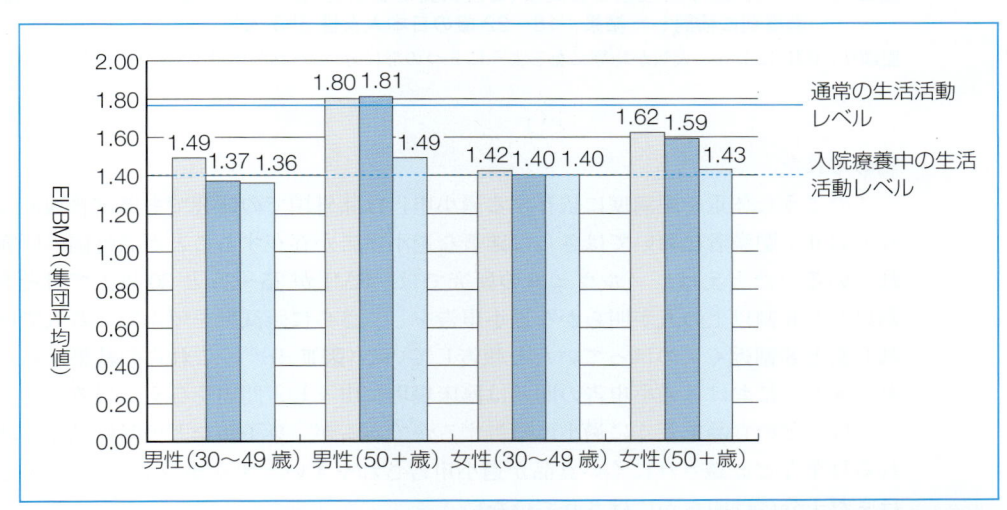

図Ⅲ-7　性と年齢を用いる簡易式で推定した基礎代謝量（BMR）と16日間の秤量式食事記録法で得られたエネルギー摂取量（EI）との関連（健康な日本人：男性92人，女性92人）：対象者を性，年齢，肥満度（BMI）によって12群に分けた結果

グラフは左から肥満度（BMI：kg/m²）の低値群（男性：17.4〜20.6，女性：17.9〜21.1），ふつう群（男性：20.7〜24.1，女性：21.2〜24.0），高値群（男性：24.2〜30.9，女性：24.1〜29.8）．

泄された窒素，カリウム，ナトリウムから，摂取されたタンパク質，カリウム，ナトリウムを推定し，これを比較基準として，同時に行った質問票（自記式食事歴法質問票）によるアセスメントで得られたそれぞれの栄養素の摂取量の精度を検討したものである[7]．肥満度（BMI）別に集団を5つの群に分け，各群における平均値として精度が表現されている．3種類の栄養素すべてにおいて，BMIが中央値付近であった群がほぼ正確に申告しており，肥満度が低いほど過大申告，肥満度が高くなるほど過小申告の傾向が強くなる様子が

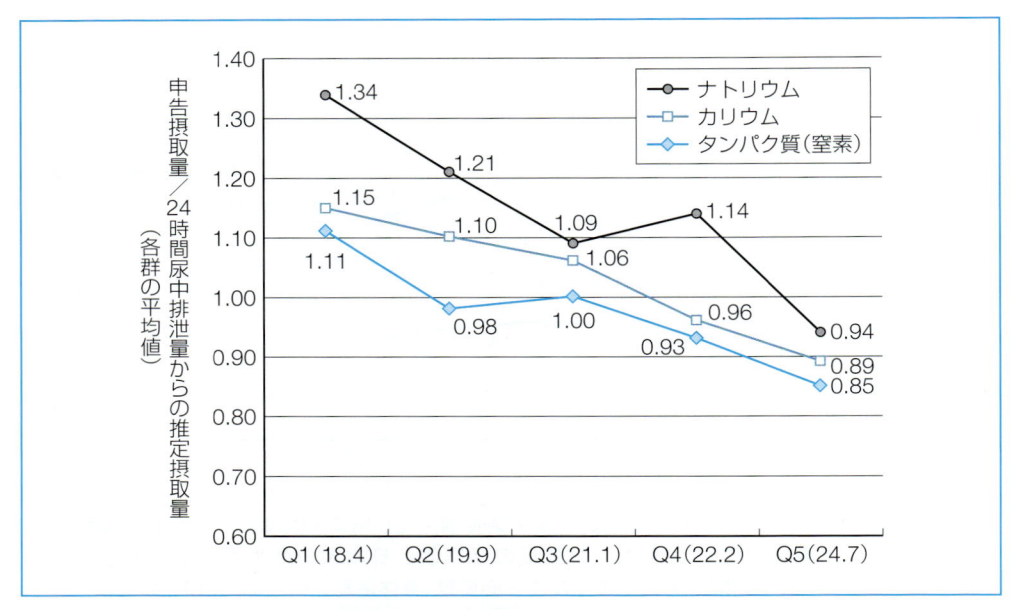

図Ⅲ-8　24時間尿中排泄量と質問票（自記式食事歴法質問票）から推定した摂取量との関連を肥満度別に検討した結果：18～22歳の日本人女性353人
肥満度（BMI）によって人数が均等になるように5つの群に分けた（括弧内はBMIの中央値）.

認められた.

　このような体重や肥満度に依存する過小申告は諸外国での研究でもほぼ普遍的に認められており，肥満者においてはさらに顕著な過小申告が存在することが諸外国の研究で示されている．たとえば，ノルウェーの研究では，BMIが25～29と30以上ではそれぞれ5割以上と6割以上の人が明らかな過小申告をし，さらに，減量を望んでいる人ではそれぞれ6割と8割近くにのぼっていたと報告している（図Ⅲ-9）[8]．これらの結果から，食事アセスメントにおける過小申告の問題は臨床現場に由々しき問題を与えている．

　では，どの食品をとくに過小に申告するかであるが，菓子類などの嗜好品や料理に含まれる野菜など認識されにくい食品が過小申告されやすいとする報告があるが[9]，その詳細はまだ十分には明らかにはされていない．

5　エネルギー摂取量の利用限界とエネルギー調整

　無視できないほどに大きな申告誤差（多くは過小申告）と日間変動のために，習慣的なエネルギー摂取量を食事アセスメントによって得ることは現実的には非常に困難であると考えられている．そのため，たとえば，「日本人の食事摂取基準」（2010年版）では，「エネルギー摂取量の過不足の判定には，体格指数を優先して用いるとともに，食事調査から得られるエネルギー摂取量についても，調査方法の妥当性，標準化や精度管理が十分に担保されていることを前提として解釈することが望ましい」と記述されている．

　このように，事実上，エネルギー摂取量を把握することが困難であることから，摂取すべきエネルギー量（指示エネルギーなど）を患者に示し，それを実行させようとしても，ど

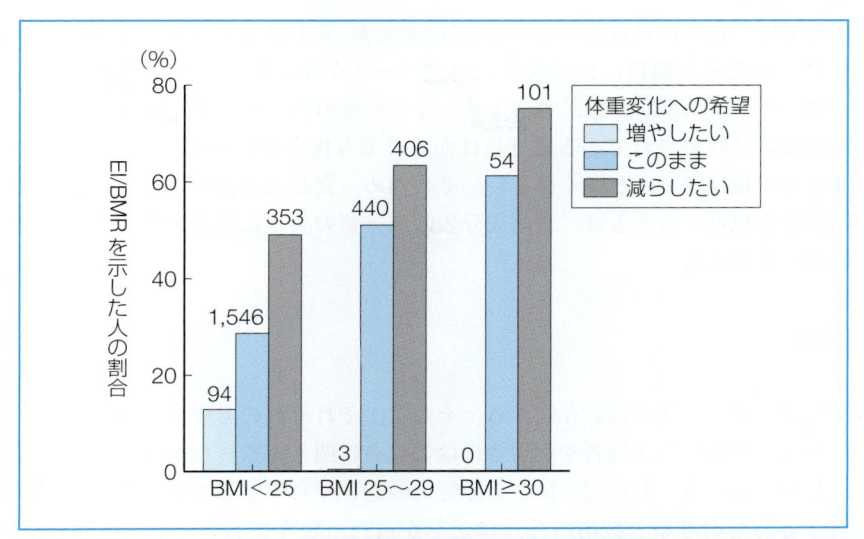

図Ⅲ-9 性と年齢と体重を用いる簡易式で推定した基礎代謝量(BMR)と質問票（食物摂取頻度法質問票）で得られたエネルギー摂取量(EI)との関連：EI/BMR<1.35 を示した人が占めた割合(%)

16〜79歳のノルウェー人男女 3,144 人（この解析に用いられたのは 2,997 人）．グラフ中の数字は各群の人数．

の程度実行できたのかをエネルギー摂取量で評価することは難しく，体重の変化や臨床検査値の変化に頼らざるを得ない．

　栄養素についてはどうだろうか．栄養素はエネルギーと異なり，体重の変化といった指標がほとんど存在しない．しかしながら，エネルギーだけでなく，栄養素もほぼ同様に過小に申告されたり，場合によっては過大に申告されたりすると仮定し，その申告誤差の方向と程度が個人ごとには類似していると仮定できれば，その比（栄養素/エネルギー）の申告誤差は消失することが期待される．このような仮定は厳密にはなりたたないが，上記の方法でエネルギー摂取量を調整すると，肥満に依存する申告誤差が消失したという報告もあり[5]．現在では，少なくとも，エネルギー摂取量を調整した上で各栄養素摂取量を評価すれば，ある程度，この申告誤差の問題を回避できると考えられている．それでも日間変動の影響は受けるため，習慣的摂取量を把握したい場合には，ある程度習慣的な摂取量を評価できるアセスメント法の利用が望まれる．その場合，繰り返しになるが，アセスメント方法の妥当性，標準化や精度管理が十分に担保されていることが前提となるのはいうまでもない．

6　食品成分表

　「生体指標」と「陰膳法」を除けば，エネルギーと栄養素の摂取量を算出するために食品成分表を用いる．現在は，「日本食品標準成分表 2010」（文部科学省科学技術・学術審議会資源調査分科会報告）が使われており，1,878 食品について 50 種類の成分値が収載されている．この他には，脂肪酸について「五訂増補日本食品標準成分表 脂肪酸成分表編」（文部科学省科学技術・学術審議会資源調査分科会報告）がある．病院などにおける通常の

食事指導ではこれらに収載されている成分（栄養素）で十分であろう．その他の特殊成分については，研究者が独自に食品成分データベースを作成している．グリセミック・インデックス，トランス型脂肪酸，カフェインなどがその例としてあげられる．

食品成分表に収載されている成分値はあくまでも代表値であり，かつ，1つの種類の食品のサンプル数はそれほど多くはない．そのため，食品成分表を用いてエネルギーや栄養素の摂取量を把握するときは，食品成分表の成分値の誤差に起因する測定誤差はある程度は許容すべきである．

7 まとめ

食事アセスメント法は複数存在する．そして，それぞれの方法は，固有の長所と短所を有している．摂取量の評価者や利用者にはこれらに関する豊富な知識と高い技術が要求される．しかしながら，わが国ではこの分野は最近まで科学として見なされず，それとともに，科学としての考察・技術の発達は乏しかった．現在においてもこの傾向は続いている．このことが臨床栄養実務において大きな足かせとなっている．

この領域に関する基礎的な知識を習得したいと考える読者には，拙著「わかりやすいEBNと栄養疫学」（同文書院）[10]をお勧めしておきたい．また，各種の食事アセスメント法の基礎理論と各種食事アセスメント法の特徴については，「Margetts BM, Nelson M (eds): Design concepts in nutritional epidemiology. Oxford University Press」[11]で詳しく述べられている．

[文献]

1) Sasaki S, Kim MK: Validation of self-administered dietary assessment questionnaires developed for Japanese subjects: systematic review. J Community Nutr 5: 83-92, 2003
2) Kobayashi S, Murakami K, Sasaki S, et al: Comparison of relative validity of food group intakes estimated by comprehensive and brief-type self-administered diet history questionnaires against 16 d dietary records in Japanese adults. Public Health Nutr 14: 1200-1211, 2011
3) Martin LJ, Su W, Jones PJ, et al: Comparison of energy intakes determined by food records and doubly labeled water in women participating in a dietary-intervention trial. Am J Clin Nutr 63: 483-490, 1996
4) 厚生労働省：「日本人の食事摂取基準」策定検討会報告書．2009
5) 健康栄養情報研究会（編）：国民健康・栄養の現状―平成17年厚生労働省国民健康・栄養調査報告より．第一出版，2008
6) Okubo H, Sasaki S, Hirota N, et al: The influence of age and body mass index on relative accuracy of energy intake among Japanese adults. Public Health Nutr 9: 651-657, 2006
7) Murakami K, Sasaki S, Takahashi Y, et al: Misreporting of dietary energy, protein, potassium and sodium in relation to body mass index in young Japanese women. Eur J Clin Nutr 62: 111-118, 2008
8) Johansson L, Solvoll K, Bjørneboe GE, et al: Under- and overreporting of energy intake related to weight status and lifestyle in a nationwide sample. Am J Clin Nutr 68: 266-274, 1998
9) Karvetti RL, Knuts LR: Validity of the 24-hour dietary recall. J Am Diet Assoc 85: 1437-1442, 1985
10) 佐々木敏：わかりやすいEBNと栄養疫学．同文書院，2005
11) Margetts BM, Nelson M (eds): Design concepts in nutritional epidemiology, 2nd ed. Oxford University Press, Oxford, 1997

〈佐々木　敏〉

Ⅲ. 臨床編　A. 栄養アセスメント

2. 身体構成成分

1　栄養アセスメントとは

　栄養アセスメント[1]の定義は，個人あるいは集団の栄養状態を種々の栄養指標を用いて客観的に評価することである．その目的は，種々の栄養法に先立って，患者の栄養状態を適切に評価し，さらに治療効果あるいは予後を的確に評価することである（表Ⅲ-1）．

　栄養アセスメントの実際は，まずスクリーニングを行う．問診，視診，触診により病的兆候の存在を見つけだす．食事摂取量の調査も行う．次いで各種栄養指標についての測定を行う．最後に総合的に判断する．

2　2-および3-コンパートメントモデル

　身体は，大きく体内総脂肪量（total body fat；TBF）と除脂肪体重（fat free mass；FFM）に分けることができる．このモデルは2-コンパートメントモデル（2-compartment model）と呼ばれている（図Ⅲ-10a）．

　TBFの総体重に占める割合は，成人男性で10～25％，女性で18～30％である．

　FFMはlean body mass（LBM）とほぼ同じ意味で用いられるが，厳密には同義語ではない．FFMは，死体から脂肪組織をエーテルなどの有機溶媒を用いて化学的に除去するか，解剖学的に切除した残りの組織である．一方，LBMは，生存する生体にある除脂肪組織のことである．FFMは総体重の75～85％であり，FFMの73～75％が水分である．

　身体は，2-コンパートメントモデルによりTBFとFFMに分けられたが，さらにFFMは，intracellular mass（ICM）とextracellular mass（ECM）に分けられる．このモデルは3-コンパートメントモデルと呼ばれている（図Ⅲ-10b）．

　ICMとECMは半透膜である細胞膜によって隔てられている．ICMはbody cell mass（BCM）と同義語であり，脳，肝臓，心臓，腎臓，骨格筋，平滑筋などが主要成分である．

表Ⅲ-1　栄養アセスメント

栄養アセスメントの定義	個人あるいは集団の栄養状態を種々の栄養指標を用いて客観的に評価すること．
栄養アセスメントの目的	種々の栄養療法に先立って，患者の栄養状態を適切に評価し，さらに治療効果あるいは予後を的確に評価すること．
栄養アセスメントの基本	身体構成成分（body composition）を正確に測定すること．

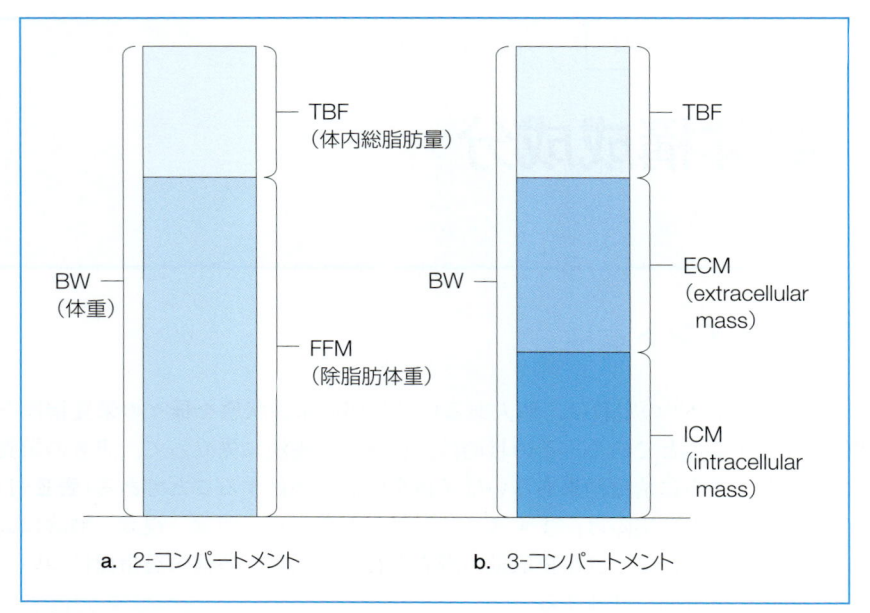

図Ⅲ-10　2-および3-コンパートメントモデル

BCMは体内の大部分（99%以上）の代謝活動，エネルギー変換と酸素消費を行う身体構成成分である．BCMには脂肪細胞の原形質は含まれるが，貯蔵された脂肪は当然含まれない．

3　古典的栄養アセスメント

Blackburnら[2]は，まるごとの体重ではなく，貯蔵脂肪，骨格筋および内臓タンパクという3つのコンパートメントに区分して，それぞれのコンパートメントについて特有な栄養指標を設定して，個別に測定し，それらを総合的に評価することを提唱した（**図Ⅲ-11**）．

「体組織の構成成分」を詳細に解析する場合には，身体構成成分（body composition）という用語が用いられ，栄養アセスメントの基本は「身体構成成分を正確に測定すること」といえる（**表Ⅲ-1**）．

4　5-レベルモデル

Heymsfieldら[3]は，**図Ⅲ-12**に示したように，身体構成成分へのアプローチとして，いろいろなコンパートメントモデルをレベル別に再構築した5-レベルモデルを提唱している．

すなわち，レベルⅠ：原子，レベルⅡ：分子，レベルⅢ：細胞，レベルⅣ：組織・体系，レベルⅤ：全身，の5段階のレベルである．

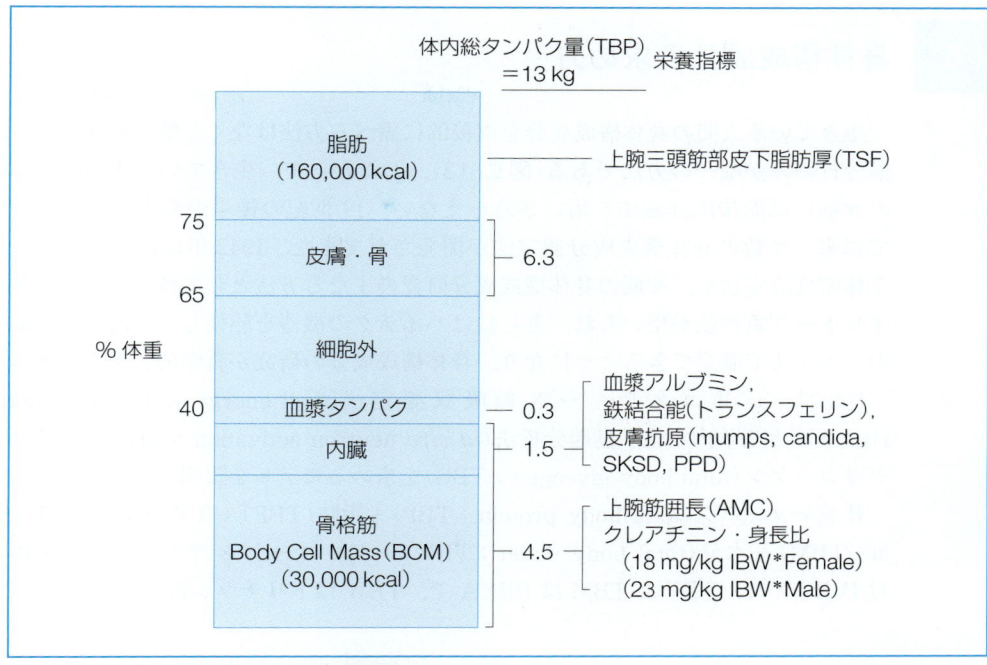

図Ⅲ-11　身体構成成分とその栄養指標

	栄養指標
体内総タンパク量(TBP) = 13 kg	
脂肪 (160,000 kcal)	上腕三頭筋部皮下脂肪厚(TSF)
皮膚・骨	6.3
細胞外	
血漿タンパク	0.3 — 血漿アルブミン, 鉄結合能(トランスフェリン), 皮膚抗原(mumps, candida, SKSD, PPD)
内臓	1.5
骨格筋 Body Cell Mass(BCM) (30,000 kcal)	4.5 — 上腕筋囲長(AMC) クレアチニン・身長比 (18 mg/kg IBW*Female) (23 mg/kg IBW*Male)

％体重: 75 / 65 / 40

＊：IBW = 理想体重（ideal body weight）
（Blackburn GL, et al, 1977[2]）より転載）

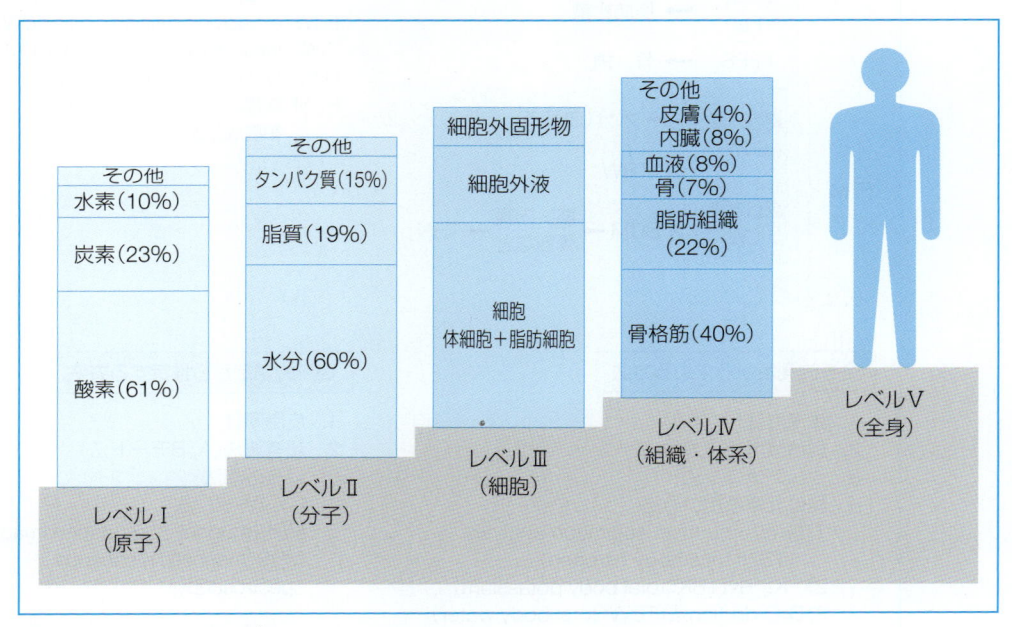

図Ⅲ-12　5-レベルモデル

レベルⅠ（原子）: その他／水素(10%)／炭素(23%)／酸素(61%)
レベルⅡ（分子）: その他／タンパク質(15%)／脂質(19%)／水分(60%)
レベルⅢ（細胞）: 細胞外固形物／細胞外液／細胞 体細胞+脂肪細胞
レベルⅣ（組織・体系）: その他／皮膚(4%)／内臓(8%)／血液(8%)／骨(7%)／脂肪組織(22%)／骨格筋(40%)
レベルⅤ（全身）

（Heymsfield SB, et al, 1987[3]）より転載）

5 身体構成成分の求め方

　生きている人間の身体構成成分を直接的に調べる方法はなく，解剖死体の分析および組織分析のみが唯一の方法である（**図Ⅲ-13**）．したがって，生きている人間の身体構成成分の評価には間接的評価法を用いざるをえない．19世紀の後半から人体計測学が導入されて以来，多数の身体構成成分測定法が開発されてきた．1942年には水中体重秤量法による体密度測定法が，初期の身体構成成分研究の主たる方法として確立された．続いて，アイソトープ希釈法が用いられ，さらにはハイテクの機器を駆使して，現在では原子・分子のレベルまで測定できるようになり，身体構成成分の研究が科学的に大きく進歩した．

　Hill は，二重エネルギーX線吸収測定法（dual energy X-ray absorptiometry；DEXA）[4]と生体内中性子励起分析法（*in vivo* neutron activation analysis；IVNAA）[5]からグリコーゲン（total body glycogen；TBG）を求めるモデルを提唱している[6]．

　体重＝タンパク（total body protein；TBP）＋脂肪（TBF）＋ミネラル（total body mineral；TBM）＋水分（total body water；TBW）＋グリコーゲン（TBG），と表される．TBPはIVNAAで，TBFとTBMはDEXAで，TBWはトリチウム希釈法で測定する．

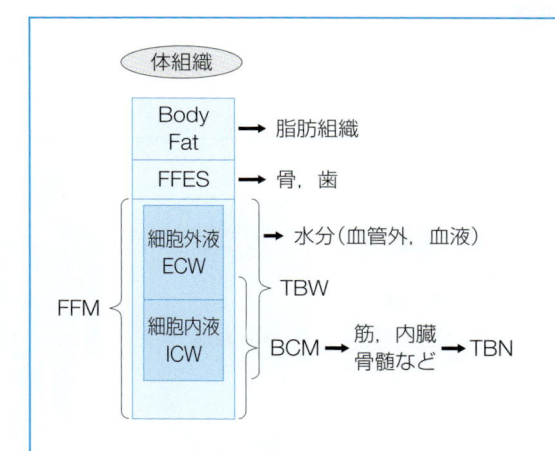

図Ⅲ-13　身体構成成分の求め方

体組織

- Body Fat → 脂肪組織
- FFES → 骨，歯
- 細胞外液 ECW → 水分（血管外，血液）
- 細胞内液 ICW
- ECW + ICW = TBW
- BCM → 筋，内臓，骨髄など → TBN
- FFM = FFES + ECW + ICW

FFM: fat free mass（lean body mass；LBM）
BCM: body cell mass＝TBK×8.33/39.1
ECW: extracellular water＝TBW－ICW
ICW: intracellular water＝BCM×0.732
FFES: fat free extracellular solids
FFM: 脂質2〜5％，水73〜75％，細胞成分20〜25％

全身的測定から求める方法

1. 体密度法（水浸法）
2. 気体濃度測定式体積計
3. クレアチニン法
4. 同位元素を用いる法
   1) *in vivo* neutron activation analysis（TBN: total body nitrogen）
   2) ^{40}K, ^{42}K（TBK: total body potassium）
   3) D$_2$O dilution法（TBW: total body water）
5. bioelectrical impedance analysis（BIA）
   total body electrical conductivity（TOBEC）
6. DEXA（dual energy X-ray absorptiometry）

局所的測定から推定する方法

1. 皮脂厚計
2. 超音波法（A, Bモード法）
3. 近赤外線法
4. CTスキャン法
5. MRI（magnetic resonance imaging）
   MRS（magnetic resonance spectroscopy）

生体電気インピーダンス分析法(bioelectrical impedance analysis；BIA)[7]や，体内総カリウム量(total body potassium；TBK)，細胞内水分量(intracellular water；ICW)および細胞外水分量(extracellular water；ECW)の測定を行って，身体構成成分の変化を，水素，酸素，窒素の原子レベルから，タンパク，脂肪，骨塩，水の分子のレベルでとらえ，これにより外傷(trauma)と敗血症(sepsis)などの critically ill patients の代謝と栄養管理(投与熱量，タンパク量，投与方法)についての研究が行われた[8].

6 身体計測について

身体構成成分を測定する方法の中で，身体計測(anthropometry)は最も簡便で，非侵襲的，経済的であるため，栄養調査，集団検診および臨床での「スクリーニング」の検査として栄養アセスメントの重要な位置を占めている.

身体計測には，身長，体重，肥満指数(body mass index；BMI)，上腕周囲長(midupper arm circumference；AC)，下腿周囲長(calf circumference；CC)，上腕三頭筋部皮下脂肪厚(triceps skinfold thickness；TSF)，肩甲骨下部皮下脂肪厚(subscapular skinfold thickness；SSF)，上腕筋囲長(midupper arm muscle circumference；AMC)，上腕筋面積(midupper arm muscle area；AMA)などが代表的である．静的栄養アセスメント(static nutritional assessment)ができ，栄養アセスメントの基本の「身体構成成分の測定」としては，局所の情報であるが，AC を「体重：全身」，TSF を「脂肪量」，AMC あるいは AMA を「筋肉量」として用いることになる.

わが国において当初は身体計測値の基準値がなく，個人の経時的な変化のみが測定評価されてきた．1982 年に金ら[9]が健常人の身体計測値を発表し，基準値として参照されてきた．しかしその後20年近い年月が経過し，日本人の食生活の欧米化とそれに伴う体格の変化により，実情に合わなくなってきたため，日本栄養アセスメント研究会の身体計測基準値検討委員会によって，「日本人の新身体計測基準値(japanese anthropometric reference data；JARD2001)」[10]が策定された．具体的な身体計測の方法，注意点については，寝たきりの人の測定も含めて，JARD2001 に詳述されている.

7 身体計測：各論

1. ％理想体重または身長・体重比

％理想体重(％ideal body weight；％IBW)は，身長・体重比(weight for height；WT/HT)ともいい，同一身長の標準体重(ideal body weight；IBW)に対する測定体重の比率である.

IBW としては，米国のメトロポリタン生命保険会社あるいは明治安田生命保険会社が作成した標準体重表や旧厚生省の標準体重表などが用いられていたが，現在では前記のJARD2001 を用いる．日本肥満学会では，標準体重＝(m 身長)^2×22 を採用している.

％IBW が，70％以下は高度，70〜80％では中等度，80〜90％では軽度の筋タンパクの消耗があると考えられる．正常は 90％以上である.

2. 平常時体重に対する体重比

現在の体重を平常時の体重(usual body weight；UBW)で除して求める．平常時体重は被験者の記憶に頼っているので正確でないこともある．記憶が正しければ，%IBWより信頼度が高い．75%以下は高度，75〜85%では中等度，85〜95%では軽度の栄養障害があると考えられる．

3. 体重減少率

体重減少率(% loss of body weight)は，体重減少率(%)＝〔平常時体重(kg)－現在の体重(kg)〕÷平常時体重(kg)×100と定義される．最近6か月以内の体重減少が10%以上，あるいは1日の減少率が0.2%以上持続する場合，中等度以上の栄養障害の存在を考える．10%以下の体重減少であっても，その期間が短期間であれば臨床的に重要な意味をもつことになる．

4. 肥満指数

肥満指数(body mass index；BMI)は，kg体重/(m身長)^{2}で示され，Kaup指数あるいはQuetelet指数とも呼ばれる．すべての疾病の有病率(疾病指数)とBMIとの関係は"J字カーブ"を示し，BMIの増加とともに脂質異常症，高尿酸血症，糖尿病，高血圧などの有病率が上昇し，逆に貧血，呼吸疾患，消化器疾患などでは痩せた人が多い．疾病指数の最も少ないBMIは男性で22.1，女性で21.9であり，この医学的根拠に基づいて，日本肥満学会では標準体重として，(m身長)^2×22を採用している．

5. ウエスト・ヒップ比

肥満は，ウエストを中心に上半身に脂肪が蓄積した「内臓脂肪型肥満(上半身肥満，リンゴ型肥満)」と，ヒップや太ももなど下半身に脂肪が蓄積した「皮下脂肪型肥満(下半身肥満，洋ナシ型肥満)」の2つのタイプに分類される．

内臓脂肪型肥満は男性に多く，皮下脂肪型肥満は女性に多い．内臓脂肪型肥満が原因で，糖尿病，脂質異常症などの種々の代謝・内分泌疾患や高血圧を引き起こし，最終的に動脈硬化を発症しやすい病態を「内臓脂肪症候群」と呼んでいる[11,12]．「シンドロームX」や「死の四重奏(deadly quartet)」に相当する症候群である．最近では「メタボリックシンドローム」という概念の定義と診断基準が設定され[13]，内臓脂肪型肥満がその中心に位置することは間違いないが，その相互関係については不明な点が多い．

身体測定から内臓脂肪量を推定する方法の1つが，ウエスト・ヒップ(waist/hip；W/H)比である．ウエストをヒップで割った比率が男性で0.9以上，女性で0.8以上あれば内臓脂肪型肥満である可能性が高い．一方，皮下脂肪型肥満では，W/H比は0.7以下になることが多い．CTによる内臓脂肪量との相関が高いといわれている．

6. 皮下脂肪厚

体脂肪量の指標として，①上腕二頭筋部，②上腕三頭筋部，③肩甲骨下縁，④胸部（中腋窩線上），⑤臍横部，⑥腸骨稜部，⑦大腿前中央部，⑧腓腹筋部などがよく測定される．このうち上腕三頭筋部皮下脂肪厚がよく用いられる．測定器具として，常に一定の圧力が加わるように考案されているキャリパーを用いる．簡易普及版として，JARD2001で使用されたアディポメーターがある（図Ⅲ-14）．

測定方法は，図Ⅲ-15aに示したように，寝たきりの患者では上肢を肘関節で90度屈曲させて，手を腹部に置くような状態で（立位または坐位の場合は利き腕の反対側の上肢をだらりと下げた状態で），上腕の背側の肩甲骨肩峰突起と尺骨肘頭突起間の距離の中間点を上腕三頭筋部中点としてマークを付ける．この点より約2cm上方の皮膚を皮下脂肪と一緒に左手でつまみあげ，マークを付けた上腕三頭筋部中点をキャリパーで挟んで目盛りが安定するまで2～3秒待って値を読む．この計測を3回行って平均をとる．

標準値（JARD2001）と比較して評価する．60%以下は高度，60～80%では中等度，80～90%では軽度の栄養障害があると考えられ，90%以上は正常とされている．

問題点は，キャリパーの当て方，皮膚のつまみ方による誤差が大きく，測定には熟練を要し，測定者間の誤差が大きいことである．熟練した者が1人で測定することが望ましい．また極度の肥満者，極度に痩せた者，浮腫のある者の測定には不適当である．被験者側の問題点として皮膚をつままれることへの不快感とキャリパーで挟まれる痛さがある．局所的な脂肪量から全身の体脂肪量を推定するもので必然的に誤差が生じる．

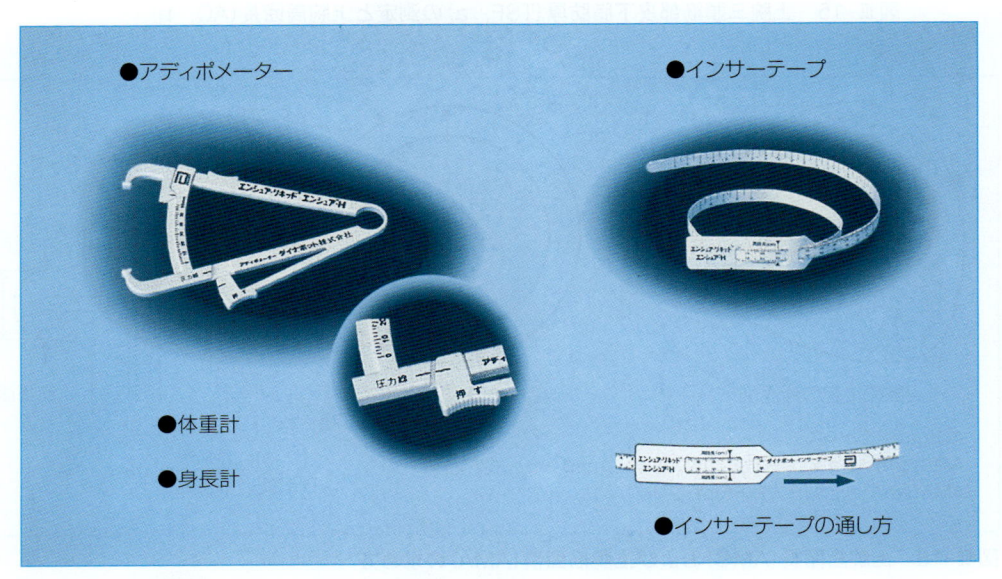

図Ⅲ-14 計測器具
（アボットジャパン提供）

7. 上腕筋囲長（AMC）および上腕筋面積（AMA）

筋肉タンパク量の指標として用いられる．$AMC(cm) = AC(cm) - \pi \times TSF(cm)$ と $AMA(cm^2) = [AMC(cm)]^2 \div 4\pi$ として求める（図Ⅲ-16）．TSF は真の皮下脂肪厚の 2 倍の値であり，かつ計測時の単位が mm であるため代入時に 10 で除する点に注意しなけれ

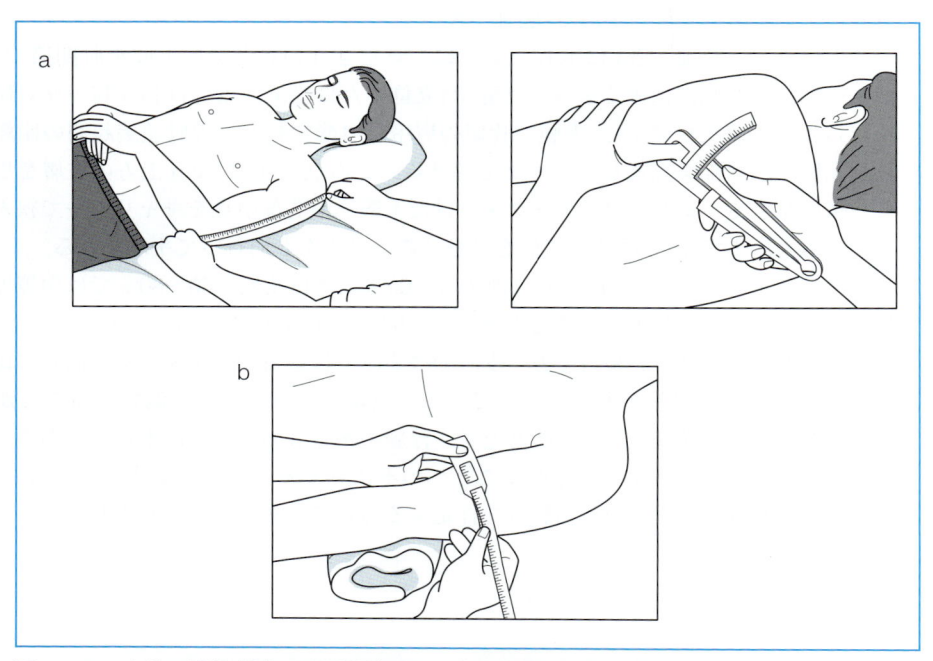

図Ⅲ-15 上腕三頭筋部皮下脂肪厚（TSF，a）の測定と上腕周囲長（AC，b）

$AC(cm) = 2\pi \times R$
$AMC(cm) = 2\pi \times [R - TSF(cm)/2] = AC(cm) - \pi \times TSF(cm)$
$AMA(cm^2) = \pi \times [R - TSF(cm)/2]^2 = [AMC(cm)]^2 \div 4\pi$

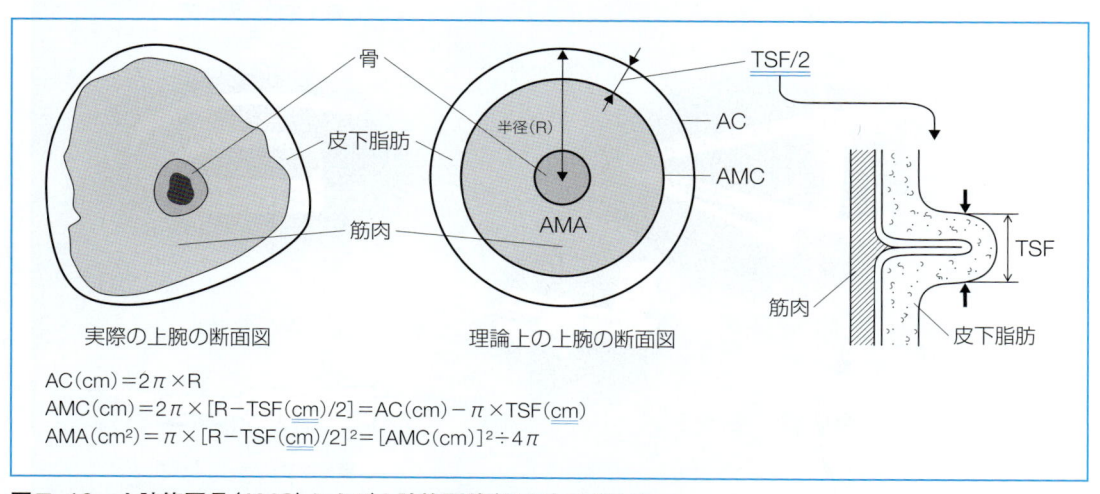

図Ⅲ-16 上腕筋囲長（AMC）および上腕筋面積（AMA）の求め方

AC：上腕周囲長（midupper arm circumference），AMC：上腕筋囲長（midupper arm muscle circumference），AMA：上腕筋面積（midupper arm muscle area），TSF：上腕三頭筋部皮下脂肪厚（triceps skinfold thickness）．

ばならない．

　ACは，図Ⅲ-15bに示したように，上腕三頭筋部中点上を通る円周の長さを巻尺〔JARD2001ではインサーテープ（図Ⅲ-14）が使用された〕を用いて測定する．巻尺がたるんだり，曲がったり，また上腕を強く締めすぎないように注意する．

　標準値（JARD2001）と比較して評価する．60％以下は高度，60〜80％では中等度，80〜90％では軽度の栄養障害があると考えられ，90％以上は正常とされている．

　これらの身体計測値を栄養指標として用いる場合，浮腫や腹水あるいは外傷などのストレス下で体液の変動のある症例では診断的意義は小さい．また性質上，鋭敏な指標とはなりえないが，測定が簡便であり，スクリーニングとしての意義は大きい．

表Ⅲ-2　膝高計測による身長および体重の推定式

	身長推定式（cm）	体重推定式（kg）
男性	$64.02+2.12 \times KH(cm)-0.07 \times 年齢$	$1.01 \times KH(cm)+2.03 \times AC(cm)+0.46 \times TSF(mm)+0.01 \times 年齢-49.37$
女性	$77.88+1.77 \times KH(cm)-0.10 \times 年齢$	$1.24 \times KH(cm)+1.21 \times AC(cm)+0.33 \times TSF(mm)+0.07 \times 年齢-44.43$

KH：膝高（knee height），AC：上腕周囲長（midupper arm circumference），TSF：上腕三頭筋部皮下脂肪厚（triceps skinfold thickness）．

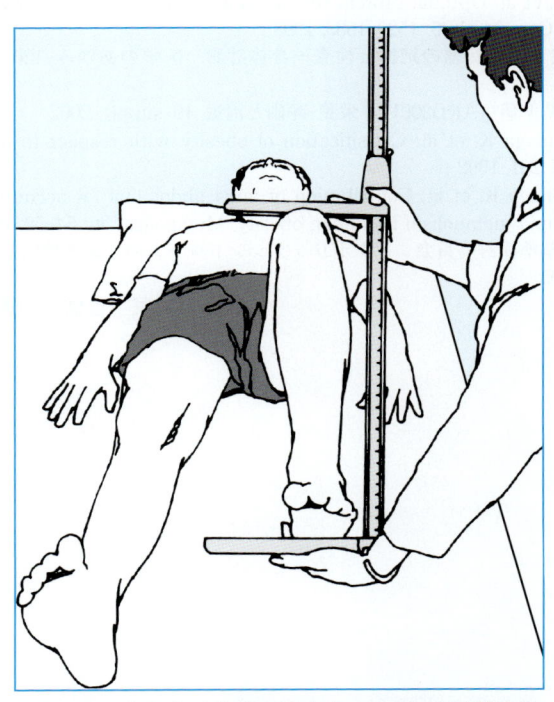

図Ⅲ-17　寝たきり患者の膝高（knee height）測定法
（アボットジャパン提供）

8. 膝高値

　寝たきり患者では，身長，体重が計測できないことが多く，栄養状態の評価や投与熱量の算出などの面で問題となっている．最近，日本人のデータをもとに寝たきり患者の身長および体重を推定する式が策定されている（表Ⅲ-2）．「膝高（knee height；KH）値」を図Ⅲ-17のような膝高計測器を用いて測定し，「AC値」「TSF値」「年齢」を代入して推定身長および推定体重を求める．

[文献]

1) 山東勤弥：栄養アセスメントの実践—身体計測と身体構成成分（身体構成成分）の評価．細谷憲政（総監修）：CLINICA ビジュアル臨床栄養実践マニュアル第1巻—栄養アセスメントと臨床検査/チーム医療と栄養士．pp112-119，小学館，2003
2) Blackburn GL, Bistrian BR, Maini BS, et al: Nutritional and metabolic assessment of the hospitalized patients. JPEN J Parenter Enteral Nutr 1: 11-22, 1977
3) Heymsfield SB, Rolandelli R, Casper K, et al: Application of electromagnetic and sound waves in nutritional assessment. JPEN J Parenter Enteral Nutr 11(5 Suppl): 64S-69S, 1987
4) 山東勤弥：21世紀を迎えた臨床栄養—最近の栄養評価；29．Dual energy X-ray absorptiometry（DEXA）の原理と実際．医学のあゆみ 198：986-990，2001
5) 山東勤弥：In Vivo Neutron Activation Analysis（IVNAA）による体内総窒素量の測定．医学のあゆみ 173：331-334，1995
6) Hill GL: Disorders of nutrition and metabolism in clinical surgery understanding and management. Churchill Livingstone, Edinburgh, 1992
7) 山東勤弥：Bioelectrical impedance analysis（BIA）法による栄養評価．医学のあゆみ 186：868-869，1998
8) Ishibashi N, Plank LD, Sando K, et al: Optimal protein requirements during the first 2 weeks after the onset of critical illness. Crit Care Med 26: 1529-1535, 1998
9) 金昌雄，岡田正，井村賢治，他：栄養状態の把握と検査—身体計測．医学のあゆみ 120：387-395，1982
10) 森脇久隆：日本人の新身体計測基準値（JARD2001）．栄養-評価と治療 19(suppl)，2002
11) Matsuzawa Y, Fujioka S, Tokunaga K, et al: Classification of obesity with respect to morbidity. Proc Soc Exp Biol Med 200: 197-201, 1992
12) Fujioka S, Matsuzawa Y, Tokunaga K, et al: Contribution of intra-abdominal fat accumulation to the impairment of glucose and lipid metabolism in human obesity. Metabolism 36: 54-59, 1987
13) メタボリックシンドローム診断基準検討委員会：メタボリックシンドロームの定義と診断基準．日本内科学会雑誌 94：794-809，2005

〈井尻　吉信，山東　勤弥〉

Ⅲ. 臨床編　A. 栄養アセスメント

3. 生化学検査

　栄養アセスメントは，主観的に包括的に評価し（subjective global assessment；SGA），その後，さまざまな数値で表現される客観的データで評価する（objective data assessment；ODA）というプロセスで行われる．ODA 指標として最も汎用されるのが生化学検査データである．

　生化学検査は，血液，尿などを試料に生化学的手法により成分を分析する検査である．多数の項目が測定可能で，タンパク，アミノ酸，含窒素化合物，糖質，脂質，酵素，ビタミン，微量元素，電解質，無機質，血液ガス分析，尿化学などに分けられる．このうち，表Ⅲ-3 に示す項目が栄養評価指標として用いられている主なものである．しかし，実際には一般的に肝機能検査，腎機能検査などとして測定されている項目も，栄養評価を行う場合には重要であることも理解しておくべきである．すなわち，栄養評価とは，全身状態の評価の基本となるものであるという理解が必要である．

表Ⅲ-3　栄養評価指標として用いられる生化学検査項目

分類	項目	英名	略語
血清タンパク	総タンパク	：total protein	（TP）
	アルブミン	：albumin	（Alb）
	トランスフェリン	：transferrin	（Tf）
	トランスサイレチン	：transthyretin	（TTR）
	レチノール結合タンパク	：retinol-binding protein	（RBP）
血漿アミノ酸	血漿アミノ酸値	：plasma amino acids concentration	（AA）
	フィッシャー比	：Fischer ratio	
一般的血液生化学検査	血清尿素窒素	：blood urea nitrogen	（BUN）
	血清クレアチニン	：creatinine	（Cr）
	血清尿酸値	：uric acid	（UA）
	コリンエステラーゼ	：cholinesterase	（Ch-E）
	血清総コレステロール値	：total cholesterol	（Tchol）
特殊血液検査	血清微量元素濃度	：Fe，Zn，Cu，Se など	
	血清ビタミン濃度		
尿化学	24 時間尿中尿素窒素排泄量	：urine urea nitrogen	（UUN）
	24 時間尿中クレアチニン排泄量	：urinary creatinine	（Ucr）
	3 メチルヒスチジン排泄量	：3-Methylhistidine	（3-MeHis）

1 血清タンパク

1977年, Blackburn らは人体構成成分を体脂肪, 筋タンパク, 内臓タンパクなどに区分してそれぞれに特有な栄養評価指標を設定し, それらを総合的に評価して栄養状態を判定することを提唱したが, この考え方が現在の栄養評価の基本をなすことに変わりはない. 血清タンパクはこのうちの内臓タンパク(visceral protein)の状態を反映する指標として用いられる.

現在, 栄養評価指標として用いられている血清タンパクは, アルブミン(albumin；Alb)と, トランスフェリン(transferrin；Tf), トランスサイレチン(transthyretin；TTR), レチノール結合タンパク(retinol-binding protein；RBP)などのRTP(rapid turnover protein)である(表Ⅲ-4)[1,2].

栄養評価の基本的原則は身体構成成分, とくにLBM(lean body mass：除脂肪体重)の推定にあるが, これは生体の予備能ともいうべきものであり, 生体の主要機能を司どっている血清タンパクこそタンパク栄養状態を直接的に表現している指標として評価され, 用いられている.

1. アルブミン

アルブミンは肝臓で合成される. 分子量66,248, 血中半減期17〜23日, 血清濃度3.5〜5.5 g/dlの体内に最も豊富に存在するタンパク質で, 血清タンパクの約60%を占めている. 体内総アルブミン量の30〜40%が血管内に存在するにすぎず, 残りの60〜70%は血管外に存在している.

アルブミンはビリルビン, 脂肪酸, 各種酵素, 薬剤, ホルモン, 微量金属などの体内移送に必要なcarrier proteinとしての役割が重要である. また, 血管内に豊富に存在すること, 分子構造上pKaが7.4のヒスチジン残基を含んでいることなどから, 酸塩基平衡においても重要な役割を果たしている. また, コロイドとしての性質から, 体液の正常な分配調節という役割も重要である. アルブミンは血管内における膠質浸透圧の75%を占め

表Ⅲ-4 栄養評価指標に用いられる血漿タンパク

タンパク	同義語	略号	分子量	半減期(日)	代謝量(mg/kg/日)	正常濃度(mg/dl)
アルブミン	albumin	Alb	66,248	17〜23	200	3,500〜5,500
トランスサイレチン	transthyretin, thyroxine-binding protein	TTR, TBPA	54,980〜61,000	1.9	10	10〜40
トランスフェリン	transferrin, siderophilin	Tf	76,500	7〜10	12〜24	200〜400
レチノール結合タンパク	retinol-binding protein	RBP	21,000	0.4〜0.7		7〜10

(平山ら, 1979[1] より改変して転載)

ており，健常状態でアルブミン合成を調節する主要因は，肝内のアルブミン合成部位の膠質浸透圧である．アルブミンの合成は血清濃度自体にはあまり反応せず，膠質浸透圧の影響のほうが大きい．

アルブミンの血清濃度は合成量，異化量によって変動する．脱水，浮腫の有無，血管内外の分配率も，血清濃度を規定する．輸液・血液製剤の投与によっても変動する．

また，血清アルブミン値が体位によって変動することにも注意が必要である．体位によって循環血液量のバランスが変化することにより，血清アルブミンの測定値は変化する（**図Ⅲ-18**）[3]．

血清アルブミン値は内臓タンパクの動態をよく反映するとされ，タンパク栄養状態の判定に適した指標として広く用いられている．しかし，半減期が長く，また大きな血管外プールによって血中濃度が調節されているため，生体の状態が変化しても容易に変動しないこと，その反面，種種の水分変動因子によって影響を受けやすいことなどが，栄養指標

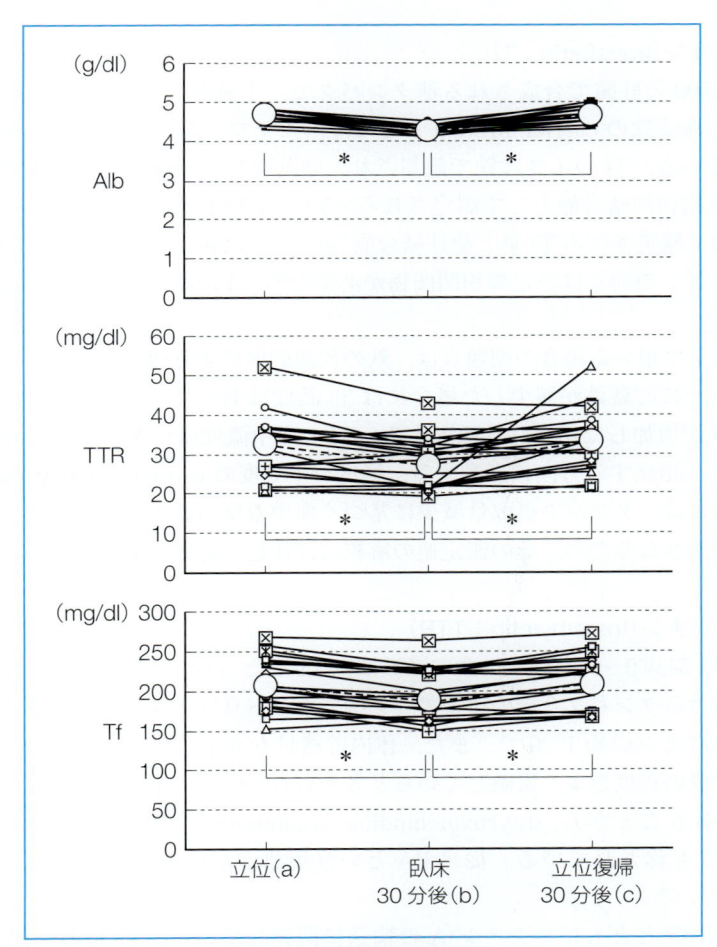

図Ⅲ-18 血清タンパク値の体位による変化
立位で採血し，その後30分間臥床状態を維持して採血し，立位復帰後30分経過してから採血した．臥床により血清タンパク値は有意に低下した．
＊：$p<0.01$

としての意義を考える上での問題点として指摘されている．しかし，血清アルブミン値は比較的安定した栄養評価指標として，スクリーニングの意味でもその価値は認められている．

2. Rapid turnover protein（RTP）

RTPとは，分子量が数万のglycoproteinで，血清タンパクの亜分画に属す．生物学的半減期がアルブミンに比して短いためにRTPと称される．10〜20％の糖を含んでおり，免疫電気泳動でα-グロブリンからβ-グロブリンまでの位置に出現する．また，生体に侵襲が加わった場合に産生されるC-reactive protein（CRP）などのacute phase reactants（急性相タンパク）と反対の動きを示すことから，acute phase negative proteinともいわれている．その数は20種以上に及ぶが，Tf，TTR，RBPの3種が栄養評価指標として用いられている[4]．

1 トランスフェリン（transferrin；Tf）

Tfは分子量76,500の肝臓で合成される糖タンパクで，半減期は7〜10日とRTPの中では比較的長い．血清鉄のcarrier proteinとして，ヘモグロビンの合成，鉄代謝に重要な役割を果たしている．Tfの1/3は鉄で飽和され，残りの2/3が遊離型のままで存在している．これが不飽和鉄結合能として測定される．Tfの1分子は鉄の2原子と結合しており，免疫化学的に測定されるTf量と総鉄結合能（total iron binding capacity；TIBC）として表現される鉄量との間には一定の相関関係があるため，TIBCから概算することもできる．

栄養評価指標として用いる場合の問題点は，鉄の代謝動態により変動することで，鉄欠乏性貧血などのように貯蔵鉄が減少した場合にはTf濃度は上昇し，ヘモジデローシスなどのように貯蔵鉄が増加した場合には低下する．Tfの血中濃度は，タンパク合成と鉄欠乏の両要因に対し，相反する方向に変動する．軽度〜中等度のprotein-energy malnutrition（PEM）の場合には，タンパク摂取量減少に基づく血中濃度の低下は，合併する鉄欠乏性貧血によって修飾されるため，その測定値の解釈には注意が必要である．

2 トランスサイレチン（transthyretin；TTR）

TTRの分子量は54,980〜61,000で，血中半減期は1.9日とTfに比して短い．肝臓で合成され，肝臓におけるタンパク合成の律速アミノ酸であるトリプトファンを多量に含有する．代謝量はアルブミンの約1/20で，また，体内貯蔵量も非常に少ないため，その血中濃度はタンパク合成の程度をよく反映していると考えられている．甲状腺ホルモンを結合するタンパクであることから，thyroxin-binding prealbumin（TBPA），あるいは単にprealbumin（PA）とも称されている．従来PAという用語が用いられていたが，最近はTTRが用いられている．

また，TTRはRBPとともにビタミンAの輸送に関係している．TTRの一部はRBPと結合し，分子量の小さいRBPが腎から漏出するのを防いでいる．

栄養指標としては，PEM（protein-energy malnutrition）の進展に伴って非常に低い濃度まで低下し，また，栄養治療に速やかに反応して上昇する．TTRはアルブミンに比べ

て肝疾患や脱水などの影響を受けにくく，ビタミンA欠乏状態や，腎不全でも著明な変化を示さないとされている．これらの理由からRTPの中で一番信頼できる栄養指標と考えられている．

3 レチノール結合タンパク（retinol-binding protein；RBP）

RBPは分子量21,000のα-1-グロブリンで，血中濃度は3.5〜8.5 mg/dlと低く，半減期も0.4〜0.7日と非常に短い．肝臓で合成され，生理的条件下では1：1のモル比でレチノールと結合して血中に放出され，さらにTTRと複合体を形成してビタミンAの輸送に重要な役割を果たしている．ビタミンAが欠乏した状態ではRBPは肝臓内に蓄積し，血中濃度は低値を示すことから，ビタミンAの欠乏は肝からのRBPの分泌を特異的に阻害すると考えられている．ビタミンAの標的細胞においては，細胞膜表面レセプターを介してレチノールのみが細胞内に取り込まれ，RBPは遊離型（アポ型）となる．遊離型RBPは腎糸球体で濾過されるが，その大部分は尿細管で再吸収されて異化される．健常状態では，血中RBP濃度は肝臓における合成・分泌と，腎臓における異化により一定レベルに調節されているが，腎機能障害時には，レチノールを標的細胞に移送した後のアポ型RBPの腎臓での異化が障害されるため，高値を示す．

栄養評価指標としては，ビタミンAの代謝，腎機能の影響を強く受けるが，半減期が非常に短く代謝速度が速いため，また，アルブミン製剤投与による影響をほとんど受けず，栄養状態の変化に応じて変動することから，TTRに匹敵するだけのsensitivityを有すると評価されている．

2 栄養評価指標としての血清タンパクの意義

栄養評価法は，その目的により3つに分類される．すなわち，患者の状態を把握して栄養療法の適応・方法を決め（静的栄養評価：static），定期的に測定して栄養療法の効果判定を行う（動的栄養評価：dynamic），どこまで治療に耐えられるか，その適応はどうかを判定して適切な治療法を選択する（予後判定栄養評価：prognostic），である．

1．静的栄養価指標としての意義

アルブミンは血中半減期が長く，最も豊富に存在するタンパクであり，大きな血管外プールによって血清濃度が調節されているので，安定した値を示す．小さな栄養状態の変化では血中濃度はほとんど変化しないので，全身状態が安定している場合には信頼できる指標となる．

しかし，いわゆる全身状態，とくに循環動態が不安定な場合には，脱水，浮腫，血管内外の移動などにより血清アルブミン濃度は影響され，内臓タンパクの状態を正確に反映するとはいえなくなる．一方，アルブミン値が極端に低下しているような場合には，タンパク栄養障害が進行していることを示す確かな指標となる．血管外プールからアルブミンを動員しても血清濃度を保つことができないレベルにまで，全体としてのタンパク保有量が減少していることを示している．

現在の栄養評価においては，血清アルブミン値が正常域に保たれている症例の中に含ま

れる marginal malnutrition の状態にある症例をいかにして検出するかが，重要なポイントである．RTP はこのように血清アルブミン値では検出できないような marginal malnutrition の診断に有用な指標である．PEM の程度に応じて血中濃度が低下する．したがって，血清アルブミン値では検出できない程度の PEM を RTP で検出できることになる．

2. 動的栄養評価指標としての意義

動的栄養評価指標としての有用性を考える場合には，栄養状態の変化に対する反応の鋭敏性が重要である．アルブミンは血管外プールにより血清濃度が急激には変化しないように調節されているので，静的栄養評価指標としての長所が逆に欠点となる．さらに，半減期が長いので，栄養療法の効果を早期に判断するには不向きである．また，アルブミン製剤投与時には血清アルブミン値はその投与量によって変動するが，この性質も動的栄養評価指標としては臨床的に問題となる．一方，RTP は半減期が短く，血中濃度も低いため，生体のタンパク動態の変化に鋭敏に反応する有用性の高い指標となりうる．

筆者らは，種々の栄養評価指標の検討から栄養障害に陥っていると判定した症例に対する，中心静脈栄養 (total parenteral nutrition；TPN) 施行に伴う RTP の変動に関する検討を行った[5]．TPN 施行により4週間後にはタンパク栄養状態が改善したと判定された症例において，身長・体重比，上腕周囲長 (AC)，上腕筋囲長 (AMC)，上腕三頭筋部皮下脂肪厚 (TSF) は4週間後に，アルブミンは3週間後に有意の上昇が得られた．RTP はいずれも TPN 開始とともに急速に上昇し，TPN 施行1週間で有意の上昇を示した．このことは，RTP を指標とすれば，1週間で栄養療法の効果判定が可能であることを意味する．また，TPN 開始前値に対する変化率をみると，RBP が最も大きく，最も鋭敏に栄養状態の変動に反応する指標であり，栄養療法の効果判定を行う上できわめて有用な指標であると考えられた (図Ⅲ-19)．したがって，栄養治療を施行中，RTP が高値に保たれているならば，現行の栄養投与法は有効である，という判断ができる．しかし，最終的に body composition からみて各栄養区画が正常化したという判断は，血清アルブミン値の上昇，体重の増加，身体計測値の改善など，安定した指標で行われるべきであることはいうまでもない．

血清タンパク値を動的栄養評価指標として用いる場合，日単位の変動をみるには RBP，TTR を，週単位の変動をみるには Tf を，それ以上の長期間の変動をみるには血清アルブミン値を用いる，という各血清タンパクの特性を理解した対応が有用である．また，1回の測定値のみで判断するのではなく，経時的に測定して推移を観察することが，より信頼できる栄養評価を行うためには重要である．

3. 予後判定指標としての意義

血清アルブミン値から予後を推定しようとする試みは古くから行われている．すなわち，血清アルブミン値が低値を示す場合には術後合併症や死亡率が高くなり，高値である場合には，さまざまな治療に対する反応が良好であり，予後も良好であるという考え方である．また，いくつかの指標を組み合わせ，一定の計算式とした予後判定指数が，1980年の Buzby らの PNI[6] 以来，数多く提唱されている．これらの指標としては身体計測値，

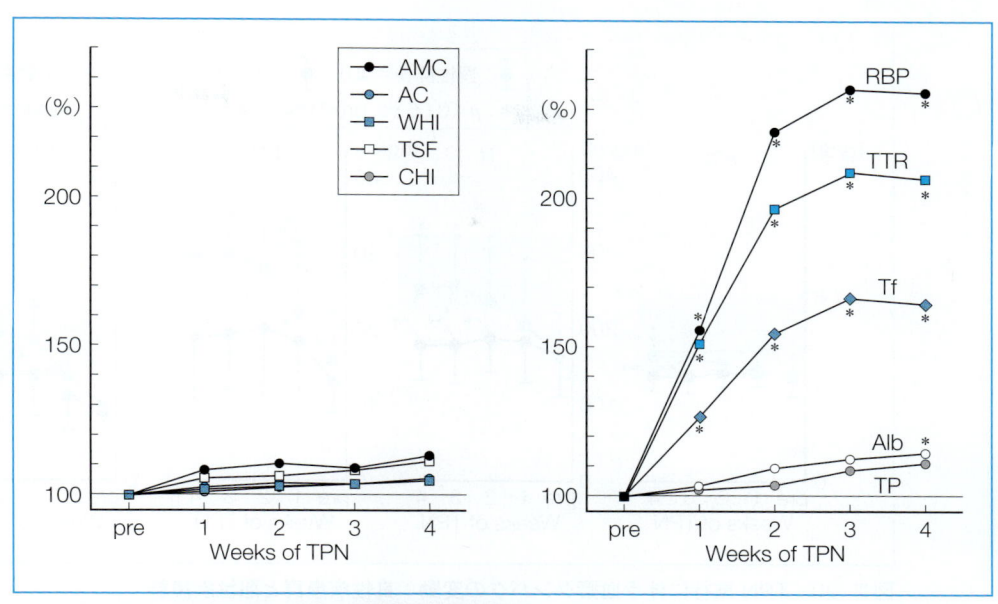

図Ⅲ-19　TPN 施行に伴う各種栄養指標の変化率
TPN 開始時を 100％ とした時の変化率．＊：$p<0.05$ vs. pre TPN.
WHI：身長体重指数，CHI：クレアチニン身長係数．
（井上ら，1990[5]）より転載）

免疫指標，血清タンパク値などが用いられているが，いずれの指数にも血清タンパク値は組み込まれている．

　筆者らは，種々の要因で栄養障害に陥った症例に一定条件下で TPN を施行し，血清タンパクの変動を検討した（図Ⅲ-20～22）[7]．良性疾患と悪性疾患で血清タンパクの変動に違いがあることを見いだし（図Ⅲ-20），さらに，悪性疾患患者で予後によって 2 群に分けて検討した．すなわち，TPN から離脱できた症例，または TPN 開始後 3 か月以上生存した症例（A 群）と，TPN 開始後 3 か月以内に死亡した症例（B 群）の間には，一定条件下での TPN に対する反応に有意な違いが認められた．すなわち，予後良好な A 群では血清タンパクは上昇してほぼ健常域に到達したのに対し，予後不良であった B 群では血清タンパクに有意な改善は得られなかった（図Ⅲ-21）．また，TPN 施行 2 週間後の TTR 値と生存日数をプロットすると，TTR 値によって，予後を推定できる可能性が示唆された．すなわち，TPN に対する血清タンパクの反応性から，予後を推定することができる可能性があると考えられた（図Ⅲ-22）．

　血清タンパク値自体の予後判定指数としての意義については一定の見解は得られていないが，予後を判定する上で重要な指標の 1 つであると考えられる．

3　血清タンパクの測定値を解釈するに際して注意すべき問題点

　血清タンパク値は，体内保有量を直接表しているのではなく，血清濃度を示しているので，全身的な状況を考慮して解釈しなければならない．脱水・浮腫など体内水分保有量の状態は，まず把握しておかなければならない．水分投与量も血清濃度を規定する重要な因

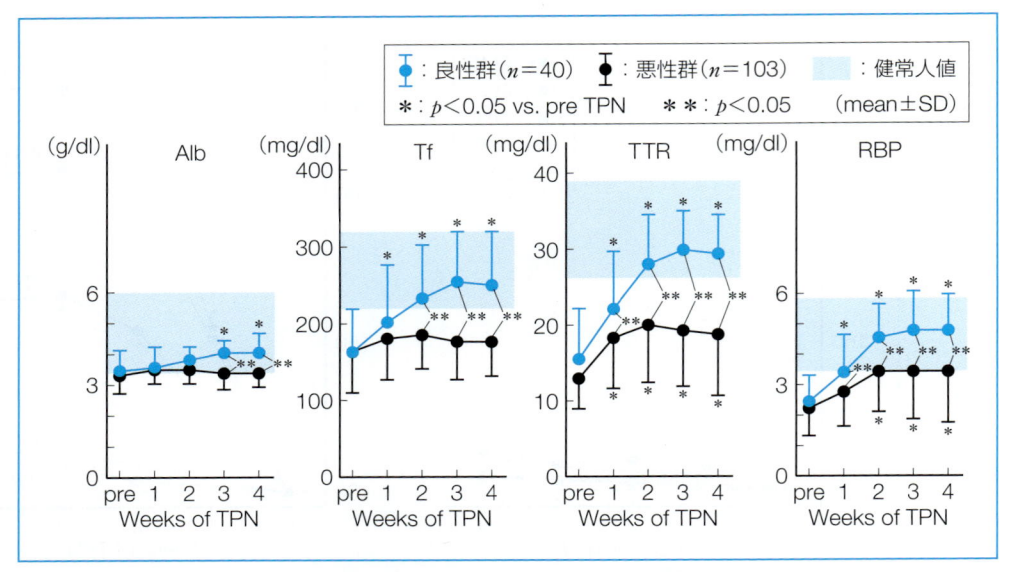

図Ⅲ-20　TPN施行に伴う血漿タンパクの変動：良性疾患群と悪性疾患群

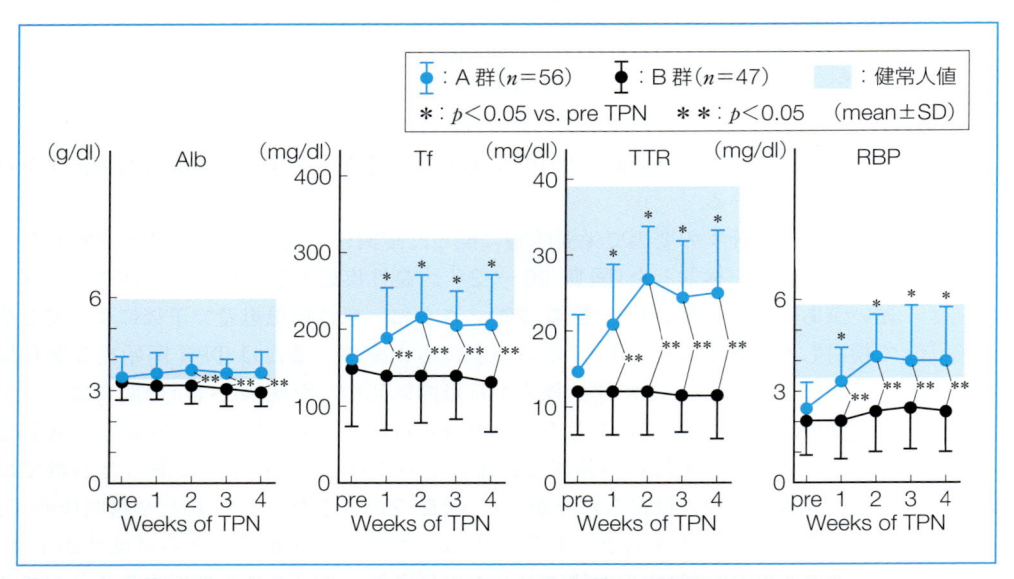

図Ⅲ-21　TPN施行に伴う血漿タンパクの変動：予後良好(A)群と予後不良(B)群

子である．中でも血清アルブミン値はこれらの体内水分量の影響を受けやすい．とくに注意すべきなのはアルブミン製剤が投与されている場合で，アルブミン製剤の投与により血清アルブミン値が正常域に保たれていても，必ずしも栄養状態を反映するものではない．

　血清タンパク値を解釈する場合に留意しておくべきもうひとつの問題は侵襲である．これは，栄養指標として用いられているこれらの血清タンパクが，いずれも acute phase negative protein として変動することによる．

　手術後には術後3日目頃までRTP値は低下し，その後回復する(図Ⅲ-23)[8]．術後合併

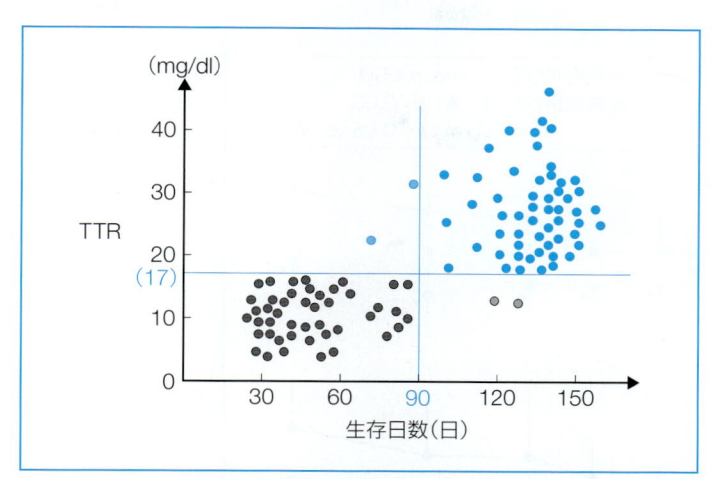

図Ⅲ-22 TPN施行2週間後のトランスサイレチン(TTR)値と予後判定の閾値の設定

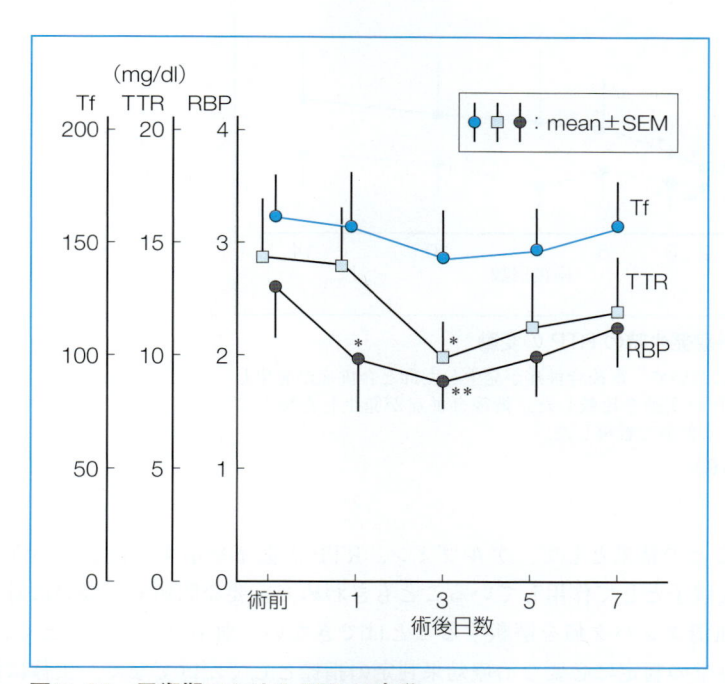

図Ⅲ-23 周術期におけるRTPの変動
TPN非施行症例における術後RTPの変動．いずれも術後3日目には低値となり，その後徐々に術前値へと回復した．栄養状態の変動というより，術後の侵襲を表現していると考えられる．
＊：$p<0.05$ vs. 術前，＊＊：$p<0.01$ vs. 術前．
(Inoue Y, et al, 1995[7] より転載)

症が発生した場合にはRTP値が低値を示す(**図Ⅲ-24**)[9]．すなわち，手術，外傷，感染症などの侵襲時には，RTPはCRPなどのacute phase proteinとほぼ反対の変動を示す．侵襲に対する生体の防御反応としてサイトカインが分泌され，これが血清タンパクレベル

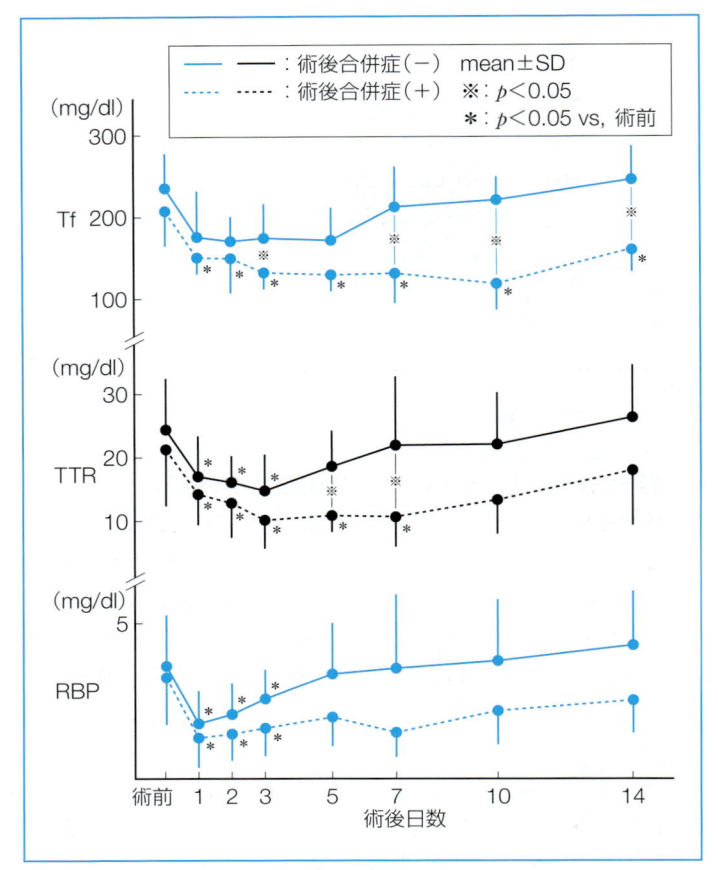

図Ⅲ-24 術後合併症発生時のRTPの変動

術後TPN施行症例において，術後合併症が発生した群と合併症が発生しなかった群でのRTPの変動を比較した．術後合併症が発生した場合には，RTP値はいずれも低値で推移した．
（山崎ら，1983[8]より転載）

に影響を与えることの結果として，アルブミン，RTPが低下を示す．侵襲という生体反応の影響が大きな因子として作用していることもきわめて重要な問題で，侵襲に対する反応を抜きにして血清タンパク値を解釈することはできない．血清タンパク，とくにRTPは，単に栄養投与量の判定に必要な治療効果判定の指標としてだけでなく，生体に加わった侵襲に影響されたタンパク代謝動態をも判断できる指標と考えることができる．

侵襲下では，必要な量・組成の栄養素が投与されただけではRTPの回復は得られず，侵襲から回復して初めてRTP値は上昇してくる．この点を考慮した血清タンパク値の解釈が，生体の状態を的確に把握するためには重要である．

近年，血清アルブミン値が侵襲の影響を受けることを過大評価して，栄養評価指標として用いるのには問題があるので測定する必要はない，という考え方もある．しかし，血清アルブミン値は栄養評価指標としての基本であることは間違いない．重要なことは，血清アルブミン値をどのように解釈するか，である．逆にいえば，血清アルブミン値が低値である場合には，その原因について検索することにより，全身状態の評価ができる，という

ことになる．血清アルブミン値が低値を示している場合，単純に低栄養状態にあると判断するのではなく，他の検査データを参考にしながら，CRP 値は高くないか，炎症はないか，どこかに感染巣はないのか，肝機能異常はないか，水分オーバーになっていないか，体重が異常に増えていないか，浮腫はないか，熱量投与量やタンパク質投与量などは不足していないか，などをチェックして解釈する必要がある．そのチェックにより，適切な栄養評価ができることになる．

4 血漿アミノ酸値

　血漿アミノ酸は体内遊離アミノ酸プールの 5% 前後であるが，全身のアミノ酸代謝をよく反映する．成人における総血漿アミノ酸窒素量は 4〜6 mg/dl で，約 40 種のアミノ酸から構成されている．全身アミノ酸に占める割合は 1% 程度にすぎないが，各臓器のアミノ酸プール動態を反映した結果と考えられ，臨床的に観察可能な唯一のアミノ酸プールである．低栄養では血漿総アミノ酸濃度の低下がみられ，タンパク栄養障害では，必須アミノ酸，とくに分岐鎖アミノ酸（branched chain amino acids；BCAA，バリン，ロイシン，イソロイシン）の低下が著明になる．肝，腎，心などの臓器障害を合併すると，各病態に特徴のあるアミノ酸パターンが加わり複雑になる．肝不全などの高度肝障害では肝臓でのアミノ酸代謝障害のために高値を呈することがある．

　BCAA 濃度は TTR やレチノール結合タンパク濃度と相関がみられ，栄養状態を反映すると考えられるが，栄養指標というより種々の病態でのアミノ酸代謝の指標として意義がある．ただし，長期間静脈栄養を続けると，投与したアミノ酸液の影響が大きくなるので，血漿アミノグラムを調べ，低下ないし上昇した個々のアミノ酸を考慮したアミノ酸液へ変更することにより，より適切な栄養療法が実施できる．とくに肝・腎障害時や小児例では注意を要する．

　肝硬変，とくに非代償期には，BCAA 濃度が低下し，フェニルアラニン，チロシンなどの芳香族アミノ酸（aromatic amino acids；AAA）濃度が上昇するという特徴的アミノ酸パターンがみられる．AAA の上昇は主として肝臓での処理能障害のためで，BCAA の低下は骨格筋でのグルタミン生成系によるアンモニア処理に際して BCAA が利用されるためと考えられている．この結果，Fischer 比（血漿 BCAA/AAA＝Val＋Leu＋Ile/Tyr＋Phe）は著しく低下し，肝不全時には 1.8 以下となる．また，慢性うっ血性心不全や慢性閉塞性肺疾患においても Fischer 比が低下する．

　近年，総分岐鎖アミノ酸（BCAA）と，芳香族アミノ酸（AAA）のうちのチロシン（Tyr）について，簡便で迅速な酵素的測定法が開発され，branched chain amino acids and tyrosine ratio（BTR）として Fischer 比に代わって肝疾患の診断と治療経過観察に用いられるようになっている．

5 一般的生化学検査

　通常，入院患者や外来通院患者に対して定期的に血液一般検査（白血球数，白血球分画，赤血球数，ヘモグロビン濃度，ヘマトクリット値，血小板数）とともに血液生化学検査も行われる．どの項目も全身状態を評価するためには重要であるが，とくに栄養評価を行う

際に考慮しておくべき項目について解説する．

1. 肝機能検査

　肝臓は生体の代謝の中心的役割を果たしているので，栄養状態の判定には直接関係がなくても，チェックすべき検査である．AST，ALT は肝細胞障害の指標であり，ビリルビン値，ALP，LDH，γ-GTP などの一般的肝機能検査値も重要である．TPN 施行時に発生する，熱量投与量過剰に関連して発生する肝機能異常では AST および ALT が上昇する．さらに，胆汁うっ滞を示す検査データとして ALP の上昇も認められる．したがって，これらの検査ももちろん測定すべきである．

2. コリンエステラーゼ

　コリンエステルを加水分解する酵素で，肝で合成されて血中に分泌されるので，その活性低下は肝細胞の機能障害を反映し，肝のタンパク代謝の指標として意義が大きい．半減期は 2～3 日と短いので，鋭敏に肝臓でのタンパク合成能をみることができる．肝硬変などの肝疾患や低栄養で低値を示し，脂肪肝や栄養過剰で高値となる．アルブミン値が低下していても，コリンエステラーゼが正常値を保っていれば，タンパク異化には傾いておらず，摂取したタンパクは合成されている，と解釈できる場合もある．また，栄養療法に対する反応をみる場合，コリンエステラーゼが上昇傾向にあれば，タンパク合成に傾いている/傾きかけている，すなわち，栄養状態が改善しつつある，と判断できる．逆にコリンエステラーゼが低値であれば，栄養療法の内容を改善する必要がある，と解釈する必要がある．

3. 血清脂質

　総コレステロールは，本来，脂質異常症の診断に重要であるが，低栄養，甲状腺機能亢進症，重症肝障害などで続発性に血清濃度が低下するため，栄養指標としてもよく測定される．とくに，栄養障害において低下する 1 つの指標として用いられる．トリグリセリドはコレステロールと同じように変動するが，食事や脂肪製剤投与による影響を受けやすいので，その測定値の解釈には注意が必要である．

4. 血中尿素窒素（blood urea nitrogen；BUN）

　尿素窒素は血中尿素に含まれる窒素成分を表したものである．尿素は，主に肝臓においてタンパク質の代謝産物である有害な NH_3 から尿素サイクルを経て合成される，無害な終末代謝産物である．肝臓で合成され，腎臓から排泄される．主に腎機能を反映するが，腎以外の因子も関与する．腎不全，脱水，うっ血性心不全，ショック，タンパク異化の亢進（大手術，飢餓など），消化管出血などで上昇する．重症肝障害では低下する．肝臓での尿素窒素合成の低下や腎臓での排泄減少などによって変動し，腎機能やその他全身諸臓器の機能の指標となる．

栄養療法における，窒素源の投与量や栄養組成の目安ともなる．たとえばBUNが高値の場合，腎機能障害や消化管出血などを疑うことが多いが，投与する窒素量が多すぎる，非タンパクカロリー/窒素（NPC/N）比が低すぎる，などが原因となる場合もある．また，逆にBUN値が低値を示す場合，投与窒素量が少なすぎる，すなわちタンパク栄養障害に陥りつつあることを示している可能性があることを念頭に置いておくべきである．

5. クレアチニン（creatinine；Cr）

肝で合成されたクレアチンは筋肉内に取り込まれ，その2%程度はクレアチニンに変換される．血中のクレアチニンは腎糸球体で濾過されて尿中へ排泄されるが，尿細管ではほとんど再吸収されない．クレアチニンは腎外性因子の影響をほとんど受けないため，腎機能の指標としては尿素窒素よりも優れている．

BUNが窒素代謝の指標として用いられることを考慮すると，BUN値を栄養指標として解釈する場合の参考値として用いられている．すなわち，BUNが高値の場合，クレアチニン値も高値であれば腎機能障害が背景にあることを考えるが，クレアチニン値が異常値でなければ，腎機能障害以外の要因を考えて栄養療法も実施することになる．

6. 糖質

糖代謝検査として血糖，グリコヘモグロビン（HbA1c），尿糖，尿ケトン体などがあるが，栄養不良の指標にはならない．ただし栄養療法を実施する際には，糖尿病の有無を知っておく必要はあるし，とくに侵襲下では耐糖能異常の有無や程度を知る上で必要な検査である．中でも血糖値は，TPN施行中に最も基本的なパラメータであり，必ずチェックしておかなければならない．Intensive Insulin Therapyが注目されて適正血糖値が議論されたが，現在は，従来のように180 mg/dl未満となるようにコントロールする，というのが標準的な考え方である．尿糖は本来は検出されないが，血糖180 mg/dl以上の場合には腎の閾値を超えるため，尿糖が出現する．尿糖10 g/日以上の場合はコントロール不良で，尿ケトン体も陽性の場合は血糖コントロール不良である，と解釈する．いずれにせよ，血糖値，尿糖，尿ケトン体は栄養療法施行期間中の基本的な生化学検査である．

6　特殊血液検査

1. 血清ビタミン

低栄養でビタミンA，D，E，K，B群の低下がみられるが，測定は容易でなく，栄養指標としては一般的でない．しかし，ビタミン欠乏症が疑われる場合には，原因究明のために血清ビタミン値が測定されることがある．

2. 微量元素

　低栄養状態では各種微量元素の低下もみられるが，ルーチンに測定されるわけではないので，明らかにならないことも多い．しかし，現在の栄養療法において，微量元素製剤を投与しないために欠乏症が発生したことが報告されているので，各種微量元素欠乏症が疑われるような病態が出現した場合には原因究明のために微量元素濃度を測定しなければならないことがある．とくに，最近は銅欠乏症の報告が多くなっている．また，亜鉛は低栄養で低下することが知られていると同時に，低栄養が改善されるときに亜鉛の需要が著しく増大するので，強制栄養，とくにTPN施行中に十分な亜鉛の投与が行われないと低亜鉛血症が発生する可能性があるので注意しなければならない．

7　尿化学検査

1. 尿中クレアチニン，クレアチニン身長係数（creatinine-height index；CHI）

　クレアチニンは筋・神経組織内でクレアチンリン酸から生成される．前駆物質のクレアチンは98％が筋組織に分布するため，クレアチニンの産生量は総筋肉量に比例する．すなわち体内総クレアチン量と尿中クレアチニン排泄量との間に強い相関が認められることから，尿中クレアチニンが筋肉量推定の指標として用いられる．

　クレアチニン身長係数は，標準体重あたりの24時間尿中クレアチニン排泄量の基準値を定め，それに対する比率を％表示したもので，筋タンパク量の指標として用いられる．24時間クレアチニン排泄量の基準値（クレアチニン係数）としては，Blackburnら[10]の男性23 mg/kg標準体重，女性18 mg/kg標準体重が用いられている．腎機能や肉食などの経口摂取によって修飾される場合もあるが，TPNなどの栄養療法施行時に経時的に筋肉量の変動をみる場合には有用である．しかし尿中クレアチニン排泄量にはかなりのバラツキがあるため，3日間連日，24時間尿を採取してCHIを算出すべきである．

　CHI＝〔(24時間尿中クレアチニン排泄量 mg/日)÷(標準体重 kg×クレアチニン係数 mg/kg)〕×100

2. 尿中3-メチルヒスチジン（3-Mehis）

　3-Mehisは筋原繊維タンパクのアクチンとミオシンの構成アミノ酸であり，90％以上筋肉内に存在し，筋タンパク1 gに3.63 μmol含まれる．3-Mehisは筋タンパクが分解されると再利用されずに血中に放出され，その95％が尿中に排泄されるため，筋タンパク分解の指標とされる．日本人成人での標準排泄量（μmol/kg/日）として，男性：5.2±1.2，女性：4.0±1.3との報告がある[11]．異化亢進時や栄養管理実施に伴う低栄養状態改善時に増加し，慢性栄養不良に伴う筋肉消耗時に低下する．侵襲時の筋タンパク崩壊の指標として用いられることが多い．ただし，食事などに含まれる外因性3-Mehisも尿中排泄に影

響するので解析にあたっては注意を要する．また，筋肉量を補正するため尿中クレアチニンで除した尿中 3-Mehis/Cr 比は筋タンパクの代謝回転率を表すよい指標とされ，dynamic nutritional assessment として有用であるが，3-Mehis の尿中排泄増加は異化亢進時のみでなく，栄養状態の改善時にもみられることから，窒素平衡などと併せて評価する必要がある．

3. 尿中総窒素排泄量，窒素出納

アミノ酸にはアミノ基をはじめ必ず窒素が含まれていることから，窒素動態は生体内のタンパク代謝動態を知るのに有用である．体内の窒素は約 80％ が尿中に排泄される．尿中総窒素は尿素，尿酸，クレアチニン，アンモニアなどに含有される窒素の総和である．しかし尿中総窒素排泄量の測定は非常に複雑で，保険適用もないため，尿中尿素窒素（urine urea nitrogen；UUN）を測定し，尿中以外の排泄経路からの排泄量を加味した計算式にて尿中窒素排泄量を予測する方法が行われている．計算方法としては，①尿中総窒素排泄量(g/日) = UUN(g/日)×5/4，②尿中総窒素排泄量(g/日) = UUN(g/日)×1.2＋1.0 or 2.0(g)，③尿中総窒素排泄量(g/日) = UUN(g/日)＋4(g)，などがあるが，①の式が多く用いられている．

総窒素投与量と総窒素排泄量の差が窒素出納(nitrogen balance；NB)である．通常，1 日あたり(g/日)で計算する．タンパク質(アミノ酸)1 g あたり約 16％ の窒素を含有しているので，投与タンパク質(アミノ酸)量を 6.25 で除して総投与窒素量を計算する．通常の食事を摂取している場合は，簡便に投与窒素量を推定するのは困難であるが，経腸栄養剤や静脈栄養剤のみで管理されている場合は，製剤の組成表から容易に窒素投与量が計算できる．健常成人では，通常 NB は ±0 である．NB が負の場合はタンパク異化状態，正の場合はタンパク同化状態と判断できる．同じ方法で連日の経時的変化を測定することで，生体のタンパク代謝が異化と同化のどちらの方向に向かっているのかを知ることによって栄養療法の効果判定ができるので，NB の経時的測定はきわめて有用である．

8 おわりに

SGA により栄養状態を主観的に評価する，という栄養アセスメント手法は有用であるが，栄養療法の効果を判定しながら適切な栄養療法を実施するためには客観的栄養指標が必要である．その中でも生化学検査は重要である．どの指標も，その1つだけ，あるいは，その1ポイントだけで栄養状態を判定することは困難である．さまざまな指標の特徴を理解した上で総合的に判定することが重要である．

最後に，血液生化学検査の中でも基本的栄養指標であるアルブミン値は，侵襲などの影響で測定値が変動するという性格があるため，栄養評価指標として信頼できないという見方もある．しかし，そのアルブミン値に影響を与えている因子をさまざまな角度から検討することにより，より詳細に全身状態の評価ができることになる，という考え方も重要であることを強調したい．

[文献]

1) 平山千里：血漿タンパク質の代謝．平山千里，右田俊介(編)：血漿タンパク質：構造・機能・病態．pp287-301，医歯薬出版，1979
2) 池田義和：血漿蛋白からみた栄養状態の把握．医学のあゆみ 120：324-331，1982
3) 井上善文，木村聡宏，井上真紀：栄養評価指標として用いられる血清タンパク値の体位による変化．日生医誌 32：1-5，2004
4) 井上善文，根津理一郎，八木誠，他：栄養評価の新しいパラメーター―血漿蛋白質値(rapid turn-over protein)．JJPEN 7：951-954，1986
5) 井上善文，根津理一郎，李鐘甲，他：栄養療法の効果判定における rapid turnover protein 測定の意義について―良性疾患を中心として．外科と代謝・栄養 24：47-57，1990
6) Buzby GP, Mullen JL, Matthews DC, et al: Prognostic nutritional index in gastrointestinal surgery. Am J Surg 139: 160-166,1980
7) Inoue Y, Nezu R, Matsuda H, et al: Rapid turnover proteins as a prognostic indicator in cancer patients. Surg Today 25: 498-506, 1995
8) 山崎芳郎，信友政明，井村賢治，他：栄養評価指標としての rapid turnover protein 測定の意義．医学のあゆみ 124：892-895，1983
9) 井上善文，岡田正：プレアルブミン―栄養指標としての意義．臨床科学 29：759-762，1993
10) Blackburn GL, Bistrian BR, Maini BS, et al: Nutritional and metabolic assessment of the hospitalized patient. JPEN 1: 11-22, 1977
11) 金昌雄：栄養指標としての尿中 3-メチルヒスチジン排泄に関する研究―健常人および高カロリー輸液施行患者における動態を中心として．外科と代謝・栄養 22：57-68，1988

（井上　善文）

Ⅲ．臨床編　A．栄養アセスメント

4. 生理機能による評価

本項では栄養アセスメントにおける生理機能検査の役割，意義などを概観する．

栄養状態の指標としての生理機能検査であるため，その対象は身体構成成分において脂肪量（fat mass；FM）および除脂肪量（fat-free mass；FFM）の量と機能の変化によって変化しうる生理機能である（表Ⅲ-5）．ここでさらにFFMは，骨格筋，水分（細胞内，細胞外），ミネラル（骨内＋骨外）に細分化できる．したがって体重をその構成成分の総和として

$$体重 = FFM + FM$$
$$= 骨格筋 + 水分（細胞内 + 細胞外）＋ ミネラル（骨内 + 骨外）＋ FM$$

と表すことができる（「栄養スクリーニングとアウトカム指標」の項，271頁参照）．
この式の各項目の変化に伴って変化しうる生理機能を考える．

1　骨格筋の量と質の変化により変化しうる生理機能

骨格筋は骨格に付着して関節を可動にする．その分布により，四肢と体幹に分けて考える．骨格筋は横紋筋であり，解剖学的には多核細胞である．また生理学的にⅠ型とⅡA型，ⅡB型の筋繊維に分類される（表Ⅲ-6）．

Ⅰ型，ⅡA型は赤筋または遅筋と呼ばれ，姿勢の維持など持続的な力を発揮する骨格筋である．ミトコンドリアにおけるTCAサイクルで産生されるATPをエネルギー源とする．

ⅡB型は白筋または速筋とされ，瞬発力を発揮する骨格筋であり，主に乳酸などをエネルギー源とし，ATPによらない点が他の型と異なる．

表Ⅲ-5　身体組成の変化によって変化しうる生理機能

身体組成		変化（増加）	変化（減少）
脂肪量		呼吸機能 歩行速度 大腿四頭筋筋力	
除脂肪量	水分		記銘力
	ミネラル		
	骨格筋		呼吸機能 歩行速度 大腿四頭筋筋力

表Ⅲ-6 骨格筋繊維の種類と特徴

		Ⅰ型	ⅡA型	ⅡB型
筋の組織		赤筋	赤筋	白筋
直径		小さい	中間〜小	大きい
毛細血管の分布		多い	多い	少ない
ミトコンドリア		多い	多い	少ない
ミオグロビン		多い	多い	少ない
筋肉の種類		ヒラメ筋	外側広筋	広背筋
生化学的性質	ATPase活性	中等	高い	高い
	ATP源	酸化的リン酸化	酸化的リン酸化	嫌気的解糖系
	ATP分解速度	遅い	速い	速い
	グリコーゲン	少ない	中等度〜多い	多い
生理学的特徴	収縮速度	遅い	速い	速い
	収縮能	低い	中等	高い
	疲労速度	遅い(S型)	中等度(FR型)	速い(FF型)
	神経伝導速度	遅い	速い	速い
	運動様式	姿勢の維持	中程度の持続力	瞬発力

〔堀清記(編):TEXT 生理学(第3版),南山堂,1999 より転載〕

　これらⅠ型とⅡ型の筋繊維は同じ骨格筋の中に同時に存在するが,同一筋肉内の重量比は骨格筋により異なる.主にその筋肉が姿勢を維持する場合にはⅠ型筋繊維が多く,瞬発力を機能の主とする筋肉ではⅡ型が多い.

2 計測値の評価方法

1. 測定値の基準値との比較―横断研究

　対象群から得た測定値を,その対象の属性(性,年齢,人種など)に合致した基準値に対する比較で評価する.
　比較の方法には①%(平均値),②平均値または中央値のパーセンタイル,③(測定値−平均値)/標準偏差(SD)(Zスコア),④%(中央値),⑤パーセンタイル値,などの方法がある.正規分布を取る対象値に対しては,5パーセンタイルは−2SD,95パーセンタイルは+2SDであり,②と③は同じ事象を異なる表記方法で表しているだけである.
　一方,正規分布を取らない測定値では両者は異なり,パーセンタイル値で表す.

2. 同一の対象のフォローアップによる測定―縦断追跡

　測定値が治療効果や介入によって敏感に変化する場合,すなわち変化に統計的な有意差が予想される場合,その測定値はフォローアップにおいて効果判定指標に利用できる.こ

の場合，測定値の表示方法は絶対値でもよい．

ただし観察期間が長期にわたる場合，その時間内に対象の測定値が加齢による低下の影響を考慮する必要がある場合には，横断研究と同様に対象の属性に合致した％やパーセンタイル値で表記するのが妥当と考える．

3 部位別骨格筋の測定方法

1. 四肢の骨格筋

1 上肢の骨格筋力の生理機能検査—握力

代表的なものは握力である．

握力は力の種類によって①つぶす力（クラッシュ力），②つまむ力（ピンチ力），③保持する力（ホールド力），④広げる力，の4種類に分けられる．

このうちで，つぶす力（等尺力：筋繊維の長さを一定に維持したままでの出力）の測定が握力計で行われる．計測の単位は重量キログラム（1 kg重量のものが受ける重力の大きさ，1 kgf＝9.80665 m/s[1]）またはN，$1N=10^5 dyne$）である．

握力計の測定原理は，枠体と中握りを最大握力で握った際の力を，ロードセル（歪みを重力に変換するセンサー）により重力に変換して表示する．

測定の姿勢の基本は，いすに坐り脇をしめ（adduction），肘を90度前方に曲げ，前腕を軽く内転させた姿勢で計測する．測定は左右両方で3回，30秒以内に行い，最大値を計測値とする．

握力を低下させる因子は，低栄養，加齢，性別，意識障害などである．したがって，低栄養の程度や回復の過程のモニタリングにも利用できる．

また握力が平均値未満の対象での生存率がフォローアップ期間中の5年間で有意に低く，アウトカム指標として握力を利用できることがわかる[2]．

2 上肢の骨格筋力の生理機能検査—手の交叉法

机の上に置いた両手から40 cm離して置かれた2点に，両手を交互に交叉させて25回ずつ，左右合計50回，手を点の上に置く試験を行う．結果は，左右25回ずつ置いて戻るまでにかかる時間で表す[3]．

この試験は基準値がないが，時間で表せるため，比較できる利点がある．この試験は，栄養療法の効果判定にも利用できる．

3 下肢の骨格筋の生理機能検査

a．膝下の骨格筋の生理機能検査—6分間歩行試験[4]

【方法】室内（天気が良ければ屋外も可）で，平らな床の上で30 m間隔に2個の折り返し用目印を置く．その間を6分間往復し，歩行距離を記録する．歩行速度は，通常どおりで最速の速度ではない．トレッドミルは場所の節約になるが，14％距離が長くなるため適当でない．また往復の目印の間隔を15 m，50 mに変えても結果に差はない．しかし楕円形の陸上競技場などにすると歩行速度が速くなる．

検査前のウォーミングアップはしない．検査前，できれば10分間以上いすで休む．
【適応と禁忌】 主に心・肺機能障害があり，禁忌事項に当てはまらない対象(表Ⅲ-7).
【安全性の確保】 ①救急カートが近くにあること．カートの内容は医師のチェックが必要．②酸素，ニトログリセリン舌下錠，アスピリン，β刺激剤(気管支拡張剤)，電話など救助を呼ぶ手段．③心肺蘇生の認定を受けた人(上級であればさらによい)．看護師，理学療法士，認定肺機能検査士ならよりよい．④検査中の医師の常駐は不要．ただし医師の判断が優先する．⑤酸素療法中の対象には，通常量または医師の指示量を投与．
【検査の中止事項】 胸痛，呼吸困難，下肢の痛み，よろける，異常な発汗，顔色が青白いまたは黒ずむ．
【記録用紙】 図Ⅲ-25に例を示す．検査前に心拍数および修正ボルグスケール(表Ⅲ-8)を用いて呼吸困難，疲労の程度，可能ならSpO_2を測る.
【準備する物品】 ストップウォッチ，カウンター，折り返し地点用の目印2個(建設現場においてある円錐形の目印など)，休憩用のいす，酸素，血圧計，電話，AED(心肺蘇生用)，経皮酸素濃度計(あれば).
【結果に影響する因子】 表Ⅲ-9にあげた．

b. 膝上の骨格筋の生理機能検査—大腿四頭筋の筋力検査

膝上の骨格筋は大腿四頭筋が代表的である．この骨格筋の機能は，股関節の屈曲，膝関節の伸展の2つの機能である．このうち膝関節の伸展機能の評価が，栄養アセスメントに用いられる．以下の2つの方法がある．

1つは膝関節伸展トルクを測定する方法である．被検者の左下腿遠位部にトルク測定用

表Ⅲ-7 6分間歩行試験の適応と禁忌

適応	治療前と後での測定	肺移植 肺切除術 肺容量減量術 肺リハビリテーション COPD 肺高血圧 心不全
	機能の評価(1回の測定)	COPD cystic fibrosis 心不全 末梢血管疾患 高齢者
	死亡率・有病率の予測	心不全 COPD 肺高血圧
禁忌	絶対的禁忌	不安定狭心症(1か月以内) 心筋梗塞(1か月以内)
	相対的禁忌	安静時の心拍数＞120/分 安静時の収縮期血圧＞180 mmHg 安静時の拡張期血圧＞100 mmHg
	医師に相談	6か月以内の心電図の異常 安定性狭心症

4. 生理機能による評価

結果					
対象の氏名			対象のID	日付	
試験回数					
性別	男・女	年齢		人種	
身長		体重		血圧	/
試験前の内服薬(量と内服時刻)					
試験中の酸素療法の要否			l/分		
	検査前	検査後			
時刻	:	:			
心拍数					
呼吸困難			(Borg scale:表Ⅲ-8)		
疲労			(Borg scale:表Ⅲ-8)		
SpO_2	%	%			
途中での中止	なし・あり	理由			
他の症状:	狭心症,めまい,しり・あし・ふくらはぎの痛み				
往復回数(60 m)	回	最後の折り返しからの距離	m		
合計距離	m				
予測距離	m	実測/予測	%		
コメント:					
考察					

図Ⅲ-25 6分間歩行試験の記録用紙

表Ⅲ-8 修正ボルグスケール

0	全くない
1	ほとんどない
2	少しある
3	普通にある
4	かなりある
5	ひどくある
6	
7	とてもある
8	
9	
10	最高にある

表Ⅲ-9 6分間歩行試験に影響する因子

減少させる因子群	・低身長 ・加齢 ・肥満 ・女性 ・認知症 ・片道が短い(Uターンの回数が多い) ・呼吸疾患(COPD,喘息,cystic fibrosis,肺の間質疾患) ・筋疾患(関節炎,足首・膝・股関節の外傷,低栄養,他)
増加させる因子群	・背が高い(足が長い) ・男性 ・やる気がある ・以前,同じ検査をやった ・基礎疾患への内服薬服用直後 ・低酸素血症に対する酸素療法

のバンドを巻き，ワイヤーを介して歪み計(U3B1-NMB)を接続，最大等尺性収縮(約3秒間で膝伸展)を1分間以上の間隔で3回施行，その最大トルク値をkg・mで記録する．この大腿四頭筋の最大等尺性収縮トルク力は，歩行の際の歩幅，歩行率(歩数/秒)の決定因子であることが示唆されている[5]．

他の方法は，膝関節を90度屈曲位とし等尺性筋力測定装置(ハンドヘルドダイナモメーター)を用いて大腿四頭筋力の最大値を測定する方法である．この値は，握力と強く相関した[6]．

さらにこの大腿四頭筋力は，慢性閉塞性肺疾患(chronic obstructive pulmonary disease；COPD)の改善ともよく相関するとされる[7]．したがって，対象となる病態は限定される可能性があるが，この方法を栄養療法の効果判定に用いることができる指標である．

大腿四頭筋機能の定性試験もある．すなわち試験方法は，被検者にいすに坐ってもらい膝関節を伸展させる．検者は被検者の下腿遠位側を下方に押し抵抗を加え，膝関節を伸展位に維持できるか，何秒維持できるか，を評価する．しかし基準値がないという問題点があり，主観的評価法である．

c．簡易下肢機能評価法

高さ45 cmのいすに坐り，足底に体重計を置いた状態で，最大努力条件下で体重計を3秒間下肢で押す．測定の際，臀部がいすから離れないよう注意する．

この測定結果は，下肢支持力および歩行速度とも相関した($p<0.01$)[8]．すなわち簡易下肢機能評価法は，下肢の支持力，歩行速度の指標となる．

2．呼吸器の骨格筋

呼吸運動における骨格筋の関与は，健常時には吸気のみであり横隔膜による吸気量は全換気量の60%とされる．一方，呼気は肺と胸郭の弾性収縮力のみで行われ，骨格筋の関与はない[9]．

しかし努力呼吸を要する場合には吸気，呼気ともに呼吸補助筋が動員される(表Ⅲ-10)．

これら呼吸筋力は栄養状態と強い相関がある．すなわち横隔膜，肋間筋の疲労，肺サーファクタント量の減少，弾性繊維数の減少による．

1 スパイロメトリー

慢性腎疾患(chronic kidney disease；CKD)に伴う低栄養症候群において，肺活量が低下，さらに炎症の指標としての高感受性CRP(hsCRP)の上昇群($hsCRP≧7\ mg/l$)において有意に%1秒率(% FEV1：84±22 vs. 67±20, $p<0.001$)，努力性肺活量(% FVC：85

表Ⅲ-10　努力呼吸において動員される補助呼吸筋

吸気相	呼気相
斜角筋 胸鎖乳突筋	腹横筋 腹斜筋群 腹直筋

±21 vs. 69±1, $p<0.001$),最大呼気流速(% PEF:74±25 vs. 56±24, $p<0.001$),％1秒量(% FEV1/FVC:80±10 vs. 97±2, $p=0.04$)と有意に低下していた[10].したがってこれらのスパイロメトリー指標は,炎症に伴う低栄養症候群,すなわちCKDにおけるcachexia(悪液質)の病態をよく表していることがわかる.

一方,cystic fibrosis(CF)における低栄養症候群の栄養状態と呼吸量(最大呼気量,最大吸気量)とは相関しない[11].

2 最大経横隔膜圧

横隔膜の筋力の測定法であり,cystic fibrosisの栄養状態,とくにBMI,AMC(上腕筋囲長),FFMと高い相関を示す.さらに1秒量(FEV1, $p=0.001$),機能的残気量(FRC, $p=0.005$)とも高い負の相関を示しよい予測指標とされる[12].しかし侵襲的であり,日常臨床には適さない.

3 最大吸気口腔内圧(PImax),最大呼気口腔内圧(PEmax)

最大吸気口腔内圧(PImax),最大呼気口腔内圧(PEmax)は,いずれも最大吸気時および最大呼気時における口腔内圧を,マウスピースを用いて圧トランスデューサにより口腔内圧を測定する.これらはいずれも肺活量との相関性が高い.PImaxとPEmaxの日本人の予測式が報告されている(表Ⅲ-11)[13].

またマウスピースを一時吸気中に閉塞し,閉塞0.1秒後の発生圧(P0.1)を測定する.ここで通常時の吸気時間(TI)を用いて,5 P0.1×TI/PEmaxが最大経横隔膜圧とよく相関する[14].

4 脂肪量の変化により変化しうる生理機能

脂肪量の変化,とくに増加する場合に生体の内環境は変化する.

メタボリックシンドローム(MetS)をモデルに考える.MetSでは,過剰な脂肪細胞が合成・分泌するアディポカイン(adipokine)により,その標的臓器である血管内皮細胞の機能が障害される.中でも腎血管の障害による腎機能低下,腎不全は低栄養症候群を招き,歩行速度および呼吸機能が低下する.

また非アルコール性脂肪肝炎(NASH)は,肝細胞内に蓄積した脂肪が肝炎を誘発し,肝硬変,さらに肝癌を誘導,これらの病態が低栄養症候群を招き,先述の骨格筋の機能低下をきたす.その際の生理機能の評価には,前述の骨格筋機能検査を利用できる.

一方,MetSなどに合併することが多い動脈硬化とその重症度判定は,動脈硬化の診断

表Ⅲ-11 日本人の予測式:最大吸気口腔内圧 PImax,最大呼気口腔内圧 PEmax

最大吸気口腔内圧 PImax	男性:0.27 H+0.60 W−0.74 A+45.0
	女性:0.48 H+0.12 W−0.41 A−1.5
最大呼気口腔内圧 PEmax	男性:0.20 H+120 W−0.37 A+25.1
	女性:0.43 H+0.56 W−0.18 A−19.1

H:身長(cm),W:体重(kg),A:年齢(歳).

1. 脈波伝播速度

【概略】 動脈は弾性繊維により，高い伸展性を有する．それによって左心室の収縮期に伸展し収縮期血圧と心臓後負荷の急激な上昇を緩衝する機能をもつ．また，拡張期には収縮期に貯留した動脈内の血液を末梢に押し出し，血流を平滑化する役割を果たす．しかし動脈の硬化（スチフネス，stiffness）が増すと，この緩衝機能が低下し，収縮期血圧が上昇，左室後負荷が増す．

脈波伝導速度の測定検査は，動脈の硬化病変を動脈壁で発生する脈波の伝播速度によって判定する生理検査である．

【原理】 ①脈波の収集：頸動脈を伝播する脈波を，同部位の皮膚に装着したセンサーにより検出する．②同時に左右の橈骨動脈部と大腿動脈部での脈波を検出・収集する．③対象の身長，体重から算出される平均脈波検出部位間の参考距離 ΔL と，実際のセンサーで検出・収集した脈波の立ち上がり部分間の時間から脈波伝播速度を算出する．④血管硬化指標としてのスチフネスパラメータ β 法を示す心臓足首血管指数（CAVI）は，血圧に依存せず，心臓手術後でも再現性の高い指数とされる．

【結果の影響因子】 心拍数，血圧，ヘマトクリットなど．

【結果の応用】 全身の動脈のスチフネスはレニン・アンジオテンシン・アルドステロン系と，一方中心動脈のスチフネスは plasminogen-activator-inhibitor-1（PAI-1）と相関する．すなわち動脈の部位により，そのスチフネスの意義が異なる可能性が Framingham Heart Study で示された[15]．

5 まとめ

1. 身体構成成分のコンパートメント別の変化により，骨格筋と脂肪の量の変化に伴う生理機能検査を概観した．
2. 骨格筋を四肢と呼吸筋とに分けた．
3. 四肢はさらに上肢，下肢に分け，上肢の骨格筋機能検査としては握力を，下肢の骨格筋機能検査には 6 分間歩行試験，大腿四頭筋筋力検査，簡易下肢機能評価法を概観した．
4. 呼吸筋力の機能検査には，スパイロメトリー，最大経横隔膜圧，最大吸気口腔内圧と最大呼気口腔内圧を概観した．
5. 脂肪の量の変化の指標としての生理検査として，脈波伝導速度によるスチフネス測定を概観した．

[文献]

1) Norman K, Stobäus S, Zocher D, et al: Cutoff percentiles of bioelectrical phase angle predict functionality, quality of life, and mortality in patients with cancer. Am J Clin Nutr 92: 612-619, 2010
2) Stenvinkel P, Barany P, Chung SH, et al: A comparative analysis of nutritional parameters as pre-

dictors of outcome in male and female ESRD patients. Nephrol Dial Transplant 17: 1266-1274, 2002
3) Piskorz L, Lesiak T, Brocki M, et al: Biochemical and functional indices of malnutrition in patients with operative, non-microcellular lung cancer. Nutr Hosp 26: 1025-1032, 2011
4) American Thoracic Society: ATS statement: Guidelines for the six-minute walk test. Am J Respir Crit Care Med 166: 111-117. DOI: 10. 1164/rccm. 166/1/111, 2002
5) 伊東元, 橋詰謙, 斎藤宏, 他：大腿四頭筋機能と歩行能力の関係. リハビリテーション医学 22：164-165, 1985
6) 甲斐義浩, 村田伸, 太田尾浩, 他：地域在住高齢者女性の身体組成と機能との関係. 理学療法学 23：811-815, 2008
7) Vivodtzev I, Pepin JL, Vottero G, et al: Improvement in quadriceps strength and dyspnea in daily tasks after 1 month of electrical stimulation in severely deconditioned and malnourished COPD. Chest 129: 1540-1548, 2006
8) 村田伸, 宮崎正光：障害高齢者の簡易下肢機能評価法―市販体重計を用いた下肢支持力の測定. 理学療法学 20：111-114, 2005
9) 解良武士：呼吸筋力の測定. 理学療法科学 17：265-271, 2002
10) Nascimento MM, Quraishi AR, Stenvinkel P, et al: Malnutrition and inflammation are associated with impaired pulmonary function in patients with chronic kidney disease. Nephrol Dial Transplant 19: 1823-1828, 2004
11) Ziegler B, Lukrafka JL, Abraao CLO, et al: Relationship between nutritional status and maximum inspiratory and expiratory pressures in cystic fibrosis. Respira Care 53: 442-449, 2008
12) Hart N, Tounian P, Clement A, et al: Nutritional status is an important predictor of diaphragm strength in young patients with cystic fibrosis. Am J Clin Nutr 80: 1201-1206, 2004
13) 鈴木正史, 寺本信嗣, 須藤英一, 他：最大呼気・吸気筋力の加齢変化. 日胸疾会誌 35：1305-1311, 1997
14) Ramonatxo M, Boulard P, Prefaut C: Validation of a noninvasive tension-time index of inspiratory muscles. J Appl Physiol 78: 646-653, 1995
15) Lieb W, Larson MG, Benjamin E, et al: Multimarker approach to evaluate correlates of vascular stiffness―The Framingham Heart Study. Circulation 119: 37-43, 2005

（雨海　照祥）

Ⅲ．臨床編　A．栄養アセスメント

5．間接熱量測定

1　間接熱量測定の意義

　エネルギー消費量，炭水化物や脂質，タンパク質の消費量を把握することは，栄養管理を行う上できわめて重要である．間接熱量測定(indirect calorimetry)は，呼気ガス分析装置を用いて酸素消費量($\dot{V}O_2$)と二酸化炭素産生量($\dot{V}CO_2$)を測定し，エネルギー消費量を算出する．

　Harris-Benedict 式(HB 式)をはじめ，基礎エネルギー消費量(basal energy expenditure；BEE)を推定する算出式が提唱されているが，間接熱量測定は，エネルギー消費量を正確に，またリアルタイムに評価できる利点がある．

2　呼気ガス分析からエネルギー代謝を求める原理

　食物から取り込んだ炭水化物，脂質，タンパク質は，生体内でそれぞれ酸素と反応し，二酸化炭素と水，熱を産生する．すなわち生体は，栄養素を酸化することでエネルギーを産生している．この反応の主体となるのが，細胞内のミトコンドリアである．通常，呼吸により取り込まれた酸素は，赤血球中のヘモグロビンにより運搬され，各臓器の細胞内へと到達し，細胞質内のミトコンドリアで栄養素の代謝に関わる．ただし，十分な酸素が供給されない嫌気的な環境下では，好気的な条件と異なった代謝となる

　間接熱量測定ではこの酸化過程で消費される酸素と，産生される二酸化炭素を測定してエネルギー消費量(energy expenditure：EE)を算出する．この算出には，Weir の式がよく用いられる[1]．

$$EE(kcal/日) = 3.941 \times \dot{V}O_2(l/日) + 1.106 \times \dot{V}CO_2(l/日) - 2.17 \times 尿素窒素(g/日)$$

　また，三大栄養素のうち摂取エネルギーに対するタンパク質の割合が比較的安定していることから，タンパク質の割合を 12.5% と仮定した Weir の変式を用いることも多い．

$$EE(kcal/日) = 3.94 \times \dot{V}O_2(l/日) + 1.11 \times \dot{V}CO_2(l/日) \text{ または，}$$
$$EE(kcal/日) = [3.94 \times \dot{V}O_2(ml/分) + 1.11 \times \dot{V}CO_2(ml/分)] \times 1.44$$

　さらに，尿中尿素窒素排泄量(urea nitrogen；UUN)を測定すれば，三大栄養素がどの程度の割合で燃焼しているかを求めることができる．

$$炭水化物 = 4.1 \times \dot{V}CO_2 - 2.9 \times \dot{V}O_2 - 2.5 \times UUN(g/日)$$
$$脂質 = 1.72 \times (\dot{V}O_2 - \dot{V}CO_2) - 1.9 \times UUN$$

タンパク質＝6.25×(UUN＋3.5〜4)

安静時エネルギー消費量(resting energy expenditure；REE)は，ヒトが生きていく上で必要な最小限のエネルギー量と考えられており，①約12時間の絶食，②安静臥床で緊張をなくした状態，③心身ともにストレスのない状態にて測定することができる．

また間接熱量測定では，呼吸商(respiratory quotient；RQ)も測定できる．RQは単位時間あたりの$\dot{V}CO_2$と$\dot{V}O_2$との比によって算出される．

$$RQ = \dot{V}CO_2/\dot{V}O_2$$

糖質が燃焼した場合の呼吸商は1.0，脂質では0.71，タンパク質ではおよそ0.81〜0.83である．したがってRQは，測定時点でのエネルギー基質の酸化状態を反映する．

3 測定機器の種類と特徴

間接熱量測定計には，O_2濃度計とCO_2濃度計を装備した機器と，O_2濃度計のみを装備した簡易機器とがある[2]．ミナト医科製のエアロモニタAE-310S(図Ⅲ-26)や日本光電製のVmax229は前者に該当する．GEヘルスケア・ジャパンからは，人工呼吸器に代謝測定器CONV Moduleが整備されたエングストロームケアステーションも販売されており，24時間の経時的な測定が可能である(図Ⅲ-27)．人工呼吸器の呼気終末陽圧換気(PEEP)が高く設定されていても測定可能であり，ICUなどの重症例において有用性が高い．

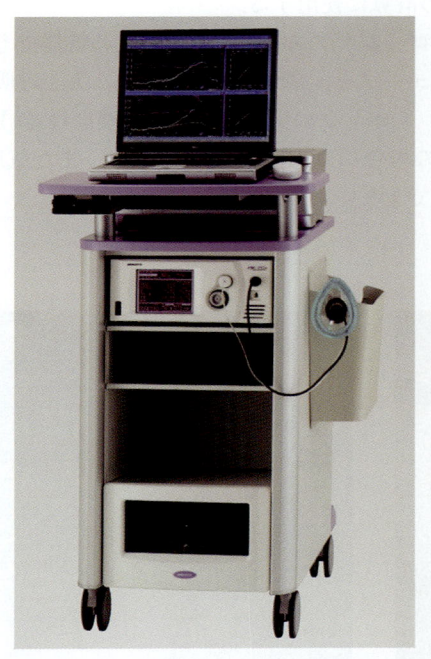

図Ⅲ-26 O_2濃度とCO_2濃度が測定できる間接熱量測定計
(ミナト医科学エアロモニタAE-310S)

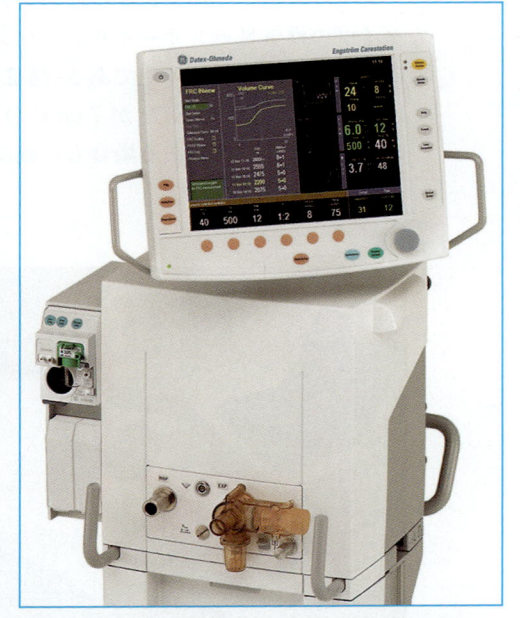

図Ⅲ-27 人工呼吸器一体型の間接熱量測定計
(GEヘルスケア・ジャパン，エングストロームケアステーション)

一方，日本光電（Cosmed社）のフィットメイトFIT-2100，FIT2200，エムピージャパン（Microlife社）のMedGem，ヴァイン社のメタヴァインNなどはO_2濃度計のみを装備している．これらの機器は安価であるが，CO_2産生量を測定することができないため，RQも算出できない．また，炭水化物と脂質の燃焼比率を一定と仮定した状態で安静時エネルギー消費量（resting energy expenditure；REE）を算出しているため，脂質の燃焼率がきわめて高い場合などは誤差が大きい．

4 測定条件

　間接熱量測定では，正しい条件下で測定することが重要である．条件によっては，実測値に誤差が生じる．

　まず患者側の条件として，REEを測定するには12時間の絶食の後に測定する．これは，食事誘導性熱産生（diet induced thermogenesis；DIT）が食後6〜8時間持続するので，その影響を排除するためである．したがって，早朝の安静臥床時に測定するのが最適である．しかし，入院患者で持続的に静脈栄養が施行されている場合には，輸液を長時間中止するのは困難であり，投与速度を一定にした条件で測定してもよい．被検者は仰臥位あるいは半起坐位とし，測定中にテレビを観たり，音楽を聴いたりすることも避ける（図Ⅲ-28）．マスクで測定する場合，キャノピーで測定する場合があるが，いずれの方法でもリークによる過小評価や過呼吸による過大評価に注意する．

　器械側の設定として，実測前に十分なウォーミングアップとキャリブレーションをすることが必須である．測定直後は数値が安定しないため，数値が安定して定常状態となった時点から一定時間の平均値を求めてREEの計算に使用する．

　人工呼吸器と一体型になったエングストロームケアステーション以外の機器でも，極小タイプの換気量センサーとサンプリングチューブを接続することにより，人工呼吸管理中にも測定することが可能である（図Ⅲ-28）．しかしこの場合，吸気酸素濃度（FiO_2）が50％以上と高い場合，PEEPが7 cmH_2O以上の場合には誤差が大きくなる．また気胸など，呼吸器系にリークがある場合も正確に測定できない．

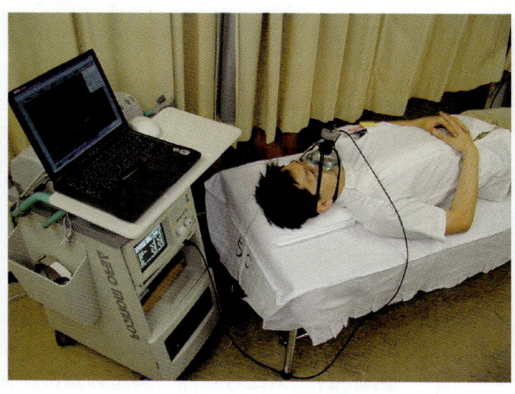

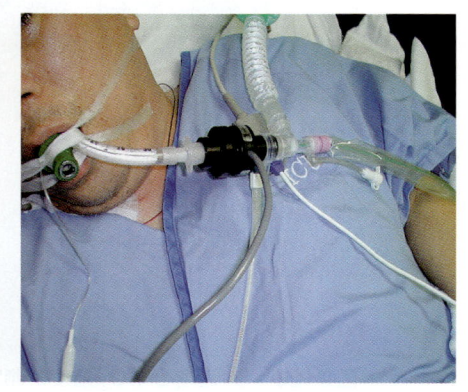

ルームエアで測定　　　　　人工呼吸器に細径センサーを接続して測定

図Ⅲ-28　間接熱量測定の実際

5　臨床での活用

1. REEの意義と活用方法

　患者のエネルギー必要量に見合った熱量を過不足なく投与することが重要である．エネルギー不足は栄養不良を招き，筋肉量や内臓タンパクの減少，さらに免疫能低下，創傷治癒遅延を引き起こす．一方，過栄養（overfeeding）もまた有害である．overfeedingは高血糖の誘因となり，糖毒性によるさまざまな問題を引き起こす．また，肝障害，代謝異常を引き起こすことも知られている．したがって，多様な病態における代謝動態の変化を考慮して，エネルギー必要量を設定する必要がある．

　エネルギー必要量の算出に広く用いられているHB式[3]は，年齢，性別，身長，体重からBEEを算出することができる．これは，健常者において間接熱量測定で実測するREEの予測値と位置づけられる．

男性：BEE（kcal/日）= 66.4730 + 13.7516 × kg 体重 + 5.0033 × cm 身長 − 6.7550 × 年齢
女性：BEE（kcal/日）= 655.0955 + 9.5643 × kg 体重 + 1.8496 × cm 身長 − 4.6756 × 年齢

　HB式の対象としては，体重25.0〜124.9 kg，身長151.0〜200 cm，年齢21〜70歳とされている．

　エネルギー必要量の算出方法として，BEEに活動係数とストレス係数を乗じて求める方法は広く施行されている[4]．しかし，健常成人で検討した結果では，HB式によるBEEは，実測REEに比べて平均7%ほど高く算出される（**図Ⅲ-29**）[2]．

　間接熱量測定では，患者個々のエネルギー消費量をより正確に，リアルタイムに実測することができる．REEがBEEと比較して上昇していれば代謝亢進状態に，低下していれば代謝低下の状態にあると推測される．すなわち，理論上は，健常人ではREE＝BEEとなり，この場合のストレス係数は1である．一方，手術や侵襲によりエネルギー代謝が亢

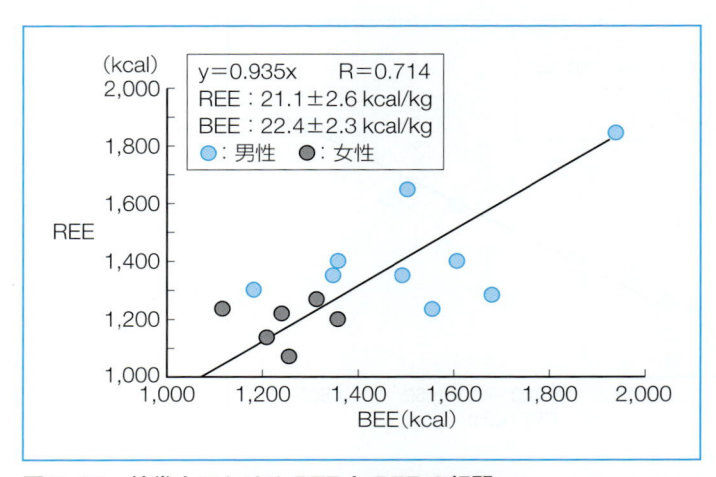

図Ⅲ-29　健常人におけるREEとBEEの相関

進している場合には，REE は BEE×ストレス係数に相当する．
したがって，エネルギー必要量は以下の方法で算出される．

①エネルギー必要量＝BEE×ストレス係数×活動係数(Long の式)
②エネルギー必要量＝REE×活動係数(間接熱量測定を施行した場合)

とくに，高度侵襲症例や低体温療法施行症例，大手術の周術期には，代謝動態が時々刻々と変化する[5~7]．このような病態では，間接熱量測定により消費エネルギーを実測すべきである．さらに，小児における必要エネルギー量の設定にも有用性が高い[8]．ただし，REE×活動係数をエネルギー必要量とする場合でも，低栄養状態を改善させるにはプラスαを設定することも考慮する．また，REE は一定時間の測定値から 24 時間のエネルギー消費量を換算する手法であり，体温など，測定時の条件も含めて評価する必要がある．

2．呼吸商(RQ)測定の意義

間接熱量測定では，RQ を測定することが可能であり，燃焼するエネルギー基質について評価することができる．健常人では，通常は糖質優位の燃焼パターンを示し，糖質と脂質がバランスよく利用されている場合に RQ は 0.85 以上となる．一方，脂質優位に燃焼している場合は，RQ は 0.7 に近づく．一方，RQ が 1.0 を超える場合は，炭水化物が過剰投与されている状態，0.7 を下回る場合はケトーシスの状態と推測される．

このように，RQ の測定によりエネルギー基質の燃焼パターンを知ることができ，炭水化物や脂質の投与量を求める際に有用である．

6 間接熱量測定によるストレス係数の推定

重症侵襲症例の REE を測定した結果では，REE と BEE は有意に相関し，ストレス係数は 1.6 に相当する(図Ⅲ-30)．重症急性膵炎について経時的に REE/BEE 比を検討した

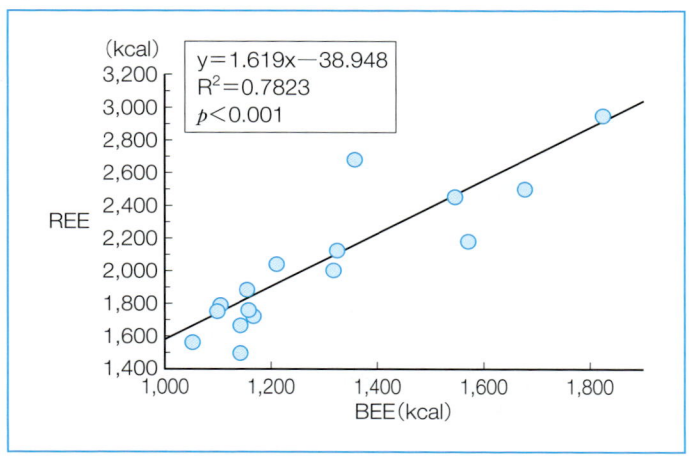

図Ⅲ-30　重症侵襲症例の REE と BEE の関係

結果でも，発症当初は1.5程度となり，徐々に1.0へと低下する(図Ⅲ-31)．これらの結果からは，重症急性膵炎などの高度侵襲症例では，ストレス係数を1.5〜1.6程度に設定することが適切と考えられる．一方，慢性的な栄養障害を認める場合には，代謝は低下する．このような病態においては，急速なエネルギー投与はrefeeding syndromeの危険がある．代謝が著しく低下していると考えられる場合にも，間接熱量測定を用いてエネル

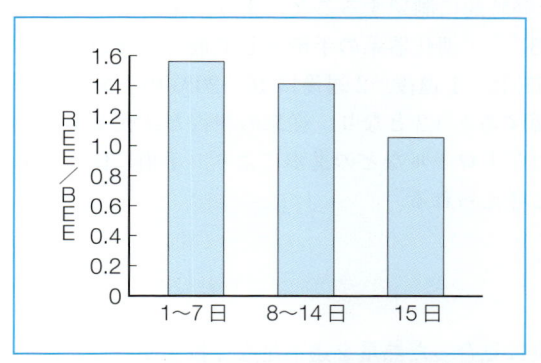

図Ⅲ-31 重症急性膵炎患者の安静時必要エネルギー量比：REE/BEE
(滋賀医科大学栄養治療部・ICU 重症急性膵炎6例)

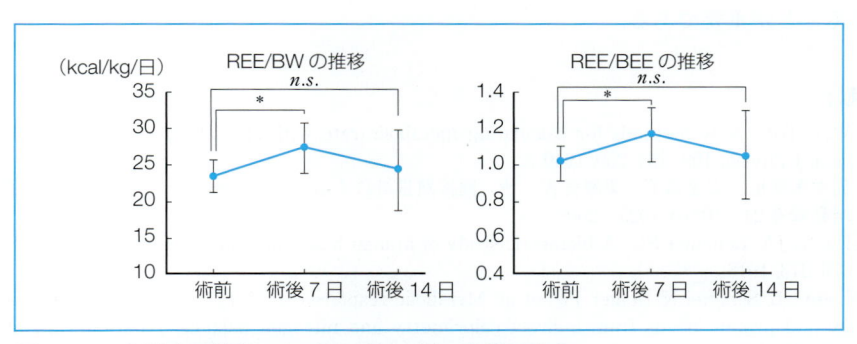

図Ⅲ-32 食道癌周術期におけるエネルギー代謝の変化
mean±SD，＊：$p<0.05$，$n=12$．

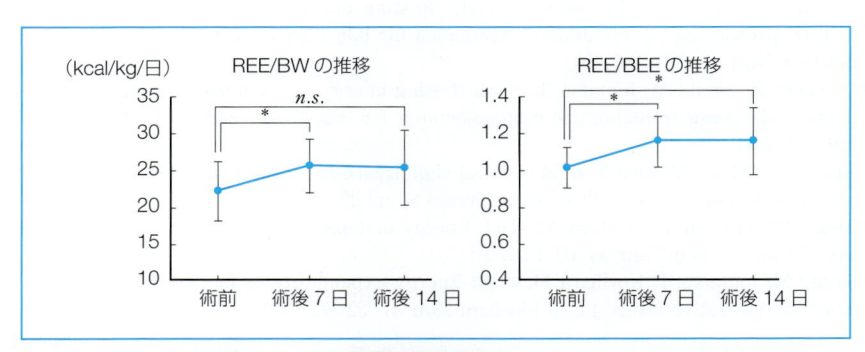

図Ⅲ-33 幽門輪温存膵頭十二指腸切除周術期におけるエネルギー代謝の変化
Mean±SD，＊：$p<0.05$，$n=8$．

ギー消費量を算出することはきわめて有用である．

　炎症性腸疾患であるクローン病や潰瘍性大腸炎でも，間接熱量測定は有用である．活動期クローン病や中等症〜重症の潰瘍性大腸炎症例におけるREEは，HB式から求めたBEEに比べて著しく高い値ではない．概算すると，活動期クローン病では理想体重あたり約30 kcal/日[9]，中等症〜重症潰瘍性大腸炎では理想体重あたり30〜35 kcal/日が必要エネルギーと算出される[10]．

　周術期におけるREEの変化を経時的に測定することにより，手術前後の変化率を求めることができる（図Ⅲ-32，Ⅲ-33）[6,7]．消化器系の手術として最も侵襲の大きい術式とされる食道癌，膵胆管癌術後のREEは，1週後，2週後に10〜20％の上昇を認める程度である．これをストレス係数に換算すると1.2となり，従来の報告と比較するとかなり低い数値であった．手術手技や感染コントロールなどの進歩により，手術に伴うエネルギー代謝の変化が小さくなりつつあると考えられる．

7　おわりに

　栄養管理において，個々の症例に見合った熱量を過不足なく投与することは，きわめて重要である．間接熱量測定は，患者個々のエネルギー消費量を正確かつリアルタイムに実測することが可能であり，必要量の算出方法として非常に有用である．しかし，間接熱量測定を施行するにあたっては，測定の原理や器機の特徴をよく理解し，正しい条件下で測定することが重要である．

[文献]

1) Weir JBV: New methods for calculating metabolic rate with special reference to protein metabolism. J Physiol 109: 254-259, 1949
2) 佐々木雅也，丈達知子，栗原美香，他：間接熱量計によるエネルギー消費量と基質代謝の測定．静脈経腸栄養 24：10210-1025，2009
3) Harris JA, Benedict FG: A biometric study of human basal metabolism. Proc Natl Acad Sci USA 4: 370-373, 1918
4) Long CL, Schaffel N, Geiger JW, et al: Metabolic response to injury and illness: Estimation of energy and protein needs from indirect calorimetry and nitrogen balance. J Parenteral Entr Nutr 3: 452-456, 1979
5) 岩川裕美，五月女隆男，佐々木雅也，他：ICUにおける人工呼吸器患者に対する間接熱量測定の有用性について．静脈経腸栄養 21：91-97，2006
6) Sasaki M, Okamoto H, Johtatsu T, et al: Resting energy expenditure in patients undergoing pylorus preserving pancreatoduodenectomies for bile duct cancer or pancreatic tumors. J Clin Biochem Nutr 48: 183-186, 2011
7) Okamoto H, Sasaki M, Johtatsu T, et al: Resting energy expenditure and nutritional status in patients undergoing transthoracic esophagectomy for esophageal cancer. J Clin Biochem Nutr 49: 169-173, 2011
8) Amagai T, Mouri T, Kirii K, et al: Clinical significance of measurement of resting energy expenditure in childhood. Clin Exp Pharmacol Physiol Suppl 29: S19-S22, 2002
9) Sasaki M, Johtatsu T, Kurihara M, et al: Energy metabolism in Japanese patients with Crohn's disease. J Clin Biochem Nutr 46: 68-72, 2010
10) Sasaki M, Johtatsu T, Kurihara M, et al: Energy expenditure in Japanese patients with severe or moderate ulcerative colitis. J Clin Biochem Nutr 47: 32-36, 2010

〈佐々木　雅也〉

Ⅲ. 臨床編　A. 栄養アセスメント

6. 栄養スクリーニングとアウトカム指標

1　栄養の定義

　栄養とは，栄養素とその量および身体の栄養状態の2つの意味をもつ．
　すなわち摂取する栄養素と，その栄養素が生体内に吸収・代謝されて生体そのものになった結果としての栄養状態と，いずれをも栄養と呼ぶ．

2　栄養スクリーニングの定義

　病院・施設の全患者を対象とした栄養状態の簡易な評価方法と定義する(**図Ⅲ-34**)[1]．
　その結果，栄養障害があるか，あるいは近い将来(通常3〜6か月以内)栄養障害をきたすリスクがある場合(これを本項ではAt riskとする)およびそれ以外，すなわち栄養障害がないか栄養障害を発生するリスクがない状態の2つに分ける(**図Ⅲ-34**)．

3　栄養障害の意味

　栄養障害には栄養素の不足と過剰の両極が存在する．栄養素の不足と過剰，あるいはそ

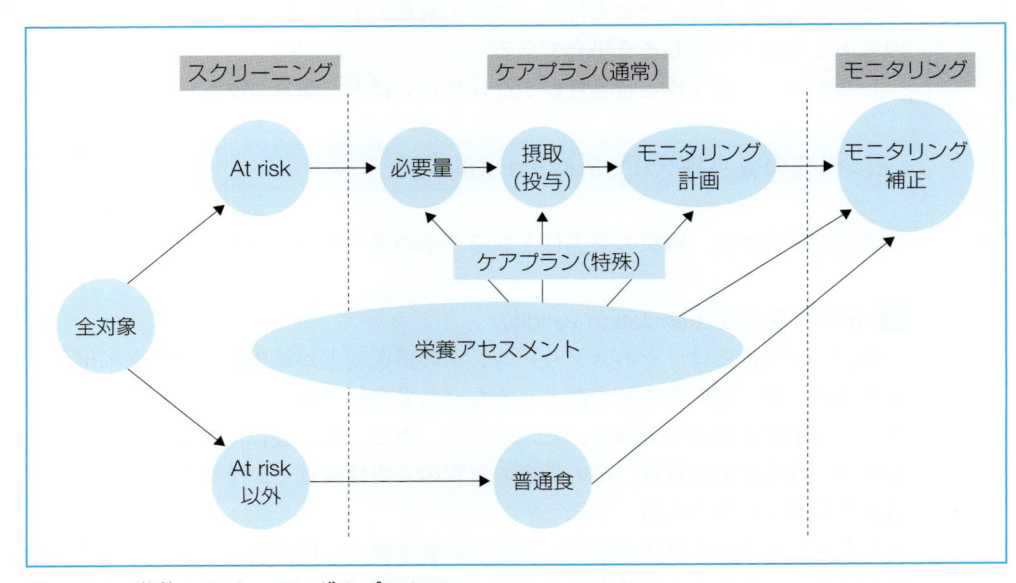

図Ⅲ-34　栄養スクリーニングのプロセス

れらの表現型としての低栄養（症候群）と肥満，メタボリックシンドロームは全く異なる栄養障害の両極であるものの，これらのいずれも栄養障害がない場合に比べて負のアウトカムの発生率が高くなる点で一致している．

本項では栄養障害を，とくに多くの炎症に伴う疾患に合併して起こる栄養障害である「低栄養（症候群）」[2,3]に限定して述べる．

4 栄養スクリーニングの意義・目的

栄養スクリーニングの意義・目的は，①全対象の中から栄養障害のリスクのある対象を抽出すること，②その対象のアウトカム発生率を予測すること，③適切な栄養サポートを行うことにより負のアウトカム事象の発生率を下げること，の3点である．

したがって，栄養スクリーニングに含まれる項目は，いずれもアウトカムの発生に直接影響し，さらに栄養サポートをすることで変化する指標である必要がある．

5 栄養スクリーニングの質の評価

1. 感受性（sensitivity）と特異性（specificity）

感受性と特異性は，栄養スクリーニングの場合，低栄養症候群の合併する対象および合併しない対象を，いずれも正しく抽出する確率である．

感受性が低ければ，低栄養のある対象を見落とすことで，その対象のアウトカム改善のチャンスを逃す．たとえば浮腫のある低栄養症候群の対象が，BMI 22である場合，仮にBMIのみをみていたのでは低栄養症候群を見逃してしまう．

また特異性が低ければ，低栄養のない対象に不要な不安を与え，さらに不要な栄養サポートをしてしまう．たとえば元来痩せの対象でBMIが18の場合，低栄養症候群がないのにありと誤診してしまう場合である．

したがって，感受性と特異性が100％に近いほど，栄養スクリーニングの質は高い．

2. 構造の妥当性（constructive validity）

構造の妥当性は，解釈の妥当性と診断基準の妥当性からなる[1]．

1 解釈の妥当性（translation validity）

解釈の妥当性とは，そのスクリーニングの構成要素が低栄養の問題を抽出する項目として妥当か否か，ということである．すなわち妥当性の高さは，低栄養の問題およびアウトカムへの影響度の強さである．したがって，たとえ低栄養に関係する指標でも，アウトカムへの影響度が弱ければ，その指標の解釈の妥当性は低く，その指標はスクリーニング項目から除外すべきである．

たとえば血清アルブミン値は，炎症の影響を強く受けるため，炎症と低栄養症候群とが共存する悪液質などを対象とするスクリーニングでない限り，アウトカムとの関連性は高

くない．したがって血清アルブミン値はスクリーニング指標から除外すべきである．

2 診断基準の妥当性（criterion validity）

診断基準の妥当性とは，その診断基準で低栄養（症候群）を正しく診断することにより，治療によりアウトカムが改善する確率が高いことである．とくに低栄養症候群の対象で症状が強くない（presymptomatic）の対象を抽出する確率が高いほど，診断基準の妥当性は高い．

たとえば術中輸液のため，術前の血清アルブミン値 3.6 mg/dl が術後 3.0 mg/dl となり転院してきた対象は，必ずしもこの値がアウトカム予測に適さない．

3. 栄養障害の早期発見，早期治療の意義

低栄養症候群は，他の疾患，たとえば癌などと同様に，早期発見することにより，その後の臨床経過やアウトカムがよいことが証明されている[4,5]．

6 対象による栄養スクリーニングの選択

1. 医療環境

医療環境として，病院，施設，外来・在宅の違いにより，栄養スクリーニング項目は異なる．おもに明確な疾患の診断の有無による．

2. 年齢

対象の年齢層により，栄養スクリーニングが異なる．とくに対象が高齢者の場合である．

7 実際の栄養スクリーニング―At risk 群を抽出するツール

低栄養症候群の At risk 群を抽出する構造をもつ栄養スクリーニングを概観する．

1. Nutrition Risk Screening（NRS）2002

2002 年に開発され，対象は入院患者である．その構成は栄養状態，疾患の重症度，年齢の 3 つからなり，それぞれに点数が割り付けられ，合計点数 3 点以上で栄養ケアプランを開始する．また 3 点未満でも，毎週栄養スクリーニングを行う（**表Ⅲ-12**）[6]．

それぞれの項目のカットオフ値および疾患の重症度の割付などの根拠の妥当性は明記されていない．しかしこの栄養スクリーニングによって，アウトカムは予想できることにより，根拠の妥当性は担保されていると考えてよい．

表Ⅲ-12 NRS 2002

第1スクリーニング	下記のうち，1項目でもあれば次の第2スクリーニングに進む 1. BMI＜20.5 2. 過去3か月以内に体重減少がある 3. 先週中に食事量が減ったことがある 4. 重症な病気がある(例：集中治療を要する)		
第2スクリーニング	栄養状態の低下		疾患の重症度(＝栄養必要量の増加)	
	ない (スコア0点)	正常	ない (スコア0点)	通常の必要量
	軽症 (スコア1点)	体重減少＞5%/3か月または先週の食事量＜必要量の50〜75%	軽症 (スコア1点)	骨盤骨折，急性の合併症を伴う慢性疾患：肝硬変，COPD，血液透析，糖尿病，癌
	中等症 (スコア2点)	体重減少＞5%/2か月または先週の食事量＜必要量の25〜60%*	中等症 (スコア2点)	消化器系の大手術，脳卒中，重症な肺炎，癌の出血
	重症 (スコア3点)	体重減少＞5%/1か月(＞15%/3か月)またはBMI＜18.5かつ全身状態悪化または先週の食事量＜必要量の0〜25%	重症 (スコア3点)	頭部外傷，骨髄移植，ICU(APACHE＞10)
	年齢	≧70で1点追加		
	判定	合計点≧3：低栄養のAt riskであり，栄養ケアプランを開始する 合計点＜3：週に1回スクリーニングを繰り返す(もし大手術の術前などのある場合，合併症予防のための栄養ケアを考慮する)		

＊：60でなく，＜50の可能性があるが，原典にしたがって記す．

2. Mini Nutritional Assessment(MNA)®-SF

対象は65歳以上の高齢者であり，医療環境は主に施設，在宅であるものの，入院中の高齢者も対象となる[7〜9]．またMNA-SFのオリジナル版による日本人での有効性も保証されている[10]．

6項目の質問で構成される〔図Ⅲ-35：開発元のNestle Instituteのウェブサイト(http://www.mna-elderly.com)よりダウンロード・フリーに使用可能〕．

MNA®-SFの特徴は，①認知症(うつ)および移動性(寝たきり)の質問項目がある，②合計点により低栄養ありなし以外に，その中間のAt riskがある，③BMI測定不能の場合，ふくらはぎの周囲長を測定する，などである．

また合計点によりAt riskを中間層として3段階に階層分けされ，それらのアウトカム指標としての生存率が栄養状態により異なり，しかもそれらは3階層で交差することなくAt risk群が他の2群の中央値にあることが入院患者において報告されている(図Ⅲ-36)．

簡易栄養状態評価表
Mini Nutritional Assessment-Short Form
MNA®

氏名：
性別：　　年齢：　　体重：　　kg　身長：　　cm　調査日：

下の口欄に適切な数値を記入し、それらを加算してスクリーニング値を算出する。

スクリーニング

A 過去3ヶ月間で食欲不振、消化器系の問題、そしゃく・嚥下困難などで食事量が減少しましたか？
  0 = 著しい食事量の減少
  1 = 中等度の食事量の減少
  2 = 食事量の減少なし

B 過去3ヶ月間で体重の減少がありましたか？
  0 = 3 kg 以上の減少
  1 = わからない
  2 = 1〜3 kg の減少
  3 = 体重減少なし

C 自力で歩けますか？
  0 = 寝たきりまたは車椅子を常時使用
  1 = ベッドや車椅子を離れられるが、歩いて外出はできない
  2 = 自由に歩いて外出できる

D 過去3ヶ月間で精神的ストレスや急性疾患を経験しましたか？
  0 = はい　　2 = いいえ

E 神経・精神的問題の有無
  0 = 強度認知症またはうつ状態
  1 = 中程度の認知症
  2 = 精神的問題なし

F1 BMI (kg/m²)：体重(kg)÷身長(m)²
  0 = BMI が 19 未満
  1 = BMI が 19 以上、21 未満
  2 = BMI が 21 以上、23 未満
  3 = BMI が 23 以上

BMI が測定できない方は、F1 の代わりに F2 に回答してください。
BMI が測定できる方は、F1 のみに回答し、F2 には記入しないでください。

F2 ふくらはぎの周囲長(cm)：CC
  0 = 31cm未満
  3 = 31cm以上

スクリーニング値
(最大：14ポイント)

12-14 ポイント： 栄養状態良好
8-11 ポイント： 低栄養のおそれあり (At risk)
0-7 ポイント： 低栄養

より詳細なアセスメントをご希望の方は、www.mna-elderly.com にあります MNA フルバージョンをご利用ください。

図Ⅲ-35　MNA®-SF

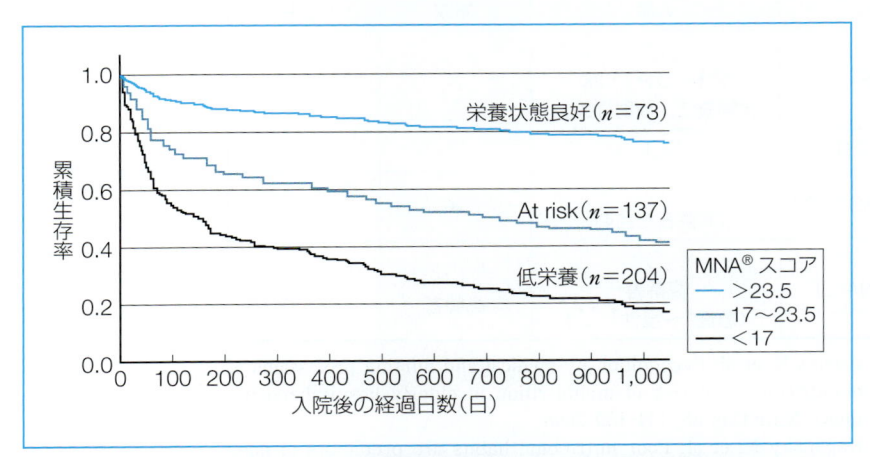

図Ⅲ-36　低栄養 vs. At risk vs. 栄養状態良好の3群—入院後の生存率の比較
$p = 0.003$.

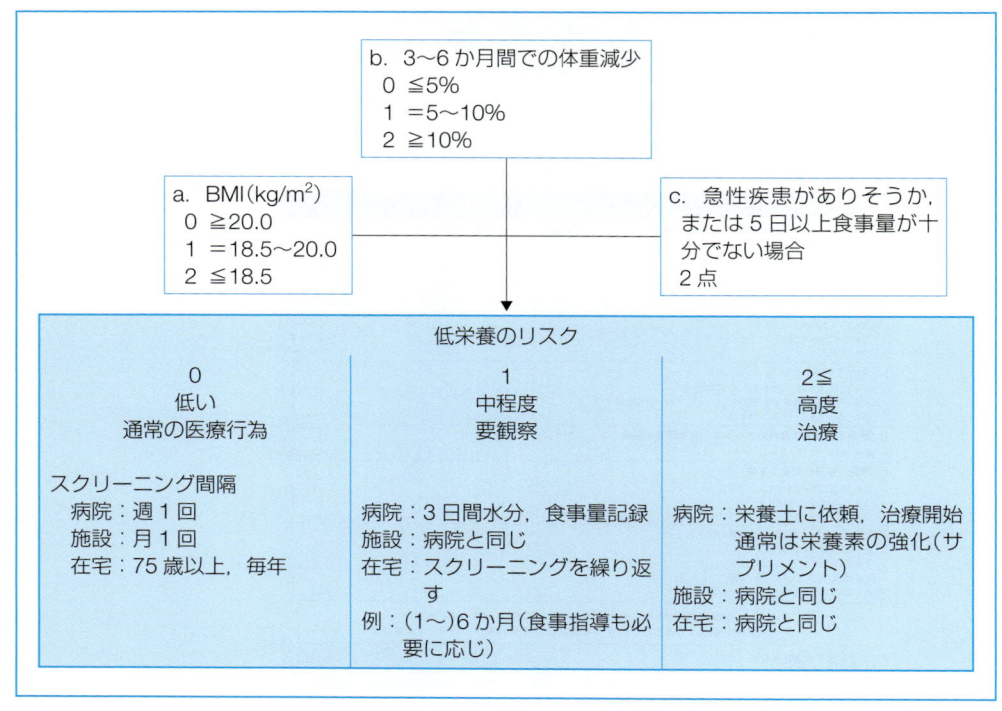

```
                    b. 3〜6か月間での体重減少
                       0  ≦5%
                       1  =5〜10%
                       2  ≧10%

    a. BMI(kg/m²)                           c. 急性疾患がありそうか，
       0  ≧20.0                                または5日以上食事量が十
       1  =18.5〜20.0                           分でない場合
       2  ≦18.5                                2点
```

低栄養のリスク

0	1	2≦
低い	中程度	高度
通常の医療行為	要観察	治療
スクリーニング間隔 病院：週1回 施設：月1回 在宅：75歳以上，毎年	病院：3日間水分，食事量記録 施設：病院と同じ 在宅：スクリーニングを繰り返す 例：(1〜)6か月(食事指導も必要に応じ)	病院：栄養士に依頼，治療開始通常は栄養素の強化(サプリメント) 施設：病院と同じ 在宅：病院と同じ

図Ⅲ-37 MUST

表Ⅲ-13 At risk を抽出するスコアリングシステムとしての栄養スクリーニングツールの対象となる医療環境

ツール	対象		
	入院	施設	在宅
MST	○ 内科・外科・癌 (化学療法，放射線療法)	×	×
MUST	○	○	○
NRS 2002	○ (高齢者を含む)	×	×
MNA-SF	○ 高齢者 (急性*〜慢性†,††)	○ 高齢者	○ 高齢者

*：Adams N, et al: Recognition by medical and nursing professions of malnutrition and risk of malnutrition in elderly hospitalized patients. Nutr Diet 65: 144-150, 2008

†：Kagansky N, et al: Poor nutritional habits are predictors of poor outcome in very old hospitalized patients. Am J Clin Nutr 82: 784-791, 2005

††：Anthony PS, et al: Nutritional screening tools for hospitalized patients. Nutr Clin Pract 23: 373-382, 2008

3. Malnutrition Universal Screening Tool(MUST)

　対象は在宅の成人である．特徴は，構成の簡略性にある(図Ⅲ-37)．すなわちBMI，過去3～6か月での体重減少および急性疾患の有無の3つの質問項目のみで構成される．
　そのため他のスクリーニングツールに比べて観察者間での食い違いを示す指標が，NRS 2002で0.67[6]，MNAが0.51[11]であるのに対し，MUSTでは0.88～1.00[6]と高い．
　以上，栄養スクリーニングツールの中で，At risk対象を抽出するものの構成要素をまとめる(表Ⅲ-13，Ⅲ-14)．
　これらの比較により，食事量と体重減少がいずれにも共通していることがわかる．すなわちこの2つの指標は，栄養スクリーニングに必須の項目であることがわかる．

表Ⅲ-14　At risk群を抽出するスコアリングシステムとしての栄養スクリーニングツール

項目	食欲低下		摂食量の減少			意図しない体重減少					BMI			
スコア	0	2	0	1	2	0	1	2	3	4	0	1	2	3
MST	なし	あり					1～5kg	6～10kgまたは不明	11～15kg	15kg<				
MUST			急性疾患or5日間食事不十分 2点			≦5%	5～10%	10%≦			20≦	18.5～20	≦18.5	
NRS 2002			50～75%(前週)	25～60%(前週)+全身状態不良	0～25%(前週)		5%/3か月<	5%/2か月<	5%/1か月<, 15%/3か月<				<18.5+全身状態不良	
MNA-SF			著しい	中等度	なし	3kg≦	わからない	1～3kg	なし		19<	19≦, 21<	21≦, 23<	23≦

項目	移動性			急性疾患・ストレス		認知症・うつ			原疾患				年齢	判定		
スコア	0	1	2	0	2	0	1	2	0	1	2	3	1			
MST														2≦ リスクあり		
MUST														0=なし,低い	1=中程度	2=高度
NRS 2002									なし	軽症	中症	重症	70歳≦	3≦ リスクあり 栄養ケア開始		
MNA-SF	寝たきり,常時車椅子	外出できない	外出できる	はい	いいえ	強度	中程度	なし						0～7=低栄養	8～11=At risk	12～14=栄養状態良好

表Ⅲ-15 主観的包括的栄養アセスメント（SGA）のポイント

患者の年齢，性別，身長
体重変化：最近6か月と2週間の変化
食事摂取状況・内容の変化：摂取量，摂取内容の変化とその期間
消化器症状：長期間（2週間以上）持続する消化器症状の有無
身体機能：ADLなどの機能障害の有無とその持続期間
疾患と栄養素必要量の関係：疾患名，ストレスなどによる栄養素必要量の変化
身体理学的所見：サルコペニア，浮腫などによる骨格筋や皮下脂肪など身体構成成分の変化

　いいかえれば栄養スクリーニングを構成する重要な因子を2つあげるとすれば，①摂取する栄養素，食事量を評価する食事アセスメントと，②身体計測結果としての体重減少であり，この情報を通じ摂取した栄養素が消化・吸収・代謝されるすべての過程の異常の有無を抽出し，さらに身体構成成分の変化を予想することにより最終的なアウトカムを予測するのである．

4. Malnutrition Screening Tool（MST）[12]

　MSTは①体重減少の有無，もし体重減少があれば減少量（kg），②食欲低下，のわずか2項目のみで低栄養のリスクのスクリーニングを目的とするツールである．
　対象は急性期の成人であり，急性期の侵襲下で病態の変化が急激であるため，必要最低限であり，精度も2名の管理栄養士によるスコアの一致率の検討において23名中22名で一致率96％，さらにSGAでの高リスク群に対する感受性93％，特異性93％であり，MSTの精度の高さも保証されている．

8　At risk群抽出を行わないツール

1. 主観的包括的栄養アセスメント—Subjective Global Assessment（SGA）

　SGA[13]は，上記の4ツールと異なりAt risk群を抽出しない．しかし国の内外で繁用されているので概説する．
　対象は主に入院中の成人患者である．病歴・栄養歴と身体（構成）所見の2つの観点から，合計10項目で構成され，ツールのネーミングどおり，観察者の主観による評価がされる．これら主観による評価が，SGAの最大の特徴であり，その汎用性はきわめて大きい（表Ⅲ-15）．

2. 小児用SGA

　小児用のSGAも提唱されており，さらにアウトカムによる検証により有効性が証明されている[14]．

Scored Patient-Generated Subjective Global Assessment (PG-SGA)

History (Boxes 1-4 are designed to be completed by the patient.)

1. Weight *(See Worksheet 1)*

In summary of my current and recent weight:

I currently weigh about _____ kg
I am about _____ cm tall

One month ago I weighed about _____ kg
Six months ago I weighed about _____ kg

During the past two weeks my weight has:
☐ decreased $_{(1)}$ ☐ not changed $_{(0)}$ ☐ increased $_{(0)}$

Box 1 ☐

2. Food Intake: As compared to my normal intake, I would rate my food intake during the past month as:
☐ unchanged $_{(0)}$
☐ more than usual $_{(0)}$
☐ less than usual $_{(1)}$
I am now taking:
☐ *normal food* but less than normal amount $_{(1)}$
☐ little solid food $_{(2)}$
☐ only liquids $_{(3)}$
☐ only nutritonal supplements $_{(3)}$
☐ very little of anything $_{(4)}$
☐ only tube feedings or only nutrition by vein $_{(0)}$

Box 2 ☐

3. Symptoms: I have had the following problems that have kept me from eating enough during the past two weeks (check all that apply):
☐ no problems eating $_{(0)}$
☐ no appetite, just did not feel like eating $_{(3)}$
☐ nausea $_{(1)}$ ☐ vomiting $_{(3)}$
☐ constipation $_{(1)}$ ☐ diarrhea $_{(3)}$
☐ mouth sores $_{(2)}$ ☐ dry mouth $_{(1)}$
☐ things taste funny or have no taste $_{(1)}$ ☐ smells bother me $_{(1)}$
☐ problems swallowing $_{(2)}$ ☐ feel full quickly $_{(1)}$
☐ pain; where? $_{(3)}$ _____
☐ other** $_{(1)}$ _____
** Examples: depression, money, or dental problems

Box 3 ☐

4. Activities and Function: Over the past month, I would generally rate my activity as:
☐ normal with no limitations $_{(0)}$
☐ not my normal self, but able to be up and about with fairly normal activities $_{(1)}$
☐ not feeling up to most things, but in bed or chair less than half the day $_{(2)}$
☐ able to do little activity and spend most of the day in bed or chair $_{(3)}$
☐ pretty much bedridden, rarely out of bed $_{(3)}$

Box 4 ☐

Additive Score of the Boxes 1-4 ☐ A

The remainder of this form will be completed by your doctor, nurse, or therapist. Thank you.

5. Disease and its relation to nutritional requirements *(See Worksheet 2)*
All relevant diagnoses (specify) _____
Primary disease stage (circle if known or appropriate) I II III IV Other _____
Age _____

Numerical score from Worksheet 2 ☐ B

6. Metabolic Demand *(See Worksheet 3)*

Numerical score from Worksheet 3 ☐ C

7. Physical *(See Worksheet 4)*

Numerical score from Worksheet 4 ☐ D

Global Assessment *(See Worksheet 5)*
☐ Well-nourished or anabolic (SGA-A)
☐ Moderate or suspected malnutrition (SGA-B)
☐ Severely malnourished (SGA-C)

Total PG-SGA score
(Total numerical score of A+B+C+D above) ☐
(See triage recommendations below)

Clinician Signature _____ RD RN PA MD DO Other __ Date _____

図Ⅲ-38　PG-SGA の構成項目
(Bauer J, et al. 2002[15] より転載)

3. Patient-Generated SGA (PG-SGA)

　SGA, 小児用 SGA はいずれも第3者である医療従事者による評価方法であるが，患者本人による記載方法として Patient-Generated SGA が，とくに癌患者を対象に SGA をもとに作成された (図Ⅲ-38, Ⅲ-39)[15].

　この PG-SGA による判定結果で，ステージ B は SGA と異なり，低栄養 (症候群) のリスクありも含まれるため, At risk 群を抽出できる可能性がある．

　また PG-SGA の群間に死亡率こそ有意差は認めなかったものの, 30 日以内の再入院率には差があり[16], アウトカム予測の指標として有用と考えられる．

Worksheets for PG-SGA Scoring

© FD Ottery, 2001

Boxes 1-4 of the PG-SGA are designed to be completed by the patient. The PG-SGA numerical score is determined using 1) the parenthetical points noted in boxes 1-4 and 2) the worksheets below for items not marked with parenthetical points. Scores for boxes 1 and 3 are additive within each box and scores for boxes 2 and 4 are based on the highest scored item checked off by the patient.

Worksheet 1 - Scoring Weight (Wt) Loss

To determine score, use 1 month weight data if available. Use 6 month data only if there is no 1 month weight data. Use points below to score weight change and add one extra point if patient has lost weight during the past 2 weeks. Enter total point score in Box 1 of the PG-SGA.

Wt loss in 1 month	Points	Wt loss in 6 months
10% or greater	4	20% or greater
5-9.9%	3	10 -19.9%
3-4.9%	2	6 - 9.9%
2-2.9%	1	2 - 5.9%
0-1.9%	0	0 - 1.9%

Score for Worksheet 1 = ☐
Record in Box 1

Worksheet 2 - Scoring Criteria for Condition

Score is derived by adding 1 point for each of the conditions listed below that pertain to the patient.¹

Category	Points
Cancer	1
AIDS	1
Pulmonary or cardiac cachexia	1
Presence of decubitus, open wound, or fistula	1
Presence of trauma	1
Age greater than 65 years	1

Score for Worksheet 2 = ☐
Record in Box B

Worksheet 3 - Scoring Metabolic Stress

Score for metabolic stress is determined by a number of variables known to increase protein & calorie needs. The score is additive so that a patient who has a fever of > 102 degrees (3 points) and is on 10 mg of prednisone chronically (2 points) would have an additive score for this section of 5 points.

Stress	none (0)	low (1)	moderate (2)	high (3)
Fever	no fever	>99 and <101	≥101 and <102	≥102
Fever duration	no fever	<72 hrs	72 hrs	> 72 hrs
Steroids	no steroids	low dose (<10mg prednisone equivalents/day)	moderate dose (≥10 and <30mg prednisone equivalents/day)	high dose steroids (≥30mg prednisone equivalents/day)

Score for Worksheet 3 = ☐
Record in Box C

Worksheet 4 - Physical Examination

Physical exam includes a subjective evaluation of 3 aspects of body composition: fat, muscle, & fluid status. Since this is subjective, each aspect of the exam is rated for degree of deficit. Muscle deficit impacts point score more than fat deficit. Definition of categories: 0 = no deficit, 1+ = mild deficit, 2+ = moderate deficit, 3+ = severe deficit. Rating of deficit in these categories are *not* additive but are used to clinically assess the degree of deficit (or presence of excess fluid).

Fat Stores:
orbital fat pads	0	1+	2+	3+
triceps skin fold	0	1+	2+	3+
fat overlying lower ribs	0	1+	2+	3+
Global fat deficit rating	0	1+	2+	3+

Muscle Status:
temples (temporalis muscle)	0	1+	2+	3+
clavicles (pectoralis & deltoids)	0	1+	2+	3+
shoulders (deltoids)	0	1+	2+	3+
interosseous muscles	0	1+	2+	3+
scapula (latissimus dorsi, trapezius, deltoids)	0	1+	2+	3+
thigh (quadriceps)	0	1+	2+	3+
calf (gastrocnemius)	0	1+	2+	3+
Global muscle status rating	0	1+	2+	3+

Fluid Status:
ankle edema	0	1+	2+	3+
sacral edema	0	1+	2+	3+
ascites	0	1+	2+	3+
Global fluid status rating	0	1+	2+	3+

Point score for the physical exam is determined by the overall subjective rating of total body deficit.
No deficit	score = 0 points
Mild deficit	score = 1 point
Moderate deficit	score = 2 points
Severe deficit	score = 3 points

Score for Worksheet 4 = ☐
Record in Box D

Worksheet 5 - PG-SGA Global Assessment Categories

Category	Stage A Well-nourished	Stage B Moderately malnourished or suspected malnutrition	Stage C Severely malnourished
Weight	No wt loss **OR** Recent non-fluid wt gain	~5% wt loss within 1 month (or 10% in 6 months) **OR** No wt stabilization or wt gain (i.e., continued wt loss)	> 5% wt loss in 1 month (or >10% in 6 months) **OR** No wt stabilization or wt gain (i.e., continued wt loss)
Nutrient Intake	No deficit **OR** Significant recent improvement	Definite decrease in intake	Severe deficit in intake
Nutrition Impact Symptoms	None **OR** Significant recent improvement allowing adequate intake	Presence of nutrition impact symptoms (Box 3 of PG-SGA)	Presence of nutrition impact symptoms (Box 3 of PG-SGA)
Functioning	No deficit **OR** Significant recent improvement	Moderate functional deficit **OR** Recent deterioration	Severe functional deficit **OR** recent significant deterioration
Physical Exam	No deficit **OR** Chronic deficit but with recent clinical improvement	Evidence of mild to moderate loss of SQ fat &/or muscle mass &/or muscle tone on palpation	Obvious signs of malnutrition (e.g., severe loss of SQ tissues, possible edema)

Global PG-SGA rating (A, B, or C) = ☐

図Ⅲ-39　PG-SGA スコアリングのためのワークシート
(Bauer J, et al, 2002[15])より転載)

9 アウトカム

1. アウトカムの意味

アウトカムとは，ある病態や状態，医療行為の結果，生体に発生する事象の総称とする．

アウトカム指標を重視するようになった背景には，医療の質を改善する(medical quality improvement)ための評価方法が提唱され，その中で医療あるいは医療行為の構造評価，プロセス評価に加えてアウトカム評価の3本柱による評価が行われるようになったことがある．

2. アウトカム指標

アウトカムを予測する指標群をアウトカム指標と定義する．アウトカムには，生体あるいは生体の生存にとって有利なものと不利なものとが存在する．

有利なアウトカム(正のアウトカム)と不利なアウトカム(負のアウトカム)とは，時にある1つの事象の両面となりうる．

たとえば生存という現象を考えると，正のアウトカムは生存あるいは生存率，負のアウトカムは死亡あるいは死亡率である．すなわち生と死とが裏と表の関係としてとらえるとらえ方である．さらに正と負のアウトカムには，治療の有効率/無効率，予測していない身体機能の変化としての低下/改善などがある．

また正と負に分けられないアウトカムもある．たとえば入院期間，ICUの入室期間，人工呼吸管理時間数，合併症(多くは感染症．その中でもとくに多いとされる肺炎，尿路感染症，褥瘡など)の発生率，合併症の治療目的で使用される(すなわち予防的投与ではない)抗生物質の使用量，そのコスト，QOL，ADLなどである．

3. アウトカム指標の選択と選択根拠の重要性

アウトカム指標を導入することで，医療の質の改善をより具体的に推進することが可能となる．さらに，なぜそのアウトカム指標を選択したのか，の根拠を明確に示すことが今後求められるであろう．恣意的にバイアスのかかったアウトカムデータからは，客観的な質の向上は生まれない．しかしその具体策はいまだ提示されておらず，今後検討すべき課題である．

10 まとめ

①栄養とは，栄養素とその吸収，代謝の結果を示す栄養状態の2つの意味がある．
②栄養スクリーニングとは，これら栄養の2つの観点から全対象の栄養を評価することである．

③栄養スクリーニングの目的は，1．全対象の中から栄養障害のリスクのある対象を抽出すること，2．その対象のアウトカム発生率を予測すること，3．適切な栄養サポートを行うことにより負のアウトカム事象の発生率を下げること，の3点である．
④栄養スクリーニングの質の評価には，感受性と特異性，構造の妥当性として解釈の妥当性と診断基準の妥当性が高いことが必要である．
⑤栄養スクリーニングツールは対象によって異なる．At risk対象を抽出するツールとしては，病院ではNRS2002，在宅ではMUST，高齢者ではMNA-SFが適当である．

[文献]

1) Rasmussen HH, Holst M, Kondrup J: Measuring nutritional risk in hospital. Clin Epidemiol 2: 209-216, 2010
2) Jensen G, Bistrian BR, Roubenoff R, et al: Malnutrition syndrome; a conundrum vs. continuum. J Parent Enter Nutr JPEN 33: 710-716, 2009
3) 雨海照祥：低栄養症候群．日本臨牀 68：448-452, 2010
4) Wyszynski DF, Perman M, Crivelli A, et al: Prevalence of hospital malnutrition in Argentina: preliminary results of a population-based study. Nutrition 19: 115-119, 2003
5) Weimann A, Braga M, Harsanyi L, et al: "ESPEN Guidelines on Enteral Nutrition": surgery including organ transplantation. Clin Nutr 25: 224-244, 2006
6) Kondrup J, Allison SP, Elia M, et al: ESPEN Guidelines for nutrition screening 2002. Clin Nutr 22: 415-421, 2003
7) Kagansky N, Berner Y, Koren-Morag N, et al: Poor nutritional habits are predictors of poor outcome in very old hospitalized patients. Am J Clin Nutr 82: 784-791, 2005
8) Anthony PS: Nutritional screening tools for hospitalized patients. Nutr Clin Pract 23: 373-382, 2008
9) 雨海照祥(監)，葛谷雅文，吉田貞夫，宮澤靖(編)：MNA guidebook—高齢者の栄養スクリーニングツール．医歯薬出版，2011
10) Kuzuya M, Kanda S, Koike T, et al: Evaluation of Mini-Nutritional Assessment for Japanese frail elderly. Nutrition 21: 498-503, 2005
11) Vellas B, Guigoz Y, Garry PJ, et al: The Mini Nutritional Assessment(MNA)and its use in grading the nutritional state of elderly patients. Nutrition 15: 116-122, 1999
12) Ferguson M, Capra S, Bauer J, et al: Development of a valid and reliable malnutrition screening tool for adult acute hospital patients. Nutrition 15: 458-464, 1999
13) Detsky AS, McLaughlin JR, Baker JP: What is subjective global assessment of nutritional status? JPEN 11: 8-13, 1987
14) Secker DJ, Jeejeebhoy JJ: Subjective global nutritional assessment for children. Am J Clin Nutr 85: 1083-1089, 2007
15) Bauer J, Capra S, Ferguson M: Use of the scored patient-generated subjective global assessment (PG-SGA)as a nutrition assessment tool in patients with cancer. Eur Clin Nutr 56: 779-785, 2002
16) Zimmerman DR, Karon SL, Arling G, et al: Development and testing of nursing home quality indicator. Health Care Financing Review 16: 107-127, 1995

（雨海　照祥）

III. 臨床編

B. 栄養法

Ⅲ．臨床編　B．栄養法

1．経口摂取（経口食）

　1877年，ドイツ人医師 Foit は「食事というものは好みにしたがって食べるのは悪く，成分によって食べること」と述べ，近代栄養学の思想性をわが国に紹介した．その後，1924年には，慶應義塾大学医学部に食養研究所が開所され，食事療養の本格的な研究が始まり，この頃から大病院には特別調理室が設置され，食事療法が実践されるようになった[1]．少子高齢社会を迎え，急性期の医療現場では若くて元気な患者の減少とともに，高齢者が急激に増加している．高齢患者の特徴は，低栄養や廃用症候群であり，栄養とリハビリテーションなどのチーム医療を実践する必要性が高まっている．栄養は，食べるという人間として最も基本的な行為によって摂取されるものであり，医師・看護師はじめ多職種が取り組みやすく，すぐに結果が現れチーム医療の効果やよさが理解されやすい．

1　経口摂取の意義

　栄養管理の鉄則は，できるかぎり消化管を使うことで意味のない絶食期間を作らないことである．そのため nutrition support team（NST）では経口摂取ができない場合でも，消化管を安全に使える時は経腸栄養を提案することになる．しかし，口腔も消化管の一部であり，また経口摂取こそ最高の栄養摂取経路であることはいうまでもなく，栄養管理上，栄養摂取経路の最終目標である．
　「口腔は全身の鏡である」とは臨床内科学の権威である S. W. Osler の有名な言葉であるが，これはすなわち口腔の状態は栄養状態もよく表すということでもある．わかりやすいところでは，口唇や口腔内の乾燥は脱水を表す．皮膚の状態や発熱，血圧の低下と脈拍の上昇などが，脱水を示す所見として挙げられるが，口唇や口腔内の乾燥のほうがこれらの所見よりも鋭敏に脱水を表すことがある．また，舌は「舌診」という言葉もあり，「舌の形，大きさ，色」，「舌苔の性状，色」，「舌裏の静脈」などが全身の状態をよく表す[2]といわれている．栄養状態に関しても舌の乾燥，汚染，菲薄化，痛み，舌乳頭の萎縮，味覚異常などからは，脱水，低タンパク，ビタミン不足，免疫低下，貧血，微量元素（亜鉛・銅・鉄）の減少などが疑われ，栄養管理で必要な情報を早期に抽出できる可能性もある．また，人間にとって経口摂取の意義は，身体的側面と心理・社会的側面をもつ．身体的側面とは，咀嚼することにより脳に刺激を与え，食品中に含有されるグルコースは生体のエネルギー源となり，余剰分は脂肪酸となり蓄えられ飢餓に備える[3]．心理・社会的側面は，脳内の神経物質が活性化され[4]，食事を介したコミュニケーションが生まれる．さらに，多くの情報を得るために視覚，味覚，嗅覚，聴覚，触覚などの受容機器官を介して大脳に刺激を与えるが，その情報を最大限に得る器官は口腔であり（表Ⅲ-16）[5]，その行為

表Ⅲ-16　口から食べる意義，ふれあい

食べ物とのふれあい	1. 食器の音，食べ物を噛む音を聞く（聴覚） 2. 食器の色や形，食べ物の彩りや形をみる（視覚） 3. 食べ物の香りを嗅ぐ（嗅覚） 4. 食べ物の味を味わう 5. 食べ物のテクスチャー，温度などの手・唇・口腔で感じ咀嚼する（触覚）
食べさせる人とのふれあい	1. 語りかける声を聞く（聴覚） 2. 顔や姿を見る（視覚） 3. 人の匂いがする（嗅覚） 4. 手や体が触れる（触覚）
食事の場とのふれあい	1. 人々の話し声や音楽を聴く（聴覚） 2. 食卓でテーブルウェアの色やデザインを見る（視覚） 3. 食事の場の醸し出す匂いにふれる（嗅覚）

（手嶋，2006[5]）より転載）

は口でおいしく食べることである．

2　QOL を高める経口摂取

　経口摂取の目標はQOLを高めることにあるが，そのためには「食べる人」と「食べ物」と「食環境」がよりよい状態にあるようにすること[5]であろう．まず，食べる人の心身状態，食べ物の条件，食環境をチェックし適切に改善を図るようにすることである（図Ⅲ-40）[6]．

　「つくった人」にとっておいしい食べ物であっても，おいしさを感じるのは「食べる人」であり，食べる人の摂食機能が低下していれば安全な食物・おいしい食物・栄養的な食物とはいいがたい．また，高齢者にとって食欲低下は低栄養をもたらす重要な因子であり，孤独な，落ち込むような環境の中では食欲も起きないため，とくに介助者の資質が大きく食欲に影響を与える．もし，食べられない人がいたら，"なぜ食べられないのか"，"何が食べられないのか"，"どうすれば食べられるのか"など，その原因や食事内容を個々に見きわめながら，適切な食事支援を行うことが必要である．日々刻々変動する高齢者の状態を把握し，食べ物や食環境を調整し，本人の望む食生活に近づけ，QOLを高める支援が必要である．

3　食物の摂食過程（摂食・嚥下のながれ）

　食物の摂取は，①食物の認識，②口への取り込み（捕食），③咀嚼と食塊形成，④咽頭への送り込み，⑤咽頭通過，食道への送り込み，⑥食道通過というながれを追って行われる（図Ⅲ-41）[6]．

　①食物の認識では視覚・嗅覚により，目の前にあるものの色・形・香りなどを「食物である」と認知することで唾液や胃液の分泌が盛んになり，食物を受け入れる準備態勢が整い，摂食行動がスタートする．

　②口への取り込みでは食物を口唇と歯で口中に取り込むが，その際，開いたあとに閉じ

図Ⅲ-40 QOLを高める食支援のポイント

- QOLを高める食介護・支援のポイント
  - 食べる人の心身状態をよくする
    - 健康状態 — 食欲，発熱，便秘，慢性疾患，生活活動量，薬剤常用
    - 感覚機能の状態 — 味覚・嗅覚・視覚・聴覚・触覚の状態
    - 接触・口腔機能の状態 — 認識・口唇・舌・咀嚼・嚥下の状態，消化・吸収・排泄の状態
    - 精神状態 — 不安や悩み，抑うつ・ストレス，睡眠不足
    - 栄養状態 — 低栄養・脱水
  - 食環境を最良にする（介護者も含めて）
    - 食卓の外観 — 盛り付け，色彩，食器，テーブルウェアの色調
    - 食事の場所 — 室温，壁の色，照明，周囲の音・におい，音楽，花・植物，雰囲気
    - 食事の相手 — 食べさせる人とのコミュニケーション，福祉マインド・スキルをもった介護者が必要
  - 食べる人の状態に合わせて，リアルタイムに調理する
    - 安全 — 食中毒予防などの衛生面の他，摂食・嚥下障害への配慮
    - 栄養 — 適切な栄養量の確保
    - 嗜好 — 適温・適時な食事，好きな食べ物，クックチル・真空調理法の利用，味・切り方・彩り・盛り付けなど調理法の工夫，新鮮な食材の使用，酸味・うま味・香辛料・香味食品，低塩食品などによる適切な味付け
    - 食形態 — 咀嚼・嚥下機能に適したテクスチャーの調整

図Ⅲ-40　QOLを高める食支援のポイント
（手嶋，2004[6]より転載）

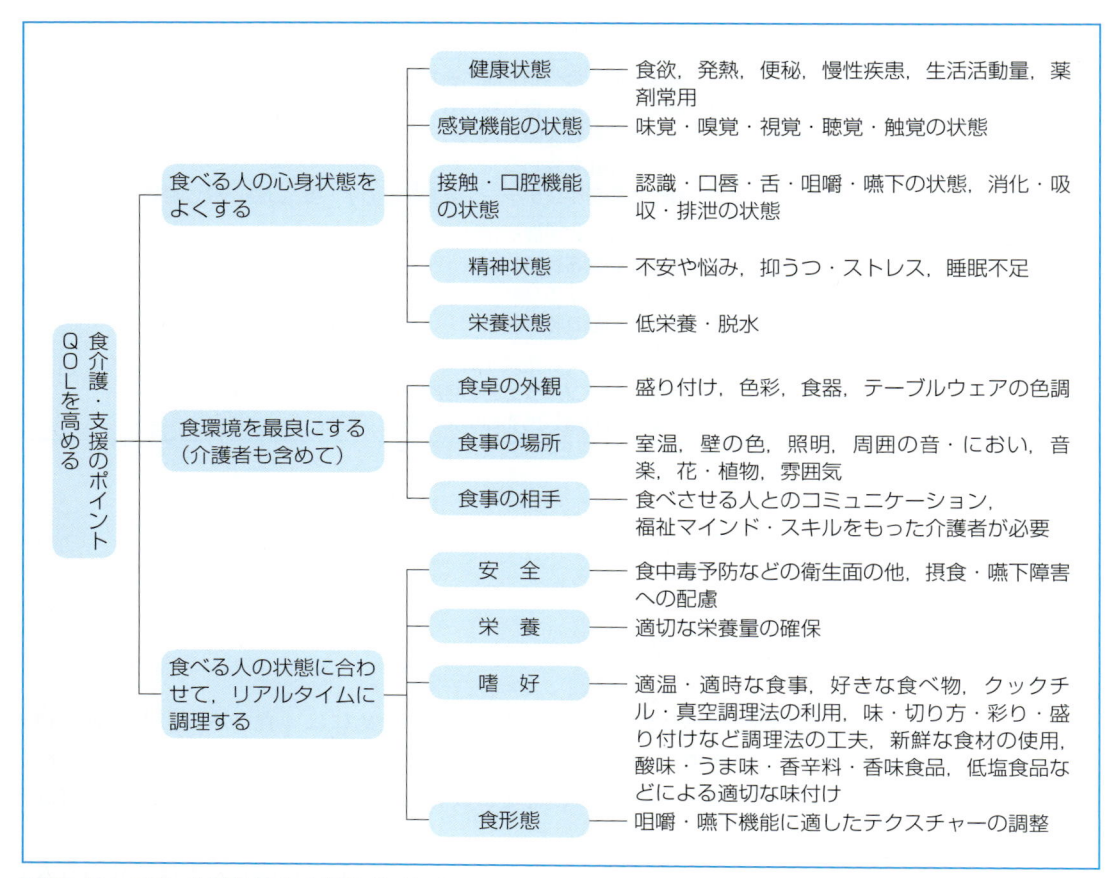

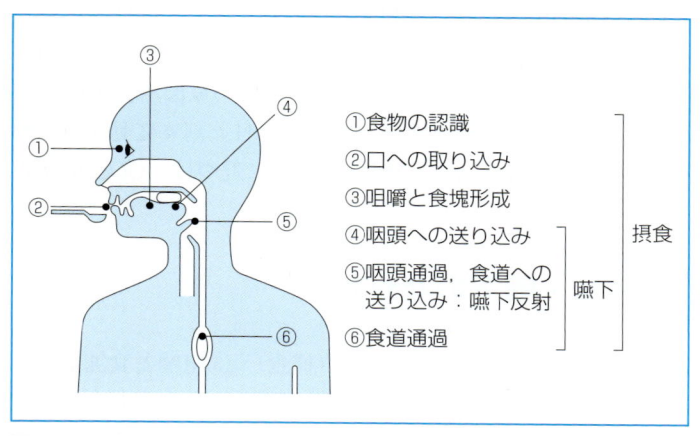

図Ⅲ-41　摂食嚥下のながれ

①食物の認識
②口への取り込み
③咀嚼と食塊形成 ⎫
④咽頭への送り込み ⎬ 摂食
⑤咽頭通過，食道への送り込み：嚥下反射 ⎬ 嚥下
⑥食道通過

（手嶋，2004[6]より転載）

るという口唇の閉鎖機能が必要である.

　③咀嚼と食塊形成では食物を歯で（軟らかい食物は舌と口蓋で押し潰されて）咀嚼する．触覚・味覚・嗅覚によって食感や味などを認知しながら，唾液と混ぜて均一で飲み込みやすい食塊が形成される．

　④咽頭への送り込みでは舌の運動によって食塊を口唇側から舌の後ろ側へと移動し，さらに咽頭へ送り込む．

　⑤咽頭通過，食道への送り込みでは食塊が咽頭に入ると舌骨と咽頭が前上方に引き上げられ，喉頭蓋が下に反転し，鼻へ通じる鼻咽腔と気管へ通じる咽頭腔が閉じられ，同時に食道へ通じる食道括約筋輪が開き，食塊は一気に食道へと送り込まれる．

　⑥食道通過では食塊が逆流しないように，食道括約筋輪は閉鎖され，食塊は蠕動運動によって摂食のゴール点である胃へと運ばれる．このような食物のながれ（摂食過程）になんらかの障害が起きたものが，摂食・嚥下障害である．

4　摂食機能と唾液

　摂取した食物は，咀嚼運動によって細かくなり，さらに唾液によって溶解され，軟らかくなって，食塊として飲み込める状態に変えられる．消化器系の入口で分泌される唾液には，多様な機能をもつ物質が含まれ，生体の摂食機能を支える重要な役割を担っている．

　唾液の主要成分である水分は清浄作用を発揮し，粘液成分のムチンは，歯，口腔粘膜の表面を覆って滑らかにし，組織を保護する役割をもつとともに，かつ食塊形成に関わって，嚥下を助ける．リゾチーム，ペルオキシダーゼ，ラクトフェリン，分泌型免疫グロブリンA(sIgA)といった細菌などの増殖を防ぐ成分が含まれ，さらに，上皮増殖因子や神経成長因子なども含まれるため，口腔は感染から守られるとともに，速やかに傷害が修復される性質をもつ．また，酵素アミラーゼは，デンプンをマルトースまで分解して，甘く感じられる形に変え，おいしさを付加する．

　このように唾液は重要な働きを担っているため，不足すると，う蝕や歯周病が増加し，口腔粘膜が傷つきやすく，炎症が起こりやすくなるなど，さまざまな問題が発生してくる．いったん口腔に問題が発生すると，摂食機能が損なわれて，食事を十分に楽しむことが難しくなり，ひいては体重減少，生活の質(QOL)の大幅な低下を招いてしまうことになる．実際急速に進行する高齢社会，そして，ストレスの多い現代社会において，唾液分泌減少に悩む人が増加しており，一般に高齢者の25%は口腔乾燥症とその関連症状で困っているといわれる．

　そこで，現在，高齢者が食事を楽しみ，QOLを向上できるようにと，介護予防事業の柱の1つに，口腔機能向上プログラムが組み込まれ，全国的に展開されている．その中で，食事の前に唾液分泌を促す方法として，唾液腺マッサージ，舌体操などが実施されている．このねらいは，まず唾液分泌を促して，摂食機能をスムーズに開始させることである．実際に食物が口に取り込まれると，食物からの味覚刺激や触圧覚などの体性感覚刺激によって，反射性に唾液分泌が促される．中でも最も唾液分泌を促す要因は味覚といわれ，味覚刺激は反射性に，主として副交感神経系を介して多量の唾液を分泌させる．その溶解作用によっていっそう味覚が促進され，ますます摂食機能はスムーズに遂行されることとなる．

288　Ⅲ．臨床編　B．栄養法

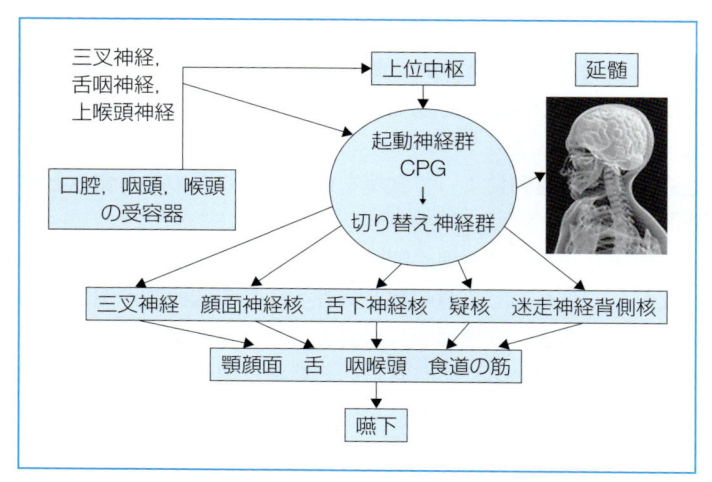

図Ⅲ-42　嚥下誘発の神経機構
（山田ら，2010[7]より転載）

　この反射性神経回路を図Ⅲ-42[7]に示すが，延髄孤束核に送られた舌，軟口蓋および咽頭・喉頭にある味蕾からの情報は，介在ニューロンを経て，延髄にある上・下唾液核ニューロンに送られる．ここから出たそれぞれの節前神経が，三大唾液腺の耳下腺，顎下腺，舌下腺の近くの神経節で節後ニューロンに興奮を伝え，それぞれの唾液腺から多量の唾液が分泌される[8]．

5　嚥下誘発の神経機構

　嚥下は短時間に多くの筋が収縮し，決まった順序で嚥下関連器官が運動し，遂行される反射[7]である．このため，神経生理学的にも動作学的にも興味を集め，基礎的な研究が精力的に行われてきた[9]．

　嚥下は随意的にも，口腔および咽頭・喉頭領域に多数存在する受容器を刺激することでも誘発できる．口腔内に何もない時，数回の随意嚥下は可能であるが，次第に嚥下することが困難になる．この時に，少量の水を咽頭領域に与えると，容易に嚥下することができる．つまり，嚥下誘発の神経機構を考える時には，末梢からの感覚入力と上位中枢入力の両方を考察する必要がある（図Ⅲ-42）[7]．嚥下誘発に関与する感覚は，味覚，触覚，温冷覚などが考えられるが，嚥下のための特別な受容器があるとは考えられていない．三叉神経・舌咽神経・迷走神経の枝である上喉頭神経が支配する感覚受容器から脳幹への末梢性入力が，主に嚥下誘発に関与する．とくに上喉頭神経からの感覚入力は，嚥下誘発に対して最も有効であり，上喉頭神経からの入力だけで嚥下を誘発できる[10]ことが知られている．一方，舌咽神経は支配領域である咽頭部への機械刺激により容易に嚥下を誘発するにもかかわらず，電気刺激ではほとんど嚥下が誘発されない[11,12]とされていた．また，三叉神経の刺激は嚥下運動を促進するが，この神経刺激だけでは嚥下は誘発できないことが知られている．

　嚥下中枢の存在する脳幹の孤束または孤束核を片側刺激すると，両側性の咽頭筋活動が誘発される．この時咽頭筋群の発火パターンは上喉頭神経刺激と同様に嚥下特有の順序を

表Ⅲ-17 基本味の栄養・生理学的意義

甘味	エネルギー補給（グルコース，糖原性アミノ酸，など）
塩味	ミネラル補給（ナトリウム，カリウム，など）
酸味	エネルギー補給，腐敗忌避（酢酸などの有機酸，など）
苦味	毒物忌避（植物アルカロイド，など）
うま味	タンパク質（アミノ酸）補給（グルタミン酸塩，核酸塩，など）

示す．上喉頭神経または孤束核刺激により嚥下を誘発した際，これらの刺激が嚥下中枢を起動しただけなのか，または順序よく収縮する咽頭筋活動パターンまで制御できるのかは，嚥下中枢の調節機構を考える上で重要である．

6 味の生理学的意義

　甘味，うま味，塩味はエネルギー，タンパク質，ミネラルなどの栄養素のシグナルであり，人間はこれらを美味しさと感じられることにより，食物を介して栄養素を恒常的に摂取することが考えられる．油は基本的には味ではないが，脂がのった食べ物は美味しいと感じる．また，酸味は腐敗物を識別するために，苦味は毒物を判定するために有効であり，舌にはこれらの味に関する味覚受容体が存在する（表Ⅲ-17）．
　食べ物に対する好き嫌い，嗜好性や食欲などは体内の栄養状態により強く影響を受ける．実験動物では低血糖を誘発させると甘味物質に対する嗜好性が特異的に高まることや，副腎摘出により体内ナトリウム濃度が低下すると食塩嗜好性が高まることはよく知られた事実である．これらは，われわれもお腹が空いて血糖値が下がってくると普段より甘いものを好み，激しい運動で汗としてミネラルが失われると塩辛いものをより好きになるという日常の経験からも直感的に理解することができる．

7 食事誘導性体熱産生（DIT）

　食物を摂取することによって消化機能が活発に働き，そのことでエネルギー消費が発生することを食事誘導性体熱産生（diet-induced thermogenesis；DIT）と呼び，他にもほぼ同義語である特異動的作用（specific dynamic action；SDA）と呼ばれることもある．具体的には以下の3つのプロセスからなる．
　（1）消化液の生成と分泌
　（2）グルコース・アミノ酸などの消化管吸収
　（3）肝臓などにおける代謝の増大
　このDITで消費するエネルギー量は，①糖質の摂取エネルギーの約6％，②脂質摂取エネルギーの約4％，③タンパク質摂取エネルギーの約30％と，タンパク質の消費エネルギーが他に比べ大きいのが特徴である．DITは個人差があり，食事でのエネルギー発散が少ない人ほど太りやすい体質とされている．また，朝よりも夕方や夜のほうが少なくなるようで，夜の食事を控えめにしたほうがよい理由にもなっている．
　L-グルタミン酸のナトリウム塩（L-グルタミン酸ナトリウム；MSG）は代表的なうま味

物質であり，適量を使用すると料理が美味しくなることから，調味料として世界中で使用されている．最近の研究により，MSG は食事を美味しくするだけでなく，摂取後に消化管局所における代謝促進効果や神経性情報による脳を介した末梢制御機構によって，エネルギー消費を促進することが解明されつつある．近藤らの報告[13]では，ラットに高脂肪・高砂糖食を与えて食餌誘導性肥満ラットを作成し，体重，摂食・飲水量，血中生化学パラメータ，腹部脂肪量に対する水と 1%(w/v)MSG 水溶液選択摂取の効果を調べた．それによると MSG を日常摂取することにより，過食を生じることなしに，肥満形成，体脂肪蓄積，および高レプチン血症が抑制されることが明らかとなったとしている．つまり，MSG を摂取すると，味神経および迷走神経を介して脳(延髄孤束核や視床下部など)に情報が伝達される．脳はこれらの情報を受けて処理し，交感神経活動を上げることによってエネルギー消費(体熱産生など)を促進する．これによって体脂肪蓄積と血中レプチン濃度の上昇が抑制され，肥満形成の抑制につながると考えられる．

8 経口食の成分的分類

経口食の成分的分類は，含有されるエネルギーや栄養素の特徴で分類される[1]．

エネルギーコントロール食とは，各栄養素の摂取内容には特徴なく，1 日に摂取すべき総エネルギー量を調整した食事であり，低エネルギー食は，肥満，糖尿病，脂質異常症などのエネルギー制限が糖質・脂質代謝の改善に有効である場合に用いられる．食塩制限により，高血圧症，動脈硬化などの各種循環器疾患にも適応となる．

タンパク質コントロール食は，タンパク質を調整した食事で，高タンパク質食は重度熱傷，消化管疾患，褥瘡などでタンパク質を喪失したり，タンパク質の消化・吸収能が低下したりした場合に適応となる．逆に，腎疾患のように窒素化合物の処理能力が低下する場合には低タンパク質食とする．

脂質コントロール食とは，脂質の消化・吸収能が低下している場合や脂質代謝を改善するために，脂質の供与量を調整した食事であり，低脂肪食は肝炎，膵炎，胆嚢炎などの急性増悪期から回復期への移行過程に用いられる．脂質異常症は異なるタイプがあるので，病態に合わせ内容を決定する．

9 病院食の変遷

病院食が制定されたのは昭和 23(1948)年の医療法である．昭和 25(1950)年には入院患者が補食をしないで，病院の食事だけで適正な栄養量が確保できることを趣旨とした「完全給食制度」が策定された．

その後，昭和 33(1958)年からスタートしたのが「基準給食制度」で，病院食は点数化され，食事内容に一定の基準を設定し診療報酬に格差をつけ，その基準に達するよう誘導した．昭和 36(1961)年には，治療食の中で特別食に対する加算制度が始まり，加算の対象となる特別食とは「疾病治療に直接手段として，医師の発行する食事箋に基づいて提供される患者の年齢，病状などに対応した栄養量および内容を有する治療食，無菌食および特別な場合の検査食をいうものであり，治療乳を除く乳児の人工栄養のための調乳，離乳食，幼児食などならびに治療食のうちで単なる流動食および軟食は除かれる」(厚生労働

表Ⅲ-18　特別治療食

・腎臓病食	・妊娠高血圧症候群
・肝臓病食	・痛風食
・糖尿病食	・高度肥満食（BMI 35 以上）
・胃潰瘍食	・フェニールケトン尿症食
・貧血食（Hb 10 g/dl 以下）	・楓糖尿症食
・膵臓食	・ホモシスチン尿症食
・脂質異常症食（血清総コレステロール 220 mg/dl 以上か TG 150 mg/dl 以上）	・ガラクトース血症食および治療乳
	・低残渣食（炎症性腸疾患）
・心臓疾患	・潜血食

省：入院時食事療養の基準）と定義されている．現在ではほとんどがその対象となっている（表Ⅲ-18）．

　なお，平成18（2006）年4月1日から入院時の食事の負担が，1日単位から1食単位に変更された．これは，医療機関で提供される食事の内容が変わるものではなく，食事の負担額について，食数にかかわらず1日単位で計算していたものを1食単位の計算に変更するものである．

　さらに入院時食事療養費は（Ⅰ）と（Ⅱ）の2種類が存在し，一定の条件を満たしていて届出をしている場合は（Ⅰ）扱いとなり従来は1日あたり1,920円が給付されていた．届出をしていない場合は（Ⅱ）扱いとなり1,520円の給付であった．平成18年度の改正で（Ⅰ）は1食あたり640円に改正された（表Ⅲ-19）．

　入院時食事療養費には種々の加算項目がある．選択メニュー加算として50円が給付されたが平成18年度の改正で廃止された．その結果，病院によっては選択メニューを希望する人から独自に手数料を徴収するところが現れてきている．食堂を設置しそこで食させる場合に加えることのできる食堂加算金は50円．特別食加算は350円だったところが1食あたり76円に変更となり，3食で228円であることから122円の減額となった．特別管理加算として200円付加されていたのが廃止され，その代わりに新栄養管理実施加算として12点/日が加算されることになった．

　平成22（2010）年の診療報酬改定では，ハイリスク患者を対象にした病棟でチーム医療に対する診療報酬が明確にされた「栄養サポートチーム加算（NST 加算）」が新設された．算定の対象患者は，急性期の入院医療を行う一般病棟において，栄養障害を生じている患者または栄養障害を生じるリスクの高い患者で，栄養管理に関わる所定の研修を修了した常勤の医師，看護師，薬剤師，管理栄養士が配置されていることとそのうち1人は専従であることが算定要件とされている．今回の加算の問題点として専従者の確保があげられる．1日あたりの算定患者数は，1チームにつき概ね30人以内であり，週1回の回診で概算してみると 2,000 円×30 人×4 週＝24万円である．

10　まとめ

　人間にとって"食べること"の問題は，生命および人生の質と直結する重大問題である．このことからも，経口摂取は楽しみを失わず，食べることで生命の危機を脅かさないようにしなければならない．そのためには，経口摂取に影響を及ぼす要因を理解し，疾病およ

III. 臨床編　B. 栄養法

表Ⅲ-19　入院時食事療養費

	入院時食事療養費（Ⅰ）	入院時食事療養費（Ⅱ）
算定単位	1日あたりの算定を1食を算定単位とする（3食まで）． （Ⅰ）（Ⅱ）ともに，実際に提供された食数に応じて算定する． ※有床診療所でも要件を満たす場合は，入院時食事療養費（Ⅰ）は算定できる．	
入院時食事療養費	640円/1食	506円/1食
請求の条件	・食事療養が栄養士によって行われていること ・患者の年齢，病状によって適切な食事療養が行われていること ・適時，適温などの食事提供が行われていること ・届け出制（地方社会保険事務局長宛て）	・入院時食事療養費（Ⅰ）以外の医療機関が食事療養を行った場合（加算なし） ※有床診療所でも要件を満たす場合は，入院時食事療養（Ⅰ）の算定ができる．
①特別管理加算 （医療機関単位）	76円/1食	
請求の条件	・疾病治療の直接手段として，医師の発行する食事箋に基づきされたもの ・治療食（腎臓食，肝臓食，糖尿食，胃潰瘍食，貧血食，膵臓食，脂質異常症食，心臓疾患，妊娠高血圧症候群，痛風食，高度肥満症食，フェニールケトン尿症食，楓糖尿症食，ホモシスチン尿症食，潜血食，ガラクトース血症食および治療乳）が該当する． ・十二指腸潰瘍の場合も胃潰瘍食として取り扱う またクローン病，潰瘍性大腸炎などにより腸管の機能が低下している患者に対する低残渣食については特別食としてよい．	
②食堂加算 （医療機関単位）	50円/1日 1日1,920円（3食提供） さらに，特別食を提供した場合 1,920円（3食提供）＋228円（3食提供）＝2,148円	
③栄養管理実施加算 （入院基本料に加算）	・常勤の管理栄養士が1名以上配置されていること． ・患者の入院時に患者ごとの栄養状態の評価を行い，医師，管理栄養士，薬剤師，看護師その他の医療従事者が共同して，入院患者ごとの栄養状態，摂食機能および食形態を考慮した栄養管理計画を作成していること． ・当該栄養管理計画に基づき入院患者ごとの栄養管理を行うとともに，栄養状態を定期的に記録していること． ・当該栄養管理計画に基づき患者の栄養状態を定期的に評価し，必要に応じて当該計画を見直していること．	

びその他の身体的状況に適応した注意・工夫が必要である．20世紀までの医療は，医師・看護師中心の医療で人手が足りないために絶食し，末梢輸液で抗菌薬の絨毯爆撃をするといった非生理的な医療であったが，骨格筋の豊かな若年層が中心でなんとか耐えられたといえる．高齢社会を迎え21世紀の医療は，チーム医療で栄養サポートを行い，でき

るだけ腸を使って輸液を減らして，ピンポイントの抗菌薬を投与する．そして，低栄養から生じる免疫機能の低下，感染症の繰り返しを防ぐことにより，長期入院が減り在院日数も短縮，治療効果もよくなり患者数が増える．それに伴い労働生産性が高まり人件費比率も下がるし，物のコストも削減され，医療の質も向上する．その一翼を担うものが経口摂取であることを決して忘れてはいけない．

[文献]

1) 中村丁次：経口摂取（経口食）．新臨床栄養学，増補版．pp254-260，医学書院，2011
2) 渡邊裕：NSTにおける歯科の役割．Geriatric Medicine 49：545-549，2011
3) 中屋豊：LES．栄養−評価と治療 28：161-163，2011
4) 佐々木雅也：経腸栄養，適応と選択．臨床研修プラクティス 6：16-23，2009
5) 手嶋登志子：高齢者のQOLを高める食介護論．p10，日本医療企画，2006
6) 手嶋登志子：食介護のすすめ．臨床栄養 104：696-704，2004
7) 山田好秋，高辻華子，北川純一，他：嚥下誘発と味覚・うま味の関連．日本味と匂学会誌 17：127-132，2010
8) Proctor GB, Carpenter GH: Regulation of salivary gland function by autonomic nerves. Auton Neurosci 133: 3-18, 2007
9) Martin RE, Sessle BJ: The role of the cerebral cortex in swallowing. Dysphagia 8: 195-202, 1993
10) Ciampini G, Jean A: Role of glossopharyngeal and trigeminal afferents in the initiation and propagation of swallowing 1. Glossopharyngeal afferents. J Philosophical 76: 49-60, 1980
11) Doty RW: Neural organization of deglutition. In Schultz SG(ed): Handbook of Physiology. pp1861-1902, Amer Philosophical Ass, Bethesda, 1968
12) Sinclair WJ: Role of the pharyngeal plexus in initiation of swallowing. Am J Physiol 221: 1260-1263, 1971
13) 近藤高史，鳥居邦夫：食餌誘導性肥満に対するグルタミン酸ナトリウム（MSG）摂取の効果．日本味と匂学会誌 13：407-410，2006

〈宮澤　靖〉

Ⅲ．臨床編　B．栄養法

2．経腸栄養

経口摂取が不可能な場合や，経口摂取だけではエネルギー必要量が充足できない場合には，経腸栄養や静脈栄養が適応となる．中でも経腸栄養は，静脈栄養に比べて生理的であり，合併症や偶発症も少ないことから，多くの疾患や病態で施行されている．ここでは，経腸栄養の意義，適応と禁忌，アクセスと経腸栄養剤の選択方法などについて概説する．

1　経腸栄養の意義

完全絶食下に静脈栄養（parenteral nutrition；PN）を行うと，小腸絨毛の萎縮をきたし，integrity の低下から bacterial translocation（菌交代現象：BT）を生じる[1]．一方，経腸栄養では，小腸粘膜の萎縮を予防し，integrity を維持しながら必要なエネルギーを補給することができる．また経腸栄養は，小腸粘膜の機械的なバリアのみならず，腸粘膜免疫系を中心とした機能的なバリア機能を維持するにも有用であり[2]，機械的バリアと機能的バリアの両面から BT を予防することができる[3]．さらに経腸栄養は，静脈栄養に比べて消化管ホルモンの分泌の面からも生理的である．一方，中心静脈栄養では，カテーテルに関連する感染症も生じるのに対して，経腸栄養は静脈栄養に比べて敗血症性合併症が少ない[4]．このように，経腸栄養は，静脈栄養に比べて生理的であり，合併症や偶発症も少ないことから，医療経済的にも優れている．

しかしながら，成分栄養剤では PN と同様に粘膜萎縮をきたし，BT の要因となりうる．臨床的にも，4 週間以上にわたり成分栄養を施行した症例の十二指腸粘膜には絨毛の萎縮が確認されている（図Ⅲ-43）[5]．成分栄養剤には食物繊維が含まれておらず，腸管内の腸粘膜増殖因子の欠如が粘膜萎縮の要因と考えられる．水溶性食物繊維には，顕著な腸粘膜増殖作用が確認されており，高い発酵性と適度の粘度を有する食物繊維にその作用は強い．食物繊維は便通の改善のみならず，BT 予防の観点からも有用である．

2　適応と禁忌

1．適応疾患

経腸栄養は，通常の経口摂取では代謝必要量を満たすだけの栄養素を摂取できない場合，あるいは摂取しようとしない場合に適応となる．欧州静脈経腸栄養学会（ESPEN）では，必要量の 60％ 以下の摂取量が 10 日間以上持続する場合に，経腸栄養を施行すること

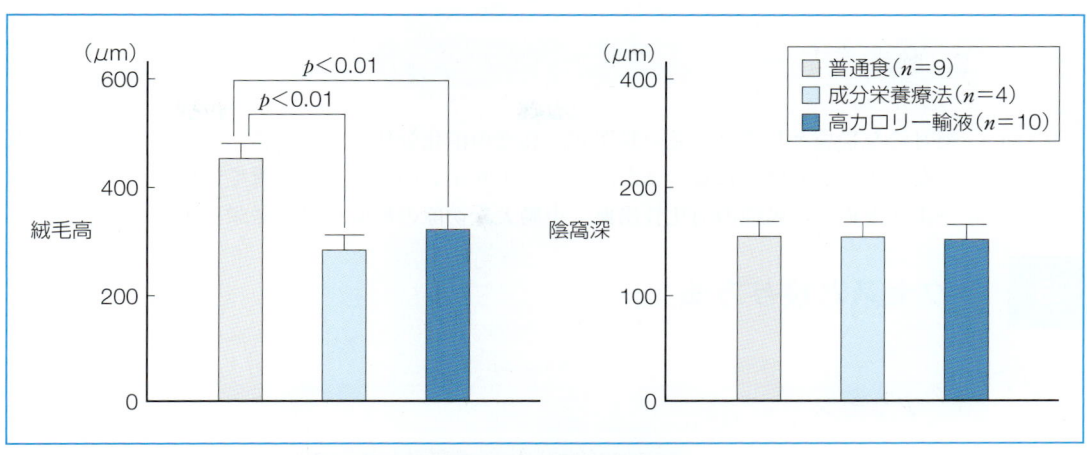

図Ⅲ-43　高カロリー輸液，成分栄養療法患者の十二指腸粘膜形態

表Ⅲ-20　経腸栄養が適応となる疾患

1　経口摂取が不可能または不十分な場合 　1）上部消化管の通過障害：口唇裂，食道狭窄，食道癌，胃癌など 　2）手術後 　3）意識障害患者 　4）化学療法，放射線治療中の患者 　5）神経性食欲不振症	4　吸収不良症候群 　短腸症候群，盲管症候群，慢性膵炎，放射線腸炎など
	5　代謝亢進状態 　重症外傷，重症熱傷など
	6　周術期
2　消化管の安静が必要な場合 　1）上部消化管術後 　2）上部消化管縫合不全 　3）急性膵炎	7　肝障害，腎障害
	8　呼吸不全，糖尿病
	9　その他の疾患 　タンパク漏出性胃腸症，アレルギー性腸炎
3　炎症性腸疾患 　クローン病，潰瘍性大腸炎など	10　術前，検査前の管理 　colon preparation

が推奨されている．また上部消化管術後や炎症性腸疾患など，消化管の安静を必要とする場合も経腸栄養の適応である．さらに周術期の栄養管理において，免疫を賦活するような栄養成分を含有する経腸栄養剤の有用性が確認され，十分に経口摂取ができる症例においても，経腸栄養を併用することの意義が明らかとなっている[6]．

したがって，経腸栄養が適応となる疾患や病態は多岐にわたる（**表Ⅲ-20**）．頭頸部腫瘍や食道癌などで狭窄をきたした場合，脳血管障害・神経疾患により意識障害や嚥下障害をきたした場合は，経腸栄養のよい適応である．重症急性膵炎に対する早期経腸栄養は，BTによる感染性合併症を減少させることが確認されている．

クローン病では，成分栄養法による寛解導入効果，寛解維持効果が確認されている[7,8]のに対して，潰瘍性大腸炎では，栄養療法は薬物療法の補助的な治療として行われる点が異なる．短腸症候群や膵外分泌障害などの吸収不良症候群では，消化態栄養剤による経腸栄養が有用である．

2. 禁忌

絶対的な禁忌としては，完全腸閉塞，高度の消化管狭窄，消化管からの栄養が全く吸収できない場合があげられる．また，バイタルサインの安定しない重症侵襲症例，難治性嘔吐や重症下痢，活動性の消化管出血，小腸大量切除の術直後は静脈栄養の適応となる．

3 アクセスと投与方法

1. アクセス

経管的な経腸栄養のアクセスには，胃アクセスと幽門後アクセスとがある．通常は，胃アクセスで問題ないが，胃食道逆流や誤嚥のリスクがある時，癌や狭窄病変により胃アクセスが不可能な場合には，幽門後アクセスを用いる．

胃アクセスの方法には，経鼻胃管によるものと，胃瘻造設術によるものとがある．経鼻チューブを用いた経鼻経管栄養法は，基本的には短期間にすべきであり，4週間あるいは6週間以上となる場合には，胃瘻造設術による経管栄養法が奨められる．中でも，経内視鏡的胃瘻造設術(percutaneous endoscopic gastrostomy；PEG)は侵襲が少なく，手技も容易で，医療経済的にも優れている．PEGは長期間の経腸栄養に有用であり，症例数は年々増加している．しかし，大量の腹水を有する患者，胃の術後，あるいは解剖学的にPEGが施行できない場合には，経皮的経食道胃管挿入術(PTEG)などの方法も考慮する．

誤嚥の対策として，固形化・半固形化栄養剤を用いる試みもされているが，胃食道逆流の予防として確実な方法は，幽門後アクセスとすることである．PEG-J(PEG with jejunal extension)については，胃瘻チューブ内へ細径カテーテルを通す方法の他，PEGと一体型の製品も使用できる．上部消化管栄養法が不可能な場合は，空腸瘻造設による経腸栄養を行う．通常，麻酔下に外科的空腸瘻造設術が施行されるが，内視鏡的な空腸瘻造設術(percutaneous endoscopic jejunostomy)も安全に施行できる手技である．

2. 投与方法

経腸栄養剤の投与方法には，持続投与と間欠投与がある．持続投与は，24時間あるいは一定時間をかけて緩徐に投与する方法である．通常は20 ml/時程度の速度で開始し，徐々に速度を上げる．しかし，空腸へのアクセスでは100 ml/時以下にすべきであり，速すぎるとダンピング症状をきたすことがある．一方，間欠投与は，1日数回に分けて投与する方法で，1回200〜500 mlを30〜120分程度で投与する．

4 経腸栄養剤の選択

経腸栄養剤は，成分栄養剤，消化態栄養剤と半消化態栄養剤に分類される．成分栄養剤の窒素源はアミノ酸のみからなり，消化態栄養剤の窒素源はアミノ酸と低分子ペプチドか

表Ⅲ-21　経腸栄養剤の分類と種類

人工濃厚流動食	1. 成分栄養剤(ED)：窒素源は結晶アミノ酸のみで構成 　　エレンタール®，エレンタール®P，ヘパンED®
	2. 消化態栄養剤：窒素源がアミノ酸，ペプチド，または部分水解物である 　　ツインライン®，エンテミール®R(食品)，ペプチーノ®(食品)，ペプタメン®AF(食品)
	3. 半消化態栄養剤：窒素源がタンパク質である 　　医薬品：エンシュアリキッド®，ラコール®，エンシュア®・H，アミノレバン®EN 　　食　品：F2α®，ハイネ®，テルミール®，リーナレン®，インパクト®，インスロー® など
自然食品流動食	FibrenYH，オクノス流動食品A，オクノス流動食品C

表Ⅲ-22　消化吸収障害機序からみた経腸栄養剤の選択

	実効吸収面積の減少による吸収不良	膵外分泌機能の低下による消化障害	胆汁分泌障害による消化障害	食塊と消化液分泌のタイミング不調
成分栄養剤	○	○	○	○
消化態栄養剤（成分栄養剤以外）	△	○	○	△
半消化態栄養剤	×	△〜○	△〜○	×

○：重症例でも適，△：軽症〜中等症に適，×：不適．

らなる．一方，半消化態栄養剤の窒素源はタンパク質である(表Ⅲ-21)．わが国では，医薬品扱い（医師が処方箋でオーダーする）と食品扱い（食事指示箋でオーダーする）の製品が混在しているが，組成に大きな違いはない．

　脳血管障害や神経疾患により意識障害や嚥下機能障害を有する場合，頭頸部腫瘍などで通過障害を認める場合など，消化吸収機能に問題がない場合には半消化態栄養剤が第1選択である．しかしながら，消化吸収機能が障害されている場合には，成分栄養剤や，消化態栄養剤を，消化吸収機能に応じて選択する(表Ⅲ-22)[9]．

　成分栄養剤は，窒素源がアミノ酸のみからなり，きわめて低脂肪の製剤である．クローン病の寛解導入療法・寛解維持療法，重症急性膵炎の早期経腸栄養，膵外分泌不全や短腸症候群などの吸収不良症候群，半消化態栄養剤の不耐症などに用いる．クローン病では，成分栄養療法がprimary therapyとされてきたが，抗TNF-α抗体療法の導入により，栄養療法，薬物療法のいずれを主体としてもよいという指針に変化している[10]．成分栄養剤は食事抗原となるべきタンパク質やペプチドを含んでおらず，腸管免疫の面からも有利に作用していると考えられている．またきわめて低脂肪であることも，効果発現機序の1つと考えられている．欧米のメタ解析では，脂肪含量の少ない製剤や成分栄養剤と，通常の半消化態栄養剤の有用性は同等と結論づけられているが，クローン病における成分栄養療法の寛解導入効果，寛解維持効果は高く，しかもきわめて安全な治療法である．

　重症急性膵炎では，早期経腸栄養がBT予防の点からも推奨度Bとされている[11]．この場合，成分栄養剤を空腸へ投与することにより，コレシストキニン(CCK)の分泌を促進することなく経腸栄養を行うことが可能である．

表Ⅲ-23　特殊な病態に用いる経腸栄養剤

医薬品の経腸栄養剤	肝疾患	ヘパンED® アミノレバン®EN	（味の素ファルマ） （大塚製薬）
食品の経腸栄養剤	肝不全	ヘパス	（クリニコ）
	腎不全	リーナレン® レナウェル	（明治） （テルモ）
	糖尿病	グルセルナ® タピオン® インスロー® リソース®・グルコパル®	（アボットジャパン） （テルモ） （明治） （ネスレヘルスサイエンス）
	COPD	プルモケア® ライフロン®-QL	（アボットジャパン） （興和創薬）
	免疫強化・調整	インパクト® イムン®α サンエット®-GP アノム® オキシーパ® MEIN	（味の素ファルマ） （テルモ） （三和化学研究所） （大塚製薬工場） （アボットジャパン） （明治）
	癌	プロシュア®	（アボットジャパン）

　近年，肝不全，腎不全，肺疾患，糖代謝異常など，それぞれの病態に応じた病態別経腸栄養剤を選択することが可能となっている（表Ⅲ-23）．これらは，タンパク質，炭水化物，脂質のバランスや質，さらには添加される栄養素にも特徴がある．肝不全用の経腸栄養剤はBCAA（分岐鎖アミノ酸）が多く含有されている特徴がある．また腎不全用栄養剤では，透析前の保存期か透析期かによって，タンパク量を調整することが可能となっている．肺疾患用栄養剤は，脂質含量を多くして，二酸化炭素の産生を抑制している．糖代謝異常に用いる製剤は，糖質の割合を少なくしたり，緩やかに吸収される糖質であるパラチノースなどが用いられたりしている．

　近年，免疫調整経腸栄養剤（immune-modulating diet；IMD）が注目されている．これらは，グルタミンやアルギニン，RNA，n-3系多価不飽和脂肪酸が強化された経腸栄養剤であり，中でも，インパクト®には，術後感染症の発生を抑制し，在院日数を短くする効果が確認されている[6]．欧米のガイドラインでは，消化器待機手術では，術前から5～10日間程度投与することが推奨されている[12]．一方，アルギニンはNOの過剰産生をきたすことから，敗血症を合併した場合は，アルギニンを強化した経腸栄養剤は使用すべきでないとされている．

5　経腸栄養の有用性の評価

　原疾患の治療効果と，栄養状態の改善効果の両面から，有用性を判定する．さらに経腸栄養による合併症の有無についても評価し，経腸栄養剤の選択，投与量，投与方法などを見直す．

6 合併症とその対策

経腸栄養の合併症は，機械的合併症，消化器系合併症，代謝性合併症に分類される（**表Ⅲ-24**）．

1. 機械的合併症

経鼻チューブは，シリコンやポリウレタンなど生体適合性素材で製造されているが，刺激により食道潰瘍や鼻腔のびらんを呈する．12 Fr 以下の径のチューブを使用し，ゾウの鼻のように下向きに固定する．

チューブの閉塞は薬剤投与によって生じることが多い．閉塞しやすい薬剤に注意する必要がある．

胃瘻や空腸瘻の刺入部には，皮膚炎や感染，肉芽などを生じることがある．清潔に保つことを心がけ，不必要な消毒やガーゼの使用は避ける．スキンケアの基本は，洗浄と乾燥である．

2. 消化器系合併症

誤嚥は，経腸栄養の管理の中でも重要な合併症である．胃食道逆流は，投与速度や体位にも関係する．投与中は，上半身を 30 度以上に起こすことが基本である．投与速度が速すぎる場合や，胃内の残存が多い場合も逆流のリスクとなるので注意する．胃食道逆流のリスクが高い場合は，幽門後アクセスとするのが効果的である．

下痢は，経腸栄養の合併症の中でも頻度の高い合併症である．これには，経腸栄養に関する要因と，それ以外の要因がある．まずは，基礎疾患や長期の絶食により消化吸収機能が低下していないか，感染性の下痢でないかを確認する．

成分栄養剤などは浸透圧性下痢をきたしやすいので，0.5 kcal/ml の低濃度から開始することが推奨されるが，浸透圧の高くない半消化態栄養剤の場合は希釈する必要はない．投与速度を調整するのが基本である．

表Ⅲ-24 経腸栄養の合併症

機械的合併症	・留置チューブによる刺激や違和感 ・留置チューブによる感染や炎症 ・チューブの移動 ・チューブの閉塞	代謝性合併症	・脱水 ・高血糖 ・血清電解質の異常 ・微量元素欠乏 ・必須脂肪酸欠乏 ・脂肪肝 ・refeeding syndrome
消化器系合併症	・悪心，嘔吐 ・腹部膨満 ・下痢 ・便秘		

3. 代謝性合併症

　経腸栄養剤の場合，輸液製剤と違って，水分量は 70～85％ 程度である．水分必要量を算出し，不足分を追加する必要がある．また，Na や K などの電解質含有量は少なめに調整されているので，適宜，追加する．

　成分栄養剤を単独で長期使用する場合には，微量元素や必須脂肪酸の必要量を充足しない場合がある．成分栄養剤の場合は，脂肪乳剤の静脈投与を必ず併用して，脂肪肝や必須脂肪酸欠乏を予防する必要がある．

　経腸栄養は，静脈栄養に比べて生理的であり，合併症も少ない．しかし，十分な栄養効果を得るには，病態に応じた製剤の選択，適切な投与量や投与方法の設定，十分なモニタリングが重要である．これらを誤ると，十分な栄養効果が得られないだけでなく，合併症を招く結果になりかねない．さらにアクセスの選択も重要であり，胃瘻や腸瘻の管理を正しく行うことにより，長期の経腸栄養管理も可能である．

[文献]

1) Deitch EA, Xu D, Naruhn MB, et al: Elemental diet and IV-TPN-induced bacterial translocation is associated with loss of intestinal mucosal barrier function against bacteria. Ann Surg 221: 299-307, 1995
2) 馬場忠雄，佐々木雅也：Bacterial translocation の基礎と臨床．日本消化器病学会雑誌 100：957-964, 2003
3) Tanaka S, Miura S, Tashiro H, et al: Morphological alteration of gut-associated lymphoid tissue after long-term total parenteral nutrition in rat. Cell Tissue Res 266: 29-36, 1991
4) Moore FA, Feliciano DV, Andrassy RJ, et al: Early enteral feeding, compared with parenteral, reduces postoperative septic complications The results of a meta-analysis. Ann Surg 216: 172-183, 1992
5) Hosoda S, Bamba T, Sasaki M, et al: Enteral nutrition: relationship between dietary constituents and function of small intestinal mucosa. In Yoshida Y, Murata Y (eds): Current Advances in Digestive Disease. pp27-39, Churchill Livingstone, 1994
6) Heyland DK: Should immunonutrition become routine in critically ill patients? JAMA 286: 22, 2001
7) Zachos M, Tondeur M, Griffith AM: Enteral nutritional therapy for induction of remission in Crohn's disease. The Cochrane Library, 2008
8) Takagi S, Utsunomiya K, Kuriyama S, et al: Effectiveness of an 'half elemental diet' as maintenance therapy for Crohn's disease. Aliment Pharmacol Ther 24: 1333-1340, 2006
9) 佐々木雅也：各種疾患，病態における静脈・経腸栄養の実際―吸収不良症候群．日本臨床（増刊）静脈・経腸栄養，第 3 版．pp344-348, 2010
10) 難治性炎症性腸管障害に関する調査研究班（渡辺班）：クローン病治療指針．平成 22 年度分担報告書別冊．pp9-12, 2011
11) 急性膵炎診療ガイドライン 2010 改定出版委員会（編）：急性膵炎診療ガイドライン，第 3 版．金原出版，2010
12) ASPEN committee: Consensus recommendations from the US summit on immune-enhancing enteral therapy. JPEN 26 (Suppl): S61-S62, 2001

〔佐々木　雅也〕

Ⅲ. 臨床編　B. 栄養法

3. 経皮内視鏡的胃瘻造設術（PEG）

　経皮内視鏡的胃瘻造設術（percutaneous endoscopic gastrostomy；PEG）は 1980 年に Gauderer と Ponsky によって紹介されて以来わずか 30 年であるが，急速に全世界に広まり，今や経口摂取ができない患者にとって非常に簡便で有力な栄養投与ルートとして確固たる立場にある．またたく間に普及した手技であるため，その適応，造設手技，合併症対策や管理法においては必ずしも確立されているとはいえない．経口摂取ができない患者にとって，PEG は上手に造って上手に使えばその効果は絶大である．そのためにはその方法や合併症および管理法を熟知しておく必要がある[1]．本項ではその要点を概説する．

1　PEG の構造

　PEG では胃内のストッパーと外部のストッパーで挟まれた胃壁と腹壁が密着することによって瘻孔が形成される（図Ⅲ-44）．したがって，この瘻孔形成がスムーズに行われるようにしなければならない．この瘻孔が長すぎると胃壁と腹壁の癒着が起こりにくく，ストッパーを締めすぎると血流障害などにより瘻孔感染の原因となる．腹壁固定具（図Ⅲ-45）[2]は造設を安全にするだけでなく，瘻孔形成にも効果的に働くと考えられる．理想的な PEG の瘻孔は外部のストッパーと腹壁の間に 0.5〜1.0 cm 程度の隙間がある．きれいな PEG は栄養剤の投与には不可欠である．

2　PEG の適応

　日本消化器内視鏡学会のガイドラインによると，医学的な側面と倫理的な側面があると

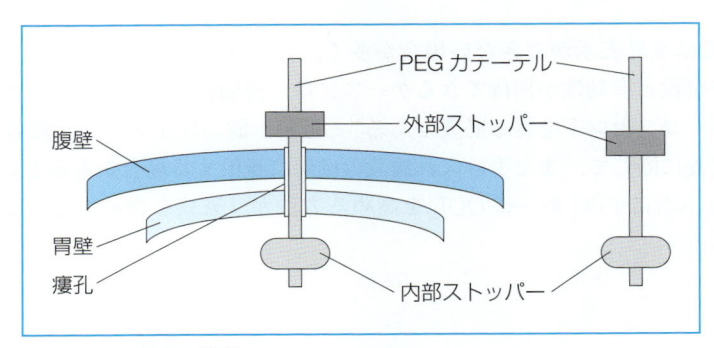

図Ⅲ-44　胃瘻の構造

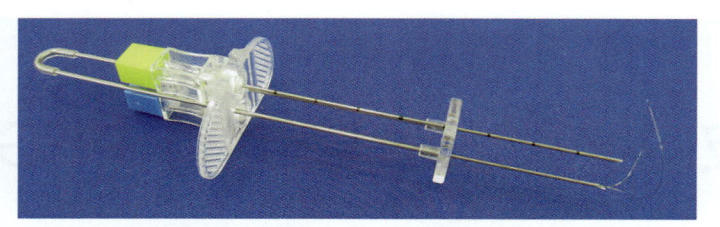

図Ⅲ-45 鮒田式胃壁固定具

表Ⅲ-25 PEG の適応

1. 物理的要因によるもの	
	・腫瘍や瘢痕狭窄などによる咽喉頭，食道，胃噴門部の狭窄 ・幽門より肛門側の消化管通過障害に対する減圧目的例
2. 機能的要因によるもの	
	・神経，筋疾患あるいは脳血管障害などによる嚥下困難例・誤嚥例 ・認知症などによる自発的摂取困難例 ・成分栄養を長期間必要とする炎症性腸疾患

(松本，2004[4])より転載)

される[3]．

1. 医学的側面

　PEG が適応となる医学的な条件は，PEG が安全に施行できて経腸栄養の効果が期待できることである．つまり，嚥下困難による経口摂取障害がある人への栄養補給が PEG の一般的な適応といえる．また，嚥下訓練をするためにはエネルギーと時間を要するため，PEG による栄養投与を行いながらリハビリテーションを行う，「食べるための PEG」といった概念も普及している．栄養投与以外では，腸閉塞への減圧目的が多い（表Ⅲ-25）[4]．生命予後がきわめて短い（通常1か月以内）場合や全身状態が極端に不良の場合には適応から外れる[3]．

2. 倫理的側面

　PEG の対象患者は意思表示ができない場合が多く，この判断が最も難しい．この場合には，医学的な安全性と有効性が期待できるケースには，適切に情報提供し，家族と十分なインフォームド・コンセントを得る必要がある[3]．近年，認知症患者や超高齢者に PEG を造設し，在宅療養に際して，また受け入れ施設の確保に難渋する場合があるという．このような患者には本当に PEG が一番 QOL を高める方法か，家族を含めてしっかりと見きわめる必要がある．

> 最近，医療費による国家財政の圧迫と絡めて，頻繁にPEGが報道されている．あたかも「医療費を無駄使いしているのはPEG患者である」と言わんばかりの報道である．もちろん高度の衰弱患者や末期の患者に何も考えずにPEGがなされたならば，患者は不幸である．おそらくPEGの適応もないのであろう．しかし，大多数の患者は高齢者(年齢で線を引けない)であっても認知症であっても，PEGを行わなければ栄養摂取ができなかったはずである．PEGが行われなかったならばどんな栄養治療をするのであろうか．静脈栄養だろうか，経鼻チューブによる栄養であろうか．どの方法もPEGより劣るのは明白である．PEGを行ってからどのようにその患者に取り組むか，嚥下指導やリハビリを行ったりすることが，大事なことで，「PEGを行えばそれで終わり」という姿勢であれば，PEGは「悪者」にされるのである．PEGは決していわゆる延命治療ではない．有効な栄養療法のツールである．適応はその患者に応じて，医学的に，倫理的に考えなければならない．決して「年齢」や「疾患」で適応は決まらない．

3 PEGの禁忌

PEGの禁忌は，食道狭窄などで内視鏡が通過しないため手技的に施行不能な場合，開腹手術後などで施行するのに危険な場合や多量の腹水がある場合などであるが，近年，細径の内視鏡や経鼻内視鏡を使うと多少の食道狭窄があってもPEGは造設できる場合が多い(**表Ⅲ-26**)[4]．

4 造設法

PEGの造設法はプル法，プッシュ法，イントロデューサー法の3つに大別される．最近ではあらかじめ腹壁固定を行った後，細い針で穿刺し，瘻孔を拡張した後ボタン型のチューブを留置するといったイントロデューサー変法もかなり普及している．

1．プル法

内視鏡を胃内に挿入し，十分に送気し胃壁を腹壁に密着した後にセルディンガー針で穿刺しガイドワイヤーを腹壁から胃内そして口腔へと誘導する．次いでガイドワイヤーにチューブを結び胃内へ引っ張りあげていく方法である．単純で確実な方法であるが，口腔内の雑菌による腹壁の感染の可能性や2度の内視鏡挿入が必要となる(**図Ⅲ-46**)[5]．

表Ⅲ-26　PEGの非適応，禁忌

- 内視鏡通過が困難である咽喉頭，食道，胃噴門部の狭窄例
- 胃切除後，横隔膜ヘルニア，術後癒着例
- 胃病変のある症例
- 介在物(多量の腹水や皮下脂肪，肝臓，横行結腸など)のある症例
- コントロールができない高度の出血傾向のある症例
- 長期予後を望めない症例(減圧目的などを除く)
- 消化吸収障害例

(松本，2004[4]より転載)

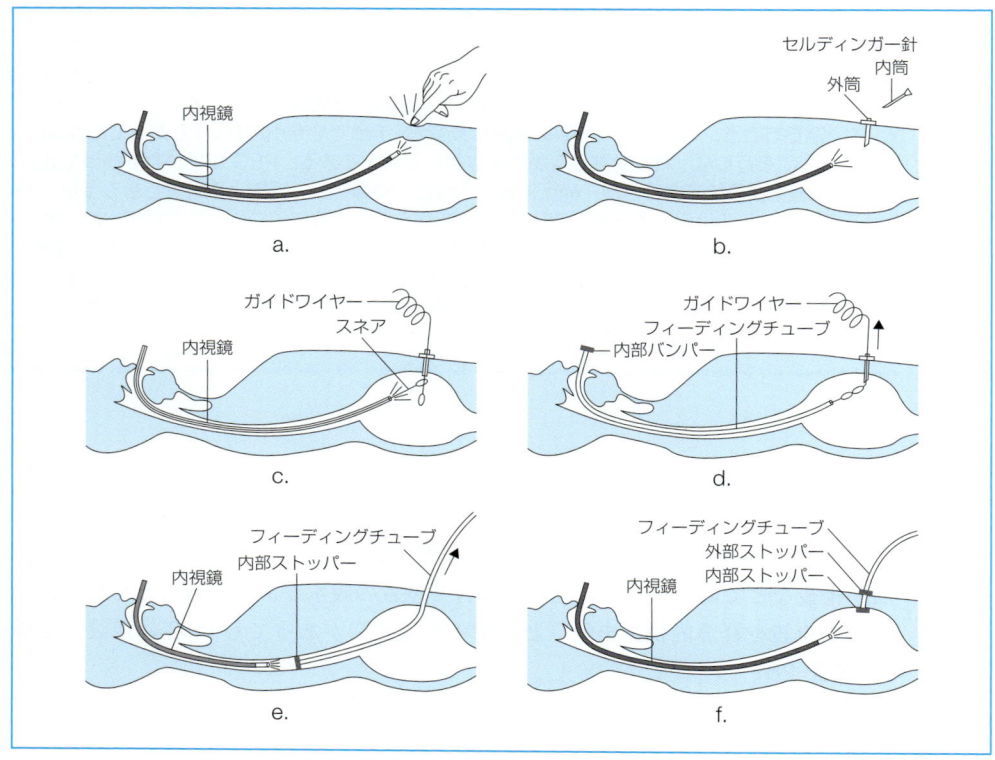

図Ⅲ-46 プル法
(妙中, 2004[5]より転載)

2. プッシュ法

　基本的にはプル法と同じであるが，チューブを挿入する際に，ガイドワイヤーにかぶせてチューブを押していく点が異なる．本法も単純で確実な方法であるが，プル法と同様の欠点がある（**図Ⅲ-47**）[5].

3. イントロデューサー法

　内視鏡を胃内に挿入し，十分に送気し胃壁を腹壁に密着させた後に，太い穿刺針で腹壁から胃内に穿刺し，その穿刺針の内腔に胃瘻チューブを挿入する方法で，わが国で開発された．内視鏡の挿入が1回で済み，感染の機会が少ないが，チューブが細く，またバルーン破損のおそれがある（**図Ⅲ-48**）[5].　近年イントロデューサー変法として，あらかじめ胃壁固定（**図Ⅲ-45**）を行った後に，細い針で穿刺し，瘻孔を拡張し一期的にボタン型のチューブを留置する方法が急速に広まっている．本法は内視鏡の挿入が1回で済み，チューブも口腔内を通らないため，瘻孔感染のおそれも少なく，経鼻内視鏡でできるため開口障害のある患者にも施行できる．さらに頭頸部や食道の腫瘍の患者では癌の播種が起こりにくいといった数々の利点がある（**図Ⅲ-49**）[6].

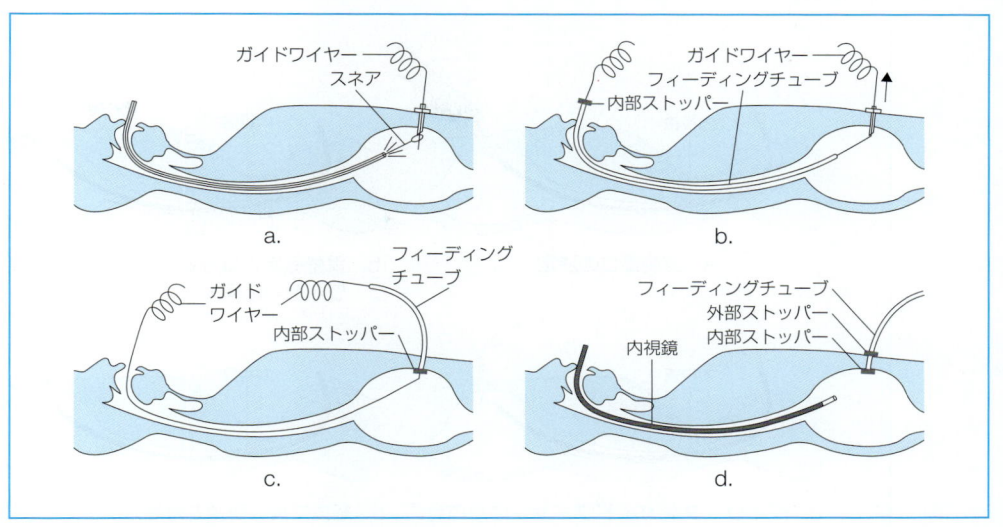

図Ⅲ-47 プッシュ法
(妙中, 2004[5]より転載)

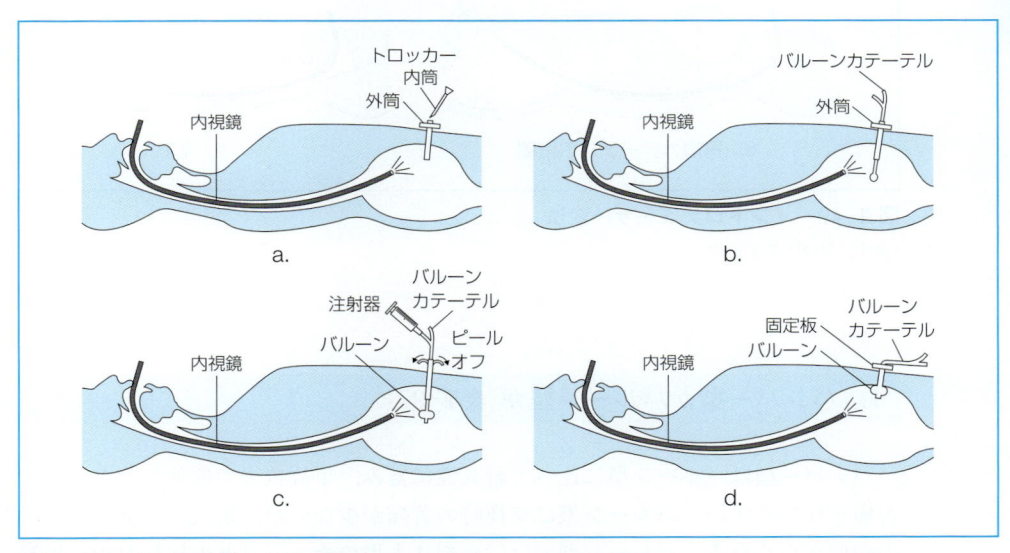

図Ⅲ-48 イントロデューサー法
(妙中, 2004[5]より転載)

5 カテーテルの種類と特徴

　カテーテルは胃内ストッパーの形状からバンパー型とバルーン型に，カテーテルの長さからチューブ型とボタン型に分けられる．その組み合わせにより4種類に分けられ，各々の特徴により使い分ける必要がある（図Ⅲ-50）．

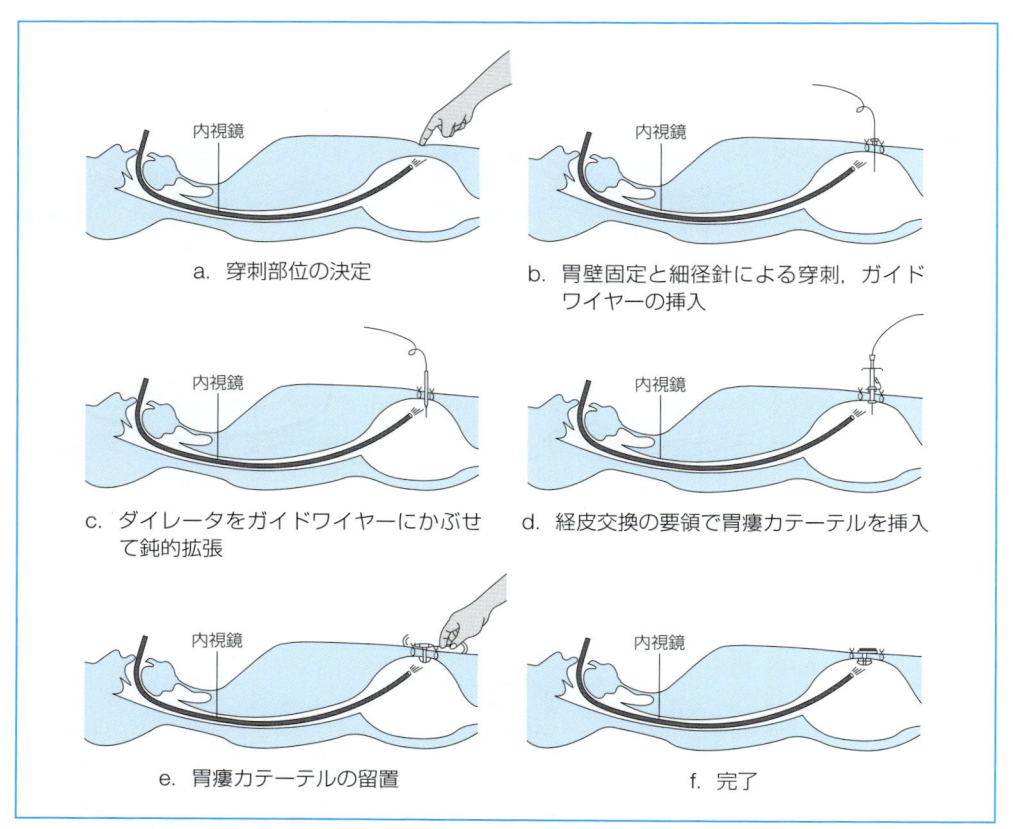

図Ⅲ-49　イントロデューサー変法
（井上，2009⁶⁾より転載）

a. 穿刺部位の決定
b. 胃壁固定と細径針による穿刺，ガイドワイヤーの挿入
c. ダイレータをガイドワイヤーにかぶせて鈍的拡張
d. 経皮交換の要領で胃瘻カテーテルを挿入
e. 胃瘻カテーテルの留置
f. 完了

1. バンパー型かバルーン型か（表Ⅲ-27）[3]

　バンパー型はバルーン型に比べて耐久性に富み，事故抜去の危険が少ないが，交換時に苦痛を伴いやすい．バルーン型は交換時の苦痛が少ないが，耐久性が低く，そのため交換の頻度が高くなる．バルーン型では栄養剤注入用のチューブとの接続がやや煩雑で高齢者には困難な場合がある．

2. チューブ型かボタン型か（表Ⅲ-28）[3]

　ボタン型は衣服に隠れ，外観もよく，事故抜去の危険が少なく，リハビリテーションに適する．チューブ型は栄養剤注入チューブとの接続が容易で，寝たきりの高齢者にはよい適応であろう．

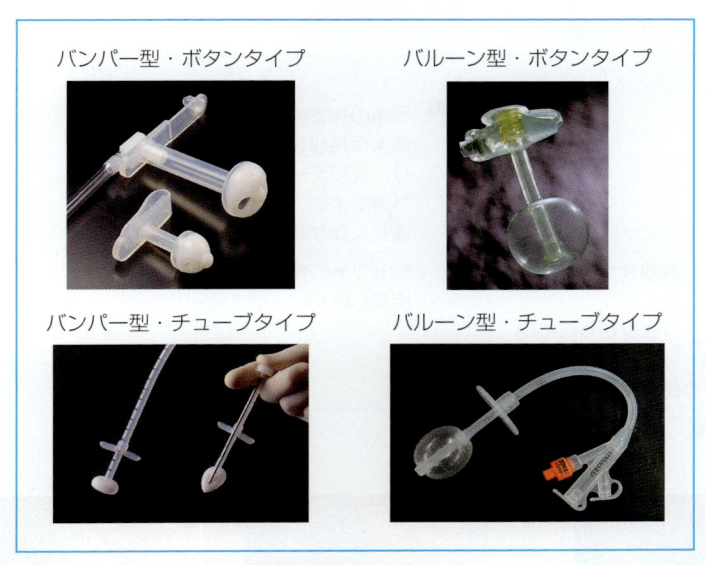

図Ⅲ-50　カテーテルの種類

カテーテルの選択：患者の活動性（基礎疾患），誰が注入するか（患者の家庭状況），交換の状況（予定か緊急か）により最適な交換カテーテルのタイプが決定される．
チューブ式カテーテルは栄養剤の注入がボタン式より容易であるが，カテーテルが汚染されやすい．
ボタン式カテーテルは身体活動度の高い患者に好まれる．
バンパー式は事故抜去されにくいが，交換がしづらい．
バルーン式は事故抜去の危険が少なくないが，交換が容易である．

表Ⅲ-27　バンパー型とバルーン型

	バンパー型	バルーン型
利点	・耐久性が高い ・交換の頻度が低い ・不慮の抜去の危険性が少ない	・交換時の苦痛がほとんどない ・交換手技が易しい ・交換時に瘻孔損傷や腹腔内誤挿入の危険性が少ない
欠点	・交換時に苦痛がある ・交換手技が難しい ・交換時に瘻孔損傷や腹腔内誤挿入の危険性がある	・耐久性が低い ・交換の頻度が高い ・不慮の抜去の危険性がある

（上野ら，2006[3]より転載）

6　PEGの合併症

PEGの合併症には，造設手技に伴う合併症，チューブ管理に伴う合併症，栄養管理に伴う合併症などさまざまなものがある．

表Ⅲ-28 チューブ型とボタン型

	チューブ型	ボタン型
利点	・接続しやすい	・不慮の抜去の危険性が少ない ・清潔保持がしやすい ・リハビリテーションがしやすい ・外観がよい ・瘻孔にかかる圧が均等
欠点	・不慮の抜去の危険性が高い ・清潔保持がしにくい ・リハビリテーションがしにくい ・外観が悪い ・瘻孔にかかる圧が不均等になりやすい	・シャフトの長さの調節がきかない ・接続しにくい

(上野ら, 2006[3]より転載)

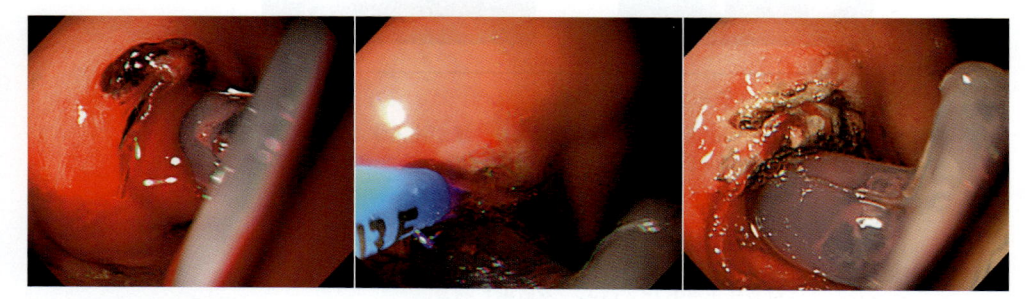

図Ⅲ-51 PEG後出血
(西神戸医療センター井谷先生のご提供)

1. 造設手技に伴う合併症

1 出血

瘻孔から体表へ滲み出てくるため発見されるが,多くは外部ストッパーをきつく締め上げることで止血される.圧迫による止血が得られないようなら内視鏡を施行し,クリップや胃壁固定具などで止血する(図Ⅲ-51).

2 気腹

胃内から多量の空気が腹腔内に漏れる状況で,少なければ臨床的に問題がないが,多くなると腹腔内圧の上昇により嘔気,嘔吐,胃食道逆流などの原因となる.多くは自然に吸収されるが,エラスター針にて脱気する方法もある.

3 結腸損傷

胃の腹側に横行結腸が存在し,結腸を串刺しにして胃にチューブが留置されるもので,多くはカテーテル交換時に発見される.チューブを抜去し,再造設すべきであるが,発見時期や患者の全身状態によっても対処が異なる(図Ⅲ-52)[7].

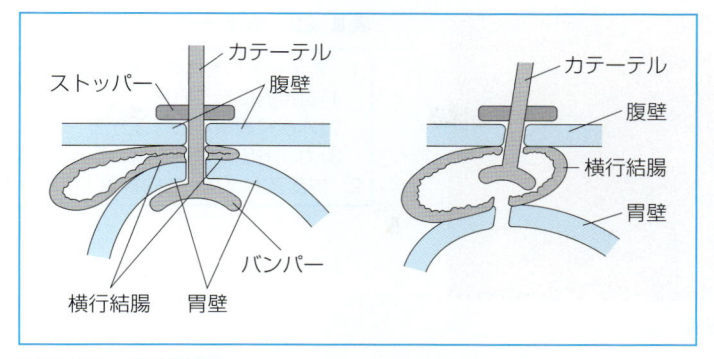

図Ⅲ-52　**胃結腸瘻**
(嶋尾, 2005[7]より転載)

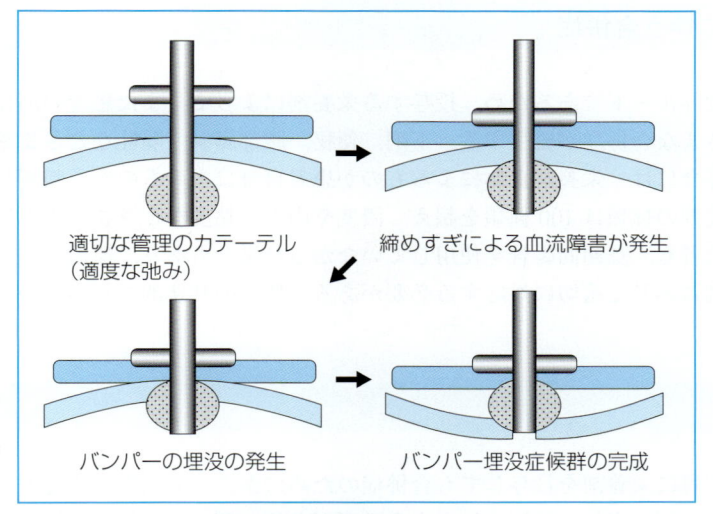

図Ⅲ-53　**バンパー埋没症候群**

2. チューブ管理に伴う合併症

1 バンパー埋没症候群(buried bumper syndrome)

　胃瘻カテーテルを過度に牽引することにより内部ストッパー(バンパーとも呼ぶ)が胃内に埋没し,栄養剤が注入できなくなる状態をいう.胃瘻カテーテルを体外に摘出し,再造設しなければならない.予防策はPEG造設直後からのチューブの過度の牽引を避けることである(図Ⅲ-53).

2 瘻孔周囲炎

　瘻孔周囲からの排膿や,瘻孔周囲の発赤で発見される.ドレナージや洗浄で対処する.瘻孔の締めすぎによる血流障害が原因であったり,口腔内の雑菌が原因であったりする.イントロデューサー法やイントロデューサー変法では瘻孔周囲炎が激減するという報告も

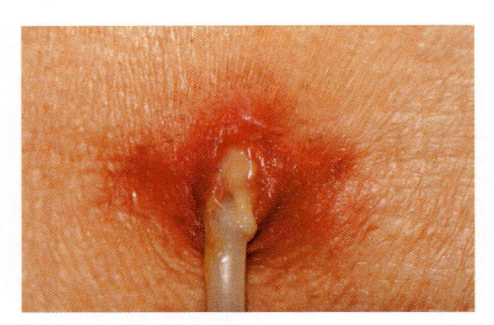

図Ⅲ-54　瘻孔周囲炎

表Ⅲ-29　カテーテル交換法

1. カテーテルを体外に引き抜く方法
    1) 盲目的に行う方法
    2) 内視鏡観察下に行う方法
    3) ガイドワイヤーを用いる方法
2. 内部ストッパーを内視鏡下に取り出す方法

多く，造設手技によるところも多い(**図Ⅲ-54**)．

3. 栄養管理に伴う合併症

　胃瘻は栄養剤投与ルートであるため，投与する栄養剤によって，また患者の消化管の状態によってさまざまな合併症が発生する．下痢，便秘，腹部膨満，嘔吐などさまざまである．このような場合には，栄養剤自体によるものか患者自身によるものかを判断しなければならない．栄養剤の種類は 100 種類を超え，濃度や内容，粘度などさまざまな違いがある．投与される患者も，長期間腸管を使用していなかった場合もあり，原因はさまざまである．個々の症例に応じて適切に対応する必要がある．個々の具体的な対応については他書に譲る．

4. その他

　胃食道逆流など胃に栄養剤を投与しても合併症のためにかえって状態が悪化する症例が存在する．個々の症例に応じて適切に対応する必要がある．個々の具体的な対応については他書に譲る．

7　カテーテルの交換

　胃瘻カテーテルは通常毎日使用するものであり，栄養剤が付着するため細菌が繁殖しやすく，また長期間使用していると老朽化しやすい．そのため，定期的な交換が必要である．

　留置カテーテルの種類によって交換時期は異なる．バンパー型であれば 4 か月を経過すれば，バルーン型であれば 24 時間を経過すれば交換手技料は算定可能である．バンパー型は 4〜6 か月ごとに，バルーン型は 1〜2 か月ごとに交換される場合が多い．

　交換手技にはさまざまな方法があるが，大きく分けて内部ストッパーを経皮的に引き抜くか，内視鏡で摘出するか，の 2 つの方法がある(**表Ⅲ-29**)．内部ストッパーを経皮的に引き抜く方法が一般に多く採用されているが，この手技での瘻孔損傷を危惧する場合は，内視鏡下に切断されたバンパーを摘出する手技が採用されている．

　交換手技で用手的に(経皮的ともいわれるが)内部バンパーを抜去する方法は，体外から

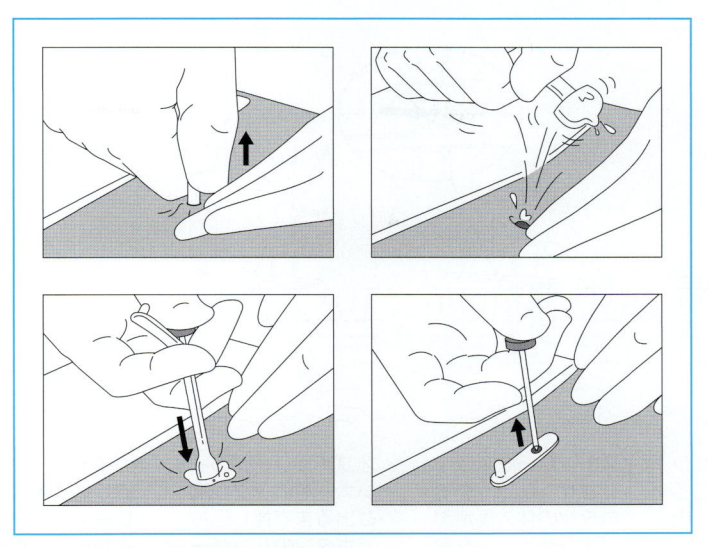

図Ⅲ-55　用手交換（経皮的交換）
(PEG・在宅療養研究会：PEG用語集．フジメディカル出版，2012より転載)

カテーテルを手で引き抜くのであるが，ゆっくりと丁寧に瘻孔の向きに引き抜くほうが瘻孔損傷は少ないと考えられる(図Ⅲ-55)．

　バルーン型はバルーン内の蒸留水を注射器で除去した後に体外に引き抜く．次いで，瘻孔の向きを確かめた後に，慎重に新しいカテーテルを胃内に挿入する．

　バンパー型であれば，バンパーをオブチュレータで直線化し潤滑油をつけ，慎重に挿入し，抵抗がなくなったところでオブチュレータを抜去し終了する．

　バルーン型でも慎重に瘻孔の向きに沿って挿入し，抵抗がなくなったところでバルーンを膨らませる．

　バンパー型もバルーン型も操作中は患者の痛みの具合や手に伝わる抵抗を十分に感じながら操作を行うことが肝要である．留置が終わればカテーテルが抵抗なく十分に回転することを確かめておかねばならない．また次に続く確認操作を怠ってはならないのは言うまでもない．

　このカテーテル交換にガイドワイヤーを用いると操作が行いやすく，この種の交換キットも市販されている(図Ⅲ-56)．さらに，この交換の全過程を内視鏡の観察下に行えれば，確実に胃内に留置が確認され，有用である．

　内部バンパーを内視鏡下に摘出し交換する手技は，あらかじめ内視鏡を挿入し，スネアなどで内部バンパーを把持した後に，体外で古いカテーテルを体外で切断し，古いカテーテルを抜去後，新しいカテーテルを胃内に挿入されたことを内視鏡で確認後，古い内部バンパーを把持しつつ内視鏡ごと経口的に抜去するという方法である(図Ⅲ-57)．本法は，内部バンパーの抜去時の瘻孔損傷を防げる，といった利点がある．

　カテーテル交換手技はさまざまな方法が提唱されているが，100％安全で確実というものはなく，慎重に丁寧に行うことが重要である．交換に続く確認操作がきわめて重要であり，確認作業を行って初めてカテーテル交換は終了する．確認操作については他書に譲る．

a. 抜去方法

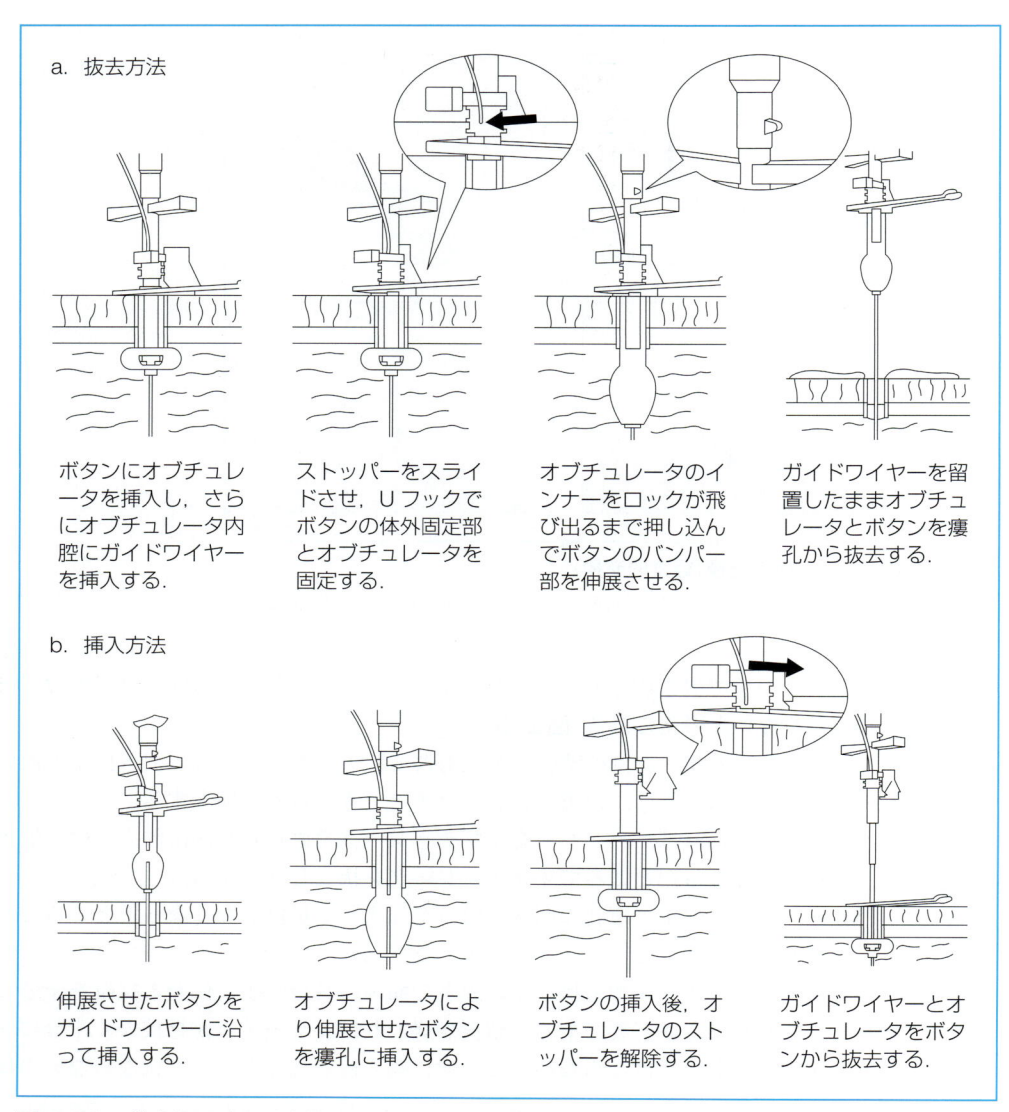

| ボタンにオブチュレータを挿入し，さらにオブチュレータ内腔にガイドワイヤーを挿入する． | ストッパーをスライドさせ，Uフックでボタンの体外固定部とオブチュレータを固定する． | オブチュレータのインナーをロックが飛び出るまで押し込んでボタンのバンパー部を伸展させる． | ガイドワイヤーを留置したままオブチュレータとボタンを瘻孔から抜去する． |

b. 挿入方法

| 伸展させたボタンをガイドワイヤーに沿って挿入する． | オブチュレータにより伸展させたボタンを瘻孔に挿入する． | ボタンの挿入後，オブチュレータのストッパーを解除する． | ガイドワイヤーとオブチュレータをボタンから抜去する． |

図Ⅲ-56　ガイドワイヤーを用いたカテーテル交換
（画像提供　オリンパスメディカルシステムズ株式会社）

8　おわりに

　PEGについて簡単に解説したが，PEGは上手に造って上手に管理するのが当たり前である．そうしなければ患者の栄養状態はよくならないことをあらためて認識しておく必要がある．

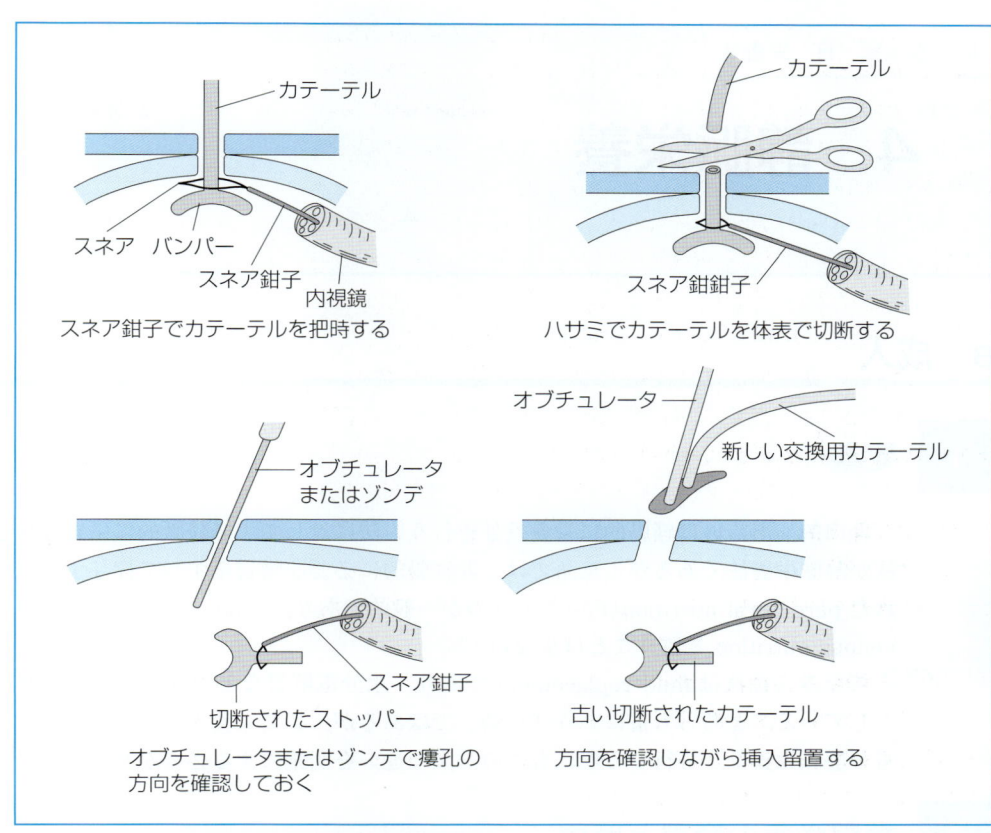

図Ⅲ-57　内視鏡を用いたカテーテル交換
（嶋尾，2005[7]）より転載）

[文献]
1) 西口幸雄：経皮内視鏡的胃瘻造設術（PEG）．外科 73：714-721，2011
2) 西口幸雄：胃瘻とは．西口幸雄，矢吹浩子（編）：胃瘻（PEG）ケアと栄養剤投与法．照林社，pp40-47，2009
3) 上野文昭，嶋尾仁：経皮内視鏡的胃瘻造設術ガイドライン．日本消化器内視鏡学会（監）：日本消化器内視鏡ガイドライン，第3版．pp310-323，医学書院，2006
4) 松本啓一：PEGに関する基礎知識　1) PEGの適応，禁忌．曽和融生（監），関西経皮内視鏡的胃瘻造設術研究会（編）：PEG（胃瘻）栄養．pp20-22，フジメディカル出版，2004
5) 妙中直之：PEGに関する基礎知識　2) PEGの手技　① PEGの基本手技．曽和融生（監），関西経皮内視鏡的胃瘻造設術研究会（編）：PEG（胃瘻）栄養．pp23-27，フジメディカル出版，2004
6) 井上信之：胃瘻造設術の実際④ダイレクト法．西口幸雄，矢吹浩子（編）：胃瘻（PEG）ケアと栄養剤投与法．pp73-76，照林社，2009
7) 嶋尾仁：胃瘻カテーテルの交換．嶋尾仁（編）：内視鏡的胃瘻造設術．pp137-146，永井書店，2005

（西口　幸雄）

Ⅲ．臨床編　B．栄養法

4. 静脈栄養

a. 成人

1 定義

　経口的，あるいは経腸的に栄養投与を行う方法に対して，経静脈的に栄養投与を行う手法が静脈栄養法であるが，英語では，非経腸的に必要な物質をすべて投与する点が強調された parenteral nutrition (PN) と言うのが一般的であり，venous nutrition あるいは intravenous nutrition と言うことは少ない．

　ちなみに補液は fluid replacement であり，水分電解質などの補充を行うことを主目的としている．どちらも俗にいう「点滴」ではあるが，必要栄養素を必要量確保する意図をもつ静脈栄養は，施行する際にもこの意図の違いを明確にする必要がある．

2 静脈栄養の意義と歴史

　経静脈的に必要栄養量を補充する際，血管径の細い上下肢末梢皮静脈の静脈血流量では，投与薬液の濃度を上げると浸透圧や pH の影響で血管内皮に障害を与え，静脈炎をきたしてしまう．そこで必要栄養量を投与するためにカテーテル先端を血流量の多い上大静脈や下大静脈など，いわゆる中心静脈に留置することによって薬液を希釈し，静脈炎なく投与する方法が開発された．

　1966 年 Dudrick らが仔犬をこの方法だけで成犬に発育させうることを報告し[1]世界的に注目を集めて普及の発端となった．必要な物質を人工的にすべて血管内に注入し，生命維持，さらには成長にも供しうるという意味で，当時夢のような発明であった．Dudrick の工夫は必要栄養素を高濃度に調整した薬液の開発と長期間にわたり感染を回避したカテーテル管理である．

　わが国でも 1970 年には完全静脈栄養研究会が設立され，その実用上の問題点が議論され始めている．

3 静脈栄養の適応（成人）

　消化管が機能している場合には極力消化管を使うことは栄養療法の大原則とされるが，その腸管の使用が不可能な場合は静脈栄養の適応となる（**表Ⅲ-30**）．

　腸管使用が不可能な場合の静脈栄養の適応を以下の 5 つに分けることができる．

表Ⅲ-30　静脈栄養の適応

1. 消化吸収機能が低下している場合：代償不可能な短腸症候群，炎症性腸疾患
2. 消化管の通過障害がある場合：腸閉塞・偽性腸閉塞症
3. 消化管を使用することによって疾患が悪化する可能性がある場合： 　消化管出血・炎症性腸疾患・急性膵炎急性期・消化管穿孔・消化管瘻
4. 抗癌剤により長期にわたる食欲不振，嘔吐，嘔気をきたす場合：骨髄移植時の化学療法
5. 経口あるいは経腸栄養が不可能ではないが投与可能量が長期間不十分となる場合： 　術後急性期，広範囲熱傷などの重症管理

①消化吸収機能が低下している場合：消化管の大幅な欠損によって機能的に代償不可能な短腸症候群，炎症性腸疾患．
②消化管の通過障害がある場合：器質的閉塞による腸閉塞，機能的な腸管蠕動運動不全のために通過障害をきたす偽性腸閉塞症．
③消化管を使用することによって疾患が悪化する可能性があり，その長期化が予想される場合：消化管出血，炎症性腸疾患，急性膵炎急性期，消化管穿孔あるいは消化管瘻．
④骨髄移植など抗癌剤を大量に使用する際の長期にわたり食欲不振，嘔吐，嘔気の持続する場合．
⑤消化管を使用した栄養療法が不可能ではないが，投与可能量が長期間不十分となることが予想される場合：術後急性期や，広範囲熱傷などをはじめとした重症管理における消化管機能の回復不全時など．

　このうち短腸症候群に関しては，現段階で小腸移植が唯一の消化管機能回復策であるため，小腸ドナーが現れるまでは，静脈栄養が強いられる．皮下に埋め込んだCVポートなどから高カロリー輸液を行う在宅中心静脈栄養法（home parenteral nutrition；HPN）によって家庭での生活が可能となる．
　抗癌剤による嘔吐，嘔気などの場合，その消化管毒性によって経腸栄養が使えないことも多く，静脈栄養の適応と考える．

1. 経腸栄養から静脈栄養への切り替え時期

　現在，栄養療法の第1選択は経腸栄養であることが強調されており，その歴史的経緯としては，種々のリスクを伴う静脈栄養の安易な施行への警鐘という意味合いが大きかったものと思われる．しかし経腸栄養にこだわるあまりに，下痢などの腹部症状によって十分な投与量を得られないままに経過し，結局，長期間必要栄養量に到達できない状態で栄養不良に陥ってしまうことも現実にはしばしば起こっている．経腸栄養で必要量供給が達成できず栄養不良が解消できない場合にも，時機を逸せずに静脈栄養に切り替える，あるいは補完することで病態の重症化を回避できることもあるため，病状予測と，その見きわめが重要となる．

4　中心静脈へのアクセスとルート管理

　必要な栄養素を十分量,静脈内に投与するためには中心静脈へのアクセスが必須となり,このアクセスの可否が静脈栄養の適応や禁忌を規定する因子となっている.

　体表の構造物を指標として鎖骨下静脈を穿刺する技術は1952年にAubaniacによって発表され,これは現在でもランドマーク法として主に成人の中心静脈カテーテル挿入に用いられている.

　縦隔近傍の操作を伴う中心静脈カテーテル穿刺には,気胸,血胸,動脈穿刺など重篤な合併症を伴い,2003年のMcGeeらのまとめによると穿刺部位による差はあるものの,概ね10%に合併症が起こっていると報告された[2].この頻度は,危険手技として問題視するのに十分であり,2000年頃より超音波画像診断装置にて静脈の状態をとらえながら穿刺する超音波ガイド下穿刺法や透視下での操作など,安全対策が見直されるようになってきている.

　穿刺静脈も鎖骨下静脈,内頸静脈,大腿静脈などだけでなく,上腕静脈あるいは肘部の皮静脈からの穿刺にてカテーテル先端を上大静脈に置く方法(peripherally inserted central venous catheterization；PICC)も気胸などを回避するアクセスルートとして広まっており,それに伴うデバイスも製品化してきている.

5　感染,合併症のない中心静脈輸液ライン管理

　穿刺,挿入を安全に行うだけでなく,カテーテルの長期留置中に起こるカテーテル屈曲,切断,閉塞,血栓,感染などさまざまな合併症の回避も十分な静脈栄養のためには必要な要件である.

　とくに異物であるカテーテルに血栓や菌が付着することにより発症するカテーテル感染症は,最近ではカテーテル関連血流感染症(catheter-related blood stream infection；CRBSI)と呼ばれ,致命的にもなり得る危険な合併症である.

　2006年Pronovostらがミシガン州全体の取り組みとして感染性合併症を大幅に減少させる結果を示し,注目された[3].Pronovostらの行ったことは,適応の厳格化と手洗いなど清潔操作の指導体制の徹底構築,さらに不要なカテーテルの早期抜去を進めたことに尽きるが,現実的にCRBSIが低減可能であることを示した意義のある業績である.

　輸液ライン中の三方活栓,フィルターの問題,ライン交換,穿刺部皮膚の管理,輸液製剤の薬剤部での無菌的一括調整など,異物を血管内に留置し,人工薬液を投与する栄養方法としては常に留意すべき点も多々あるが,製品の改良や病棟体制の改善によって解決していくべき課題である.

1. カテーテルに起因する禁忌

　静脈栄養の禁忌としても,穿刺部位皮膚に感染,熱傷がある場合や菌血症など,栄養内容の悪影響というよりも,静脈にアクセスする異物としてのカテーテルの害を考慮した場合があげられる.また播種性血管内凝固症候群(DIC)などの出血傾向のある場合も穿刺に

伴う合併症の懸念や，高度侵襲反応の存在から高熱量の栄養投与を代謝する生体の状況でないことが多いため，適応としては慎重を要する．

6 投与薬液

投与する栄養剤は糖質，電解質，アミノ酸，脂肪，ビタミン，微量元素から構成される．

1970年代，わが国での静脈栄養施行当初は，それぞれの病態に応じてグルコースや電解質液などの調合を要したが，次第に専用の製剤が整備され，糖質電解質液（パレメンタール®1979年，ハイカリック®1980年）に各種アミノ酸液，ビタミン剤，微量元素製剤などを病棟にて適宜，用時混合調剤して使用されていた．

主たる熱源としての糖質に関しては，グルコースの過剰負荷を回避する目的で，フルクトースやキシリトールも併用される製剤（トリパレン®1986年，アミノトリパ®1994年）も開発されたが，現在では，グルコースを糖質の中心に考えた上で，脂肪投与によるグルコース負荷軽減や，必要熱量算出自体の見直しによってグルコース過剰負荷回避の議論がなされてきている．

1. アミノ酸配合比率の変遷

アミノ酸の精製技術が進歩し，結晶アミノ酸をそれぞれ調整可能となった時点で生体への投与アミノ酸の配合比率が検討された．イヌへの静脈内注入実験とヒトへの投与実験によって初めて決定されたVuj-N処方（1946年）は，8種類の必須アミノ酸にアルギニン，ヒスチジンおよびグリシンを加えたものであった．

1963年の国際連合食糧農業機関（Food and Agriculture Organization of the United Nations；FAO）によるFAO/WHO基準の処方は，人乳や全卵などの経口的に摂取していた栄養源のアミノ酸組成を再現したものであった．

しかしこれは健常時の経口栄養における知見に基づいて決められていたため，わが国では種々の病態下での必要量に基づくアミノ酸組成を基礎的あるいは臨床的に検討するアミノ酸輸液検討会が1976年に発足した．その研究の成果として，1980年TEO基準処方を提唱し，その処方に基づくアミノ酸輸液製剤が開発された．これは分岐鎖アミノ酸（branched chain amino acid；BCAA）の配合率が31％と多めなのが特徴で，現在でもわが国の輸液のアミノ酸製剤の基本組成になっている．

2. アミノ酸製剤と糖質製剤の混合に伴う問題

アミノ酸製剤を糖質製剤と混合することで時間とともに液体が褐色に変化するメイラード反応（褐変反応）が起こる．これが両者の混合製剤を開発する際の課題であったが，輸液バッグ内に隔壁をもつ構造の開発（ピーエヌツイン®1993年，アミノトリパ®1994年）などによってそれぞれの混合を使用直前まで回避できるようになった．その隔壁を開放するだけで混合できるようになって，多忙な病棟現場での混注作業を簡便化し，混注に伴う感染リスクの減少や針刺し事故などの予防にも一役買っている．

利便性を考慮したこれらキット製剤の開発が進み，糖質，電解質，アミノ酸に加えて脂肪乳剤も混入（ミキシッド®2002年），さらには糖質，電解質，アミノ酸にビタミン剤（フルカリック®2003年，ネオパレン®2004年），加えて微量元素（エルネオパ®2009年）なども隔壁をもつワンバッグ化した製剤として開発されている．

利便性重視のこれらキット製剤は，必要十分なバランスの配合により，代謝異常のリスク低減に貢献しているが，反面，混合比率が画一化されるため，調節可能範囲の選択肢が少なくなり，特殊病態下で応用しにくい点や，医師の栄養療法に関する応用力不足を助長するとして問題視する向きもある．

3. 脂肪製剤の開発

糖質とアミノ酸製剤の投与が低栄養対策の中心として重要ではあるが，三大栄養素である脂肪を，静脈栄養用に投与可能なエマルジョンにして1981年にWretlindらによって大豆油製剤が開発された[4]．

長期間の無脂肪静脈栄養によって必須脂肪酸欠乏症状の皮膚症状，脂肪肝，肝機能障害などが報告されており，長期間の静脈栄養に際して脂肪投与は欠かせない．また1gあたり約9kcalを有する高エネルギー物質である脂肪を用いることによって，グルコース（1gあたり4kcal）のみで賄う総エネルギーを低減させ，グルコース過剰投与を回避できるという利点も有する．

10％製剤と20％製剤がわが国では利用可能であるが，乳剤のためミセル自体は浸透圧を形成せず，グリセロールによってどちらも等張液（浸透圧比1）とされている．

わが国で使用可能な脂肪乳剤は，種類は少なく，すべて大豆油トリグリセリドを原料とし，乳化剤としてリン脂質の精製卵黄レシチンあるいは大豆油レシチンが用いられている．n-6系で炭素数14以上の長鎖脂肪酸であるリノール酸が主たる構成成分である．

今後は欧米なみに，加水分解が速やかで脂肪組織への蓄積も少ないといわれる中鎖脂肪酸や，魚油などに含まれ，抗炎症作用や抗血栓作用をもつとされるn-3脂肪酸を含有する製剤も使用可能となることが望まれる．

7 静脈栄養法の問題点

消化吸収機能を考慮することなく血管内に必要物質を直接投与できる静脈栄養は，経腸栄養に比して自由にその組成を変えて投与できるという大きなメリットをもつが，反面，腸管粘膜というバリアがないために，不要なもの，有害なもの，必要以上のものまでも意のままに入れすぎてしまうという危険にもつながる（表Ⅲ-31）．人為的な介入であるために，生体の代謝能力，代謝状況を十分に把握した上で投与しなければ，医原的にさまざまな変調を作り出してしまうことを認識しなければならない．

1.「グルコースの入れすぎ」による高血糖

代表的な「入れすぎ」例は，代謝能力を超えたグルコース過剰負荷による高血糖である．既往としての耐糖能異常（糖尿病）がある場合はもちろん，外科手術後など身体的スト

表Ⅲ-31 静脈栄養の利点・欠点

利点	・容易に必要なだけの栄養を投与できる ・消化管の状態にかかわらず栄養投与が可能である
欠点	・中心静脈穿刺に伴うリスク ・中心静脈アクセスルートの感染のリスク ・腸管不使用による腸粘膜萎縮 ・過剰投与のリスク 　　グルコース：高血糖 　　　　　　　相対的ビタミンB_1不足によるアシドーシス 　　　　　　　脂肪肝 　　アミノ酸：高BUN血症 　　脂　　肪：ミセルの異物としての処理 　　微量元素：マンガンの大脳基底核への沈着

レスを伴う病態の場合には，カテコラミンやコルチゾールなどの血糖上昇ホルモンが分泌亢進しており，比較的少量のグルコース投与であっても高血糖をきたすことに注意が必要である．

集中治療領域の検討で，インスリン強化によって厳密な血糖コントロールをすることが予後を大幅に改善するという報告[5]がなされて以来，静脈栄養に関しては，適正な血糖コントロールの重要性も見直されるようになってきている．

1980年代の教科書では，重症病態に関しては体重あたり40 kcal/kg/日あるいは広範囲熱傷の場合などは60 kcal/kg/日なども推奨されることもあったが，近年ではpermissive underfeedingなる単語も出現し，重症病態の超急性期では15〜25 kcal/kg/日程度，あるいは目標熱量の60〜70%を目指すべきとする動きも出てきている[6]．病態ごとの至適投与量とそのタイミングに関してはまだ議論がなされる必要がある．

2. 「グルコースの入れすぎ」による肝機能障害

過剰のグルコース投与によってインスリン分泌が刺激され，肝臓における脂肪合成が刺激される．また急性期の病態では，サイトカイン分泌によってインスリン抵抗性が増していることが多く，インスリン抵抗性への対処としてインスリンの投与を増す必要が生じる．

これらのインスリンがさらに肝臓での脂肪合成を促進して脂肪肝，さらには炎症性反応が肝の繊維化を引き起こし，さらに進行すると肝硬変をきたす非アルコール性脂肪肝（non-alcoholic fatty liver disease；NAFLD）として危険な肝機能障害の原因ともなりうるので注意が必要である．

3. 「グルコースの入れすぎ」による相対的ビタミンB_1不足

投与する高濃度グルコースが代謝されるためには，解糖系からピルビン酸，アセチルCoAを経由してTCA回路へ入る必要がある．この際にピルビン酸脱水素酵素が必要となるが，この前駆体であるビタミンB_1（チアミン）が相対的に不足すると，ピルビン酸が代

謝されずに乳酸となって乳酸アシドーシスをきたすことがあり注意を要する．
　高熱量の静脈栄養によって引き起こされるアシドーシスは，共通の病態として副作用報告もなされるに至り，その後このアシドーシスを予防する目的で一定量のビタミン B_1 をはじめとするビタミン剤をあらかじめキットに含んだ高熱量製剤が開発されるようになった（フルカリック®2003年，ネオパレン®2004年，ビーフリード®2006年）．
　それ以前は医療費抑制の観点から過剰と思われるビタミン剤乱用が保険査定されるために使用を控える傾向があったが，現在ではむしろ高カロリー輸液とビタミン B_1 は必須の組み合わせともいえる処方となった．

4.「アミノ酸の入れすぎ」による高BUN血症

　タンパク合成促進を期待して，その原料であるアミノ酸を大量に投与する際に，タンパク質を合成するために必要な熱量投与とのバランスを考慮しないと，タンパク合成に利用されない無駄なアミノ酸投与となる．つまりアミノ酸のアミノ基を外した炭素骨格をエネルギー源とする糖新生を増やすばかりで，外されたアミノ基の残骸処理としての尿素合成の増加をきたし，高BUN（血中尿素窒素）血症をきたしてしまうのである．アミノ酸としての窒素分と糖質，脂質などからなる非タンパク熱量の比率（非タンパク熱量/窒素比，non-protein calorie/nitrogen balance；NPC/N）には最適値があることは古くから指摘され，非侵襲下ではNPC/N比を150〜200の間にすることが適切とされている．
　実際には病態に合わせてその推奨比率も変化し，タンパク代謝が亢進する急性期はタンパク質の比率を上げてNPC/N比は120〜150，また腎機能障害でタンパク排泄が障害されている場合には，アミノ酸投与総量も控える必要があり，また代謝亢進を伴うことも考慮すると非タンパク熱量を多めにする必要もあることから，NPC/N比は300〜500程度とすることが勧められている．
　現在アミノ酸液と糖質液がワンバッグ化されている高カロリー輸液製剤のほとんどは，安全域をとってNPC/N比が150前後に作られているので，急性期タンパク異化亢進や腎不全などの特殊病態下では，アミノ酸の追加やグルコース濃度の高い製剤を組み合わせて調整する必要がある．

5.「脂肪乳剤の速すぎる投与」の問題

　脂肪乳剤はミセルの懸濁液という形で投与する中性脂肪の製剤である．血管内に投与した際には，アポリポタンパクとの結合によって初めて生体内でのリポタンパクと同様に各臓器へと運ばれて，臓器毛細血管壁のリポタンパクリパーゼによって加水分解されるが，この肝臓からのアポリポタンパク供給には速度としての限界があり，投与速度が速すぎるとリポタンパク化されなかったミセルが異物として処理される可能性がある．
　十分な代謝基質として脂肪が作用するためには時間をかけて投与する必要がある．Iriyamaらの検討で，その速度はトリグリセリドとして0.1 g/kg/時を超えない速度が必要とされた[7]ことは臨床現場での脂肪乳剤投与速度に関して注意を要するものである．
　脂肪の投与総量としては，現状の長鎖脂肪酸では血中半減期が長いために，成人で2.0 g/kg/日を上限としている．脂肪代謝能が欧米人より低い日本人の場合は総投与熱量の

20〜40％程度が至適範囲であり，窒素節約効果が最大限に期待できるという．

6.「微量元素の入れすぎ」の問題

　鉄，マンガン，亜鉛，銅，ヨウ素などの微量元素も長期にわたるTPNの場合には，それらの摂取不足による症状発現を考慮して補充を考慮しなければならない．微量元素製剤も利用可能であるが，マンガンを含む微量元素製剤を長期に投与した際のパーキンソン様の神経症状と脳MRI検査における大脳基底核内へのマンガン蓄積，血液中マンガン濃度上昇を示す所見が認められてからは[8]，2007年には販売されていた微量元素製剤(ミネラリン®，エレメンミック®)のマンガン含有量が20 μmolから1 μmolに減量された．また銅とマンガンは胆汁中に排泄されるため胆汁排泄障害のある患者に対するこれら製剤の投与は禁忌とされた．個々の微量元素の投与必要量に関しては，今後，それぞれの微量元素に関して代謝経路の詳細な解明が必要である．

7. 腸管不使用による不利益

　TPNに際して腸管を使わないでいることも問題視されている．腸管粘膜は皮膚と同様に生体内常在菌との接点であり，バリアであるが，腸管不使用による腸管粘膜萎縮は，生体と常在菌との均衡を崩し腸管粘膜を透過して，腸間膜リンパ節や血液中に菌や菌体成分の侵入を許して敗血症を引き起こす，いわゆるbacterial translocationの背景を形成するといわれる．

　また腸管不使用により胆汁排泄も抑制されるだけでなく，腸内細菌のovergrowthによる門脈内エンドトキシン濃度上昇から，肝内胆汁排泄障害，肝機能障害が助長されるといわれる[9]．

　臨床的にbacterial translocationを証明することは難しいが，各種動物実験ではグルタミンやバリンなどのアミノ酸静脈内投与によって腸管粘膜萎縮を予防しbacterial translocationを防ぐ試みも研究されている[10]．

8 まとめ

　静脈栄養法には中心静脈カテーテルの挿入，維持，管理のリスクに対する対策と投与した栄養素の適否に関してのモニタリングも併せて施行されるべきものであるため，それにかかる手間とコストも無視できない栄養法ではある．

　腸というバリアをスキップし，「なんでも入れられる」メリットは，「入れすぎる」危険と背中合わせである点は注意を要するが，短腸症候群や偽性腸閉塞などの腸管不全などの場合は，静脈栄養のみが生命を維持する重要な手立てとなることも間違いない．

　厳格に適応を見きわめ，合併症に十分に留意した管理により，静脈栄養の利点を最大限に生かすことが望まれる．

［文献］

1) Dudrick SJ, Vars HM, Rawnsley HM, et al: Total intravenous feeding and growth in puppies. Fed

Proc 25: 481, 1966
2) McGee DC, Gould MK: Preventing complications of central venous catheterization. N Engl J Med 348: 1123-1133, 2003
3) Pronovost P, Needham D, Berenholtz S, et al: An Intervention to Decrease Catheter-Related Bloodstream Infections in the ICU. N Engl J Med 355: 2725-2732, 2006
4) Wretlind A: Development of fat emulsions. JPEN 5: 230-235, 1981
5) Van den Berghe G, Bouillon R, Mesotten D: Glucose control in critically ill patients. N Engl J Med 361: 89, 2009
6) Jeejeebhoy KN: Permissive underfeeding of the critically ill patient. Nutr Clin Pract 19: 477-480, 2004
7) Iriyama K, Tsuchibashi T, Miki C, et al: Elimination rate of fat emulsion particles from plasma in Japanese subjects as determined by a triglyceride clamp technique. Nutrition 12: 79-82, 1996
8) Uchino A, Noguchi T, Nomiyama K, et al: Manganese accumulation in the brain: MR imaging. Neuroradiology 49: 715-720, 2007
9) Guglielmi FW, Regano N, Mazzuoli S, et al: Cholestasis induced by total parenteral nutrition. Clin Liver Dis 12: 97-110, 2008
10) dos Santos RG, Viana ML, Generoso SV, et al: Glutamine supplementation decreases intestinal permeability and preserves gut mucosa integrity in an experimental mouse model. JPEN 34: 408-413, 2010

〔宮田　剛〕

b. 小児

　本項では，小児における静脈栄養についての特徴および注意点，合併症に関して，実際に静脈栄養を実施する上での必須事項について概説する．

1　小児における静脈栄養の適応

　静脈栄養の適応は，経腸栄養が不可能もしくは不十分な場合，または経腸栄養が好ましくない病態である．具体的には，小児においては，以下の病態が適応として考えられる．
・消化管手術術後：術後麻痺性イレウス，吻合部の安静のため
・胆道閉鎖症，胆道拡張症術後：逆行性胆管炎の防止のため
・消化吸収能の機能的，器質的障害の治療：短腸症候群などの腸管不全，イレウスなど
・悪性腫瘍の化学療法後：副作用のための経口摂取不良に対する治療
・炎症性腸疾患の活動期：腸管の安静のため

2　静脈栄養の投与経路

　静脈栄養の投与経路には，末梢静脈を用いる場合と，中心静脈を用いる場合がある．それぞれに利点，欠点があり，それらを十分に考慮した上で，どちらを選択するかを決定するべきである．

3 中心静脈カテーテルの種類と特徴

　中心静脈を用いた栄養管理を行う場合，中心静脈カテーテルを用いるが，小児用として用いることの可能な中心静脈カテーテルには，大きく分けて，3つのタイプがある．そのため，それぞれの特徴を踏まえて，カテーテルの種類を決定する必要がある．

1. 末梢静脈挿入式中心静脈カテーテル　（peripherally inserted central venous catheter；PICC）

　この種のカテーテルは，末梢静脈より中心静脈へと挿入が可能な，long catheter と呼ばれるもので，挿入に際し，全身麻酔を要さないため，病棟での挿入が容易に行える点で優れている．一般的に，未熟児・新生児の場合はすべてこのタイプのカテーテルを使用し，現在では乳幼児でもこのタイプを用いることが多い．このカテーテルの欠点としては，カテーテルが長いため，血栓や屈曲による閉塞を起こしやすい点と，静脈炎を生じることがある点があげられる．また，カテーテル関連血流感染症のリスクを考え，この種のカテーテルは，留置期間は1か月を限度としたほうがよい．

2. 鎖骨下静脈穿刺用中心静脈カテーテル

　鎖骨下穿刺を用いた挿入には，direct puncture 法と Seldinger 法とがあるが，小児では一般に安全性の高い Seldinger 法が用いられることが多い．また挿入に際し，最近では挿入時の合併症を予防するため，エコーガイド下に行われることもある．挿入には鎮静が必要であり，全身麻酔もしくは静脈麻酔が不可欠である．この種のカテーテルの挿入には，mislodging（位置異常）が起こりにくく，また胸管損傷がない，右側からのアプローチが原則とされている．使用期間は1か月までとし，それ以上の期間の必要性が生じた場合，ガイドワイヤーを用いたカテーテルの入れ替え，もしくは，抜去し再挿入を行う．

3. 長期留置型カテーテル

　主として在宅静脈栄養などに用いられる長期留置型のカテーテルには，Broviac・Hickman カテーテルとポート型カテーテルの2種類がある．ともに少なくとも1か月以上の静脈栄養を行う場合に用いる．このうち，Broviac・Hickman タイプは，皮下トンネルを作成し，カテーテルに付いているダフロン・カフを周囲組織と癒着させることで，カテーテルの事故抜去防止や感染防止ができ，長期留置に適している．また，多用途に使用でき，長期の静脈栄養の他，強力な化学療法，幹細胞輸血や骨髄移植，また採血路としても使用可能である．一方，ポート型カテーテルは，ポートと呼ばれるリザーバーを皮下に埋め込み，それに中心静脈カテーテルを接続したもので，長期的に持続的に，または間欠的に使用可能である．このカテーテルは，必要な時のみの使用が可能であり，非使用時は入浴なども可能であるが，注入のたびに皮膚に穿刺しなければならず，低年齢の患児には不向きである．

4 年齢別のカテーテルと挿入法の選択(表Ⅲ-32)

1. 新生児期

末梢静脈から挿入する PICC 型カテーテルの 24，25，27，28 G をその体格に合わせて用いる．鎖骨下穿刺は原則として行わない．

2. 乳幼児期

病棟で挿入を行う場合，3〜5 Fr の PICC 型カテーテルを用い，全身麻酔や静脈麻酔下で挿入する場合，鎖骨下穿刺法での中心静脈カテーテル挿入を行う．長期に栄養管理が必要な場合は，Broviac または Hickman カテーテルを用いる．

3. 学童期以降

全身麻酔または静脈麻酔下に，鎖骨下穿刺法を用いたカテーテル挿入が基本であるが，最近は病棟で容易に挿入可能な，PICC 型のカテーテルの挿入を行うこともある．長期栄養管理が必要な場合，さらに在宅静脈栄養が必要な場合は Broviac・Hickman タイプやポート型カテーテルの挿入を，化学療法などとの併用の場合は，Hickman カテーテル挿入を行う．

5 静脈栄養の実際

小児における静脈栄養は，それぞれの投与基質の投与量を検討し，病態に加えて，年齢を加味した投与が重要である．表Ⅲ-33 に，具体的な各時期の主要栄養素の投与量について示す．また，表Ⅲ-34 にビタミン投与量の目安を，表Ⅲ-35 には微量元素投与量を示

表Ⅲ-32 中心静脈使用時のカテーテルの選択

年齢	使用可能なカテーテルの種類
新生児	24，25，27，28 G の PICC 型カテーテル
乳児	3〜5 Fr の PICC 型カテーテル(麻酔不要)，20 G あるいは 18 G の鎖骨下穿刺型カテーテル(全身麻酔必要)，長期留置であれば，2.7，4.2，6.6 Fr の Broviac カテーテル
幼児	18 G 以上の鎖骨下穿刺型カテーテル(静脈または全身麻酔必要)，3〜5 Fr の PICC 型カテーテル(麻酔不要)，長期留置の場合，7 Fr の Hickman カテーテル，またはポート型カテーテル
学童	18 G 以上の鎖骨下穿刺型カテーテル(静脈または全身麻酔必要)，5〜6 Fr の PICC 型カテーテル(麻酔不要)，長期留置の場合 7 Fr の Hickman カテーテル，またはポート型カテーテル

す．実際の静脈栄養には，以下に記載する特徴を考慮した上での投与が必要である．

1. 静脈栄養時の基本的投与基質

投与される基本的な栄養基質は，炭水化物（主としてグルコース），タンパク質（アミノ酸），脂肪の三大栄養素に加えて，電解質，ビタミン，微量元素である．小児では，これらの栄養素を水分，投与熱量，各種栄養素の量などを計算し，年齢に合わせた，きめ細やかな投与スケジュールを立てることが必要である．現在，これらの栄養素のうち，静脈栄養として，成人向けにグルコース，アミノ酸，（脂肪）の配合された one bag 製剤が市販されている．この製剤は学童期以降の患児には使用可能であるが，各種栄養素の量の調節ができず，また非タンパク熱量/窒素比（NPC/N 比）が低く，学童期以前の患児で用いる場合，各種栄養素の過不足が生じるため注意が必要である．ビタミン，微量元素に関して，長期の静脈栄養では必須の栄養素であり，これらの投与が行われないと重篤な欠乏症を生じることもあり，必ず投与する必要がある．

表Ⅲ-33 静脈栄養時の基質の投与量（1日あたり）

年齢	水分 (ml/kg)	Na(Cl) (mEq/kg)	K (mEq/kg)	Ca(P, Mg) (mEq/kg)	熱量 (kcal/kg)	糖 (g/kg)	アミノ酸 (g/kg)	脂肪 (g/kg)	NPC/N (kcal/g)
新生児	80〜100*	2〜4	1〜2	0.5〜1.0	60〜80	12〜15	1.3〜1.7	1.0〜2.0	230〜250
乳児	100〜120	3〜6	2〜4	0.5〜1.0	70〜90	13〜17	1.5〜2.0	1.0〜2.0	230〜250
1〜3歳	80〜100	3〜4	2〜4	0.5〜1.0	60〜80	12〜15	1.3〜1.7	1.0〜2.0	230〜250
4〜6歳	60〜80	3〜4	2〜4	0.5〜1.0	50〜80	10〜15	1.3〜1.7	1.0〜2.0	200〜250
学童	60〜80	2〜3	1〜3	0.5〜1.0	50〜70	10〜13	1.2〜1.5	1.0〜2.0	200〜250

＊：低出生体重児や術後早期は 50〜80 ml/kg/日の dry side とする．

表Ⅲ-34 総合ビタミン剤投与量の目安

	低出生体重児	成熟新生児	乳児	幼児	学童
1日使用量	1/10 バイアル	1/4 バイアル	1/3 バイアル	1/2 バイアル	1 バイアル

表Ⅲ-35 小児の静脈栄養時の微量元素投与量

	ASPEN(2004)				ESPGHAN(2005)		
	BW<3 kg	3 kg≦BW<10 kg	10 kg≦BW<40 kg	BW>40 kg	低出生体重児	成熟新生児	小児
Fe(μg/kg/日)	—	—	—	—	<200	50〜100	50〜100
Zn(μg/kg/日)	400	50〜250	50〜125	2〜5 mg/日	450〜500	250(<3か月) 100(>3か月)	50
Cu(μg/kg/日)	20	20	5〜20	200〜500	—	20	20
Mn(μg/kg/日)	1	1	1	40〜100 μg/日	—	1	1
Se(μg/kg/日)	1.5〜2	2	1〜2	1〜2*	2〜3	—	—

＊：最大 60 μg．BW：体重．

2. 投与熱量

小児の静脈栄養において，投与熱量を考える場合，消化吸収に関する熱量は不要であるが，成長発達に関する熱量を考慮する必要があり，維持期の熱量として成人より多くの体重あたりの熱量が必要である．一方，投与熱量が過剰であると，肝障害の合併も多くなり，とくに新生児ではこのさじ加減が難しい．通常，新生児で 60〜80 kcal/kg/日，乳児期で 70〜90 kcal/kg/日，幼児期以降で 60〜80 kcal/kg/日程度の投与が望ましい．肝障害予防のため，維持期の熱量に到達するまでに，5〜7 日の馴化期間が必要であるのはいうまでもない．

3. 糖投与

新生児期では 10% グルコースを，乳児以降では Na，K，Cl を含む糖質としてグルコースの入ったものを基本液として用いる．投与量の目標は 15〜20 g/kg/日とし，可能な限り血糖値をモニタリングしながら 5 g/kg/日ぐらいから濃度を上げてゆく．full strength までには通常，5〜7 日をかける．新生児の場合，血糖のコントロールが未熟であるため，投与開始時には，4〜6 mg/kg/分で開始し，full strength（低出生体重児では 8 mg/kg/分，成熟児では 10〜14 mg/kg/分）に到達するまで，厳密なモニタリングが必要である．

4. アミノ酸投与

小児期に使用するアミノ酸製剤は，分岐鎖アミノ酸（BCAA）リッチのアミノ酸製剤を用いることが多い．とくに新生児，乳幼児用アミノ酸製剤であるプレアミン P® は，唯一タウリンを含み，小児の発達に必要なチロシン，システイン，アルギニン，ヒスチジンを含み，小児で代謝されにくいグリシンが減量されているため，使用頻度が高い．アミノ酸の投与は，0.5 g/kg/日で開始し，4〜7 日かけて，1.5〜2.0 g/kg/日の full strength まで上げていく．このとき，アミノ酸が有効に同化反応に使われるため，必ず NPC/N 比を計算し，200〜250 程度になるように工夫する必要がある．

5. 脂肪投与

脂肪乳剤の投与は末梢静脈より投与するのが原則で，中心静脈を用いる場合，0.2 μm のフィルターを通すと閉塞を起こすため，フィルターより患者側での投与となる．一般的に 20% 脂肪乳剤を使用し，0.5 g/kg/日より開始し，4〜7 日かけて，1.0〜2.0 g/kg/日の full strength までもっていく．なお，脂肪での熱量投与は，投与熱量の 20% が上限と考えられている．投与速度については，アポタンパクと結合してリポタンパクとなるため，時間をかける必要があり，0.1 g/kg/時以下で行うほうがよい．新生児では，脂肪乳剤からの遊離脂肪酸がアルブミンとビリルビンの結合を阻害するため，核黄疸の危険性が高まることから，生後 7 日目以降から用いる．脂肪投与を 2 週間以上行わない静脈栄養では，必須脂肪酸欠乏を生じやすく，これを防ぐには 0.3〜0.5 g/kg/日程度の投与が必要とされ

6　静脈栄養の主たる合併症―その病因・病態と治療

1．中心静脈カテーテル挿入時の合併症

1　気胸(pneumothorax)

　鎖骨下穿刺の際，穿刺針の向きが深く，あるいは内側に挿入された場合に，壁側および臓側胸膜を破り，肺実質を損傷し，気胸を起こす．穿刺針からの空気の吸引や，挿入後の咳があれば気胸を疑う．カテーテル挿入後に呼吸音に左右差がないか，経皮的酸素飽和度モニターなどで酸素飽和度の低下がないかを確認し，また胸部単純X線写真での気胸の有無の確認が必要である．軽度の場合は自然に治癒するが，気胸の程度によっては持続吸引が必要な場合がある．

2　血胸(hemothorax)

　気胸と同様な機序で，鎖骨下動脈や静脈と壁側胸膜を損傷した場合，肋間動脈や肺実質の動脈が損傷した場合に生じる．気胸と同じく，カテーテル挿入後に呼吸音に左右差がないか，経皮的酸素飽和度モニターなどで酸素飽和度の低下がないかを確認し，また胸部単純X線写真での血胸の有無の確認を十分に行う必要がある．多くは軽度であり自然軽快するが，出血が激しい場合，持続吸引が必要であり，改善がない場合，開胸止血が必要となってくる．

3　カテーテル先端の位置異常(mislodging, malposition)

　PICC型，鎖骨下穿刺型ともに起こりうる合併症である．位置異常を防ぐため，カテーテル先端が鎖骨下静脈へ挿入されたときに，十分に頭頸部を穿刺側へ向けることが重要である．内頸静脈にカテーテル先端が位置することが多く，カテーテル挿入後の胸部単純X線写真にて位置確認をすることが大切である．鎖骨下穿刺の場合，可能であれば，透視下にガイドワイヤーを用いて，カテーテルの入れ替えを行う．

4　動脈穿刺(arterial puncture)

　鎖骨下穿刺において，鎖骨下動脈は同名の静脈とほぼ平行かつやや深めに走るため，穿刺針の先端が深くなると動脈穿刺となる．この場合，すぐに穿刺針を抜き，血腫形成を予防するため，5分以上の十分な圧迫を行う．なお，動脈穿刺となった場合には，さらなる穿刺はやめ，穿刺側を反対側へ変更するべきである．

2．中心静脈カテーテル留置中の合併症

1　カテーテル関連血流感染症(catheter-related blood stream infection；CRBSI)

　CRBSIは，一般的には，静脈栄養施行中に発熱，白血球増加，核の左方移動など，感染を疑わせる症状があり，中心静脈カテーテルの抜去により解熱，その他の臨床症状の改

善をみるものとされている．通常は39℃を超えるようなspike状の発熱が生じ，白血球数の増加および核の左方移動，CRPの上昇がみられる．さらに重篤化すれば，白血球や血小板の減少などが認められる．しかし，これらのパラメータはいずれも特異的なものではないため，厳密にはさらに末梢血およびカテーテル先端の細菌培養の結果が一致することが必要である．CRBSIの治療の基本は，中心静脈カテーテルを抜去し，広域スペクトルをもつ抗菌薬投与を開始することである．通常の経過であれば，カテーテル抜去後48時間以内，多くは12時間以内に解熱し，その他の臨床症状も改善する．最近ではカテーテルの温存を図る場合に，抗菌薬投与に加えて，カテーテルを抜去せず，70％エタノールロックを行うことが報告され，その有用性も報告されている．

　CRBSIの診断および治療は重要であるが，その発生を予防することこそが最も重要である．原因としては，①カテーテル挿入部の不適切な管理，②輸液ライン連結部からの感染（hub hypothesis），③輸液製剤への菌の混入，④他の身体部位からの内因性感染があげられている．このうち，①が10％，②が70％を占めている．そのため，これら体外からの菌の侵入経路を断つことが，CRBSIの予防として重要である．これには，三方活栓を用いず，フィルター一体型のclosed systemを使用し，栄養治療に精通したチームがカテーテル管理を行うことが重要である．

2 静脈血栓症（venous thrombosis）

　カテーテルの長期留置に伴い，カテーテル自体の刺激や，投与される輸液内容，感染などにより，血管内皮細胞の障害が生じ，静脈血栓が発生するとされている．この状態が重篤化すれば，大静脈の閉塞を生じることとなる．予防策としては，抗凝血性の高いカテーテルを用い，綿密な管理を行うこと，および感染の併発を極力避けることに尽きるが，輸液内容のヘパリン化（1 U/ml）を行い，閉塞をきたしやすい下大静脈の使用を避ける，血管径に対して，可能ならば細径の抗血栓効果のあるカテーテルを使用する，CRBSIを予防するなどの工夫が重要である．

3 extravasation of fluid

　カテーテル先端が血管壁に接している状態で，糖濃度の高い高張液を注入した場合，浸透圧の高い輸液製剤そのものが血管壁を刺激し，血管外へ漏れ出る現象をいう（血管壁の穿孔ではない）．カテーテル先端の周囲の部位に腫脹が生じる他，鎖骨下静脈や上大静脈で生じた場合，胸水として認められることもある．この場合，胸水中の糖濃度の測定などが診断の根拠となる．治療はカテーテルを抜去すれば症状は改善するが，胸水があれば，胸腔ドレナージによる持続吸引が必要な場合もある．

3．代謝性合併症

1 肝障害，胆汁うっ滞

　通常，静脈栄養を開始して，1〜2週間の間，一過性に軽度のトランスアミナーゼの上昇を伴う肝障害を認めるが，多くは自然に改善する．しかし，新生児症例や，長期の静脈栄養症例では，胆汁うっ滞が生じやすく，高度の肝障害を惹起する場合がある．肝障害が長期に持続すると，肝繊維化が進行することがある．この肝の繊維化は，通常可逆性であ

るが，長期に持続する場合，肝硬変へと進展することもある．このような肝障害の発生には，輸液内容や患者側の因子などの複数の因子が相互的に作用していると考えられる．とくに腸管の不使用，長期の静脈栄養，消化管の手術，栄養素の過剰投与，欠乏，さらに腸管内容うっ滞による菌交代現象（bacterial translocation）などがリスクファクターとしてあげられている．

　臨床の実際では肝障害の持続する場合やトランスアミナーゼ値が100を超えるような上昇をみた場合は，脂肪製剤の投与，輸液製剤の組成の工夫（糖やアミノ酸濃度の低下），投与熱量の減少，中止などを考える．また静脈栄養の施行早期に経腸栄養の併用を行う．また，感染はリスクファクターであり，厳密なカテーテル管理も1つの予防策となる．経腸栄養の施行が困難な場合は，高濃度と低濃度の糖液を1日に2～3サイクルに分けて投与するcyclic PN（図Ⅲ-58）を行うことも有効である．なお最近の欧米からの報告では，n-3系脂肪の静脈投与が肝障害の改善に有用であることが報告されているが，国内ではまだ市販されていない．

2 胆石症

　長期に及ぶ静脈栄養施行例の増加とともに，胆石症，無石胆囊炎の発生が報告されている．静脈栄養を開始してから1～2週間の早期に胆泥，胆砂形成がみられるものも多くみられている．その原因として，胆汁うっ滞，胆囊の無収縮，腸内細菌叢の変動などが複雑に関与して胆石形成に至るものと考えられている．また，胆汁酸代謝の異常が催石因子として働くことがいわれている．

3 必須脂肪酸欠乏症

　必須脂肪酸と称されるリノール酸，α-リノレン酸，アラキドン酸のいずれかが欠乏した状態で，脂肪投与が十分でない長期の静脈栄養中に生じる．症状としては，口周囲や眉毛部，頰，頸部，体幹に魚鱗癬状皮膚炎と呼ばれる，乾燥し赤みを帯びた皮膚症状を呈する．また，脂肪肝を呈することもある．この他に新生児では，脳の発達障害などを引き起こすこともある．血中脂肪酸分画にて，エイコサトリエンとアラキドン酸の比である，

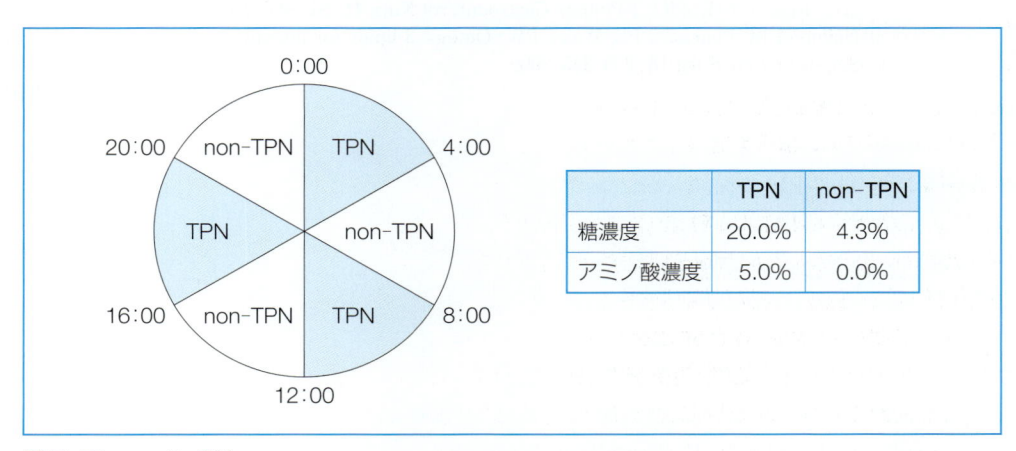

図Ⅲ-58　cyclic PN
血糖値の変動には十分注意する．TPNとnon-TPNの糖濃度の差は徐々に広げていく．

	TPN	non-TPN
糖濃度	20.0%	4.3%
アミノ酸濃度	5.0%	0.0%

triene/tetraene(T3/T4比，正常は＜0.02)の上昇で診断される．予防には0.3〜0.5 g/kg/日程度の脂肪乳剤の投与が有効である．

4 微量元素欠乏症

長期静脈栄養時や，消化液の排泄増加時には，微量元素欠乏を生じやすい(Zn, Cu, Se など)．亜鉛欠乏では，口や肛門周囲の湿疹様皮膚炎，脱毛，成長障害，味覚障害などを起こす．銅欠乏では，好中球減少，鉄不応性貧血，くる病様の骨変化を生じる．また，セレン欠乏では，爪の白色化や変形，筋肉痛，心筋症などが生じる．

5 骨障害

小児の長期の静脈栄養においては，栄養障害による成長障害が生じる危険性を考慮する必要がある．とくに骨発育障害，骨粗鬆症，くる病様変化などが生じる．小児の場合，長期の静脈栄養時には，必ず定期的な骨年齢および骨密度の評価を行う．また，血中のCa，Pの値，加えて intact PTH(副甲状腺ホルモン)などのモニタリングを行う必要がある．

[参考文献]
1) 日本静脈経腸栄養学会：静脈経腸栄養ガイドライン―静脈・経腸栄養を適正に実施するためのガイドライン，第2版．南江堂，2006
2) Shulman RJ, Phillips S: Parenteral nutrition in infants and children. J Pediatr Gastroenterol Nutr 36: 587-607, 2003
3) Bistrian BR: Clinical aspects of essential fatty acid metabolism. JPEN 27: 168-175, 2003
4) Suita S, Yamanouchi T, Masumoto K, et al: Changing profile of parenteral nutrition in pediatric surgery: a 30-year experience at one institute. Surgery 131(Suppl): S275-S282, 2002
5) 水田祥代，増本幸二：小児の栄養療法の特殊性と基礎．2 小児に対する栄養療法の基礎．東口髙志(編)：NST完全ガイド改訂版―経腸栄養・静脈栄養の基礎と実践．pp407-413，照林社，2009
6) 増本幸二，水田祥代：各種疾患における静脈栄養・経腸栄養のポイント．低出生体重児．新・静脈栄養・経腸栄養ガイド．pp342-347，文光堂，2009
7) Mirtallo J, Canada T, Johnson D, et al: Task Force for the Revision of Safe Practices for Parenteral NutritionSafe practices for parenteral nutrition. JPEN 28: S39-S70, 2004
8) Koletzko B, Goulet O, Hunt J, et al: Guidelines on Paediatric Parenteral Nutrition of the European Society of Paediatric Gastroenterology, Hepatology and Nutrition(ESPGHAN)and the European Society for Clinical Nutrition and Metabolism(ESPEN), Supported by the European Society of Paediatric Research(ESPR). J Pediatr Gastroenterol Nutr 41: S1-S87, 2005
9) Diamond IR, Pencharz PB, Wales PW: Omega-3 lipids for intestinal failure associated liver disease. Semin Pediatr Surg 18: 239-245, 2009

〔増本　幸二，水田　祥代〕

Ⅲ. 臨床編　B. 栄養法

5. 経腸栄養法と静脈栄養法のメリットとデメリット

　経腸栄養（enteral nutrition；EN）と静脈栄養（parenteral nutrition；PN）の特徴は，それぞれの項（294頁，314頁）で解説されているので，ここでは，一般的な両者のメリット，デメリットに関する比較表を，最近の進歩や実際などを踏まえて検証し，臨床現場における病態ごとの両者の使い分けを比較説明する．

　ASPENのガイドラインに示される栄養療法アルゴリズム（図Ⅲ-59）[1]では，消化管が使えるならば消化管を使用することが大原則であり，ルート選択は侵襲性と有効性，また予測される必要施行期間の検討の上で決められていくが，ある疾患に対して1つの栄養療

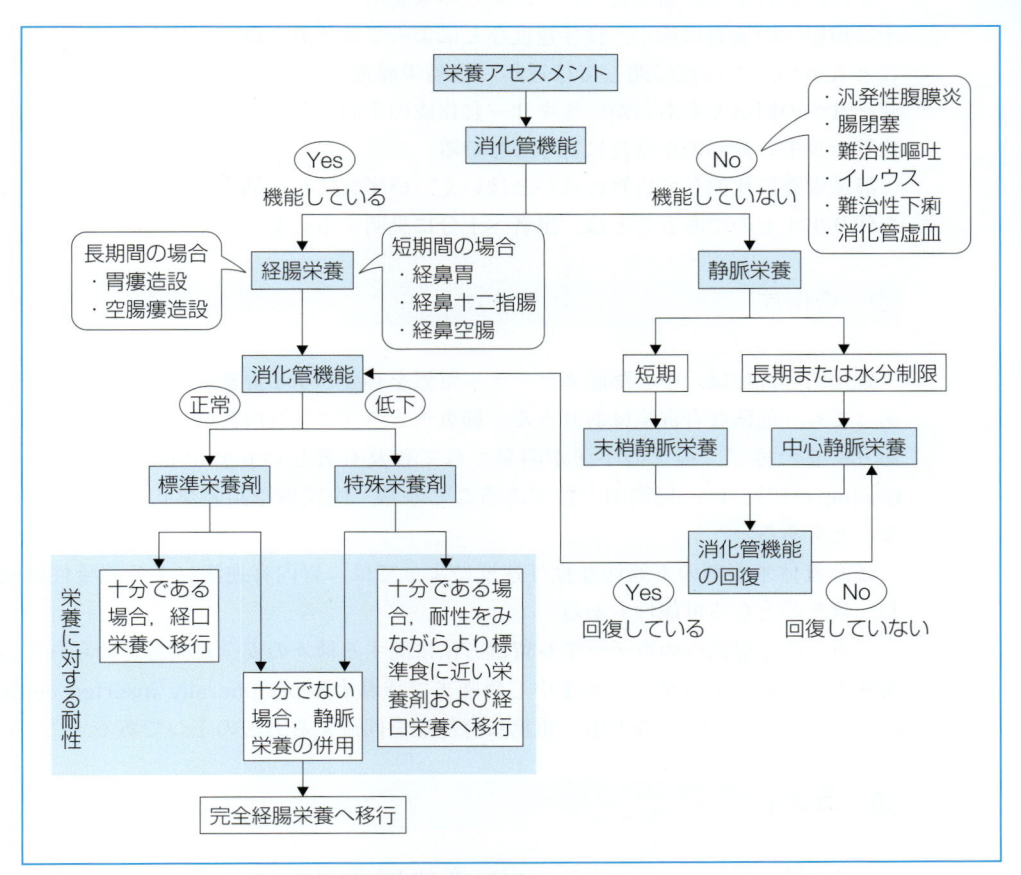

図Ⅲ-59　A.S.P.E.N. 栄養療法選択のアルゴリズム
（ASPEN Board of Directors, 1993[1]より改変して転載）

法を規定するものではなく，病状によって適宜変更をしていくことが必要である．その状況変化への対応も，このASPENのアルゴリズムは含んでおり，栄養管理の指針とされている．

経腸栄養と静脈栄養法の大まかな比較が**表Ⅲ-36**のようになされることが多い．これは具体的には，経腸栄養の中でも経鼻経管栄養と，静脈栄養の中でも中心静脈穿刺を伴う静脈栄養を想定比較し，敷衍していると思われるが，双方ともに手法，製剤や機器の進歩，変化もあり，それぞれのメリット，デメリットも変化してきている．

1　経腸栄養と静脈栄養の比較（総論）

1．生理的機構との違い

消化管を使わずに，直接血管内に栄養素を投与する点で静脈栄養が「非生理的」とされるが，経腸栄養においても咀嚼，嚥下などのプロセスを踏まない点で，消化管ホルモンの分泌タイミングも，通常の食事と比較すると，必ずしも自然とは言い難い．

また固形物を含む通常食に比し，多くの栄養剤は液体であるために，胃内に投与しても十二指腸への通過は速く，投与速度などによっては急激な血糖上昇や，下痢症状をきたすことも多い．この点に関しては近年，経腸栄養剤を半固形化する工夫がみられる．ミキサー食への回帰でもあるが，ミキサー食作成の手間を省く半固形化製品の開発もあり，消化管ホルモン分泌の正常化に寄与している．

静脈栄養に比較して自然に近いとはいえ，いずれにしろ通常の食生活とは違う身体環境を作り出すものであることは，患者へ十分に説明する必要がある．

2．合併症

致死的合併症は，中心静脈カテーテル留置を必要とする静脈栄養に多いが，経腸栄養であっても，危険な合併症はありうる．経鼻チューブの気管内誤挿入による肺炎は致死的であり，また近年，種々の手法が開発されて普及も著しいpercutaneous endoscopic gastrostomy（PEG）は，侵襲的手技であることから，腹膜炎や結腸穿孔などの合併症は重篤なこともある．

また液体栄養剤の不適切な投与速度によっては，胃内容逆流による誤嚥性肺炎を誘発し，致死的となる可能性もある．

一方，中心静脈へのカテーテル留置方法に関する種々の安全対策も進められており，末梢静脈の穿刺からカテーテルを中心静脈まで誘導するperipherally inserted central vein catheterization（PICC）なども，重篤な合併症を回避する方法の1つである．

3．コスト

栄養療法施行にかかる費用としては，血管内に直接栄養剤を投与する静脈栄養では，より厳密な安全性を担保するため，静脈栄養剤の価格も高額であり，カテーテル穿刺，留置

表Ⅲ-36 総論としての EN vs. PN 比較表

比較項目	経腸栄養（EN）	静脈栄養（PN）
生理機能との違い	生理的 ・ただし，咀嚼，嚥下を経ない栄養剤投与は，消化管ホルモンの分泌タイミングが不自然 ・液状栄養剤のみの投与では，消化管の通過は正常固形食とは異なり，下痢の頻度が高い	非生理的 ・消化管粘膜からの吸収がなされず，直接血液中に栄養素の注入がなされる点で非生理的
合併症	少ない ・ただし，経鼻チューブの気管内誤挿入による肺炎や，PEG による合併症など危険なものも少なくはない	多い ・カテーテル留置に伴う気胸，動脈穿刺，血胸などの器械的合併症，あるいは乳酸アシドーシスなどの代謝性合併症などいずれも致命的なものが多い ・ただし，末梢静脈から刺入する PICC など，重篤な穿刺時合併症を低減する方法，デバイスも普及中である
コスト	安い ・ただし，食品としての経腸栄養剤が保険対象外のため，患者負担が大きくなる可能性もある	高い ・安全性確保の厳格さにコストはかかる
腸粘膜への影響	維持 ・ただし，食物繊維などの入っていない経腸栄養剤では粘膜保持効果はないので注意	萎縮 ・ただし，経静脈的なグルタミンの補給などで改善を目指す実験的検討もある
免疫能への影響	好影響 ・腸管粘膜のリンパ組織刺激による腸，肺での IgA の分泌が促進される	悪影響 ・腸粘膜バリアの萎縮をきたし，bacterial translocation の背景となる
管理	容易 ・ただし，チューブや投与速度の管理，腹部症状の管理など不用意な実施では栄養学的効果も減少し，患者 QOL も損ねる可能性あり	要注意 ・カテーテル刺入部の管理や輸液ラインの定期交換など，感染予防に関する衛生管理は厳重さを要する
投与エネルギー	やや制限あり ・消化器症状などによって投与量は制限される	多い ・ただし，意のままに多く入れられてしまうことが，入れすぎによる代謝性合併症につながる危険性あり
消化器症状	あり ・ただし，栄養剤の半固形化などの工夫や投与方法の注意によっては最小限に抑えることは可能になってきている	なし ・ただし，腸管不使用による胆嚢炎や，腸粘膜萎縮による bacterial translocation などは注意を要する

EN：enteral nutrition，PN：parenteral nutrition，PICC：peripherally inserted central venous catheterization．

に関連する器材費，維持に関連する輸液ライン，フィルター，輸液ポンプなどの必要器材の整備，穿刺部管理の消毒や衛生材料などにも費用がかかる．

しかし，経腸栄養であっても経腸栄養剤，ラインの衛生管理，ポンプの使用など厳密な管理を要する場合もあり，また PEG という高額手技が用いられるようになると，両者の違いは少なくなってきている．

経腸栄養に用いられる製剤は，薬品として扱われるものと，食品として扱われるものが日本では混在し，薬品は保険適用になるが，食品は給食となるので保険適用にはならない．特殊病態用の食品に関しては，病院給食内ではまかなえずに自費購入としなければならないこともあり，むしろ高額な負担を患者に強いることもある．

コストを考える際には，患者の支払うべき金額の観点と，病院としての医療保険で支払われる収入の観点がある．近年 DPC（diagnosis procedure combination：診断群分類）を導入する病院が増えており，栄養療法も効果があって，しかも経費のかからないものが経営的には求められてきている．

「コストに関してメリットがある」という時，「患者の支払う金額が少なくて済む」という意味と「病院に医療保険として支払われる金額と材料費との差額が大きい」ことを表す場合があるので，区別して考える必要がある．ちなみに「中心静脈栄養法施行を伴う医療行為」は DPC では高い金額に設定されている．また給食費は DPC には含まれない．

4. 腸粘膜への影響

消化管を全く使用しない静脈栄養においては，腸粘膜の萎縮は避けられず，bacterial translocation の原因の 1 つとしてあげられるが，経腸栄養であっても，食物繊維を含まない成分栄養剤の場合には，腸粘膜の萎縮予防効果はあまり認められない．また静脈栄養としてもグルタミンの静脈内投与などによって，粘膜萎縮を予防する実験的取り組みがなされている．

5. 免疫能への影響

経腸栄養は腸管粘膜というバリアを経て物質が血液中に吸収されるため，その段階で外界からの抗原物質の選別と排除，吸収がなされる．静脈栄養にはこの過程が欠如している．

腸管内のリンパ組織は gut associated lymphoid tissue（GALT）と呼ばれ，体内でも最大の免疫器官である．腸管を使用しない場合，この GALT 中のリンパ球数が減少し，腸管内の IgA レベルが低下するが，そればかりでなく呼吸器の IgA 産生細胞数が減少し，鼻腔や肺胞洗浄液中の IgA が減少する[2]．このことが，経腸栄養では静脈栄養に比較して肺炎の発症率も低かったこと[3,4]の説明とされている．

6. 管理

静脈栄養では血液中への細菌侵入を防ぐための清潔操作と，穿刺部の消毒，定期的な輸液ライン交換，空気流入の回避操作，など血管内に直接留置してあるカテーテルに関する配慮は厳格さが求められ，これを怠ることによって生じる菌血症，空気塞栓は致死的になる危険もある．

経腸栄養の場合は，空気の混入や多少の細菌侵入があっても致死的になることはないので，静脈栄養に比較するとその点は寛容である．しかし，経腸栄養であっても思わぬ急速投与によっては，不愉快な下痢などが生じ，これが頑なな拒否感を生むことにもなりうる

ので，患者QOLの点で消化器症状のモニタリングとその適正な管理は重要である．

7. 投与エネルギー

調整した輸液剤は，良くも悪くもほぼ無制限に血管内に入ってしまう静脈栄養に対して，経腸栄養の場合は，消化管粘膜での吸収という過程を経るため，吸収されないで下痢として排泄されてしまうという意味で，一定以上の投与にはやや制限がある．必要量が入れられるようになるには，慎重な時間をかけた馴化が必要である．

消化吸収能力が低下している場合には，必要栄養量に到達することができず，経腸栄養ばかりに固執していると，結果として供給不足から低栄養をきたすこともある．

8. 消化器症状

経腸栄養剤投与による腹満感や下痢，嘔吐などの消化器症状は，消化管ホルモンの正常な分泌を伴わない高浸透圧液の通過がもたらすという理由から，近年，胃瘻からの栄養剤として粘度を高めた半固形化栄養剤が利用されるようになってきた．液体に比べてその粘度によって胃内に停滞貯留する時間が長くなり，胃壁を伸展しガストリンの分泌を促すために以後の消化吸収の順当なステップを経由することで，下痢や逆流の症状が改善するといわれている．

静脈栄養の場合の消化器に与える影響としては，消化管不使用のために生ずる胆汁うっ滞，胆囊炎，腸粘膜萎縮がある．

原則として経腸栄養が優先されることは医療者としては理解すべきであるが，患者の観点からすると，不愉快な消化器症状がなく，顔面からの経鼻チューブの挿入，固定も必要のない静脈栄養のほうが好まれることもあるので，実施には両者のメリット，デメリットの丁寧な説明が必要である．

2 経腸栄養と静脈栄養の比較（病態別）

両者の使い分けをより分かりやすくするために，栄養療法に関しての議論のある病態を取り上げて概説する（表Ⅲ-37，表Ⅲ-38）．

1. 歯科，耳鼻科，形成外科，顔面外科における咀嚼障害

この領域における手術後に咀嚼困難がある場合，なんらかの栄養療法を考慮するが，咽頭以下の消化管が機能していることと，比較的全身状態が良好な場合が多いため，経鼻経管栄養で必要量が十分供給できることが多い．

解剖学的理由で経鼻チューブが挿入困難な場合や，比較的短期間で咀嚼が可能となる場合は静脈栄養を使用することもある．月単位で長期化する場合には胃瘻造設も考慮する．

表Ⅲ-37 病態別 EN vs. PN 比較表(1)

病態	疾患名	経腸栄養(EN)	経静脈栄養(PN)
咀嚼障害	歯科，耳鼻科，顔面外科術後など	・全身状態もよく，咽頭以下の消化管をフルに使える場合が多いので必要量も十分入れられる可能性が高い ・継続期間も短い場合には経鼻チューブで施行可能である	・経鼻チューブの挿入が困難な場合や，消化器症状がある場合には PN の適応
嚥下障害	頭頸部外科，食道外科，脳卒中後遺症	・消化管機能が正常であれば，原則は EN の適応である ・嚥下機能のリハビリテーションを開始する場合には経鼻チューブは障害となるため，抜去する必要がある ・嚥下リハビリが長期になる見通しの場合，あるいは放射線化学療法前にも PEG などを考慮する	・急性期で経腸栄養では十分量がまかなえない時には PN の適応 ・経鼻チューブを抜去して嚥下訓練を行う際には，一時的に PN が必要になることもある
神経性食欲不振症		・消化管はすべて機能しているので経口摂取が可能であるが，摂取量が不足する場合に EN の適応 ・美容的意識の強い若い女性に多い疾患なので，経鼻チューブ挿入には抵抗を示す可能性もある	・危機的低栄養の場合で治療の意思がある場合には，PN にて必要量を供給する ・急激な投与は re-feeding の危険性もあるので徐々にカロリーアップを図る必要がある
遷延性意識障害	頭部外傷，脳卒中後，低酸素脳症など	・長期にわたる栄養補給の必要があり，経鼻チューブよりは口腔ケアなどのしやすい胃瘻が適応 ・消化管機能自体は全く問題ないことが多いが，腹圧がかからないために排便に関しては困難もありうる ・延命治療の適応は十分な家族との協議が必要である	・急性期以外に PN の適応はない

2. 嚥下障害

　舌，咽頭，喉頭の手術後などに形態的，機能的障害（神経系疾患，外科術後反回神経麻痺）がある場合，嚥下のリハビリテーションを要し，その機能回復のために時間がかかることが多い．

　消化管は機能しているので経腸栄養が第 1 選択となるが，経鼻チューブの存在は，嚥下のリハビリテーションにとっては障害となるため，耐術能として全身状態が許せば，胃瘻か腸瘻が望ましい．

　全身状態だけでなく消化管機能も低下している場合，投与可能量も限られてくるため静脈からの補完が必要となることもあるが，長期戦になることを考慮すると，慎重な投与管理にて経腸栄養での自立に導くのがよい．

　耳鼻科領域癌治療としての放射線化学療法は 2 か月以上長期的に嚥下困難となるため，治療前に PEG にて胃瘻造設することも実施されている．

表Ⅲ-38 病態別 EN vs. PN 比較表(2)

病態	疾患名	経腸栄養（EN）	経静脈栄養（PN）
消化器手術後	食道切除，胃全摘，膵頭十二指腸切除など	・早期経腸栄養は免疫能回復や腸管粘膜への萎縮予防に有用であるとされている ・手術直後には，腸管麻痺があるため，EN のみでは十分量は投与できない ・長期的な栄養摂取量減少に対し，腸瘻の造設を考慮することもある ・術後慢性期にも自己管理を行いながら在宅 EN を行うこともある	・侵襲の大きい手術であり，各種薬剤の投与ルートとしても中心静脈カテーテルが必要になることもあるため，PN も可能 ・腸管が動きにくい状況でも PN だと十分量が担保できる ・消化管吻合部がある場合の腸管安静には PN が適応 ・急性期の糖質の入れすぎは血糖コントロール不良を招く一因となるので要注意
重症管理	呼吸不全，腎不全，肝不全，多臓器不全など	・重症化してからの EN は胃アトニーも強く胃内投与で十分量を供給することは誤嚥リスクもある ・必要量を供給するために，経鼻チューブ先端は十二指腸か，空腸まで進める必要あり ・bacterial translocation 予防としても腸管粘膜の萎縮を極力避ける目的で何がしかの腸管利用は継続しておくことが望ましい ・全身状態が不安定であり，あえて PEG などの侵襲的な胃瘻造設はせずに，経鼻チューブで乗り切ることが多い	・高サイトカイン血症が存在し，血管内異物としてのカテーテルは感染源となりやすく回避したいが，薬剤投与ルートとしても必要になることが多い ・代謝亢進，異化亢進のため必要栄養量は増加するので，EN の不足分は PN で補完する ・肝不全，腎不全に対する代謝調節，血液浄化などを含んだ治療の際の厳密な水分管理には PN のほうが有利
炎症性腸疾患	クローン病，潰瘍性大腸炎など	・腸管使用が病状を悪化させる可能性があるため，重症例では EN は回避する ・消化吸収機能の低下に対し，脂肪をほとんど含まず，窒素源がアミノ酸の成分栄養剤が使用される ・クローン病の場合，在宅でも成分栄養剤による経腸栄養法を継続することもある ・投与製剤として抗炎症作用のある n-3 脂肪酸製剤が望ましい	・頻回の下痢など重症例の急性期，高度狭窄，瘻孔のある場合は絶食の上で PN の適応となる ・成分栄養を EN で使用する場合には脂肪欠乏を防ぐために定期的に脂肪乳剤を経静脈的に補給する
腸管不全	短腸症候群	・急性期を乗り越えた時期には腸管リハビリテーションの意味でも EN，あるいは経口摂取を進める ・ただし，腸管の使用が下痢を再燃増悪させることもあるので慎重に進める必要がある ・腸管使用開始時には低残渣で低脂肪の消化態成分栄養が有用である	・急性期は水分吸収能などが低下し，激しい下痢が続くため絶食の上で PN が必要となる ・慢性期でも必要栄養量を経口摂取不十分な際には CV ポート造設の上，在宅での PN（HPN）の適応となる ・成分栄養を EN で使用する場合には脂肪欠乏を防ぐために定期的に脂肪乳剤を経静脈的に補給する
腸管不全	慢性特発性偽性腸閉塞症（CIIPS）	・経口摂取が不十分な場合は食物繊維を含まない低残渣食の EN の適応（胃瘻，腸瘻からの持続投与も考慮）	・EN では十分な栄養が摂れない場合には PN の適応 ・一般に難治性であるため，CV ポート造設の上，HPN の適応となることも多い
抗癌剤による嘔気・嘔吐		・消化管は機能はしているので EN の適応としてもよいが，5-FU などの抗癌剤消化管毒性の下痢も強い場合には，経腸的に十分な栄養量は供給できないことも多い	・消化管毒性が強い時期は PN に頼らざるを得ない ・中心静脈穿刺を伴う TPN か末梢静脈からの PPN かは症状の経続予測期間による ・1 週間程度で回復が予測されるプロトコールであれば，脂肪乳剤をうまく利用した PPN でも 1,000 kcal/日程度の供給は可能

3. 神経性食欲不振症

　痩せ願望などを発端として食べることを拒否する本症では，心理療法などが治療の中心となるが，生体機能に障害をきたすほどの低栄養となるのであれば，なんらかの栄養療法が必要となる．

　初期には経口摂取は難しく，経鼻経管栄養の適応とした場合にも，病識の欠如と身体的な拒否反応が強い治療初期には嘔吐などによって十分な栄養量が取れないこともあるので，その際には静脈栄養で補完する必要がある．ただし，静脈栄養ラインも自己抜去されることもあるので注意が必要である．

　PEGなどの侵襲的治療の適応となることはまずない．

4. 遷延性意識障害

　脳卒中後遺症，頭部外傷後や低酸素脳症にて意識障害が継続して，消化機能自体は正常であるが，自発的な経口摂取が期待できない場合も，治療継続の適応があるのであれば栄養療法の適応となる．

　急性期に必要な静脈栄養も，慢性期となると適応となることは少ない．

　治療期間は長期化することが多く，肺炎予防の口腔ケアの面でも，経鼻チューブよりは胃瘻か腸瘻とするのが望ましい．

　中枢神経機能が低下し，大幅に自発的運動も低下していると，必要熱量は体格から算出する値よりは，はるかに少ない．むしろ消費熱量を超えた過剰栄養のために肥満をきたすことを避けるべきであるが，褥瘡を合併することの多い病態でもあり，低栄養によって褥瘡の治癒が遅い場合などはその必要量を設定し直す必要がある．

　自発的な腹圧負荷による排便努力ができない場合は，健常者では問題のない硬便も排泄に困難をきたすこともあるが，頻回の下痢による肛門周囲のびらんなどをきたすこともあり，便の性状にも注意が必要である．

5. 消化器外科周術期

　耐術能の改善と術後の合併症予防の点から，栄養療法が重要視されるのが，胃全摘，膵頭十二指腸切除，食道切除など侵襲度の高い手術である．

　消化器外科の場合，消化管吻合部を術後早期に内容物が通ることを嫌う外科医の意識があるため，栄養は腸管使用を避ける意味で静脈栄養が選択されることが多かった．しかし，近年の傾向としては，むしろ高度手術に対して術後早期から経腸栄養を行うことが普及してきており，術後長期の栄養補助が必要と考えられる場合には，手術中にあらかじめ腸瘻を造設することもある．

　急性期の開腹に伴う腸管麻痺の存在が，経口摂取を遅らせる一因となるが，必要量をすべて経腸的に投与することが不可能であるため，ある程度は静脈栄養の補助を必要とする．またこれら高度侵襲手術の際には，循環モニターの目的や各種循環作動薬の投与の必要から中心静脈ルートが留置される場合があるため，術後急性期は栄養投与ルートとして

も使用することが多い．

　侵襲後早期の経腸栄養は，侵襲反応自体を軽減する効果も示されており[5]，投与内容もさることながら，侵襲反応軽減による栄養状態改善効果も重視されている．

6. 多臓器不全などの集中治療領域重症管理

　呼吸不全にて人工呼吸器管理が長期化するような患者の場合，代謝亢進による臓器不全の進展を予防するため栄養管理を適切に行わなければならない．侵襲期に侵襲反応軽減目的でも，感染性合併症の回避目的としても経腸栄養を用いることが望ましいとされている．

　ただし，bacterial translocation を回避する目的で，腸からは吸収されない強力な抗菌薬投与により腸内細菌一掃を図る selective decontamination of digestive tract も論じられており，経腸栄養の適応に関しては議論もある．

　腸管麻痺（とくに胃アトニー）により，経鼻経管栄養によって胃内容の逆流から誤嚥性肺炎になることは，致命的になる危険性が高いので極力避けなければならず，慎重な投与量増減が必要となる．このため経腸栄養単独では必要量を満たすことが難しい場合には，静脈栄養の補完が必要となる．

　現在，わが国では n-3 脂肪酸製剤など抗炎症作用のある栄養剤は静脈栄養剤ではなく，経腸栄養剤としてのみ存在する．このため，n-3 脂肪酸を投与する意味でも経腸栄養のルートを確立しておくことは有意義である．

　重症管理の病態でさらに胃瘻や腸瘻造設など侵襲の負荷は回避し，経鼻チューブを十二指腸より肛門側に誘導して用いることが多い．

7. 炎症性腸疾患

　クローン病や潰瘍性大腸炎の急性期治療では，腸管の安静が原則であるため，重症例では腸管の使用を回避して静脈栄養を行う．経腸栄養を使用するとしても急性期は消化吸収機能低下を考慮して脂肪をほとんど含まない成分栄養剤が用いられる．必須脂肪酸を含む脂肪の補充は，静脈経由となる．

　腸管自体の炎症を軽減する目的で n-3 脂肪酸が経腸的に投与されることもできるようになってきた．

　長期の栄養療法を要する場合には，在宅で経鼻チューブを自己挿入することで経腸栄養を行うこともある．

8. 腸管不全（短腸症候群と慢性特発性偽性腸閉塞症）

　腸管大量切除による短腸症候群の場合，1日に 7～8 l と大量に分泌される腸液を再吸収していた腸管が欠損するための水様性下痢が出現し，栄養不足というよりも脱水を防ぐために静脈からの補液やその他の静脈栄養法が主体となる．しかし，徐々に経口摂取も始めて，腸管リハビリテーションの意味で経腸的投与が必要とされるが，残小腸の長さが 30 cm より短い場合には，腸管からの栄養摂取で生命を維持することは難しく，CV ポート

造設の上で在宅静脈栄養(home parenteral nutrition；HPN)が必要となることもある．

慢性特発性偽性腸閉塞症(chronic idiopathic intestinal pseudo-obstruction syndrome；CIIPS)では，腸管蠕動運動の欠如から，腸管内容物が肛門側に流れず停滞し，腸内細菌叢のバランスも崩れ異常発酵するため，安易な経腸栄養は bacterial translocation を助長することになる．一般に難治性といわれており，HPN になることも多い．

9. 抗癌剤による嘔気，嘔吐

5-FU などの消化管毒性の強い抗癌剤などで，嘔気・嘔吐が持続する場合は，経腸栄養も考慮されるが，結局は下痢などの消化器症状のために十分量の投与が難しく，長期間のプロトコールの場合は，静脈栄養に頼らざるを得ないことが多い．

以上，経腸栄養と静脈栄養のメリットとデメリットを最近の進歩も含めて概説し，個々の病態に際しての選択理由の現状を述べた．

[文献]
1) ASPEN Board of Directors and the Clinical Guidelines Task Force: Guidelines for the use of parenteral and enteral nutrition in adult and pediatric patients. JPEN 17(Suppl): 1SA-52SA, 1993
2) Kudsk KA, Li J, Renegar KB: Loss of upper respiratory tract immunity with parenteral feeding. Ann Surg 223: 629-635, 1996
3) Moore FA, Feliciano DV, Andrassy RJ, et al: Early enteral feeding, compared with parenteral, reduces postoperative septic complications. The results of a meta-analysis. Ann Surg 216: 172-783, 1992
4) Kudsk KA, Croce MA, Fabian TC, et al: Enteral versus parenteral feeding. Effects on septic morbidity after blunt and penetrating abdominal trauma. Ann Surg 215: 503-511, discussion: 511-513, 1992
5) Mochizuki H, Trocki O, Dominioni L, et al: Mechanism of prevention of postburn hypermetabolism and catabolism by early enteral feeding. Ann Surg 200: 297-310, 1984

〈宮田　剛〉

Ⅲ. 臨床編　B. 栄養法

6. 健康（栄養）補助食品

　「健康食品」には法律上の定義はなく，一般に「健康の保持増進に資する食品として販売・利用されるもの」を総称して呼んでいる．健康食品には，実際に科学的な根拠をもとに「健康の保持増進効果」があるといわれているものから，そうでないものまで含まれている．

　これらの中には，国が定めた安全性や有効性に関する基準などを満たした保健機能食品があり，制度としては，「保健機能食品制度」が存在する．保健機能食品には「特定保健用食品」と「栄養機能食品」がある．その他の健康食品として，「健康補助食品」，「栄養補助食品」，「栄養強化食品」，「栄養調整食品」，「健康飲料」，「サプリメント」などがあるが，これらは国が認可したものではない（図Ⅲ-60）．

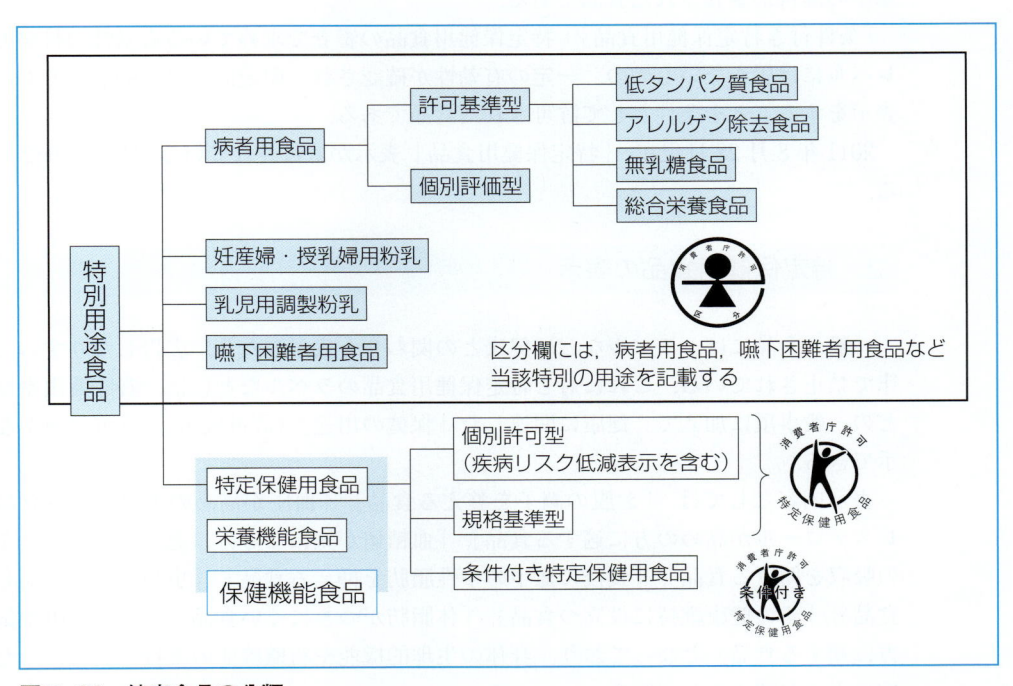

図Ⅲ-60　健康食品の分類

1　特定保健用食品

　特定保健用食品は，栄養改善法で規定されている特別用途食品の1つとして，平成3 (1991) 年9月に制度化され，平成13 (2001) 年4月には，国が有効性および安全性について定めた基準に基づき評価された食品を国民が適切に選ぶことができるよう，保健機能食品制度が創設された．このとき，新たに栄養機能食品が設けられ，特定保健用食品と併せて保健機能食品と称する保健機能食品制度がスタートした．

　特定保健用食品は，健康増進法第26条第1項の許可または同法第29条第1項に基づき，食品機能を有する食品の成分全般を広く関与成分の対象として，ある一定の科学的根拠を有することが認められたものについて，消費者庁長官（平成21年8月末日までは厚生労働大臣）の許可を得て特定の保健の用途に適する旨を表示した食品である．

1．特定保健用食品の区分

　現行では，「個別許可型」，「規格基準型」，「条件付き特定保健用食品」があり，個別許可型の中には，「疾病リスク低減表示」を認められたものもある．有効性および安全性については，基本的に消費者庁および食品安全委員会の審査を経ることとされている．

　「個別許可型」：消費者庁および食品安全委員会の審査を経て，個別に許可された食品である．

　「規格基準型」：特定保健用食品としての許可実績が十分であるなど科学的根拠が蓄積されており，規格基準が定められ，審議会の個別審査を行わず消費者庁事務局において規格基準の適否が審査された食品である．

　「条件付き特定保健用食品」：特定保健用食品の審査で求めている有効性の科学的根拠のレベルには届かないものの，一定の有効性が確認され，限定的な科学的根拠である趣旨の表示をすることを条件として許可された食品である．

　2011年8月22日現在，「特定保健用食品」表示が許可されている食品は，962品目である．

2．特定保健用食品の表示

　一般の食品には，ラベルなどに健康との関わりを表示したり，広告したりすることは法律で禁止されている．これに対し特定保健用食品のラベルなどには，賞味期限や原材料などの一般事項に加えて，健康に関連した「保健の用途」（許可表示）と許可マークなどが表示できる．

　表示内容としては，「お腹の調子を整える食品」，「血圧が高めの方に適する食品」，「コレステロールが高めの方に適する食品」，「血糖値が気になる方に適する食品」，「ミネラルの吸収を助ける食品」，「食後の血中の中性脂肪を抑える食品」，「虫歯の原因になりにくい食品」，「歯の健康維持に役立つ食品」，「体脂肪がつきにくい食品」，「骨の健康が気になる方に適する食品」となっており，身体の生理的機能や組織機能の維持・改善にはたらく趣旨の表示が認められている．

しかし，薬事法との関係もあり，医薬品と誤解されるような表示，また疾病の診断や治療・予防などに関係すると受け取られるような表現は認められていない．このため，「血圧を下げる」といった直接的な表示は許可されていない．しかし，個別許可型には，関与成分の摂取による疾病リスクの低減が医学的・栄養学的に認められ確立されているもののみ「疾病リスクの低減に資する趣旨の表示」が認められているものもある．

現在の科学的知見で，疾病リスクの低減が医学的・栄養学的に広く認められ確立されていると考えられるものとして，「若い女性のカルシウム摂取と将来の骨粗鬆症になるリスクの関係」と「女性の葉酸摂取と神経閉鎖障害をもつ子どもが生まれるリスクの関係」の2つがあげられている．

また，過度に「健康食品」に期待する傾向を是正し，バランスの取れた食生活の普及啓発を図るために，保健機能食品(特定保健用食品および栄養機能食品)において，「食生活は，主食，主菜，副菜を基本に食事のバランスを．」という表示が義務づけられている．

3. 特定保健用食品の分類

特定保健用食品には，生活習慣病関連のリスクファクター低減に関連するものと，健康の維持・増進を図るものがある．用途別では，「整腸」に関わる商品が最も多く，ヨーグルトや乳酸菌飲料が代表的である．近年は，生活習慣病予防の観点から，脂質(コレステロール，中性脂肪)，体脂肪，血糖，血圧，骨粗鬆症などのリスク改善に関連する商品が増えてきている．

1 整腸

健常人の腸管内には，ある一定の種類の菌群が常に存在し，菌叢(フローラ)を形成している．腸内細菌には有用菌(ビフィズス菌や乳酸菌などのいわゆる善玉菌)と，アンモニアやインドールなどの腐敗物質を生成する有害菌(ウェルシュ菌などいわゆる悪玉菌)が存在し，摂取する食物によっても細菌叢のバランスが変化することが明らかとなっている．

a. プレバイオティクス

ビフィズス菌などの有用菌は，食物繊維やオリゴ糖といったプレバイオティクスを利用，嫌気的に分解し，増殖のためのエネルギーを産生し，同時に酢酸，プロピオン酸などの短鎖脂肪酸や乳酸などの有機酸を生成する．これら酸によって腸管内のpHが酸性に傾き，有用菌に適した生育環境となる．また酸性下では，腐敗物質や発癌性物質の生成が低下し，大腸癌などさまざまな疾病の発症を抑制しうる．

食物繊維は，消化管の蠕動運動の活発化などの整腸作用により，便秘や大腸癌，虫垂炎などの予防が期待できる．さらに，整腸作用以外にも咀嚼回数の増加や，胃内滞留時間の延長による糖代謝の遅延，脂質ミセル化阻害などの現象を引き起こし，肥満や糖尿病，脂質異常症などの予防効果も期待できる．

b. プロバイオティクス

プロバイオティクスとは，消化管内の細菌叢を改善し，宿主に有益な作用をもたらしうる有用な微生物のことであり，ビフィズス菌や乳酸菌などの有用菌を利用した特定保健用食品のほとんどは，ヨーグルトや発酵乳である．

プロバイオティクスの最大の特徴は，下痢と便秘双方に効果が期待できる点である．こ

れは有用菌が，下痢を起こすグラム陽性菌などよりも腸管粘膜上皮細胞への付着性に優れているためだと考えられ，一方で，便秘解消に関しては，増殖した菌自体が食物繊維の役割を果たすこと，生成する酸によって腸の蠕動運動が亢進するためだと考えられる．

2 血圧の調整

血圧調整を目的とした食品の多くは，ペプチドであり，その他は，杜仲茶配糖体やγアミノ酪酸（GABA），酢酸などがある．サーデンペプチドやカゼインドデカペプチドなどのペプチドは，アンジオテンシン変換酵素（ACE）活性阻害によってアンジオテンシンⅡ産生を低下させるため，酢酸は血管拡張効果により，血圧降下作用を示す．

3 脂質の吸収・代謝

コレステロール代謝調整に関与すると考えられる成分には，大豆タンパク質や，リン脂質結合大豆ペプチドなどの大豆抽出物，植物ステロールなどがあげられる．大豆抽出物は，腸管で食品中のコレステロールと結合し，体外へ排出すること，消化管内において胆汁酸にも結合し胆汁酸の腸肝循環を阻害することが明らかとなっている．植物ステロールは，コレステロールの代わりに腸で吸収される．植物ステロールとコレステロールが共存するとコレステロールのみの場合に比べ，相対的にコレステロールのミセルへの取り込み量が減少する．またミセル中のコレステロール溶解量の減少に伴い，小腸粘膜細胞中に取り込まれるコレステロール量も減少することが明らかとなっている．しかし，脂溶性ビタミンの吸収阻害の可能性もあるため，果物・野菜類の摂取に関する注意喚起表示のある商品もある．

2000年以降，コレステロールのトランスポーターとして，膜タンパクNPC1L1（Niemann-Pick C1 Like1）の存在が明らかになった．腸管内で，コレステロールや植物ステロールは，胆汁酸によりミセル化するが，NPC1L1を介して小腸細胞内に吸収されることが報告されている．一方，小腸内に吸収された植物ステロールの大部分は，排出系トランスポーターであるABCG5/ABCG8（ABC：ATP binding cassette transporter）を介して，再び腸管内に排出されることも明らかとなってきている．

キトサンは，カニ・エビの殻に含まれるキチンをアルカリ処理して得られる動物性食物繊維であり，繊維成分が脂質ミセル化の阻害や胆汁酸吸着による腸肝循環の減少に関与し，コレステロール吸収を抑制すると考えられている．しかし，水分吸着性が高いため，水分摂取や他の食品と組み合わせて摂取することが表示されている．

中性脂肪の代謝に関与する成分としては，中鎖脂肪酸やエイコサペンタエン酸（EPA），ドコサヘキサエン酸（DHA），グロビンタンパク分解物などがあげられる．中鎖脂肪酸は，炭素数が8～10の脂肪酸で，長鎖脂肪酸と異なり，腸管での吸収後リンパ管に移行することなく，脂肪酸の形態で門脈から肝臓に直接移行し，効率よく分解されてエネルギーになるため，食後脂質異常症を生じにくくし，体脂肪がつきにくいとされている．EPAは魚油に多く含まれる脂肪酸であり，肝臓での脂肪合成を低下させることで，超低比重リポタンパク（VLDL）合成を低下させる．DHAは，融点が低いため，DHAを取り込んだ細胞は柔軟性をもつ．この作用により，血流流動性の改善がみられる．また，グロビンタンパク分解物は，小腸でのリパーゼの働きを抑制し脂肪の分解・吸収を阻害するため，血中中性脂肪濃度を低下させることがわかっている．

4 血糖値の維持

血糖値維持に関与する食品としては，難消化性デキストリンや小麦アルブミン，グァバ葉ポリフェノールなどがあげられる．

食物繊維の一種である難消化性デキストリンは，腸管吸収を遅延させるため，小麦アルブミンは，アミラーゼ活性阻害作用，グァバ葉ポリフェノールはアミラーゼ・マルターゼ・スクラーゼ阻害作用により糖類の消化吸収を遅らせ，直後の血糖上昇を抑制すると考えられている．

すでに服用している経口血糖降下剤と相互作用を引き起こす可能性や，薬剤との相加的作用から低血糖を引き起こす可能性もあるため，適切な摂取が望まれる．

5 硬組織の健康

カルシウムを可溶化することにより腸管吸収を増加させる食品として，クエン酸リンゴ酸カルシウム（CCM）やフラクトオリゴ糖などがある．また骨組織を直接標的とし，破骨細胞における骨吸収・骨破壊の抑制や，骨芽細胞の骨形成促進に関与する食品として，大豆イソフラボンや，ビタミンK_2などがあげられる．

大豆イソフラボンには，骨のカルシウム溶出を抑える働きがあるため，骨の健康維持に効果がある．また，弱い女性ホルモン様作用も有しており，エストロゲンレセプターを介して，とくに女性ホルモン不足時（更年期女性など）にみられる骨吸収の亢進を抑制すると考えられている．

2 栄養機能食品

栄養機能食品とは，高齢化やライフスタイルの変化などにより，通常の食生活を行うことが難しく1日に必要な栄養成分を摂れない場合に，その補給・補完のために利用することを趣旨とした食品である．食品衛生法施行規則においては，「食生活において特定の栄養成分の補給を目的として摂取をする者に対し，当該栄養成分を含むものとして内閣総理大臣が定める基準に従い当該栄養成分の機能の表示をするもの〔健康増進法第26条第6項に規定する特別用途食品及び生鮮食品（鶏卵を除く）を除く〕」と規定されている（食品衛生法第19条第1項の規定に基づく表示の基準に関する内閣府令）．

栄養機能食品の表示の対象となる栄養成分は，人間の生命活動に不可欠な栄養素であり，科学的根拠が医学的・栄養学的に広く認められ確立されたものである．現在は，ミネラル5種類（カルシウム，亜鉛，銅，マグネシウム，鉄），ビタミン12種類（ナイアシン，パントテン酸，ビオチン，ビタミンA，ビタミンB_1，ビタミンB_2，ビタミンB_6，ビタミンB_{12}，ビタミンC，ビタミンD，ビタミンE，葉酸）について，規格基準が定められている（表Ⅲ-39）．

1. 栄養機能食品の表示

1日あたりの摂取目安量に含まれる栄養成分量が，国が定めた上・下限値の規格基準に適合している場合，その栄養成分の機能の表示ができ，自由に製造・販売することができる．また，機能の表示と併せ，定められた注意事項などを適正に表示しなければならない

表Ⅲ-39　栄養機能食品の規格基準

栄養成分	1日あたりの摂取目安量に含まれる栄養成分量		栄養機能表示	注意喚起表示
	下限値	上限値		
ビタミンA	135 μg（450 IU）	600 μg（2,000 IU）	ビタミンAは，夜間の視力の維持を助ける栄養素です． ビタミンAは，皮膚や粘膜の健康維持を助ける栄養素です．	本品は，多量摂取により疾病が治癒したり，より健康が増進するものではありません．1日の摂取目安量を守ってください． 妊娠3か月以内または妊娠を希望する女性は過剰摂取にならないよう注意してください．
β-カロテン（ビタミンAの前駆体）	1,620 μg	7,200 μg	β-カロテンは，夜間の視力の維持を助ける栄養素です． β-カロテンは，皮膚や粘膜の健康維持を助ける栄養素です．	本品は，多量摂取により疾病が治癒したり，より健康が増進するものではありません．1日の摂取目安量を守ってください．
ビタミンB_1	0.3 mg	25 mg	ビタミンB_1は，炭水化物からのエネルギー産生と皮膚や粘膜の健康維持を助ける栄養素です．	
ビタミンB_2	0.33 mg	12 mg	ビタミンB_2は，皮膚や粘膜の健康維持を助ける栄養素です．	
ビタミンB_6	0.3 mg	10 mg	ビタミンB_6は，タンパク質からのエネルギーの産生と皮膚や粘膜の健康維持を助ける栄養素です．	
ビタミンB_{12}	0.6 μg	60 μg	ビタミンB_{12}は，赤血球の形成を助ける栄養素です．	
ビタミンC	24 mg	1,000 mg	ビタミンCは，皮膚や粘膜の健康維持を助けるとともに，抗酸化作用をもつ栄養素です．	
ビタミンD	1.5 μg（60 IU）	5 μg（200 IU）	ビタミンDは，腸管のカルシウムの吸収を促進し，骨の形成を助ける栄養素です．	
ビタミンE	2.4 mg	150 mg	ビタミンEは，抗酸化作用により，体内の脂質を酸化から守り，細胞の健康維持を助ける栄養素です．	
葉酸	60 μg	200 μg	葉酸は，赤血球の形成を助ける栄養素です．葉酸は，胎児の正常な発育に寄与する栄養素です．	本品は，多量摂取により疾病が治癒したり，より健康が増進するものではありません．1日の摂取目安量を守ってください． 本品は，胎児の正常な発育に寄与する栄養素ですが，多量摂取により胎児の発育がよくなるものではありません．
亜鉛	2.1 mg	15 mg	亜鉛は，味覚を正常に保つのに必要な栄養素です． 亜鉛は，皮膚や粘膜の健康維持を助ける栄養素です． 亜鉛は，タンパク質・核酸の代謝に関与して，健康の維持に役立つ栄養素です．	本品は，多量摂取により疾病が治癒したり，より健康が増進するものではありません．亜鉛の摂りすぎは，銅の吸収を阻害するおそれがありますので，過剰摂取にならないよう注意してください．1日の摂取目安量を守ってください． 乳幼児・小児は本品の摂取を避けてください．
カルシウム	210 mg	600 mg	カルシウムは，骨や歯の形成に必要な栄養素です．	本品は，多量摂取により疾病が治癒したり，より健康が増進するものではありません．1日の摂取目安量を守ってください．
鉄	2.25 mg	10 mg	鉄は，赤血球を作るのに必要な栄養素です．	
銅	0.18 mg	6 mg	銅は，赤血球の形成を助ける栄養素です． 銅は，多くの体内酵素の正常な働きと骨の形成を助ける栄養素です．	本品は，多量摂取により疾病が治癒したり，より健康が増進するものではありません．1日の摂取目安量を守ってください． 乳幼児・小児は本品の摂取を避けてください．
マグネシウム	75 mg	300 mg	マグネシウムは，骨の形成や歯の形成に必要な栄養素です． マグネシウムは，多くの体内酵素の正常な働きとエネルギー産生とともに，血液循環を正常に保つのに必要な栄養素です．	本品は，多量摂取により疾病が治癒したり，より健康が増進するものではありません．多量に摂取すると軟便（下痢）になることがあります．1日の摂取目安量を守ってください． 乳幼児・小児は本品の摂取を避けてください．
ナイアシン	3.3 mg	60 mg	ナイアシンは，皮膚や粘膜の健康維持を助ける栄養素です．	本品は，多量摂取により疾病が治癒したり，より健康が増進するものではありません．1日の摂取目安量を守ってください．
パントテン酸	1.65 mg	30 mg	パントテン酸は，皮膚や粘膜の健康維持を助ける栄養素です．	
ビオチン	14 μg	600 μg	ビオチンは，皮膚や粘膜の健康維持を助ける栄養素です．	

が，国への許可申請や届出は必要ない．

しかし，あくまでも通常の食生活における補助的役割をもつ食品という位置づけであるため，機能表示が認められていない成分の機能の表示や，特定保健用食品で許可されている特定の保健の目的に役立つという表示，医薬品と誤認されるような疾病の診断・治療・予防などに関係する表現を表示することは禁止されている．さらに，消費者庁長官の個別の審査を受けたものではないという趣旨の「本品は，特定保健用食品と異なり，消費者庁長官による個別審査をうけたものではありません」という表示の義務があり，留意が必要となる．

3 特別用途食品

特別用途食品とは，乳児，妊産婦・授乳婦，病者など，医学・栄養学的な配慮が必要な対象者の発育や健康の保持・回復に適するという「特別の用途の表示が許可された食品」をさす．昭和27(1952)年の栄養改善法のもとに創設された栄養特殊食品制度から始まり，平成3(1991)年の特定保健用食品の創設，平成8(1996)年の栄養表示基準の創設を受け，平成21(2009)年に特別用途食品制度の改正が行われ，分類が変更となった．

1. 特別用途食品の分類と表示

特別用途食品は**図Ⅲ-60**のように，「病者用許可基準型」（低タンパク質食品，アレルゲン除去食品，無乳糖食品，総合栄養食品）と「病者用個別評価型」，「妊産婦・授乳婦用粉乳」，「乳児用調製粉乳」，「嚥下困難者用食品」，「特定保健用食品」に分類される．

特別用途食品の表示をするためには，健康増進法第26条に基づく消費者庁長官（平成21年8月末日まで厚生労働大臣）の許可が必要となる．許可基準があるものについてはその適合性を審査し，許可基準がないものについては個別に評価が行われる．

2. 許可基準型病者用食品

1 低タンパク質食品

低タンパク質食品には10品目あり，ごはんやうどん，そばなどがある．許可基準は，①タンパク質含量が通常の同種の食品に比べて30%以下であること，②熱量は，通常の同種の食品の含量と同程度またはそれ以上であること，③ナトリウムおよびカリウム含量は，通常の同種の食品の含量より多くないこと，④食事療法として日常の食事の中で継続的に食するものであり，これまでに食していたものの代替となるものであること，となっている．

許容される特別用途表示の範囲として，「タンパク質摂取制限を必要とする疾患（腎臓疾患など）に適する」という趣旨のことを記載できる．

2 アレルゲン除去食品

アレルゲン除去食品には6品目ある．許可基準は，①特定の食品アレルギーの原因物質である特定のアレルゲンを不使用または除去（検出限界以下に低減した場合を含む）したも

のであること，②除去したアレルゲン以外の栄養成分の含量は，通常の同種の食品の含量とほぼ同程度であること，③アレルギー物質を含む食品の検査方法により，特定のアレルゲンが検出限界以下であること，④同種の食品の喫食形態と著しく異なったものでないこと，となっている．

許容される特別用途表示の範囲として，「特定の食品アレルギー（牛乳など）の場合に適する」という趣旨のことを記載できる．

3 無乳糖食品

無乳糖食品には5品目あり，乳児用の無乳糖調製粉末である．許可基準は，①食品中の乳糖またはガラクトースを除去したものであること，②乳糖またはガラクトース以外の栄養成分の含量は，通常の同種の食品の含量とほぼ同程度であること，となっている．

許容される特別用途表示の範囲として「乳糖不耐症またはガラクトース血症に適する」という趣旨のことを記載できる．

4 総合栄養食品

総合栄養食品は，平成21（2009）年4月1日の制度改訂で新たに加えられたカテゴリーで，「いわゆる濃厚流動食」が該当し，1品目ある．総合栄養食品の規格は，①疾患などにより経口摂取が不十分な者の食事代替品として，液状または半固形状で適度な流動性を有していること，②表Ⅲ-40の栄養成分などの基準に適合したものであること（ただし，個別に調整した成分などについては，この限りではない）と定められている．

許容される特別用途表示の範囲として，「食事として摂取すべき栄養素をバランスよく

表Ⅲ-40 総合栄養食品の規格基準

	100 ml（または100 g）あたりの熱量		
熱量	80～130 kcal		
成分	100 kcal あたりの組成	成分	100 kcal あたりの組成
タンパク質[※1]	3.0～5.0 g	ビタミン B_{12}	0.12 μg 以上
脂質[※2]	1.6～3.4 g	ビタミン C	5 mg 以上
糖質・食物繊維	50～74%（熱量比として）	ビタミン D	0.3～2.5 μg
ナトリウム	60～200 mg	ビタミン E	0.4～30 mg
ナイアシン	0.45 mgNE～15[※3]（5[※4]）mg 0.45～15[※3]（5[※4]）mgNE	ビタミン K	3～13 μg
		葉酸	12～50 μg
パントテン酸	0.25 mg 以上	塩素	50～300 mg
ビタミン A	28 μgRE～150 μg レチノール[※5] 28～150 μgRE[※5]	カリウム	80～330 mg
		カルシウム	33～115 mg
ビタミン B_1	0.04 mg 以上	鉄	0.3～1.8 mg
ビタミン B_2	0.05 mg 以上	マグネシウム	14～62 mg
ビタミン B_6	0.06～3.0 mg	リン	45～175 mg

※1：アミノ酸スコアを配慮すること．※2：必須脂肪酸を配合すること．※3：ニコチンアミドとして．※4：ニコチン酸として．※5：プロビタミン・カロチノイドを含まない

配合した総合栄養食品で，疾患などにより通常の食事で十分な栄養を取ることが困難なものに適している」という趣旨のことを記載できる．

3. 個別評価型病者用食品

　個別評価型病者用食品には経口補水液など5品目あり，個別に科学的な評価を行うことにより「病者用食品」としての表示が認められた食品のことをさす．

　評価方法は，特定保健用食品の，「特定保健用食品の審査等取扱いおよび指導要領」と同様に行われる．

4　その他の健康食品

　これまで述べてきた保健機能食品以外で，健康の保持増進の効果などを謳う健康食品，「いわゆる健康食品」については，表示の許可，認証，届出といった規制はないが，平成15(2003)年に新設された健康増進法の虚偽誇大表示の禁止規定の他，食品衛生法の表示基準(保健機能食品と紛らわしい名称，栄養成分の機能および特定の保健の目的が期待できる趣旨の表示をしてはならない)，薬事法，景品表示法などに抵触した場合は，罰則の対象となる．

　また，いわゆる「健康食品」のうち，JHFA(Japan Health Food Authorization)マークをつけた食品がある．これらは(財)日本健康・栄養食品協会が認めている食品であるが，あくまでも品質や製品の規格を保証しているものである．

1. 抗酸化作用

　一般食品の中には，国の認可などを受けていないものの，一般的にその効果が実証されている成分が数多くある．食品の機能性研究は医療分野を中心に広範に進められているが，その中でも，抗酸化物質については数多くの研究がある．

　近年，高血圧や脂質代謝異常などの生活習慣病と深い関わりが認められている酸化ストレスを低減させるものとして，抗酸化物質が注目されている．中でも，ポリフェノールやカロテノイドについては多くの研究が行われている．

　ポリフェノールは，分子内に複数のフェノール性ヒドロキシ基をもつ植物成分の総称である．Zutphen Elderly Study や Seven Countries Study など，多くの大規模な疫学調査において，ポリフェノールの摂取量と動脈硬化性疾患は負の相関を示すことや[1〜3]，ポリフェノールを多く含む赤ワイン摂取により，LDL 被酸化能が有意に亢進することも報告されている[4]．また，LDL の酸化を抑制する抗酸化作用だけでなく，食後脂質異常症予防作用や抗アレルギー作用，血流増強作用，抗癌作用，抗眼精疲労作用などさまざまな効果も報告されている．

　カロテノイドは，長鎖の共役二重結合を特徴とする天然色素類であり，酸素を含むキサントフィル類(ルテインやアスタキサンチンなど)と酸素を含まない炭化水素カロテノイド(β-カロテンやリコペンなど)に分類される．ポリフェノールと同様に，抗酸化作用が期待され，近年では，前立腺癌予防や，加齢性黄斑変性症(AMD)予防作用についても注目

されている.

2. 免疫機能への作用

近年，食品成分の免疫機能への作用も注目されている．n-3系多価不飽和脂肪酸は，抗炎症作用を有し，関節リウマチや喘息などのアレルギー性疾患，潰瘍性大腸炎などの炎症性免疫疾患に対する効果が期待されており，今後のさらなる研究が期待される．

5 おわりに

健康食品を利用する場合，なんらかの疾病の改善を目的として利用する場合もあるが，その際には，適宜，医師や管理栄養士などによる適切な助言が必要となってくる．健康食品はあくまで食品であり，日常摂取するさまざまな食品の中の選択肢の1つとして利用されるべきであることを忘れてはならない．

[文献]
1) Hertog MG, Feskens EJ, Hollman PC, et al: Dietary antioxidant flavonoids and risk of coronary heart disease: the Zutphen Elderly Study. Lancet 342: 1007-1011, 1993
2) Hertog MG, Kromhout D, Aravanis C, et al: Flavonoid intake and long-term risk of coronary heart disease and cancer in the seven countries study. Arch Intern Med 155: 381-386, 1995
3) Knekt P, Jarvinen R, Reunanen A, et al: Flavonoid intake and coronary mortality in Finland: a cohort study. BMJ 312: 478-481, 1996
4) Kondo K, Matsumoto A, Kurata H, et al: Inhibition of oxidation of low-density lipoprotein with red wine. Lancet 344: 1152, 1994

〈才田　恵美，近藤　和雄〉

Ⅲ．臨床編　B．栄養法

7．在宅静脈・経腸栄養

1 在宅静脈栄養法（HPN）

1．実施条件と保険適用

1 実施条件
　在宅（中心）静脈栄養法（home parenteral nutrition；HPN）を実施するにあたっての前提条件として，以下のようにそのガイドラインを示す[1]．
　①病態が安定していて入院治療を行う必要がなく，HPNによって生活の質が向上することが期待される時（末期癌患者を除く）．
　②医療担当者のHPN指導能力が十分で，院内外を含む管理体制が整備されている時．
　③病院における静脈栄養管理を，医師，看護師，薬剤師，栄養士が協調して問題なく行っていること．
　④患者と家族が静脈栄養の理論や必要性をよく認識して，両者がそれを希望し，また輸液剤の入手が容易で，注入管理も安全に行いうると判断される時（家族の理解と協力）．
　⑤緊急時の対応が可能なこと．

2 保険適用
　対象疾患は，医療保険上は原因疾患の如何にかかわらず，中心静脈栄養以外に栄養維持が困難なもので，当該療法を行うことが必要であると医師が認めたもの．脳血管障害に起因する摂食障害の慢性期であり，消化吸収機能に障害がない場合はむしろ経腸栄養が第1選択となる．

2．必要器材の選択

1 中心静脈カテーテル
　HPNにおいては，患者のQOLと安全性の面から長期留置用中心静脈カテーテルが用いられる．体外式カテーテルとしてはBroviacまたはHickmanカテーテル（図Ⅲ-61）[2,3]，埋め込みタイプでは完全皮下埋め込み式カテーテル（図Ⅲ-62）が用いられる．BroviacまたはHickmanカテーテルは中途にダクロン・カフがついており，皮下トンネル内で周囲組織と癒合するため事故抜去が少なく，またカテーテル皮膚刺入部からの逆行性感染の防御に有用である．

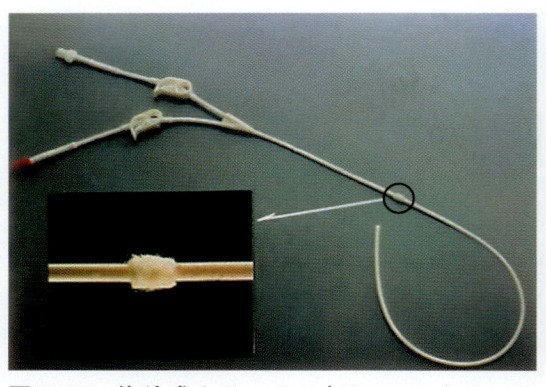

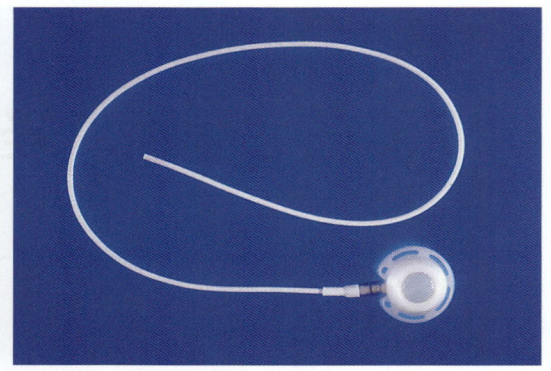

図Ⅲ-61 体外式カテーテル（Hickman カテーテル），拡大部分はダクロン・カフ

図Ⅲ-62 完全皮下埋め込み式カテーテル

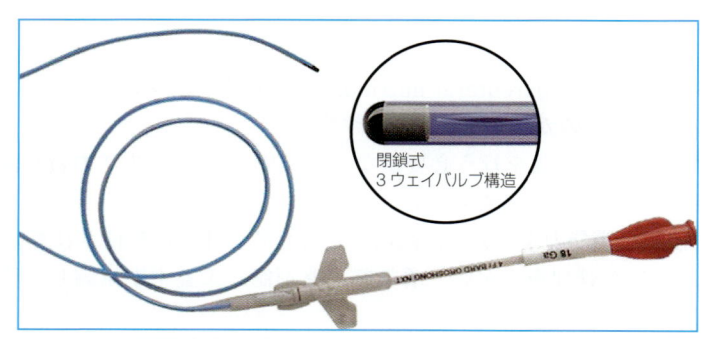

図Ⅲ-63 末梢静脈挿入型中心静脈カテーテル

　完全皮下埋め込み式カテーテルは自然抜去や皮膚刺入部からの感染が起こりにくく，また入浴などが自由に行え，見た目にもカテーテルの露出がないなどの利点がある．しかし，とくに間欠注入法においては輸液施行のたびにポート部皮膚を穿刺しなければならず，当該皮膚の疼痛，穿刺部皮膚の感染や壊死が問題となる．また，カテーテルトラブルが発生した時の対応が体外式に比べ困難であり，とくに脂肪乳剤の投与によりカテーテル閉塞が発生しやすいことが知られている．

　その他として，上肢の末梢静脈より挿入する末梢静脈挿入型中心静脈カテーテル（peripherally inserted central venous catheter；PICC）が使用される（図Ⅲ-63）．PICC は上肢の静脈穿刺であるため，挿入時に気胸や血胸などの合併症が起こらない利点がある．最近では，超音波ガイド下に上腕から挿入する方法も開発されている．上肢の静脈からの挿入であるため，静脈炎・静脈血栓，上肢の可動による滴下不良や変動などの問題が起こる．

2 注入ポンプ

　輸液バッグに接続した状態で，かつ輸液量を正確に注入するために，原則として小型軽量の注入ポンプを使用する．その費用は健康保険でポンプ加算として認められている．

3 輸液セット

輸液バッグ，輸液注入ライン（ポンプチャンバー，フローチェッカー，マイクロフィルター，インジェクションシステム，ヒューバー針など），この他に必要時携帯用ジャケット，ショルダーバッグ．

3. 輸液剤の調製と供給

使用する薬剤の混注作業は，無菌室やクリーンベンチを用いて行うのが原則である．その方法が難しい施設では，ワンバッグやダブルバッグの輸液キット製品を利用して無菌調製を行う．最近では，院外処方箋を発行して無菌調製の設備をもつ調剤薬局に依頼する方法が一般的になりつつある．そして，健康保険で薬剤師の訪問服薬指導料が認められているので，調剤薬局から自宅までの配送も行ってくれる．

4. HPN 管理の実際

1 輸液注入法

輸液の注入方法には，24時間持続注入法と間欠注入法とがある．前者は生体の代謝変動に与える影響は少なく，糖尿病，肝硬変，肝腎障害など急激な水分負荷ができない病態に適している．しかし，1日中注入するため，日常の行動が制限され精神的にも束縛感から解放されない欠点がある．低年齢の小児では1日の水分の出納が大きく，水分バランスを保つためにもこの方法が適している．

一方，間欠注入法では1日の一定時間のみ注入を行うため，残りの時間は輸液から解放され日常生活が可能になる．心肺機能の異常や代謝疾患が基礎にない場合，ある程度経口摂取が可能な場合，患者のQOLを考慮してこの方法を用いる．社会復帰を目指した夜間間欠注入は，夜間の不安，不眠，頻尿などが出現するため，入院中に十分指導しておく．

以上のどちらの方法をとるかは患者の全身状態，基礎疾患，年齢，希望などを考慮して決める．

2 カテーテル皮膚刺入部の消毒法

定期的にカテーテル皮膚刺入部の皮膚の観察を行う．発赤，腫脹，疼痛，出血の有無と縫合糸の固定の状況を観察する．カテーテルの固定に異常があれば，再度固定をやり直す．カテーテル周囲の消毒を行う際は，ドレッシング材貼付部の皮膚の清拭を十分に行ってから消毒する．その後カテーテル皮膚刺入部にポビドンヨード軟膏などを少量塗布することは，最近の知見から感染の原因になるとされる．

3 皮下埋め込み式ポート・カテーテルの使用法―ポート部の穿刺法

図Ⅲ-62[4]のように皮下埋め込み式カテーテルを示す．輸液を行うたびにヒューバー針を用いて穿刺する．

5. 合併症とその対策

カテーテル関連合併症と代謝合併症がある．在宅での原因不明の突然の発熱は，カテーテル関連の合併症を想定する必要がある．とくにカテーテル関連血流感染症(CRBSI)は生命を脅かす重篤な事態を招くので，発熱症状を認めれば速やかに医療従事者に連絡をさせるようにする．その他，カテーテル関連では閉塞，損傷，抜去などが生じる．代謝合併症としては，ビタミンあるいは微量元素の欠乏症が時として認められる．わが国の市販の微量元素製剤にはセレンが含まれていないことに留意する．

6. 小児のHPN

1 対象疾患

成人のそれと変わりはないが，以下のような疾患が適応となる．
①腸管大量切除：腸軸捻転症，小腸閉鎖症，壊死性腸炎など
②広範腸疾患：クローン病，広範腸無神経節症，慢性特発性仮性腸閉塞症，乳児難治性下痢症など

2 輸液法

小児においては，とくに成長・発育ということを考えると，成人に比べさらにQOLに配慮した工夫が必要であり，輸液量の調節を含め携帯用輸液システムを用いた安定した輸液の施行が，家庭・学校生活への順応を図る上で大切である．

2 在宅経腸栄養法(HEN)

在宅で経腸栄養剤を投与する方法を在宅経腸栄養法(home enteral nutrition；HEN)と呼ぶが，健康保険で指導管理料の算定は在宅成分栄養経管栄養法を行った場合である．

1. 実施条件と保険適用

実施条件としては，病態が急激に変化しない慢性期の安定した疾患であること，栄養低下ないしは栄養障害のために長期の栄養管理が必要と判断されること，栄養管理により病態の改善が期待できること，患者ならびに家族が希望しそのための協力が得られることなどがあげられる．

保険適用については栄養素の成分が明らかなもの(アミノ酸，ジペプチドまたはトリペプチドを主なタンパク成分とし，未消化態タンパクを含まない成分栄養剤または消化態栄養剤)を用いて，かつそれを経管的に投与する場合に保険適用として認められる．

2. 必要器材の選択

1 栄養チューブ

　種々な材質のチューブが市販されているが，大きく経鼻用チューブと外瘻用チューブに分けることができる．経鼻用チューブの選択基準として自己挿管の容易性，違和感の少ないこと，経済性，チューブ内通過性，耐久性などがあげられる．とくに在宅で用いる場合はチューブの自己挿入が必要であるので，患者自身が数種類のチューブの使用を試みたのち使用するチューブを決定する．

　外瘻用の投与法として，胃または上部空腸にチューブ先端を位置させる食道瘻，胃瘻，腸瘻などがある．最近では経皮内視鏡的胃瘻造設術(percutaneous endoscopic gastrostomy；PEG)による胃瘻造設が普及するようになり，長期の胃瘻管理にはボタン型やバルーン型胃瘻などが用いられる．

　また，超音波ガイド下に頸部食道を穿刺して，チューブを食道から胃内〜上部空腸まで挿入・留置する食道瘻である percutaneous trans-esophageal gastro-tubing(PTEG)が行われるようになった．PTEG は腹部手術の既往などで PEG が実施できない症例などに行われる方法である[5]．

　空腸瘻は，開腹手術の際に行うカテーテル穿刺空腸瘻(needle catheter jejunostomy)が簡便な方法として普及している．内視鏡的造設法としては，直接空腸まで内視鏡を挿入する direct percutaneous endoscopic jejunostomy(direct PEJ)[6]と，胃瘻を通して小腸カテーテルを挿入する PEG-J がある[7]．これらを使用することにより，チューブの処置を行わなくても入浴できるなど QOL な改善につながる．

　外瘻用チューブは留置する医師により選択されるが，在宅療法を検討する場合は瘻孔完成後にチューブの入れ替えが容易な方法を選択することや瘻孔の処置や合併症について患者や家族をよく指導する．

2 注入ポンプ

　経腸栄養の注入は自然落下でも十分であるが，注入量が多い時，間欠的に定量注入を行う時，正確な注入速度を必要とする時，携帯用品を使用する時などがあるので，原則として在宅では注入ポンプを使用するように指導する．最近では小型軽量でバッテリーを内蔵したポンプが市販されているので，患者の生活様式にあったものを選択する．医療スタッフはチューブとの接続の容易性と防水性などに優れた製品を紹介する．携帯用付属品としては，ジャケット，ベスト，ショルダーバッグなどがあり，日中に行動しながらでも注入可能である．

　在宅成分栄養経管栄養法では，ポンプ使用時に注入ポンプ加算が算定できる．

3 注入用容器と注入ルート

　注入用容器には，イリリガートルなどのボトルタイプのものとバッグタイプのものとがある．ボトルタイプのものは洗浄，消毒，乾燥が容易であるために繰り返し使用できるが，バッグタイプのものは洗浄後の乾燥が不十分になることがあり細菌汚染の原因になることがあるので注意を要する．

注入用容器には輸液セットと同様に注入速度を調節するローラークランプと点滴筒が備わっているので，毎分あたりの滴下数と注入量の関係を理解する．いずれの場合も数種類を患者自身に使用させ選択させることが重要であり，医療スタッフは簡易性，経済性，再使用性などを考慮して患者に情報を流すことが必要である．

3. 在宅での経腸栄養剤の選択と調製・保存

経腸栄養剤は天然濃厚流動食と人工濃厚流動食に分類され，後者はさらに消化管での消化の必要性により成分栄養・消化態栄養剤と半消化態栄養剤に区分される．これらの中には薬品と食品扱いのもの，粉末状と液状のものとがある．それぞれの病態にあった栄養剤を選択することが肝要であるが，前述したように現在の健康保険では成分栄養剤と消化態栄養剤以外は使用しても指導管理料が算定できない．

ここでは原則として経腸栄養剤を在宅で使い分ける場合の留意点について述べる．入院治療と同じく在宅療法で使用する場合も，小腸の消化吸収機能により栄養剤の使い分けが必要である．消化吸収機能の低下している場合は成分栄養剤やペプチド栄養剤を使用する．消化吸収機能が正常またはそれに近い場合は，より自然食品に近い半消化態栄養剤を選択する．また，液状のものを使うのか，粉末のものを使うのかは，在宅患者の状況により選択する．たとえば，液状の栄養剤は調製の手間や調製時の雑菌混入の危険性はないが，栄養剤としての重量や容量が大きく，外来処方では患者が自宅に持ち帰るのに不便である．一方で，粉末状の栄養剤では，自宅で調製の手間がかかることになる．また，食品扱いになっている栄養剤では，使用量が増えると患者の経済的負担も大きくなる．これらのことは患者にとっての有用な栄養剤の選択とともに，在宅療養を行う上で常に配慮しなくてはならない．

近年，主に胃瘻からの胃食道逆流による誤嚥性肺炎を防ぐ方法として，経腸栄養剤の半固形化（semi-solid）が注目されている．半固形化の注入方法としては，①半固形化した経腸栄養剤を注入する方法，②液体状の経腸栄養剤に半固形化剤を添加して粘度を調整し注入する方法がある．合田は，液体状の経腸栄養剤を注入した場合に比べ胃貯留能の障害や異常な胃排出能を防ぎ，胃本来の正常な貯留・蠕動運動による胃排出が得られるとしている[8]．

調製と保存については，粉末状の栄養剤は投与時に溶解して調製する．約40℃の微温湯で十分に溶解するまで撹拌する．液状で紙パックや缶入りでは1〜1.5 kcal/mlに正確に調製されているので，開封すればそのまま使用できる．しかし，栄養剤を室温に放置すると細菌の増殖が起こるため，冷蔵庫で保存し，細菌の増殖が抑えられる10時間前後を目安にして使用する．

4. 管理の実際

1 投与ルート

HENでは，主として経鼻胃管，胃瘻，腸瘻を利用する．経鼻的にチューブを挿入して，その先端を胃内から空腸上部において経腸栄養を行う方法がある．本法を在宅で行うためには，患者自身によるチューブの挿入（自己挿管）が必要であるため，入院中や外来でその

方法を修得させる必要がある．対象患者としてはその方法を十分に理解し，身体的にも実施可能な患者に行う．したがって，社会復帰が必要な年齢の患者が適応となることが多い．

手術操作により，胃または空腸上部にチューブを留置して腹壁から体外に出して固定する方法が胃瘻・空腸瘻である．最近では内視鏡を用いて非手術的に胃瘻を造設する percutaneous endoscopic gastrostomy（PEG）も普及している．また，開腹手術時に腸瘻を作ることも行われる．胃瘻，腸瘻ではチューブは腹壁から挿入するが，入浴などでもそれほど問題が起きない．最近は瘻孔を使用しない時に一時的に閉鎖しておく胃瘻ボタンも各社から発売されており，胃瘻が完成した患者の長期の管理においてQOLの向上に役立つ．

2 投与スケジュール

患者の状態や栄養剤の種類によりスケジュールを立てる．方法としては，濃度と速度を調節する方法と，濃度を一定にして速度を調節する方法がある．

すでに溶解されている液状製品では，速度を調節する方法が簡便である．

在宅で行う場合は，経鼻胃管では夜間の間欠投与が一般的であり，胃瘻ではボーラス投与がよく行われ，腸瘻では持続的な投与法が選択されることが多い．それはそれぞれの方法の特徴としてそのような投与法が選択される．

5．合併症，副作用

HENの合併症，副作用は入院中に発生するものと同様であるが，在宅における異常事態発生時の対処として，患者・介護者の対処の方法を入院中に評価しておく必要がある．

在宅で種々のトラブルが発生する可能性があり，それらに対する適切な対応処置が常時できるようにしておかなければならない．そのためには，患者や介護者に起こりうるトラブルとそれに対する対処法を繰り返し教育・指導しておき，病院への連絡方法を徹底的に教育する（「経腸栄養」の項294頁を参照）．

［文献］

1) 在宅中心静脈栄養法マニュアル等作成委員会，財団法人総合健康推進財団（編）：在宅中心静脈栄養法ガイドライン（医療者用）．文光堂，1995
2) Broviac JW, Cole JJ, Scribner BH: A silicon rubber atrial catheter for prolonged parenteral alimentation. Surg Gynecol Obstet 136: 602-606, 1973
3) Hickman RO, Buckner CD, Clift RA, et al: A modified right atrial catheter for access to the venous system in marrow transplant recipients. Surg Gynecol Obstet 148: 871-875, 1979
4) 井上善文：完全皮下埋め込み式カテーテルを用いた在宅静脈栄養法．医学のあゆみ 149：408-411, 1989
5) 大石英人：PTEGの造設法．経皮経食道胃管挿入術．pp45-68，永井書店，2008
6) Shetzline MA, Suhocki PV, Workman MJ: Direct percutaneous endoscopic jejunostomy with small bowel enteroscopy and fluoroscopy. Gastrointest Endosc 53: 633-638, 2001
7) 嶋尾仁，森瀬昌樹，黒山信一，他：栄養補給または腸管減圧を目的とした内視鏡的治療―経皮内視鏡的腸瘻造設術（PEJ）の適応と手技上の問題点：PEGとの比較を含めて．臨床消化器内科 19：1407-1411, 2004
8) 合田文則：胃からの半固形短時間摂取法ガイドブック―胃瘻患者のQOL向上をめざして．pp9-26，医歯薬出版，2006

（城谷　典保）

Ⅲ. 臨床編

C. 疾患と栄養

Ⅲ．臨床編　C．疾患と栄養

1．肥満

　肥満は脂肪組織にトリグリセリドが過剰に蓄積した状態である．肥満はさまざまな合併症を引き起こす原因となる．その原因として脂肪組織の重量負荷に加え，アディポサイトカインとよばれるサイトカイン，ホルモン，酵素を活発に分泌し，合併症の病態形成を促進していることが明らかになった．一方，合併症のほとんどみられない肥満もあり，減量すべき肥満を区別し「肥満症」とすることが提唱された．それは脂肪の蓄積部位とも関係することから，現在，皮下脂肪型肥満と内臓脂肪型肥満に大別され，後者は，前者に比しインスリン抵抗性を獲得しやすく，メタボリックシンドローム（「メタボリックシンドローム」の項，367頁参照）を引き起こし，合併症を伴いやすい．

　現在，肥満は世界的に増加傾向にあり，肥満による種々の合併症，とくに脳・心血管イベント，腎障害の増加は社会問題にもなっている．治療はエネルギーバランスを負にすることで，それには食事療法と運動療法が基本であるが，一般に治療効果はきわめて得られにくい．背景に，行動様式，精神面に問題を抱えている例が多い．最近では外科療法も行われ始めたが，栄養代謝学を熟知し，精神的サポートも加えた総合的治療が必要である．

1　肥満と肥満症の診断

　肥満の程度を表す指標としては，体格指数（body mass index；BMI）が，国際的に用いられている．体重（kg）を身長（m）で2回除して求める．BMIの有用性は，生命予後との関係も明らかにされているが，死亡率，合併症保有率は，Jカーブを描き，BMI＝22〜24 kg/m^{2}付近が，最も低値となる[1]．日本肥満学会では25≦BMIを肥満と判定し，25≦BMI＜30を肥満1度，30≦BMI＜35を肥満2度，35≦BMI＜40を肥満3度，40≦BMIを肥満4度としている（表Ⅲ-41）[2]．WHOや米国NIHでは30≦BMIをobeseと定義している[3]．わが国をはじめとする東洋人は，BMIが低くても，肥満関連合併症の発生率が高いことから，この差が生じている．また，BMI＝35 kg/m^{2}以上は，量的因子の関与が大きい合併症が多くなるため「高度肥満」として別対応が必要である．

　しかし，必ずしも合併症の発生はBMIのみに依存しないため，医療上減量を必要とする肥満を「肥満症」と呼ぶことが提唱された．「肥満症」の診断基準は，表Ⅲ-42に示すごとくBMI 25 kg/m^{2}以上で，肥満に関連する健康障害をもつもの，さらに，健康障害を伴いやすい内臓脂肪型肥満も加え，この内臓肥満の診断は，臍高位での内臓脂肪の面積が100 cm^{2}以上を原則としている．スクリーニングとしては臍周囲長を測り男性85 cm，女性90 cm以上としている．

　肥満で増悪，減量で改善する健康障害には，表Ⅲ-42下段のごとく，糖尿病・耐糖能低

表Ⅲ-41 肥満度の分類

	BMI(kg/m²)	
低体重	<18.5 未満	
普通体重	18.5〜25.0 未満	
肥満1度	25.0〜30.0 未満	
肥満2度	30.0〜35.0 未満	
肥満3度	35.0〜40.0 未満	高度肥満*
肥満4度	40.0≦	

＊：はたして，高度肥満を別に取り上げる必要があるのか？
(日本肥満学会肥満症診断基準検討委員会，2000年)

表Ⅲ-42 肥満症の診断

肥満と診断されたもの(BMI=25 kg/m² 以上)のうち，以下の条件を満たすもの
1. 肥満に起因ないし関連し，減量を要する健康障害(下表)を有するもの 2. 健康障害を伴いやすいハイリスク肥満：ウエスト周囲長のスクリーニングにより内臓脂肪蓄積が疑われ，腹部CT検査によって確定診断された内臓脂肪型肥満
肥満に起因ないし関連し，減量を要する健康障害
Ⅰ．肥満症の診断基準に必須な合併症
1. 耐糖能障害(2型糖尿病，耐糖能異常など) 2. 脂質異常症 3. 高血圧 4. 高尿酸血症，痛風 5. 冠疾患：心筋梗塞・狭心症 6. 脳梗塞：脳血栓症・一過性脳虚血発作 7. 脂肪肝(NAFLD) 8. 月経異常，妊娠合併症(妊娠高血圧症候群，妊娠糖尿病，難産) 9. 睡眠時無呼吸症候群(SAS)・肥満低換気症候群 10. 整形外科的疾患：変形性関節症(膝，股関節)，変形性脊椎症，腰痛症 11. 肥満関連腎臓病
Ⅱ．診断基準に含めないが，肥満に関連する疾患
1. 良性疾患：胆石，静脈血栓症，肺塞栓症，気管支喘息，皮膚疾患(偽性黒色表皮腫，摩擦疹，汗疹) 2. 悪性疾患：胆道癌，大腸癌，乳癌，子宮内膜癌

(日本肥満学会，2011)

下，脂質異常症，高血圧，高尿酸血症，冠動脈疾患，脳梗塞，脂肪肝，生理不順，変形性膝関節症，月経異常さらに，タンパク尿があげられている．その他にも，関連深いものに胆石，皮膚疾患(汗疹など)，さらに，悪性腫瘍として，胆道癌，大腸癌，子宮内膜癌，乳癌があげられている．

　わが国における肥満の動向は，国民健康栄養調査(平成21年)[4]の結果から，肥満者(BMI≧25)の割合は20歳以上の男女でそれぞれ男性30.5％(平成20年；28.6％)，女性20.8％(平成20年；20.6％)であり，年齢階級別にみると男性では20歳代(18.5％)から30歳代(34.8％)にかけて急増し，50歳代以降漸減している．

2　肥満の病態，とくに合併症形成機序

1．肥満形成時と減量時の脂肪細胞の糖脂質代謝

　脂肪組織は，脂肪細胞と栄養血管からなり，血液中の余剰エネルギー成分をグルコースと脂肪酸にしてから取り込み，細胞内で，グルコースはα-グリセロリン酸となり，これに，脂肪酸がエステル結合するとトリグリセリドとなり，エネルギー成分として備蓄される．肥満形成は，過食による糖質と脂肪の過剰供給にはじまり，この経路で蓄積トリグリセリドが形成される．一方，減量用のタンパク保持低エネルギー食時には，図Ⅲ-64 に示すごとく，低血糖刺激により，アドレナリン，成長ホルモンが分泌され，それによって，ホルモン感受性リパーゼが働きだし，トリグリセリドを，脂肪酸とグリセロールに分解し血中に放出する．グリセロールから，肝臓でグルコースになる経路があり，トリグリセリドは，グリコーゲンに及ばないが，グルコースの蓄積物質でもある．したがって通常，低エネルギー食で，低血糖になることはない．

　減量食では，低糖質を主体に低エネルギー食にし，筋肉量を保持するため高タンパク食とし，アミノ酸からの糖への変換反応を極力抑え，さらにビタミン，ミネラルを十分量摂取する必要がある．低エネルギー食時，脂肪酸動員が盛んになると，β酸化系を介してケトン体が産生され，食欲を抑えるので，低エネルギー食を徹底すると減量効果は出やすくなる．

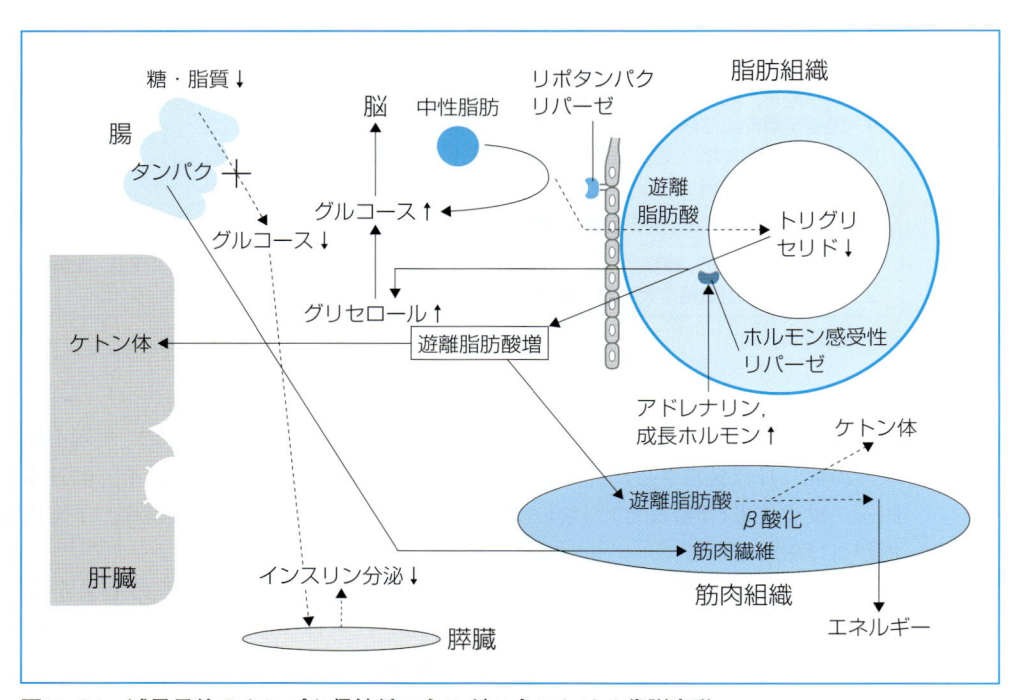

図Ⅲ-64　減量目的のタンパク保持低エネルギー食における代謝変動

脂肪細胞は増殖をしないとされてきたが，脂肪組織中には脂肪前駆細胞があり，成人後も増殖し，減量で数も減る．脂肪細胞からは血管新生因子も産生され，増殖時には補給血管を自ら確保しつつ増えてゆく．

2. 脂肪細胞から分泌されるアディポサイトカイン，ホルモン，酵素と合併症

脂肪細胞は，糖脂質代謝以外に，さまざまなサイトカイン，ホルモン，酵素を分泌している．特徴的なことは，脂肪細胞に過剰に脂肪が蓄積された時，その分泌動態が変わることである．

抗動脈硬化作用があるとされるアディポネクチンは，肥満で減少する．また，血中トリグリセリドを分解し脂肪酸にして取り込むリポタンパクリパーゼは肥大化とともに分泌が減り，高トリグリセリド血症をきたす．また，アンジオテンシノーゲンの合成分泌が亢進し，血管を収縮させ，全身には高血圧をもたらす．TNF-α(tumor necrosis factor-α)の分泌亢進も見られ，インスリン作用を阻害し，グルコースの取り込みを抑制する．

これらは，過剰トリグリセリド蓄積による細胞破裂しないための自己防御反応とも解され，全身には，メタボリックシンドロームの諸症状を引き起こすことになる．その他炎症惹起物質として IL-6(interleukin-6) 分泌も亢進する．これらは，脂肪組織内のマクロファージからともいわれている．

3. 高度肥満の病態

肥満は一般に，先に述べたインスリン抵抗性に基づく糖尿病，高血圧，脂質異常が亢進しているが，さらに肥満度が高度になると，これらは軽症ながら，心不全，腎機能低下を有する例によく遭遇する．根幹は，図Ⅲ-65 に示すごとく睡眠時無呼吸症候群が高度にあり，低酸素血症による高血圧，多血症，さらに心不全，また，尿タンパク陽性，さらには，腎不全に急速に移行する例がみられる．減量でいずれも改善するだけに，早期診断，治療が求められる．しかし，性格的に治療の受け入れが難しい傾向がある．

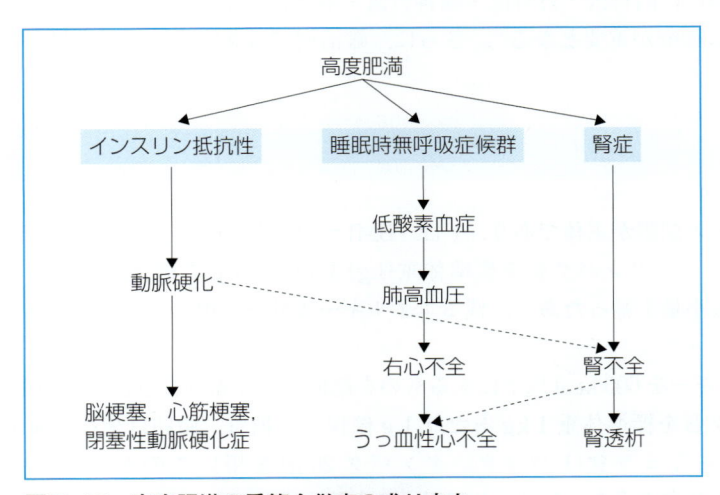

図Ⅲ-65　高度肥満の重篤合併症の成り立ち

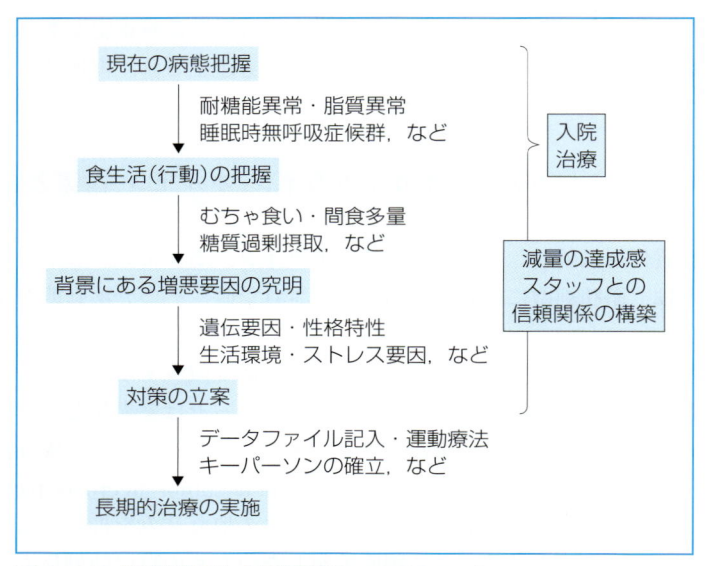

図Ⅲ-66 肥満減量治療長期継続へのステップ

3　肥満症の治療

　肥満症治療の基本は低エネルギー食療法と運動療法である．長期に治療効果を高めるため行動療法も効果的に実施し，それには，内科医，精神科医，看護師，栄養士が一体となったチーム医療が必要である（図Ⅲ-66）．

　すなわち，①病態の把握：理学検査，採血，生理学検査，画像診断による合併症の評価，②食生活（行動）の把握：1日の生活状況だけでなく，食事の認知の程度までの評価，③背景にある増悪要因の究明：日常生活に加えて生育歴・家庭環境，ストレス対応など食行動につながる心理要因の把握，④対策の立案：上記の評価に基づいた対策の立案が重要である．このためには内科医・外科医・精神科医・看護師・栄養士・臨床心理士・理学療法士によるチーム医療が重要となる[5]．さらに，難治例では薬物療法や肥満外科治療が必要となる．

1．食事療法

　摂取エネルギーの制限が主体であり，1日，BMI＝22に相当する体重（kg）×25（kcal）を基本にする．次いで，タンパク質を標準体重（kg）あたり，1gを確保し，さらにビタミン，ミネラルの最小量を補ったあと，残るエネルギー成分を，糖，脂質成分食品で補うのが原則である．

　1日，総エネルギーを600 kcal以下にするものを超低エネルギー食療法と分類されるが，これは，タンパク質を標準体重1 kgあたり1 g確保し，糖質，脂肪は極端に減らしたものであり，フォーミュラ食（1パック，タンパク20 g）を用いるのが，原則である[6]．フォーミュラ食を3食のうち，1パック利用する方法もある．

```
┌─────────────────────────────────┐
│   METs(メッツ):身体活動強度      │
│              ↓                   │
│   安静時の何倍の活動(エネルギー消費)│
│           であるのか             │
│                                  │
│   METs(強度)×時間(量)＝Ex(エクササイズ)│
│   ※Ex は身体活動量を意味する.    │
└─────────────────────────────────┘
```

図Ⅲ-67　METs(メッツ)と Ex(エクササイズ)

2. 運動療法

　有酸素運動を主体に高齢者ではレジスタンス運動も併用する[6]．運動量としては METs(メッツ)と Ex(エクササイズ)という概念(図Ⅲ-67)が用いられ，生活習慣病予防のためには 4 Ex 以上の運動を含んだ 23 Ex/週以上の身体活動が目標とされ，内臓脂肪減少のための身体活動量としては，現在の生活活動量に加えて，10 Ex/週以上の運動が必要とされている[7]．ただし，肥満症の運動療法にあたっては，すでに狭心症など心血管障害の合併する例もあり，病態評価の上に適切な運動処方を行う必要がある．

3. 行動療法

　患者の治療的主体性を高め，治療動機水準を強化し，減量とその長期的維持を可能にするために必須の治療で，①セルフモニタリング，②ストレス管理，③先行刺激のコントロール，④問題点の抽出と解決，⑤修復行動の報酬による強化，⑥認知の再構築，⑦社会的サポートの重要性が指摘されている[6]．

4. 薬物療法

　栄養療法と運動療法が基本であるが，治療抵抗性症例やリバウンドを繰り返す症例，合併症を有し速やかな減量が必要な症例には薬物治療が適応となる[6]．ただし，単なる痩せ願望の症例は治療対象にならない．現在，国内で認められている抗肥満薬はマジンドールのみである．

5. 肥満外科治療

　高度肥満，あるいは難治性肥満に対しては外科的治療(bariatric surgery)が行われる．外科療法は減量効果のみだけでなく，死亡率をも低下させる[8]．最近では糖尿病などの代謝障害の改善度が顕著なことから，海外では代謝手術(metabolic surgery)として，比較的 BMI が低くても適応とされている[9]．術式には，胃縮小術，胃小腸バイパスがあり，また，開腹手術と腹腔鏡手術に分かれるが，近年後者の頻度が高い．一方，減量効果は，外科手術を受けたのちに実際に発現されるため，術後の管理が大切であり内科医のバック

アップが求められる．わが国では，日本肥満症治療学会から，その点も含め十分なる術前検査やカウンセリングと術後フォロー体制を整えて実施することが提唱されている[10]．

[文献]

1) WHO: Obesity: Preventing and managing the global epidemic. Report of a WHO consultation on obesity. 3. Global prevalence and secular trends in obesity. Genova, 1997
2) 松澤祐次，井上修二，池田義雄，他：新しい肥満の判定と肥満症の診断基準．肥満研究 6：18-28，2000
3) National Institutes of Health. National Heart, Lung, and Blood Institute: Clinical guidelines on the identification, evaluation, and treatment of overweight and obesity in adults. The evidence report. NIH publication, 1997
4) 厚生労働省：平成21年国民健康・栄養調査結果の概要．2010（http://www.mhlw.go.jp/stf/houdou/2r9852000000xtwq.html）
5) 小山朝一，齋木厚人，白井厚治：チーム医療における心身医学的アプローチ―肥満減量治療におけるチーム医療の重要性：難治性肥満症への心理的アプローチの試み．心身医学 51：701-708，2011
6) 松澤佑次，坂田利家，池田義雄，他：肥満症治療ガイドライン2006．肥満研究 12（臨増）：1-91，2006
7) 運動所要量・運動指針の策定検討委員会：健康づくりのための運動指針2006（エクササイズガイド2006）．厚生労働省健康局，2006
8) 川村功：最近の肥満外科治療の動き．肥満研究 20：277-281，2004
9) Karra E, Yousseif A, Batterham RL: Mechanisms facilitating weight loss and resolution of type 2 diabetes following bariatric surgery. Trends Endocrinol Metab 21: 337-344, 2010
10) 日本肥満症治療学会：日本における高度肥満症に対する安全で卓越した外科治療のためのステートメント 2010（http://plaza.umin.ne.jp/~jsto/gakujyutsu/index.html）

〈龍野　一郎，白井　厚治〉

Ⅲ．臨床編　C．疾患と栄養

2. メタボリックシンドローム

　メタボリックシンドローム（metabolic syndrome；MS）は，内臓脂肪の蓄積が原因となり，耐糖能障害・糖尿病，脂質異常（高トリグリセリド血症，低 HDL-コレステロール），高血圧を引き起こし，それぞれ程度は軽度ながら複数合併する傾向があり，心筋梗塞・脳梗塞などの動脈硬化性疾患を比較的若年で引き起こす疾病である[1~3]．さらに，腎機能障害，脂肪肝などの臓器障害も引き起こす．近年，わが国のみならず，西洋諸国，開発途上国でも増加しつつある．本病態発生の原因と動脈硬化進展機序，診断，治療について概説する．

1　メタボリックシンドロームの原因と動脈硬化進展機構

1. 原因

　肥満者では，耐糖能障害・糖尿病，脂質異常（高トリグリセリド血症，低 HDL-コレステロール），高血圧を合併しやすいことが知られていたが，近年それが，偶然の合併でなく，内臓脂肪組織に脂肪が過剰に蓄積すると，アディポサイトカインと呼ばれる種々の因子が分泌され，それらが各種合併症を引き起こすことが明らかとなった[4]．主なサイトカインについてみると，図Ⅲ-68 にみるごとく，まず食欲抑制物質であるレプチンの分泌亢進がみられる．TNF-α 分泌は上昇し，インスリン作用を阻害しグルコースの取り込み抑制により血糖上昇をもたらす．アンジオテンシノーゲンは，アンジオテンシンⅡとなり血管を収縮させ血圧を上げる．さらに，リポタンパクリパーゼと呼ばれる血中のトリグリセリド分解酵素発現を抑制し，これは，高トリグリセリド血症をもたらす．このような変化は，脂肪細胞にとっては，エネルギー成分であるグルコース，脂肪酸の取り込みを抑制し，脂肪合成と蓄積を低下させる方向に働く．これはインスリン抵抗性とも呼ばれる．レプチンによる食欲抑制は，摂食を減らし，同様に脂肪蓄積を抑制させる変化である．このようにみると，メタボリックシンドロームは，結局，内臓脂肪細胞が過剰脂肪蓄積による肥大化を防止する機能を発現させた結果，全身としては代謝，循環障害を呈す病態とみなすことができる．

2. 動脈硬化進展機序

　メタボリックシンドロームでは，従来動脈硬化では必ず取り上げられた低比重リポタン

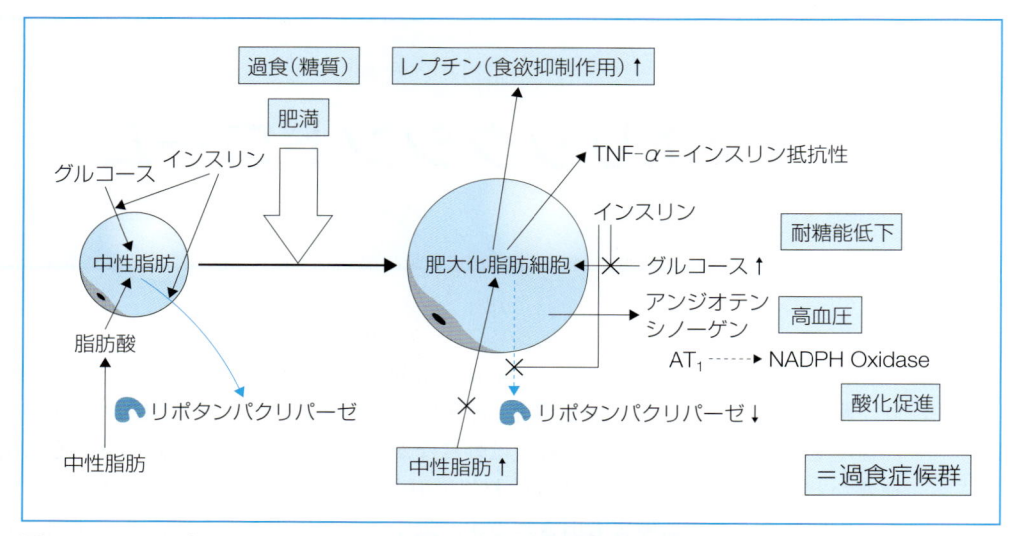

図Ⅲ-68 メタボリックシンドロームの成り立ち：脂肪細胞の役割からみて

パク（LDL）血症が含まれていないにもかかわらず，なぜ動脈硬化を進展させるかの疑問がある．それには，図Ⅲ-69に示すような考え方がある[4]．①動脈壁に，まずコレステロールが浸潤し，リピッドプールが形成される．次いで，②沈着したLDLに由来するコレステロールは酸化をうけ各種コレステロール酸化物が生産される．これは強力な炎症惹起物質であり，リピッドプール周辺に慢性炎症反応が起こる．③その刺激で血管平滑筋細胞は，形質変換を起こし，内膜に遊走しそこで増殖を始め壁の肥厚をもたらす．④その周辺ではコラーゲン，エラスチンの造成が行われ，次いでマクロファージも侵入しさらに炎症が拡大継続される．さらに⑤コレステロール酸化物が増加すると，平滑筋細胞はそれによってアポトーシスを起こし，消失．⑥マトリックス成分も分解され，ついには，⑦プラークが潰瘍を起こし，プラーク破裂を引き起こし血栓が表面にでき，⑧部位によっては血流途絶となる．

この過程に，メタボリックシンドロームのもつ耐糖能低下・糖尿病は，糖毒性により内皮細胞障害，活性酸素の産生亢進をもたらす．高血圧は，平滑筋細胞の収縮と細胞障害を，さらに脂質異常は，酸化LDLの増加，中間型リポタンパクの増加などでリピッドプール形成亢進，また，酸化亢進は，組織内外で酸化コレステロール産生を亢進させ，炎症はさらに進み，動脈は部位により典型的な粥状硬化，あるいは，中膜メンケベルグ型硬化症を呈する．

2 診断

メタボリックシンドロームとして，日本では2005年に内科学会を中心に8学会によって，共同で診断基準が発表された（表Ⅲ-43）．すなわち，内臓脂肪蓄積（CTによる臍部横断図で，内臓脂肪として，$100\ cm^2$以上（男性腹囲85 cm，女性90 cmに相当）の場合に加えて，耐糖能低下・糖尿病，脂質異常，高血圧のうち，2つ以上ある場合とした．耐糖能低下・糖尿病は空腹時血糖値が110 mg/dl以上，脂質異常は，トリグリセリド150 mg/dl

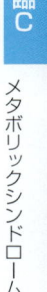

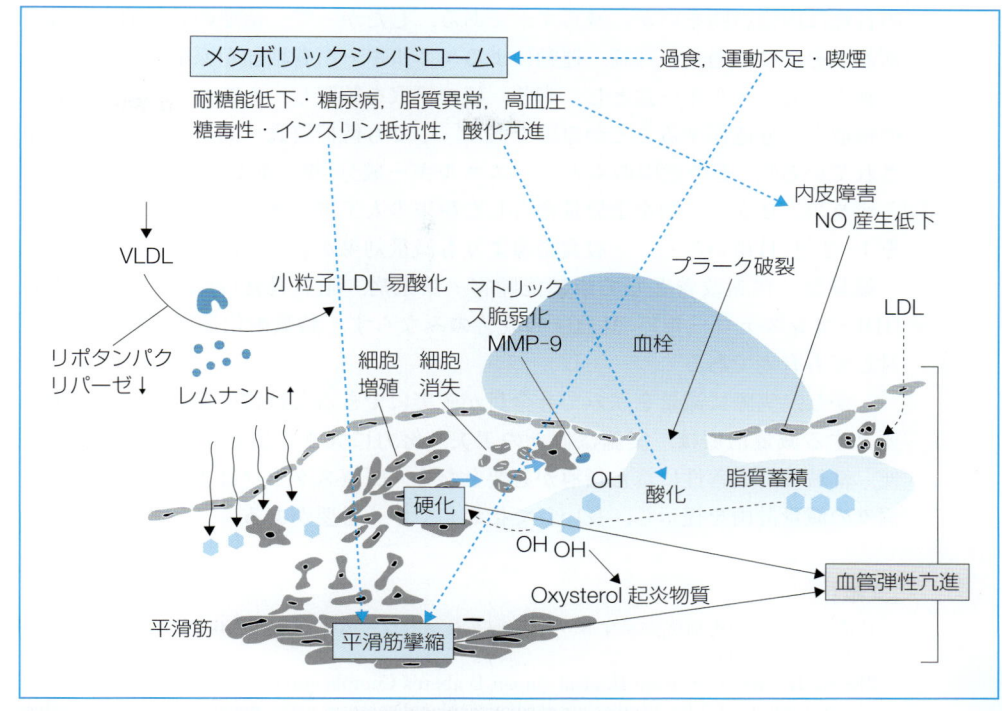

図Ⅲ-69 メタボリックシンドロームの動脈硬化形成機構

表Ⅲ-43 メタボリックシンドロームの診断基準

内臓肥満	ウエスト：男性≧85 cm 女性≧90 cm（内臓脂肪 100 cm² 相当）
＋	
1. 中性脂肪	TG≧150 mg/dl，HDL-C＜40 mg/dl
2. 高血圧	≧130/≧85 mmHg
3. 高血糖	空腹時血糖≧110 mg/dl

内臓肥満 ＋ 1～3のうち，2項目以上．
（メタボリックシンドローム診断基準検討委員会：メタボリックシンドロームの定義と診断基準．日内会誌 14：794-809，2005 より転載）

以上，または HDL-コレステロール 40 mg/dl 未満，高血圧は最高/最低血圧が 130 以上/85 以上 mmHg とされている．

　海外では，シンドロームX・死の四重奏・インスリン抵抗性症候群などと呼ばれてきたが，メタボリックシンドロームに統一され，それぞれの国で基準を定めている．わが国の診断基準でのメタボリックシンドロームは有病率男性がおおむね 20～25％，女性が 8％強と男性に多い．

3　治療のポイントとその効果

　メタボリックシンドロームの原因が内臓脂肪組織の過剰脂肪蓄積に由来するので，治療

の目標は内臓脂肪をいかに減らすかである．したがって，治療の具体的方策はまず減量である．それには過食の抑制，運動によるエネルギー消費増加が原則となる．

食事は低エネルギー食とし，脂肪，糖の摂取を制限し，タンパク，ビタミン，ミネラルの摂取を十分確保することが原則である．中でも低糖質食・高タンパク食の有用性が報告されている[5]．その意図のもとに，エネルギー成分（糖，脂質）を極力減らし，タンパク，ミネラル，ビタミン類を十分量含有した粉末の人工調整食（フォーミュラ食）がある．これを1～2包/日用いると，一般食指導よりも減量効果が著しい．

減量は，代謝改善として耐糖能障害・糖尿病，脂質異常（高トリグリセリド血症，低HDL-コレステロール），高血圧の改善のみならず，動脈硬化進展抑制，また，腎障害に対しても有効である[6]．

しかし，実際に減量を試みても全員が確実にできるとは言い難い．生活習慣の是正を必要とする減量治療は，実施は個々の工夫，努力に大きく依存する．それだけに，より簡便，継続性，改善性に富む指導が必要となる．医療スタッフは支持的態度で，実行可能な個々の減量計画を提示し，長い目で指導してゆく必要がある．

[文献]

1) 清原裕：久山町研究が示すメタボリックシンドロームと虚血性心疾患の関連．日本臨牀 64(Suppl 9)：64-67, 2006
2) Sone H, Mizuno S, Fujii H, et al: Japan Diabetes Complications Study: Is the diagnosis of metabolic syndrome useful for predicting cardiovascular disease in asian diabetic patients? Analysis from the Japan Diabetes Complications Study. Diabetes Care 28: 1463-1471, 2005
3) Najarian RM, Sullivan LM, Kannel WB, et al: Metabolic syndrome compared with type 2 diabetes mellitus as a risk factor for stroke: the Framingham Offspring Study. Arch Intern Med 166: 106-111, 2006
4) Gustafson B: Adipose tissue, inflammation and atherosclerosis. J Atheroscler Thromb 17: 332-341, 2010
5) Miyashita Y, Koide N, Ohtsuka M, et al: Beneficial effect of low carbohydrate in low calorie diets on visceral fat reduction in type 2 diabetic patients with obesity. Diabetes Res Clin Pract 65: 235-241, 2004
6) Saiki A, Nagayama D, Ohhira M, et al: Effect of weight loss using formula diet on renal function in obese patients with diabetic nephropathy. Int J Obes(Lond) 29: 1115-1120, 2005

（龍野　一郎，白井　厚治）

Ⅲ．臨床編　C．疾患と栄養

3. 脂質異常症

　虚血性心疾患に代表される動脈硬化性疾患の一次・二次予防において，脂質代謝異常は重要な治療目標である．Framingham Heart Study や MRFIT にて，高コレステロール血症が虚血性心疾患のリスクであることが示された．また，1970年代から，とくに虚血性心疾患の罹患率と HDL コレステロール(HDL-C)値とが逆相関することが報告された[1]．高トリグリセリド(triglyceride；TG)血症について，動脈硬化惹起性リポタンパクであるレムナントは高 TG 血症で多くなることが報告されており，また，いくつかのコホート研究でも高 TG 血症が冠動脈疾患のリスクとなることが指摘されているが[2]，いまだ議論の多い点でもある．脂質異常症は，各リポタンパクの代謝異常症と言い換えることができ，さまざまな病態がこのリポタンパク代謝に影響を与えている．複数の疾患を包含していることもしばしばであり，いくつか危険因子を同時に管理していくことも必要である．本項では脂質異常症について，病態の特徴や疫学データ，また，食事療法を中心にその治療介入について述べる．

1　脂質異常症の病態生理

　臨床の場において脂質異常症は，主に血清総コレステロール(total cholesterol；TC)，TG 濃度の高値，HDL-C 濃度低値として認識されるが，その病態は血中での各リポタンパクの異常増加や異常減少である．脂質異常症の病態を理解する際は，"脂質異常症＝脂質の量の異常"という認識から，"脂質異常症＝リポタンパク代謝異常症＝リポタンパクの合成や異化の障害"という概念に変換すべきである．詳細は別項に譲るが，図Ⅲ-70，Ⅲ-71 に，食事などの脂質からもたらされるカイロミクロンの代謝経路である「外因性のリポタンパク代謝(図Ⅲ-70)」と，肝臓から分泌され超低比重リポタンパク(VLDL)から低比重リポタンパク(LDL)へと代謝されていく「内因性のリポタンパク代謝(図Ⅲ-71)」を示す．各リポタンパクの代謝異常の原因となっている代謝経路を理解することで，その経路を作用点とする効果的な治療法の選択が可能となる．

2　脂質異常症の分類

　臨床の現場においては，Fredrickson の分類に基づいた WHO 分類がよく用いられている(表Ⅲ-44)．この分類法は増加したリポタンパクの組み合わせを電気泳動パターンの違いで分類したもので表現型分類とも呼ばれている．こうした WHO 分類は治療方針を決定する上で役立ってきたが，この分類では低 HDL-C 血症や高リポタンパク(a)〔Lp(a)〕血

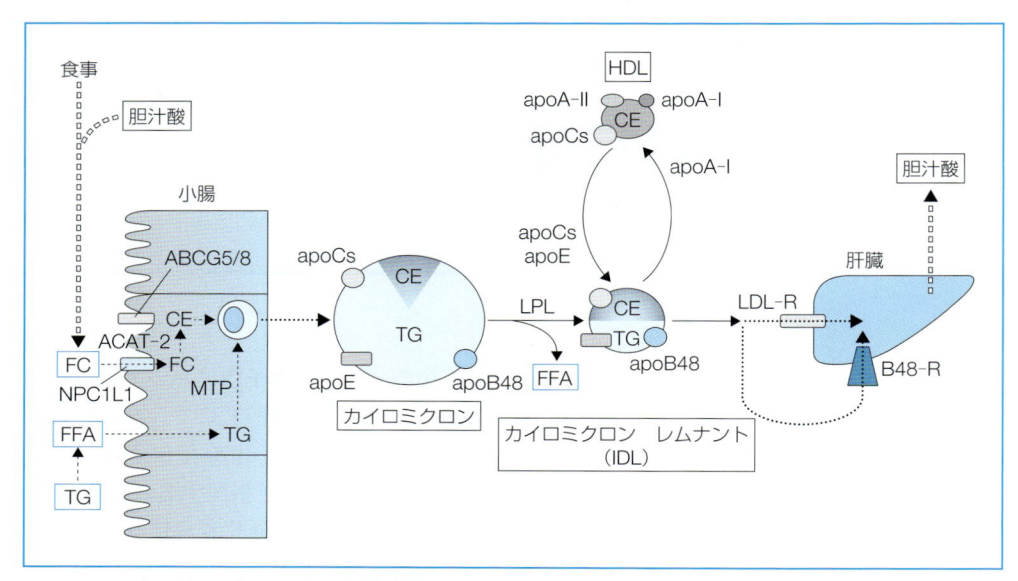

図Ⅲ-70 外因性リポタンパク代謝の概略

ABCG5 or G8：ABC トランスポーター G5 or G8，ACAT：アシル-CoA-コレステロールアシル基転移酵素，apo：アポリポタンパク，B48-R：apoB48 受容体，CE：コレステロールエステル，FC：遊離コレステロール，FFA：遊離脂肪酸，HDL：高比重リポタンパク，IDL：中間比重リポタンパク，LDL-R：LDL 受容体，LPL：リポタンパクリパーゼ，MTP：ミクロソームトリグリセリド転送タンパク，NPC1L1：Niemann Pick C1-like 1，TG：トリグリセリド．

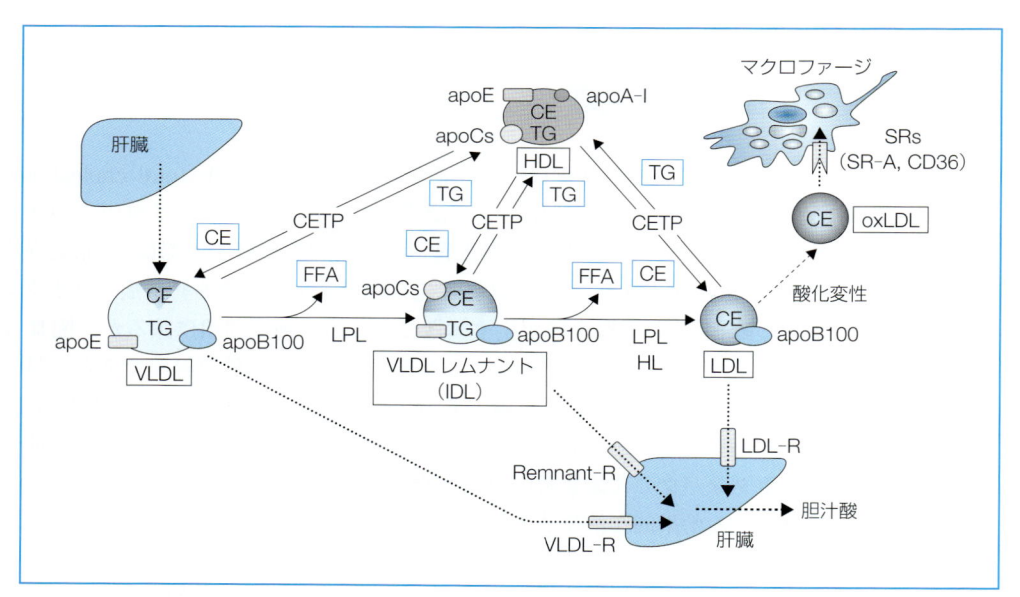

図Ⅲ-71 内因性リポタンパク代謝の概略

apo：アポリポタンパク，CE：コレステロールエステル，CETP：コレステロールエステル転送タンパク，FFA：遊離脂肪酸，HDL：高比重リポタンパク，HL：肝性リパーゼ，IDL：中間比重リポタンパク，LDL：低比重リポタンパク，LDL-R：LDL 受容体，LPL：リポタンパクリパーゼ，oxLDL：酸化 LDL，Remnant-R：レムナント受容体，SR：スカベンジャー受容体，SR-A：スカベンジャー受容体クラス A，TG：トリグリセリド，VLDL：超低比重リポタンパク，VLDL-R：VLDL 受容体．

表Ⅲ-44 脂質異常症の表現型による分類

表現型	血清脂質の変化		リポタンパクの異常
	TC	TG	
Ⅰ	→〜↑	↑↑↑	CM
Ⅱa	↑↑↑	→	LDL
Ⅱb	↑↑	↑	LDL, VLDL
Ⅲ	↑↑	↑↑	IDL
Ⅳ	→〜↑	↑↑	VLDL
Ⅴ	↑	↑↑↑	CM, VLDL

症をとらえることができない上，低脂血症への配慮がなされていないなど欠点も指摘されている．最近では，成因別にみた分類が好まれつつあり，とくに遺伝性の脂質異常症（原発性）と他の疾患や原因により引き起こされる脂質異常症（二次性）に区別して，それぞれの病態に応じた治療法が検討される（**表Ⅲ-45**）．二次性の脂質異常症では，まずは原疾患の治療が優先される．原発性の脂質異常症では，冠動脈疾患のハイリスク患者であったり，特殊な食事療法・治療法を選択しなければならなかったりすることも多いため，早くに診断をすることが重要である．近年，ガイドラインの整備や遺伝子診断の普及が進みつつあり，早期診断の一助となっている．

3 脂質異常症の頻度

平成21（2009）年国民健康・栄養調査報告によれば[3]，TC値が220 mg/dl以上を示す割合は，男性で23.6％，女性で35.1％であり，男性で50歳代に多く，女性で60歳代に多い．これらの傾向は他の報告とも一致する[4]．また，TG値が150 mg/dl以上を示す割合は，男性で32.4％，女性で21.2％であり，男性・女性ともに若年齢層での頻度が高い．近年は，TC値はあまり変化を認めないが，TG値は徐々に低下傾向を示している（**図Ⅲ-72**）．HDL-C値が40 mg/dl未満を示す割合は，男性で9.5％，女性で2.5％と男性で高い頻度を認めている．年次的経過をみると，かつては男性の低HDL-C血症の頻度は高かったが，近年は女性と同様に血清HDL-C値は増加傾向を示している．生活習慣の改善が図られていると予想されるが，1970〜80年代に比してTC, TGは明らかに高値であり，今後も生活習慣への介入・啓蒙活動が不可欠である．

4 脂質異常症の食事療法

1. 日本人のエネルギー摂取量

わが国において，食文化の変化に伴い，動脈硬化性疾患を中心とする生活習慣病は増加の一途をたどってきている．脂質は炭水化物（糖質），タンパク質とともに食品や生体を構成する重要な成分である．一方，その単位あたりのエネルギー量は9 kcal/gと高く，過

表Ⅲ-45　脂質異常症をきたす病態

		血清脂質の変化		病態	リポタンパクの異常
		TC	TG		
原発性	家族性高コレステロール血症	↑↑	↑	LDL受容体異常	LDL, VLDL
	家族性Ⅲ型脂質異常症	↑↑	↑↑	アポE多型	IDL(remnant), LDL, VLDL
	家族性複合型脂質異常症	さまざま	さまざま	原因不明	VLDL, LDL
	原発性高カイロミクロン血症	↑	↑↑↑	LPL欠損 アポC-Ⅱ欠損 原発性Ⅴ型脂質異常症 原因不明	CM, VLDL
	内因性高トリグリセリド血症	→〜↑	↑↑	家族性Ⅳ型脂質異常症 特発性高トリグリセリド血症 原因不明	VLDL
	原発性高HDLコレステロール血症	―	―	CETP欠損症 HTGL欠損症	HDL
二次性	甲状腺機能低下症	↑↑	↑	異化障害	LDL, VLDL, IDL(remnant)
	糖尿病	↑	↑↑	インスリン抵抗性	VLDL, HDL, LDL, IDL(remnant), (CM)
	末端肥大症		↑↑	異化障害 インスリン抵抗性	VLDL
	痛風		↑	インスリン抵抗性？	VLDL
	ネフローゼ症候群	↑↑	↑↑	肝でのタンパク合成亢進	LDL, VLDL, IDL(remnant)
	慢性腎不全			異化障害	
	肥満	↑	↑↑	インスリン抵抗性	VLDL, LDL
	アルコール多飲		↑↑	肝でのトリグリセリド合成亢進	VLDL, HDL

CETP：cholesteryl ester transfer protein，HTGL：hepatic triglyceride lipase.

剰摂取が総エネルギー量の増加をきたしやすい．海外の報告ではあるが，食生活が冠動脈疾患発症に及ぼす影響がNurses' Health Studyにおいて検討されており[5]，とくに多価不飽和脂肪酸やトランス脂肪酸の多い食事が，冠動脈疾患発症のリスクを増加させることが示されている．すなわち，脂質の量とともに摂取する脂質の質も重要である．

平成21年の国民健康・栄養調査[3]によると，日本人の1日の総エネルギー摂取量は年々減少傾向にあり，成人男性で2,107 kcal，成人女性で1,682 kcal，全体では1,876 kcalである（図Ⅲ-73）．三大栄養素の割合では，炭水化物と脂質の占める割合が増加しており，日本人の食生活の変容がうかがえる．脂肪のエネルギー摂取割合は，昭和50年代（1975〜1984年）の摂取割合が21〜24％程度であったことをふまえると，摂取量およびその摂取割合は増加している．とくに適正比率とされる25％を超え脂肪エネルギー比率30％以上を摂取している人の割合は，成人男性で20.0％，女性で27.6％にのぼる．動物性脂質が占める割合も，13.3％〔平成9（1997）年〕から13.0％〔平成21（2009）年〕と依然高めの数値で推移している．とくに若年者の脂肪摂取割合が大きいことも指摘されており（図Ⅲ-74），

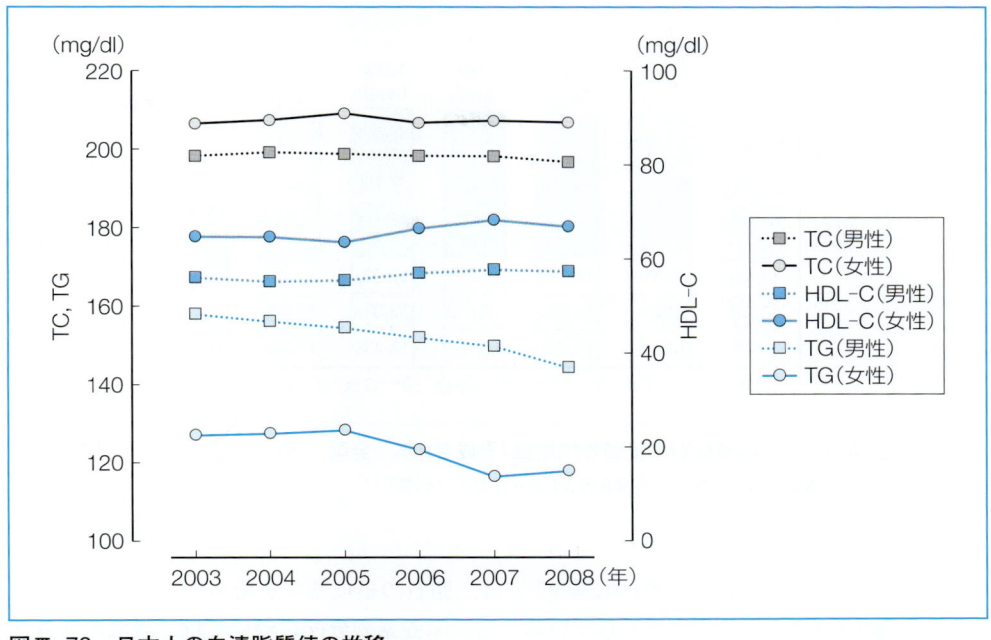

図Ⅲ-72 日本人の血清脂質値の推移
(厚生労働省：国民健康・栄養調査報告，平成15〜20年より作成)

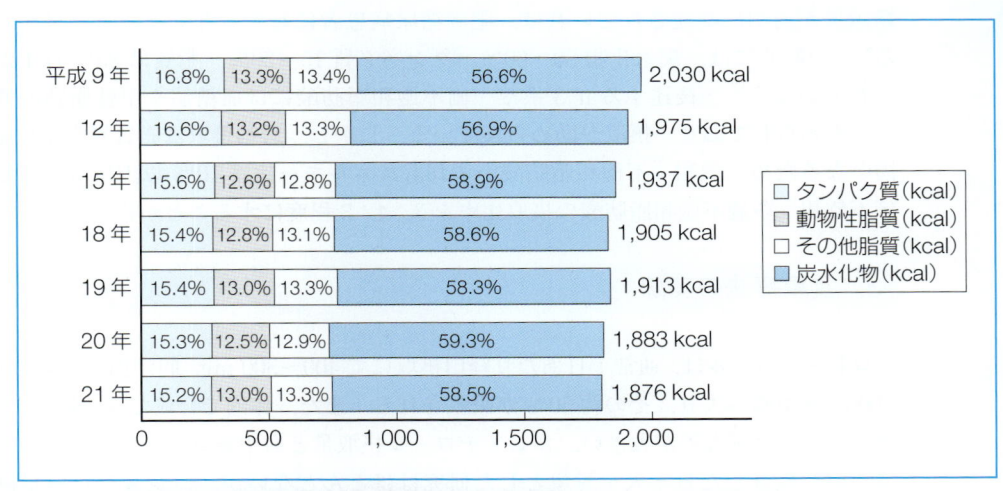

図Ⅲ-73 栄養素など摂取量の年次推移(全国，20歳以上，1人1日あたり)
(厚生労働省，国民健康・栄養調査報告[3]より改変して転載)

現在病気を認めていない世代への食育の重要性が指摘されている．コレステロール摂取量については，327 mg〔平成15(2003)年〕から306 mg〔平成21(2009)年〕と低下傾向にある．

2. 日本人の食事摂取基準

炭水化物，タンパク質，脂質をどのような比率で食事療法を行っていくかは重要な問題

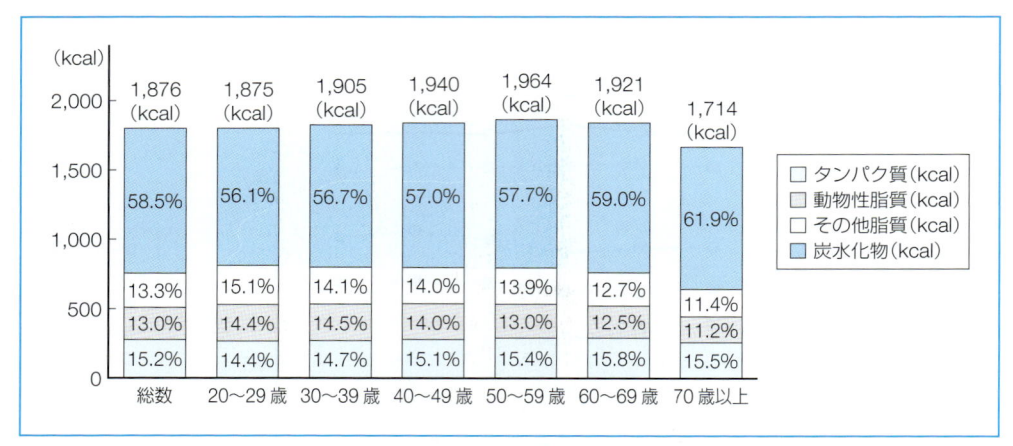

図Ⅲ-74 年齢階級別栄養素等摂取量（平成21年，全国，20歳以上，1人1日あたり）
（厚生労働省，国民健康・栄養調査報告[3]より改変して転載）

である．日本人の食事摂取基準[6]では，脂質の摂取基準を総エネルギー摂取量に占める割合（エネルギー比率）で示している．三大栄養素の分配については，議論のあるところではあるが，総エネルギー量が守られれば，その栄養素の配分の効果は小さいとの報告が多い[7]．たとえば，日本動脈硬化学会などの指導する標準体重を基準とした食事エネルギー指示量が適切に継続されていれば，肥満糖尿病患者に対する有効な減量効果が期待できる[8]．一般的には，炭水化物50～60％，タンパク質15～20％，脂質は25％以下がよいとされている[9～11]．後述するn-3系や一価不飽和脂肪酸には血糖値や中性脂肪の低下作用などが知られており，摂取が勧められている．しかし，過剰摂取は脂質異常症や肥満の原因となるため，飽和・不飽和脂肪酸いずれもエネルギー比率10％以内に収め，飽和：一価不飽和：多価不飽和脂肪酸の摂取比率を3：4：3程度にすることが推奨されている．

3. 食事療法の実際

　コレステロールは，通常1日あたり経口摂取にて400～500 mg，胆汁由来のものが800～2,000 mg小腸へ入り，その約50％が吸収される．また，体内で合成できる脂質でもあり，その代謝には個人差が大きい．コレステロール摂取量と血中総コレステロール値との関係について検証した日本人を対象とした研究はほとんどないが，コレステロール摂取量が100 mg/日増加すると，血中総コレステロール値が2.2～2.5 mg/dl増加することが欧米から報告されている[12]．BMI［体重（kg）/身長（m）^{2}］が低値のほうが食事性による血中総コレステロールの増加率が高いとの報告もあり，日本人は欧米人に比較してコレステロール摂取量の影響が大きいことが予想されている．ハワイ在住の日系中年男性（45～68歳）を対象とした観察研究[13]では，コレステロール摂取量が325 mg/1,000 kcal以上で虚血性心疾患による死亡率の有意な増加を認めている．また，NIPPON DATAなどの研究から，コレステロール摂取量と各種悪性疾患との関連が認められている．虚血性心疾患や悪性疾患罹患のリスクをふまえ，コレステロール摂取量の制限は妥当と考えられる．日本人の食事摂取基準では上限を男性750 mg/日，女性600 mg/日とし，各学会のガイドラインは

300 mg/日以下として，コレステロール摂取量を規定している．

　脂肪酸のうち，n-6系は植物性油脂に多く含まれるリノール酸の系列である．日本人で摂取されるn-6系脂肪酸の98%はリノール酸である．生体内ではn-6系脂肪酸をアセチルCoAから合成することができないため，その目安量は必須脂肪酸としての役割から設定されている．むしろ，リノール酸は一価不飽和脂肪酸であるオレイン酸よりも酸化されやすく，炎症を惹起するプロスタグランジン(PG)E_2やロイコトリエン(LT)B_4を生成することから，その過剰摂取を避けるべくエネルギー比10%未満が上限とされている．

　n-3系には魚油などに含まれるEPAやDHA，キャノーラ油や大豆油などの植物性油脂に含まれるα-リノレン酸を中心とする脂肪酸がある．α-リノレン酸摂取量が，総n-3系脂肪酸の59%を占めており，体内に入ったα-リノレン酸は，一部EPAやDHAに変換される．近年，n-3系脂肪酸の血管内皮機能の改善，抗炎症作用など抗動脈硬化作用が報告されている．また，魚油の摂取は2型糖尿病の耐糖能を悪化させることなく，中性脂肪を低下させる．さらに，EPAの効果を明らかにする目的で，JELIS[14]がわが国で実施された．スタチンとEPA併用群ではスタチン単独投与群に比して，一次エンドポイントである冠血管イベントの累積発症は5年間で19%低下し，EPAがLDL-Cを介さない冠疾患イベント発生抑制効果をもつことが示唆された．動脈硬化性疾患に対するn-3系脂肪酸のエビデンスが蓄積され，動脈硬化性疾患のハイリスク患者でのn-3系脂肪酸摂取が推奨されるようになってきている．

　不飽和脂肪酸には，トランス型とシス型の2種類の幾何学的異性体がある．自然界の不飽和脂肪酸はほとんどシス型で存在し，トランス型はまれである．液状油である不飽和脂肪酸に工業的に水素添加し，飽和脂肪酸に固形化する過程で副産物としてトランス脂肪酸が発生する．大規模コホート研究から，トランス脂肪酸が冠動脈疾患のリスクになることが示されている．Nurses' Health Study[5]では，最大5分位(2.8%エネルギー)摂取群の冠動脈疾患のリスクは，最小5分位(1.3%エネルギー)摂取群の1.33倍であった．WHO(2003)などでは，「1日あたりの総エネルギー摂取量の1%未満」という目標を示しており，世界的に調理油などに含まれるトランス脂肪酸を規制する動きが広まっている．日本では，1日あたりの摂取量は総エネルギー摂取量の0.6%程度と少ないため，日本には表示や摂取量の基準は明確にはされていなかった．しかし，近年の研究から若年層や女性などに摂取量が1%を超える集団があると報告され，消費者庁は，食品事業者がトランス脂肪酸を含む脂質に関する情報を自主的に開示するよう指針を提示している．

　脂質異常症に対する食事療法の最も有効な方法は，総エネルギー摂取量を控えることである．一方で，脂質は食事の満足感にも関与しているため，量を制限するだけでなく摂取する脂質の質について配慮することで，栄養指導のコンプライアンス向上が期待できる．

5　脂質異常症の薬物療法

　脂質異常症の脂質管理目標値を**表Ⅲ-46**[9]に示す．「脂質以外の危険因子によるリスク別治療目標値」から構成されている．強調されている点として，まずは患者のリスクを把握し，ライフスタイルの改善を優先した上で，薬物療法適応を判断させている．コレステロールを単純に下げるのではなく，個々の危険因子の治療・生活習慣の是正により，脂質異常症のみならず，マルチプルリスクファクターとして病態の改善，そして，総合的な動

表Ⅲ-46　リスク区分別脂質管理目標値

治療方針の原則	管理区分	脂質管理目標値（mg/dl）			
		LDL-C	HDL-C	TG	non HDL-C
一次予防 まず，生活習慣の改善を行った後，薬物治療の適応を考慮する	カテゴリーⅠ	<160	≧40	<150	<190
	カテゴリーⅡ	<140			<170
	カテゴリーⅢ	<120			<150
二次予防 生活習慣の是正とともに薬物治療を考慮する	冠動脈疾患の既往	<100			<130

これらの値はあくまでも到達努力目標である．
LDL-C は 20〜30％ の低下を目標とすることも考慮する．
non HDL-C の管理目標は，高 TG 血症の場合に LDL-C の管理目標を達成したのちの 2 次目標である．
TG が 400 mg/dl 以上および食後採血の場合は non HDL-C を用いる．
いずれのカテゴリーにおいても管理目標達成の基本はあくまでも生活習慣の改善である．
カテゴリーⅠにおける薬物療法の適用を考慮する LDL-C の基準は 180 mg/dl 以上とする．
（動脈硬化性疾患予防ガイドライン，2012 年度版[9]より改変して転載）

脈硬化の予防が期待されている．

　各脂質異常症治療薬の特性を表Ⅲ-47 に示す[9]．多くの脂質介入試験から，スタチンによる LDL-C 低下療法の心血管イベントの抑制，二次予防効果が認められている．WOSCOPS にてプラバスタチンによる一次予防効果が示され，CARE（Cholesterol and Recurrent Events）や LIPID（Long-term Intervention with Pravastatin in Ischemic Disease）では，スタチンの心血管イベントの二次予防効果を明らかにした．また，J-LIT，KLIS，MEGA study など，日本のエビデンスも集積されてきている．また，近年，小腸でのコレステロール吸収に関わる NPC1L1 受容体を選択的に阻害するエゼチミブが開発された．エゼチミブの単独投与により，LDL-C 値は約 18％ 減少し，この減少効果はスタチンに対して相加的である．現在，その動脈硬化性疾患の予防効果について，さまざまな検証が進められている．

　高 TG 血症の薬物治療のエビデンスは，高 LDL-C 血症の治療に比して乏しいのが現状である．薬剤の種類としてはフィブラート，ニコチン酸，前述した EPA などがあげられる．フィブラートの一次予防介入試験である Helsinki Heart Study では，非 HDL コレステロール（TC-HDL）の値が 200 mg/dl を超えた冠疾患既往のない 40〜55 歳の男性 4,081 人を 5 年間追跡し，gemfibrozil 1,200 mg/日投与群は新規心血管イベント発生をプラセボ群に比して 34％ 減少させた．また，2 型糖尿病患者への二次予防介入試験である FIELD（Fenofibrate Intervention and Event Lowering in Diabetes Study）では，50〜75 歳までの軽度の脂質代謝異常を有する 2 型糖尿病患者 9,795 人を 5 年間追跡し，フェノフィブラート 200 mg/日投与は，一次エンドポイントである冠動脈イベントの発生に有意差はみられなかったが，非致死性心筋梗塞の発症を 24％ 抑制した．糖尿病細小血管合併症に関しても解析が行われており，投与群で腎症や網膜症が有意に抑えられ，2 型糖尿病患者に対する脂質介入が大血管合併症の進行のみでなく，細小血管合併症の予防にも有用である可能性が示唆された[15]．LDL-C 低下療法ほどではないものの，フィブラート系薬剤は，とくに 2 型糖尿病やメタボリックシンドローム，心筋梗塞二次予防などのハイリスク患者

表Ⅲ-47　脂質異常症治療薬の薬効による分類

分類	LDL-C	TG	HDL-C	non HDL-C	主な一般名
スタチン	↓↓↓	↓	↑	↓↓↓	プラバスタチン*，シンバスタチン*，フルバスタチン，アトルバスタチン，ピタバスタチン，ロスバスタチン
陰イオン交換樹脂	↓↓	—	↑	↓↓	コレスチラミン，コレスチミド
小腸コレステロールトランスポーター阻害薬	↓↓	↓	↑	↓↓	エゼチミブ
フィブラート系薬剤	↓	↓↓↓	↑↑	↓	クロフィブラート*，クリノフィブラート*，ベザフィブラート*，フェノフィブラート
ニコチン酸誘導体	↓	↓↓	↑	↓	ニコチン酸トコフェロール*，ニコモール*，ニセリトロール
プロブコール	↓	—	↓↓	↓	プロブコール*
EPA	—	↓	—	—	イコサペント酸エチル*

＊：ジェネリックあり．
↓↓↓：≦−25%，↓↓：−20〜−25%，↓：−10〜−20%，↑：10〜20%，↑↑：20〜30%，↑↑↑：≧30%，—：−10〜10%
(動脈硬化性疾患予防ガイドライン，2012年度版[9])より改変して転載)

で有効性が期待できるものと考えられる．

6　おわりに

　脂質異常症の治療目的は，動脈硬化症に関連するイベント，すなわち，虚血性心疾患，脳梗塞などの発症を予防することである．LDL-Cの低下や各リポタンパク代謝異常の改善を図るとともに，その他のマルチプルリスクファクターの管理も忘れてはならない．そのためにも生活習慣の是正は不可欠であり，とくに食事療法はその根幹をなす．また，ハイリスクの患者では，そのリスクを予見し適切な薬物療法を選択せねばならない．動脈硬化性疾患のリスクは互いに密接に関連しているため，脂質異常症だけに注目するのではなく，より包括的な治療体制を整えていく必要がある．

[文献]

1) Miller GJ, Miller NE: Plasma-high-density-lipoprotein concentration and development of ischaemic heart-disease. Lancet 1: 16-19, 1975
2) Iso H, Naito Y, Sato S, et al: Serum triglycerides and risk of coronary heart disease among Japanese men and women. Am J Epidemiol 153: 490-499, 2001
3) 厚生労働省：平成21年国民健康・栄養調査報告．2011
4) Arai H, Yamamoto A, Matsuzawa Y, et al: Serum lipid survey and its recent trend in the general Japanese population in 2000. J Atheroscler Thromb 12: 98-106, 2005
5) Oh K, Hu FB, Manson JE, et al: Dietary fat intake and risk of coronary heart disease in women: 20 years of follow-up of the nurses' health study. Am J Epidemiol 161: 672-679, 2005
6) 厚生労働省：日本人の食事摂取基準，2010年版．第一出版，2010

7) Sacks FM, Bray GA, Carey VJ, et al: Comparison of weight-loss diets with different compositions of fat, protein, and carbohydrates. N Engl J Med 360: 859-873, 2009
8) Nakajima Y, Sato K, Sudo M, et al: Practical dietary calorie management, body weight control and energy expenditure of diabetic patients in short-term hospitalization. J Atheroscler Thromb 17: 558-567, 2010
9) 日本動脈硬化学会：動脈硬化性疾患予防ガイドライン2012年版．日本動脈硬化学会，2012
10) 日本糖尿病学会(編)：糖尿病治療ガイド，2006-2007．文光堂，2007
11) 日本肥満学会(編)：肥満・肥満症の指導マニュアル，第2版．医歯薬出版，2001
12) Clarke R, Frost C, Collins R, et al: Dietary lipids and blood cholesterol: quantitative meta-analysis of metabolic ward studies. BMJ 314: 112-117, 1997
13) McGee D, Reed D, Stemmerman G, et al: The relationship of dietary fat and cholesterol to mortality in 10 years: the Honolulu Heart Program. Int J Epidemiol 14: 97-105, 1985
14) Yokoyama M, Origasa H, Matsuzaki M, et al: Effects of eicosapentaenoic acid on major coronary events in hypercholesterolaemic patients(JELIS): a randomised open-label, blinded endpoint analysis. Lancet 369: 1090-1098, 2007
15) Keech A, Simes RJ, Barter P, et al: Effects of long-term fenofibrate therapy on cardiovascular events in 9795 people with type 2 diabetes mellitus(the FIELD study): randomised controlled trial. Lancet 366: 1849-1861, 2005

〈中島　泰，及川　眞一〉

Ⅲ. 臨床編　C. 疾患と栄養

4. 動脈硬化症

　わが国は，急速な高齢化社会の進行に直面している．さらに，食習慣の欧米化，身体活動度や運動習慣の低下により，肥満者やメタボリックシンドローム症例も確実に増加している．今後，動脈硬化性疾患はさらに増加することが予想され，その予防と治療は重要である．中でも，動脈硬化を基盤として発症する狭心症や心筋梗塞，脳血管疾患，大動脈瘤などの大動脈疾患，閉塞性動脈硬化症に対する予防と治療は，臨床的にも重要である．本項では，動脈硬化の発症や進展の機序，その予防や治療法としての栄養管理の位置づけ，さらに栄養指導の実践について，日本動脈硬化学会が作成した「動脈硬化性疾患予防ガイドライン」[1]や日本循環器病学会を含めた11学会の合同班が作成した「心筋梗塞二次予防に関するガイドライン」[2]を参考に概説する．

1　動脈硬化の発症および進展の機序

　動脈硬化の発症や進展の機序は，次のように考えられている[3]．末梢血中の単球が，血管内皮の障害部位に接着，内膜下に侵入し，マクロファージに分化する．マクロファージは，動脈壁内に沈着した酸化低比重リポタンパク（LDL）などの変性した脂質を貪食し泡沫細胞に分化する．また中膜の平滑筋細胞が内膜に遊走し，平滑筋細胞由来の泡沫細胞となり，マクロファージ由来の泡沫細胞と同様に作用する．マクロファージや泡沫細胞は，動脈硬化の進行に伴い炎症性サイトカインやケモカインを産生し，さらに単球やリンパ球などの炎症性細胞を動員させる．また，泡沫細胞の壊死により動脈硬化病変が複雑化する[4]．

　一方，急性心筋梗塞，不安定狭心症，心臓性突然死を含む急性冠症候群（acute coronary syndrome；ACS）の発症機序は，"vulnerable plaque"（不安定プラーク）の破綻または被膜のびらんとそれに続く血栓形成による狭窄および閉塞である．とくにプラーク破綻は急性冠症候群の約2/3を占めるが，その破綻しやすい不安定プラークの特徴として，①脂質含有量が多く，②コラーゲンに乏しい繊維性被膜を有し，③マクロファージやリンパ球などの炎症性細胞浸潤が強いなどの特徴を有する．そして，不安定プラークを有する患者は，ACSの責任病変のみならず他の冠動脈内にも同様のプラークを有することが明らかとなり，"vulnerable patient"の概念も提唱されている．したがって，動脈硬化の発症や進展を予防するためには，動脈硬化を全身性の血管病としてとらえ，全人的な予防と治療が大切である．そのためには，生活習慣改善，その中でも栄養指導の位置づけはきわめて重要であるといえる．

　日本人の虚血性心疾患の危険因子を示す（表Ⅲ-48）．Framingham Heart Studyでは，

表Ⅲ-48　日本人における虚血性心疾患の危険因子

1. 加齢：男性 45 歳以上, 女性 55 歳以上
2. 冠動脈疾患の家族歴：発症年齢男性 55 歳未満, 女性 65 歳未満
3. 喫煙：能動喫煙, 受動喫煙
4. 高血圧
5. 肥満：BMI 25 以上かつウエスト周囲径が男性 85 cm, 女性 90 cm 以上
6. 糖尿病・耐糖能異常
7. 脂質異常症：高 LDL コレステロール血症, 高グリセリド血症, 低 HDL コレステロール血症, nonHDL-C 血症
8. メタボリックシンドローム
9. 慢性腎臓病
10. 心理的因子
11. 社会的因子

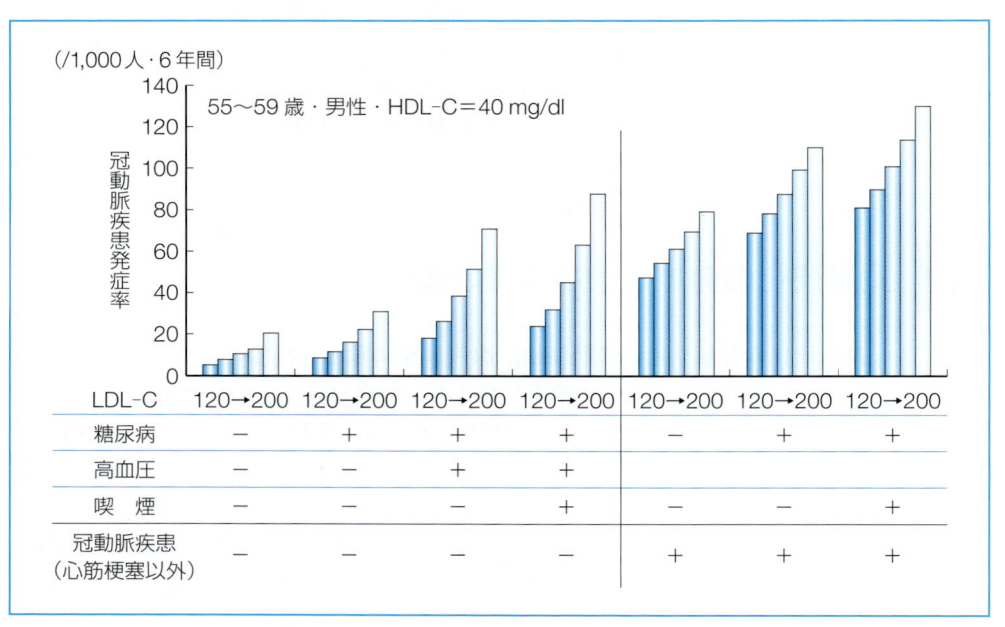

図Ⅲ-75　危険因子の重複と冠動脈疾患リスク（J-LIT）
危険因子の集積により心血管リスクは相乗的に増加する.

これらの危険因子の重複が虚血性心疾患の発症率を相乗的に上昇させることを明らかにした．わが国の疫学や臨床研究においても，同様の結果が得られている（図Ⅲ-75, Ⅲ-76）[5,6]．また，虚血性心疾患を有する患者の心血管イベント再発にもこれらの危険因子が深く関与する．したがって，これらの各危険因子に対する予防と治療は，動脈硬化の発症や進展抑制の基本的かつ upstream 治療である．実際に，「動脈硬化性疾患予防ガイドライン」では，生活習慣の改善は，一次予防，二次予防を問わず，動脈硬化性疾患の発症や進展予防の基本であると述べられている[1]．

絶対リスクは危険因子の変化や加齢で変化するため少なくとも年に1回は絶対リスクの再評価を行うこと.

10年間の冠動脈疾患死亡率
□ 0.5% 未満　　■ 0.5 以上 1% 未満　　■ 1 以上 2% 未満
■ 2 以上 5% 未満　■ 5 以上 10% 未満

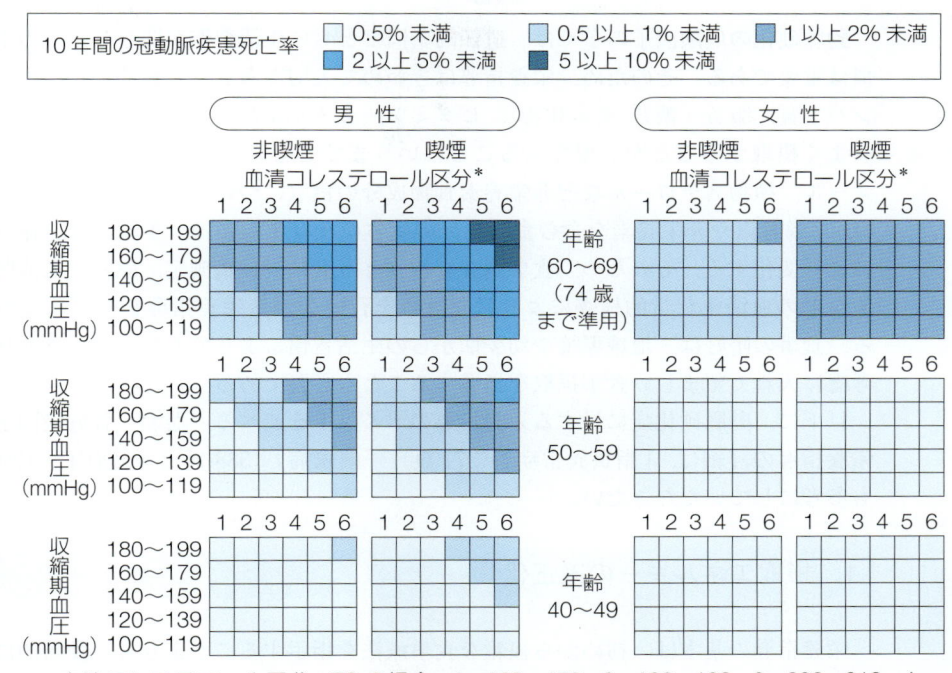

男性　　　　　　　　　　　　　　女性
非喫煙　　喫煙　　　　　　　　　非喫煙　　喫煙
血清コレステロール区分*　　　　　血清コレステロール区分*

年齢 60〜69 (74歳まで準用)

年齢 50〜59

年齢 40〜49

収縮期血圧 (mmHg): 180〜199, 160〜179, 140〜159, 120〜139, 100〜119

*：血清コレステロール区分：TCの場合，1＝160〜179，2＝180〜199，3＝200〜219，4＝220〜239，5＝240〜259，6＝260〜279 (mg/dl)
・NIPPON DATA 80 のリスク評価チャートより高血糖者の部分は割愛した．また糖尿病やCKD患者などの高リスク状態ではこのチャートは用いることはできない．

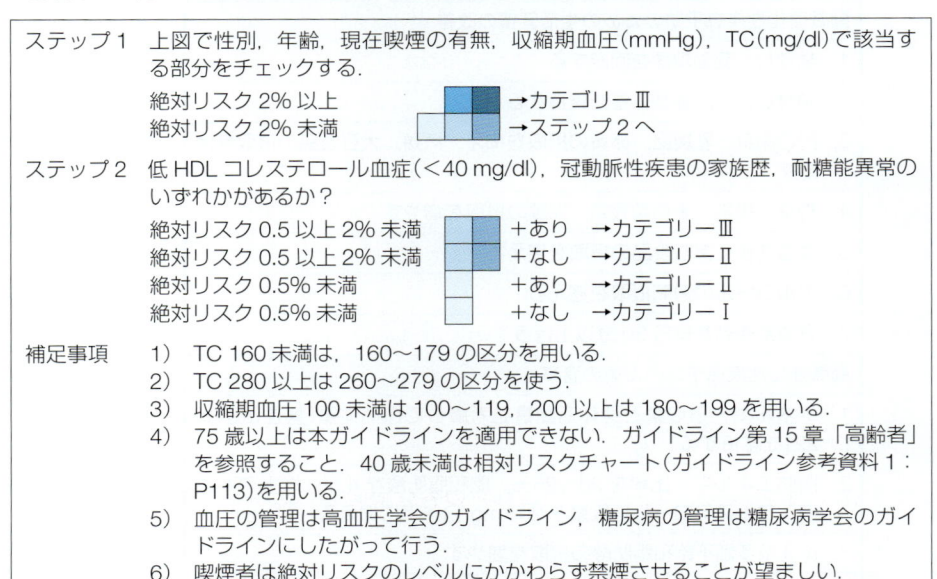

ステップ1　上図で性別，年齢，現在喫煙の有無，収縮期血圧 (mmHg)，TC (mg/dl) で該当する部分をチェックする．
　　　　　絶対リスク 2% 以上　　　　　　→カテゴリーIII
　　　　　絶対リスク 2% 未満　　　　　　→ステップ2へ

ステップ2　低HDLコレステロール血症 (<40 mg/dl)，冠動脈性疾患の家族歴，耐糖能異常のいずれかがあるか？
　　　　　絶対リスク 0.5 以上 2% 未満　　＋あり　→カテゴリーIII
　　　　　絶対リスク 0.5 以上 2% 未満　　＋なし　→カテゴリーII
　　　　　絶対リスク 0.5% 未満　　　　　＋あり　→カテゴリーII
　　　　　絶対リスク 0.5% 未満　　　　　＋なし　→カテゴリーI

補足事項
1) TC 160 未満は，160〜179 の区分を用いる．
2) TC 280 以上は 260〜279 の区分を使う．
3) 収縮期血圧 100 未満は 100〜119，200 以上は 180〜199 を用いる．
4) 75 歳以上は本ガイドラインを適用できない．ガイドライン第15章「高齢者」を参照すること．40 歳未満は相対リスクチャート（ガイドライン参考資料1：P113）を用いる．
5) 血圧の管理は高血圧学会のガイドライン，糖尿病の管理は糖尿病学会のガイドラインにしたがって行う．
6) 喫煙者は絶対リスクのレベルにかかわらず禁煙させることが望ましい．

図III-76　冠動脈疾患絶対リスク評価チャート（一次予防）
（日本動脈硬化学会，2012[1]より転載）

2　動脈硬化症に対する栄養指導の位置づけとその実際

　動脈硬化の危険因子の多くは，遺伝的素因とともに生活習慣が関与し，その中でも食習慣は重要である．そのため，栄養指導はきわめて大切である．一般的に，エネルギー，タンパク質，脂質，糖質（炭水化物），ビタミン，ミネラルなどの栄養素を適正にかつバランスよく摂取することが必要であることはいうまでもない．さらに，食物繊維，ポリフェノール，植物ステロールなど非栄養素食物成分の摂取についても配慮が必要である（**表Ⅲ-49**）．栄養素や非栄養素を含む食物成分の生体に及ぼす影響は，年齢，性，体質素因などにより変化する．そのため，食事調査を行うとともに，体重測定，腹囲，血清脂質や血糖値などの血清生化学的検査により栄養評価を行いながら栄養指導を行うことが大切である．食事の嗜好は，地域環境や幼少期からの生活習慣によっても異なり，食文化的側面も考慮に入れて望ましい食事摂取を指導することも必要である．

　以下に，動脈硬化症に対する栄養指導のポイントを述べる．なお，各危険因子に対する栄養指導の詳細は，「脂質異常症」（371頁），「糖尿病」（388頁），「高血圧」（395頁）の項も参考にしていただきたい．

1．摂取エネルギーの適正化

　栄養指導の基本は，初めから複雑な食事療法を指示することよりも，段階的に指導を進

表Ⅲ-49　動脈硬化症における食事療法の基本

動脈硬化性疾患予防のための生活習慣の改善
1. 禁煙し，受動喫煙を回避する
2. 過食を抑え，標準体重を維持する
3. 肉の脂身，乳製品，卵黄の摂取を抑え，魚類，大豆製品の摂取を増やす
4. 野菜，果物，未精製穀類，海藻の摂取を増やす
5. 食塩を多く含む食品の摂取を控える
6. アルコールの過剰摂取を控える
7. 有酸素運動を毎日30分以上行う
動脈硬化性疾患予防のための食事
1. エネルギー摂取量と身体活動量を考慮して標準体重〔身長(m)^2×22〕を維持する
2. 脂肪エネルギー比率を20〜25％，飽和脂肪酸を4.5％以上7％未満，コレステロール摂取量を200mg/日未満に抑える
3. n-3系多価不飽和脂肪酸の摂取を増やす
4. 炭水化物エネルギー比率を50〜60％とし食物繊維の摂取を増やす
5. 食塩の摂取は6g/日未満を目標にする
6. アルコール摂取を25g/日以下に抑える

めることのほうが実際的である．第1段階は，総摂取エネルギーの適正化である．過剰な熱量摂取は肥満の原因となり，脂質異常や糖代謝異常などのさまざまな危険因子の合併を引き起こす．肥満だけではなく，極端な痩せも危険因子の発症に促進的に働くことから，適正体重の維持(body mass index 18.5～24.9 kg/m^2)が必要である．そのためには，運動または身体活動などによる消費エネルギー量を高めるとともに，消費エネルギー量に見合ったエネルギー量を摂取する．摂取熱量の設定は，簡易的に標準体重〔身長(m^2)×22〕×25～30(kcal)により計算する．算出されたエネルギー量をもとに，患者の食生活を詳細に聴取し，患者とともに栄養素の過不足も含め検討する．

2. 栄養素配分の適正化

さらに大切なことは，栄養素配分の適正化である(表Ⅲ-49)．「動脈硬化性疾患予防ガイドライン」では，炭水化物は50～60％，タンパク質摂取は魚肉や大豆タンパク摂取を心がけて，脂質は，動物性脂肪に含まれる飽和脂肪酸とコレステロールの摂取を減らし20～25％，コレステロールは200 mg/日未満，食物繊維摂取を増やし，アルコール25 g/日以下を推奨している．

3. 病型別食事療法

これらの食事療法を行っても目標に達しない場合は，脂質異常症の病型や，高血圧，糖尿病に配慮し，よりきめの細かい食事指導を行う(表Ⅲ-49)．

1 脂質異常症

高LDLコレステロール血症に対しては，上述のように脂肪由来エネルギー摂取量を制限するとともに，飽和脂肪酸からの摂取エネルギー量を7％未満，コレステロール摂取量を1日200 mg未満，トランス脂肪酸の摂取量を制限する．具体的には，脂肪含有量の多い肉類，乳類，卵類を制限するとともに，水溶性食物繊維や植物ステロールの摂取を増やす．高トリグリセリド血症に対しては，炭水化物由来エネルギーを低めとし，アルコールの過剰摂取を制限する．高カイロミクロン血症の場合は，脂肪由来エネルギー摂取量を15％以下により厳格に制限する．また，中鎖脂肪酸や，多価不飽和脂肪酸，とくにn-3系多価不飽和脂肪酸の摂取量を増やすことも大切である．低HDLコレステロール血症に対しては，トランス脂肪酸およびn-6系多価不飽和脂肪酸の過剰摂取を制限する．

わが国で行われたThe Japan EPA Lipid Intervention Study(JELIS)では，スタチンに対するエイコサペンタエン酸(EPA)製剤の追加投与が一次予防の高リスク群および二次予防群において心血管イベントの有意な抑制効果を示した[7]．わが国のn-3系多価不飽和脂肪酸の平均摂取量は，エネルギー比率にして英米人よりも約2倍近く摂取しているといわれる．しかし，最近筆者らは，とくに若年者のn-3系多価不飽和脂肪酸の摂取量が低いことを示唆するデータを報告した[8]．今後の動脈硬化性疾患に対する対策の1つとして，若年者に対する食事指導，食育は重要である．

2 高血圧管理

これまでの多くの疫学調査は，食塩過剰摂取が血圧上昇と関連すること，減塩の臨床的効果を明らかにしている．日本高血圧学会による「高血圧治療ガイドライン 2009（JSH2009）」では，減塩目標を 1 日 6 g 未満としている．わが国の塩分摂取量は 1 日 10 g を超えており，欧米に比べてその実践には努力を有する．一方，カリウム摂取不足は高血圧を引き起こすことが報告されている．高血圧予防のために，日本人 1 人あたりのカリウム摂取量目標値を 3,500 mg/日（50 mg/kg）とすることが望ましいとされている．また，ナトリウム摂取量の多い集団以外では，カルシウム摂取が血圧低下に働く．そのため，脂肪摂取量の増加に注意しカルシウム豊富な食物を摂取することは勧められるとされている．マグネシウム摂取に関しては，わが国でマグネシウムの補給により血圧低下効果がみられたという報告があるが，今後の検証が必要である．

3 糖尿病管理

耐糖能異常や糖尿病は，動脈硬化発症の主要な危険因子である．そのため，血糖コントロールの指標としての HbA1c が正常範囲を超える患者では，前述のように，過剰なエネルギー摂取を控え，身体活動を促進して耐糖能異常や糖尿病の改善に努めることが大切である．実際に，糖尿病を有する心筋梗塞患者における耐糖能改善は，心筋梗塞再発を抑制することが報告されている．糖尿病患者に対する厳格な血糖コントロールが細小血管症を抑制することは，多くの臨床試験により報告されているが，厳格な血糖コントロールが虚血性心疾患も含めた大血管症を抑制するか否かについてのエビデンスはいまだ確立していない．現在，わが国においても，厳格な血糖コントロールによる介入試験が進行中であり，HbA1c の管理目標値については，今後の検討課題である．

一方，減量のための極端な低炭水化物，高タンパク，高脂肪食に関しては，短期間の減量は可能であるが，高タンパクによる肝臓や腎臓への負担，高脂肪食による脂質代謝異常などをきたす可能性がある．また，耐糖能異常や糖尿病改善により長期的に心筋梗塞発症リスクが減少するか否かは確認されていない．さらに，低炭水化物の食事は本来の日本人の食習慣とは異なるため，長期に継続可能であるかという点も検証が必要である．したがって，現時点では，エネルギー摂取を控える際も 50% 程度のエネルギーを炭水化物から，または 1 日最低 100 g 程度の炭水化物を摂取することが栄養素配分の点からも必要であると考えられる．

4. 飲酒管理

多量の飲酒は，血圧を上昇，中性脂肪を増加させる．軽度から中等度（アルコール換算 20～40 g 程度）までの飲酒は，心筋梗塞発症の危険因子ではないとされる．軽度の飲酒は，HDL コレステロールの上昇や，LDL コレステロール値の低下が認められる．飲酒指導による心筋梗塞予防についてのエビデンスは乏しいが，糖尿病など他の合併症を考慮しながら，アルコール換算 25 g 以下に控えることは必要である（表Ⅲ-49）．

3 おわりに

　以上のように，動脈硬化症に対する栄養管理は，その一次および二次予防ともに up-stream 治療でありきわめて重要である．本項では，「動脈硬化性疾患予防ガイドライン」や「心筋梗塞二次予防に関するガイドライン」を中心に食事療法の基本を概説したが，それぞれの動脈硬化危険因子は重複することが多く，それらに対する包括的な管理も重要である．

　そのためには，栄養士だけではなく，医師，看護師，理学療法士，健康運動指導士といった多職種により構成される二次予防プログラム，いわゆる心大血管リハビリテーションの有効活用も1つの方法である．また，より早期に栄養指導を含めた介入を行うことも必要である．今回参考にしたガイドラインは，最新のエビデンスの蓄積に基づき改訂が予定されている．われわれは，常に最新の正しい知識を集約し，より効果的な栄養管理を実践することが求められている．

[文献]
1) 日本動脈硬化学会：動脈硬化性疾患予防ガイドライン，2012年版．日本動脈硬化学会，2012
2) 日本循環器学会：心筋梗塞二次予防に関するガイドライン，2011年改訂版(http://www.j-circ.or.jp/guideline/pdf/JCS2011_ogawah.pdf)
3) Libby P: Current concepts of the pathogenesis of the acute coronary syndromes. Circulation 104: 365-372, 2001
4) Weber C, Zernecke A, Libby P: The multifaceted contributions of leukocyte subsets to atherosclerosis: lessons from mouse models. Nat Rev Immunol 8: 802-815, 2008
5) Sasaki J, Kita T, Mabuchi H, et al: Gender difference in coronary events in relation to risk factors in Japanese hypercholesterolemic patients treated with low-dose simvastatin. Circ J 70: 810-814, 2006
6) NIPPON DATA80 Research Group: Risk assessment chart for death from cardiovascular disease based on a 19-year follow-up study of a Japanese representative population. Circ J 70: 1249-1255, 2006
7) Yokoyama M, Origasa H, Matsuzaki M, et al: Japan EPA lipid intervention study (JELIS) Investigators. Effects of eicosapentaenoic acid on major coronary events in hypercholesterolaemic patients (JELIS): a randomised open-label, blinded endpoint analysis. Lancet 369: 1090-1098, 2007
8) Yanagisawa N, Shimada K, Miyazaki T, et al: Polyunsaturated fatty acid levels of serum and red blood cells in apparently healthy Japanese subjects living in an urban area. J Atheroscler Tromb 17: 285-294, 2010

〈島田　和典〉

Ⅲ．臨床編　C．疾患と栄養

5．糖尿病

糖尿病はインスリン作用不足による慢性の高血糖状態を主徴とする代謝症候群である．
　平成 19(2007) 年の厚生労働省の国民健康・栄養調査で，糖尿病の患者数は 890 万人，予備軍を含めると 2,210 万人と推定されており，この 10 年間で糖尿病は 200 万人，予備軍を含めると 840 万人増加したことになり，国民の健康を考える上で大きな問題となっている．

1 糖尿病の病態を理解する

　糖尿病をはじめとする糖代謝異常を考える上で，膵臓ランゲルハンス島の β 細胞のインスリン分泌不全とともに末梢組織，とくに骨格筋および肝臓におけるインスリン感受性低下（インスリン抵抗性）が重要である．糖尿病は，膵 β 細胞の破壊による 1 型糖尿病，インスリン分泌低下とインスリン抵抗性の両者による 2 型糖尿病，遺伝疾患，膵臓疾患，肝疾患，薬剤などの特定の機序，疾患によるものと妊娠糖尿病に分類される．本項では，主に 2 型糖尿病について述べる．
　糖尿病ではグルコース負荷によるインスリン分泌が低下し，とくに負荷後の初期分泌反応が障害される．糖尿病ではグルコースによる分泌反応障害が著明であるが，グルカゴンやアルギニンなどに対する反応は比較的保たれていることが特徴である．日本人は遺伝的にインスリン分泌能が欧米人の 50〜75% 程度であるため，糖尿病になりやすい体質であると推定される．遺伝的な要因として，カリウムチャネル（KCNQ2，KCNJ11，KCNJ15）やインクレチン分泌に関わる転写因子 TCF2L7 の遺伝子上の配列の違い（遺伝子多型）が報告されている．
　インスリン抵抗性の病態は，インスリンによる骨格筋組織や脂肪組織におけるグルコース取り込み促進作用の低下と肝臓におけるインスリンによる糖放出抑制の障害であり，後者は糖尿病発症後の空腹時血糖値の上昇に関連する．ピマインディアンにおいて行われた長期経過観察研究により最終的に糖尿病の発症はインスリン分泌低下が規定すると考えられているが，糖尿病の急速な増加の背景には，インスリン分泌能力がそれほど高くない日本人における食事の欧米化（肉食中心・高脂肪・高熱量）と運動不足による内臓脂肪蓄積がインスリン抵抗性を招くことが大きな原因と考えられる（図Ⅲ-77）．そのため，糖尿病発症を阻止するためには早期からの骨格筋におけるインスリン抵抗性の改善が重要である．

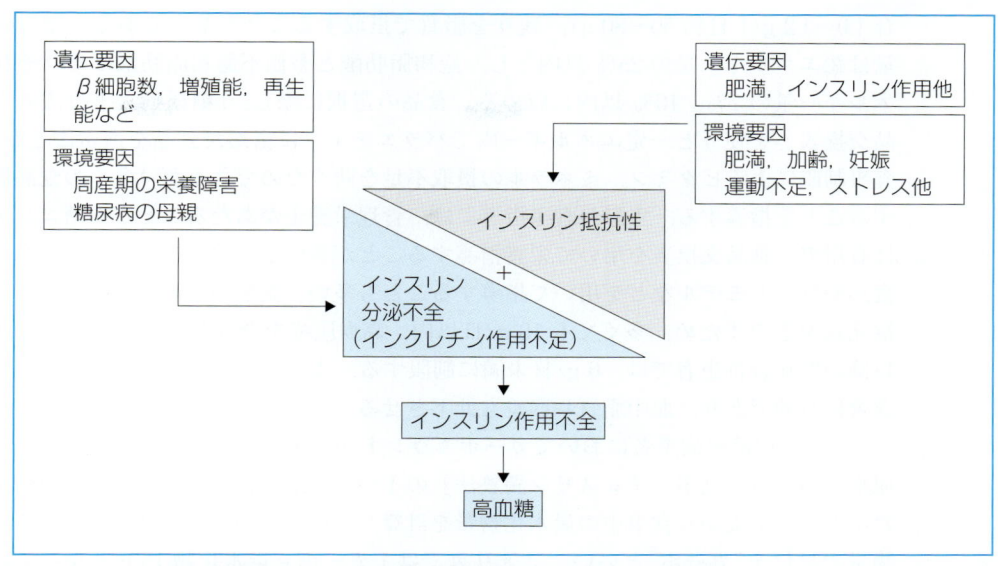

図Ⅲ-77　2型糖尿病の成因：インスリン分泌障害とインスリン抵抗性

2　糖尿病治療の目的

　糖尿病治療の目的は，健康な人と変わらない日常生活の質(QOL)の維持，健康な人と変わらない寿命の確保であり，糖尿病性細小血管合併症(網膜症，腎症，神経障害)および動脈硬化性疾患(虚血性心疾患，脳血管障害，閉塞性動脈硬化症)の発症，進展の阻止である．そのため，血糖，血圧，血清脂質，体重の良好なコントロール状態の維持が重要である．糖尿病治療の基本は，食事療法と運動療法を励行し，血糖値をコントロールし，肥満を解消すること．必要があれば経口血糖降下薬やインスリン療法を行うこと．血圧や脂質代謝のコントロールを行うことである．

3　糖尿病の食事療法

　食事療法はすべての糖尿病患者において治療の基本である．食事療法により高血糖状態が改善され，糖尿病合併症のリスクは軽減する．個々の患者の生活習慣を尊重した個別の食事療法が治療の継続のために必須であり，食生活の内容をはじめ食事の嗜好や時間など個々人の食習慣をまず十分に聴取することが重要である．血糖，血圧，血清脂質のコントロール状況，体重の推移，年齢，性別，合併症の有無，エネルギー消費(身体活動量)や従来の食事摂取量などを考慮して，医師が摂取エネルギー量を決定する．摂取エネルギー量の算定の目安として，標準体重×身体活動量で求められる．身体活動量は，軽労作25～30，普通の労作30～35，重い労作35以上とされている．食品構成として，指示された摂取エネルギー内で炭水化物，タンパク質，脂質のバランスをとり，適量のビタミンやミネラルも摂取できるなど，いずれの栄養素も過不足ない状態にすることが重要である．一般的には指示エネルギー量の1/2を炭水化物，タンパク質は標準体重1kgあたり成人の場

合 1.0〜1.2 g（1 日約 50〜80 g），残りを脂質で摂取することが基本である．脂質の総摂取量は総エネルギー量の 25% 以内とし，飽和脂肪酸と多価不飽和脂肪酸はそれぞれ摂取エネルギー量の 7%，10% 以内に収める．食品の選択に際し，「糖尿病食事療法のための食品交換表」を使うと一定エネルギー内でバラエティーに富んだ食品を選ぶことができる．食事制限によるビタミン，ミネラルの摂取不足を防ぐためできるだけ多くの食品数を摂取することを指導する．実際の食事指導には，管理栄養士があたることが血糖コントロールに有用で，食品交換表を用いて栄養指導することが多いが，理解の不十分な場合は実際の食品やフードモデルなどを用いて指導することも多い．食塩の過剰摂取は，血圧上昇や食欲亢進をきたすため，多くても 10 g/日以内，高血圧症を合併した患者ならびに顕性腎症以降の腎症合併患者では，6 g/日未満に制限する．また，食物繊維は血糖コントロールの改善に有効であり，血中脂質レベルも低下させる．

　最近，1 型糖尿病患者においてカーボカウントが利用されている．カーボカウントは糖尿病における「食事・インスリン調整法」の 1 つで，炭水化物が最も急激な血糖上昇をきたすという事実から食事中の炭水化物量を計算して糖尿病の食事管理に利用する．炭水化物量の単位を"カーボ"といい，アメリカでは 1 カーボ＝炭水化物 15 g となっている．インスリン/カーボ比とは 1 カーボの炭水化物に対して必要な超速効型インスリンの量，インスリン効果値とは 1 単位の超速効型インスリンで低下する血糖値を表す．このような指標を用いて，インスリン量や食事量を計算し，調整する食事・インスリン調整法である．

4　糖尿病の運動療法

　運動療法は，食事療法とともにエネルギーの摂取・消費バランスをよくし，加齢や運動不足によって，体重が減少する時に起こる筋萎縮を予防し筋力を保つ．運動により心肺機能の改善，血糖コントロールの改善，脂質代謝の改善，血圧低下，インスリン感受性の増加が認められる．運動療法には，爽快感，活動的気分など日常生活の QOL を高める効果も期待できる．

　運動療法を開始する際には，心血管疾患の有無や程度，慢性合併症である末梢および自律神経障害や進行した網膜症，腎症，整形外科的疾患などをあらかじめ医学的に評価する必要がある．進行した合併症がある患者においても，日常生活における生活活動量を可能な限り低下させないように指導することが重要である．食事療法と組み合わせることによりさらに高い効果が期待できる．インスリン療法患者では血糖自己測定を行い，運動の時間や種類や量により運動前や運動中に補食することを指導する．また，運動前後のインスリン量を減らすなどの調節も必要である．経口血糖降下薬〔とくにスルホニル尿素（SU）薬〕では投与量を減らす必要がある場合もあり，個々の症例の病態・治療法を考慮して指導する．

5　糖尿病の薬物療法（図III-78）

　糖尿病の各病態に対して作用機序を有する経口薬が用いられている．膵 β 細胞におけるインスリン分泌障害に対して，SU 薬と速効型インスリン分泌促進薬であるグリニド系薬剤，インスリン抵抗性改善薬として，ビグアナイド薬であるメトホルミンとチアゾリジン

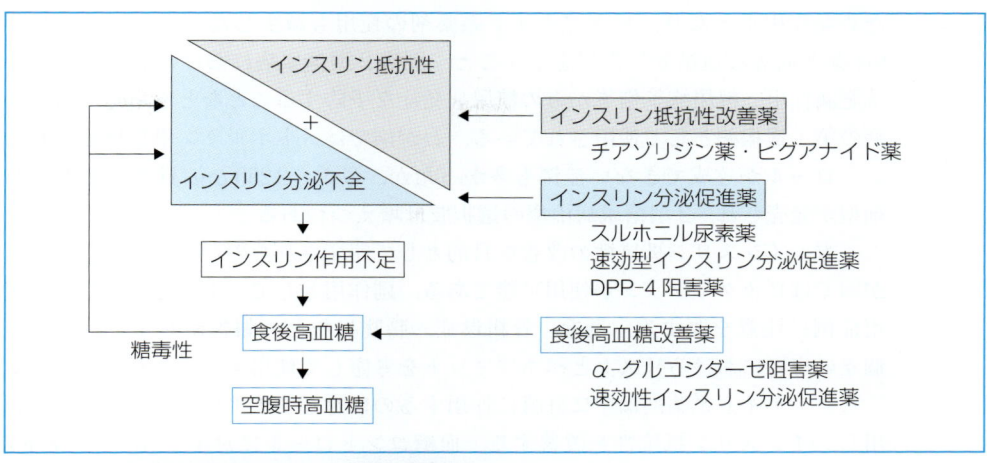

図Ⅲ-78　2型糖尿病の病態と経口薬の位置づけ

薬であるピオグリタゾン，腸管からのグルコースの吸収を遅延するα-グルコシダーゼ阻害薬（αGI薬），そして最近開発されたインクレチン関連薬である dipeptidyl peptidase (DPP)-4 阻害薬が使用可能である．注射薬として，各種のインスリン製剤とインクレチン関連薬であるGLP-1受容体作動薬が用いられている．

1. スルホニル尿素薬（SU薬）とグリニド薬

　膵β細胞表面の糖輸送担体（GLUT2）によって細胞の中に取り込まれたグルコースは，細胞内に取り込まれ，グルコキナーゼなどの解糖系酵素で代謝・分解され，ミトコンドリアでATPが産生される．ATPによりATP依存性カリウムチャネルを閉鎖し，細胞膜が脱分極し，その結果，電位依存性カルシウムチャネルが活性化し細胞内へカルシウムが流入する．細胞内カルシウム増加によりインスリン粒子が細胞外に放出される．膵β細胞において血糖のセンサーとして機能しているATP依存性カリウムチャネルは，スルホニル尿素受容体（SUR1）と内向き整流性カリウムチャネル（Kir6.2）で構成されており，経口糖尿病薬であるSU薬やグリニド薬の作用点である．

　現在用いられている主なSU薬は，グリベンクラミド，グリクラジド，グリメピリドである．低血糖発作を予防するため，SU薬を使用する場合，長時間作用型のものより短時間作用型のものが推奨されているため，グリクラジド，グリメピリドの低用量の使用が推奨されている．

　速効型インスリン分泌促進薬であるグリニド系薬剤には，ナテグリニド，ミチグリニド，レパグリニドがある．ナテグリニド＜ミチグリニド＜レパグリニドの順でインスリン分泌刺激能が強いと報告されている．グリニド系薬剤は，食後高血糖を改善する作用が強いが空腹時血糖値の改善効果は弱いため低血糖発作の危険が少ない．

2. インスリン抵抗性改善薬―ビグアナイド薬とチアゾリジン系薬剤

　ビグアナイド誘導体であるフェンホルミンが致死的な副作用である乳酸アシドーシスの

ため発売中止となり，ビグアナイド系薬剤の使用も減少した．しかし，メトホルミンがSU薬と同等な血糖効果作用を示すこと，肥満2型糖尿病における心血管イベント減少や抗肥満作用，糖尿病予備軍からの糖尿病発症を予防することなどから，欧米では2型糖尿病の第1選択薬として使用されている．わが国ではメトホルミン単独療法で有効な血糖コントロールが達成できない症例も多かったが，最近，2,250 mg/日まで使用できる新しい剤型が発売され，2型糖尿病治療の選択肢は増えつつある．

一方，インスリン抵抗性の改善を目的として開発されたのがチアゾリジン系薬剤で，わが国ではピオグリタゾンが使用可能である．副作用として，下腿浮腫，心不全があり，使用症例に注意を要する．最近，骨粗鬆症，膀胱癌などの報告があり，使用にあたっては個々の患者におけるリスクとベネフィットを考慮して使用することが推奨されている．

ビグアナイド系薬剤は主に肝臓に作用するのに対してチアゾリジン系薬剤は骨格筋に作用し，インスリン抵抗性を改善する．血糖コントロールに対するSU薬，メトホルミン，チアゾリジン系薬剤の効果を検討した試験の結果では，SU薬に比し，チアゾリジン系薬剤やメトホルミンがより長期の血糖コントロールに有効であることが報告されている．

最近フランスで，ピオグリタゾンと膀胱癌の関連が報告され，フランスにおいては発売中止となったが，欧州全体としては，ピオグリタゾンを有用な治療オプションとして認め，膀胱癌治療中あるいは既往を有する患者を禁忌にするなどの添付文書改訂が予定されている．米国でその関連についての検討している観察研究が進行中であり，最近の台湾の報告では，ピオグリタゾン服用と膀胱癌の関連が認められないという逆の結果なども報告されている．いずれにしても，ピオグリタゾンの治療対象である糖尿病やインスリン抵抗性自体が癌そのものの発症に関連する可能性があることから，わが国では，膀胱癌治療中の患者には使用しないこと，新規処方の際は膀胱癌リスクについての説明を行うこと，血尿，頻尿，排尿痛などの兆候を定期的にフォローすることなどが推奨されており，リスクとベネフィットを十分に説明して使用することが重要である．

3. α-グルコシダーゼ阻害薬（αGI薬）

日本人の総摂取エネルギーの約60%は炭水化物であり，炭水化物のうち65%以上が多糖類のデンプン，25%が二糖類のショ糖である．食事性に摂取された糖質は，唾液，膵液中のα-アミラーゼにより二糖類へと分解され，小腸粘膜上皮刷子縁にあるマルターゼ，スクラーゼ，イソマルターゼなどのα-グルコシダーゼにより単糖類（グルコース，フルクトース）に分解され小腸より吸収される．

αGI薬は，α-グルコシダーゼ作用を拮抗阻害することで単糖類への分解を遅らせて小腸からの糖の吸収を遅延させる．通常摂取した糖質はほとんどが上部小腸で消化・吸収されるが，αGI薬の投与によって，消化・吸収されなかった糖質は下部小腸まで運ばれ，その結果，小腸全体でゆっくり，消化・吸収されることになる．

現在，アカルボース，ボグリボースおよびミグリトールがある．これらの薬剤は，1日3回投与であるため，使用にあたっては患者のアドヒアランスの問題も考慮すべきである．最近，グリニド系薬剤であるミチグリニドとボグリボースの配合薬が発売されている．

4. インクレチン関連薬―DPP-4 阻害薬と GLP-1 受容体作動薬

インクレチン関連薬として，GLP-1(glucagon-like peptide-1)受容体作動薬とインクレチン分解酵素 DPP-4 阻害薬があり，GLP-1 受容体作動薬として，エクセナチドとリラグルチド，DPP-4 阻害薬としてはシタグリプチン，ビルダグリプチン，アログリプチン，リナグリプチンの 4 剤が発売されている．日本におけるインクレチン関連薬の国内臨床試験の結果では，欧米人に比べてインクレチン関連薬の効果が高く，血糖コントロール改善度も大きいことが明らかとなった．

DPP-4 阻害薬は，長期の HbA1c 低下作用を示し，低血糖の発現や消化管に関連した副作用は少ない．しかし食欲抑制や胃排出遅延作用は弱く，体重抑制効果はあまり期待できない．一方，GLP-1 受容体作動薬は DPP-4 阻害薬よりも血糖改善作用に優れ，用量依存的である．低血糖の発現は少なく，食欲抑制などによる体重減少，膵β細胞機能保持などのメリットもある．

インクレチン関連薬は，薬理作用からみて 2 型糖尿病のどのステージでも用いることは可能であるが，GLP-1 受容体作動薬が効果的にインクレチン作用を発揮するには，適切な残存膵β細胞量が必要であり，DPP-4 阻害薬も内因性 GLP-1 分泌の存在が必要である．既存の経口糖尿病薬にインクレチン分泌促進や DPP-4 阻害活性があることも報告され，それらの薬剤との併用療法の有用性も示唆される．

5. インスリン療法

インスリン療法には，インスリン依存状態，高血糖性昏睡，重症感染症，重度の肝機能障害，腎機能障害の合併，経静脈栄養時の血糖管理，糖尿病合併妊娠や妊娠糖尿病などの病態が絶対的適応である．インスリン非依存状態でも，血糖管理不良，経口薬の 2 次無効，グルコース毒性の解除，ステロイド糖尿病などの病態がインスリン療法の相対的適応となる．インスリン製剤はその作用時間から，超速効型，速効型，中間型，持続型とそれらの混合による混合型に分けられる．超速効型(あるいは速効型)と持続型製剤の頻回注射によるインスリン強化療法，持続型製剤と経口薬を併用する basal support oral therapy (BOT)療法など種々の療法が試みられている．個々の患者のライフスタイルにあったインスリン療法が望まれる．1 型糖尿病患者において，インスリンポンプを用いた持続皮下インスリン注入療法(continuous subcutaneous insulin infusion；CSII)も行われている．インスリン療法の際には，自己血糖測定(SMBG)を有効に併用し，低血糖発作を予防し，良好な血糖管理を目指すことが重要である．

周術期などに糖尿病患者に静脈栄養輸液を行う場合には，グルコース 8g に対して 1 単位程度の速効型インスリンの混注から開始しインスリン量を調節する．あるいは，別ルートからインスリンを精密持続点滴(1ml あたり 1 単位に希釈)し，血糖値をみながらインスリン量を調節する．経口摂取が開始されたら，インスリン静脈投与では調整は困難であるため皮下注射に移行することが求められる．

6. 糖尿病薬の併用療法

　SU薬，メトホルミン，インスリンの単独療法では，3年間に50％の症例が，9年間では75％の症例が血糖コントロール不良になると報告されており，1年間に平均5～10％の症例に対して薬剤の追加が必要であると考えられている．欧米の2型糖尿病治療のアルゴリズムでは，生活習慣介入とともにメトホルミンが第1選択薬となっている．

　メトホルミン単独療法で良好な血糖コントロールが達成できない場合，低血糖をきたさない糖尿病薬の組み合わせとしては，チアゾリジン系薬剤，DPP-4阻害薬，α-グルコシダーゼ阻害薬，グリニド系インスリン分泌促進薬が候補薬と考えられる．2剤併用にても目標が達成できない場合は，各薬剤の増量や3剤併用が考慮される．現在のところ，副作用発現や臨床効果の面から3剤併用が優れている．

　一方，強力な血糖低下を目指す場合（HbA1c値が高値の場合）は，やはりSU薬やインスリン製剤が併用薬となると考えられる．SU薬併用の場合は少量から開始し，膵β細胞保護の観点から，SU薬高用量投与にならないように注意すべきである．SU薬は，長期投与による体重増加が問題であり，メトホルミンとの併用が体重増加を抑制することが示唆されている．罹病期間が10年を超え，長期間良好な血糖コントロールが達成できていない症例では，その後の急激な血糖コントロールが死亡率を高めることが報告されている．また，膵β細胞機能やβ細胞量は糖尿病の進行に伴って徐々に低下・減少することが報告されており，より早期に確実で厳格な血糖コントロールを達成し，さらに維持できる治療法の選択が重要であると考えられる．

　現在，日本人における有効性や安全性について，十分なデータの蓄積がない新規の薬剤もあることから，今後さらなる臨床的エビデンスの集積が必要であると考えられる．いずれにしても，個々の症例のインスリン分泌能，インスリン抵抗性，合併症の有無，さらに，医療経済的評価やアドヒアランスを考慮して，薬剤を選択すべきであると考えられる．

7. 糖尿病患者におけるシックデイ

　治療中に，発熱や食欲不振，嘔吐，下痢などの消化器症状で食事ができないなど経口薬の服用ができない状態をシックデイ（Sick Day）と呼ぶ．このような病態ではインスリン非依存状態からケトアシドーシスに陥る可能性もある．症状の強い際は必ず医療機関の受診を指示する．食事摂取不能が持続する場合，尿ケトン体が強陽性の場合などは早急に入院加療を要する場合もある．

[参考文献]
1) 日本糖尿病学会：糖尿病治療ガイド〈2012-2013〉．文光堂，2012
2) 日本糖尿病対策推進会議：糖尿病治療のエッセンス，2010-2011．2010
3) 日本糖尿病学会（編）：科学的根拠に基づく糖尿病診療ガイドライン2010．南江堂，2010
4) 日本糖尿病学会（編）：糖尿病専門医研修ガイドブック—日本糖尿病学会専門医取得のための研修必携ガイド，改訂第3版．診断と治療社，2006

（前川　聡，柏木　厚典）

Ⅲ. 臨床編　C. 疾患と栄養

6. 高血圧

1　高血圧の疫学

　日本国民の血圧水準は，1965年を頂点に1990年にかけて大きく低下した．この低下とわが国の脳卒中死亡率の減少はよく一致している（**図Ⅲ-79**）[1,2]．しかし，平成12（2000）年の第5次循環器疾患基礎調査や平成18（2006）年の国民健康栄養調査によると，収縮期血圧140 mmHg以上または拡張期血圧90 mmHg以上，あるいは降圧薬内服中の高血圧者が，わが国にはいまだ約4,000万人存在する．高血圧未治療者の割合は高く，とくに若年者では8〜9割に上る．高血圧は循環器疾患の最大のリスク因子であり，早期段階から臓器障害を進行させる．とくに糖尿病，慢性腎臓病，心血管疾患，睡眠時無呼吸症候群な

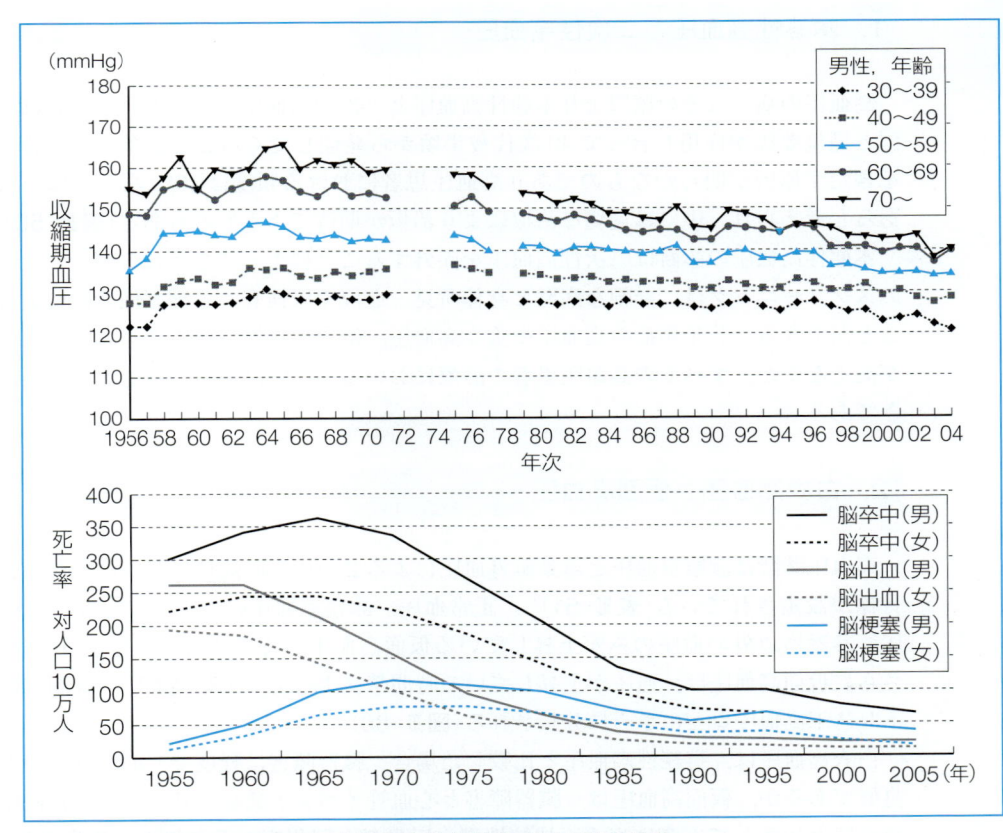

図Ⅲ-79　わが国における血圧水準の変化と脳卒中死亡率の推移
（JSH 2009[1]，Ueshima, 2007[2] より改変して転載）

どを有するハイリスク群の患者の最終段階においては，心血管イベントの発症トリガーとなる．

健康日本 21 では，国民の平均としての収縮期血圧水準が 2 mmHg 低下すれば，脳卒中罹患率は 6.4％，虚血性心疾患罹患率は 5.4％ 減少し，また脳卒中による死亡者は 9,000 人程度，日常生活（ADL）低下者は 3,500 人程度，虚血性心疾患死亡者は 4,000 人程度減少すると推計されている．

高血圧は遺伝的要因と環境要因が複雑に作用しあって発症する．環境要因に大きく影響するのが個人の生活習慣であり，その修正は高血圧の発症予防となるばかりか，それ自体で軽度の降圧が期待できる上，薬物療法開始後も降圧薬を減量する一助となりうる．

2 血圧調節機構と高血圧の分類

血圧は心拍出量と末梢血管抵抗の積で規定されるが，心拍出量および末梢血管抵抗には食塩摂取量と排泄能で規定される体液量，交感神経機能，レニン・アンジオテンシン・アルドステロン系，脈管作動物質など多くの要因が関与しており，血圧の調節はこれら多くの要因によってなされている．これらの要因の中では，食塩摂取量と腎臓からのナトリウム（Na）排泄能が最も重要である．

1．本態性高血圧と二次性高血圧

高血圧の病型はその原因より本態性高血圧と二次性高血圧に分類され，前者は遺伝的要因と環境要因が作用し合って 40 歳代後半頃から発症してくることが多く，後者は高血圧をきたす原因が明らかなものであり高血圧患者における頻度は 10％ あるいはそれ以上であると考えられ，中には適切な治療により治癒が期待できるものもある（表Ⅲ-50）[1]．

本態性高血圧の診断は二次性高血圧を除外することによってなされるが，二次性高血圧のスクリーニングは，詳細な病歴と身体所見，血液や尿検査，各種画像診断によって行うことができる．若年発症の高血圧や重症高血圧，治療抵抗性高血圧の患者ではその可能性が高くなるが，すべての高血圧患者の診療において二次性高血圧の可能性は念頭に置くべきである．

2．白衣高血圧と仮面高血圧

高血圧診断は診察室血圧と診察室外血圧による 2 つの診断閾値に基づいてなされ，降圧目標が設定されている（表Ⅲ-51）[1]．正常血圧，診察室血圧のみが上昇している白衣高血圧，診察室以外の血圧のみが上昇している仮面高血圧，持続性高血圧と 4 つに分類され，さらに仮面高血圧は，血圧が上昇している時間帯によって，早朝高血圧，夜間高血圧，ストレス下高血圧などにさらに分類される（図Ⅲ-80）[1,3]．

白衣高血圧は，持続性高血圧と比較した場合，臓器障害は軽度で，心血管予後も比較的良好であるが，仮面高血圧は，臓器障害と心血管イベント発症のリスクが正常血圧や白衣高血圧と比較して有意に高く，持続性高血圧患者と同程度かそれ以上と報告されている．これまでの臨床研究では，仮面高血圧は正常血圧群に比べて代謝異常を伴いやすく，治療

表Ⅲ-50　主な二次性高血圧：示唆する所見と鑑別に必要な検査

原因疾患	示唆する所見	鑑別に必要な検査
腎実質性高血圧	タンパク尿，血尿，腎機能低下，腎疾患既往	血清免疫学的検査，腎超音波・CT，腎生検
腎血管性高血圧	若年者，急な血圧上昇，腹部血管雑音，低K血症	PRA，PAC，腎血流超音波，レノグラム，血管造影
原発性アルドステロン症	四肢脱力，夜間多尿，低K血症	PRA，PAC，副腎CT，負荷検査，副腎静脈採血
クッシング症候群	中心性肥満，満月様顔貌，皮膚線条，高血糖	コルチゾール，ACTH，腹部CT，頭部MRI
褐色細胞腫	発作性・動揺性高血圧，動悸，頭痛，発汗，神経線維腫	血尿・尿カテコラミンおよびカテコラミン代謝産物，腹部超音波・CT，MIBGシンチグラフィ
甲状腺機能低下症	徐脈，浮腫，活動性減少，脂質，CPK，LDH高値	甲状腺ホルモン・自己抗体，甲状腺超音波
甲状腺機能亢進症	頻脈，発汗，体重減少，コレステロール低値	甲状腺ホルモン・自己抗体，甲状腺超音波
副甲状腺機能亢進症	高Ca血症	副甲状腺ホルモン
大動脈縮窄症	血圧上下肢差，血管雑音	胸(腹)部CT，MRI・MRA，血管造影
脳幹部血管圧迫	治療抵抗性高血圧，顔面痙攣，三叉神経痛	頭部(延髄)MRI・MRA
睡眠時無呼吸症候群	いびき，昼間の眠気，肥満	夜間睡眠モニター
薬剤誘発性高血圧	薬物使用歴，治療抵抗性高血圧，低K血症	薬物使用歴の確認

PRA：血漿レニン活性，PAC：血漿アルドステロン濃度，ACTH：副腎皮質刺激ホルモン，MIBG：心筋交感神経，CPK：クレアチンキナーゼ，LDH：乳酸デヒドロゲナーゼ，MRA：MR血管造影．
(JSH 2009[1])より転載）

表Ⅲ-51　降圧目標値(mmHg)

	診察室血圧	家庭血圧
若年者・中年者	130/85未満	125/80未満
高齢者	140/90未満	135/85未満
糖尿病患者 慢性腎臓病患者 心筋梗塞後患者	130/80未満	125/75未満
脳血管障害患者	140/90未満	135/85未満

(JSH 2009[1])より転載）

の有無にかかわらず，左室肥大や頸動脈肥厚などの高血圧性臓器障害も進行していることが報告されている．

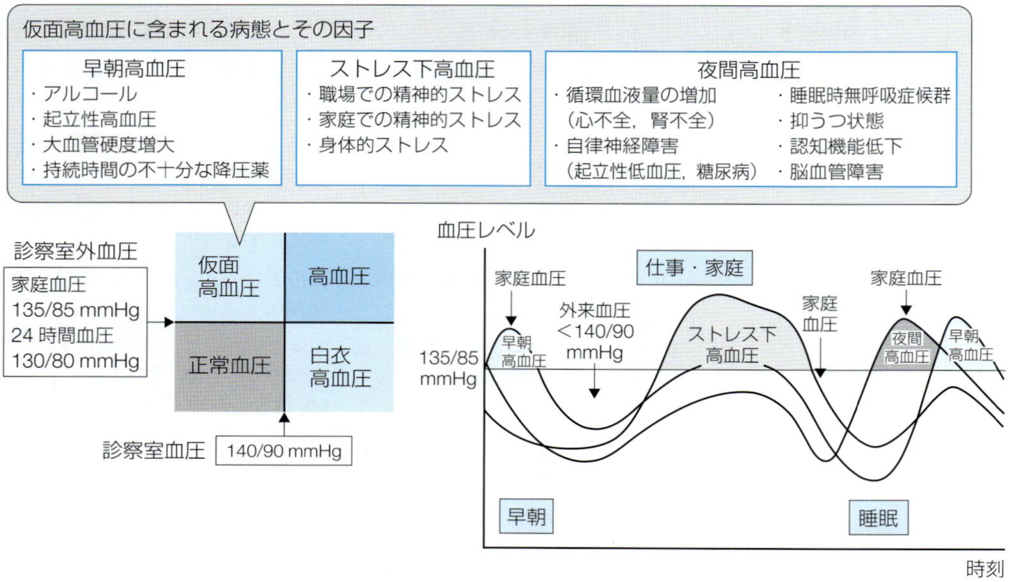

白衣高血圧
- 基本的に生活習慣の改善を行い，定期的な経過観察
- 臓器障害や他の心血管リスクが高い場合，降圧薬の投与も考慮

仮面高血圧
- 診察室血圧は参考にとどめ，早朝血圧に基づく降圧療法を行う
- 早朝血圧レベルを 135/85 mmHg 未満にコントロールする
- 慢性腎臓病や糖尿病などのハイリスク群では早朝血圧レベルを 125/75 mmHg 未満にコントロールする

図Ⅲ-80　白衣高血圧と仮面高血圧
（JSH 2009[1]，苅尾，2009[3] より改変して転載）

3　血圧評価方法

JSH2009 では，高血圧の診断は少なくとも 2 回以上の異なる機会における診察室血圧値に基づいて行うこととされている．しかし，近年発表された多くのエビデンスより，診察室血圧に比較して診察室外血圧のほうがより正確に心血管疾患のリスクとなることが明確に示されている．

診察室外血圧の評価方法には，家庭血圧測定と 24 時間自由行動下血圧測定（ambulatory blood pressure monitoring；ABPM）がある．家庭血圧は一定の時間帯の安静時に血圧を自己で測定するが，ABPM は間欠的に一定間隔で，24 時間にわたり自由行動下の血圧を測定する．両者によってとらえられる血圧情報は異なるため，24 時間にわたるパーフェクトな高血圧診療を行うためには両者の特徴を活かした臨床が望ましい．以下に両者について簡単に説明する．

1. 家庭血圧測定

　家庭血圧値は診察室血圧値よりも優れた生命予後の予測因子であると報告されており，家庭血圧値と心血管病発症および生命予後に関する臨床成績も集積している．家庭血圧自己測定においては，朝は起床後1時間以内(排尿後の坐位1～2分安静後，降圧薬服用前，朝食前)，夜は就寝前(坐位1～2分の安静後)に測定すること，すべての測定値を記録することが推奨されている．

　家庭血圧自己測定の利点としては，再現性よく簡便に測定できることがあげられる．治療開始後には服薬前の早朝血圧を測定することで薬効評価が可能であり，朝と夕の血圧の比較(morning/evening 比；M/E 比)，早朝高血圧や仮面高血圧の検出，白衣高血圧の診断などにきわめて有用である．

2. 24時間自由行動下血圧測定(ABPM)

　ABPM は24時間にわたり変動する血圧を15～30分間隔で測定するため，1回の検査で多くの情報を得ることができる．その中で最も重要な情報が24時間血圧(平均24時間血圧)である．この24時間血圧は，診察室血圧よりも，高血圧性臓器障害の程度とより相関しており，治療による臓器障害の抑制・改善とも密接に相関していることが示され，2008年度より保険適用となった．

　通常，血圧は覚醒時に高値を示し，睡眠時に低値を示す．内皮障害や小血管のリモデリングは血圧上昇に先行して進展するため，メタボリックシンドロームや正常高値血圧(診察室血圧が 130/85 mmHg 以上)などの早期から，24時間血圧の上昇や，血圧日内変動の異常がすでに始まっている可能性がある．このため，血圧の変動が著しい例や，微量アルブミン尿や高血圧性心疾患などの臓器障害を呈する例では，診察室血圧や検診時の血圧が正常レベルであっても早朝高血圧や夜間高血圧，ストレス下高血圧などの仮面高血圧を呈する可能性が高い．ABPM は，これらを検出するためにきわめて有用である．

4 高血圧の治療

　高血圧の治療は生活習慣の修正と降圧薬による治療に大別される．以下に，生活習慣の重要な部分を占める食習慣の修正に焦点を当て，とくに血圧調節と直接的関係の深い食塩制限やカリウム摂取を中心に概説する．

1 生活習慣の修正

　生活習慣の修正には減塩，野菜・果物の積極的摂取，コレステロールや飽和脂肪酸の摂取制限，体重減量，運動，節酒，禁煙，防寒や情動ストレスの管理があり，これらの複合的修正がより効果的であるとされる(図Ⅲ-81)[1]．

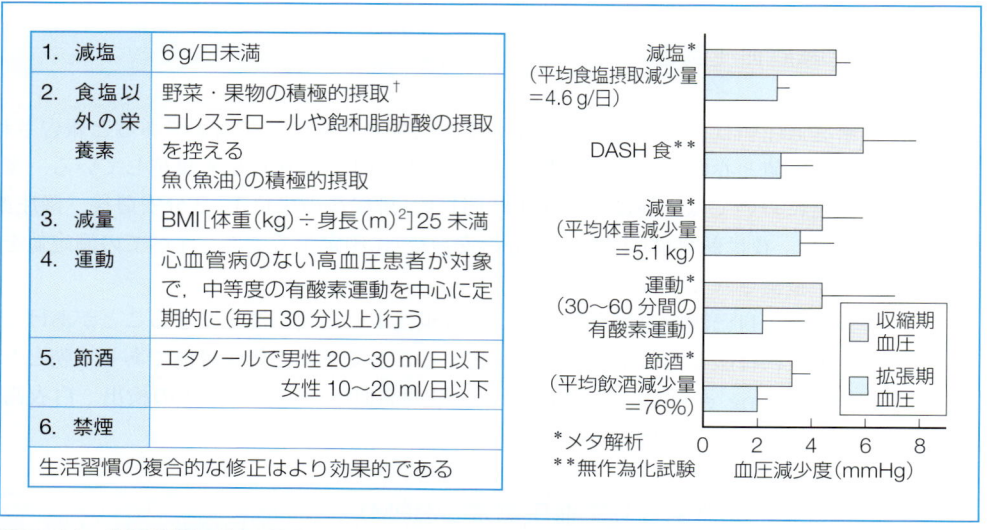

1. 減塩	6 g/日未満
2. 食塩以外の栄養素	野菜・果物の積極的摂取† コレステロールや飽和脂肪酸の摂取を控える 魚（魚油）の積極的摂取
3. 減量	BMI［体重(kg)÷身長(m)^2］25 未満
4. 運動	心血管病のない高血圧患者が対象で，中等度の有酸素運動を中心に定期的に（毎日 30 分以上）行う
5. 節酒	エタノールで男性 20〜30 ml/日以下 女性 10〜20 ml/日以下
6. 禁煙	
生活習慣の複合的な修正はより効果的である	

図Ⅲ-81　生活習慣の修正項目

†：重篤な腎障害を伴う患者では高カリウム血症をきたすリスクがあるので，野菜・果物の積極的摂取は推奨しない．糖分の多い果物の過剰な摂取は，とくに肥満者や糖尿病などの熱量制限が必要な患者では勧められない．
（JSH 2009[1]より改変して転載）

1 食塩と高血圧

a. わが国における食塩摂取量の推移

人類の歴史では，多量の食塩を摂取している期間は非常に短い．石器時代の人類の食塩摂取量は 1 日 0.5〜3 g であったと概算されており，人類はこの程度の食塩摂取量に適合していると考えられる．かつて日本に脳卒中が多かったのは，高い食塩摂取量のためであると考えられている．

1985 年に世界 32 か国 52 集団の 1 万人あまりを調査した INTERSALT 研究[4]により，24 時間蓄尿によって算出した平均食塩摂取量と血圧値の関係をみると，食塩摂取量の多い集団では血圧が高く，個人の食塩摂取量と血圧との間にも正の相関を認めることが明らかとなった．また，1 日 3 g 未満の食塩摂取量の地域では高血圧の頻度，個人の血圧値ともに低く，加齢に伴う血圧上昇も認めなかった．

一方で，日本を含む東アジア地域は食塩摂取量が多く，とくに 24 時間蓄尿からの体重あたりの Na 排泄量は，中国，韓国，日本ともいずれも高い集団に属していた．

わが国の過去の報告では，1950 年代の東北地方の食塩摂取量推定値は 1 日約 25 g にも達していたが，1985 年の INTERSALT 研究では 20 歳代の日本人女性の食塩摂取量は 1 日約 10 g，1997 年の INTERMAP 研究[5]では 40〜50 歳代男性の食塩摂取量は 12 g，平成 18（2006）年の国民健康・栄養調査では約 11 g と，以前と比較すると食塩摂取量は低下している．しかし最近 10 年以上は食塩摂取量の大きな低下はみられず，健康日本 21 の食塩摂取量の目標値 10 g 未満[4,6〜12]をいまだ達成できていない（図Ⅲ-82）[1]．

b. 減塩の効果

観察試験では INTERSALT 研究において，集団の食塩摂取量が 1 日 6 g 低下すれば，30 年後の収縮期血圧の上昇が 9 mmHg 抑制されると推定している．さらに介入試験では，

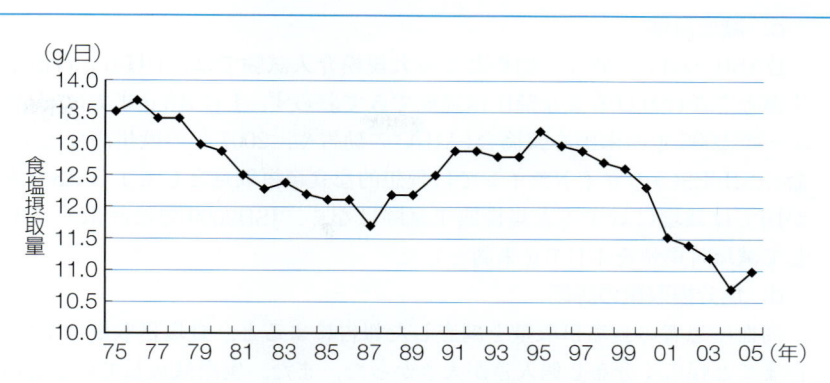

評価法	位置づけ	主な適応
24時間蓄尿によるNa排泄量測定 栄養士による秤量あるいは質問調査	信頼性は高く望ましい方法であるが，煩雑である．患者の協力や施設の能力があれば推奨される．	高血圧専門施設
随時尿でのNa，Cr測定とNa/Cr比による推定*	信頼性はやや劣るが，簡便であり，実際的な評価法として推奨される．	一般医療施設
早朝尿(夜間尿)での計算式を内蔵した電子式食塩センサーによる推定**	信頼性はやや劣るが，簡便で，患者本人が測定できることから推奨される．	患者本人

図Ⅲ-82 日本人の食塩摂取量の年次推移と食塩摂取量の評価方法

*：早朝尿(夜間尿)を用いてもよい．24時間尿Cr排泄量推計値を含む以下の計算式を用いれば，信頼性は高まる．

24時間Na排泄量(mEq/日) = $[21.98 \times (Na_s/Cr_s) \times Pr.UCr_{24}]^{0.392}$

Na_s：随時尿Na濃度(mEq/l)． Cr_s：随時尿Cr濃度(mg/l)．
$Pr.UCr_{24}$：24時間尿Cr排泄量推定値(mg/日) = $-2.04 \times$年齢 + $14.89 \times$体重(kg) + $16.14 \times$身長(cm) $- 2244.45$

さらに，mEq/日は以下の式でg/日に換算する．
摂取食塩量(g/日) ≒ 尿中Na(mEq/日) × 0.0585
摂取Na量(g/日) ≒ 尿中Na(mEq/日) × 0.023

**：試験紙や簡単な塩分計による方法は，簡便であるが信頼性は低く，定量的な評価は困難である．
(国民健康栄養調査，JSH 2009[1])より改変して転載)

一般人口に対する減塩が10～15年後の心血管イベントを減少させることが明らかとなったTOHP[13]の報告や，DASH食(コレステロール，飽和脂肪酸を制限し，カリウム，カルシウム，食物繊維を増加させた食事，後述)の有無にかかわらず，1日8.7 gから3 gへの減塩で直線的な降圧を認めたことを報告した欧米の大規模試験であるDASH[14]，減塩と減量を組み合わせるとより緩い管理でも降圧や心血管病予防が得られやすいことが示されたtrials of nonpharmacologic intervention in elderly(TONE)研究がある[15]．したがって，生活習慣の是正は複合的に行うことが推奨される．また，前述の健康日本21の結果からも，減塩による心血管病発症リスクの低下は明らかであることから，わが国における減塩対策の推進は国民の血圧水準を低下させ，心血管病発症を予防する上できわめて重要である．

c. 減塩目標

DASH-Sodium 研究を始めとする大規模介入試験では，1日6g台前半まで食塩摂取量を落とさなければ有意な降圧は達成できておらず，1日3.8gまでは安全性が確認された．よって2006年の米国心臓協会（AHA）の勧告や，2007年の欧州高血圧学会/欧州心臓病学会（ESH/ESC）のガイドラインでは理想的な食塩摂取量として1日3.8gを掲げている．わが国では減塩に対する大規模臨床試験はなく，JSH2009では欧米のガイドラインに準拠して減塩目標値を1日6g未満とした．

d. 塩分摂取量の評価

高血圧患者の食塩摂取量を調査した報告によると，食塩摂取量は1日3～4gから20g台までと幅広く分布し個人差が大きかった．また，実際減塩していると回答した高血圧患者の減塩量は1日1～2g程度であることがINTERMAP研究で明らかとなった．したがって，減塩指導にあたり，個人の食塩摂取量を事前に評価しておくことや，日常生活の中でより減塩を実行しやすい環境を整えることが重要である．

日本高血圧学会はJSH2009に食塩摂取量評価のガイドラインを提示した（図Ⅲ-82）．一般医療施設では随時尿〔Na/クレアチニン（Cr）比〕での評価が実際的であり，この値を年齢，身長，体重から求めた24時間尿Cr排泄量推定値を含む計算式を用いて1日Na排泄量を推算すると信頼性が向上する．また，現在包装食品の栄養表示は食塩量でなく，Na表示にするように義務づけられている．食事指導は食塩量（g）で行われているので，（Na表示がgの場合）2.5倍して食塩量に換算しなければならない〔Na量（g）〕×2.5＝〔食塩量（g）〕．日本高血圧学会では食品に含まれるNa量について食塩摂取量として表記するよう関係省庁に申し入れている．

e. 食塩感受性

食塩負荷による血圧上昇の程度を食塩感受性という．食塩過剰摂取によって平均血圧が10%上昇する場合を食塩感受性とすると，高血圧患者全体の30～40%が食塩感受性であるといわれている．食塩感受性は主に腎臓におけるNa代謝によって規定される．

腎臓からのNa排泄効率が低下した場合には体内にNaが貯留傾向となり食塩感受性高血圧を示し，逆に腎臓からのNa排泄に異常がない場合，Naは速やかに排泄されるため食塩摂取による血圧の変化はみられにくい．

腎臓からのNa排泄効率が低下する病態は糸球体限外濾過圧が低下した場合と尿細管からのNa再吸収が亢進した場合と考えられ，臨床的に知られている食塩感受性因子には高齢，女性，黒人，肥満者，高血圧家族歴，腎疾患の既往，腎機能低下，糖尿病の合併，血漿レニン活性低値などが報告されている．また，食塩感受性高血圧においてはインスリン抵抗性を呈することが指摘されており，酸化ストレス亢進や交感神経亢進などメタボリックシンドロームと類似した病態を呈することや，逆にメタボリックシンドロームでは食塩感受性が亢進していることが指摘されている．

食塩感受性の亢進した状態では日中の時間帯だけでは体内のNaを排泄しきれないため，夜間に糸球体高血圧を持続させてNaの代償的排泄を行う必要があり，夜間高血圧をきたすことが報告されている[16]．

食塩感受性高血圧は体内にNaが貯留する病態であるため，その治療には食塩制限に加え，食塩の排泄を促進する利尿薬が効果的である．さらに，レニン・アンジオテンシン系抑制薬との併用が効果的であることが明らかである．また，最近は腎交感神経アブレー

ションによる腎除神経で食塩感受性が改善することを示唆する報告もあり[17],今後の降圧治療における選択肢となりうる可能性がある.

f. 災害時における減塩の重要性

災害時には,大きなストレスや環境変化による不眠やサーカディアンリズムの破綻により交感神経が亢進し,食塩感受性が亢進した状態にある.そこに,日常とは異なる食生活による食塩摂取の増加が続くと血圧が上昇する.災害時の血圧管理にこそ,減塩がきわめて重要であるといえる[18].

2 その他の栄養素

a. DASH食

DASH食とは,低脂肪乳製品(飽和脂肪酸とコレステロールが少なく,カルシウムが多い)と,野菜,果物(カリウム,マグネシウム,食物繊維が多い)などを中心とした食事のことであり,欧米で行われたDASH研究[14]で用いられた食事である.

DASH研究では,このDASH食摂取によって中等度の高血圧患者が収縮期血圧11.4 mmHg,拡張期血圧5.5 mmHgの有意な降圧をすることが報告された.この総合的な食事の改善は食塩摂取量の多寡にかかわらず降圧効果を認め,個々の栄養素の降圧効果は弱くても,複合的に組み合わせて行うと大きな効果を得ることが証明された.

硬水を飲んでいる地域の住民では血圧が低いとの疫学研究や,食品加工の際に食塩が添加されてカリウムが喪失してしまうことがよく知られており,カリウム不足が先進国における高血圧の原因である可能性が考えられている.カルシウム,マグネシウム,カリウムの単独での降圧作用は大きなものではないが,カリウムの降圧作用は食塩摂取量の多寡に関係し,食塩過剰摂取に基づく血圧上昇には有効であると考えられている.

日本ではDASH食の資料として推奨できているものは乏しく,参考となるのは健常人を対象とした「食事バランスガイド」である.当ガイドでは食品のカウントがDASH食プランに準じた表現でなされており,1日に野菜が5つから6つ(serving;SV),果物が2つとされる.この単位は細かい計測を要せず,食品摂取量の大まかな目安を知るには有用である.

ただし,DASH食はすべての国民に勧められるわけではなく,重篤な腎障害を有する患者は高カリウム血症をきたすリスクがあるので野菜や果物の積極的摂取は勧められず,肥満者や糖尿病患者などの熱量制限が必要な患者では,糖分が多い果物の過剰摂取も勧められないため注意が必要である.

DASH食によるコレステロールや飽和脂肪酸の摂取制限は降圧のみでなく脂質代謝異常の予防,治療にも有用である.さらにNa利尿作用や糖代謝の改善も報告されており,メタボリックリスクファクターの軽減が期待される.また,DASH食のメタボリックリスクファクター軽減作用にはマグネシウムが一部関与している可能性も指摘されている.

b. 魚油

INTERMAP研究[5]によると,n-3多価不飽和脂肪酸(魚油に多く含まれる)の摂取量が多い人は血圧が低い傾向にあり,介入試験でも魚油の摂取量増加は高血圧患者に降圧効果をもたらすことが示されている.有意な降圧効果が得られるためには比較的高容量(1日3 g以上)の摂取が必要である.2006年のAHAの勧告や2007年のESH/ESCのガイドラインでも魚を多く食すべきであるとのコメントがなされており,わが国のコホート研究では

表Ⅲ-52　主要降圧薬の積極的適応

	Ca拮抗薬	ARB/ACE阻害薬	利尿薬	β遮断薬
左室肥大	○	○		
心不全		○*1	○	○*1
心房細動(予防)		○		
頻脈	○*2			○
狭心症	○			○*3
心筋梗塞後		○		○
タンパク尿		○		
腎不全		○	○*4	
脳血管障害慢性期	○	○	○	
糖尿病/MetS*5		○		
高齢者	○*6	○	○	

＊1：少量から開始し，注意深く漸増する．＊2：非ジヒドロピリジン系Ca拮抗薬．＊3：冠攣縮性狭心症には注意．＊4：ループ利尿薬．＊5：メタボリックシンドローム．＊6：ジヒドロピリジン系Ca拮抗薬．
(JSH 2009[1])より転載)

魚の摂取が多い人ほど心筋梗塞発症が少ないことが報告されていることからも，高血圧患者では魚の積極的摂取が推奨される．

2. 降圧薬療法

降圧薬療法において，その心血管病抑止効果の大部分は，降圧薬の種類よりも降圧度によって規定されるとされる．第1選択とすべき降圧薬はカルシウム拮抗薬，アンジオテンシンⅡ受容体拮抗薬(ARB)，アンジオテンシン変換酵素(ACE)阻害薬，利尿薬，β遮断薬であり，積極的適応(表Ⅲ-52)[1]や禁忌もしくは慎重投与となる病態や合併症の有無に応じて，適切な降圧薬を選択するべきである．降圧薬投与においては24時間にわたる完全な降圧を徹底することがきわめて重要であり，家庭血圧やABPMを駆使して早朝血圧や血圧日内変動を検出し，それらを考慮した個別降圧療法を行うことが肝要であり，多くの場合2，3剤の降圧薬の併用が必要となる．その際，食塩感受性の観点からも少量の利尿薬を積極的に併用すべきであると考えられる．

5　おわりに

家庭血圧測定やABPMにより血圧日内変動を考慮して白衣高血圧や仮面高血圧を正しく診断し，その病態把握と要因の検討によって，減塩をはじめとした個別の生活習慣修正の指導と個別降圧療法を行うことで，24時間にわたるパーフェクトな降圧の達成が初めて可能となる．それこそが，高血圧治療の真の目的である心血管病の予防と予後改善につながる高血圧の専門診療といえると考えられる．

[文献]

1) 日本高血圧学会治療ガイドライン作成委員会：高血圧治療ガイドライン 2009（JSH2009）．日本高血圧学会，2009
2) Ueshima H: Explanation for the Japanese paradox: Prevention of increase in coronary heart diseases and reduction in stroke. J Atheroscler Tromb 14: 278-286, 2007
3) 苅尾七臣（編）：パーフェクト 24 時間高血圧診療．南山堂，2009
4) Intersalt Cooperative Research Group. Intersalt: an international study of electrolyte excretion and blood pressure. Results for 24 hour urinary sodium and potassium excretion. BMJ 297: 319-328, 1988
5) 常松典子，上島弘嗣，奥田奈賀子，他：INTERMAP 日本研究班：減塩食実施者は通常の食生活の人に比べ食塩摂取量がどの程度少ないか？ 日循予防誌 39：149-155，2004
6) 健康日本 21 企画検討会，健康日本 21 計画策定検討会：健康日本 21：21 世紀における国民健康づくり運動について：健康日本 21 企画検討会・健康日本 21 計画策定検討会報告書．p177，健康・体力づくり事業財団，2000
7) 健康栄養情報研究会：第 6 次改定日本人の栄養所要量—食事摂取基準．第一出版，1999
8) Joossens JV: Dietary salt restriction: the case in favour. In The therapeutics of hypertension. pp243-250, Royal society of medicine（International congress and symposium series No.26），London, 1981
9) MacGregor GA: Sodium is more important than calcium in essential hypertension. Hypertension 7: 628-637, 1985
10) Elliott P, Stamler J, Nichols R, et al: Intersalt revisited: further analyses of 24hour sodium excretion and blood pressure within and across populations. BMJ 312: 1249-1253, 1996
11) National high blood pressure education program: The sixth report of the joint national committee on prevention, detection, evaluation, and treatment of high blood pressure. Arc Int Med 157: 2413-2446, 1997
12) Guideline Subcommittee of the WHO-International Society of Hypertension Mild Hypertension Liaison Committee. 1999 World Health Organization-International Society of Hypertension guidelines for the management of hypertension. J Hypertension 17: 151-183, 1999
13) Cook NR, Cutler JA, Obarzanek E, et al: Long term effects of dietary sodium reduction on cardiovascular disease outcome: observational follow-up of the trials of hypertension prevention（TOHP）. BMJ 334: 885, 2007
14) Sacks FM, Svetkey LP, Vollmer WM, et al: DASH-Sodium Collaborative Research Group. Effects on blood pressure of reduced dietary sodium and the Dietary Approaches to Stop Hypertension（DASH）diet. DASH-Sodium Collaborative Research Group. N Engl J Med 344: 3-10, 2001
15) Espeland MA, Whelton PK, Kostis JB, et al: TONE Cooperative Research Group. Predictors and mediators of successful long-term withdrawal from antihypertensive medications. Arch Fam Med 8: 228-236, 1999
16) Kimura G: Kidney and circadian blood pressure rhythm. Hypertension 51: 827-828, 2008
17) Esler MD, Krum H, Sobotka PA, et al: Renal sympathetic denervation in patients with treatment-resistant hypertension（The Symplicity HTN-2 Trial）: a randomised controlled trial. Lancet 376: 1903-1909, 2010
18) 苅尾七臣：被災者の健康管理—東日本大震災から復興へ．地方議会人 6：22-28，2011

（今泉　悠希，苅尾　七臣）

Ⅲ. 臨床編　C. 疾患と栄養

7. アレルギー疾患

アレルギー疾患は，遺伝的素因に環境要因が作用することにより発症すると考えられており，近年その罹患率の上昇が問題となっている．遺伝的素因が大きく変化することはないため，栄養を含めた各種環境要因の変化が，罹患率上昇の一因と考えられる．食物アレルギーに関しては別項「食物アレルギー」(457頁)で解説されることから，本項ではアレルギー疾患の基本的病態と栄養がアレルギー疾患の病態・発症にどのように関わっているかを気管支喘息，アトピー性皮膚炎を中心に概説する．

1 アレルギーの病態

免疫反応は病原体などから生体を防御する重要な反応であるが，生体側に犠牲をもたらすことがある．抗原が生体にとって有害であり，生体側の犠牲がわずかな場合には有益な反応となるが，食物や花粉など非侵襲的な抗原により生体に障害が生じる場合には（広義の）アレルギー反応となる．病態にIgEが関与している場合には，アトピー性疾患・（狭義の）アレルギー疾患と呼ばれる．

アレルギー疾患の発症には，アレルゲンとなる抗原に対し特異的に反応するTh2細胞が誘導され抗原特異的IgEが産生されて抗原感作が成立する必要がある[1]．産生された抗原特異的IgEは肥満細胞が発現するFcεRⅠに結合する．この状態でIgEにアレルゲンが結合しFcεRⅠが架橋されると肥満細胞からヒスタミンやプロテアーゼが放出され，アラキドン酸代謝によりロイコトリエンC_4，プロスタグランディンD_2，血小板活性化因子(PAF)などの脂質メディエーターが産生，放出される．これらの物質は標的臓器に作用し，血管透過性の亢進や血管拡張，気管支平滑筋の収縮，粘液分泌亢進などを引き起こし即時型反応が生じる．肥満細胞からはさらに，IL-5, IL-13, MCP-1, TNF-αなど多くのサイトカインが産生され，これらの作用により好酸球，好中球，リンパ球が局所に集積する．集積した好酸球はロイコトリエンC_4，PAFや炎症性サイトカインを産生するとともに主要塩基性タンパク(MBP)，好酸球陽イオンタンパク(ECP)など組織障害性タンパクを放出しアレルギー性炎症が起きる．

アレルギー性疾患の病態にはTh2細胞が重要な役割をもつが，Th1細胞はTh2細胞の分化や機能，IgE産生を抑制し，アレルギー反応を抑制する．その一方でTh1細胞は，気道上皮細胞や平滑筋細胞，ケラチノサイトのアポトーシスに関与し，喘息やアトピー性皮膚炎での組織障害に関与する．Tr1細胞やTh3細胞，Foxp3$^+$CD4$^+$CD25$^+$T細胞といった制御性T細胞はIL-10やTGF-β, CTLA-4, IL-35などを産生・発現することで，抗原提示細胞やT細胞の機能，IgE産生，肥満細胞の脱顆粒などを抑制し，アレルギー

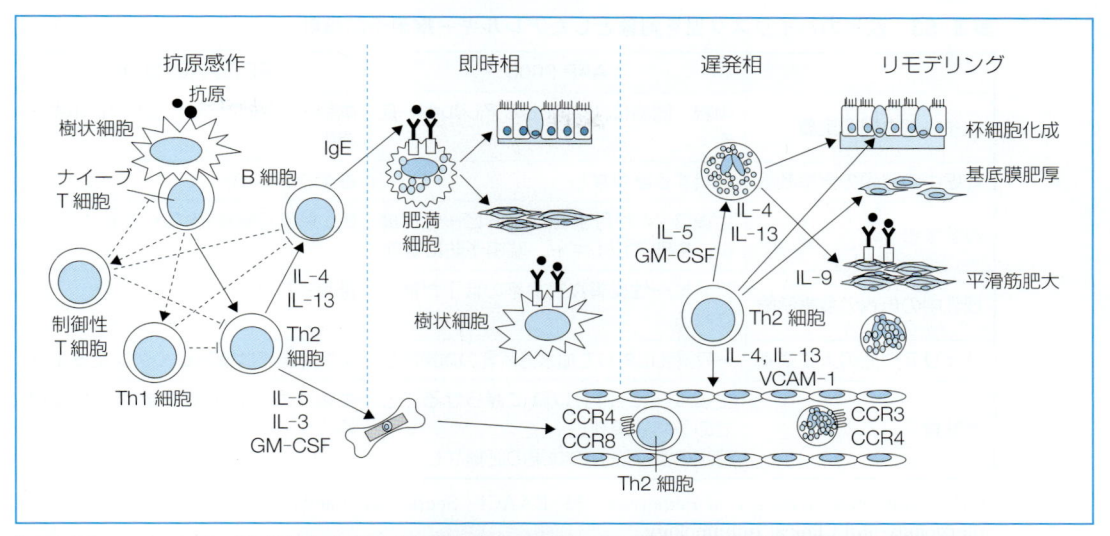

図Ⅲ-83　アレルギー性炎症におけるTh2細胞の役割とTh1細胞，制御性T細胞による抑制

ナイーブT細胞が樹状細胞により抗原提示を受けTh2細胞に分化する．Th2細胞はCD40リガンドを発現しIL-4，IL-13を産生してB細胞のIgE産生を誘導する．また，GM-CSF，IL-3，IL-5を産生し好酸球の分化，成熟，活性化を誘導する．抗原曝露により肥満細胞の活性化が起き即時型反応が生じるとともにTh2細胞の活性化も起きる．肥満細胞やTh2細胞から産生されるサイトカインにより遅発相の反応が惹起される．IL-4，IL-13は血管内皮細胞のVCAM-1発現と局所でのエオタキシン産生を誘導し，好酸球の局所への集積に作用する．IL-4，IL-9，IL-13は杯細胞へ異形成を，IL-4，IL-13は繊維芽細胞の遊走と増殖，細胞外基質の産生を促し，IL-9は気道上皮下の繊維化に関与する．制御性T細胞は樹状細胞機能を抑制し，新たな制御性T細胞の分化を誘導する．また，直接Th2細胞の活性化を抑制したり，B細胞からIgE産生細胞への分化を抑制する．Th1細胞はTh2細胞への分化とその機能を抑制する．

反応を抑制する．これらの細胞による調節機能の異常がアレルギー疾患の発症に関与すると考えられている（図Ⅲ-83）．

2　アレルギー疾患の発症と栄養法

　小児アレルギー患者では，しばしばダニや花粉などの吸入抗原に先行して食物抗原に対する感作が成立し，食物アレルギーの発症後に気管支喘息やアレルギー性鼻炎を発症するアレルギーマーチが観察される．そのため，胎児期から乳児期の栄養法と食物抗原に対する感作とアレルギー疾患発症との関係が注目されている．

　生後4か月まで完全母乳栄養とした場合，ミルク栄養と比べアトピー性皮膚炎や牛乳アレルギー，喘鳴の発症抑制または遅延がみられる[2]．しかし，アレルギー発症ハイリスク児に限定しない場合，母乳がアレルギー発症予防の点で普通ミルクより優れていることを支持する十分な証拠がない．アレルギー疾患発症リスクが高いアレルギーの家族歴をもつ乳児に対し，FcεRⅠの架橋を起こさない低分子量のペプチドにまで加水分解したミルクを用いると，アレルギー反応を起こすことなく，T細胞に対する免疫原性により経口免疫寛容が誘導されると期待される．しかし，普通ミルクの代わりに乳清部分加水分解乳を使用しても，6歳までのアトピー性皮膚炎の発症率は低下するが，その効果は弱く，気管支喘息やアレルギー性鼻炎の発症率は抑制されない[3,4]．

表Ⅲ-53　欧米のハイリスク児を対象としたアレルギー疾患予防指針

	AAP 2008	SP-EAACI 2008
ハイリスク児の定義	両親・同胞に1人以上のアレルギー疾患	両親・同胞に1人以上のアレルギー疾患
妊娠中の母親の食事制限	推奨する証拠なし	推奨されない
母乳栄養	生後3～4か月まではアトピー性皮膚炎，牛乳アレルギー，喘鳴予防に有効	6か月まで継続（少なくとも4か月）
授乳中の母親の食事制限	アトピー性皮膚炎発症率の低下が期待される	推奨されない
ハイリスク児の人工栄養	一般調乳に対して加水分解乳の効果あり	4か月までは低アレルゲン化ミルク
離乳食	生後4（～6か月）以降に遅らせることでの予防効果なし 特定の食品除去の効果の証拠なし	生後4か月までは牛乳を含め避ける

AAP：American Academy of Pediatrics，SP-EAACI：Section on Paediatrics, European Academy of Allergology and Clinical Immunology
(Greer FR, et al, 2008[2]，Høst A, et al, 2008[4] より作成)

　食物抗原に対する感作は胎盤経由や経皮，吸入などさまざまな経路で起きる可能性があり，食物抗原への曝露を完全に防ぐことは難しい[5]．アレルギー家族歴を有するハイリスク児に離乳食の開始を生後4か月以降に遅らせたり，アレルゲン性が強いとされる食品の摂取開始を6か月以降にしたりしても湿疹の発症を防げる証拠はない[6]．また，乳児期に特定の食物の経口摂取を回避すると経口免疫寛容の成立を妨げ，むしろ食物アレルギー，湿疹の発症が増加するとの報告もある[6～8]．妊娠中，授乳中の母親の食事制限がアレルギー発症予防に有効との証拠はない（表Ⅲ-53）．

3 アレルギー疾患の発症・病態に関連する栄養素

1. 不飽和脂肪酸

　n-3脂肪酸であるエイコサペンタエン酸，ドコサヘキサエン酸はロイコトリエンの合成に重要な5-リポキシゲナーゼやアラキドン酸合成を阻害するため，n-6脂肪酸に比べn-3脂肪酸には抗炎症作用があると考えられている．n-6脂肪酸の摂取量やn-6：n-3脂肪酸比率の高いほうが喘息の有病率が高いと報告されている[9,10]．
　喘息患者にn-3脂肪酸を補充すると喘息のコントロール状態と，呼吸機能が改善するという報告があるが，その評価は一定していない．

2. ビタミンD

　活性化ビタミンD_3は樹状細胞に作用し，Foxp3$^+$CD4$^+$CD25$^+$制御性T細胞やTr1細胞を誘導して免疫応答を抑制する[11]．妊娠中の母親のビタミンD摂取量が多いと臍帯血中の免疫寛容に関与する遺伝子の発現量が増加し，生まれてきた児の喘鳴や喘息，アレル

ギー性鼻炎，湿疹の発症率が低くなるとの報告がある．しかし，逆の報告もあり，発症予防効果についてはさらなる検討が必要である[9]．喘息患者では血清ビタミン D_3 が低値なほど喘息による入院が増加し，長期管理薬の使用量が多く，気道可逆性や気道過敏性が増悪するが，ビタミン D_3 補充で症状が改善するかは不明である[10]．

3．葉酸

妊娠中の母親の葉酸補充は生まれてくる児の喘息発症リスク増加させる可能性が報告されている．一方，出生後の児の葉酸摂取量が多いほど喘息発症率が低いとの報告もある．葉酸は肺の調節機能に関わる重要な遺伝子のメチル化を誘導し，その発現に影響するため，発達段階によって喘息発症に異なる影響を与えると考えられるが，妊娠中に葉酸摂取を控えることを推奨するだけの根拠はない[9]．

4．抗酸化物質

喘息患者では抗酸化活性が低下し，発作時には活性酸素の産生が増加することが報告されている[8]．抗酸化作用をもつ果物や野菜の摂取量が少ないほど肺機能が低下するとの報告がある．ビタミン E の喘息，喘鳴の発症抑制効果が示唆されており，母親のビタミン E 摂取量が多いと児の喘鳴発症率が低下するとの結果もある．しかし，介入試験ではその効果は証明されていない[9,12]．

セレンはグルタチオンペルオキシダーゼの触媒として抗酸化作用をもつ．喘息患者では血清セレン値が低下しており，肺機能低下との関連が報告されている[10,12]．妊娠早期の母体血あるいは臍帯血のセレン濃度が高い児では喘鳴発症率が低いが，喘息発症率とは関係しない．セレンを喘息患者に投与しても有意な予防，治療効果は確認されていない[10]．

5．イソフラボノイド

大豆イソフラボノイドであるゲニステインはチロシンキナーゼ阻害作用があり，5-リポキシゲナーゼを抑制してロイコトリエン産生を抑制する．大豆ゲニステインの摂取量が多いほど喘息患者の 1 秒量，ピークフローが高値を示す．イソフラボンのサプリメントを投与すると気道炎症マーカーである呼気中 NO が低下するとの報告もある[10]．

6．マグネシウム

マグネシウムはカルシウムイオンの細胞内流入阻害作用により肥満細胞のヒスタミン放出抑制や平滑筋弛緩作用をもつ．喘息患者にマグネシウムを投与すると気道過敏性が低下し，発作頻度，気管支拡張剤の使用頻度の低下がみられる[10]．

4 プロバイオティクスのアレルギー発症予防と治療効果

衛生環境の変化がアレルギー疾患増加の一因とする衛生仮説が提唱され，腸内細菌叢の

異常がアレルギー疾患発症に関連するとの考えから、プロバイオティクスの効果が検討されている[13].

母親に妊娠中から授乳中にかけプロバイオティクスを投与すると、児のアトピー性皮膚炎の発症が抑制されるとの報告が多いが、食物やダニ抗原への感作率、食物アレルギーや喘息の発症率には有意な効果は認められていない．乳幼児のアトピー性皮膚炎のうち食物アレルギー合併例や血中 IgE 高値群ではプロバイオティクスに皮疹の改善効果があるとされているが、その改善効果は軽微であり、食物アレルギーや喘息への改善効果は認められていない．

5 肥満とアレルギー疾患

肥満であるほど喘息の発症率、有症率が高くなる．肥満の喘息患者では好酸球性気道炎症より好中球性の炎症が主体となり、ロイコトリエン拮抗薬への反応性は低下しないが、吸入ステロイドや経口ステロイドへの反応性低下がみられる[10]. したがって、栄養管理による肥満対策が喘息の発症予防・治療の点からも重要といえる．

6 食事療法によるアレルギー疾患発症予防と治療

さまざまな栄養素の過不足がアレルギー疾患の発症や増悪に関与することが報告されているが、栄養素を補充する介入試験で発症予防や治療効果が証明されているものはほとんどない．また介入試験の多くはその対象症例数が少ないことから、アレルギーの発症予防や治療目的として積極的に推奨できるだけの食事療法が確立されていないのが現状である．n-3 脂肪酸やプロバイオティクスによる介入は、効果も軽微であり長期予防効果は不確実であるため、あくまでも補助的位置づけといえる．

食物が原因抗原となっている食物アレルギーでは原因食物の除去が治療法となる．乳児期のアトピー性皮膚炎では食物アレルギーがその増悪因子として関与することが多いが、年齢とともにその関与は弱くなる．卵特異 IgE 陽性で卵アレルギーが関与する乳児のアトピー性皮膚炎では卵の除去により皮膚炎症状の改善が期待される．しかし、年長児や成人のアトピー性皮膚炎患者を対象とした場合、卵除去や乳製品除去、成分栄養や、制限食がアトピー性皮膚炎を改善するという証拠はない[14]. したがって、アトピー性皮膚炎の治療では、食物除去は原則、食物アレルギーの関与が証明された症例に限るべきである．

[文献]
1) 大嶋勇成：アレルギー疾患の病態―免疫細胞の関与．小児内科 43：1825-1829, 2011
2) Greer FR, Sicherer SH, Burks AW: Effects of early nutritional interventions on the development of atopic disease in infants and children: the role of maternal dietary restriction, breastfeeding, timing of introduction of complementary foods, and hydrolyzed formulas. Pediatrics 121: 183-191, 2008
3) Lowe AJ, Hosking CS, Bennett CM, et al: Effect of a partially hydrolyzed whey infant formula at weaning on risk of allergic disease in high-risk children: A randomized controlled trial. J Allergy Clin Immunol 128: 360-365, 2011
4) Høst A, Halken S, Muraro A, et al: Dietary prevention of allergic diseases in infants and small children. Pediatr Allergy Immunol 19: 1-4, 2008
5) Fox AT, Sasieni P, du Toit G, et al: Household peanut consumption as a risk factor for the develop-

ment of peanut allergy. J Allergy Clin Immunol 123: 417-423, 2009
6) Filipiak B, Zutavern A, Koletzko S, et al: Solid food introduction in relation to eczema: results from a four-year prospective birth cohort study. J Pediatr 151: 352-358, 2007
7) Koplin JJ, Osborne NJ, Wake M, et al: Can early introduction of egg prevent egg allergy in infants? A population-based study. J Allergy Clin Immunol 126: 807-813, 2010
8) Nwaru BI, Erkkola M, Ahonen S, et al: Age at the introduction of solid foods during the first year and allergic sensitization at age 5 years. Pediatrics 125: 50-59, 2010
9) West CE, D'Vaz N, Prescott SL: Dietary immunomodulatory factors in the development of immune tolerance. Curr Allergy Asthma Rep 11: 325-333, 2011
10) Beuther DA: Recent insight into obesity and asthma. Curr Opin Pulm Med 16: 64-70, 2010
11) van der Aar AM, Sibiryak DS, Bakdash G, et al: Vitamin D3 targets epidermal and dermal dendritic cells for induction of distinct regulatory T cells. J Allergy Clin Immunol 127: 1532-1540, 2011
12) Nurmatov U, Devereux G, Sheikh A: Nutrients and foods for the primary prevention of asthma and allergy: systematic review and meta-analysis. J Allergy Clin Immunol 127: 724-733, 2011
13) Pan SJ, Kuo CH, Lam KP, et al: Probiotics and allergy in children—an update review. Pediatr Allergy Immunol 21: e659-e666, 2010
14) Bath-Hextall F, Delamere FM, Williams HC: Dietary exclusions for improving established atopic eczema in adults and children: systematic review. Allergy 64: 258-264, 2009

〔大嶋　勇成〕

III. 臨床編　C. 疾患と栄養

8. 骨粗鬆症

　わが国においては戦後65年間に平均寿命は約30歳延長し，今や平均寿命80歳代の最長寿国となった．この間，生活様式や生活空間は西欧化し，また長寿社会において疾病構造は大きく様変わりし，求めるべき生活習慣の規範も新たに構築する必要性に迫られている．

　大腿骨頸部骨折をはじめとする骨関節疾患は，高齢者の寝たきりの原因として脳卒中に次いで多い．骨粗鬆症はこの大腿頸部骨折の原因となる以外に，とくに女性において，脊椎椎体圧迫骨折による亀背，円背による胃食道逆流症，ひいては誤嚥性肺炎，腰痛などの原因となり，身体機能や生活の質の著しい低下要因となることから，長寿社会において最重要の予防・治療対象疾患の1つである．本項においては，骨粗鬆症の予防に有益な生活習慣の規範を栄養面から解説する．

1 わが国における骨粗鬆症の疫学

　わが国の骨粗鬆症の診断基準（骨密度測定において若年女性平均値の70％未満）[1]を満たす例は，女性では40歳以上で24％（839万人），50歳以上で30.6％（825万人）に達し，骨量減少（若年女性平均値の70～79％）を示す例は40歳以上女性の19.4％（677万人），50歳以上女性の23.2％（622万人）に達すると推定されている．一方，男性の骨粗鬆症例は40歳以上で10％（321万人），50歳以上で12.4％（321万人）と女性の半数以下であった．また脊椎圧迫骨折の有病率は70歳女性で約30％，80歳女性で約40％に達し，さらに，大腿骨頸部骨折の発症率は70歳以降指数関数的に増加し，80歳代前半では1年間に100人に1人，同後半では50人に1人に達する[2]．

　骨粗鬆症有病率は，診断基準と判定部位で差があり，WHOの診断基準（若年女性平均値から標準偏差×2.5を引いた値以下）による調査では，日本では，50歳以上の女性は，腰椎で25～35％，大腿骨頸部で9～13％，50歳以上の男性は，大腿骨頸部で4％が骨粗鬆症と診断され，日本の骨粗鬆症有病率は，米英より低く，米国の非白人に近いと考えられている．

　骨粗鬆症の患者数は，2004年の年齢・性別人口構成と大腿骨頸部による有病率からは，男女合わせて350万～460万人であると見積もられているが，腰椎の有病率を用いると50歳以上の女性で706万～988万人に達する．

2　骨粗鬆症予防における栄養摂取の位置づけ

　骨粗鬆症予防においては，カルシウム，カリウム，マグネシウム，ビタミンD，ビタミンKを十分摂取し，適正な体重を保持することが肝要であるが，各種栄養面以外にも，女性においては閉経期以降の積極的な骨粗鬆症検診，運動習慣，高齢者においては骨折の直接原因となる転倒の予防などが重要である．また最近，適切な時期にビスホスホネート製剤による薬物療法を開始すれば，骨粗鬆症に基づく骨折が約半数近くまで抑制できることが実証されており，骨粗鬆症が進行する例においては，機を逸することなく薬物療法の開始を考慮する．一方，生涯にわたる不足のない栄養摂取は，骨量維持の面から骨粗鬆症予防の基盤となる．

3　カルシウム

1. 骨粗鬆症とカルシウム摂取

　カルシウム摂取量と骨量，骨密度，骨折との関係を検討した疫学研究をまとめたメタアナリシスによると，摂取量と骨量，骨密度との間には多くの研究で有意な関連が認められている．カルシウム摂取量と骨折発生率との関連を検討したわが国で行われた疫学研究は有意な関連（摂取量が少ない集団での発生率の上昇）を認めている．厚生労働省の「日本人の食事摂取基準」（2010年版）[3]では，カルシウム摂取の推奨量は，男性では12〜14歳で986 mg/日，15〜17歳で797 mg/日，18〜29歳で778 mg/日，30〜49歳で667 mg/日，50〜69歳で712 mg/日，70歳以上で722 mg/日で，女性では12〜14歳で804 mg/日，15〜17歳で665 mg/日，18〜29歳で663 mg/日，30〜49歳で660 mg/日，50〜69歳で666 mg/日，70歳以上で622 mg/日で，男女を問わず，すべての年代で800 mg/日を摂取していれば不足がないと考えられる．

　600 mg/日に達するカルシウム充足率は，全年例平均で88％であり，20歳代の女性が70％と最も低く，次いで30歳代，10歳代後半，40歳代，70歳代の順に低く，全体として若い女性のカルシウム摂取不足が目立つ．生涯における最大骨塩量（peak bone mass）を迎える20〜30歳代までのカルシウム摂取はとくに重要であり，十分なカルシウム摂取は，この最大骨塩量を上昇させ，女性のこの時期の妊娠・授乳期の骨量減少を回復させる．この最大骨塩量の上昇と，子どもの頃の牛乳摂取が十分であること，ダイエット回数や欠食回数が少ないことなどが正相関することが知られている．

　国際的にみて，欧米各国のカルシウム摂取量が800〜1,200 mg/日にも達するのに比し，わが国をはじめ東南アジア諸国では300〜550 mg/日と少なく，この差は主として動物性のカルシウム，すなわち牛乳・乳製品の摂取量の差による．牛乳のカルシウム量は200 mg/200 mlと豊富で，逆に牛乳摂取習慣が少ないわが国の食生活習慣からみるとカルシウム不足に陥りやすい．カルシウム不足は，二次性副甲状腺機能亢進症を介して骨吸収亢進の原因となる．米国国立衛生研究所（National Institutes of Health；NIH）は，閉経後女性では骨粗鬆症薬物療法中でも1,000 mg/日，薬物療法のない例では1,500 mg/日のカル

表Ⅲ-54　主な食品中の1食分あたりのカルシウム含量

食品名	1回正味分量	カルシウム量(mg)	必要量(800 mg/日)に対する食品量
普通牛乳	1本(200 g)	200	4本(800 g)
ヨーグルト	1本(100 g)	110	7.3本(727 g)
プロセスチーズ	1個(28 g)	176	4.5個(127 g)
鰯の丸干し	1尾(20 g)	224	3.6尾(71 g)
豆腐	1丁(800 g)	360	2.2丁(1,780 g)
大豆	1皿(100 g)	240	(330 g)
ゴマ	1皿(10 g)	120	(67 g)
干しヒジキ	1盛(10 g)	140	(57 g)

(細井，1999[4])より改変して転載)

シウム摂取を推奨している．表Ⅲ-54にカルシウムの豊富な食品群を示す[4]．なお，食品によりカルシウム吸収率に差があり，ほうれん草やピーナッツに多いシュウ酸，穀類や豆類に多いフェチン酸の過多はカルシウム吸収を妨げる．

2. 薬物療法としてのカルシウム補給

カルシウム摂取が少ない例には，カルシウム製剤によりカルシウムの補充が必要となる．乳酸カルシウムの吸収はよく，炭酸カルシウムの吸収はやや劣るなど，カルシウム製剤間で吸収率に多少の差はあるが大差はない．食事からのカルシウム摂取が少なく（平均433 mg），脊椎椎体骨折既往例では4年間に1,200 mgのカルシウム補充療法により骨折発生頻度を低下させたとの報告がある．しかし，カルシウム療法単独では骨量増加，骨折抑制に有意な効果がみられなかったとする報告も多く，これは，対象の年齢やカルシウム摂取量による差が影響していると考えられる．

4　ビタミンD

1. 栄養素としてのビタミンD

ビタミンDには3つの側面がある．第1は日光により皮膚で産生されること，第2は栄養因子として食物からも摂取されうること，第3は腎で活性化されカルシウム代謝調節ステロイド系ホルモンとして骨代謝に関与することである．高齢者において，ビタミンD不足は骨粗鬆症や骨軟化症などの代謝性骨疾患の直接の原因となる．若年者では，体内で必要なビタミンDのほとんどは皮膚，とくに表皮で合成され（ビタミンD_3），食物由来の植物性ビタミンD（ビタミンD_2）の比率は少ない．ビタミンD_3の前駆体である7-デヒドロコレステロール（プロビタミンD_3）は，皮膚において太陽光線中297 nmをピークとする290〜315 nmの紫外線を受けると，ステロイドB環の開裂を起こしてプレビタミンD_3と

なり，さらに体温によって立体構造に変化を起こしビタミン D_3 に変換される．植物界において5億年前に始まったビタミンDの光合成におけるステロイドB環開裂は太陽光が唯一の方法であり，この壁はヒトを含むすべての動植物によっても酵素的反応によっては乗り越えられなかった．

　皮膚におけるビタミン D_3 の合成能は，加齢とともに低下し，高齢者では成年の1/2〜1/3に低下する．皮膚で形成されたビタミン D_3，あるいは動物食由来のビタミン D_3 は，血液中のビタミン D_3 結合タンパクと結合して肝へ運ばれ，自動的に25位の水酸化を受け25-ヒドロキシビタミン D_3(25-OHD$_3$)となる．食物由来の植物性ビタミンDであるビタミン D_2 もまた肝で25-ヒドロキシビタミン D_2(25-OHD$_2$)となる．高齢者では，皮膚におけるビタミン D_3 の合成能の低下に伴い，血中25-OHD$_3$濃度は低下する．とくに日照時間の極端に少ない老人ホーム入所中の高齢者では，戸外歩行可能な高齢者に比し，血中25-OHD値は有意の低値を示す．25-OHD$_3$(あるいは25-OHD$_2$)は，腎近位尿細管細胞へ運ばれ1α位の水酸化を受けて活性型ビタミンDである1α,25-ジヒドロキシビタミン D_3 [1,25-(OH)$_2$D$_3$](あるいは1α,25-ジヒドロキシビタミン D_2[1,25-(OH)$_2$D$_2$])となる(図Ⅲ-84)．この1,25-(OH)$_2$Dの腎における産生およびその血中濃度も加齢とともに低下すること，また，副甲状腺ホルモン(PTH)外因性負荷による腎1α-ヒドロキシラーゼ活性化反応も加齢に伴い低下することが知られている．加齢に伴い増加する退行期骨粗鬆症のうち，閉経後骨粗鬆症は卵巣機能停止に基づくエストロゲン欠乏が要因となるが，比較的緩

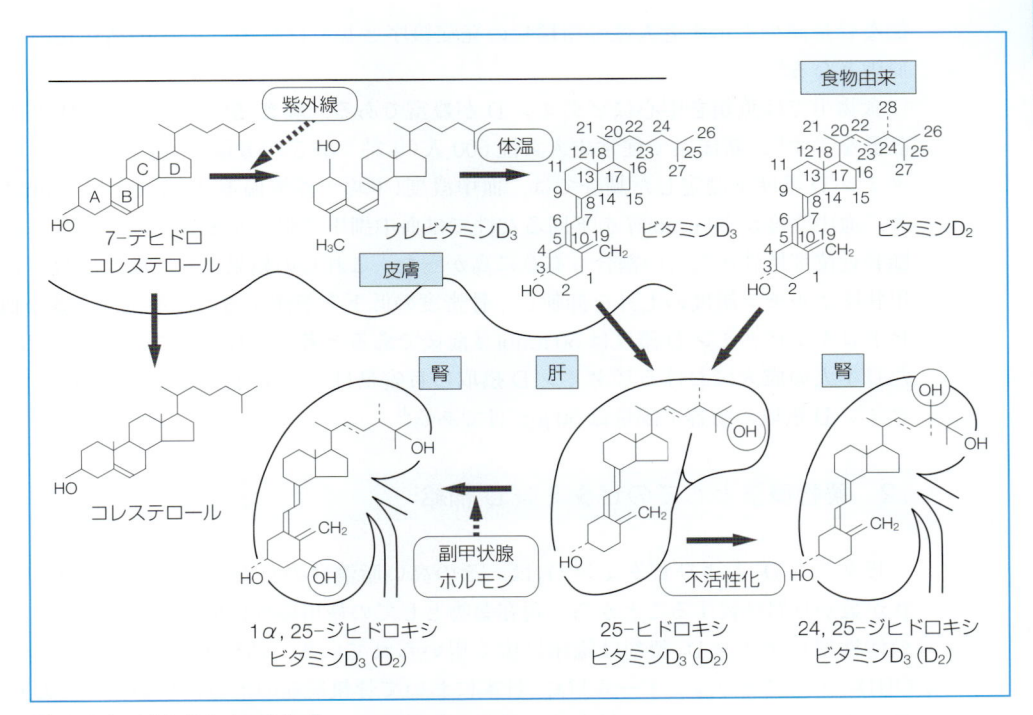

図Ⅲ-84　ビタミンDの生成
7-デヒドロコレステロールは，皮膚で紫外線によりB環の開裂を起こし，さらに体温による立体変化によりビタミン D_3 となる．ビタミン D_3 は，食物由来のビタミン D_2(構造は点線の追加で示す)とともに肝で25位の水酸化を受け，さらに副甲状腺ホルモンの刺激により，1α位の水酸化を受け，活性型ビタミンDである1α,25-ジヒドロキシビタミンDとなる．

表Ⅲ-55　主な食品中の1食分あたりのビタミンD含量

食品名	1回正味分量	ビタミンD量(IU)	必要量（100IU/日）に対する食品量
カレイ（生）	1尾（140g）	1,288	0.08尾（11g）
塩サケ（生）	1切れ（80g）	1,280	0.08切れ（6g）
ウナギ蒲焼き	中1串（130g）	988	0.1串（13g）
アンコウ肝	1切れ（20g）	880	0.1切れ（2g）
サバ（生）	1切れ（80g）	352	0.3切れ（23g）
キクラゲ（乾）	2g	320	1片（0.6g）
サンマ（生）	1尾（70g）	308	0.3切れ（23g）
ヒラメ（生）	刺身5切れ（70g）	288	刺身1.7切れ（24g）
マダイ（生）	刺身5切れ（40g）	260	刺身1.9切れ（15g）
カツオ（生）	刺身5切れ（50g）	200	刺身2.5切れ（25g）
マイワシ（乾）	1尾（20g）	132	0.8尾（15g）
普通牛乳	1本（200g）	26	3.8本（769g）
シイタケ（生）	1個（10g）	18	5.6個（56g）

（細井，1999[4]）より改変して転載）

徐な骨量減少を示す老人性骨粗鬆症の発症機序としてはビタミンDの活性化障害が主な原因となる[5]．

食物中では魚類を中心にビタミンDが豊富である．表Ⅲ-55にビタミンDの豊富な食品群を示す[4]．新潟県で健常成人女性600人（年齢：63.5±5.8歳）の血中25-ヒドロキシビタミンD濃度を測定した調査では，血中濃度（平均±標準偏差）は55.6±14.6 nmol/lであり，血中濃度が50 nmol/lを下回る女性では血中副甲状腺ホルモン濃度が有意に高く，大腿骨近位部低骨密度者の割合も有意に高かった．これらの結果より，成人において血中副甲状腺ホルモン濃度の上昇を抑制し，骨密度の低下を予防するのに最低限必要な血中25-ヒドロキシビタミンD濃度は50 nmol/l前後であると考えられる．この血中濃度に対応した日本人の成人におけるビタミンD摂取の目安量は5.7 μg/日とされている[3]．一方，ビタミンD摂取の耐容上限量は50 μg/日である[3]．

2. 薬物療法としてのビタミンD補給

ビタミンD_2およびビタミンD_3は，その高い脂溶性のため，蓄積による中毒時には症状が数か月間持続することから，現在薬物としての使用頻度は低い．一方，半減期が数日の活性型ビタミンD_3製剤は臨床に広く用いられている．活性型ビタミンD_3製剤の1α-OHD$_3$（アルファカルシドール）は，日本において骨粗鬆症の治療に用いられており，骨塩量の減少を抑制するのみではなく，骨折率も低下させることが知られており，骨折率の低下は70歳以上の高齢者例にも認められている[6]．また，1,25-(OH)$_2$D$_3$にも骨塩量減少抑制効果が認められている．活性型ビタミンD投与中には，血清および尿中カルシウムを定期的に測定し，高カルシウム血症および高カルシウム尿症（1日200 mg/gクレアチニン

以上）のないことを確認する必要がある．このため，カルシウム剤との併用は避けるのが無難である．高齢者の多くでは日光浴不足による 25-OHD 低値があり，これに基づく骨軟化症も骨量低下に関係していると考えられ，活性型ビタミン D 製剤はこの改善効果も有している．

また Bischoff-Ferrari らは，高齢者を対象に 5 つの臨床試験をメタ解析した結果，天然型あるいは活性型ビタミン D 投与により，転倒を 22％ 抑制したと報告している[7]．

5　ビタミンK

1．骨粗鬆症とビタミンK

ビタミン K は，カルシウム依存性凝固因子である凝固因子 II，VII，IX，X の活性化に必須となる以外に，骨基質の matrix gla protein（MGP），すなわちオステオカルシンのカルシウム結合性修飾に必要である．ビタミン K は肝臓で優先的に使用されるため，凝固活性に全く影響を与えない程度のビタミン K 不足でも骨では不足となり，この状態では undercarboxylated osteocalcin（ucOC）が増加し，骨折リスクを高める．さらにビタミン K 摂取量が長期にわたり低下している例では，大腿骨頸部骨折危険が高まる[8]．

大腿骨近位部骨折とビタミン K 摂取量との関連を検討した最近のコホート研究によると，100 μg/日程度（またはそれ以上）を摂取していた群で，それ未満の摂取量の群に比し，発生率の低下が観察されている．ビタミン K は納豆，チーズなどの発酵食品や肉，卵および乳製品，さらにブロッコリーなどの緑黄色野菜類に豊富である．ビタミン K の摂取も食生活習慣に大きく依存し，ビタミン K が多量に含まれる納豆の消費量が多い関東地方で，消費量が少ない関西よりも骨折率が低いことが知られている[9]．ただし，心疾患などでワルファリン使用中にはビタミン K_2 剤は無論のこと，ビタミン K の豊富な食品も禁忌となる．

アメリカでの Suttie らの研究で，潜在的欠乏状態を回避できるビタミン K の必要摂取量は 82 μg/日（体重 72 kg）であると報告されている．わが国でも，この研究結果をもとに体重比の 0.75 乗で外挿することによって成人の目安量を算定した．それにより，1 日のビタミン K 摂取の目安量として，18 歳以上の男性で 75 μg/日，18〜29 歳の女性は 60 μg/日，30 歳以上の女性で 65 μg/日と示している[3]．

2．薬物療法としてのビタミンK補給

ビタミン K の骨粗鬆症治療への応用は，わが国において始められた．ビタミン K_2 は，皮質骨密度を上昇させ，血中 ucOC を有意に低下させ，また有意に骨折発生頻度を低下させる．骨粗鬆症以外にもグルココルチコイド誘発性骨密度低下，あるいは不動性骨萎縮の予防にビタミン K_2 が有効であったと報告されている．

6 骨粗鬆症に好影響を及ぼすその他の栄養素

1. イソフラボン

イソフラボンは大豆をはじめ、穀類、レーズン、果実、ナッツにも豊富に含まれており、ゲニステイン（genistein）、ダイゼイン（daidzein）、バイオカニンA（biochanin A）、フォルモノネチン（formononetin）の4成分よりなるが、植物ホルモンとして、いずれも弱いエストロゲン作用を有することが知られており（エストラジオール17βの約10万分の1）、カルシトニン分泌促進、骨芽細胞への直接作用などが推測されている。

「厚生労働省がん研究班」による多目的コホート研究（JPHC研究）では、男性の限局性前立腺癌、閉経後女性の乳癌、脳梗塞、心筋梗塞において、大豆製品の摂取が多いほど、リスクが低下する関連がみられた。しかし、イソフラボンの過剰摂取は甲状腺肥大の可能性もあり、食品安全委員会では、特定保健用食品としての大豆イソフラボンの安全な1日上乗せ摂取量の上限値を30 mg/日としている。

2. ビタミンC

ビタミンCは骨基質の主成分であるコラーゲンの合成に関わり、ビタミンCの多い野菜や果物摂取と骨密度との相関がしばしば観察されている。骨粗鬆症に対するビタミンCの予防効果の詳細については不明であるが、野菜や果物には上記植物ホルモンの他、カリウムやマグネシウムなど骨成分も豊富に含まれ、これらの相乗効果も期待される。

ビタミンCの1日の推定平均必要量は、18歳以上の男女とも85 mg/日、推奨量は100 mg/日とされている[3]。

7 骨粗鬆症に悪影響を及ぼす栄養素

1. リン

リンは骨を構成する栄養素の1つであり適量の摂取は必須であるが、最近ではインスタント食品、加工食品、清涼飲料水などへの食品添加物としての各種リン酸塩の過剰摂取が問題視されている。過剰なリンは二次性副甲状腺機能亢進症を惹起し、カルシウム排泄を増加させる可能性がある。

リンについての推定平均必要量設定の十分な研究報告が少ないため、平成17年および18年の国民健康・栄養調査の結果を参考に目安量が策定されている。男性では12～17歳で1,200 mg/日、18歳以上は1,000 mg/日。女性では、12～14歳で1,100 mg/日、15～17歳で1,000 mg/日、18歳以上は900 mg/日。また男女とも18歳以上に対し、3,000 mg/日の耐容上限量が示されている[3]。

2. ナトリウム

腎尿細管におけるナトリウムの再吸収は，同じ陽イオンであるカルシウムイオンの再吸収と共役しており，食塩の過剰摂取は尿細管へのナトリウム負荷を増大させ，結果的にカルシウム排泄を増大させ，二次性副甲状腺機能亢進症を招来させる[10]．

ナトリウムの過剰摂取と生活習慣病（高血圧，胃癌）との関係が検討されている近年，血圧値を上昇させない食塩摂取量は 3〜5 g/日と考えられており，WHO/国際高血圧ガイドライン，日本高血圧学会ガイドラインなどは，6 g/日未満の食塩摂取量を勧めている．わが国では，18 歳以上の男女ともナトリウムとして 600 mg/日を推定平均必要量とし，食塩相当量の目標量として，18 歳以上男性 9.0 g/日未満，18 歳以上女性 7.5 g/日未満を示している[3]．

3. 嗜好品

アルコールの過剰摂取は骨粗鬆症を促進し，またその適量摂取（エタノール 20 ml/日）は大腿骨頸部骨折を減少させるとの疫学調査がある．カフェインは尿中カルシウム排泄を増加させ，カルシウム出納を負に傾けることが知られている．カルシウム摂取量が 800 mg 以下/日でかつカフェイン 450 mg/日（コーヒー約 3 杯分）以上摂取すると，骨量減少速度が大きくなることが知られている．

8 痩せ・肥満の予防

骨粗鬆症は痩せの人に多く，痩せ自体は骨粗鬆症の危険因子の 1 つである．脂肪組織は微量の女性ホルモンを産生し，痩せの人では，肥満例より閉経後の脂肪組織由来の女性ホルモン産生が低くなることから，より早く骨量減少をきたし，また，体重減少例でも骨量喪失が大きいことが報告されている[11]．一方，高度の肥満例にも骨粗鬆症が発症し，正常型あるいは痩せ型骨粗鬆症例に比し，肥満型骨粗鬆症例では脊椎圧迫骨折率が高く，糖尿病性骨粗鬆症に類似した病態を呈することが推察される．このことから痩せとともに極端な肥満もまた骨折に直接関与する要因になると考えられる．

9 ビスホスホネート製剤とその他の薬剤

ビスホスホネート製剤（一般名：エチドロン酸，アレンドロン酸，リセドロン酸，ミノドロン酸）は，骨吸収抑制剤であり，現在，原発性骨粗鬆症や続発性骨粗鬆症に広く用いられている．閉経後エストロゲン欠乏により亢進した骨吸収と骨代謝回転を抑制する．ビスホスホネート製剤は腰椎骨密度を 1 年で約 5% 上昇させる．さらにアレンドロン酸を 5 年間投与した後，投与を中止してもその後 5 年間の腰椎骨密度は低下していない[12]．ビスホスホネート製剤は骨密度増加および脆弱性骨折の防止効果についての多くのエビデンスがあり，骨粗鬆症における治療の臨床現場では最も使用されている．

また，2011 年に発売されたビタミン D_3 誘導体製剤のエルデカルシトールは，アルファ

表Ⅲ-56　骨粗鬆症治療薬とその特徴

治療薬	作用機序	適応	特徴	副作用
ビスホスホネート	骨吸収抑制	閉経後および老人性骨粗鬆症	骨量増加作用著明	腎障害, 骨軟化症, 妊婦, 小児(石灰化抑制)には用いない
エストロゲン	女性ホルモンの補充	閉経後骨粗鬆症. 閉経後5年以内に5〜10年プロゲステロンと併用投与	閉経後では効果著明, 更年期障害も改善	不正出血, 血栓性疾患の増悪, 発癌性(子宮内膜癌, 乳癌)
活性型ビタミンD	腸管でのカルシウム吸収促進, 骨形成促進	閉経後および老人性骨粗鬆症	広い適用(腎性骨異栄養症, 骨軟化症にも効果あり)	高用量で高カルシウム血症および尿症(尿路結石)
イプリフラボン	骨吸収抑制	閉経後および老人性骨粗鬆症	広い適用	少ない(消化器系症状)
ビタミンK_2	オステオカルシンのGla化	閉経後および老人性骨粗鬆症	ビタミンK摂取不足例(納豆, 緑色野菜)での効果期待	ワルファリン投与例では禁忌
タンパク同化ステロイド	おそらく骨吸収抑制	高齢者の重症骨粗鬆症	高齢者以外への長期投与は制限	多毛, 変声, 血栓症疾患増悪, 肝障害. 男性例では前立腺癌増悪
カルシウム製剤	経口カルシウム補給	カルシウム摂取不足例	閉経後の骨量に対する効果は少ない(老年期では＋)	なし(腸管性高カルシウム尿症など一部の例で尿路結石助長)
カルシトニン	骨吸収抑制	閉経後および老人性骨粗鬆症	鎮痛効果著明	少ない(時に紅潮, 嘔気). わが国では注射剤のみ
PTH	骨形成促進	骨折の危険性の高い骨粗鬆症	骨形成を促進することで骨粗鬆症を治療するという新しい作用機序	長期間投与すると骨肉腫の危険性あり

(森本ら, 1997[13]より改変して転載)

カルシドールに比べて高い骨密度上昇効果と骨折抑制効果を有することから骨粗鬆症への臨床応用が期待されている. その他の骨粗鬆症治療薬を表Ⅲ-56に示す[13].

10　おわりに

　以上, 骨粗鬆症発症あるいは骨折予防に有用な生活習慣の改善を中心に述べた. これら個々の生活習慣改善の可能性, あるいは重要性は, 年代, あるいは個々人の状態によって変化する. 食習慣をはじめとする生活習慣は, その人の人生観であり個人史そのものである. いったん決定された生活習慣の修正は容易ではなく, とくに高齢者では, 長年培われた生活習慣の変更は難しい. しかし, 逆にいえば, よき生活習慣を若いうちから獲得できればその人の人生の礎となって豊かな老後という福音をもたらす. 骨粗鬆症に対する生活習慣の修正は, 他の生活習慣病の予防にもつながるものが多く, 毎日の生活から無理をせずに目標を定めて取り組んでいくことが大切である.

[文献]

1) 折茂肇, 林 史, 福永仁夫, 他：原発性骨粗鬆症の診断基準(2000年度改訂版). 日本骨代謝学会誌 18：76-82, 2001
2) 曽根照喜, 福永仁夫：わが国における骨粗鬆症有病率と国際比較. 日本臨牀 840：197-200, 2004
3) 厚生労働省：日本人の食事摂取基準(2010年版). 2009
4) 細井孝之：栄養障害によるもの. THE BONE 13：85-90, 1999
5) Riggs BL, Melton LJ 3rd: Involutional osteoporosis. N Engl J Med 314: 1676-1686, 1986
6) Orimo H, Shiraki M, Hayashi Y, et al: Effects of 1 alpha-hydroxyvitamin D3 on lumbar bone mineral density and vertebral fractures in patients with postmenopausal osteoporosis. Calcif Tissue Int 54: 370-376, 1994
7) Bischoff-Ferrari HA, Dawson-Hughes B, Willett WC, et al: Effect of vitamin D on falls; a meta-analysis. JAMA 291: 1999-2006, 2004
8) Booth SL, Tucker KL, Chen H, et al: Dietary vitamin K intakes are associated with hip fracture but not with bone mineral density in elderly men and women. Am J Clin Nutr 71: 1201-1208, 2002
9) Kaneki M, Hodges SJ, Hosoi T, et al: Japanese fermented soybean food as the major determinant of the large geographic difference in circulating levels of vitamin K2: possible implications for hip-fracture risk. Nutrition 17: 315-321, 2001
10) Imaoka M, Morimoto S, Kitano S, et al: Calcium metabolism in elderly hypertensive patients: Possible participation of exaggerated sodium, calcium and phosphate excretion. Clin Exp Pharmacol Physiol 18: 631-641, 1991
11) Nguyen TV, Sambrook PN, Eisman JA: Bone loss, physical activity and weight change in elderly women: The Dubbo Osteoporosis Epidemiology Study. J Bone Miner Res 13: 1458-1467, 1998
12) Black DM, Schwartz AV, Ensrud KE, et al: FLEX Research Group: Effects of continuing or stopping alendronate after 5years of treatment: the Fracture Intervention Trial Long-term Extension (FLEX): a randomized trial. JAMA 296: 2927-2938, 2006
13) 森本茂人, 荻原俊男：骨粗鬆症. 綜合臨牀 46：1251-1255, 1997

（大黒　正志, 森本　茂人）

III. 臨床編　C. 疾患と栄養

9. 神経性食欲不振症

　神経性食欲不振症（anorexia nervosa；AN）は，病的な痩せ，体重増加への強い抵抗，自己の低体重や体型に対する認知感覚障害，病識の欠如，無月経などを主な症状とする難治性の心身症である．10歳代の思春期女子にも多くみられるため，「思春期痩せ症」ともいわれている．近年低年齢化傾向が指摘され，小児科領域でも決してまれな疾患とはいえなくなった．前思春期，思春期のANは，病気が進行すると深刻な栄養障害による成長障害や多臓器障害が問題となる[1]．予防と早期発見はもちろんであるが，発症した場合は適切な栄養管理をすることが求められている．本項ではANの病態と臨床に役立つ栄養管理について解説する．

1 病態

1. 栄養障害の身体への影響

　著明な体重減少（通常は7〜10 kg程度，10歳以下では数kgでも注意が必要）は身体にさまざまな影響を及ぼす．消化器系では慢性の腹痛，食後早期の腹部膨満感，上腹部痛や嘔吐を伴う上腸間膜動脈症候群（superior mesenteric artery syndrome；SMA症候群）が有名である．また甲状腺や性腺などに対するホルモン分泌にも影響をもたらす．ANの症状の1つである無月経は，視床下部のゴナドトロピン刺激ホルモン分泌障害に伴う卵巣機能異常によるものと考えられているが詳しいメカニズムはわかっていない．本来は成長が著しい小児期の長期的な栄養障害は成長障害をきたし低身長になる．骨密度低下，脳萎縮も認められるが小児の場合適切な治療で改善することも経験している[2]．

2. 栄養障害に伴う精神への影響

　低栄養状態が持続すると食欲中枢の機能不全に伴い視床下部，下垂体のみならず，海馬，前頭葉など脳の広汎な領域に，機能や構造の影響をもたらす．その結果思考や作業の能力低下をきたし，それが対人関係などさまざまな問題の引き金となり，不安障害，強迫性障害，気分障害などの精神症状を起こす．うつ病またはうつ状態の併存は50〜75％ともいわれ，ANが精神や行動に及ぼす影響の大きさが治療の困難，複雑さを示している．

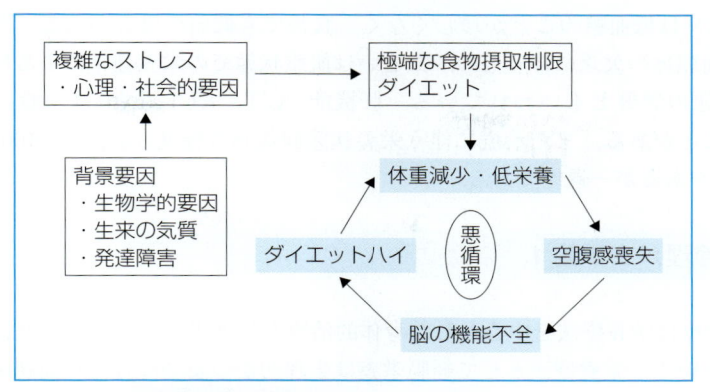

図Ⅲ-85　栄養障害の悪循環

3. 栄養障害の悪循環（図Ⅲ-85）

　AN発症の直接の引き金は，勉学や部活動，習いごとなどの重圧，友人関係や家庭の問題などが考えられる．それら心理・社会的なストレスが，背景要因としての体質，成長に伴う身体的不安定などの生物学的要因や生来からもつ気質，社会的発達の問題（自閉症スペクトラム障害の合併は筆者の経験でも約10%程度にみられる）や心的外傷などの心理・発達的要因と複雑に重なって，極端な食物摂取制限や病的なダイエットに至り，結果として体重減少や低栄養状態となる．通常は空腹感が摂食行動へとつながるが，食欲中枢の機能不全で空腹感が失われ，脳の機能不全がダイエットハイの状態を作り出し，それがさらに体重減少・低栄養へと向かう悪循環に陥っていく．

2　栄養管理の要点

1. 大切な栄養評価

　発症当初は，慢性の飢餓状態の結果として全身の筋肉や皮下脂肪萎縮に伴う，いわゆるマラスムス型の栄養障害が特徴的である．栄養の評価としては肥満度やBMIはもちろん，徐脈，四肢冷感，浮腫の有無など理学所見を詳細にとることが基本である．成長曲線の記入は発症時期の推定に有用である．徐々に低栄養状態となったANの多くは，一般的な血液検査だけでは正常範囲内のことが多く，診断を見誤ってはならない．検査値は，治療前の低栄養状態，治療による栄養負荷の影響，回復した栄養状態の3つの状態でそれぞれ変化しており，経過を追ってみていく必要がある．以下客観的な指標としての大切なポイントを示す[3]．

　小児や思春期でALP（アルカリホスファターゼ）値が成人正常域の場合は，異常低値と判断し成長障害を示していると解釈すべきである．またrapid turnover proteinであるレチノール結合タンパク（RBP）やトランスサイレチン（TTR）は有用な指標である．総コレステロールは飢餓状態持続で高値を示すことがあり，初診時に300 mg/dl前後を示すこと

も多い[4]．また AN は低血糖のことが珍しくなく，食後でも低値の場合がある．グリコーゲン貯蔵や糖質前駆体の欠乏に伴うもの，あるいは飢餓状態での栄養補給による反応性の高インスリン状態の影響ともいわれている．肝機能（AST，ALT など）は一般に重症の AN で上昇することがある．また治療に伴う栄養状態回復時も軽度（高くても 100 IU/l 前後）上昇することがあるが一過性である．

2. 身体栄養管理がまず第 1

　AN に対する治療は栄養療法を中心とした身体的治療が最優先である．重症度に応じて栄養管理を行っていく．栄養療法として経腸栄養は生理的かつ安全に行える強制栄養方法である．経腸栄養である程度体重が増加し全身状態が良好になったら，食事摂取を少量ずつ増加し，行動療法的に枠をつけながら，次第に経腸栄養剤から食事へと置き換えていく（図Ⅲ-86）．

3. 大切なチーム医療

　医師，看護師はもちろん栄養士，臨床心理士らが連携し，常に患者と向き合ってみていく必要がある．入院中運動療法も行う場合，理学療法士との連携も重要である．主治医や受け持ち看護師が疲弊しないように，定期的にチームカンファレンスを行っていく．主治医は患者の両親だけでなく学校の担任や養護教諭と連携することも大切である．患者との関係が悪化しても，そういった連携が治療に役立つことはしばしば経験する．

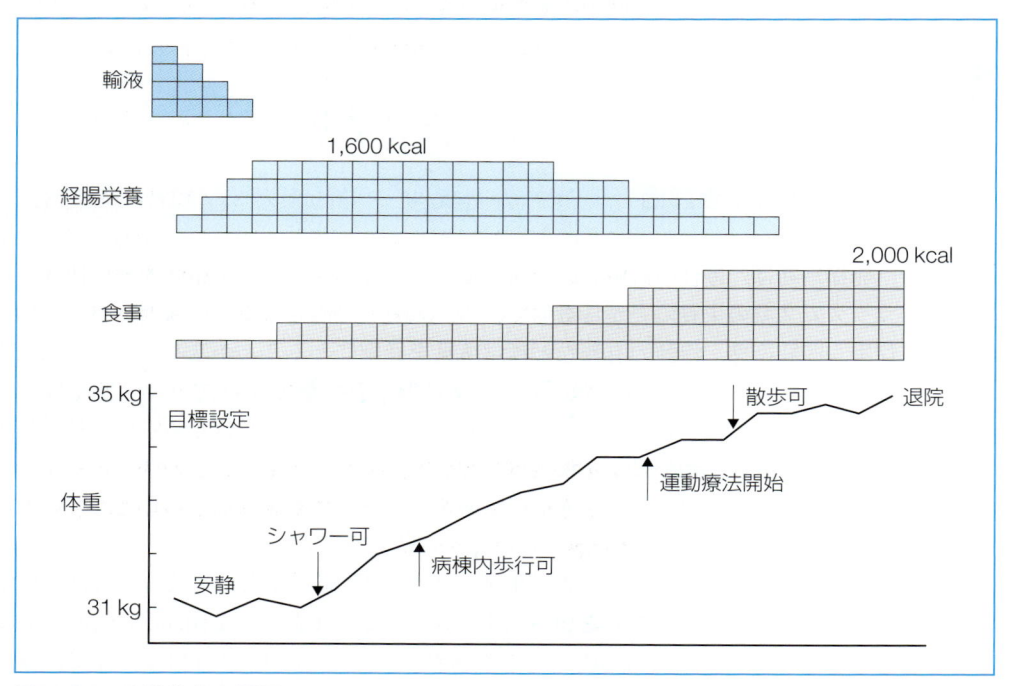

図Ⅲ-86　入院治療の概要

4. 患者自身の自主性に根差した治療

　入院治療では退院目安の体重など目標を明確にして患者に示す必要がある．その際，患者自身の希望も取り入れながら話し合って決めていく．栄養状態の回復が第1であることを本人に根気よく伝えていく．しばしば過活動のため安静が保てず，さまざまな行動化を起こしスタッフを困らせることもあるが，大筋の主導権は医療側が握るという前提は崩さずに，患者本人の自主性を尊重しながら粘り強く対応していくことが大切である．いつまでもじっくりとつきあっていく姿勢である．

5. 注意点

　入院治療で積極的な栄養療法を開始した1～2週間は，再栄養症候群（refeeding syndrome）と呼ばれる一連の代謝性合併症を起こすことがある．発熱，痙攣，意識障害，呼吸不全，心不全などが出現し，重篤な不整脈から心停止に至ることもある．低リン血症が原因といわれており，躊躇せずにリン（P），マグネシウム（Mg），カリウム（K）などの電解質を頻回に検査することも大切である．入院するような重症例ではあらかじめ予防的にリンを投与しておくことが望ましい．

　AN ではいったん感染症を合併すると重篤になることがある．重症例では安静を保つことに重点が置かれるが，全身の清潔を保ち，発熱，咽頭痛，皮膚炎，頻尿・排尿痛などの感染徴候には注意する必要がある．中心静脈栄養はなるべく控えたい．筆者は末梢静脈点滴中にグラム陰性桿菌の敗血症を起こした例を経験している．

3　栄養治療と管理の実際

　栄養評価をきちんとした上で総合的に重症度を判定し治療計画を立てる（**表Ⅲ-57**）[1]．

表Ⅲ-57　重症度分類と栄養管理

	重症（急性期）	中等症（回復期）	軽症（社会復帰）
体重（肥満度）	−20％以下	−15～−20％	正常～−15％
脈拍（回/分）	昼：45 未満 夜：40 未満	昼：45～55 夜：40～50	昼：55～60 夜：50～55
体温・血圧	低下	軽度低下	正常～軽度低下
月経（過去3か月）	なし	1～2 回	3 回だが不規則
内臓障害（脳萎縮など）	重度	中等度	軽度
生活管理	要入院治療	入院または自宅安静	慎重に通学・運動制限
栄養管理	・安静を保つ ・経腸栄養剤を少量から漸増 ・再栄養症候群に注意	・経腸栄養剤＋エネルギーコントロール食 ・食後安静時間を十分に確保	・栄養バランスのとれた食事を普通量，きちんと摂取する ・登校，運動などの活動に合わせて，栄養摂取量を増加する

（渡辺ら，2008[1]より作成）

発症初期は，病識の獲得や安静の保持（運動制限），確実な栄養摂取という意味でも入院治療が望ましい．ここでは入院治療を中心に述べる．

1. 入院への導入

ANの患者は当初，末梢循環不全，脱水などがあり，初診時ただちに点滴治療を開始することが多い．とくに初診時は食べないということを強調するのではなく，全身状態が悪いこと，背景に身体疾患がないか精査することを目的に入院を勧める．

2. 身体評価と栄養評価

とくに初回入院時では骨代謝，循環器系，脳神経系に関した画像を含めた医学検査を行う．また可能な限り小中学校での身体計測のデータを得て，成長曲線を記入しておく．徐脈が著しい例（夜間40回/分前後）ではモニター装着が望ましい．

3. 治療計画と目標の設定

発症前の体重や肥満度，BMI，成長曲線から予想される最終身長などをもとに，退院して外来で経過観察とする目標体重を患者と相談して決める．また運動療法を併用する目安の体重も決める．通常は退院の目標体重より2～3kg低い値で設定する．

4. 輸液と経腸栄養

当初は安静と脱水・循環状態の改善の目的で輸液を行うが，患者に説明した上でEDチューブを挿入し，経腸栄養を少量より開始する．食事も1日800～1,000 kcal程度で出すが，無理強いせず，どの程度食べられるか摂食行動の観察程度にとどめる．とくにBMIが13を下回るような重症例や全身状態が悪い例では，経腸栄養の増量は慎重に行う．食事摂取量にもよるが，経腸栄養は1日1,000～1,600 kcal程度にとどめる．また再栄養症候群の予防のため，リンの補給として医療用栄養食品（例：アルジネード®，1パック125 mlあたりリンを630 mg含む）を当初から注入する．経腸栄養の増加とともに次第に輸液量を減量させていく．経腸栄養と食事や経口で1日必要水分量が摂取できていれば輸液は中止とする．

5. 経腸栄養と食事

1週間で500 g程度が順調な体重増加の目安である．経腸栄養や食事を含めた1日の摂取栄養量は，性別，年齢別，身長別のエネルギー所要量をもとに決めていく．全身状態が良好になり体重もある程度増加した（運動療法開始時点が目安）あたりで，食事量を徐々に増やし，全量摂取したら経腸栄養を次第に減らしていく，ということを繰り返していき，経腸栄養剤から食事へと置き換えていく（図Ⅲ-86）.

6. 退院にむけて

1日のエネルギー所要量を経口のみで摂取できるようになり，目標体重を維持できれば退院となる．退院に際しては家族と本人と一緒に栄養指導を行う．学校では当分の間は体育は中止とし，給食は別室で時間をとって食べられるように，担任や養護教諭に会い，学校側の理解や協力を求める．

7. 外来経過観察

退院＝社会復帰完了ではない．外来では徐々に通常の生活にもどしていくという姿勢でみていく．そのためには家族や学校の協力は欠かせない．

4 おわりに

以上本項では思春期瘦せ症を中心に述べたが，広く摂食障害ととらえ成人例も含めると，「過食症」といわれる神経性大食症(bulimia nervosa；BN)やANの慢性化例の増加が指摘されている．BNは生涯有病率でいうと3～4％ともいわれANより圧倒的に多い．過食嘔吐が続いたり低栄養状態が慢性化したりすると，う歯や骨粗鬆症などに対する身体管理はもちろんのこと精神面でのケアも大切であり，精神科医も含めた多職種の粘り強い連携が必要である．

[文献]
1) 渡辺久子, 徳村光昭(編)：思春期やせ症－小児診療に関わる人のためのガイドライン. 文光堂, 2008
2) 青沼架佐赐：神経性食思不振症・摂食障害. 疾患・病態別栄養管理の実際－ライフステージ① NSTのための臨床栄養ブックレット7. pp44-51, 文光堂, 2010
3) 青沼架佐赐：神経性食思不振症. ワンステップアップ栄養アセスメント応用編. 臨床栄養(別冊)：78-82, 2010
4) Lask B, Bryant-Waugh R: Eating disorders in childhood and adolescence, 3rd. pp114-117, Routledge, London, 2007

（青沼　架佐赐）

Ⅲ．臨床編　C．疾患と栄養

10．精神疾患

　精神疾患とは，精神・行動の異常を呈する疾患であり，精神疾患国際分類[1])に示されるように，認知症などの精神症状を伴う神経変性疾患や内科疾患による精神症状まで幅広く含まれている．WHO(World Health Organization)の障害生存年数(障害をかかえて生きる年数：YLDs)の原因疾患リストによると(表Ⅲ-58)，単極性うつ病をはじめ，上位10位のうち4つを精神疾患が占めており，わが国でも厚生労働省による障害調整生命年(disability adjusted life years；DALYs，表Ⅲ-58)でも10位のうち精神疾患に関連のある項目が3つを占め，精神疾患による社会的損失が大きいことが示され，国際的な精神疾患施策の重要性が論じられている．

　また，精神疾患は慢性に経過することが多く，とくに統合失調症などの精神疾患は，症状が改善後も後遺症的な状態(残遺状態)が続くため，QOLが低下しがちである．循環器疾患や糖尿病などとの合併も高頻度に認められ，精神疾患の食事や栄養は重要な問題である(図Ⅲ-87)．

　神経疾患や精神疾患の中でも栄養学的問題が生じやすい摂食障害，アルコール依存などの物質乱用については，別項目を参照されたい(「神経性食欲不振症」422頁，「アルコール依存症」478頁)．本項目では，いわゆる精神疾患の中核である，統合失調症，気分障害(うつ病，躁うつ病)について取り上げる．

表Ⅲ-58　障害生存年数の原因疾患別順位

Years Lived with Disabilities (YLDs)*	Disability Adjusted Life Years (DALYs)**
1．単極性うつ病	1．癌
2．アルコール使用障害	2．うつ
3．統合失調症	3．脳血管障害
4．鉄欠乏性貧血	4．不慮の事故
5．双極性感情障害	5．虚血性心疾患
6．聴力障害(成人発症)	6．骨関節炎
7．HIV/AIDS	7．肺炎
8．慢性閉塞性肺疾患	8．自殺
9．骨関節炎	9．統合失調症
10．交通事故	10．肝硬変

＊：男女，15〜44歳，WHO，2000．　＊＊：障害調整生命年，厚生労働省，1993．

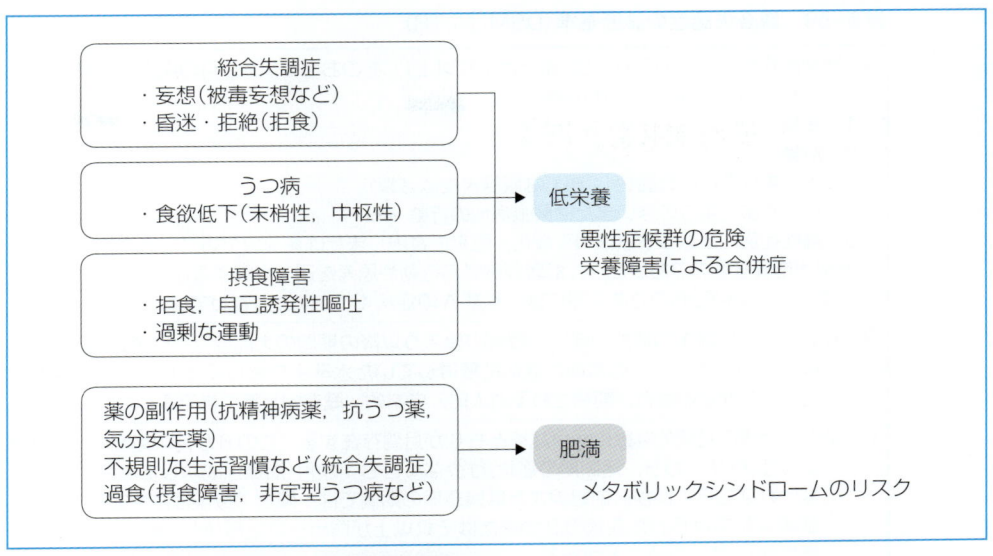

```
┌─────────────────────────────────────────────────┐
│   ┌─────────────────────────┐                   │
│   │     統合失調症          │                   │
│   │ ・妄想（被毒妄想など）  │─┐                 │
│   │ ・昏迷・拒絶（拒食）    │ │                 │
│   └─────────────────────────┘ │                 │
│   ┌─────────────────────────┐ │  ┌────────┐     │
│   │       うつ病            │ ├─▶│ 低栄養 │     │
│   │ ・食欲低下（末梢性，中枢性）│ │  └────────┘     │
│   └─────────────────────────┘ │   悪性症候群の危険│
│   ┌─────────────────────────┐ │   栄養障害による合併症│
│   │     摂食障害            │ │                 │
│   │ ・拒食，自己誘発性嘔吐  │─┘                 │
│   │ ・過剰な運動            │                   │
│   └─────────────────────────┘                   │
│   ┌─────────────────────────┐                   │
│   │薬の副作用（抗精神病薬，抗うつ薬，│                │
│   │ 気分安定薬）            │   ┌────────┐     │
│   │不規則な生活習慣など（統合失調症）│──▶│  肥満  │     │
│   │過食（摂食障害，非定型うつ病など）│   └────────┘     │
│   └─────────────────────────┘   メタボリックシンドロームのリスク│
└─────────────────────────────────────────────────┘
```

図Ⅲ-87　精神疾患と低栄養，肥満との関連

1　統合失調症

　統合失調症の診断基準（DSM-Ⅳ-TR）[1]を表Ⅲ-59に示す．主に，正常では存在しない症状（陽性症状）と，本来あるべき機能が失われた状態（陰性症状）がある．陽性症状には，幻覚，妄想，自我意識障害などの症状があり，陰性症状には，自発性低下，感情の平板化，思考の貧困化などがあげられる．

1. 症状からくる低栄養状態

　統合失調症において，「食事に毒が入っている」などの妄想が存在する場合や，拒絶の症状が強い場合，緊張病性昏迷（意識はあるが，外界への反応を失い，呼びかけに全く応じない状態．拒絶症を伴う）の場合に食事摂取が困難となる場合がある．その際には，経鼻腔や経管栄養が必要となることも多い．消耗が激しく，栄養状態が不良になっているため，悪性症候群を呈しやすいので注意を要する．悪性症候群とは，抗精神病薬の副作用中最も重篤で致死的なものである．死亡率は10〜20%とされており，早期の対応が重要である．筋強剛，発熱，発汗，嚥下障害，頻脈，血圧上昇などの自律神経症状や意識障害，クレアチンホスホキナーゼ（CPK）高値を呈する．ただちに原因薬物を中止し，輸液や抗菌薬投与，筋弛緩薬投与を行う．
　なお，統合失調症では多飲から水中毒になる危険も多い．多飲の原因としては，幻覚妄想に左右されるものや，強迫的飲水，薬物の副作用としての口渇から起こるものなどさまざまである．低ナトリウム血症を引き起こし，脳浮腫から意識障害，死に至る場合もある．飲水量の確認と血清ナトリウム値，尿比重の測定により，早期対応を行う．

表Ⅲ-59　統合失調症の診断基準（DSM-Ⅳ-TR）

A．特徴的症状：以下のうち2つ（またはそれ以上），おのおのは，1か月の期間（治療が成功した場合はより短い）ほとんどいつも存在 　1．妄想 　2．幻覚 　3．まとまりのない会話（例：頻繁な脱線または滅裂） 　4．ひどくまとまりのないまたは緊張病性の行動 　5．陰性症状，すなわち感情の平板化，思考の貧困，または意欲の欠如 　妄想が奇異なものであったり，幻聴が患者の行動や思考を逐一説明するか，または2つ以上の声が互いに会話しているものである時には，基準Aの症状1つを満たすだけでよい
B．社会的または職業的機能の低下：障害の始まり以降の期間の大部分で，仕事，対人関係，自己管理などの面で1つ以上の機能が病前に獲得していた水準より著しく低下している（または小児期や青年期の発症の場合，期待される対人的，学業的，職業的水準にまで達しない）
C．期間：障害の持続的な徴候が少なくとも6か月間存在する．この6か月の期間には，基準Aを満たす各症状（すなわち，活動期の症状）は少なくとも1か月（治療が成功した場合はより短い）存在しなければならないが，前駆期または残遺期の期間では，障害の徴候は陰性症状のみか，もしくは基準Aにあげられた症状の2つまたはそれ以上が弱められた形（例：風変わりな信念，異常な知覚体験）で表されることがある
D．失調感情障害の気分障害の除外：失調感情障害と気分障害，精神病性の特徴を伴うものが以下の理由で除外されていること 　1．活動期の症状と同時に，大うつ病，躁病，または混合性のエピソードが発症している 　2．活動期の症状中に気分のエピソードが発症していた場合，その持続期間の合計は，活動期および残遺期の持続期間の合計に比べて短い
E．物質や一般身体疾患の除外：障害は，物質（例：乱用薬物，投薬），または一般身体疾患の直接的な生理学的作用によるものではない
F．広汎性発達障害との関係：自閉性障害や他の広汎性発達障害の既往があれば，統合失調症の追加診断は，顕著な幻覚や妄想が少なくとも1か月（治療が成功した場合はより短い）存在する場合にのみ与えられる

〔髙橋三郎，他（訳）：DSM-Ⅳ-TR―精神疾患の分類と診断の手引．医学書院，2004 より一部転載〕

2．食欲亢進，肥満

　抗精神病薬には，その薬物の抗セロトニン作用や抗ヒスタミン作用から食欲亢進作用がある．錐体外路症状などの副作用が少ないために，最近では新世代型の抗精神病薬を選択することが多いが，新世代型の抗精神病薬は，食欲亢進作用が大きいとされており，食欲亢進と肥満には注意を要する．それに加えて，統合失調症患者は，食事を自己制御し，適量に控えることが不得手であり，過度に摂取しがちである．抗精神病薬の副作用で口渇をきたすと，清涼飲料水を摂取し，糖分の過剰摂取となりやすい．なお，抗精神病薬によってインスリン抵抗性が増大して耐糖能異常をきたすこともある．これもオランザピンやクエチアピンなどの新世代型の抗精神病薬に関する報告が多く，注意を要する．

　生活習慣からみると，濃い味付けを好んだり，ステレオタイプな行動パターン（同じ行動パターンをとり続けること，常同行動．たとえば，同じ銘柄のインスタントラーメンを毎日食べるなど）になることが多いため食事が偏ってしまうことも多い．自発性や意欲低下から運動量やエネルギー消費の低下をきたし肥満を呈する．これまでにも，重症精神疾

患者は，肥満や心疾患，糖尿病発症の危険性が高いと報告されている[2,3]．精神疾患患者のメタボリックシンドロームのリスクについての報告も散見されており，食事療法や運動療法の重要性が指摘されている[4〜6]．

また，肥満から服薬を中断してしまい，再発のリスクを高めることもあるため，食事療法などで体重を適切に保つことが望ましい．

3. その他

抗精神病薬の抗コリン作用によって便秘を呈することも多い．運動不足や偏食がそれをさらに増悪させている場合もある．繊維質の多い食物をとるなどの工夫や運動をするとともに，頑固な便秘には緩下剤の投与も行い，腸閉塞に留意する．

2 うつ病（大うつ病性障害）

うつ病とは，心的エネルギーの低下を主体とし，それが情動面や身体面，認知面に影響し症状として出現する疾患である．うつ病は，前述したように障害をかかえて生きる年数が世界的に長く，社会的損失の大きい疾患である．

1. うつ病と食欲低下

うつ病の症状については，診断基準（DSM-Ⅳ-TR）を表Ⅲ-60に示す[1]．うつ病は，抑うつ気分といった感情だけではなく，意欲も低下し，無価値感や罪責感など認知面も変化

表Ⅲ-60　大うつ病エピソードの診断基準（DSM-Ⅳ-TR）

A．以下の症状のうち5つ〔またはそれ以上が同じ2週間の間に存在し，病前の機能からの変化を起こしている（これらの症状のうち少なくとも1つは，①抑うつ気分あるいは②興味・喜びの喪失である）．ほとんどの症状は「ほとんど毎日，1日中」存在することが必要〕 　1．その人自身の言明か，他者の観察によって示される抑うつ気分 　2．すべての活動への興味，喜びの著しい減退 　3．食事療法をしていないのに，著しい体重減少，あるいは体重増加，またはほとんど毎日の食欲の減退または増加 　4．不眠または睡眠過多 　5．精神運動性の焦燥，制止 　6．易疲労性，気力の減退 　7．無価値感，罪責感 　8．思考力・集中力の減退，決断困難 　9．死についての反復思考，自殺念慮，自殺企図
B．症状は混合性エピソードの基準を満たさない
C．著しい苦痛または社会的，職業的な機能障害を引き起こしている
D．症状は，物質（薬物乱用など）によるものではない
E．症状は死別反応では説明できない（死別後症状が2か月を超えて続く，著明な機能不全，無価値感，自殺念慮，精神病性症状，精神運動性制止などで特徴づけられる）

〔髙橋三郎，他（訳）：DSM-Ⅳ-TR—精神疾患の分類と診断の手引．医学書院，2004より一部転載〕

表Ⅲ-61　うつ病の身体症状出現率

症状	出現率(%)	症状	出現率(%)
睡眠障害	82〜100	めまい	27〜70
疲労・倦怠感	54〜92	耳鳴り	4〜49
食欲不振	53〜94	異常感覚	53〜68
口渇	36〜75	頭重・頭痛	48〜89
便秘・下痢	42〜76	背痛	20〜39
悪心・嘔吐	9〜48	胸痛	36
体重減少	58〜74	腹痛	38
呼吸困難感	9〜77	関節痛	30
心悸亢進	37〜60	四肢痛	25
性欲減退	60〜78	発汗	20〜71
月経異常	41〜60	振戦	10〜30
頻尿	60〜70	発疹	5
かすみ目	23〜51	日内変動	85〜95

(更井，1990[7])より転載)

し，さまざまな身体症状を伴うことがわかる．身体症状の出現率(更井による[7])を表Ⅲ-61に示す．うつ病でみられる身体症状としては，睡眠障害が最も多いが，食欲不振，便秘・下痢などの消化器症状は半数以上に，体重減少は1/2〜2/3に認められる．笠原[8]は，食欲低下は，内科医を受診するきっかけになることが多く，その点ではうつ病の最初の警報装置といってもよいのではないかと述べている．

うつ病の身体症状には，大きく自律神経症状としての出現と，心気症状(精神症状)としての出現がある．うつ病患者は，「砂をかむような」，「のどが詰まった感じ」，「食事をとるのも億劫」と表現し，食事をとりにくくなることも多い．

一方で，癌などの重症の身体疾患に先立ってうつなどの精神症状がみられることがあり，これを警告うつ病という．抑うつの後に身体症状が認められる時，うつ病の身体症状だと決めつけてしまう危険も考慮しておかなければならない．

食欲低下によってさらに栄養状態が悪化すると，さまざまな身体症状が増悪し，心的エネルギーの低下に伴ってより精神症状が増悪することがある．

2. 食欲低下のメカニズム

うつ病の食欲低下については，末梢性の消化機能の低下と中枢性の食欲低下があるといわれている．

末梢性の消化機能の低下は，自律神経系の異常との関連が強い．自律神経系は，平滑筋や心筋，さまざまな分泌腺細胞など，身体中の組織や器官を神経支配している．交感神経系は消化を抑制する．そのため，腹部膨満感や胃部不快感，便秘などが出現する．

中枢性の食欲低下は，視床下部-下垂体-副腎系(HPA系)が関連している．ストレスがかかると副腎皮質刺激ホルモン放出因子(corticotropin-releasing factor：CRF)が過分泌

され，下垂体細胞が活性化し，副腎皮質刺激ホルモン（adrenocorticotropic hormone；ACTH）が分泌される．ヒトではコルチゾールの放出を促す．コルチゾールは糖質コルチコイド受容体タンパク質と結合して反応が終了する．その終了する過程を負のフィードバックというが，うつ病ではこの負のフィードバック機能が障害されている．その基礎にはCRFが関連していることがいわれており，CRFは摂食抑制といった働きがあるため，それがうつ病の食欲低下と関連していると推測できる．

また，うつ病はセロトニン機能が関連しているといわれている．セロトニンは食欲抑制作用もあり，うつ病での食欲低下との関連も疑われる．その他，うつ病と免疫機能の異常との関連もいわれており，たとえばIL-1β（interleukin-1β），IFN-α（interferon-alpha）などのサイトカインがセロトニンやHPA系を介してうつ病を引き起こすのではないかという報告[9]もある．そういったサイトカインは，中枢性の食欲抑制作用もあり，関連性が疑われる．

3. うつ病の治療と食欲への影響

うつ病の薬物療法は抗うつ薬が用いられるが，その副作用で食欲や胃腸症状が悪くなることもある．たとえば，三環系抗うつ薬には抗コリン作用があり，胃腸の蠕動作用が抑制されるために，便秘などが起こりやすい．抗コリン作用は耐性ができるために，使用を続けると副作用も軽くなってくるが，服用初期にそういった症状が出現すると，服薬を中断しやすくなる．便秘などのために食欲がなくなる，といった事態に陥ることもある．

また，抗コリン作用による副作用が少ないといわれる選択的セロトニン再取り込み阻害薬（selective serotonin reuptake inhibitor；SSRI）が用いられることも多いが，SSRIの副作用としてセロトニン増強による胃腸障害が出現しやすく，それによって食欲がさらに低下することもある．

また，うつ病とアルコール摂取は密接な関連がある．これまでのアルコール摂取量にも注意し，適切な指導が必要である．

4. うつ病と過食，体重増加

上記のように，典型的なうつ病では食欲低下をきたすことが多いが，時に食欲亢進，過食を呈する場合がある．近年注目されるようになった非定型うつ病や季節性感情障害である．このような場合は，体重増加を伴う．うつ病と過食といった臨床的現象の背景には脳内セロトニンが関与しているといわれている．

また，抗うつ薬の副作用として，体重増加を伴うものがある．うつ病の薬物療法は，症状改善後も再発予防を目的として維持療法を行うため，抗うつ薬服用が長期にわたる．そのため，体重増加をきたし，メタボリックシンドロームのリスクが増大する．

また，うつ病の場合も，体重増加を気にして服薬を中断してしまい，再発することも多いため，うつ症状の改善後は，食事療法や運動療法などで体重維持を図ることが望ましい．

表Ⅲ-62　躁病エピソードの診断基準（DSM-Ⅳ）

A.	気分が異常かつ持続的に高揚し，開放的で，またはいらだたしい，いつもとは異なった期間が，少なくとも1週間持続する（入院治療が必要な場合はいかなる時期でもよい）
B.	気分の障害の期間中，以下の症状のうち3つ（またはそれ以上）が持続しており（気分が易怒的な場合は4つ），はっきりと認められる程度に存在している 1. 自尊心の肥大，または誇大 2. 睡眠欲求の減少 3. 普段よりも多弁であるか，しゃべり続けようとする心迫 4. 観念奔逸，またはいくつもの考えが競い合っているという主観的な体験 5. 注意散漫 6. 目標志向性の活動の増加，または精神運動性の焦燥 7. まずい結果になる可能性が高い快楽的活動に熱中すること
C.	症状は混合性エピソードの基準を満たさない
D.	気分の障害は，職業的機能や社会活動または他者との人間関係に著しい障害を起こすほど，または自己または他者を傷つけるのを防ぐための入院が必要であるほど重篤であるか，または精神病性の特徴が存在する
E.	症状は，物質（乱用薬物，投薬，あるいは他の治療）の直接的な生理学的作用や一般身体疾患によるものではない

〔髙橋三郎，他（訳）：DSM-Ⅳ-TR　精神疾患の分類と診断の手引．医学書院，2004 より一部転載〕

3　躁うつ病（双極性障害）

躁うつ病（双極性障害）は，気分の落ちこみを呈するうつ状態と気分の高揚を呈する躁状態または軽躁状態といった病相を繰り返すものをいう．躁病エピソードの診断基準（DSM-Ⅳ-TR）を表Ⅲ-62に示す[1]．躁状態を伴うものを双極Ⅰ型障害，軽躁状態（軽度の躁状態）を伴うものを双極Ⅱ型障害という．

躁または軽躁状態の時期は，エネルギーが亢進しているため，食欲も亢進していることが多い．

また，気分安定薬の副作用で体重増加を伴うこともある．よく用いられている炭酸リチウムに体重増加作用がある．躁うつ病では長期的に気分安定薬を服用することが多いため，肥満を呈することもあり，食事療法と運動療法が重要であるといわれている．

4　摂食障害

摂食障害は，痩せることや体重・体型へのこだわりや肥満恐怖を伴う食行動異常が持続する疾患である．大きく神経性食欲不振症（anorexia nervosa；AN）と神経性大食症（過食症，bulimia nervosa；BN）に分けられる．ANは痩せ願望が強く，低体重になってもより体重を減らそうとする．身体像の障害があり，自分では痩せていることを認められず，太っている，腹が出ているなどと認識する．BNはコントロール困難な過食症状を主体とする．両者とも，自己誘発嘔吐や下剤・利尿剤乱用を伴うこともある．若い女性の死亡率をみると摂食障害が最も高いといわれており，低栄養状態に伴うリスクは大きい．重度の痩せを呈する摂食障害に対して食事療法を行う際には，refeeding syndrome に注意する．

ANは，かなり低体重でも重症度について認識していないなど，病識に乏しいことが多い．治療に強い抵抗を示すことがあり，栄養障害に伴う身体的，心理的影響について根気よく説明することが重要である．詳しくは別項目(「神経性食欲不振症」422頁)を参照されたい．

[文献]
1) 髙橋三郎，大野裕，染矢俊幸(訳)：DSM-Ⅳ-TR―精神疾患の分類と診断の手引．医学書院，2004
2) Allison DB, Newcomer JW, Dunn AL, et al: Obesity among those with mental disorders: a National Institute of Mental Health meeting report. Am J Prev Med 36: 341-350, 2009
3) Kolotkin RL, Corey-Lisle PK, Crosby RD, et al: Impact of obesity on health-related quality of life in schizophrenia and bipolar disorder. Obesity (Silver Spring) 16: 749-754, 2008
4) Ohaeri JU, Akanji AO: Metabolic syndrome in severe mental disorders. Metab Syndr Relat Disord 9: 91-98, 2011
5) Hassapidou M, Papadimitriou K, Athanasiadou N, et al: Changes in body weight, body composition and cardiovascular risk factors after long-term nutritional intervention in patients with severe mental illness: an observational study. BMC Psychiatry 11: 31, 2011
6) Brown C, Goetz J, Hamera E: Weight loss intervention for people with serious mental illness: a randomized controlled trial of the RENEW program. Psychiatr Serv 62: 800-802, 2011
7) 更井啓介：躁うつ病の身体症状．大熊輝雄，石井厚(編)：躁うつ病の臨床と理論．医学書院，1990
8) 笠原嘉：軽症うつ病．講談社，1996
9) Wichers M, Maes M: The psychoneuroimmuno-pathophysiology of cytokine-induced depression in humans. Int J Neuropsychopharmacol 5: 375-388, 2002

(岡本　百合)

Ⅲ．臨床編　C．疾患と栄養

11．神経疾患

1　神経疾患の栄養管理の特徴（表Ⅲ-63）

神経疾患の栄養管理には，以下のような特徴がある．

① 機能障害が栄養状態悪化につながる：神経疾患では，障害される神経の部位によりさまざまな症状が出現する．嚥下障害，運動麻痺，不随意運動などの機能障害は，栄養状態の悪化につながるため，早い段階でこれらを認識し，機能障害の治療に加えて栄養評価と適切な栄養療法を行う必要がある．

② 栄養状態悪化が神経疾患発症の原因となる：ビタミン B_1 欠乏によるウェルニッケ脳症など，栄養状態の悪化（特定の栄養素欠乏）が，神経疾患を発症させ，機能障害の原因となることもある（表Ⅲ-64）．

③ 病態に応じた栄養療法が重要：神経疾患の病因は，脳血管障害，中毒・代謝性疾患，感染症，炎症性疾患，自己免疫疾患，脱髄疾患，変性疾患，機能性疾患など多岐にわたる．それぞれの病態に応じた適切な栄養療法の実施は，患者の栄養状態だけでなく，QOLや予後を改善させる．

④ 病期に応じた栄養療法の見直しが必要：神経疾患の栄養管理を時間軸で分類すると，急性に発症した疾患（脳血管障害など）の急性期管理と，急性に発症した疾患の慢性期管理，緩徐に進行する疾患（神経変性疾患など）の長期管理の3つに分けられる．神経

表Ⅲ-63　神経疾患の栄養管理の特徴

- 機能障害が栄養状態悪化につながる
- 栄養状態悪化が神経疾患発症の原因となる
- 病態に応じた栄養療法が重要
- 病期に応じた栄養療法の見直しが必要

表Ⅲ-64　神経症状と特定の栄養素欠乏

神経症状	欠乏栄養素
見当識障害，作話	ビタミン B_1
認知症	ビタミン B_1，B_{12}，葉酸，ナイアシン
眼球運動障害	ビタミン B_1，リン
末梢神経障害	ビタミン B_1，B_6，B_{12}，E
テタニー	カルシウム，マグネシウム
小脳性運動失調	ビタミン E

疾患では経過が長期にわたることが多く，初期の栄養療法を漫然と継続するのではなく，経時的な病態・活動度の変化に応じて，常に栄養療法の見直しを行う必要がある．

以下，神経疾患の日常臨床で比較的多く経験する，脳血管障害，脊髄損傷，パーキンソン病，筋萎縮性側索硬化症について，病態・病期に応じた栄養療法の要点を説明する．

2 脳血管障害の栄養管理[1)]

脳血管障害は，脳梗塞，脳出血，くも膜下出血に大別される．脳血管障害は日本人の死亡原因の第4位であり，介護が必要となる疾患の第1位である．脳血管障害発症の危険因子には，加齢，男性，高血圧，糖尿病，脂質異常症，喫煙，心房細動，大量飲酒などがある．そのため，脳血管障害を発症する患者は，多くの併存疾患を抱える高齢者であることが多い．脳血管障害の栄養管理では，複数の生活習慣病の管理を含めた，マルチプロブレムに対する総合的な対応能力が必要となる．

1．急性期の栄養管理

まず栄養評価を行い，栄養障害の有無を判定する．病歴や身体所見を組み合わせた，主観的包括的評価（subjective global assessment；SGA）などのアセスメントツールが有用である．急性期脳血管障害においては，血清アルブミンに代表される血液生化学検査による栄養指標は，実際の栄養状態だけでなく，血液希釈や炎症の影響を受けて変動する．このため，血清アルブミン単独では，患者の栄養状態の判断は困難であることが多い．

次に，嚥下機能の評価を行う．脳血管障害患者の40〜60％は，嚥下障害を合併する[2)]．嚥下障害は，栄養摂取困難による栄養障害だけでなく，脱水や誤嚥性肺炎の原因にもなるため，脳血管障害患者の予後に大きく影響する．水飲みテスト，反復唾液嚥下テストなどを用いて，嚥下機能のスクリーニングを実施する．摂食・嚥下障害患者の栄養管理の詳細については，次項（「摂食・嚥下障害」，442頁）を参照されたい．

脳血管障害急性期の栄養管理の目的は，現在の低栄養の治療と，将来の低栄養発症予防の2つである．栄養障害の有無，嚥下障害の有無の2つの軸で評価を行い，その結果に応じて栄養投与経路を決定，栄養療法を開始する（**表Ⅲ-65**）．

栄養障害があり，嚥下障害もある患者には，経鼻胃管からの経腸栄養を行う．2006年に発表されたFOOD研究では，早期経腸栄養投与群は，非経腸栄養群より転帰が良好で

表Ⅲ-65　脳血管障害急性期の栄養投与経路の選択

		栄養障害	
		あり	なし
嚥下障害	あり	経鼻胃管からの経腸栄養	食事形態・粘度調整 →無効なら経鼻胃管による経腸栄養
	なし	経口補助食品の併用 →無効なら経鼻胃管による経腸栄養	経口摂取，定期的な栄養アセスメントで経過観察

あったと報告されている[3]．栄養障害があり，嚥下障害はない患者には，まず経口補助食品を併用する．補助食品で十分量の栄養摂取が達成できなければ，経鼻経腸栄養を実施する．栄養障害がなく，嚥下障害がある患者は，今後栄養状態が悪化する可能性が高い．患者の嚥下機能に応じて，食事の形態や，水分の粘度調整を行う．重度の嚥下障害で十分量の栄養摂取ができなければ，経鼻経腸栄養を実施する．栄養障害がなく，嚥下障害もない場合も，定期的な栄養アセスメントを行い，経過観察する．

2．回復期〜慢性期の栄養管理

脳血管障害の回復期には，栄養管理とリハビリテーションの実施が相乗的な効果を生む．リハビリテーションによる運動量増加に応じた積極的な栄養療法は，良好な身体機能回復につながり，嚥下練習を含めた積極的なリハビリテーションの実施が，患者の栄養状態改善につながる．

嚥下障害患者に対しては，経口摂取を目標として，医師，看護師，言語聴覚士，管理栄養士などの多職種チームでリハビリテーションを継続する．適時，嚥下造影検査，嚥下内視鏡検査などの嚥下機能評価を行い，食形態調整，リハビリテーション方針決定を行う．6週間以上の長期にわたり経鼻経管栄養が必要な場合，経皮内視鏡的胃瘻造設術（percutaneous endoscopic gastrostomy；PEG）を実施することが推奨されている[4]．

栄養投与経路決定には，患者個人の選好や，社会的要因（転帰先での栄養療法の継続可能性）なども大きく影響する．医師は投与経路の選択肢を熟知し，それぞれの選択肢の利点と欠点や，転帰先でのサポート体制について，患者本人や家族にわかりやすく説明を行う必要がある．

3　脊髄損傷の栄養管理

脊髄損傷の場合，頭部外傷を合併しなければ，意識障害はなく，嚥下機能も保たれることが多い．上肢の機能障害がある場合は，適切な食事介助を行う．通常，脊髄損傷の患者の必要エネルギー量は，予測式で導かれた値よりも低い．脊髄損傷が高位になればなるほど，栄養必要量は減少する．対麻痺の患者の栄養必要量は，25 kcal/kg/日であり，四肢麻痺の患者では 23 kcal/kg/日であると報告されている[5]．そのため，脊髄損傷患者では，栄養の過剰投与による肥満に留意する．

栄養管理とリハビリテーションを行っても，脊髄損傷患者の筋肉量は徐々に減少する．筋肉量減少に比例して血清クレアチニン値は低下する．そのため脊髄損傷患者では，血清クレアチニン値を用いた腎機能推算式で得た結果よりも，実際の腎機能が悪い場合がある．投与タンパク量の設定や投与薬物量の設定時に注意が必要である．

また，腸管内容物の移動時間の遅延や，排便反射の消失により，高率に便秘を合併する．緩下剤の内服と併せて，食物繊維を多く含んだ栄養剤の使用や，水分投与量の増量などを考慮する．

4 パーキンソン病の栄養管理[6]

　パーキンソン病は，振戦，筋強剛，寡動，姿勢反射障害を主症状とする，慢性進行性の神経変性疾患である．パーキンソン病患者が栄養障害に陥るリスクは高い．その原因は，便秘，悪心・嘔吐，嚥下障害，寡動，不随意運動，うつ病，認知症，精神症状など，さまざまである．以下にパーキンソン病患者の栄養障害の代表的な原因を説明する．

1. 栄養障害の原因とその対策

1 便秘

　胃腸管運動の低下，自律神経障害，薬剤副作用（**表Ⅲ-66**）[1]，運動量減少，水分摂取の減少が関連して，便秘となることが多い．水分摂取量の確認と飲水指導，食物繊維の摂取増加などの食事調整，定期的な運動，緩下剤投与を行う．

表Ⅲ-66　パーキンソン病治療薬の栄養関連副作用

薬剤	副作用
レボドパ/カルビドパ レボドパ/ベンセラジド	悪心，嘔吐，食欲不振 便秘 起立性低血圧 不随意運動 混乱/精神症状（高用量の場合）
レボドパ/カルビドパ （徐放剤）	通常製剤と同様だが，副作用の頻度は低く，程度は軽い
ドーパミン受容体刺激薬 　ブロモクリプチン 　ペルゴリド 　ロピニロール 　プラミペキソール	悪心，嘔吐，食欲不振 便秘 起立性低血圧 不随意運動
アマンタジン	便秘 起立性低血圧 精神症状
MAO-B阻害薬 　セレギリン	レボドパの副作用の増強 重度の不眠 消化性潰瘍の増悪
抗コリン薬 　ベンズトロピン 　トリヘキシフェニジル	口渇 脱水 便秘 目のかすみ 尿閉 混乱

（三原ら，2011[1]より転載）

2 悪心・嘔吐

抗パーキンソン病薬の副作用で，しばしば悪心・嘔吐が起こる．悪心・嘔吐で食欲不振に陥っているパーキンソン病患者には，便秘の有無の確認と，最近抗パーキンソン病薬を追加変更したかどうかの薬歴確認を行う．薬剤との関連が疑われる場合，症状に応じて内服調整，ドンペリドンなどの制吐剤投与を行う．

3 嚥下障害

パーキンソン病の進行とともに嚥下障害の頻度が高くなる．晩期パーキンソン病患者の約50％に嚥下障害が合併するという報告もある．パーキンソン病患者の嚥下障害では，症状が日内変動することがある．重度の嚥下障害をもつ患者では，食物による窒息のリスクも高く，治療薬の内服も困難になるため，胃瘻造設を考慮する．

4 寡動，不随意運動

寡動や不随意運動は，食事摂取の妨げとなるだけではなく，買い物，調理，配膳といった食事の準備をも困難にする．また，激しい不随意運動は患者の必要栄養量を増加させる．抗パーキンソン病薬の内服調整や，十分な食事摂取時間の確保，ヘルパー・配食サービス導入などの環境調整が必要となる．

5 うつ病，認知症，精神症状

パーキンソン病患者の40％はうつ病を発症し，30％は認知症を発症するという報告がある．高用量の抗パーキンソン病薬を内服中の患者では，精神症状の合併も多い．うつ病，認知症，精神症状とも，食欲低下を引き起こすため，パーキンソン病患者の栄養療法において大きな問題となる．内服治療，環境調整，社会資源導入で対応する．

2. タンパク制限療法

晩期パーキンソン病患者で，薬物療法による症状コントロールが困難な場合，過去にはタンパク制限療法が行われたこともあった[7]．これは，タンパク質の多量摂取により，十二指腸からのレボドパの吸収が低下し，血液脳関門でのレボドパの移送が妨げられるためである．しかし，パーキンソン病の薬物療法の進歩，外科治療の進歩に伴って，パーキンソン病に対してタンパク制限療法が行われることはまれになってきている．また，栄養学的にも，長期にわたるタンパク制限は推奨できない．

5 筋萎縮性側索硬化症の栄養管理

筋萎縮性側索硬化症（amyotrophic lateral sclerosis；ALS）は，進行性の神経変性疾患である．大脳皮質，脳幹，脊髄の運動神経が障害され，全身の筋力が徐々に低下する．ALSの患者の栄養障害は，嚥下障害，便秘・薬剤副作用・うつ病による食欲低下，頻呼吸や呼吸器感染症による必要栄養量増加などさまざまな要因で起きる[8]．以下，ALS患者の栄養管理について，人工呼吸器装着前後に分けて説明する．

1. 人工呼吸器装着前の栄養管理

摂取栄養量は嚥下障害の進行とともに減少する．しかし一方で，呼吸筋の筋力低下による頻呼吸，呼吸器感染症併発などで必要栄養量は増加する．栄養障害が進行すると，筋肉量減少のため，ALS自体の病状が急速に進行する．病状の進行をできるだけ遅らせるためには，早い段階でのPEG実施を考慮すべきである．呼吸機能が低下すると，PEG実施は困難になるため，アメリカ神経学会のガイドラインでは，努力性肺活量(FVC)が，予測値の50％以上残存する時点で，造設を行うべきであると推奨している．

2. 人工呼吸器装着後の栄養管理

人工呼吸器装着を行った場合，年単位で四肢の筋萎縮は進行し，必要栄養量は徐々に減少する[9]．定期的な栄養投与量の見直しを行わなければ，患者の体重が増加し，肥満となることもある．間接カロリメトリーによる必要栄養量測定が理想であるが，実施できる施設は限られている．間接カロリメトリーが実施困難な場合，体重や血清アルブミン(慢性期で病態が安定していれば，血液生化学データは栄養指標として有用である)の推移をみながら，投与栄養量の調整を行う．

[文献]
1) 三原千惠，片多史明，Breton I，他：Topic 25　神経疾患における栄養サポート．静脈経腸栄養 26：899-915, 2011
2) Mann G, Hankey GJ, Cameron D: Swallowing function after stroke: prognosis and prognostic factors at 6 months. Stroke 30: 744-748, 1999
3) Dennis M, Lewis S, Cranswick G, et al: FOOD: a multicentre randomised trial evaluating feeding policies in patients admitted to hospital with a recent stroke. Health Technol Assess 10: iii-iv, ix-x, 1-120, 2006
4) Volkert D, Berner YN, Berry E, et al: ESPEN Guidelines on Enteral Nutrition: Geriatrics. Clin Nutr 25: 330-360, 2006
5) Nutritional support after spinal cord injury. Neurosurgery. 50(3 Suppl): S81-S84, 2002
6) Cushing ML, Traviss KA, Calne SM: Parkinson's disease: implications for nutritional care. Can J Diet Pract Res 63: 81-87, 2002
7) Tsui JK, Ross S, Poulin K, et al: The effect of dietary protein on the efficacy of L-dopa: a double-blind study. Neurology 39: 549-552, 1989
8) Cameron A, Rosenfeld J: Nutritional issues and supplements in amyotrophic lateral sclerosis and other neurodegenerative disorders. Curr Opin Clin Nutr Metab Care 5: 631-643, 2002
9) 清水俊夫，林秀明，田辺等：呼吸補助・経管栄養下のALS患者の必要エネルギー量の検討．臨床神経学 31：255-259，1991

[参考文献]
1) 片多史明：神経疾患の栄養療法の実際．合田文則(編)：よくわかる臨床栄養管理実践マニュアル．全日本病院出版会，2009

〈片多　史明〉

Ⅲ．臨床編　C．疾患と栄養

12．摂食・嚥下障害

1　基礎的知識

1．嚥下と摂食・嚥下障害

　嚥下は外部から水分や食物を口に取り込み咽頭と食道を経て胃へ送り込む運動である．この過程のいずれかに異常が起こることを嚥下障害という．嚥下障害になると，食物を摂取できなくなったり（脱水症，栄養不良），食物が気道へ入ったりすること（誤嚥）で身体に重大な影響を引き起こす．さらに忘れてならないことに，食べる楽しみの消失がある．"口から食べられなくなること"は人生の QOL（生活の質）を大きく低下させる．

　嚥下は古典的に口腔期，咽頭期，食道期の3期に分けられて議論されてきたが，最近は認知や咀嚼など先行期，嚥下の準備期を含めて広く摂食・嚥下障害として扱われるようになった[1]．理由は，いわゆる狭義の嚥下も先行期や準備期に影響され，先行期や準備期が悪いと，その後の嚥下にも障害が出るためである．図Ⅲ-88 に嚥下の期（stage）を示した．なお，期とともによく用いられる用語に相（phase）がある．相は食塊の動きに注目した時に使用される．図Ⅲ-88 では認知の後に捕食（口への取り込み）を入れている．小児の嚥下障害を扱う際にも捕食の段階を区別して取り上げている[2]．捕食は口唇の動きと下顎運動が分離していないと上手くできない．乳児嚥下から成人嚥下が出現する5〜12か月頃に下顎と口唇の分離運動が出現する．嚥下は一連の動きとして理解し，その中で嚥下の期をとらえる必要がある．嚥下に関連する諸器官の解剖を図Ⅲ-89 に示した．

| 口唇前歯 | 口腔 | 咽頭 | 食道 |

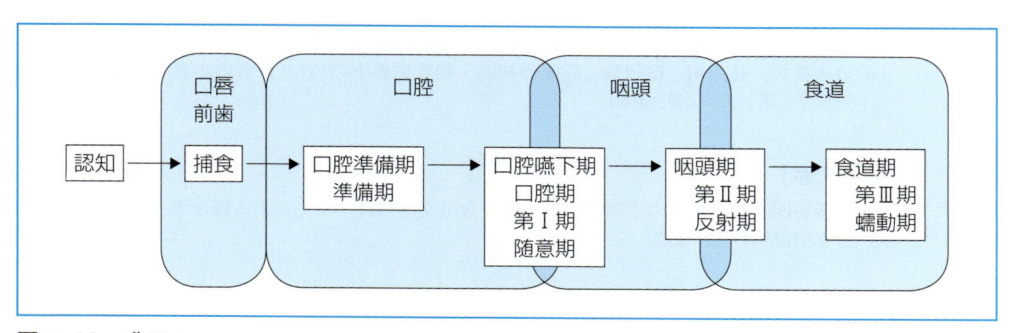

認知 → 捕食 → 口腔準備期／準備期 → 口腔嚥下期／口腔期／第Ⅰ期／随意期 → 咽頭期／第Ⅱ期／反射期 → 食道期／第Ⅲ期／蠕動期

図Ⅲ-88　嚥下の stage
「期」の代わりに「相」を用いることがあるがその違いは "期＝stage：組織の動き" であるのに対し "相＝phase：食塊の動き" となる点である．

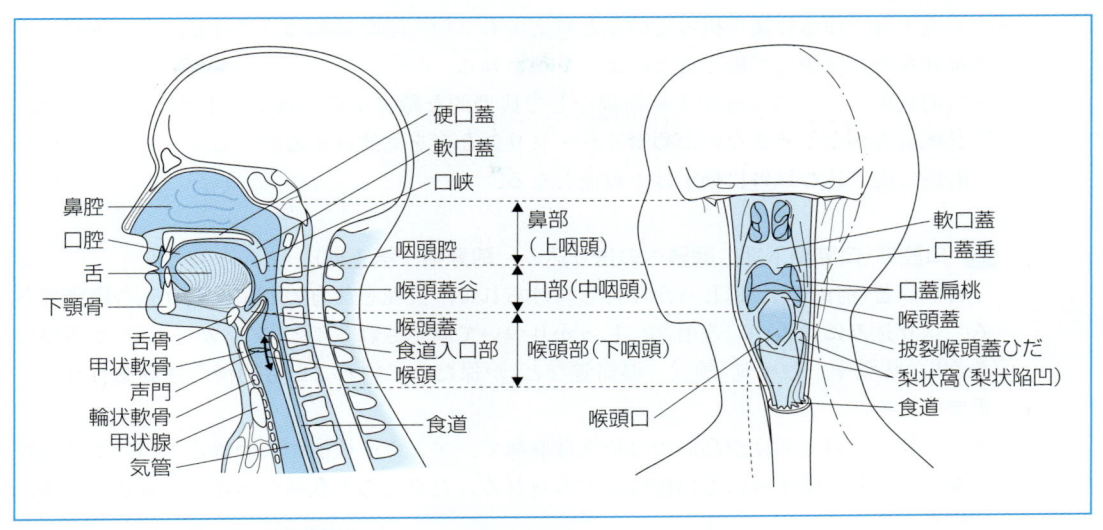

図Ⅲ-89　口腔，咽頭，食道の解剖

咽頭の前方は口腔，上方は鼻腔，後下方は食道へ通じる部からなる腔で，喉頭の後上方に位置する．口腔内で舌の後半部を奥舌と呼ぶこととする．舌根は舌の咽頭部分をさす．
鼻部（上咽頭）：後鼻孔上端から口蓋垂基部まで．側壁に耳管咽頭孔が開く．
口部（中咽頭）：口峡から舌根部．
喉頭部（下咽頭）：舌根部から輪状軟骨下端まで．

2．嚥下各期と障害

嚥下の各期を摂食の流れに沿って解説し，病的な状態のポイントを述べる．

1 認知期

食物を認知する段階である．目で見ることだけでなく，においをかぐ，食器などの音を聞く，手で食物の触覚を感じるなども食物の認知に役立つ．食欲を感じ，唾液の分泌，消化管の運動などにつながる．見た目にも美味しそうな嚥下調整食（嚥下食）が大切なゆえんである．

- 病的状態：認知症，拒食などで食物の認知障害がみられる．意識障害（寝ている，眠剤などで覚醒が悪い時を含む）がある時は認知が悪くなる．

2 捕食（口への取り込み）

口唇と前歯で食物を口に取り込む段階である．下顎の動きと口唇の動きが分離している必要がある．

- 病的状態：偽性球麻痺，顔面神経麻痺（口唇閉鎖不全），三叉神経麻痺（前歯での咬みきり不全）などで起こる．ボロボロと口から食物，唾液がこぼれるために必要な栄養が摂取できない．

3 準備期（口腔準備期）

咀嚼は食物を砕き，唾液と混合して嚥下しやすい形態に整える重要な過程である．口の

中で嚥下食を作る作業を担っていると考えてもよい．咀嚼運動は三叉神経，顔面神経，舌下神経などが協調して働くことによって行われる．
- 病的状態：偽性球麻痺や舌癌術後などで典型的な障害がみられる．重度障害では咀嚼，食塊形成が全くできないためゼリー・プリンなどを丸飲みするか，ピューレ食や液体を咽頭に流し込む以外に嚥下は不可能となる．

4 口腔期(口腔嚥下期，咽頭への送り込み，随意期，第Ⅰ期)

舌が口蓋(前歯の裏)にしっかり押しつけられて，食塊を後方の咽頭に送り込む段階である．送り込みには舌が口蓋前部にしっかりついて固定されること(アンカー機能)が重要である[3]．味覚や一般感覚(触覚，温痛覚など)が保たれていることも円滑な運動を行うのに重要である．
- 病的状態：最も頻度が高いのは偽性球麻痺で，アンカー機能が失われる．口の中に食物をため込む，嚥下後にも口腔残留がみられる．だらだらと食塊が咽頭に流れ込み誤嚥につながる．

5 咽頭期(嚥下反射，反射期，第Ⅱ期)

咽頭期は嚥下反射(約0.5秒)そのものであり，誤嚥を防止しながら食物を咽頭から食道へ運ぶ，嚥下のポイントともいうべきところである．
- 病的状態：誤嚥と咽頭残留，通過障害が問題となる．偽性球麻痺では筋力低下，嚥下反射の遅延，喉頭閉鎖のタイミングのずれなどがある．球麻痺では，嚥下反射が誘発されないか不完全であり，輪状咽頭部(食道入口部)が開かない，などが起こる．

6 食道期(蠕動期，第Ⅲ期)

食道入口部(食道の第1狭窄部と呼ばれる)を通過して食塊が食道へ入ると蠕動運動が起こり胃へ運ばれる．食道は途中で大動脈，気管支と交差するために生理的狭窄部(第2狭窄部)が存在する．食道下部には下部食道括約筋(第3狭窄部)があり，胃食道逆流を防止している．
- 病的状態：脳血管障害，神経筋疾患，食道疾患，加齢などで食道の蠕動障害が起こり，胃食道逆流，食道内逆流，食道残留がみられる．さらに食道咽頭逆流や咽頭喉頭逆流が起こり，誤嚥につながる大切な病態である．

2 嚥下と加齢

わが国は超高齢社会を迎えているが，加齢に伴う変化で重要なことは個人差がきわめて大きいということである(表Ⅲ-67)．多くの高齢者はゆっくり食べる，軟らかいものを選んで食べるなど意識的に，または無意識に代償行動をとっていることが多い．若年者であれば問題のない小さな病態(脱水，発熱など)でも，嚥下障害が顕在化しやすい．また，誤嚥した場合でも抵抗力がないために容易に肺炎を併発しやすい．なお，乳児と小児，成人，高齢者では口腔咽頭の構造が大きく異なっている．詳細は文献[4]をご参照いただきたい．

表Ⅲ-67 加齢に伴う嚥下機能の低下原因

- う歯，義歯の問題：咀嚼力低下
- 唾液の性状（粘性，組成など），量の変化
- 粘膜の感覚，味覚の変化（低下）
- 口腔，咽頭，食道など嚥下筋の筋力低下，柔軟性低下
- 喉頭が解剖学的に下降し，嚥下反射時に喉頭挙上距離増大
- 無症候性脳梗塞の存在（潜在的偽性球麻痺）
- 注意力・集中力低下，全身体力低下
- 基礎疾患，内服薬剤

表Ⅲ-68 摂食場面の観察ポイント

観察項目，症状	観察ポイント	考えうる主な病態・障害
食物の認知	ボーッとしている，キョロキョロしている	食物の認知障害，注意散漫
食器の使用	口に到達する前にこぼす	麻痺，失調，失行，失認
食事内容	特定のものを避けている	口腔期，咽頭期，味覚，唾液分泌低下，口腔内疾患
口からのこぼれ	こぼれてきちんと口に入ってない	取り込み障害，口唇・頬麻痺
咀嚼	下顎の上下運動だけで，回旋運動がない 硬いものが噛めない	咬筋の障害 う歯，義歯不適合，歯周病など
嚥下反射が起こるまで	長時間口にため込む，努力して嚥下している 上を向いて嚥下している	口腔期，咽頭期 送り込み障害
むせ	特定のもの（汁物など）でむせる 食事のはじめにむせる 食事の後半にむせる	誤嚥，咽頭残留 誤嚥，不注意 誤嚥，咽頭残留，疲労，筋力低下，胃食道逆流
咳	食事中，食事後に咳が集中する	誤嚥，咽頭残留，胃食道逆流
声	食事中，食後に声が変化する	誤嚥，咽頭残留
食事時間	1食に30～45分以上かかる	認知障害，取り込み障害，送り込み障害など
食欲	途中から食欲がなくなる	認知障害，誤嚥，咽頭残留，体力低下
疲労	食事の途中から元気がない，疲れる	誤嚥，咽頭残留，体力低下

3 評価[5)]

1. スクリーニング

摂食場面の観察は大変有力な情報を与える．観察のポイントを表Ⅲ-68にまとめた．また質問紙[6)]を用いたスクリーニングや反復唾液飲みテスト（30秒間に空嚥下できる回数をみる，2回以下が異常），水飲みテスト（3 mlまたは30 mlを用い，むせの有無などをみる）などが広く行われている．

表Ⅲ-69　摂食・嚥下能力のグレード(藤島, 1993)

Ⅰ　重症 経口不可	1	嚥下困難または不能．嚥下訓練適応なし
	2	基礎的嚥下訓練のみの適応あり
	3	条件が整えば誤嚥は減り，摂食訓練が可能
Ⅱ　中等症 経口と 補助栄養	4	楽しみとしての摂食は可能
	5	一部(1〜2食)経口摂取
	6	3食経口摂取プラス補助栄養
Ⅲ　軽症 経口のみ	7	嚥下食で，3食とも経口摂取
	8	特別に嚥下しにくい食品を除き，3食経口摂取
	9	常食の経口摂食可能，臨床的観察と指導要する
Ⅳ　正常	10	正常の摂食嚥下能力

2. 嚥下造影(VF)と嚥下内視鏡検査(VE)[7]

　検査では診断的検査と治療的検査の2つの目的がある．ともにビデオに録画し，患者，家族やスタッフへの説明が可能となるばかりか，自分で後から見直すときに見落としなどをチェックできる．

1 嚥下造影(videofluoroscopic examination of swallowing；VF)

　VFは造影剤や造影剤を含んだ検査食をX線透視下に嚥下してもらい，ビデオに記録して解析する検査であり，口腔から咽頭食道へとつながる一連の嚥下動態がわかる．情報量としては内視鏡検査よりも多く，各種リハビリテーション手技の効果なども判定しやすい．目的別に以下の2種類がある．

a. 診断的VF
　器質的異常，機能的異常，食塊の通過状況と誤嚥，咽頭残留をみる．

b. 治療的VF
　誤嚥しない方法，咽頭残留の少ない方法，口腔→咽頭→食道への通過しやすい方法などにつき，リハビリテーション手技，体位，食物などを変えて検討する．
　患者のbest swallow，worst swallowを知り訓練や指導に役立てることが大切である．

2 嚥下内視鏡検査(videoendoscopic examination of swallowing；VE)

　鼻咽腔喉頭ファイバースコープによる嚥下諸器官の検査で，とくに声門閉鎖機能，唾液や分泌物，食塊などの咽頭残留の状態などを直視下にみられる点で優れている．

3. 総合評価，ゴール

　診察，検査，摂食場面の観察などを行った後，嚥下機能の総合評価，診断を下す．筆者は表Ⅲ-69のグレードを用いて現在の状態を評価し，ゴールを決めている．ゴールは当面達成すべき短期ゴールと最終的に達成すべき長期ゴールがある．経口摂取をめざすのが嚥下リハビリテーションであるが，嚥下障害で臨床的に問題となるのは「誤嚥性肺炎」(肺

表Ⅲ-70 嚥下調整食学会基準案 2012

コード	名称	形状	目的・特色	主食の例	必要な咀嚼能力	他の分類との対応
0	嚥下訓練ゼリー	均一で，付着性・凝集性・硬さに配慮したゼリー	重度の症例に評価も含め訓練する段階．少量をすくってそのまま丸飲み可能（口腔外で既に適切な食塊状となっている）．残留した場合にも吸引が容易．	—	咀嚼に関連する能力のうち，いずれの能力も必要ない	嚥下食ピラミッド L0 特別用途食品Ⅰ
1	嚥下調整食 1（ゼリー食）	付着性，凝集性，硬さに配慮したゼリー・プリン・ムース状のもの	少量をすくってそのまま丸飲み可能．（口腔外で既に適切な食塊状となっている）	おもゆゼリー	咀嚼に関連する能力のうち，いずれの能力も必要ない	嚥下食ピラミッド L1L2 特別用途食品Ⅱ UD定義の4のゼリー
2	嚥下調整食 2（なめらか食/ミキサー食）	ピューレ・ペースト・ミキサー食などのうち，べたつかず，まとまりやすく，なめらかさがあるもの	口腔内の簡単な操作で食塊状となるもの．	付着性が高くなく，ゆるすぎないミキサー粥（酵素を使用したミキサー粥）	咀嚼に関連する能力のうち，いずれの能力も必要ない	嚥下食ピラミッド L3 特別用途食品Ⅲ UD定義の4（ゼリー以外）
3	嚥下調整食 3（ソフト食）	形はあり，押しつぶしが容易，食塊形成や移送が容易，咽頭でばらけず嚥下しやすいように配慮されたもの	舌と口蓋間で押しつぶしが可能なもの．押しつぶしや送り込みの口腔操作を要し（あるいはそれらの機能を賦活し），かつ誤嚥のリスク軽減に配慮がなされているもの．	離水しないように配慮した全粥	咀嚼に関連する能力のうち舌と口蓋間の押しつぶし能力以上	嚥下食ピラミッド L4 高齢者ソフト食 UD定義の3
4	嚥下調整食 4（軟菜食）	硬さ・ばらけやすさ・貼りつきやすさなどのない料理	誤嚥と窒息のリスクを配慮して素材と調理方法を選んだもの．歯がなくても対応可能だが，上下の歯槽堤間で押しつぶすあるいはすりつぶすことが必要で舌と口蓋間で押しつぶすことは困難．	全粥あるいはやわらかいごはん	咀嚼に関連する能力のうち，上下の歯槽堤間の押しつぶし能力以上	嚥下食ピラミッド L4 高齢者ソフト食 UD定義の1・2

とろみの3段階

	段階1 薄いとろみ	段階2 中間のとろみ	段階3 濃いとろみ
英語表記	Mildly thick	Moderately thick	Extremely thick
性状の説明	スプーンを傾けるとすっと流れ落ちる．フォークの歯の間から素早く流れ落ちる．ストローで容易に吸うことができる．カップを傾けて流れ出た後には，うっすらと跡が残る程度の付着．	スプーンを傾けるととろとろと流れる．フォークの歯の間からゆっくりと流れ落ちる．ストローで吸うのは抵抗がある．カップを傾けて流れ出た後には全体にコーティングしたように付着．	スプーンを傾けても，形状がある程度保たれ，流れにくい．フォークの歯の間から流れでない．ストローで吸うことは困難で，スプーンの使用が適切．カップを傾けても流れ出ない（ゆっくり塊まりとなって落ちる）．
粘性値（mPa・s）	50〜100	100〜400	400〜600
LST値（mm）	43〜40	39〜33	32〜30

UD：ユニバーサルデザインフード．
粘性値：コーンプレート型回転粘度計を用い，測定温度20℃，ずり速度 $50\,\text{sec}^{-1}$ における粘度測定結果．
LST値：ラインスプレッドテスト用プラスチック測定板を用いて直径30 mmの金属製リングに試料を20 ml注入し30秒後にリングを持ち上げ，60秒後に試料の広がり距離を6点測定し，その平均値をLST値とする．
注1．LST値と粘性値は完全には相関しない．そのため，特に境界値付近においては注意が必要である．
注2．ニュートン流体ではLST値が高く出る傾向があるため注意が必要である．
「嚥下調整食学会基準案2012」表，「とろみの3段階」表，「嚥下調整食学会基準2012の解説文」は3点セットのため，日本摂食・嚥下リハビリテーション学会ウェブサイト（http://www.jsdr.or.jp/news/news_all/news_20120918.html）を必ず併せてご覧下さい．

合併症）と「栄養障害」である．この両者の予防，改善を念頭に置いて現実的なゴールとゴール達成のための方針をたてる．

4 治療

治療法には薬物治療，外科治療，リハビリテーションがある．まず，原疾患の治療が優先され，嚥下に悪影響を与える薬剤はできるだけ使用を控える．嚥下に好影響を与える薬剤としてACE阻害薬などが知られている[8]が効果は限定的である．重度嚥下障害に対しては外科治療の選択もあるが，詳細は文献[9]をご覧いただきたい．

1．口腔ケアとリハビリテーション

嚥下障害患者に対して口腔ケアはきわめて大切である．とくに脳血管障害患者では上肢の麻痺や口腔の感覚異常があり口腔衛生が不十分となりやすい．患者本人が行う場合も適宜，介護者や医療スタッフのチェックが必要である．適切な口腔ケアは誤嚥性肺炎を予防する[10]．

リハビリテーション訓練は食物を用いない基礎訓練と摂食訓練に分けられるが，対象が現在経口摂取をしている軽度の患者であるか，胃瘻や経管栄養で管理されている重症患者であるか，あるいは両者の中間であるか，正確な評価と病態，機能診断に基づいて訓練を考える必要がある．

軽い症状では食品調整や摂食姿勢など当面の対処で効果を上げることができる．多数の訓練法があり，意義と訓練手技[11]に精通するには時間がかかるが，障害に対して適切な訓練を組み合わせて行えば，摂食嚥下障害に対するリハビリテーションはきわめて有効である．

2．嚥下調整食（嚥下食）

一般的に「食べやすい」食品の特徴は，①密度が均一である，②適当な粘度があってバラバラになりにくい，③口腔や咽頭を通過するときに変形しやすい，④べたついていない（粘膜にくっつきにくい），である．この特徴をもった食物は口腔内でも咽頭でも扱いやすく嚥下しやすく，かつ誤嚥しにくい．逆に，①密度が一定していない（粒粒があるなど），②硬すぎて咬み砕けない，③さらさらしすぎる，④変形しにくい，⑤べたつく物は嚥下障害者には不適である．

嚥下障害のある患者に出す食べやすい食事を一般に「嚥下調整食」または「嚥下食」と呼んでいる．嚥下食の分類はまだ確立されていないが，日本摂食・嚥下リハビリテーション学会の嚥下調整食特別委員会の嚥下調整食学会基準案2012（**表Ⅲ-70**）が中間報告（http://www.jsdr.or.jp/news/news_all/news_20120918.html）として提案されている．

[文献]
1）藤島一郎：脳卒中の摂食・嚥下障害．医歯薬出版，pp1-2，1993
2）金子芳洋（編），金子芳洋，向井美惠，尾本和彦：食べる機能の障害—その考え方とリハビリテーショ

ン．医歯薬出版，pp73-75，1987
3) 大前由起雄，小倉雅実，唐帆健浩，他：舌前半部におけるアンカー機能の嚥下機能に及ぼす影響．耳鼻 44：301-304，1998
4) 尾本和彦：健常児の摂食機能発達および関連基礎知識．金子芳洋(監)，尾本和彦(編)：障害児者の摂食・嚥下・呼吸リハビリテーション．医歯薬出版，pp5-38，2005
5) 藤島一郎：スクリーニングと精査，評価．聖隷嚥下チーム：嚥下障害ポケットマニュアル，第3版．医歯薬出版，pp37-46，2011
6) 大熊るり，藤島一郎，小島千枝子，他：摂食・嚥下障害スクリーニングのための質問紙の開発．日摂食嚥下リハ会誌 6：3-8，2002
7) 藤島一郎：目で見る嚥下障害―嚥下内視鏡・嚥下造影の所見を中心として．医歯薬出版，2006
8) 西村立，藤島一郎：嚥下障害．薬局 62：142-144，2011
9) 津田豪太：嚥下障害の管理と手術時期．耳喉頭頸 80：547-551，2008
10) Yoneyama T, Hashimoto K, Fukuda H, et al: Oral hygiene reduces respiratory infections in eldely bed-bound nursing home patients. Arch Gerontol Geriatr 22: 11-19, 1996
11) 小島千枝子，前田広士，北條京子，他：訓練法．聖隷嚥下チーム：嚥下障害ポケットマニュアル，第3版．医歯薬出版，pp95-151，2011

（藤島　一郎）

Ⅲ．臨床編　C．疾患と栄養

13. 先天性代謝異常症

　特定の単一の遺伝子（DNA）に先天的な変異が存在し，そのためになんらかの症状を呈する疾患を先天性代謝異常症（inborn errors of metabolism；IEM）と総称しており，その種類は1,000種類を超えるといわれているが，各々の疾患の発生頻度は低く，栄養管理によって症状の改善を認める疾患はきわめて限られている．しかし，中には食事療法が著効を奏するIEMもあり，早期治療によって症状を予防することも可能である．そこで本項では，現在広く受け入れられているIEMの栄養管理について概説する．

1 栄養管理が有用な先天性代謝異常症（IEM）の病態と早期発見法

　栄養管理によって症状の改善あるいは発現の予防が可能な疾患としては，物質代謝に関わる"酵素タンパク"の遺伝子変異によって引き起こされるIEMの中で，"酵素の基質"となっている物質の摂取を制限することによって症状が抑えられる疾患に限られる．
　たとえば，図Ⅲ-90に示すように，アミノ酸の一種であるフェニルアラニン（Phe）を

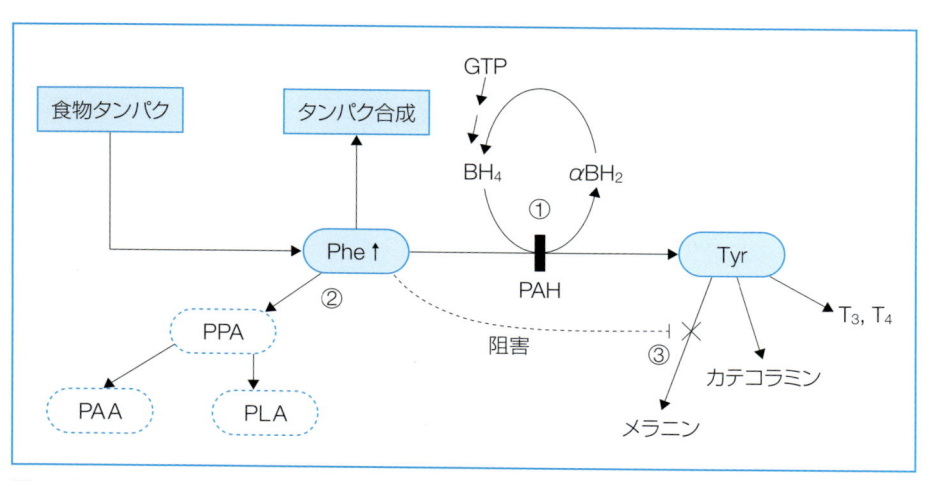

図Ⅲ-90　フェニルケトン尿症（PKU）の成因

① phenylalanine hydroxylase（PAH）：PKUにおける障害酵素．
② phenylalanine aminotransferase：PKUで促進される異常経路．
③ tyrosinase：血清Phe高値によって阻害され，メラニン合成ができない．
Phe：フェニルアラニン，Tyr：チロシン，BH_4：テトラヒドロビオプテリン（PAHの補酵素），$αBH_2$：αジヒドロビオプテリン，PPA：フェニルピルビン酸（塩化第二鉄反応，DNPH反応に陽性を示す），PAA：フェニル酢酸，PLA：フェニル乳酸．

チロシン(Tyr)に変換させる働きをもつ酵素，フェニルアラニン水酸化酵素(phenylalanine hydroxylase；PAH)の遺伝的な異常に起因するフェニルケトン尿症(phenylketonuria；PKU)では，PAHの"基質"であるPheが体内に蓄積し，痙攣，知的障害，メラニン欠乏などの症状を呈するが，Phe摂取(実際にはこれを含むタンパク質の摂取)を制限することによって，上述の症状を予防することが可能である．この疾患，すなわち，血中Phe濃度が上昇するPKUが一疾患単位として報告されたのは1934年であり，1953年にはPKU患者の肝臓においてPAHが欠損していることが報告され，PKUが単一遺伝子異常に基づく疾患であることが確認された．また，同年，Bickelらは，Phe摂取制限食治療が患者の症状を改善することを報告し，その後，多くの追跡研究によって，PKUに対する食事療法は，神経症状が出現する以前，すなわち乳児期早期に開始することがより有効なことが明らかにされた．その後，PKUの血中で上昇するPhe濃度を一滴の血液で確実に，しかも容易に測定する方法をGuthrieが開発し，この方法によって欧米では，新生児期の無症状なうちにPKUを掬い上げる試み，すなわち，マス・スクリーニング(mass screening；MS)が1960年代から行われるようになった．

　この検査法はわが国ではガスリー法と称され，1977年度から全出生児を対象として公費で行われるようになった「先天性代謝異常症等の新生児マス・スクリーニング」に使用されてきた．そして，平成23(2011)年度までは，わが国の新生児MSにおいては，食事療法が有効なアミノ酸代謝異常症3種類，すなわち，PKU，メープルシロップ尿症(maple syrup urine disease；MSUD)，ホモシスチン尿症(homocystinuria；HCU)と先天性糖質代謝異常症であるガラクトース血症の新生児スクリーニングが行われ，同時に，薬物治療が有効な先天性甲状腺機能低下症と先天性副腎皮質過形成症がその対象になっていたが，平成24(2012)年度からは，各国で広く使用されている「タンデムマス法」がわが国にも導入され，表Ⅲ-71に示すような16種類のIEMがMS対象疾患となった．その中には1977年からMSの対象として取り上げられてきたアミノ酸代謝異常症，すなわち，PKU，MSUD，HCUも含まれており，それら3疾患についてはすでに，30年余にわたる経験から栄養管理の効果が報告されている．残る13疾患も，食事療法，薬物療法，および両者の併用の有効性が報告されているために，MS対象疾患として新たに取り上げられた．もちろん，従来から行われているガラクトース血症，先天性甲状腺機能低下症，先天性副腎皮質過形成症のMSも継続して行われる．

表Ⅲ-71　タンデムマス法による新生児マス・スクリーニングの対象疾患(平成24年度)

群別	疾患名
アミノ酸代謝異常	フェニルケトン尿症*，メープルシロップ尿症*，ホモシスチン尿症*，シトルリン血症Ⅰ型，アルギニノコハク酸尿症
有機酸代謝異常	メチルマロン酸血症，プロピオン酸血症，イソ吉草酸血症，メチルクロトニルグリシン血症，ヒドロキシメチルグルタル酸血症，複合カルボキシラーゼ欠損症，グルタル酸血症Ⅰ型
脂肪酸代謝異常	MCAD欠損症，VLCAD欠損症，三頭酵素/LCHAD欠損症，CPT1欠損症

＊：1977年度からすでにMS対象疾患となっている疾患．

2 栄養代謝

栄養管理が行われている主なIEMでは，酵素障害のために体内で過剰となった基質およびその代謝産物が各々の疾患における症状の原因となっており，食事管理が症状を改善することが臨床的に証明されている．しかし，これらの蓄積物質が症状発現にどのように関わっているのかの詳細については，いまだ不明な点も残されている．表Ⅲ-72に栄養管理が行われている主なIEMの病因と臨床的特徴を示す．

3 栄養法

現在食事療法の有効性がある程度確認されているIEMの治療の概要を表Ⅲ-73に示す．

1. アミノ酸代謝異常症

表Ⅲ-73のうち，PKU，MSUD，HCUおよび尿素サイクル代謝異常症（5種類の疾患があるが日本ではOTC欠損症が最も多い）は，先天性アミノ酸代謝異常症に分類される．このうち尿素サイクル代謝異常症を除く3疾患は，わが国では1977年から新生児マス・

表Ⅲ-72 栄養管理が有効な先天性代謝異常症の病因と症状

疾患	障害酵素	知的障害	代謝性アシドーシス	高アンモニア血症	その他
フェニルケトン尿症（PKU） 高フェニルアラニン血症	フェニルアラニン水酸化酵素	＋	－	－	痙攣，メラニン欠乏
メープルシロップ尿症（MSUD）	分岐鎖ケト酸脱水素酵素複合体	＋	＋	－	意識障害，痙攣，呼吸障害
ホモシスチン尿症（HCU）	シスタチオニン合成酵素	＋	－	－	血栓症，水晶体脱臼，くも状手指
尿素サイクル代謝異常症	5種類の酵素欠損が報告されているが，OTC欠損症が最も多い	＋	－	＋	意識障害，痙攣，嘔吐，呼吸障害
メチルマロン酸血症	メチルマロニルCoAムターゼ	＋	＋	＋	意識障害，嘔吐，呼吸障害，肝腫大
プロピオン酸血症	プロピオニルCoAカルボキシラーゼ	＋	＋	＋	同上
ガラクトース血症Ⅰ型	ガラクトース-1-リン酸ウリジルトランスフェラーゼ	＋	－	－	黄疸，肝脾腫，白内障
ガラクトース血症Ⅱ型	ガラクトキナーゼ	－	－	－	白内障
糖原病Ⅰ型	グルコース-6-ホスファターゼ	－	＋	－	肝腫大，低身長，低血糖，高乳酸血症，高尿酸血症

表Ⅲ-73 先天性代謝異常症の食事療法

	摂取制限を要する物質	治療基準	治療の基本	健常人の血中濃度	日本における発生頻度
フェニルケトン尿症(PKU)および高フェニルアラニン血症*	フェニルアラニン(Phe)(Phe以外のアミノ酸は使用できる)	・血中Phe維持濃度(mg/dl) 　乳児～幼児期前半：2～4 　幼児期後半～小学生前半：3～6 　小学生後半：3～8 　中学生：3～10 　それ以降：3～15	・治療用ミルク摂取 ・自然タンパク摂取制限 ・低Pheペプチド摂取 ・Phe以外のアミノ酸制限は不要	・血中Phe 　2 mg/dl以下	1/58,000†
メープルシロップ尿症(MSUD)*	分岐鎖アミノ酸 ロイシン(Leu) イソロイシン(Ileu) バリン(Val) (上記以外のアミノ酸は使用できる)	・血中Leu維持濃度(mg/dl)：2～4	・治療用ミルク摂取 ・自然タンパク摂取制限 ・ビタミンB₁投与 ・分岐鎖アミノ酸以外のアミノ酸の制限は不要	・血中Leu 　2～3 mg/dl	1/670,000
ホモシスチン尿症(HCU)*	メチオニン(Met)(Met以外のアミノ酸は使用できる)	・血中Met維持濃度(mg/dl)：1～2 ・尿中ホモシスチンを正常域に保つ	・治療用ミルク摂取 ・自然タンパク摂取制限 ・ビタミンB₆，ベタイン投与	・血中Met 　0.5 mg/dl ・尿ホモシスチン(−)	1/796,000†
尿素サイクル代謝異常症**	タンパク質(窒素を含む食品はすべて制限を要す)	・血中アンモニアを正常域に保つ ・血中グルタミンを正常域に保つ	・タンパク摂取制限，治療用ミルク摂取 ・高糖質，高エネルギー食 ・安息香酸ナトリウム，L-アルギニン投与	・血中アンモニア 　20～70 μg/dl 　(アミチェックによる)	オルニチントランスカルバミラーゼ(OTC)欠損症は数万人に1人
メチルマロン酸血症 プロピオン酸血症	タンパク質	・血中，尿中有機酸およびその代謝産物を正常域に保つ ・血中アンモニアを正常域に保つ ・血中グリシンを正常域に保つ	・タンパク摂取制限，治療用ミルク摂取 ・高糖質，高エネルギー食 ・L-カルニチン投与	・左記有機酸を検出されない	両者とも比較的報告例は多いが頻度は不明
ガラクトース血症 I型，Ⅱ型*	ラクトース，ガラクトース(摂取禁止)	・血中ガラクトースを正常域に保つ	・治療用ミルク摂取 ・禁ラクトース，禁ガラクトース	・血中ガラクトース 　4 mg/dl以下	I型：1/934,000† Ⅱ型：1/446,000†
糖原病 I型	ラクトース，ガラクトース，ショ糖，フルクトース，動物性油脂	・低血糖を生じないようにする ・血中乳酸を低下させる(できるだけ正常域近くに)	・高糖質頻回食(デンプン，デキストリン，グルコース) ・ラクトース，ショ糖，フルクトース摂取制限(全糖質の5%以内) ・治療用ミルク，コーンスターチ投与 ・アルカリ化薬投与	・空腹時血糖 　80～100 mg/dl ・血中乳酸 　6～18 mg/dl	数万人に1人の発生？(日本でも報告症例が多い糖質代謝異常症)

*：1977年より日本で新生児マス・スクリーニングが行われている疾患．
**：オルニチントランスカルバミラーゼ欠損症(OTC欠損症)が日本では最も多い．
†：1977～2002年の受験新生児総数で特殊ミルク事務局への報告数を除した見かけの発見頻度．

スクリーニングの対象となっており，各々の発生頻度が明らかにされた．すなわち，PKU の頻度が最も高く，MSUD，HCU はそれに比べて著しく低い．これら 3 種の疾患では，障害酵素の基質となっているアミノ酸のみを制限すればよく，それ以外のアミノ酸を混合したタンパク代替物を使用することによって窒素分を補給することが可能である．これに対して，尿素サイクル代謝異常症では，アンモニアの原料となる窒素をすべて制限することが必要であり，その治療は他の 3 疾患に比べて困難である．

2. 有機酸代謝異常症

わが国で多く報告されているメチルマロン酸血症およびプロピオン酸血症には**表Ⅲ-73**のような食事管理が行われており，それに加えて L-カルニチン内服が両疾患の治療に大いに役立っている．

3. 糖質代謝異常症

古典的なガラクトース血症（ガラクトース血症Ⅰ型）およびガラクトース血症Ⅱ型では，乳糖および乳糖の構成成分の 1 つである六炭糖，ガラクトースの摂取を禁じることによって，表Ⅲ-73 に示したさまざまな症状の発現を予防することができる．ガラクトース血症は日本でも新生児マス・スクリーニングの対象疾患となっているが，約 30 年にわたるスクリーニングによって，両病型ともに日本ではきわめてまれなことが明らかになった．

これに対して，肝グリコーゲンの分解に関与する酵素，glucose-6-phosphatase の遺伝的な欠損症で，日本でも頻度が高い先天性糖質代謝異常症である糖原病Ⅰ型では，グルコースおよびそのポリマー（デンプン，デキストリンなど）を中心とした高糖質頻回食投与が，肝グリコーゲン蓄積を低下させ，低血糖，低身長などの症状を予防することが明らかにされている．

4. 治療用特殊ミルクの開発と利用

IEM の新生児マス・スクリーニングが開始されて 3 年後，すなわち 1980 年に，わが国では IEM を専門とする小児科医，厚生省（当時）および乳業会社が協力し，「特殊ミルク安全開発事業」を組織した．この事業では，種々の IEM に対する治療乳を開発し現在に至っている．2011 年現在入手可能な治療ミルクを表Ⅲ-74 に示すが，マス・スクリーニング対象のアミノ酸代謝異常症のための治療乳 2 種類は，健康保険で使用できる「薬」として薬価収載されており，その他の疾患の治療乳は各乳業会社の登録特殊ミルクとして扱われ，特殊ミルク事務局に依頼すれば入手可能である（治療担当医からの依頼が必要）[1〜3]．

また，市販の低タンパク食材，スナック菓子などの種類が増加し，以前に比べて IEM の食事療法はかなり容易になった．しかし，その治療には各々の疾患の自然歴および食事療法について熟知した小児科専門医と栄養士の関与が必要で，治療の良否が患児の長期予後に大きく影響することを常に考えて治療を行わなくてはならない．

表Ⅲ-74　先天性代謝異常症の治療乳

	治療乳の種類	適応疾患
薬価収載品 *1	フェニルアラニン除去ミルク配合散「雪印」：雪印メグミルク	フェニルケトン尿症
	ロイシン・イソロイシン・バリン除去ミルク配合散「雪印」：雪印メグミルク	メープルシロップ尿症
登録特殊ミルク *2	フェニルアラニン無添加総合アミノ酸末(A-1)：雪印メグミルク	フェニルケトン尿症
	低フェニルアラニンペプチド粉末(MP-11)：森永乳業	フェニルケトン尿症
	メチオニン除去乳(S-26)：雪印メグミルク	ホモシスチン尿症（シスタチオニン合成酵素異常症），高メチオニン血症
	メチオニン除去フォーミュラ(7901)：明治	高メチオニン血症
	糖原病用フォーミュラ(乳タンパク質・昼間用)：明治	肝型糖原病
	糖原病用フォーミュラ(乳タンパク質・夜間用)：明治	肝型糖原病
	糖原病用フォーミュラ(大豆タンパク質・昼間用)：明治	肝型糖原病
	糖原病用フォーミュラ(大豆タンパク質・夜間用)：明治	肝型糖原病
	タンパク除去乳(S-23)：雪印メグミルク	高アンモニア血症，シトルリン血症，アルギニノコハク酸尿症
	高アンモニア血症・シトルリン血症フォーミュラ(7925-A)：明治	高アンモニア血症，シトルリン血症，アルギニノコハク酸尿症
	イソロイシン・バリン・メチオニン・スレオニン除去乳(S-10)：雪印メグミルク	メチルマロン酸血症
	イソロイシン・バリン・メチオニン・スレオニン・グリシン除去乳(S-22)：雪印メグミルク	メチルマロン酸血症，プロピオン酸血症
	リジン・トリプトファン除去乳(S-30)：雪印メグミルク	グルタル酸血症Ⅰ型
	ロイシン除去フォーミュラ(8003)：明治	イソバレリン酸血症，ロイシン過敏性低血糖症，Nesidioblastosis
	ガラクトース除去フォーミュラ(110)：明治	ガラクトース血症
	無乳糖乳(MC-2)：森永乳業	ガラクトース血症

＊1：健康保険で使用される薬品．
＊2：特殊ミルク事務局に使用を申請する製品（医師からの依頼を要す）．

4　栄養評価

　　治療効果については，表Ⅲ-73の治療基準をどれだけ満足しているかによって評価する．学齢期前は少なくとも月1回の診察と検査が望ましく，急性増悪を生ずる可能性がある疾患で，しかも重症型の患児では常に緊急の事態に対応できるようなシステムを構築する必要がある．
　　学童期以降は，自己管理ができるように教育し，いずれの疾患でも治療は終生必要なことを理解させる．

5 栄養指導

　表Ⅲ-73 に示したように，治療の基本は各疾患で異なる部分が多く，栄養指導を行うには，各々の疾患の病態，ならびに各例における臨床的重症度について十分把握しなければならない．その上で実際の指導を行うため，担当医と栄養士の緊密な連携が不可欠である[4]．

　アミノ酸代謝異常症・有機酸代謝異常症および糖原病については，特殊ミルク事務局から治療ガイドブックが刊行されているので，少なくともその内容について指導医と栄養士は理解して治療に当たるべきである．

6 薬物療法

　表Ⅲ-73 に示した併用薬物の重要性，とくに尿素サイクル異常症に対する安息香酸ナトリウム，L-アルギニン，有機酸代謝異常症に対する L-カルニチンの役割について理解する．

[文献]
1) 特殊ミルク情報：第 1〜46 号 (1981〜2010)．特殊ミルク事務局共同安全開発委員会
2) 特殊ミルク共同安全開発委員会 (編)：改訂 2008 食事療法ガイドブック－アミノ酸代謝異常症・有機酸代謝異常症のために．恩賜財団母子愛育会，2008
3) 特殊ミルク共同安全開発委員会 (編)：わかりやすい肝型糖原病食事療法．恩賜財団母子愛育会，特殊ミルク事務局共同安全開発委員会
4) 日本医師会 (編)：食事指導の ABC (改訂第 3 版)．日本医事新報社，2008

〈大和田　操〉

Ⅲ. 臨床編　C. 疾患と栄養

14. 食物アレルギー

1　食物アレルギーの定義と分類（表Ⅲ-75）

　食物アレルギー（food allergy）とは，食物によって引き起こされる抗原特異的な免疫学的機序を介して生体にとって不利益な症状が惹起される現象であり，食中毒，毒性物質による反応，食物不耐症（food intolerance，仮性アレルゲン，酵素異常症など）は含まない[1]）.

　また，食物アレルギーはその発症機序からIgE抗体が関与する反応とIgE抗体の関与がない反応に分けられる．前者は食物を摂取して2時間以内に症状が出現する即時型アレルギーであり，後者は主としてTリンパ球が関与し，2時間以上経過してから症状が出現する非即時型アレルギーである．

　一方，食物不耐症とは免疫学的機序を介さない反応であり，魚に含まれるヒスタミン，たけのこや山いもに含まれるアセチルコリンなど，食物が有している薬理活性物質によって痒みや蕁麻疹が出現する現象などをいう．防腐剤や着色料による有害症状も含まれる．二糖類分解酵素の活性が低い乳糖不耐症のために牛乳を飲むと下痢が出現するのも食物不耐症に分類される．食物不耐症では食物の新鮮さ，摂取量，体調などが症状発現に影響することが多い．

2　食物アレルギーの有病率

　わが国の食物アレルギーの有病率は，乳児で約5～10％，3歳児で約5％，学童以降が1.5～3％であり，全年齢を通しての有病率は1～2％程度である．乳幼児に多く，近年増加傾向にある．

表Ⅲ-75　食物による不利益な反応（adverse reactions to food）の分類

1. 毒性物質による反応（toxic reactions）：すべての人に起こる 　　細菌毒素や自然毒など
2. 非毒性物質による反応（non-toxic reactions）：特定の人に起こる 　1）食物アレルギー（food allergy）：免疫学的機序を介する現象 　　・IgE抗体が関与する即時型アレルギー 　　・IgE抗体の関与がない非即時型アレルギー 　2）食物不耐症（food intolerance）：免疫学的機序を介さない現象 　　・薬理活性物質による反応（ヒスタミン，アセチルコリン，セロトニンなど） 　　・食品添加物（着色料：タートラジン，酸化防止剤：亜硫酸化合物など） 　　・代謝性疾患（乳糖不耐症など）

3 食物アレルギーの臨床型分類

食物アレルギーにはいくつかの臨床型があり，それぞれ発症年齢，原因食物，発症機序などに特徴がある（表Ⅲ-76）[2]．

新生児・乳児消化管アレルギーは，新生児期に発症し，牛乳が原因であることが多く，消化器症状を主体とする．IgE抗体の関与に乏しい非即時型アレルギーであり，多くは幼児期までに寛解する．

食物アレルギーの関与する乳児アトピー性皮膚炎は，乳児期に発症し，鶏卵，牛乳，小麦が原因であることが多く，皮膚症状が主体のIgE抗体が関与したアレルギーであり，多くは学童期までに寛解する．蕁麻疹，アナフィラキシーなどの即時型症状は，最もよくみられる一般的な食物アレルギーであり，乳幼児期に多いが成人期にも発症する．乳幼児では鶏卵，牛乳，小麦，学童・成人では甲殻類，魚類，小麦，果物，そば，ピーナッツが原因食物であることが多い．鶏卵，牛乳，小麦，大豆は寛解しやすいが，その他の多くの食物は寛解しにくい．

また，特定の食物を摂取しただけでは無症状だが，その食物を摂取したのちに運動を行うとアナフィラキシーが出現する食物依存性運動誘発アナフィラキシーは，小麦，エビなどが原因食物で学童期～成人期に多い．果物，野菜摂取時の口腔，咽頭の刺激感などを特徴とする口腔アレルギー症候群は，花粉症を合併している幼児～成人に多い．

表Ⅲ-76　食物アレルギーの臨床型分類

臨床型	発症年齢	原因食物	耐性獲得	アナフィラキシーショックの可能性	機序
新生児・乳児消化管アレルギー	新生児期	牛乳（育児用粉乳）	（＋）	（±）	主にIgE非依存型
食物アレルギーの関与する乳児アトピー性皮膚炎*	乳児期	鶏卵，牛乳，小麦など	多くは（＋）	（＋）	主にIgE依存型
即時型症状（蕁麻疹，アナフィラキシーなど）	乳児期～成人期	乳児～幼児：鶏卵，牛乳，小麦，そば，魚類など 学童～成人：甲殻類，魚類，小麦，果物類，そば，ピーナッツなど	鶏卵，牛乳，小麦，大豆など（＋） その他の多く（±）	（＋＋＋）	IgE依存型
食物依存性運動誘発アナフィラキシー（FEIAn/FDEIA）	学童期～成人期	小麦，エビ，イカなど	（±）	（＋＋＋）	IgE依存型
口腔アレルギー症候群（OAS）	幼児期～成人期	果物，野菜など	（±）	（＋）	IgE依存型

＊：慢性の下痢などの消化器症状，低タンパク血症を合併する例もある．すべての乳児アトピー性皮膚炎に食物が関与しているわけではない．
（食物アレルギーの診療の手引き2011[2]より改変して転載）

4 食物アレルギーの発症病理

1. 食物アレルゲンの特徴

　多くの食物アレルゲンは分子量が1万～6万の糖タンパクである．IgE抗体はタンパクの立体構造からなる抗原決定基に結合し，Tリンパ球はペプチドからなる抗原決定基を認識する．そこで，熱やタンパク分解酵素などによりタンパクの立体構造が変化すると，IgE抗体との結合性は低下して即時型アレルギーを起こす力は弱まる．このような観点から食物アレルゲンの構造に注目すると，熱に安定でタンパク分解酵素に抵抗性を示すものが多い．鶏卵のオボムコイド，牛乳のカゼイン，タラのGad c1などは，この特徴を有している．そのため，調理や消化という過程を経た後にもアレルゲン性が残存し，アレルギー反応を惹起する．

2. 食物アレルゲンの侵入

　食物は，胃や十二指腸において消化酵素により十分に分解される．また，消化管粘膜に存在する分泌型IgA抗体は，食物アレルゲンに結合してその侵入を抑制していると考えられている．これらのバリアにより食物抗原の98%以上は侵入を阻止されるが，健康な成人においても微量の食物はアレルゲン性を残したままで体循環に侵入している．
　生体内への食物アレルゲンの侵入は，出生直後に最も高く，成長につれて低下していくが[3]，胃腸炎などで腸粘膜に炎症が起きると腸管の透過性は亢進する．また，湿疹を有する乳幼児では腸管透過性が高いことが報告されている．食物アレルギーの発症が小児に多い1つの理由としては，消化管バリアが未熟であり，食物アレルゲンの侵入が多いことがあげられる．

3. 経口免疫寛容の破綻と食物特異的Th2細胞の成立

　経口摂取した食物に対しては免疫応答を起こさないという経口免疫寛容という機序が働くため，微量の食物アレルゲンが侵入しても通常アレルギー症状は出現しない．この経口免疫寛容の成立には，腸管の粘膜免疫系と全身の免疫系の両者の成熟が必要である．乳幼児は両免疫系の発達が不十分であるため，素因を有する一部の小児においては食物アレルゲン特異的Th2細胞が成立する．このTh2細胞は，IL-4を分泌してIgE抗体産生を誘導したり，IL-5を分泌して好酸球性炎症を引き起こしたりして，食物アレルギーの病態形成に関わる．

4. アレルギー症状の発症機構

　即時型アレルギーにおいては，肥満細胞上のIgE抗体に食物アレルゲンが結合し，ヒスタミンなどの脱顆粒が引き起こされる．そして，肥満細胞の存在する臓器(粘膜，皮膚，

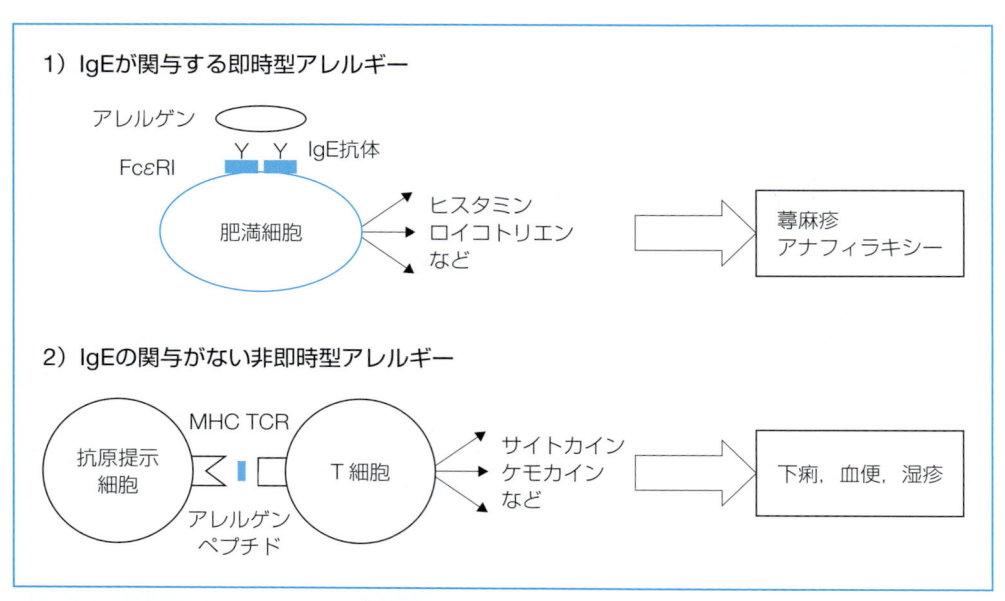

図Ⅲ-91 食物アレルギー症状の発症機序

消化管，気道など）や脱顆粒の程度により，さまざまな臨床症状が生じる．

非即時型アレルギーにおいては，アレルゲン刺激により食物特異的T細胞は活性化し，IL-4，IL-5，IFN-γ，TNF-αをはじめとした炎症に関わるサイトカインやケモカインを分泌し，好酸球などによる炎症病変が形成される．そして，慢性の下痢，湿疹などの非即時型アレルギー症状が生じる（**図Ⅲ-91**）．

5 食物アレルギーの臨床症状

食物アレルゲンは口から入り消化管粘膜において吸収されるが，即時型症状は粘膜症状（口唇の発赤腫脹や口腔の瘙痒感），消化器症状（悪心・嘔吐，腹痛，下痢）だけではない．吸収されたアレルゲンは血流にのって広がり，皮膚症状（発疹，蕁麻疹，紅斑，腫脹），呼吸器症状（咳嗽，喘鳴，喉頭浮腫，呼吸困難），全身性症状（血圧低下，意識障害，アナフィラキシーショック）などさまざまな症状が出現しうる．

非即時型アレルギーの症状には，慢性の下痢，血便，アトピー性皮膚炎の悪化などがあり，体重増加不良，貧血，低タンパク血症を呈することもある．特殊な病態として，牛乳による肺ヘモジデローシス（Heiner症候群）では，血痰，呼吸困難，貧血が出現する．

6 食物アレルギーの原因食物

全年齢における即時型アレルギーの原因食物は，1位が鶏卵であり，続いて牛乳，小麦の順である．なお，年齢により特徴があり，新生児期には牛乳が最も多く，離乳食を開始する前後から鶏卵が1位となる．年長になると甲殻類，果物類，魚類が増加し，そば，ピーナッツなども重要な原因食物となる．

7 食物アレルギーの診断

　食物アレルギーの診断の第一歩は，病歴を詳細に聴取して食物と症状の関係を把握することである．その際には，①摂取した食物，②その食物の調理状況，③摂取量，④症状出現までの時間，⑤出現した症状，⑥症状の変化の仕方，⑦以前にその食物を摂取した時の状況，⑧その後にその食物を摂取した時の状況，⑨運動などの他の要因が加わっていたか，などを明確にする．アレルゲンの推定が困難な場合には食物日誌を記録し，食事内容と症状を照らし合わせてアレルゲンを推定する．

　アレルゲンが推定されたら，特異的IgE抗体の検査やプリックテスト，スクラッチテストなどの皮膚テストなどを行う．これらは即時型アレルギーのスクリーニング検査として有用である．ただし，特異的IgE抗体が陽性でも症状が出現しない場合や，反対に特異的IgE抗体が陰性でも症状が出現する場合もあるので，IgE抗体検査のみで診断し除去食療法を指示してはならない．一方，非即時型アレルギーの指標となる簡便で有用な検査はまだ確立されていない．特異的リンパ球刺激試験，末梢血好酸球数，便粘液中好酸球などが診断の参考となる．

　特定の食物がアレルゲンである可能性が高いと判断した場合には，その食物を2週間ほど完全除去して症状の変化を観察する食物除去試験を行う．食物除去試験にて症状が改善しない場合には，その食物が原因である可能性は低い，あるいはその食物以外にもアレルギーの原因食物があると判定する．一方，症状が改善したとしても，それだけでアレルゲンを確定することはできない．食物アレルギーの確定には，その食物を摂取して症状の発現を確認する食物負荷試験が最も大切である．ただし，数か月以内に全身性のアレルギー症状を起こした症例や，特異的IgE抗体が高値を示し臨床的に診断がほぼ確定している症例などには，食物負荷試験は行わない．

8 食物負荷試験

　欧米ではプラセボを用いた二重盲検法が推奨されているが，小児の場合にはオープン法，単一盲検法でも信頼できる結果が得られることが多い．症例に応じて方法を選択する．

　食物負荷試験の前には食物除去などにより症状をある程度改善させておく．そうしておかないと，食物負荷によって起きる症状の判定が困難なことがある．抗ヒスタミン薬などのアレルギー反応を抑制する薬物は，検査2日前から原則として中止する．強い症状が出現する可能性のある場合には，入院させた上で血管を確保し，救急薬剤を準備して慎重に行う．検査の必要性と危険性について本人と家族に十分説明し，納得と同意を得ておく．

　鶏卵の負荷には，オープン法ではゆで卵や卵を含むホットケーキなどを，ブラインド法では凍結乾燥させた卵粉末をイチゴピューレに溶かしたもの[4]などを用いる．最初ごく少量を与え，症状が出現しないことを確認しながら20〜30分ごとに増量する．一定量を摂取して24時間後まで症状が出現しなければ陰性と判断する．牛乳，小麦，大豆などの負荷試験も同様の方法で行う．

　食物負荷試験は，症状を誘発する摂取量（閾値）を明らかにする目的，食物除去を中止し

てよいかを判定する目的でも行う．また，強い反応が起きる可能性が低い場合には，外来観察室や自宅で行うこともある．自宅で行う場合には，原則として午前中に少量ずつ与え症状を記録してもらう．強い症状が出現したらすぐ連絡すること，夕方や週末には負荷を行わないことなどを指導しておく．

なお，食物負荷試験については標準的な方法がなく，施設により方法や負荷量が異なるのが現状である．そこで，経口負荷試験の標準化と安全性確保を目的に，小児アレルギー学会の食物アレルギー委員会では，2009年に「食物アレルギー経口負荷試験ガイドライン」[5]を発刊している．

9 食物アレルギーの治療

食物アレルギーの治療の基本は，食物に対する過敏症が消失するまで食物の除去を行うこと，すなわち除去食療法である．この際，原因アレルゲンを含む食品と代替食品のリストを渡して除去食品と栄養摂取について指導する．たとえば乳児の牛乳アレルギーでは，カゼイン分解乳（ニューMA-1®），乳清分解乳（ミルフィーHP®）などを代替乳として用いる．これらでも症状が改善しない症例には，アミノ酸乳（エレメンタルフォーミュラ®）や成分栄養剤（エレンタールP®）を用いる．母乳が出る場合には，母親が乳製品を除去した上で母乳栄養を継続し，不足分を代替乳で補充する．児の過敏性が強くない場合には，母親の食物除去が不必要な場合もある．単独の鶏卵除去や単独の小麦除去で栄養に問題が出ることは少ない．しかし，除去が複数の品目にわたる場合には栄養士による栄養指導が必要である．除去食療法中には体重，身長，発達をフォローする．除去食療法は注意深く行っても栄養障害を引き起こすことがあり，本人や家族にとって精神的な負担となることもある．そこで，除去はできるだけ短期間で終えるように心がける．食物負荷試験の間隔は症例によって異なるが，2歳までは6か月ごと，その後は1年ごとを目安として，除去を継続すべきか否か検討する．また，食物アレルギーの関与するアトピー性皮膚炎に対して，クロモグリク酸ナトリウムの食前投与を併用することがある．

また，アレルゲンを摂取しないように注意していても，誤って食べてしまうことが少なくない．そこで，平成14（2002）年より，発症頻度が高いか重篤な症状を誘発しやすい食物（特定原材料など）を微量でも含有している場合は，原材料表示するように食品衛生法で定められた．表示義務食品として卵，乳，小麦，えび，かに，そば，落花生の7品目が，表示推奨食品として，あわび，いか，いくら，オレンジ，キウイフルーツ，牛肉，くるみ，さけ，さば，ゼラチン，大豆，鶏肉，バナナ，豚肉，まつたけ，もも，やまいも，りんごの18品目が指定されている（表Ⅲ-77）．食品を購入する際には表示を確認するように指導する．

表Ⅲ-77 アレルギー物質を含む食品の表示制度

表示義務（7品目）	卵，乳，小麦，えび，かに，そば，落花生
表示奨励（18品目）	あわび，いか，いくら，オレンジ，キウイフルーツ，牛肉，くるみ，さけ，さば，ゼラチン，大豆，鶏肉，バナナ，豚肉，まつたけ，もも，やまいも，りんご

10 新しい寛解導入の試み―経口免疫療法

　ダニや花粉などの吸入アレルゲンが関与する気管支喘息やアレルギー性鼻炎に対しては，アレルゲンを少量ずつ投与し寛解導入をめざす免疫療法が行われ，一定の効果が得られている．また，従来の皮下注法に加え，舌下免疫療法，経口免疫療法の臨床研究も進んでいる．

　食物アレルギーに対しても，主に経口免疫療法により積極的に寛容を誘導するという試みが，最近いくつかの専門施設で行われており，注目を集めている．Longo ら[6]は重症の牛乳アレルギー 60 例を除去継続群と少量ずつ牛乳を摂取させる摂取群の 2 群に分けて 1 年間経過を観察し，除去群はほとんど不変であったが，摂取群で有意に高率に耐性化が得られたことを報告した．また，Itoh ら[7]は，重症の鶏卵アレルギー患者に急速経口免疫療法を行い，平均 2 週間程度で鶏卵 1 個の摂取が可能となったと報告している．その他にも，さまざまな食物アレルギーに対してさまざまな増量の方法が試みられ，その有効性と問題点が報告されている．この経口免疫療法は，自然寛解を待つしかなかった患者にとってきわめて魅力的な治療法である．しかし，経口免疫療法中のアレルギー症状の発現頻度は高く，寛解誘導の機序もまだ解明されていない．より安全に，より確実に寛解を誘導できる免疫療法の確立が期待される．

[文献]
1) 宇理須厚雄，近藤直美(監)，日本小児アレルギー学会食物アレルギー委員会：食物アレルギー診療ガイドライン 2012．協和企画，2011
2) 「食物アレルギーの診療の手引き 2011」検討委員会(研究代表者：海老澤元宏)：食物アレルギーの診療の手引き 2011．2011
3) Kuitunen M, Savilahti E, Sarnesto A: Human α-lactalbumin and bovine β-lactoglobulin absorption in infants. Allergy 49: 354-360, 1994
4) 海老澤元宏，赤澤晃，久能昌朗，他：食物アレルギーの診断法の確立―乾燥食品粉末を用いた食物負荷試験．医療 54：79-84，2000
5) 宇理須厚雄，向山徳子，森川昭廣，他(監)，日本小児アレルギー学会食物アレルギー委員会経口負荷試験標準化ワーキンググループ：食物アレルギー経口負荷試験ガイドライン 2009．協和企画，2009
6) Longo G, Barbi E, Berti I, et al: Specific olal tolerance induction in children with very severe cow's milk-induced reactions. J Allergy Clin Immunol 121: 343-347, 2008
7) Itoh N, Itagaki Y, Kurihara K: Rush specific oral tolerance induction in school-age children with severe egg allergy: one year follow up. Allergol Int 59: 43-51, 2010

〈星岡　明，河野　陽一〉

Ⅲ．臨床編　C．疾患と栄養

15．低出生体重児

　医療の進歩により，出生体重 1,000 g 未満の超低出生体重児の死亡率がわが国で著しく改善されてきた一方で，2,500 g 未満の低出生体重児（low birth weight infant；LBWI）が過去 20 年間で約 2 倍（全出生児の約 10％）に増加してきている．低出生体重児は，子宮内胎児環境の悪化に伴う子宮内胎児発育制限（intrauterine growth retardation；IUGR）の結果であり，これら一連の病態は生活習慣病のメタボリックシンドローム（metabolic syndrome；MetS）を含む成人期慢性疾患のハイリスクであるとする生活習慣病胎児期発症（developmental origin of health and disease；DOHaD）の Barker 仮説（図Ⅲ-92）[1]）と直結する．さらに，低出生体重児の成長促進目的に，乳幼児期に過栄養，とくに高タンパク質食を与えて catch up growth 型成長パターンを誘導すると，その後に肥満そして成人期の MetS 発症リスクを高める[2]．

　一方，低出生体重児とくに出生体重 1,500 g 未満児は，脳神経発達機能障害のハイリスク群である．したがって，低出生体重児の栄養管理を担う小児科医は，生直後から乳・幼児期にかけて上記の問題点を十分に理解した上で，治療を行う責務を負う．

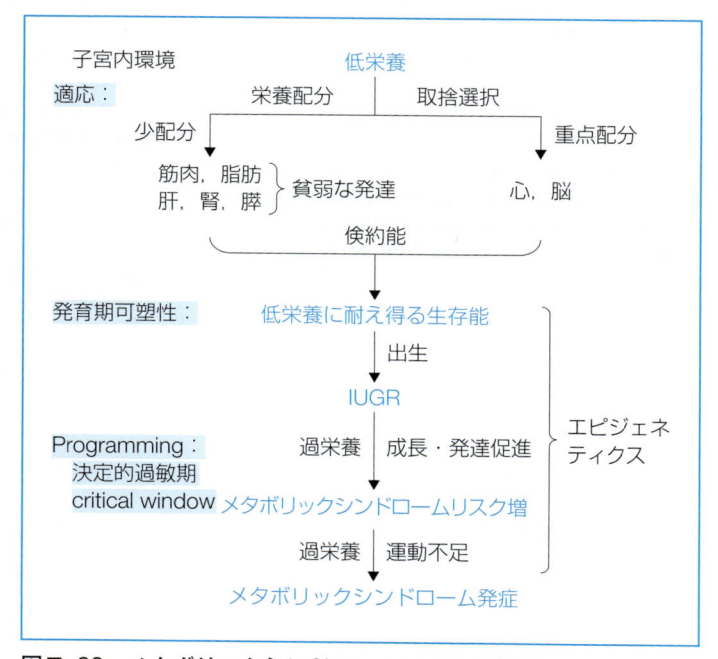

図Ⅲ-92　メタボリックシンドローム DOHaD 仮説

1 栄養と発達

1. 胎児（妊娠）期

妊娠前期は主に母体由来のグルコースとタンパク質（アミノ酸）が胎盤を介して胎児に移行し蓄積する．しかし母体が摂取する食事脂質は移行しない．妊娠第3後期になり母体由来の脂質，とくに長鎖多価不飽和脂肪酸（long chain polyunsaturated fatty acids；LCPUFA）が選択的に胎児の脳を中心に肝，筋組織などへ供給される（図Ⅲ-93）[3,4]．妊娠第3後期に蓄積するアラキドン酸（AA）（$C_{20:4}$, n-6）などのn-6系LCPUFAは約400〜500 mg/kg/日，ドコサヘキサエン酸（DHA）（$C_{22:6}$, n-3）などのn-3系LCPUFAは約50〜60 mg/kg/日である（表Ⅲ-78）．

妊娠前期の葉酸，レチノール/レチノイン酸，ピリドキシン，トコフェロール，亜鉛（Zn）などの欠乏は，中枢神経系奇形を生じることがある．

また妊娠中期から後期にかけてのレチノイン酸，葉酸，鉄，ヨード，Zn，必須脂肪酸欠乏は，細胞複製と樹状突起分岐の両方に障害を与えうる．

2. 新生児期から乳幼児期

胎児期および出生後早期の栄養不良（malnutrition）は脳細胞数を減じて脳障害をきたし，周産期の栄養不良では小脳の発達が最も影響を受ける．

低出生体重児のうち早産児は出生後早期の栄養の影響を受けやすく，一般的に正期産児に比し認知能が劣る．SFD児（small for date infant）では軽度の認知能，微細な神経機能異常，注意集中力障害などが報告されている．低開発途上国の低栄養妊婦に妊娠第3後期

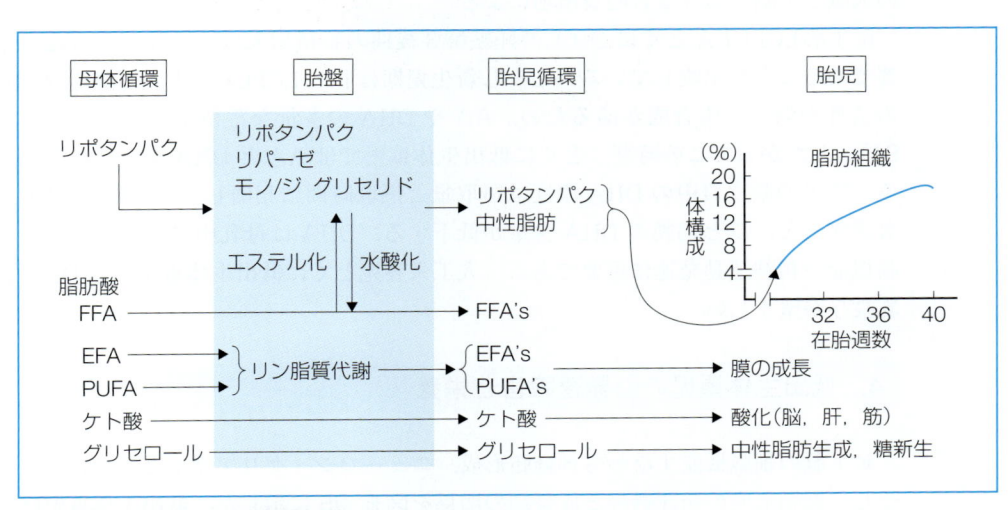

図Ⅲ-93 母体−胎児の脂質代謝
FFA：遊離脂肪酸，EFA：必須脂肪酸，PUFA：多価不飽和脂肪酸
（Barker DJ, et al, 2005[4]より改変して転載）

表Ⅲ-78　妊娠第3期に種々の組織中に蓄積する必須脂肪酸の量

組織	脂肪酸蓄積率（mg/kg/週）*	
	n-6 脂肪酸	n-3 脂肪酸
大脳	40.9	21.8
小脳	1.78	0.37
脊髄	0.095	0.014
肝	13.5	3.76
褐色脂肪	203	19.6
白色脂肪	2,580	367
その他	817	34.1
合計/週	3,660	469
合計/日	522	67

＊：出生児体重3,500 g の場合．

から出生後2歳まで栄養補給を行うと，児はほぼ正常に発達するが，栄養補給を行わないと発育障害，IQ低下，行動や運動能の障害をきたす．

3．脳の脂肪酸組成

　脳皮質の大部分はニューロンとアストロサイトから構成され，脳重量の45%程度を占める．皮質における複雑な樹状分岐化と髄鞘化（myelination）そしてシナプトソーム（synaptosome）形成が，神経機能や学習効果の向上につながる．妊娠第3後期に脳細胞の大きさ，形，そして数が増え，この期間に脳重量は4〜5倍になる．この増加はAAとDHAの大脳と小脳における著明な増加による．

　n-3系LCPUFAとくにDHAの妊娠第3後期の蓄積増大は，これが脳組織の発育に重要であることを示唆している．しかし新生児期は肝のLCPUFA生合成酵素（脱飽和酵素）の活性が低く，生合成が滞るため，AAやDHAの多量な蓄積増加は起こらない（図Ⅲ-94）．したがってこの時期，とくに低出生体重児ではAAとDHAを直接与える必要がある．乳児の脳皮質中のDHA濃度は摂取量と摂取時間に相関し，n-3系LCPUFAが長期欠乏すると，脳と網膜のDHA含量が低下する．DHAは母乳中に多く含まれ，乳児の網膜機能や精神運動発達に重要である．人工栄養児とくに低出生体重児にはDHA含有人工乳投与が望ましい．

4．低出生体重児の脳発達障害と栄養

　ヒト脳の細胞機能すなわち神経胚形成，ニューロン・グリア増殖とその移動，シナプスそして髄鞘形成の発達過程と成長期の関係を図Ⅲ-95に示した．低出生体重児はわが国を含む医療先進国においても，とくに神経学的後遺症の発症頻度はきわめて高く，脳性麻痺を約10%に認め，その80%強が重症である．微細な神経機能障害，軽度の認知能障害，

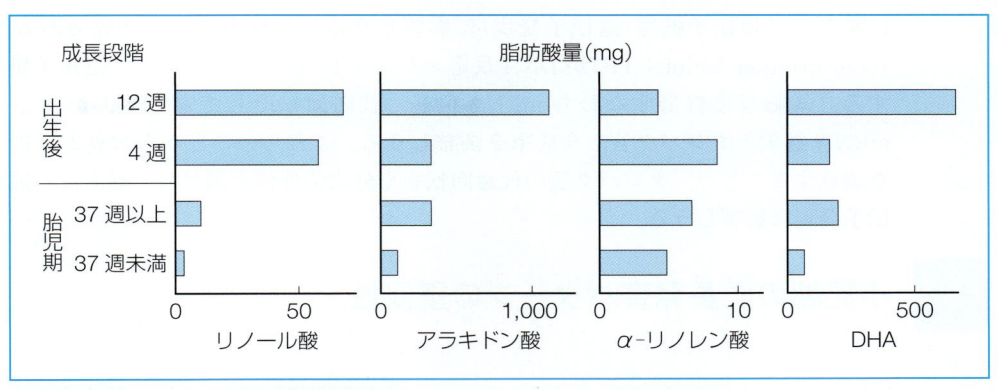

図Ⅲ-94　乳児月齢と脂肪酸の蓄積

胎児期と出生後早期にヒト脳におけるリノール酸 $C_{18:2}$ n-6，アラキドン酸 $C_{20:4}$ n-6，α-リノレン酸 $C_{18:3}$ n-3 および DHA $C_{22:6}$ n-3 の蓄積が起こる．

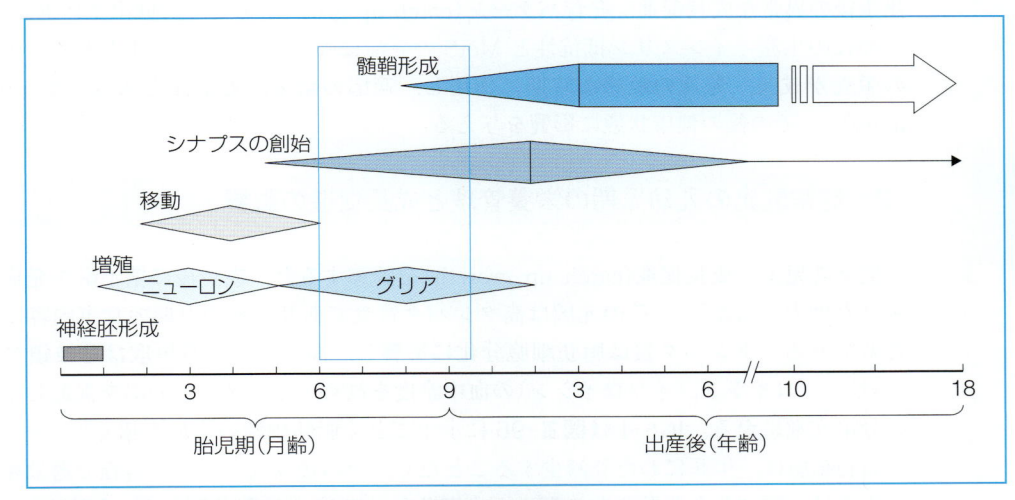

図Ⅲ-95　低出生体重児のタンパク・熱量欠乏と脳発達

注意集中力障害なども報告され，視覚，聴覚などの感覚神経機能異常の頻度も高い．未熟児の出生後発育不良の主因の1つとして，成熟児では妊娠後期に母体から得られるタンパク質，熱量，DHAなどの栄養が早期に出生した低出生体重児では得られず，かつ出生後の栄養管理が不十分であることが指摘されている．未熟出生児(低出生体重児)の脳発達と栄養の関係から神経学的後遺症を防ぐ治療目標は，娩出されずに母体内に留まっていれば授与されたであろう栄養分を与える，すなわち子宮内胎児発育と同等の発育を達成できる栄養分をこれら低出生体重児に与えることである．

2　栄養素による遺伝子発現の調節

近年の研究から遺伝子発現に栄養素が関与していることが明らかになりつつある．たとえば栄養素は，① DNA 上の栄養反応エレメント(nutrient responsive elements；NRE)

に結合し，遺伝子転写（遺伝子発現）に影響しうる，②核内タンパク質である転写因子（transcription factor；TF）がDNA反応エレメント（TFRE）に結合し，遺伝子発現を調整する，③転写後修飾すなわちmRNA輸送，代謝回転そして安定性に影響しうる，④mRNA翻訳とタンパク質，合成率を調整しうる．これらのことから栄養素は遺伝子産物を調整することで，タンパク質の代謝回転率や酵素活性値を調整し，翻訳後の過程での遺伝子発現に影響しうる．

3 小児期の成長発育パターンの重要性

1. 出生体重，乳幼児期の成長と後年の肥満リスクおよびインスリン抵抗性

IUGR，すなわち胎児期の環境がMetSの重要な病因の1つとなる（Barker仮説）[4]が，出生後の異常な成長促進，発育パターン（catch up growth）もとくに低出生体重児の場合，その後の生涯でインスリン抵抗性とMetSの発症に強く影響する[2]．すなわち，生後早期の栄養が成長，発達の敏感な時期に作用し，適応の結果，可塑性を誘導して（programming）[5]，その後の健康状態に影響を与える．

2. 健常乳児の乳幼児期の栄養管理と成長促進の影響

健常乳児でも成長促進（catch up growth）を誘導すると，成長後に糖不耐を発症するリスクが増大するが[6,7]，その元凶は高タンパク質食であり，乳幼児期の食事内容に注意が必要である．タンパク質は脂肪細胞分化に影響し，高タンパク質摂取は分岐鎖アミノ酸（バリン，ロイシン，イソロイシン）の血中濃度を高め，インスリン分泌を促進してIGF-1の分泌亢進に至る．IGF-1は**図Ⅲ-96**に示すごとく脂肪細胞の増加を招く[8]．一度増加した脂肪細胞は，生涯にわたり減少することなく，その後成人にいたる過程で過栄養になった場合は，増加した脂肪細胞の個々が大型化し，アディポサイトカインを分泌してMetSの発症リスクが高まる（**図Ⅲ-97**）[9]．筆者の外来に通院している肥満児および肥満傾向児の血中インスリン濃度（IRI）値が，幼児期から高値を示す例がある．紙数の都合で肥満/肥満傾向の男児5例（2歳1か月～10歳）だけのhomeostasis model assessment of insulin resistance（HOMA-IR）を，5年前後にわたりfollow upした値を経年的にプロットし**図Ⅲ-98**に示した．治療抵抗性のため，HOMA-IR値が2以上のインスリン抵抗性，4以上のデータ上は2型糖尿病型を示した例も認められた．しかし，幸いHbA1c，空腹時血糖はいまだ正常範囲内にあったが，非常に憂慮される状態である．

4 栄養管理

1. 低出生体重児の栄養管理上の問題点

低出生体重児は，動脈硬化，高血圧，インスリン抵抗性，2型糖尿病，脂質異常症など

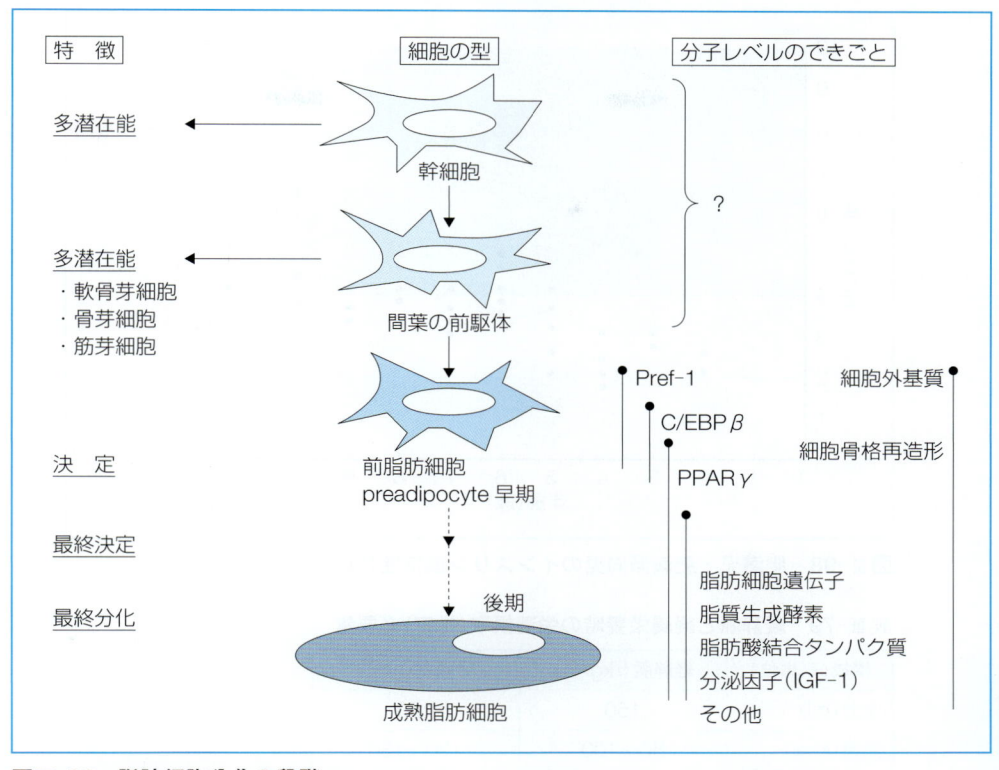

図Ⅲ-96　脂肪細胞分化の段階

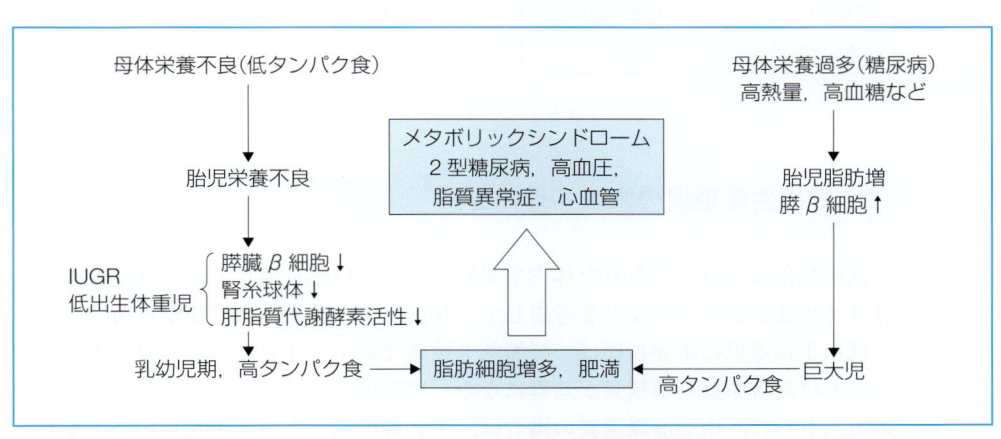

図Ⅲ-97　タンパク質がメタボリックシンドロームの起源に関与：タンパク質仮説（Protein Hypothesis）

生活習慣病の発症リスクが高い（Barker仮説）．また，低出生体重児は早産児，SFD児のいずれも神経発達障害を起こすハイリスク群で，その栄養管理は上記のことを十分考慮して行う必要がある．

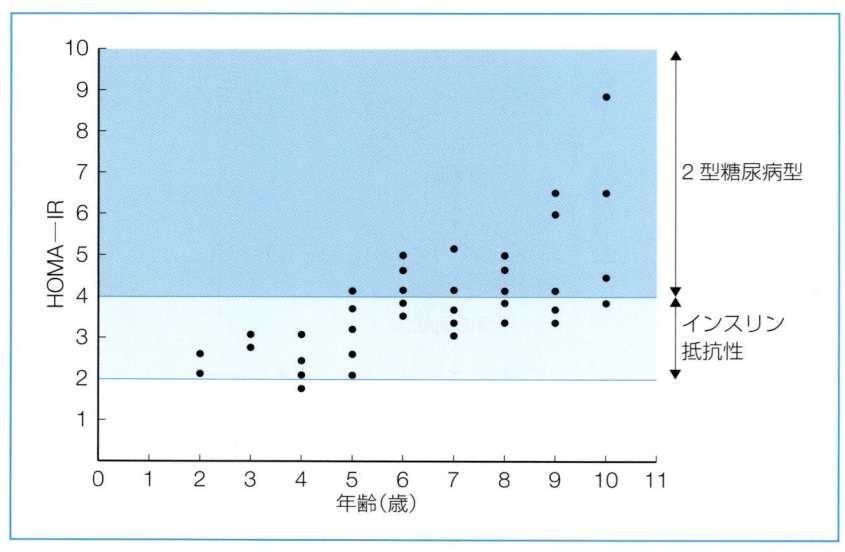

図Ⅲ-98　肥満児・肥満傾向児のインスリン抵抗性（男児）

表Ⅲ-79　経静脈と経腸栄養時の栄養摂取（推定）必要量

構成分（単位）	経静脈（/kg/日）	経腸（/kg/日）
水分（ml）	150	150
熱量（kcal）	80〜100	120〜130
タンパク（g）	3.0〜3.5	3.5
脂質（g）	1.0〜4.0	5.0〜7.0
炭水化物（g）	16	12.0〜14.0

2．低出生体重児の栄養管理の目標

　低出生体重児は，限られた体内栄養貯蔵量，高い熱量消費，未熟性，栄養必要量を増加させる重症疾患の合併などを考慮して，特別な栄養補給を生直後から開始すべきである．

　低出生体重児の栄養指標は，妊娠第3後期で低出生体重児週齢と対応する胎児の，子宮内における各栄養素蓄積量が基礎になる．実際はこれに喪失量などの因子を考慮した値である．さらに，中心静脈栄養の場合は，栄養蓄積量，皮膚と尿からの喪失量そして変動量も加味された値となる．経腸栄養では，当該栄養の生物学的利用性が加味される（表Ⅲ-79）．

　必要熱量は，安静時では120 kcal/kg/日を指標とする．気管支肺異形成症（BPD）など慢性疾患を伴う児では，150 kcal/kg/日まで増量が必要である．なお，種々の理由から出生後早期からの経腸栄養が開始できない場合が少なくないが，その場合たとえ500 g以下の児に対しても経鼻内胃チューブを介して*Bifidobacterium breve* 10^9 個を1日2回に分けて連日，退院まで投与する．これは感染症，壊死性腸炎の予防に効果的である[10]．

表Ⅲ-80　NICUにおける生後1週間の栄養管理プランの例（1,500 g未満）

日齢	投与経路	内容
0	経静脈	グルコース液：5 mg/kg/分（7.2 g/kg/日＝28.8 kcal/日） 60〜80 ml/kg/日で開始
1	経腸（併用）	少量栄養（priming）：20 ml/kg/日以下の母乳 経腸栄養の増量は20 ml/kg/日以下とする
3	経静脈（併用）	グルコース，アミノ酸（プレアミン®-P），電解質，ビタミン
5	経静脈（併用）	グルコース，アミノ酸，脂質（イントラリピッド®20%），電解質，ビタミン
7		可能であればグルコースを経静脈的に12 mg/kg/分（17.28 g/kg/日＝69.12 kcal/kg/日）まで増量，可能なら総水分量を150〜180 ml/kg/日まで増量

日齢2以降は経静脈，経腸栄養の併用．

3. 栄養管理の実際：1,500 g未満の場合

1 静脈栄養

生直後にグルコース輸液（5 mg/kg/分または7.2 g/kg/日＝28.8 kcal/kg/日），60〜80 ml/kg/日を開始する．

日齢1：経腸栄養を開始する．原則として母乳（初乳）を用い，20 ml/kg/日以下に抑える（minimal enteral nutrition）．母乳がどうしても得られない場合は，未熟児用人工乳を用いる．

日齢3：グルコースとアミノ酸（プレアミン®-P）の混合液の投与を開始する．これにより生直後から起こっていると推察される負の窒素バランスの補正が期待される．エネルギー摂取量が50〜90 kcal/kg/日に増加すると，窒素バランスは著明に正に傾く．アミノ酸摂取量3〜3.5 mg/kg/日が，静脈栄養を受けている低出生体重児にとって適切であると考えられている．

日齢5：脂肪乳剤を投与開始（イントラリピッド®20%）．イントラリピッドはリノール酸50 gm/dl，リノレン酸9 gm/dlを含有している．この含有比は十分とはいえないが，脂肪乳剤の生後早期からの経静脈投与は，必須脂肪酸欠乏症に傾きつつある状態を回復させる効果が期待できる．そして発育と組織治癒に必要なエネルギーを供給する（表Ⅲ-80）．

a. アミノ酸

1 g/kg/日（約13 ml/kg/日）の投与から開始し，0.5 g/kg/日ずつ増量し，最大2.5 g/kg/日とする．総エネルギー量90 kcal/kg/日以上であれば約3〜3.5 g/kg/日の投与が望ましい．経腸管摂取量が，総水分量の70%を占めるようになったら中止する．

窒素貯留（nitrogen retention, nitrogen balance）は，①必須アミノ酸/非必須アミノ酸の混合比を最良にした時，②窒素摂取量の増加，③熱量摂取量の増加，によって強化される．たとえば，同量の窒素摂取量でも熱量摂取量が50〜90 kcal/kg/日に増加したとき，窒素貯留は著明に増加する．

非タンパク熱量/窒素比（non protein cal/N比）＝〔糖質の熱量（kcal）＋脂肪の熱量（kcal）〕×6.25/アミノ酸（g）を200 kcal/g以上に保つのが望ましい．

b. 脂肪乳剤

20%製剤(2.0 kcal/ml)を使用する．0.5 g/kg/日(2.5 ml/kg/日)の投与から開始し，0.5 g/kg/日ずつ増量し最大2 g/kg/日とする．投与速度は0.25 g/kg/時を超えないようにし，可能であれば24時間投与が望ましい．敗血症，高ビリルビン血症，呼吸障害のある患児では慎重に投与する．経腸管摂取量が総水分量の50%を占めるようになったら中止する．

c. 骨成分ミネラルと微量元素(表Ⅲ-81)

CaとPの摂取量が適切か否かは，血清Ca，P値，ALP値，および副甲状腺ホルモン(PTH)値のチェックが有効である．また，定期的にX線撮影でくる病の出現の有無を確認する．他のミネラル，微量元素も表Ⅲ-81の値を投与すれば，子宮内胎児の蓄積値をほぼ達成できる．

d. ビタミンA

高用量(1,500～2,000 IU/kg/日)のビタミンA筋注が，BPDの発生を有意に減少させる．

e. ビタミンE

ビタミンEは不飽和多価脂肪酸(PUFA)の代謝上重要である．

f. 水溶性ビタミン

ビタミンB_1(サイアミン)，B_2(リボフラビン)，C(アスコルビン酸)，B_6(ピリドキシン)，ナイアシン，パントテン酸，ビオチン，葉酸およびB_{12}の投与が必要である．

g. 1,000 g未満児の栄養管理

1例を表Ⅲ-82に記した．その原則は1,500 g未満児の場合と同様であるがより慎重に

表Ⅲ-81 低出生体重児の栄養管理：静脈栄養時のミネラル・微量元素摂取推奨量

成分	unit/kg/日	unit/l	モル単位/kg/日	モル単位/l
アミノ酸	3.0 g	24 g	—	—
Ca	120 g	920 mg	3.0 mmol	23 mmol
Cu	64 μg	500 μg	1.0 μmol	8 μmol
Mg	9.6 mg	72 mg	0.4 mmol	3 mmol
P	87 mg	650 mg	2.8 mmol	21 mmol
K	100 mg	800 mg	2.6 mmol	20 mmol
Na	175 mg	1,300 mg	7.5 mmol	58 mmol
Zn	350 μg	2,700 μg	5.4 μmol	42 μmol

表Ⅲ-82 低出生体重児に対する栄養管理の例(1,000 g未満)

日齢	投与経路	内容
0	経静脈	グルコース液
2	経静脈	グルコース，アミノ酸，電解質，ビタミン
3	経腸(少量)栄養併用	
4	経静脈	グルコース，アミノ酸，電解質，ビタミン脂質
9	経腸(中等量)栄養併用	
17	完全経腸栄養	

行う.

2 経腸栄養

生理的に未熟な腸管機能の成熟に貢献するために，生後早期からの胃内乳汁投与開始に努力する．

経腸栄養の開始は，1,500 g 未満では日齢1(表Ⅲ-80)から，1,000 g 未満では全身状態がよければ日齢2～3日以内の開始を試みる(表Ⅲ-82)．重篤な状態でない限り遅くとも日齢6日までには開始する．経腸栄養の原則は母乳であり，とくに種々の栄養素をはじめ免疫・生理活性物質を含む初乳の投与に努める．

経腸栄養開始後1週間前後は，10～20 ml/kg/日の少量投与を維持し，その後の増量は患児の全身状態，とくに胃内残量，腹部膨満の有無，便の性状をみながら決定する．増量は 20 ml/kg/日以下に抑える．新生児壊死性腸炎(necrotizing enterocolitis；NEC)の発症には最大限の注意を払う．母乳を 20 ml/kg/日以下の増量で進めていけば，NEC の発症はきわめて低率である．

低出生体重児の母乳栄養による栄養不足を補充する目的で，HMS-1(森永乳業)が使われているが，その組成はヨーロッパ小児消化器肝臓栄養学会(ESPGHAN)の 2010 年未熟児経腸栄養ガイドラインで示されている組成にほど遠い．この点については後述する．

a. ESPGHAN の低出生体重児(1,800 g 以下)に対する経腸栄養ガイドライン

ヨーロッパ小児消化器肝臓栄養学会(ESPGHAN)は 2010 年に，未熟児に対する経腸栄養に関するガイドラインを発表した[11]．その目的は，十分満足できる機能発達を目指すことにある．その中で，とくに明示されている事項は，①実母の母乳に母乳強化粉を添加して与えるか，母乳入手が不可の場合は低出生体重児用ミルクを与える，②必須脂肪酸であるリノール酸と α-リノレン酸，およびこれらの代謝産物であるアラキドン酸(AA)とドコサヘキサエン酸(DHA)の推奨投与値である．

ガイドラインの各栄養項目値を表Ⅲ-83[11]に示した．本項では熱量と三大栄養素に関するコメントを述べるに止めるが，興味のある方は是非原著をご参照頂きたい．

熱量：子宮内発育曲線に近似するための熱量をもとにした値が基準で，胎児と違い子宮外で発育する低出生体重児は環境，栄養供給経路および代謝(例：胎児が脂質から得る熱量は少量であるが，母乳栄養では 50% 以上が脂質から)などを加味した値が推奨されるが，在胎週数が少ない児と SFD 児は，在胎週数が多い児および AFD 児(appropriate for date infant)に比し需要量は多い．活発な組織新生のある低出生体重児では対タンパク熱量比＞3～3.6 g/100 kcal が望ましい．重篤な疾患を有さない低出生体重児は，110～135 kcal/kg/日が推奨熱量である．

タンパク質：推奨量は 1,000～1,800 g 児に対して 3.5～4.0 g/kg/日，1,000 g 未満児は 4.0～4.5 g である．タンパク喪失が続いていたと考えられる症例では，前述の最大量投与が望ましい．

脂質：熱量供給源として重要であり，LCPUFA は細胞膜機能と生物活性エイコサノイドの生合成上などの点で重要である．治療上，脂肪吸収不全により 10～40%，そして酸化により 15% の喪失があることなどを考慮して 4.8～6.6 g/kg/日(中鎖脂肪酸を添加する場合は脂質全体比で 40% まで)が推奨値である．

必須脂肪酸と LCPUFA のリノール酸は 385～1,540 mg/kg/日，α-リノレン酸は 55

表Ⅲ-83　低出生体重児（1,800g未満）に対する経腸栄養のESPGHAN 2010年ガイドライン

Min-max	/kg/日	/100 Kcal
Fluid (ml)	135〜200	
Energy (kcal)	110〜135	
Protein (g)：＜1 kg body weight	4.0〜4.5	3.6〜4.1
Protein (g)：1〜1.8 kg body weight	3.5〜4.0	3.2〜3.6
Lipids (g) (of which MCT＜40%)	4.8〜6.6	4.4〜6.0
Linolenic acid (mg) [*1]	385〜1,540	350〜1,400
α-linolenic acid (mg)	＞55（0.9% of fatty acids）	＞50
DHA (mg)	12〜30	11〜27
AA (mg) [*2]	18〜42	16〜39
Carbohydrate (g)	11.6〜13.2	10.5〜12
Sodium (mg)	69〜115	63〜105
Potassium (mg)	66〜132	60〜120
Chloride (mg)	105〜177	95〜161
Calcium salt (mg)	120〜140	110〜130
Phosphate (mg)	60〜90	55〜80
Magnesium (mg)	8〜15	7.5〜13.6
Iron (mg)	2〜3	1.8〜2.7
Zinc (mg) [*3]	1.1〜2.0	1.0〜1.8
Copper (μg)	100〜132	90〜120
Selenium (μg)	5〜10	4.5〜9
Manganese (μg)	≦27.5	6.3〜25
Fluoride (μg)	1.5〜60	1.4〜55
Iodine (μg)	11〜55	10〜50
Chromium (ng)	30〜1,230	27〜1,120
Molybdenum (μg)	0.3〜5	0.27〜4.5
Thiamin (μg)	140〜300	125〜275
Riboflavin (μg)	200〜400	180〜365
Niacin (μg)	380〜5,500	345〜5,000
Pantothenic acid (mg)	0.33〜2.1	0.3〜1.9
Pyridoxine (μg)	45〜300	41〜273
Cobalamin (μg)	0.1〜0.77	0.08〜0.7
Folic acid (μg)	35〜100	32〜90
L-ascorbic acid (mg)	11〜46	10〜42
Biotin (μg)	1.7〜16.5	1.5〜15
Vitamin A (μg) RE, 1 μg≈3.33 IU	400〜1,000	360〜740
Vitamin D (IU/day)	800〜1,000	
Vitamin E (mg)　（α-tocopherol equivalents）	2.2〜11	2〜10
Vitamin K_1 (μg)	4.4〜28	4〜25
Nucleotides (mg)		≦5
Choline (mg)	8〜55	7〜50
Inositol (mg)	4.4〜53	4〜48

AA: arachidonic acid, DHA: docosahexaenoic acid, IU: international unit, MCT: medium-chain triacylglycerols.
Calculation of the range of nutrients expressed per 100 kcal is based on a minimum energy intake of 110 kcal/kg.
＊1：The linoleic acid to α-linolenic acid ratio is in the range of 5〜15：1 (wt/wt).
＊2：The ratio of AA to DHA should be in the range of 1.0〜2.0：1 (wt/wt), and eicosapentaenoic acid (20：5n-3) supply should not exceed 30% of DHA supply.
＊3：The zinc to copper molar ratio in infant formulae should not exceed 20.

表Ⅲ-84　低出生体重児母乳への栄養強化粉添加に伴う栄養素値

成分	低出生体重児母乳/100 ml	ESPGHAN 推奨量（2010 年，/kg/日）	低出生体重児母乳 100 ml に添加		
			FM-85* 5 g 添加	GP-P** 3.3 g 添加	HMS-1** 4.3 g(1 包)添加
熱量(kcal)	68.2	110～135	85.2	85.0	78
タンパク質(g) 　体重 1 kg 未満 　体重 1～1.8 kg	1.5	 4.0～4.5 3.5～4.0	2.5	1.95	2.0
脂質(g) 　LA(mg) 　α-LA(mg) 　DHA(mg) 　AA(mg)	3.8 490 47 30 13	4.8～6.6 (MCT，40%) 385～1,540 55(FA の 0.9%) 12～30 18～42	3.82	4.69 582 60 16.3 14.5	1.0
炭水化物(g)	7	11.6～13.2	10.3	9.69	9.2
浸透圧(osm/l)	290		363	365	

＊：ネスレ製品，＊＊：森永製品．

mg/kg/日が推奨値で，後者の値は総脂肪酸量の 0.9% に相当する．AA は 18～42 mg/kg/日，DHA は 12～30 mg/kg/日，AA 対 DHA 比は 2.0～1.0 が推奨値である．エイコサペンタエン酸(EPA)が含有する場合は DHA 量の 30% を超えないことが望ましい．

炭水化物：グルコース（あるいは栄養的に同等なオリゴおよび多糖類）11.6～13.2 g/kg/日が推奨値である．

b. 主な母乳栄養強化粉の成分組成

2010 年の ESPGHAN のガイドラインに沿って母乳に強化粉を添加した際の栄養素値を表Ⅲ-84 に示した．2010 年 ESPGHAN ガイドラインに初めて必須脂肪酸や AA，DHA が明示されたことから，2012 年現在わが国でこれに対応できる強化粉はなく，森永ドライミルク GP-P（低出生体重児用人工乳）を転用する案が，最も実用性が高いと考えられる．その場合，表Ⅲ-84 に示したごとく，タンパク質量が十分でないが，未熟児の場合は必ずしもタンパク質として全量を与える必要はなく，不足分の一部はアミノ酸として（たとえばアルギニン，シトルリン）与えたほうが患児の代謝面からの利点が得られる可能性がある．

5　低出生体重児の乳児期の栄養と離乳食

低出生体重児の離乳食について，現時点で国内外に指針は存在しないが，筆者が提唱している案を表Ⅲ-85 に示した．

修正 40 週に達したら成熟児と同様にできるだけ母乳栄養を継続し，母乳強化粉（森永ドライミルク GP-P）の添加は 1～2 週間以内に中止する．人工栄養児は低出生体重児用人工乳から，成熟児用に切り替える．その理由は，低出生体重児においても，乳児早期は MetS のプログラム化(programming)の決定的過敏期(critical window)に変わりなく，これら児は修正 40 週に達した時点でも多くは IUGR 同様の状態で，その将来に MetS を発

表Ⅲ-85　未熟児(低出生体重児)の離乳食

出生体重(g)	離乳食開始までの栄養		離乳食開始時期
2,499〜2,000	母乳/人工乳		修正5〜6か月
1,999〜1,500	母乳/人工乳，強化粉	修正40週まで積極的に体重増を図る	修正6〜7か月
1,499〜1,000	母乳/人工乳 ＋強化粉＋DHA，葉酸 ＋鉄剤，ビタミン(脂溶性)		
999〜			

2,000 g 未満例には，生後数時間内から連日，B. breve を投与．可能な限り早期に経腸栄養を開始．

症する高リスク群であることを常に留意して栄養管理する必要があるからである．したがって，catch up growth をさせる目的に過栄養にすることは禁物である．とはいえ，これら低出生体重児は脳神経障害発症の高リスク群であり，脳の発達に必要な脂質，鉄剤などの積極的投与が必要である．

1. 出生体重 2,499〜2,000 g

　このクラスの低出生体重児の離乳食は，先天性の重篤な疾患を有していない限りあまり問題なく，成熟児とほぼ同様に修正5〜6か月になったら離乳食開始可能である．ただし潜在的に鉄欠乏状態にあるため，ルーチンに鉄剤の投与を行うことが望ましく，離乳食としても吸収効率のよいヘム鉄を含む赤身の魚を，また n-3 系不飽和多価脂肪酸の DHA 必要量が高いのでいわゆる青背の魚も修正7か月頃から徐々に与えることが望ましい．
　鉄と DHA は精神運動発達の遅れを防ぎ，DHA は低出生体重児の MetS 罹患ハイリスクを改善する効果も期待できる．魚は食物アレルギーを惹起するリスクがあり，投与開始時は細心の注意が必要である．他の食品に関しては修正月齢を授乳・離乳食支援ガイドに沿って進める．

2. 出生体重 1,999〜1,000 g

　このクラスを含めたより小さい低出生体重児においても修正40週に達するまでは，子宮内で母体から受けられたであろう栄養素をまずは静脈栄養，そして経腸栄養を併用，次いで経腸栄養単独で可能な限り補い，子宮内発育曲線に沿った成長発育を目指す．しかし低体重であればあるほど，この目的を達成するのは種々のトラブルで不可能に近い．MetS を発症するハイリスク群であると同時に，脳神経障害(脳性麻痺)，精神運動発達遅滞のハイリスク群でもある．MetS は治療可能であるが後者は不可能に近い．当人の生涯にわたる QOL と社会的適応も考慮して，少なくとも脳発達を促す栄養素の積極的投与は修正40週以降も，また離乳食の開始後も続けるべきと考える．
　離乳食の開始は種々の未熟性の残存を考慮し修正6〜7か月を原則とする．離乳食開始までは，強化粉を添加した母乳を継続し，さらに DHA，鉄剤，脂溶性ビタミン，葉酸やセレンを含む微量元素の添加投与が必要であり，離乳食開始後も完了時まで，上記強化粉を除いた栄養素の投与は継続することが望ましい．
　人工栄養児は，修正4か月を過ぎたら1〜2週以内に徐々に低出生体重児用人工乳から

通常の乳児用人工乳に切り替える（わが国の市販育児用人工乳中のタンパク質濃度は母乳のそれより高いので強化粉の添加は推奨しない）．しかし上述のDHA，鉄剤その他は母乳栄養児同様，添加投与する．

離乳食の内容は，2,499～2,000 g児と同様に与えることを原則とする．

3. 出生体重999 g以下

近年の低出生体重児，新生児医療の目ざましい進歩により，300 g台の児の生存例が増えており，10数年前に出生体重1,500 g前後を主たる対象に考案され，現在広く普及している母乳強化粉や低出生体重児人工乳も再考が迫られている．しかしESPGHANも米国小児科学会（AAP）もこのクラスの低出生体重児に対する推奨栄養指標をいまだ発表していない．

Maggioらは出生体重約800 g強のELBW（extremely low birth weight）児に日齢1週以内からタンパク質濃度3 g/kg/日を投与（最大3.5 g/kg/日）し，修正40週前後までの入院中の体重，身長および頭囲の成長が，従来の標準的タンパク質投与量（2.5 kg/kg/日）に比し有意に高かったと報告，特別な副作用も認められなかったことから，このクラスの児に対する生後早期からの高タンパク質投与の必要性を報告している．しかし，その後の経過が不明であることから，その意義に関してはさらに多くの臨床研究が必要である．

出生体重700 g以下のmicronateと呼ばれる著しい低出生体重児も含めて，基本的には子宮内発育に近づける栄養投与の工夫，努力が必要と考えられ，離乳食も上述の低出生体重児の原則に準じて行うことが推奨される．

[文献]

1) Barker DJ, Winter PD, Osmond C, et al: Weight in infancy and death from ischaemic heart disease. Lancet 2: 577-580, 1989
2) Lucas A: Programming by early nutrition in man. In Book GR, Whelan J (eds): The childhood Environment and Adult Disease (CIBA Foundation Symposium 156). pp38-55, U. K. Wiley, Chichester, 1991
3) Hay WW Jr: Nutrition and development of the fetus: carbohydrate and lipid metabolism. In Walker WA, Watkins JB (eds): Nutrition in Pediatrics Hamilton. pp364-378, Decker Inc. Publisher, London, 1997
4) Barker DJ, Osmond C, Forsén TJ, et al: Trajectories of growth among children who have coronary events as adults. N Engl J Med 353: 1802-1809, 2005
5) Singhal A, Lucas A: Early origins of cardiovascular disease is there a unifying hypothesis? Lancet 363: 1642-1645, 2004
6) Singhal A, Fewtrell M, Cole TJ, et al: Low nutrient intake and early growth for later insulin resistance in adolescents born preterm. Lancet 361: 1089-1097, 2003
7) Bhargava SK, Sachdev HS, Fall CH, et al: Relation of serial changes in childhood baby-mass index to impaired glucose tolerance in young adulthood. N Engl J Med 350: 865-875, 2004
8) Gregoire FM, Smas CM, Sul HS: Understanding adipocyte differentiation. Physiol Rev 78: 783-809, 1998
9) Lehrke M, Lazar MA: Inflamed about obesity. Nat Med 10: 126-127, 2004
10) Yamashiro Y, Nagata S: Beneficial microbes for premature infants, and children with malignancy undergoing chemotherapy. Benef Microbes 4: 357-365, 2010
11) Agostoni C, Buonocore G, Carnielli VP, et al: Enteral nutrient supply for preterm infants: commentary from the European Society of Paediatric Gastroenterology, Hepatology and Nutrition Committee on Nutrition. JPGN 50: 85-91, 2010

（山城　雄一郎）

Ⅲ．臨床編　C．疾患と栄養

16．アルコール依存症

1　アルコール依存症およびプレアルコホリクスとは

　1964年のWHOの提唱に従って，慢性アルコール中毒症を現在ではアルコール依存症と呼ぶ．アルコール依存症の定義は必ずしも一律ではない．医学的診断には「DSM-Ⅳ」または「ICD-10」（表Ⅲ-86）の診断基準が用いられる．しかし臨床現場では通常「かつては高い価値を有していた行動よりも，薬物の使用（飲酒）がより高い優先度をもつようになる行動や認知の障害」を意味する用語として用いられる．具体的には①病的飲酒パターン（連続飲酒など），②身体依存（離脱症状），③社会的・職業的機能障害（社会的問題としては児童虐待，家庭内暴力，借金，飲酒運転，うつ病，自殺，犯罪など，職業的問題としては遅刻，欠勤，事故など）の3つの要素から診断される[1]．また簡便なアルコール依存症の評価・判定方法としては，自記式の「CAGE」あるいは「新久里浜式アルコール症スクリーニングテスト（KAST）」（表Ⅲ-87，Ⅲ-88）[2]が利用されている．

　一方，アルコール依存症まではいかないが，なんらかのアルコール関連問題（後述のアルコール関連身体疾患あるいは上述の社会的・職業的機能障害）をもちながらも，アルコール依存症にみられる連続飲酒（常に体に一定レベル以上のアルコールを維持するために，一定量の酒を数時間おきに飲み続ける状態．この間，酒以外の食べ物はほとんど摂らない）または離脱症状（体内からアルコールが消失してゆく際に手の震え，不眠，不安，発汗などがみられる）を示すまでに至っていない人を示すプレアルコホリクスという概念がある[3]．なぜプレアルコホリクスの概念が重要かというと，一般診療の中でみられるアルコール関連身体疾患の患者の多くがこのプレアルコホリクスで，この段階で早期発見し早期介入をすれば，アルコール性臓器障害およびアルコール依存症への進展を予防できるからである．

表Ⅲ-86　ICD-10によるアルコール依存症の診断基準

1．飲酒への強い欲求または強迫感（渇望）
2．節酒不能（コントロールの喪失：連続飲酒など）
3．離脱症状（手の震え，不眠，不安，発汗など）
4．耐性の増大（酔うために飲酒量が増えていく）
5．飲酒や泥酔からの回復に1日の大部分を消費・娯楽無視（飲酒中心の生活）
6．精神的・身体的問題の悪化があっても断酒不能（負の強化への抵抗）

過去1年間のある期間，上記項目のうち3つ以上がともに存在した場合にのみ診断する．
（WHOのICD-10分類より改変して転載）

表Ⅲ-87　新久里浜式アルコール症スクリーニングテスト：男性版（KAST-M）

項目	はい	いいえ
最近6か月の間に次のようなことがありましたか？		
1）食事は1日3回，ほぼ規則的にとっている	0点	1点
2）糖尿病，肝臓病，または心臓病と診断され，その治療を受けたことがある	1点	0点
3）酒を飲まないと寝付けないことが多い	1点	0点
4）二日酔いで仕事を休んだり，大事な約束を守らなかったりしたことが時々ある	1点	0点
5）酒をやめる必要性を感じたことがある	1点	0点
6）酒を飲まなければいい人だとよく言われる	1点	0点
7）家族に隠すようにして酒を飲むことがある	1点	0点
8）酒がきれたときに，汗が出たり，手が震えたり，いらいらや不眠など苦しいことがある	1点	0点
9）朝酒や昼酒の経験が何度かある	1点	0点
10）飲まないほうがよい生活を送れそうだと思う	1点	0点
	合計点	点

・合計点が4点以上：アルコール依存症の疑い群
・合計点が1～3点：要注意群（質問項目1番による1点のみの場合は正常群）
・合計点が0点：正常群

表Ⅲ-88　新久里浜式アルコール症スクリーニングテスト：女性版（KAST-F）

項目	はい	いいえ
最近6か月の間に次のようなことがありましたか？		
1）酒を飲まないと寝付けないことが多い	1点	0点
2）医師からアルコールを控えるように言われたことがある	1点	0点
3）せめて今日だけは酒を飲むまいと思っていても，つい飲んでしまうことが多い	1点	0点
4）酒の量を減らそうとしたり，酒を止めようと試みたことがある	1点	0点
5）飲酒しながら，仕事，家事，育児をすることがある	1点	0点
6）私のしていた仕事をまわりのひとがするようになった	1点	0点
7）酒を飲まなければいい人だとよく言われる	1点	0点
8）自分の飲酒についてうしろめたさを感じたことがある	1点	0点
	合計点	点

・合計点が3点以上：アルコール依存症の疑い群
・合計点が1～2点：要注意群（質問項目6番による1点のみの場合は正常群）
・合計点が0点：正常群

2　わが国におけるアルコール依存症者数および大量飲酒者数

　わが国におけるアルコール消費量は，戦後国民生活の向上，欧米の生活習慣の導入などに伴い著明な増加を示し，最近ではやや減少傾向にあるものの，著明な減少を示している欧米先進諸国と比較し際立った対照をみせている．1日平均純アルコールで150 ml（日本酒換算で約5合）以上を飲酒する人を大量飲酒者と呼ぶが，これはアルコール依存症の概念が各国の文化・社会的の背景に基づいて異なるため，WHOなどが各国の依存症者数の実態把握を行う目的で規定したものであり，わが国ではこの数が約230万～250万人と推定されている．また1日平均純アルコールで60 g（日本酒換算約3合）以上を多量飲酒者

と規定しているが，その数は861万人，さらに「ICD-10」によるアルコールの有害使用（プレアルコホリクスが含まれる）にあたる人数は214万人と報告されている．一方「ICD-10」によるアルコール依存症の診断基準(表Ⅲ-86)を用いた調査では，アルコール依存症者数は80万人，そして久里浜式アルコール症スクリーニングテスト(KAST)によりアルコール依存症が疑われる患者は427万人と報告されている[4]．しかし実際に精神科を受診しているアルコール依存症者の数は約23,800人と非常に少ないのが現状である．

一方，1987年の報告では一般病院を訪れる患者の中にはアルコール性という病名はついていないが，大量飲酒が原因と推測される症例が約119万人と多数存在するという報告[5]や，アルコール性身体疾患にかかる医療費は約1兆1千億円で総医療費の約7％という大きな割合を占めているという報告[6]もみられる．したがって，一般病院を訪れる身体疾患患者の中にはアルコール依存症患者やプレアルコホリクスが多数存在するものと思われる．

3 アルコールの過剰摂取にみられる栄養障害とそれにより生ずる疾患[7]

アルコール依存症者およびプレアルコホリクスではアルコールおよびその代謝産物であるアセトアルデヒド自体の影響，その代謝過程に生ずる種々の反応，栄養障害，他の臓器障害による二次的な作用などにより，種々のアルコール関連身体疾患が生ずる．頻度こそ違いはあるが，ありとあらゆる臓器に疾患が生ずるといって過言でない．すなわち肝障害（脂肪肝，アルコール性肝炎，肝硬変），消化管障害（食道炎，食道癌，食道静脈瘤，出血性胃炎，胃・十二指腸潰瘍，下痢，栄養失調，大腸癌），膵障害（急性膵炎，慢性膵炎，糖尿病），循環器障害（高血圧，心筋障害，不整脈），脳・神経障害（脳萎縮，アルコール性認知症，末梢神経障害），骨・筋障害（骨粗鬆症，骨折，大腿骨骨頭壊死，筋炎），血液・造血器障害（各種貧血）などである．

アルコール依存症者では不規則な生活習慣がみられ，それは食生活にも及ぶ．外食や惣菜購入など簡便な食事を選ぶため食材が偏り，栄養素の過不足が生じやすい．入院前の栄養摂取状況は個人差が大きいが，いくつかの調査ではアルコールを糖質に置き換えて飲酒し，果物や野菜類の摂取量減少が報告されている．また，消化器疾患などの合併症を有する患者では，食欲低下により食事を摂らない場合もみられる．さらにアルコール依存症の病態として，連続飲酒とアルコール離脱症状があげられるが，連続飲酒という病的な飲酒パターンに入ると，ほとんど食事をしない状態となる．またアルコール自体は1gあたり7.1 kcalのエネルギーを産生するが，「エンプティ・カロリー」といわれるようにエネルギー以外の栄養素をほとんど含まない．このような状態では栄養障害が生じ種々の疾患の原因となる．上記身体疾患のうち脳・神経障害としてのウェルニッケ脳症（サイアミン欠乏），末梢神経障害（ビタミンB_{12}欠乏），ペラグラ脳症（ニコチン酸アミド欠乏）は疾患特有のビタミン不足が原因とされているので，これを考慮した治療が必要である．

またアルコール依存症では連続した大量飲酒により，アルコール代謝の過程における諸反応の結果，各種疾患を生ずる．飲んだアルコールは主に小腸より吸収されるが，このエタノールは90％以上が肝臓で代謝される．肝でのアルコールの代謝経路は以下のごとくである．①アルコール脱水素酵素(alcohol dehydrogenase；ADH)系，②肝ミクロソームエタノール酸化酵素(microsomal ethanol-oxidizing system；MEOS)系，③肝カタラーゼ

系があり，これらの酸化反応によってアセトアルデヒドになり，④アルデヒド脱水素酵素（aldehyde dehydrogenase；ALDH）により酢酸に酸化される．アルコール脱水素酵素（ADH）およびアルデヒド脱水素酵素（ALDH）が触媒する脱水素反応はともにNAD^+依存性で補酵素のNAD^+をNADHに還元する反応と共役しているため，大量のエタノール代謝は肝細胞内に多量のNADH産生をもたらし，$NADH/NAD^+$比を増大（redox shift）させる．肝細胞内での脂質，糖，アミノ酸，核酸などの代謝にはNAD^+依存性の酵素反応が多く関与しているため，$NADH/NAD^+$比の増大はこれらの代謝に影響し，①脂肪肝・脂質異常症，②低血糖・乳酸アシドーシス・高尿酸血症，③活性酸素の産生による種々の障害などをもたらす．これらの障害は生活習慣病との関連が指摘されており，「健康日本21」でも節度ある適度な飲酒（low risk drinking）が重点目標の1つに掲げられている．

4 薬物療法

アルコール依存症の治療としては断酒が根本的な治療法である．平成22（2010）年より診療報酬において「重度アルコール依存症入院医療管理加算」が新設された（表Ⅲ-89）．これは依存症者への長期の多岐にわたるプログラムによる治療効果が認められたことを示しているが，治療後の依存症者の断酒率は1年後で30%程度であり，早期発見・早期介入であるほど断酒率も高い．この断酒の補助的薬物療法として抗酒剤が用いられる．抗酒

表Ⅲ-89　重度アルコール依存症入院医療管理加算

目的	アルコール依存症の入院患者に対して，医師，看護師，精神保健福祉士，臨床心理技術者らによる集中的かつ多面的な専門治療プログラム（アルコールリハビリテーションプログラム）を用いた治療を行った場合
対象患者	入院治療が必要なアルコール依存症者
診療点数	入院30日まで200点/日 入院31日から60日まで100点/日
条件	(1)施設基準 　1)精神科を標榜する保険医療機関であること 　2)常勤の精神保健指定医を2名以上配置していること 　3)アルコール依存症に係わる適切な研修を修了した医師1名以上そして研修を修了した看護師，作業療法士，精神保健福祉士または臨床心理技術者のいずれか1名以上を配置していること 　　（適切な研修：厚生労働省主催「アルコール依存症臨床医等研修」） 　4)必要に応じて精神科以外の医師が治療を行う体制を確保していること (2)加算条件 　1)アルコール依存症の治療が入院目的であること 　　（合併症治療のみを目的とした入院は算定できない） 　2)医師，看護師，精神保健福祉士，臨床心理技術者らによる治療プログラム（アルコールリハビリテーションプログラム）を用いた依存症治療であること 　3)医師は看護師，精神保健福祉士，臨床心理技術者と協力し，家族と協議の上，詳細な診療計画を作成すること． 　4)作成した診療計画を家族らに説明の上，交付するとともに，その写しを診療録に添付すること． 　5)家族らに対しても面接相談など適切な指導を適宜行うこと． 　6)指導記録を診療録に添付すること．

剤にはわが国ではシアナミドやジスルフィラムが使用されている[7]．これらはアルデヒド脱水素酵素の阻害作用により，飲酒すると高アセトアルデヒド血症となり，その結果顔面紅潮や動悸などの不快なフラッシング反応を生じるため，飲酒欲求を抑制させる薬である．投薬前に患者本人に断酒と治療意欲を確認し，薬の作用を十分理解させて服用させる．もし隠して飲ませた場合，知らずに患者が飲酒することによりショック状態となり死亡する場合もあるので，絶対に隠して飲ませたりしてはならない．またフラッシング反応が重大な事態を招く可能性のある心疾患，脳卒中の既往者や肝硬変など重篤な肝障害患者にも投与すべきではない．

抗酒剤の服用時の注意点としては，アルコール含有食品（ドリンク剤，みりん他）の摂取は控えるように指導する．反応の程度は個人差が大きいが，アルコール含有食品は飲酒欲求の誘因にもなるため，原則として禁止する．

海外ではすでに飲酒欲求を軽減させるという薬剤（ナルトレキソン，アカンプロセイトなど）が使用されているが，わが国ではいまだ保険適用がなされていない．近い将来，禁煙補助薬として使用されているバレニクリン酒石酸塩（チャンピックス®）同様，断酒補助薬として使用可能となることが期待される．

5　栄養療法[8]

アルコール性身体疾患の栄養療法は，肝不全，膵炎，糖尿病を除けば，高タンパク・高エネルギー食と，各種ビタミン・ミネラル欠乏に対する配慮が基本である．これらの食事療法を基本としてそれぞれの疾患特有の栄養状況を勘案した上での食事療法を行う．

1．栄養管理上の問題点

表Ⅲ-90に概要をまとめた．う歯，舌苔，消化管のびらん・潰瘍などを確認し，消化管の状態に見合った食事箋を処方する．電解質・ビタミンの異常，脱水症状などがあるため，食事だけでは不足する場合には静脈栄養も併用する．アルコール離脱後は食欲が増加するので，病院食だけでは空腹を感じ間食が増加する．そのため，過食による脂肪肝に注意を要する．さらに断酒直後は口渇を訴え，飲酒の代替欲求として，喫煙・飲水量の増加もみられる．しかし，これらの摂食行動はアルコール離脱後の一時的なもので，この時期に身体合併症の治療のため食事制限を優先すると再飲酒に戻りやすいので，断酒を最優先させるように比較的緩やかな栄養療法を行う．食欲や喫煙などの欲求に対しては作業療法や勉強会など気分転換になるプログラムを実施すると効果的である．

アルコール依存症患者では自覚のない味覚障害が高い頻度でみられるため，多くの患者が高塩分食や濃い味を求める．過度の飲酒が血圧を上昇させることは多くの疫学から明らかであり，またアルコール性肝障害に伴う下腿浮腫や腹水に対して，この味覚障害による塩分の過剰摂取は問題となる．付加調味料の使用量に注意し，多い場合味覚が鈍っていることを説明し，薄味に慣れるように指導することも大切である．とくに制限がある場合には，パックしょうゆを用いるなど，味覚以外の方法も含めて調味させる習慣を身につけさせることが効果的である．

表Ⅲ-90　アルコール依存症における栄養管理上の問題点および食事療法計画

栄養評価	目的	脱水および栄養不良の有無
	検査項目	身長，体重，標準体重，体重減少率，上腕周囲長，上腕三頭筋部皮下脂肪厚，血清アルブミン，プレアルブミン，電解質，AST，ALT，γ-GTP，グルコース，総コレステロール，トリグリセリド
	食欲および消化器官の問題点	食欲：離脱後に食欲増進，断酒による空腹感 う歯，舌苔，味覚鈍化 消化管のびらん・潰瘍，臓器障害（とくに肝臓）
食事療法計画	目標	栄養不良の改善（脱水・電解質異常） 過食を止める 食生活の確立 断酒の継続支援
	栄養・食事計画	離脱期：脱水，電解質異常の場合には静脈からの輸液で補給 離脱後：エネルギー　30〜35 kcal/kg/日 　　　　タンパク質　1〜1.5 g/kg/日 　　　　高ビタミン（とくにB群）とする 　　　　肝疾患，糖尿病など合併症がある場合には，各々の疾患の食事療法に準ずる 離脱後は過食になるので，脂肪肝に注意する
	教育目標	食生活を含めた生活習慣の自立の再学習 アルコール含有調味料の使用禁止 調味料の過剰摂取に注意する 断酒継続が最優先事項

2．栄養教育

　入院中は強制的に断酒しているが，退院以降にも断酒を継続させることが困難なことがある．不規則な生活習慣は飲酒欲求を引き起こすため，規則正しい食習慣の自立支援が重要である．しかし，アルコール依存症者は家族関係に問題を抱えており，食事の準備を本人が行う場合が多く，さらに重度の依存症者では脳や神経の障害により理解力，運動機能の低下など日常生活に支障が生じている．したがって，これらを考慮し厳密な食事制限よりも各々の患者が実行しやすい簡便で具体的な教育方法（外食や惣菜を組み合わせる方法など）を用いて断酒が継続できるように支援することが大切である．

　調理酒・みりん・ドリンク剤などは，飲酒欲求の誘因になるため原則として禁止する．とくに抗酒剤を服用している場合はアルコール含有食品に反応する危険があるので厳禁とする．調味料の使用は過剰摂取に注意し，「薄味を心がける」などの感覚に頼る方法ではなく，成分表示を確認するか，計量など明確な方法で指導する．アルコール依存症に多い糖尿病合併症者では，入院中は断酒により血糖のコントロールができているが，退院後は再飲酒により危険な低血糖発作が生じても気づかず突然死の可能性が高いので，厳しい血糖コントロールよりも断酒の継続を最優先させることが重要である．

6 アルコール依存症およびプレアルコホリクスの早期発見[3]

　上述のごとく，一般診療においてアルコール依存症やプレアルコホリクスは，アルコール関連身体疾患として受診することがほとんどであり，最初からアルコール依存症として精神科へ受診するものは少ない．そしてこの場合，この時点で適切な介入を行えば臓器障害の顕著な回復がみられ，再発を予防することが可能であるので，早期発見は非常に重要である．そこで以下に一般診療の場における早期発見の手順を示す．

①上述した身体疾患の診断がある場合にはアルコール性臓器障害を疑う．

②飲酒量，飲酒期間について問診し，常習飲酒者で1日飲酒量が日本酒換算で3合以上の場合にはアルコール性を考慮する．

③アルコール性であることが考慮された場合，4週間の断酒を指示し，外来で2週および4週後に断酒の継続について問いただし断酒を確認する．同時にアルコール性臓器障害の中でアルコール性肝疾患が最も高頻度にみられるので，アルコール性臓器障害の診断に血清AST，ALT，γ-GTP値を利用する．断酒により改善がみられた場合にアルコール性と診断する．

④患者が断酒を主張するが，断酒による血清AST，ALT，γ-GTP値の改善が認められない場合には家族に断酒の有無を確認する．断酒継続が確認され臓器障害による症状の改善がみられた場合には，肝機能が改善しない場合でもアルコール性と診断する．

⑤血清AST，ALT，γ-GTP値が初めから正常範囲内の場合には家族に断酒を確認し，臓器障害による症状の改善がみられればアルコール性と診断する．

　プレアルコホリクスの疑いをもった時に，早期に専門病院へ紹介するなどの介入をすることは，アルコール性臓器疾患の治療効果を上げるだけでなく，依存症への進行予防にもつながる．医療従事者の理解と対応が重要である．なお，断酒の指導法については他の文献[9]を参照されたい．

[文献]

1) 加藤元一郎, 吉野相英：精神作用物質使用による精神・行動の障害. 白倉克之, 樋口進, 和田清（編）：アルコール・薬物関連障害の診断・治療ガイドライン. pp3-21, じほう, 2002
2) 尾崎米厚, 松下幸生, 白坂知信, 他：新しいアルコール症のスクリーニングテストの開発. 厚生労働省厚生労働省科学研究費補助金健康科学総合研究事業, 成人の飲酒実態と関連問題の予防に関する研究. 平成14年〜平成16年総括・総合研究報告書（主任研究者：樋口進）, 2005
3) 丸山勝也, 樋口進, 久富暢子：プレアルコーリックの概念と治療. 治療 87：2426-2431, 2005
4) 尾崎米厚, 松下幸生, 白坂智信, 他：わが国の成人飲酒行動およびアルコール症に関する全国調査. アルコール研究と薬物依存 40：455-470, 2005
5) 角田透：潜在するアルコール関連問題者数の推定について. 厚生省保健医療局精神保健課（監）, 河野裕明, 大谷藤郎（編）：我が国のアルコール関連問題の現状—アルコール白書. pp42-53, 厚健出版, 1993
6) 高野健人, 中村桂子：アルコール関連問題の社会的費用. 厚生省保健医療局精神保健課（監）, 河野裕明, 大谷藤郎（編）：我が国のアルコール関連問題の現状—アルコール白書. pp179-191, 厚健出版, 1993
7) 白倉克之, 丸山勝也（編）：アルコール医療入門. 新興医学出版社, 2001
8) 糸川嘉則（編）：アルコールと栄養. 光生館, 1992
9) 丸山勝也：アルコール性肝障害の最近の動向：断酒はどのように指導するか？ 成人病と生活習慣病 39：352-358, 2009

〈丸山　勝也，水上　由紀〉

Ⅲ．臨床編　C．疾患と栄養

17. 貧血

　貧血は，単位容積の血液中のヘモグロビン（hemoglobin；Hb）濃度が低下した状態と定義され，一般臨床では施設間で基準値に若干の差は存在するものの，WHO 基準では，成人男性で 13 g/dl，成人女性では 12 g/dl を下回る場合とされている[1,2]．貧血はいわば状態を示す言葉であり，単一の病態ではなく，多種多様のものが存在する．たとえば，先天性もしくは後天性に多能性造血幹細胞が減少し汎血球減少と骨髄低形成をきたす再生不良性貧血もその一例であるし，遺伝性球状赤血球症のように先天性に赤血球膜に異常がある場合や，先天性もしくは後天性に赤血球に対する自己抗体が産生されることで，最終的に赤血球が破壊されてしまう溶血性貧血なども存在する．これらの疾患の大部分は血液専門医による診療を必要とするものである．一方で，臨床栄養学的には，鉄欠乏性貧血，巨赤芽球性貧血（ビタミン B_{12} 欠乏性貧血，葉酸欠乏性貧血）といった赤血球産生過程における必要物質の欠乏により生じるものが重要であり，日常診療で遭遇する機会も多く，これらは正確な診断のもとに適切な補充を行うことで，一般臨床医でも十分対応できる疾患といえる．

1　鉄欠乏性貧血（iron deficiency anemia；IDA）

1．概念

　鉄欠乏性貧血は，生体内での鉄の吸収，排出のバランスが負に傾き，体内の鉄が不足するため生じる Hb の合成低下により起こる貧血である．

2．鉄の体内動態

　体内の鉄の総量は成人男子で約 5 g とされており，そのうち最も多い 3.25 g（65％）は赤血球の Hb 鉄として存在している．割合としては少ないが，0.18 g（3.5％）は筋肉のミオグロビン鉄や全身のすべての細胞の呼吸酵素や薬物代謝酵素のヘム鉄として利用され，重要な役割を担っている．残りの 1.6 g は貯蔵されている鉄であり，脾臓，骨髄，肝臓にフェリチンやヘモジデリンとして存在する．
　鉄の体内動態を模式的に図Ⅲ-99 として示す．鉄の吸収は上部小腸で行われ血液中に入り，血液中ではトランスフェリンと結合して全身を運搬される．生体内において大部分の鉄は，赤血球造血に利用されるが，実はこの鉄のほとんどは，吸収された鉄ではなく，老

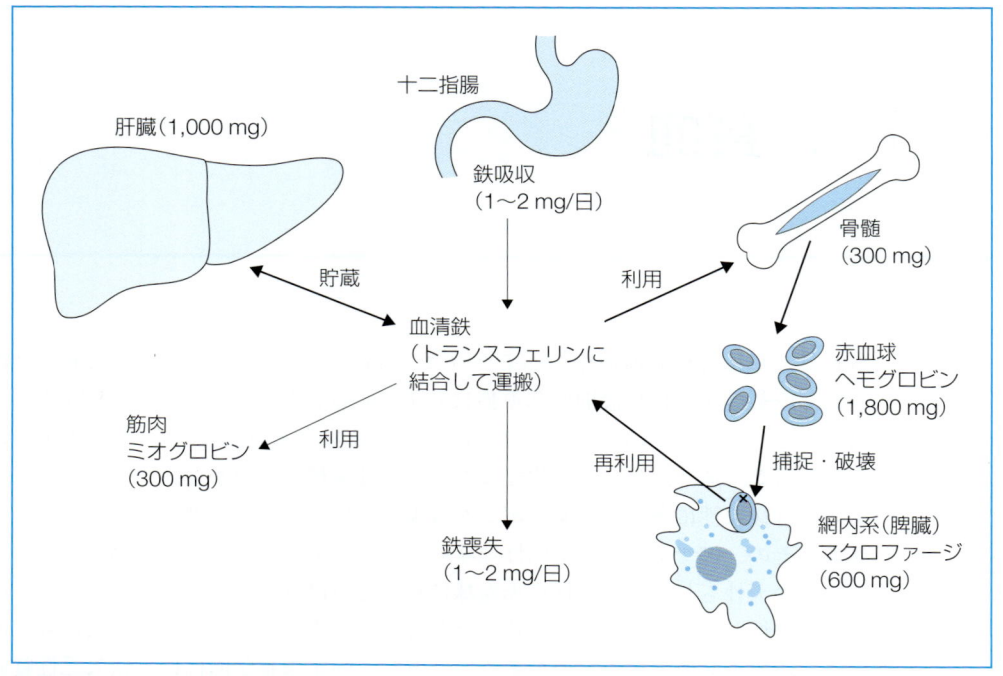

図Ⅲ-99　生体内での鉄動態

食事中に含まれる鉄は，十二指腸から上部小腸で吸収され血液中に入り全身を運搬される．一部の鉄は，肝臓で蓄えられたり，筋肉などの全身の組織で利用されたりするが，最も多くの鉄は骨髄にて赤血球造血に使用される．骨髄で産生された赤血球は全身を循環し酸素供給を担うが，生理的に約120日の寿命をもち，老廃した赤血球は次第に脾臓などの網内系マクロファージによって捕捉され破壊される．その過程でヘモグロビンから鉄が取り出されるが，生体はこの鉄を再び循環中に戻し，再利用している．生体鉄動態の最も大きな特徴は，鉄を能動的に排泄する機構を備えていないことであり，通常では鉄の喪失は1～2 mg/日程度しかない．そのため，通常の場合には，これに見合う程度しか鉄の吸収もなく，ほとんどすべての鉄は生体内で再利用されているものであり，半閉鎖的回路を構築している．

廃して破壊されていく赤血球のHb鉄を再利用することによりまかなわれているという大きな特徴を有する．また，生体内鉄代謝のもう1つの大きな特徴は，生体には鉄を体外に積極的に排泄する機構が存在しないことであり，含鉄酵素を含む腸管や皮膚粘膜細胞が剥離・脱落することによる極微量の喪失しかない[3]．このため，鉄の吸収は基本的にはその喪失に見合った程度しかなく，全体として生体内鉄代謝は半閉鎖的回路を構築しているといえる．こうした鉄代謝を量的バランスの観点からみてみる．

　循環している赤血球の寿命は平均120日であり，老廃赤血球はマクロファージが処理することから，1日あたり20 mlの赤血球に由来する20 mgの鉄が再利用プールへ遊離される．さらに赤血球以外の組織（3 mg）や，肝臓・脾臓などの貯蔵鉄プール（1 mg），腸管から吸収された鉄（1 mg）がこれに加わり，トランスフェリンは1日約25 mgの鉄を運搬する．これら鉄の大部分は赤芽球に再度運搬され，利用される．鉄の排泄は，成人男性では1日約1 mg程度にすぎないため，成人男性が1日に食餌中から必要とする鉄量は約1 mgであるが，有経女性では月経による損失のため，さらに1日あたり0.6～0.8 mgの鉄が必要である．妊娠中では胎児の成長と分娩時の損失のため1日あたり3 mgの鉄が必要とされる．

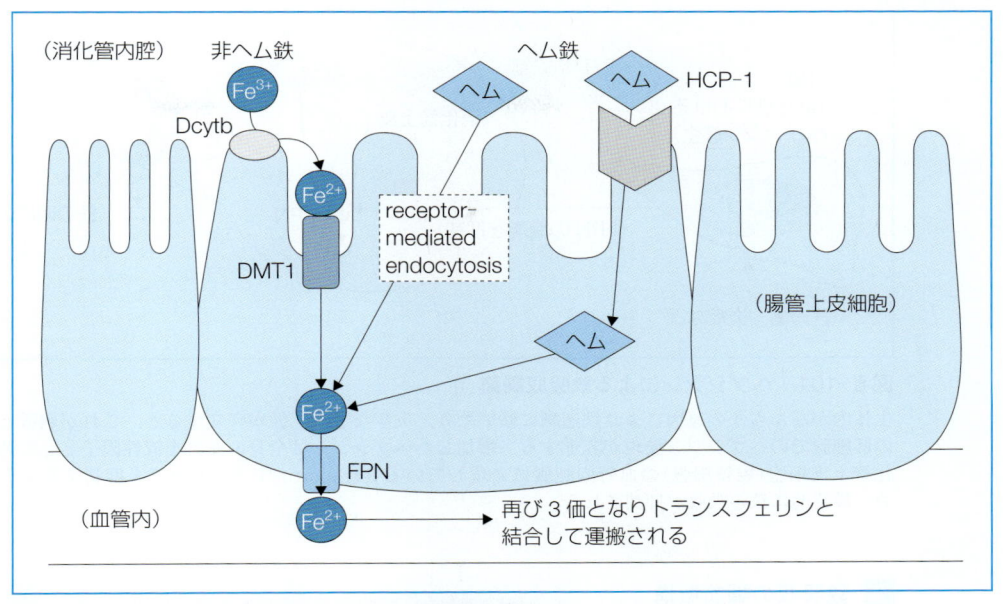

図Ⅲ-100　腸管上皮細胞における鉄の取り込み機構
消化管内腔の鉄は大きくヘム鉄と非ヘム鉄に分けられる．ヘム鉄の吸収機構はまだ十分解明されていないが，heme carrier protein-1（HCP-1）などの分子によって，または，全く別の receptor-mediated endocytosis などの機構によって腸管細胞内に運ばれることが想定されている．一方，非ヘム鉄の多くは3価鉄の形態であるが，これをまず duodenal cytochrome b（Dcytb）が2価に還元し，divalent metal transporter 1（DMT1）によって腸管細胞内に運ばれる．ヘム鉄も非ヘム鉄も，腸管細胞内に入った後は，血管内腔側の ferroportin（FPN）という分子によって血管内に放出され，ここで一連の吸収の過程が完了する．その後鉄は2価から3価に酸化されてトランスフェリンに結合して全身を運搬されるようになる．

1　鉄の取り込み機構

さて，バランスの観点からは鉄の吸収は量的には少ないが，栄養学の観点からは鉄の吸収を深く理解しておくことは重要である（**図Ⅲ-100**）．食餌中の鉄は十二指腸から空腸上部で吸収されるが，食物中の鉄は形態的にヘム鉄と非ヘム鉄に大きく分けられ，各々吸収される機構が異なっている．ヘム鉄は，肉類に最も多く含まれる鉄で，そのままの形で腸上皮細胞に取り込まれる．ヘム鉄の輸送の機構に関しては，まだよくわかっていない部分が多いが，heme carrier protein-1（HCP-1）という分子などが輸送体の候補分子である．一方，非ヘム鉄は，野菜，果物に多く含まれ，これらは，胃酸の存在で吸収が促進される．消化管内腔に存在する非ヘム鉄はほとんどが3価の状態であるが，これを duodenal cytochrome b（Dcytb）が2価に還元し，その2価鉄を2価鉄輸送体である divalent metal transporter 1（DMT1）が細胞内に輸送している．ヘム鉄でも非ヘム鉄でも，腸管細胞内に入りこんだ鉄は，その後血管内腔側に存在する ferroportin（FPN）という分子によって血管内，すなわち血液内に送り込まれる[4]．複数の分子が関与したこうした過程を経て，ようやく鉄が吸収されるのである．なお，鉄の吸収率であるが，ヘム鉄が10～30％であり，非ヘム鉄は5％以下といわれ，食品の鉄含有量のみでなく含まれる鉄の形態の割合も重視すべきである．

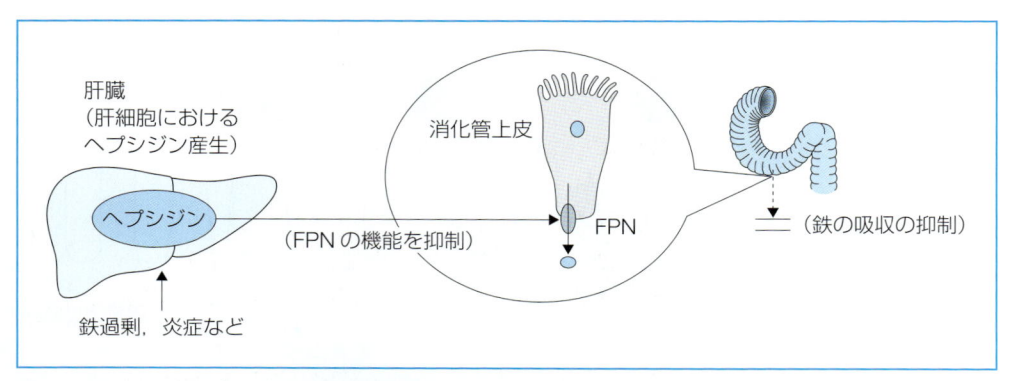

図Ⅲ-101 ヘプシジンによる鉄吸収調節
生体内がなんらかの原因により鉄過剰に傾いたり，炎症などの状態が存在すると，これが刺激となり肝臓の肝細胞でのヘプシジン発現が亢進する．増加したヘプシジンは全身の血流を液性因子として循環し，消化管上皮細胞（腸管細胞）の血管内腔側に発現しているferroportin（FPN）の機能を抑制するように働くため，最終的に鉄の吸収が抑制される．

2 鉄吸収の調節機構

　近年，さらに明らかになってきたことは，鉄の需要に応じた消化管での鉄吸収の調節機構である．この調節において最も中心的な役割を果たしていると考えられているのがヘプシジンと呼ばれる分子である．ヘプシジンは主に肝細胞で産生されるペプチドであり，全身を循環して，消化管上皮細胞の血管内腔側細胞膜上に存在するFPNに結合する．ヘプシジンがFPNに結合すると，FPNはinternalizationを起こしdegradationに向かう．そのため，ヘプシジンが存在すると，腸管上皮細胞血管内腔側のFPNの細胞膜表面への発現量が減少する方向に傾く（図Ⅲ-101）．そうなると，消化管上皮細胞は，細胞質内にせっかく取り込んだ鉄を血管内腔内に放出することができなくなる．これはすなわち消化管からの鉄の吸収が抑制されることを意味する．ヘプシジンは，生体内の鉄の貯蔵状態などを反映して発現量が調節されるが，それに引き続いて，ヘプシジンが消化管上皮細胞に働きかけ，鉄の吸収効率を変化させ，体内の鉄量が一定に保たれるよう機能しているのである．現在の臨床の現場ではまだヘプシジンの測定は一般化していないが，測定可能になれば，このヘプシジンの動きも把握しながら消化管での鉄吸収を考えることができるようになると思われ，今後，その発展が期待される分野である[5,6]．

3．鉄欠乏性貧血の栄養学的背景

　平成19（2007）年の国民栄養調査によると，日本人女性のHb低値者の割合は17.7％に達し，世界的にも高頻度であり，ほとんどが鉄欠乏によると考えられている[7]．有経女性では1日あたり摂取すべき鉄量は15～18 mgと考えられるが，従来わが国の摂取基準は10.5～11 mgで明らかに不足と思われる．欧米では早くから鉄に関する栄養学的関心が高まり，小麦粉をはじめとした食品への鉄の添加が行われIDAの頻度が低下している．わが国では，有経女性のみならず成長期の若年者一般において外食などが多く，鉄摂取が少なくなっている現状を考えると，適切な食生活の実践にむけての指導や，必要に応じた鉄を強化した特定健康用食品などの活用も早急に検討すべきと考えられる[7,8]．

4. 症状

　貧血の一般的な自覚症状として体動時の動悸・息切れ，全身倦怠感，易疲労感，頭痛，めまいがみられる．特殊な症状として，氷や土などを食べる異嗜症(pica)が認められることもある．

5. 鉄欠乏と精神・神経症状

　鉄欠乏状態は，貧血としての症状のみならず，精神・神経症状も引き起こすことがわかっている．幼少期の鉄欠乏は，注意力障害，行動異常，認知機能や言語などの発達障害をきたし，思春期でも行動異常や集中力の低下，学習能力の低下などをきたすとされる．これらの症状は，貧血まで至らない鉄欠乏状態でも引き起こされる可能性があり，また，とくに幼少期では後に十分な鉄補給を行い鉄動態が回復しても症状が完全には回復せず不可逆的となりうる可能性が示されており，臨床的に十分な注意が必要である[9]．主にラットでの研究から，鉄は，ドパミン(dopamine；DA)およびノルエピネフリン(norepinephrine；NE)の合成酵素であるチロシン・ヒドロキシラーゼ(tyrosine hydroxylase)や，セロトニン(serotonin)の合成に関与するトリプトファン・ヒドロキシラーゼ(tryptophan hydroxylase)のcofactorとして働くこと，DAの受容体やtransporterの発現を変化させること，ニューロトランスミッター(neurotransmitter)の分解に働くモノアミンオキシダーゼ(monoamine oxidase)活性に重要であること，γ-aminobutyric acid(GABA)の代謝調節に機能することなどが示され，鉄はニューロトランスミッターと密接に関係して，これらの精神・神経症状を引き起こす可能性が考えられるようになってきているが，詳細な分子生物学的機序などに関してはさらなる研究が待たれる[10]．

6. 理学所見

　皮膚や粘膜，とくに，眼瞼結膜が蒼白となる．高度の貧血の場合，胸部聴診で収縮期雑音を聴取する．舌炎，口角炎が認められることもある．長期にわたる鉄欠乏性貧血では，爪が平坦で中央部がくぼむさじ状爪(spoon nail)が認められることがある．

7. 検査所見および診断手順

　貧血を指摘された一般外来患者の70％程度はIDAであるため，日常診療ではまずIDAであるかどうかを診断していくのが実際的である．末梢血血算で平均赤血球容積(mean corpuscular volume；MCV)を算出し，80 fl未満の小球性貧血の場合に，鉄欠乏の有無を確認する．この際，血清鉄のみではなく，必ず総鉄結合能(total iron binding capacity；TIBC)，血清フェリチンを加えることが重要である．IDAは血清鉄低値に加えて，TIBC高値，血清フェリチンの低値を認める．とくに血清フェリチン低値は，IDAのみに認められる所見であり，診断上欠かせない．IDAの診断に際して，現在鉄バイオサイエンス学会で示されている各種検査値の基準を表Ⅲ-91[11]として示すが，実際の診療で

表Ⅲ-91　鉄欠乏性貧血の診断

1. 貧血の診断	
ヘモグロビン(Hb)	男性　＜13 g/dl 女性　＜12 g/dl
2. 小球性低色素性貧血の診断	
MCV*	＜80 fl
3. 鉄欠乏性貧血の診断	
血清鉄	＜70 μg/dl
総鉄結合能	＞360 μg/dl
血清フェリチン	＜12 ng/ml
トランスフェリン飽和率**	＜16%

＊：MCV：mean corpuscular volume（平均赤血球容積）
＊＊：トランスフェリン飽和率(%)＝Fe/TIBC×100

(生田ら，2004[11])より作成)

はこれらの検査所見を総合して診断を行う[8]．

　IDAと鑑別を要する貧血として慢性炎症性疾患や悪性腫瘍などに伴うanemia of chronic disorders（ACD）と呼ばれる小球性貧血があるが，この場合，血清鉄濃度は低値を示すものの血清フェリチンは低値とはならない．小球性貧血と血清鉄低値のみからIDAと誤診して不用意に鉄剤を投与することは厳に慎まなくてはならない．IDAとの確診がついたら，次に鉄欠乏をきたした原因を探る必要がある．鉄欠乏の要因には，鉄供給の低下，鉄需要の増大，あるいは鉄喪失があるが，これらが複数関与する場合もある．

　鉄供給の低下には偏食，胃切除後などでの鉄吸収不全があり，鉄需要増大には，妊娠や成長期に通常よりも多くの鉄を必要とする場合がある．しかし，多くはなんらかの出血という形での鉄喪失であり，頻度的には上・下部消化管からの慢性的出血や，女性の場合は子宮筋腫などの婦人科的疾患による出血が多い．したがって，日常診療では，まず鉄供給不足や鉄需要増大の有無を確認し，それらがみられない場合には，上・下部消化管，女性ではさらに婦人科系疾患のスクリーニングが重要である．

8. 基本的治療法

　IDAの治療は，鉄欠乏の原因に対する治療はもちろん必要であるが，早急に貧血の改善が求められる場合には鉄剤の投与が基本となる．通常かなり高度の貧血でも，その進行が比較的緩徐で，心不全徴候などの緊急性がない場合には，輸血の必要はなく，鉄剤のみで治療可能である．

　鉄剤は経口投与が原則であるが，悪心，食欲不振など消化器症状の副作用が出現しやすい．投与量は，1日50〜100 mgで，投与後1か月ほどでHb値は正常化する．貧血が改善してもさらに貯蔵鉄を蓄えるため2〜3か月服用を続けるよう指導することが重要である．副作用のため経口鉄剤内服が困難であったり，消化管からの鉄吸収が不良であったり，さらに貧血の程度が高度で経口鉄剤では鉄の補充が間に合わない場合などには，静注用鉄剤を用いるが，必要となる総鉄量をあらかじめ計算し，アナフィラキシーショックなどに注意しながら，投与を行う．

　以上のような鉄剤投与が必要な場合の他に，日常の食生活の改善を考えるべき場合も多

く，鉄剤による治療後の維持療法的に栄養管理が必要となる場合がある．

　鉄を多く含む食品としては，豚や鶏のレバー，海苔，あさり，ハマグリ，干しひじきなどがあげられるが，吸収効率は食品ごとに異なっており，植物性の非ヘム鉄よりもレバーや肉などの動物性のヘム鉄を多く食事に取り入れたほうが治療の観点からは効率が高い．

2 巨赤芽球性貧血（ビタミン B_{12} 欠乏性貧血および葉酸欠乏性貧血）

1. 概念

　巨赤芽球性貧血とは，骨髄において巨赤芽球を認める貧血であり，その本態はビタミン B_{12} や葉酸の欠乏による DNA 合成障害である．そのため，これらの貧血では，赤血球系の異常にとどまらず，白血球系や血小板系にも異常が認められる．

2. DNA 合成におけるビタミン B_{12} および葉酸

　図Ⅲ-102 に示すようにビタミン B_{12} および葉酸は細胞の DNA 合成に必須であり，どちらの欠乏でも DNA 合成は障害を受ける[12]．

3. ビタミン B_{12} および葉酸の生体内代謝

　食物中のビタミン B_{12} は，回腸にて吸収されるが，その際に胃壁細胞から分泌される内因子が必要である．また，葉酸は空腸で主に吸収される．どちらに関しても，吸収後は門脈を経て肝臓に至り，肝細胞に貯蔵される他，全身の細胞に分配され利用される．

4. 症状および理学所見

　動悸，息切れなど貧血の一般的症状に加え，Hunter 舌炎と呼ばれる舌乳頭の萎縮・炎症が認められることがある．ビタミン B_{12} 欠乏性貧血の場合は，知覚，振動覚の異常や歩行障害を認める亜急性連合脊髄変性症と呼ばれる神経症状もきたすが，これは DNA 合成障害に起因せず，葉酸欠乏では出現しない．

5. 病態と栄養学的背景

　ビタミン B_{12} は牛や鶏のレバー，カキやさんま，あさりなどの魚介類に多く含まれ，成人の 1 日所要量は 2.4 μg とされるが，健常人ではよほどの偏食がない限り不足は生じない．ビタミン B_{12} 欠乏は，日常診療上多くは胃全摘後に認められる．胃からの内因子分泌がなく，ビタミン B_{12} の吸収が障害されることが病因である．ビタミン B_{12} の体内貯蔵は比較的多いため，手術後 2〜10 年程度の長期間を経て出現する．悪性貧血と呼ばれる疾患は，抗胃壁細胞抗体や抗内因子抗体の出現によってビタミン B_{12} の吸収が阻害されることがその病因である．

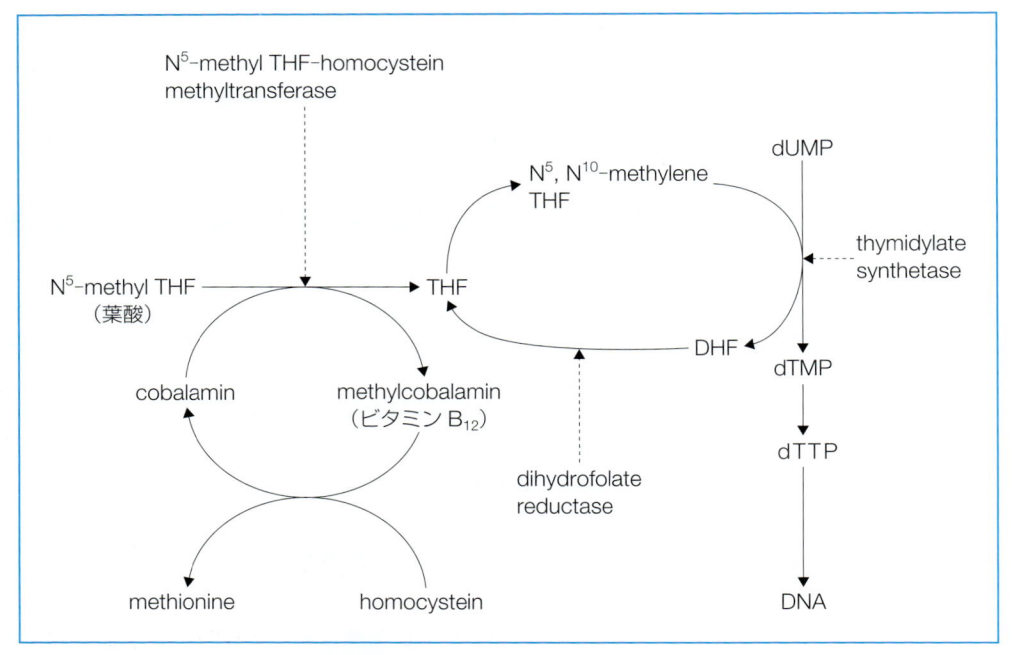

図Ⅲ-102　ビタミン B_{12} および葉酸の DNA 合成への関与

細胞の DNA 合成では，deoxyuridine monophosphate (dUMP) から deoxythymidine monophosphate (dTMP) が生成され，それから dTTP となり DNA が合成されていくが，この際に N^5, N^{10}-methylene-tetrahydrofolate (THF) が必要である．これは，細胞内の N^5-methyl THF（葉酸）から生成されており，このため葉酸欠乏では DNA 合成が障害される．ビタミン B_{12} は体内で methylcobalamin として存在し，N^5-methyl THF が THF に変換される反応において N^5-methyl THF-homocysteine methyltransferase が作用する際の補酵素として機能する．そのため，ビタミン B_{12} 欠乏においては，葉酸が十分にあってもその利用障害が生じるために DNA 合成が障害されることになる．
DHF：dihydrofolate.
(「寺村正尚：悪性貧血，必携血液内科ハンドブック（溝口秀昭編），p257, 1999, 南江堂」より許諾を得て改変して転載)

　葉酸の推奨栄養所要量は成人で 400 μg とされる．葉酸は，オレンジジュース，緑黄色野菜，イチゴ，ピーナッツ，インゲン豆など特定の食物に集中して多く含まれる．体内貯蔵量は 5〜10 mg であるため，葉酸の供給が止まると数か月で欠乏症状がでる．葉酸の欠乏は通常の食生活では起こりにくいが，極度なダイエットや偏食では出現する場合がある．

　過度のアルコール摂取では，アルコールの葉酸吸収阻害作用に加えて食事摂取不足のため欠乏が起こることがある．また，葉酸は小腸上部で吸収されるため，blind loop 症候群などで欠乏を生じることがある．フェニトインなどの抗痙攣薬や経口避妊薬も吸収を阻害し欠乏を招く．メトトレキサートなどの葉酸代謝拮抗剤は葉酸の利用障害をきたし欠乏症を引き起こす．また，妊娠時には葉酸の需要が増大し欠乏の原因となりうる[7,13]．

6. 検査所見および診断

　大球性貧血（MCV＞100 fl）を呈し，白血球や血小板の減少も伴うことも多い．赤血球の大小不同や好中球の過分葉も認められる．無効造血による血清 LDH や間接ビリルビンの

上昇，ハプトグロビンの低下も認める．これらを認めた際にビタミン B_{12} や葉酸を測定し，低値であればそれらの欠乏性貧血と診断できる．骨髄では，赤芽球系細胞の過形成および巨赤芽球が認められる．

7. 治療

ビタミン B_{12} 欠乏性貧血は，ビタミン B_{12} の吸収障害であるため，非経口（筋肉内）投与を行う．1,000 μg を2週間連日筋注または週3回筋注を6週間行う．葉酸欠乏性貧血では，生活習慣を改善させ葉酸の経口投与を5〜20 mg/日で行う．

[文献]

1) 浦部晶夫：貧血．浅野茂隆，池田康夫，内山卓（監）：三輪血液病学，第3版．pp952-960，文光堂，2006
2) Means RT Jr: Anemia: General Considerations. In Greer JP, Foerster J, Rodgers GM, et al(eds): Wintrobe's Clinical Hematology, 12th edition. pp779-809, Williams & Wilkins, 2009
3) 高後裕：鉄代謝．浅野茂隆，池田康夫，内山卓（監）：三輪血液病学，第3版．pp163-171，文光堂，2006
4) Hentze MW, Muckenthaler MU, Galy B, et al: Two to tango: regulation of Mammalian iron metabolism. Cell 142: 24-38, 2010
5) Ganz T: Hepcidin and iron regulation, 10 years later. Blood 117: 4425-4433, 2011
6) Hosoki T, Ikuta K, Shimonaka Y, et al: Heterogeneous expressions of hepcidin isoforms in hepatoma-derived cells detected using simultaneous LC-MS/MS. Proteomics Clin Appl 3: 1256-1264, 2009
7) 国民健康・栄養の現状―平成19年厚生労働省国民健康・栄養調査報告より．p181，第一出版，2010
8) 内田立身：鉄欠乏・鉄欠乏性貧血の予防指針，鉄欠乏性貧血の治療指針．日本鉄バイオサイエンス学会治療指針作成委員会（編）：鉄剤の適正使用による貧血治療指針，第2版．pp4-17，響文社，2009
9) Beard J: Why iron deficiency is important in infant development. J Nutr 138: 2534-2536, 2008
10) Beard J: Iron deficiency alters brain development and functioning. J Nutr 133(5 Suppl 1): 1468S-1472S, 2003
11) 生田克哉，鳥本悦宏，高後裕：疾患別診療ガイド―鉄欠乏性貧血．Medical Practice 21（臨増）：227-229，2004
12) 溝口秀昭（編）：必携血液内科診療ハンドブック．pp257-264，南江堂，1999
13) 木村修一，小林修平（翻訳監修）：最新栄養学，第8版．pp221-248，建帛社，2002

〈生田　克哉，髙後　裕〉

Ⅲ．臨床編　C．疾患と栄養

18. 呼吸不全（慢性閉塞性肺疾患）

わが国では慢性呼吸不全を呈する主な基礎疾患として慢性閉塞性肺疾患(chronic obstructive pulmonary disease；COPD)，肺結核後遺症，間質性肺炎があげられる．COPDは患者数が最も多く，40歳以上の日本人における有病率は8.5%であり，約530万人が罹患していると推測されている[1]．今後も患者数の増加が予測され，医療経済的にも早期診断と適切な管理が必要とされている．

1　COPD患者における栄養障害

平成20年度の呼吸不全に関する調査研究班[2]の報告では，COPD患者全体ではbody mass index(BMI)が20 kg/m² 未満の体重減少の頻度は約30%と，従来の調査結果よりも低率であった．体重減少は気流閉塞の重症度と関連しており，重症(Ⅲ期)患者では約40%，最重症(Ⅳ期)患者では約60%に体重減少が認められた．一方，COPDの診断と治療のための国際的ガイドラインであるGlobal Initiative for Chronic Obstructive Lung Disease(GOLD)[3]では中等症ないし重症COPD患者の約25%に体重減少がみられると記載されており，わが国では欧米よりも体重減少が高率と考えられる．

2　COPDの病態

1．定義

COPDは有害な粒子またはガスを吸入することによって肺に異常な炎症反応が生じ，その結果慢性かつ進行性の気流制限をきたす疾患である[3]．慢性の気流制限には末梢気道病変と肺胞破壊の両者が関与する．また，個々の患者の重症度には肺以外の症状も影響する．

2．危険因子

危険因子には喫煙や大気汚染などの外因性因子と遺伝素因などの内因性因子とがある[4]．タバコ煙は最も重要な危険因子であるが，COPDを発症するのは喫煙者の一部であることから，喫煙感受性を規定する遺伝素因の関与が考えられている．

3. 症状および診断

多くが喫煙歴のある中高年者で，労作時呼吸困難，喀痰，咳嗽が主症状であり喘鳴を伴うこともある．スパイロメトリーで気管支拡張薬吸入後の1秒率〔1秒量：FEV_1の努力性肺活量（FVC）に対する比率〕が70%未満の閉塞性換気障害があり，胸部画像所見などによって他の心肺疾患を除外できればCOPDと診断できる．その他の呼吸機能では，肺胞の破壊を反映する拡散障害（DLcoの低下）や肺過膨張の指標となる残気量（RV）や残気率〔RV/TLC（total lung capacity）〕の増大がみられる．胸部CT検査は，肺胞の破壊像（肺気腫）の早期発見に有用である．画像所見から気腫が優位に認められる気腫型COPDと，気腫がないかわずかにみられる程度の非気腫型COPDの2つの亜型に分類される[4]．

3 COPDの栄養代謝状態

「COPD（慢性閉塞性肺疾患）診断と治療のためのガイドライン」では推奨される栄養評価項目が示されている（**表Ⅲ-92**）[4]．同年齢の健常対照者と比較し，% 標準体重（% ideal body weight；% IBW）やBMIなどの身体計測値はすべて低下しており，体成分分析ではfat mass（FM），fat-free mass（FFM）がともに減少している．FMの減少は軽度の体重減少（80%≦% IBW＜90%）から認められ，FFMと骨塩量（bone mineral content；BMC）の減少は中等度以上の体重減少（% IBW＜80%）で明らかになる[5]．内臓タンパクでは血清アルブミンの減少例は少ないが，血清トランスサイレチン（プレアルブミン），レチノール結合タンパクなどのrapid turnover protein（RTP）が低下しており，血漿アミノ酸分析では，分岐鎖アミノ酸（BCAA）の減少によるBCAA/芳香族アミノ酸（AAA）比の低下がみられる．安静時エネルギー消費量（resting energy expenditure；REE）は実測値，基礎代謝量（basal energy expenditure；BEE）に対する予測値比（% REE）ともに増大しており高率に代謝亢進が認められる[5]．すなわち，安定期においてもCOPD患者は代謝亢進状態にあり，アミノ酸インバランスとRTPの低下を伴うマラスムス型のタンパク・エネルギー栄養障害を呈している．

表Ⅲ-92 推奨される栄養評価項目

必須の評価項目
体重（% IBW，BMI），食習慣，食事摂取時の臨床症状の有無
行うことが望ましい評価項目
食事調査（栄養摂取量の解析），安静時エネルギー消費量（resting energy expenditure；REE），% 上腕囲（% AC），% 上腕三頭筋部皮下脂肪厚（% TSF），% 上腕筋囲（% AMC：AMC＝AC－π×TSF），血清アルブミン
可能であれば行う評価項目
体成分分析（LBM，FMなど），RTP，血漿アミノ酸分析（BCAA/AAA），握力，呼吸筋力，免疫能

〔日本呼吸器学会：COPD（慢性閉塞性肺疾患）診断と治療のためのガイドライン第3版[4]より転載〕

4 栄養障害と病態との関連

％IBWやFFMはFEV$_1$, DLco, RV/TLCなどの肺機能指標と相関を示す[5]．また，FFMは呼吸筋力や骨格筋力と相関を認め，6分間歩行距離や最大酸素摂取量（$\dot{V}O_2max$）などの運動耐容能の規定因子となる．すなわち，COPD患者の病態生理と栄養障害とはFFMの減少を介して相互に密接に関連している．REEの増大は閉塞性障害や肺過膨張による換気効率低下や呼吸筋力低下に基づく呼吸筋の仕事効率の低下と関連している．

5 栄養障害と予後との関連

BMIの低下はCOPD患者の死亡率に対する独立した危険因子となる[3,4]．多元的な予後因子として，BMI(B)に加えて，閉塞性換気障害(O)，呼吸困難感(D)，運動能(E)をスコア化して評価するBODE indexが考案された[6]．BODE indexは対標準1秒量（％FEV$_1$）単独よりも優れた予後予測因子であり，増悪や入院リスクの予測因子にもなる．また，FFMが体重よりも有用な予後因子になりうることが報告されている[7]．

6 栄養障害の原因

COPDにおける栄養障害は複合的な要因によって引き起こされる．主として代謝亢進に起因するエネルギーインバランスや全身性炎症，内分泌ホルモンの分泌動態の変化などが関与[8]している（図Ⅲ-103）．

1. 代謝亢進

安定期においてもREEの増大で示される代謝亢進状態にある．増大したエネルギー消費にみあう摂取が確保できない場合には，エネルギーインバランスに起因する栄養障害が

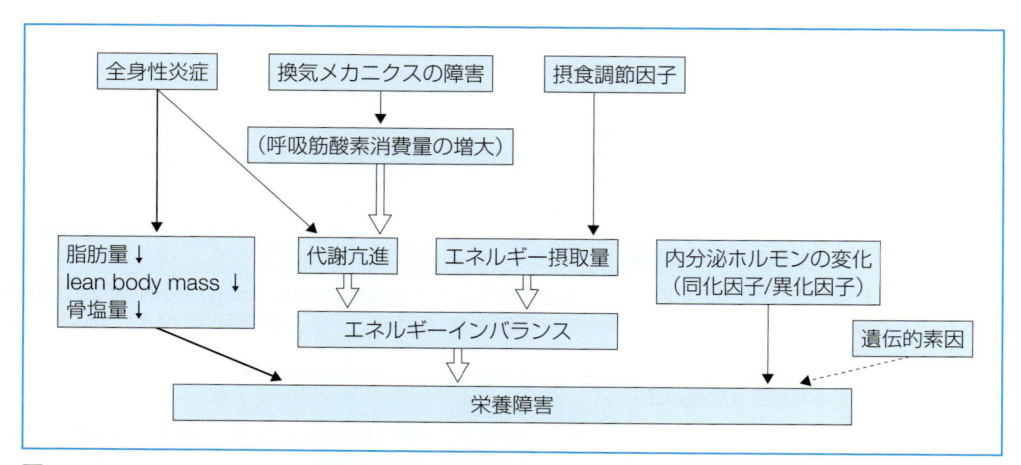

図Ⅲ-103　COPDにおける栄養障害のメカニズム

惹起される．とくに，急性増悪時には負のエネルギーバランスが助長され，栄養障害がさらに進行する．REE の増大は肺過膨張や呼吸筋力の低下と相関しており，換気のメカニクスの障害に基づく呼吸筋酸素消費量の増大が主因とされている．また，COPD 患者の骨格筋では酸素需要量が多い type II 繊維の比率が高いためにエネルギー消費が増大する可能性も指摘されている．

2．全身性炎症

tumor necrosis factor(TNF)-α や interleukin(IL)-6 などの炎症性メディエータの血中濃度の上昇がみられ，これらの上昇は FM や FFM の減少と関連し，BMC が減少する一因ともなる．また，骨格筋における誘導型一酸化窒素合成酵素(iNOS)や nuclear factor kappa B(NF-κB)の発現が亢進しているために，筋細胞のタンパク合成の減少やアポトーシスをきたして筋肉量が減少することが示唆されている．炎症性サイトカインは摂食抑制に働くことや，栄養補給療法の効果を低下させる可能性もある．

3．内分泌ホルモンの変化

1 異化因子/同化因子のバランス

炎症性サイトカインや内分泌ホルモンが異化因子や同化因子として栄養障害に関与している．体重減少患者では異化因子である TNF-α や IL-6，ノルエピネフリンの血中濃度は高値を示し，成長ホルモンやインスリン様成長因子(IGF)-1，デヒドロエピアンドロステロンなどの同化因子よりも優位となっている．

2 摂食調節因子

摂食行動を司る神経回路網の中心は視床下部であり，摂食促進因子と摂食抑制因子によって調節されている．体重減少を認める COPD 患者では摂食促進因子であるグレリンの血漿中濃度は上昇しており，BMI と負の相関，肺過膨張の程度と正の相関を認める[9]．これらは，血漿グレリンは栄養障害や病態の進行に対して代償的に分泌が亢進しているものの，結果として十分に機能していないことを示唆している．また，摂食促進因子である血漿オレキシン A 濃度が低下しており，BMI の低下や FM の減少と相関することが報告されている．

7 栄養療法

1．栄養療法の原則

食事指導を含めた早期の栄養学的介入および栄養サポートチーム(NST)によるチーム医療が望ましい．体重減少患者(% IBW<90% あるいは BMI<20 kg/m^2)で，食事摂取量を増やすことが困難な場合や進行性の体重減少が認められれば経腸栄養剤による経口栄養補給療法を考慮すべきである．とくに，FFM の減少が予測される中等度以上の体重減少

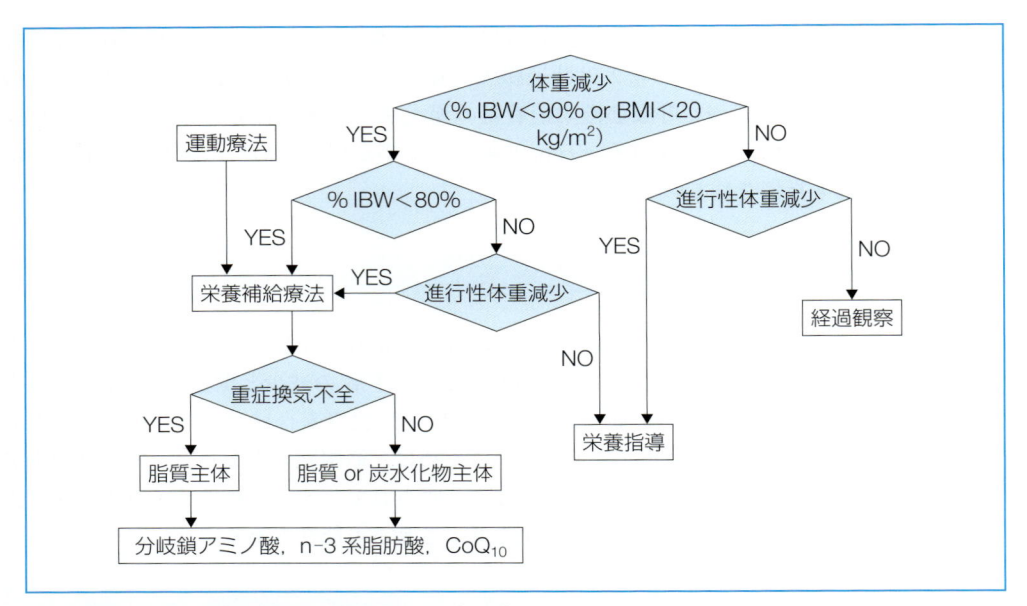

図Ⅲ-104 栄養治療の適応に関するアルゴリズム
(吉川ら，2007[8])より転載)

患者（% IBW＜80%）では栄養補給療法が必須となる（**図Ⅲ-104**)[8]．増大したエネルギー消費量にみあう十分なエネルギー摂取が最も重要であり，総エネルギー摂取量の目標を実測 REE の 1.5 倍または予測 REE の 1.7 倍とする[5]．運動療法施行時には負のエネルギーバランスの増悪による栄養障害の進行を抑制し，運動療法の効果を高める目的で栄養補給療法を併用する必要がある[3]．

2. 栄養指導のポイント

　高タンパク・高熱量食を基本として食事指導を行う．食後に腹部膨満感や呼吸困難を訴えることが多いため，食事は 4～6 回の分食として 1 回あたりの食事量を少なくする．消化管でガスを発生しやすい食物や炭酸系飲料水の摂取は避けるように指導する．肺性心の合併による浮腫があれば，塩分は 7～8 g/日に制限する．筋タンパク量の保持には，十分なエネルギーに加え，十分なタンパク源の摂取が必要となる．プロテインスコアの高い良質のタンパク質や，BCAA の含有率が高い食品（牛肉，鶏肉，牛乳，チーズなどの乳製品など）の摂取が勧められる．

　カリウム，カルシウム，リン，マグネシウム，鉄などの電解質や微量元素は呼吸筋や四肢運動筋の収縮力保持に重要であり十分な摂取を指導する．骨粗鬆症の合併頻度が高いことからもカルシウム摂取が重要である．食事のみで摂取が困難であれば，必要に応じてサプリメントによる補給も考慮する．

3. 経口栄養法

1 経腸栄養剤の投与法

十分なエネルギー量の摂取を最優先し，少なくとも3か月以上の継続を目標とする．明らかな栄養状態の改善が得られない場合でも，栄養障害の進行を抑制する目的で可能な限り継続する．また，食事摂取量の維持や腹部膨満感の軽減のために，栄養剤の分割摂取や夕食以降の摂取を指導する．

2 経腸栄養剤の選択

a. 換気能からみた選択

換気不全による高炭酸ガス血症を伴う場合は，呼吸商の小さい脂肪を主体とする栄養剤が有用と考えられる[10]．一方，安定期COPD患者において，低炭水化物・高脂肪の栄養剤の有用性に対する否定的な見解もある[11]．原則的には，著しい換気障害がなければ炭水化物，脂質にかかわらず，十分な熱量補給を最優先してよいと考えられる．

b. 抗炎症作用からみた選択

抗炎症性作用を有するn-3系脂肪酸が全身性炎症の抑制および栄養障害や運動耐容能の改善に有用と考えられる．最近，n-3系脂肪酸およびビタミンAの含有率の高い栄養剤と低強度運動療法の併用による抗炎症効果が報告された[12]．また，n-3系脂肪酸に加えて抗酸化作用を有するコエンザイムQ_{10}(CoQ_{10})を強化したライフロン®-QLによる栄養状態，呼吸筋力の改善がみられている．

c. アミノ酸組成からみた選択

BCAAには異化抑制やタンパク合成促進作用があり，運動時に骨格筋での利用が高まる．COPD患者では血漿BCAA濃度の低下がみられることから，BCAAを強化した栄養剤の効果が期待される．BCAAを8～16g強化したエレンタール®(300～600 kcal/日)を12か月間投与し，体重，lean body mass(LBM)，内臓タンパクの増加および呼吸筋力，握力の改善や呼吸困難の軽減が認められた[5]．また，呼吸リハビリテーションとBCAAの含有率が高いヘパス®(200 kcal/日)との併用がリハビリテーション後の栄養状態の維持に有用であることが報告されている(ヘパス®は現在発売中止)[13]．

d. 摂食調節からみた選択

オクタン酸の含有量が多い栄養剤によって，摂食促進因子であるアシルグレリンの血中濃度の上昇とともに，BMIや内臓タンパクの増加，食欲の改善が認められている[14]．

4. その他の治療

グレリンの経静脈投与により栄養状態および呼吸筋力や運動耐容能が改善する可能性が報告されている[15]．タンパク同化ステロイドおよび成長ホルモンの投与を栄養療法や運動療法と組み合わせる試みが行われてきたが，体重とFFMは増加するが，呼吸筋力や運動耐容能に対する有効性は確立されていない．テストステロンと下肢筋力トレーニングの併用による，FFMの増加と運動能の改善が報告されている．

8 増悪時の栄養管理

　呼吸器感染症などによる急性増悪時にはしばしば重症呼吸不全状態となり，経口摂取が困難な状況となる場合も多い．全身性炎症反応症候群（systemic inflammatory response syndrome；SIRS）を呈するような重症患者においても，循環動態が安定していれば24～48時間以内の早期に経腸栄養（enteral nutrition；EN）を開始することが推奨されている[16]．実測REEや推算式から目標投与エネルギー量を設定し，タンパク質投与量は1.2～2.0 g/kg/日に調整する．急性肺損傷（ALI）／急性呼吸窮迫症候群（ARDS）を呈する患者に投与する経腸栄養剤として，n-3系脂肪酸などの抗炎症脂質を含有し抗酸化作用を有する経腸栄養剤の投与が強く推奨されている．一方，呼吸商の調節や炭酸ガス産生の減少を目的とした高脂質・低炭水化物製剤をルーチンに投与することは推奨されていない．逆流による誤嚥の危険性が高い場合や胃内の投与が困難な場合には，小腸内に経腸栄養チューブを留置する．

　ENが不可能な場合やENのみで必要エネルギー量の投与が困難な場合には静脈栄養（parenteral nutrition；PN）を検討する．急性増悪時では右心負荷が強いため，過剰輸液による右心不全の誘発に留意する．急性期には設定エネルギー投与量の80％をゴールとし，過剰なエネルギー投与を避けるべきである[16]．これらの事項は重症患者における栄養管理の原則となるが，最終的には個々の患者の重症度や病態に適した栄養治療を考慮する必要がある．

[文献]

1) Fukuchi Y, Nishimura M, Ichinose M, et al: COPD in Japan: the Nippon COPD Epidemiology study. Respirology 9: 458-465, 2004
2) 吉川雅則，山内基雄，木村弘，他：慢性閉塞性肺疾患（COPD）の栄養状態および併存症の実態調査．厚生労働省呼吸不全調査研究班平成20年度研究報告書．pp247-251, 2009
3) Global Initiative for Chronic Obstructive Lung Disease: Global strategy for the diagnosis, management, and prevention of chronic obstructive pulmonary disease, NHLBI/WHO Workshop Report. Bethesda, National Heart, Lung and Blood Institute, Update 2011 (http://www.goldcopd.org)
4) 日本呼吸器学会COPDガイドライン第3版作成委員会：COPD（慢性閉塞性肺疾患）診断と治療のためのガイドライン．メディカルレビュー，2009
5) 吉川雅則：全身性疾患としてのCOPDにおける栄養評価・対策の臨床的意義．呼吸 23：67-78, 2004
6) Celli BR, Cote CG, Marin JM, et al: The body-mass index, airflow obstruction, dyspnea, and exercise capacity index in chronic obstructive pulmonary disease. N Engl J Med 350: 1005-1012, 2004
7) Vestbo J, Prescott E, Almdal T, et al: Body mass, fat-free body mass, and prognosis in patients with chronic obstructive pulmonary disease from a random population sample. Findings from the Copenhagen City Heart Study. Am J Respir Crit Care Med 173: 79-83, 2006
8) 吉川雅則，木村弘：呼吸器疾患における栄養管理の実際．呼吸と循環 55：997-1005, 2007
9) Itoh T, Nagaya N, Yoshikawa M, et al: Elevated plasma ghrelin levels in patients with chronic obstructive pulmonary disease. Am J Respir Crit Care Med 170: 879-882, 2004
10) 日本静脈経腸栄養学会（編）：静脈経腸栄養ガイドライン第2版．南江堂，2006
11) Anker SD, John M, Pedersen PU, et al: ESPEN Guidelines on enteral nutrition：Cardiology and pulmonology. Clin Nutr 25: 311-318, 2006
12) Sugawara K, Takahashi H, Kasai C, et al: Effects of nutritional supplementation combined with low-intensity exercise in malnourished patients with COPD. Respir Med 104: 1883-1889, 2010
13) Kubo H, Honda N, Tsuji F, et al: Effects of dietary supplements on the Fischer ratio before and after pulmonary rehabilitation. Asia Pac J Clin Nutr 15: 551-555, 2006
14) Ashitani J, Matsumoto M, Nakazato M: Effect of octanoic acid-rich formula on plasma ghrelin lev-

els in cachectic patients with chronic respiratory disease. Nut J 8: 25, 2009
15) Miki K, Maekura R, Nagaya N, et al: Ghrelin treatment of cachectic patients with chronic obstructive pulmonary disease: a multicenter, randomized, double-blind, placebo-controlled trial. PLoS One 7: e35708, 2012
16) McClave SA, Martindale RG, Vanek VW, et al: Guidelines of the provision and assessment of nutritional support therapy in the adult critically ill patient: Society of Critical Care Medicine (SCCM) and American Society for Parenteral and Enteral Nutrition (A. S. P. E. N.). JPEN 33: 277-316, 2009

〈吉川　雅則，木村　弘〉

Ⅲ．臨床編　C．疾患と栄養

19．心不全，心臓悪液質

　重症なうっ血性心不全が長期間持続すると重要臓器の機能低下とともに高度の栄養障害をきたし心臓悪液質とよばれる状態となる．心不全の原因を取り除かない限り心臓悪液質の改善は困難であるが，心機能の回復のためには栄養状態の改善を図ることも必要である．心臓悪液質症例に対する心臓手術において，術前に栄養療法を行うことにより手術成績の改善が期待できる[1]ため，近年では積極的に栄養管理が行われるようになってきた．

1　病態生理

　心拍出量が長期間にわたり低下すると，恒常性維持のために種々の代償機能が作動するが，この状態が長期に持続するとやがて悪循環が形成される．すなわち，交感神経系が亢進して心収縮性と心拍数が増加するが，一方では心筋酸素消費量が増加して心筋障害が増悪する．また，細動脈の収縮により末梢血管抵抗が増加し後負荷が増大すると，さらに心不全が増悪する．心拍出量の低下により腎血流量が減少すると，レニン・アンジオテンシン・アルドステロン系が賦活化され，バソプレシンの分泌が増加する．これらにより末梢血管抵抗が増大して後負荷の増大をきたすとともに，ナトリウムと水の貯留が促進され循環血液量が増加する．循環血液量の増加により前負荷が増大し，不全心では拡張末期圧が上昇して肺うっ血（低酸素血症），体うっ血（浮腫，肝腫大）をきたして心不全症状は増悪する（図Ⅲ-105）．また，酸化ストレスや炎症性サイトカインが増加し，病態はさらに悪化する．

2　栄養病態

　うっ血性心不全の進行により消化管のうっ血，浮腫が起こり，蠕動運動が減弱するため栄養素の吸収能が低下する[2]．うっ血性肝腫大や腹水による腹部膨満感とともに，ジギタリス製剤や減塩食の影響により食欲が低下して食事摂取量が減少する．利尿剤投与によりナトリウム，カリウム，マグネシウムなどの電解質異常が生じると食欲にも影響する．また，腸管のリンパ管拡張によるタンパク漏出や胸水・腹水貯留によるタンパク喪失は，しばしば合併する腎機能障害による尿中へのタンパク喪失とともに低タンパク血症を引き起こす．心不全では交感神経系の活動が優位であるため，頻脈，多呼吸を伴う代謝亢進状態となり基礎代謝量は増加している．心筋肥大は頻脈とともに心筋酸素消費の増大につながる．肺うっ血により肺のコンプライアンスが低下するため，呼吸筋のエネルギー消費が増大する．末梢循環不全があると中枢温は上昇して代謝はさらに亢進する．一方，細胞低酸

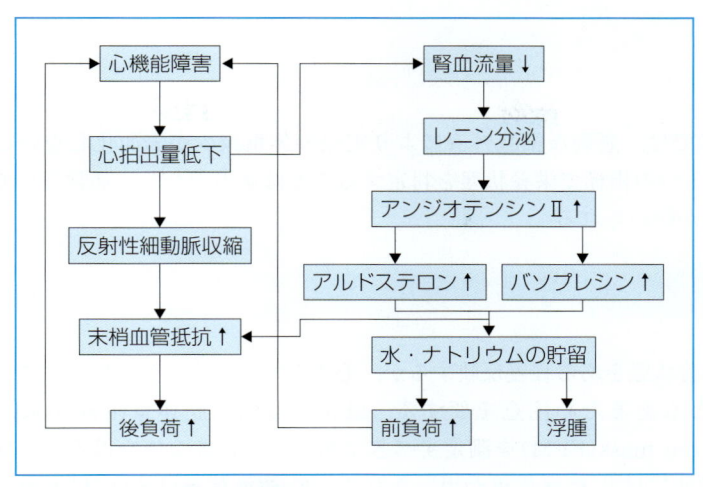

図Ⅲ-105　心不全の病態生理

素症により好気性代謝から嫌気性代謝へ移行するため，各栄養素の代謝効率は低下する．

以上のように，経口摂取の不足，吸収能の低下，血漿タンパクの喪失がみられる一方で，エネルギー代謝の亢進とエネルギー代謝効率が低下して低栄養状態に至る．

3 心臓悪液質（cardiac cachexia）

病悩期間が長いリウマチ性弁膜症，とくに僧帽弁および三尖弁膜症では，うっ血性心不全に起因する高度の栄養障害をきたす．このような状態を心臓悪液質と称する．極度のるい痩を呈し食思不振を訴える．前記疾患に加え，心筋症，虚血性心疾患や先天性心疾患の患者でもみられることがある．

発症には多くの因子が関与していると考えられている．最近，心臓悪液質患者ではレニン・アンジオテンシン・アルドステロン系の活性化に伴う小腸粘膜のコラーゲン含量の増加がみられ，タンパク，脂肪の吸収障害との関連性が指摘されている[3]．心筋・呼吸筋を含む筋肉の萎縮，皮下脂肪の減少，低タンパク血症，貧血がみられ，免疫能は低下し，performance status は著しく低下する．血中ノルエピネフリンが著明に増加するため血中遊離脂肪酸が増加し，β-酸化の亢進による相対的な糖利用の低下が起こる[4]．増加したノルエピネフリン自体もインスリン感受性の低下を引き起こす．長期にわたる異化亢進の結果，筋タンパクが枯渇して血漿アミノ酸モル比の上でも Fischer 比〔BCAA（分岐鎖アミノ酸の総和）/AAA（芳香族アミノ酸の総和）〕の低下がみられる．心不全患者では Fischer 比の低下は栄養障害，免疫能低下，肝障害の程度を示す良好な指標といわれる[5]．また，心臓悪液質の患者では血中のサイトカインの中でも異化作用を促進する腫瘍壊死因子α（tumor necrosis factor-α；TNF-α）が有意に上昇しており，悪液質の程度と TNF-α 量とは関連があることが報告されている[6]．

4 栄養評価

　心臓悪液質患者では，過剰な細胞外液により実際の体重減少が表面化しないことがある．したがって，1つの指標で栄養状態を判定することは適当でなく，通常用いている指標による総合評価が勧められる．

1. 身体計測

　体重の増減は栄養状態をある程度反映するが，心不全では体内水分貯留により見かけ上増加していることもあるため注意を要する．厳密には除脂肪体重(lean body mass；LBM)またはfat free mass(FFM)を測定すべきであるが，正確な値を得ることは臨床上困難であり，一般的には％標準体重が用いられる．％標準体重は80％以下のことが多い．脂肪量を反映する上腕三頭筋部皮下脂肪厚(triceps skinfold thickness；TSF)や，骨格筋量と相関する上腕筋周囲長(arm muscle circumference；AMC)がよい指標となる．

2. 生化学検査

　投与された窒素量と尿中窒素排泄量との差(窒素平衡：N-バランス)により異化・同化の状態を評価する．血清タンパク濃度は体液量の変動により影響を受けるので，慎重に評価しなければならない．生物学的半減期が長いアルブミンは慢性期や術後の安定期の栄養評価に使われるが，心臓悪液質においては意外に低下しないことが多い．半減期の短いトランスフェリン，トランスサイレチン(プレアルブミン)，レチノール結合タンパクの動きも合わせて判断すべきである．心臓悪液質で低下しているFisher比の推移は栄養評価の一助となる．

3. 免疫能

　総リンパ球数(total lymphocyte count；TLC)や遅延型皮内反応は栄養状態をよく反映する．

5 栄養管理

1. 投与経路

　経口摂取が基本原則である．しかし，必要量を摂取できなかったり，食事が心負荷となる場合には経腸栄養が行われる．経腸栄養法は静脈栄養法に比べ重篤な合併症が少なく，吸収ルートが生理的であるため，消化管機能が維持されている限り経腸栄養を行うべきである．経口摂取の際には1回の摂取量を減らして食事回数を増やす分割食とすることにより，心負荷の軽減を図る．そのうちの何回かを消化・吸収が容易な成分栄養剤や半消化態

栄養剤で補うことも勧められる．経腸栄養チューブは胃あるいは十二指腸に留置し，下痢，腹部膨満を予防するため少量，低濃度から開始する．心負担を少なくするためにも持続的に少量ずつ投与する．

中心静脈栄養法（total parenteral nutrition；TPN）は中心静脈に留置したカテーテルから静脈栄養を行う方法である．完全静脈栄養法とも言われていたが，カテーテル感染や血栓形成の危険性があるため，消化管を使用できない術後合併症をもつ患者が対象となることが多い．長期間経腸栄養が行われなければ細菌バリアとしての腸管粘膜が萎縮し，bacterial translocation が生じる可能性がある．低栄養状態で免疫能が低下している慢性心不全患者では感染の機会を回避することが重要であり，経腸栄養が可能となった時点でTPN から切り換えていく．

2．水分・電解質

心不全の栄養療法においては水分とナトリウムの管理が重要である．水分とナトリウムの制限の程度は重症度により変わる．体重の変動と水分バランス，血圧・CVP（中心静脈圧）をモニターしながら水分投与量を調整する．ナトリウムの厳しい制限を行うことによりナトリウム欠乏になることがあるので，とくに高齢者では注意が必要である．多くの患者では利尿剤が投与されており血清カリウム値が低下しやすい．ナトリウム，マグネシウム，カルシウム，リンは心筋収縮力や不整脈発生に関与するので十分量を補給しなければならない．また，これらの電解質は呼吸筋力維持のためにも重要である．

3．投与熱量

エネルギー産生効率からみても糖質が栄養素の中心となるので，グルコースを中心とした十分な熱量を投与することが重要である．しかし，投与方法にかかわらず水分量が投与熱量の制限因子となる．また，長期間の低栄養患者への急激な熱量投与は refeeding syndrome をきたして心不全の増悪や意識障害を引き起こすことがあるので，前項で示した電解質の変動に注意するとともに，緩徐な熱量アップが重要である．一般に投与熱量は Harris-Benedict の式より求められる基礎エネルギー消費量（basal energy expenditure；BEE）に障害因子（stress factor）と活動因子を乗じて算出するが，心不全では 10～20％増，重症心不全では 20～40％増となる（表Ⅲ-93）．人工呼吸管理中の患者では間接熱量測定法（indirect calorimetry）より算出する安静時エネルギー消費量（resting energy expenditure；REE）を参考とする．投与エネルギーの組成は正常成人の摂取割合（糖50％，脂肪30％，タンパク20％）を目安とするが，タンパクは心不全患者では尿中，便中に喪失する窒素量を考慮して通常成人より増やしておく．経腸栄養では吸収障害も考慮に入れてエネルギー投与量を決める．摂取熱量は 1 日量で 40～50 kcal/kg，タンパク摂取量は最低 1.5～2.0 g/kg が必要である．

表Ⅲ-93 エネルギー所要量

1. 基礎エネルギー消費量（BEE）の算出（Harris-Benedictの式）
男性：BEE＝66.47＋13.75×kg 体重＋5.0×cm 身長－6.78×年齢 女性：BEE＝655.1＋9.56×kg 体重＋1.85×cm 身長－4.68×年齢
2. 障害因子（stress factor）
術後（合併症なし）　　1.0 骨折　　　　　　　　1.15〜1.30 悪性腫瘍　　　　　　1.10〜1.30 腹膜炎/敗血症　　　　1.10〜1.30 重症感染症/多発外傷　1.20〜1.40 熱傷　　　　　　　　1.20〜2.0
3. 活動因子
ベッド上安静　1.1〜1.2 ベッド外活動　1.2〜1.4
4. 心不全の障害因子
心不全　　　1.1〜1.2 重症心不全　1.2〜1.4

〔岩佐正人：「栄養評価」コメディカルのための静脈・経腸栄養ガイドライン，pp9-15：日本静脈経腸栄養学会（編），南江堂，2000より，一部改変して転載〕

4. 栄養基質

1 糖

　水分制限下での静脈栄養では高張糖液を利用すること，耐糖能の低下，末梢循環不全により糖の取り込みが低下していることから高血糖になりやすい．この場合，インスリンを積極的に使い，血糖値を 150〜200 mg/dl に保つ．また，血糖の大きな変動を避けるためにもグルコース濃度を徐々に上げるようにする．高張糖液は血漿浸透圧を上げ，細胞外液から血管内に水を引き込み循環血液量を増加させるため心負荷となることがあるので，注意深い循環動態の観察が必要である．糖質の呼吸商（産生された CO_2/消費された O_2）は 1.0 と高いため，代謝亢進時に投与量が多い場合炭酸ガスの産生が多くなり，呼吸不全状態では炭酸ガスの蓄積が起こるので注意を要する．侵襲下やタンパク漏出がある場合には非タンパク熱量/窒素比を高め（150〜200）にする．

2 アミノ酸

　尿中や便中に失われる窒素量を補うため，状態に応じて投与量を増やす．

3 脂肪

　心臓悪液質患者では脂肪吸収不良が起こることがあるので，長鎖脂肪酸を少なくして中鎖脂肪酸で補うことも考慮する．中鎖脂肪酸は長鎖脂肪酸と比較し侵襲下でもエネルギー源として利用されやすく，タンパク代謝改善効果も期待できる．

表Ⅲ-94　GIK療法

GIK液組成	50%グルコース	200 ml
	蒸留水	250 ml
	15% KCl液	5 ml (K：50 mEq)
	速効型インスリン	20単位

投与量および投与速度：20 ml/時で持続投与．

5. GIK療法（表Ⅲ-94）

　インスリンとグルコース，カリウムを投与することにより心筋細胞内のカリウム濃度を回復させ，グルコースの利用効率が高まることにより心筋代謝のエネルギー基質を遊離脂肪酸からグルコースに転換させる．これにより心機能は改善し不整脈の発生頻度が低下する．開心術後の輸液管理にも利用される．

[文献]
1) Otaki M: Surgical treatment of patients with cardiac cachexia: analysis of factors affecting operative mortality. Chest 105: 1347-1351, 1994
2) Berkowitz D, Croll MN, Likoff W: Malabsorption as a complication of congestive heart failure. Am J Cardiol 11: 43-47, 1963
3) Arutyunov GP, Kostyukevich OI, Servo RA, et al: Collagen accumulation and dysfunctional mucosal barrier of the small intestine in patients with chronic heart failure. Int J Cardiol 125: 240-245, 2008
4) Paolisso G, De Riu S, Marrazo G, et al: Insulin resistance and hyperinsulinemia in patients with chronic congestive heart failure. Mitabolism 40: 972-977, 1991
5) 岡本交二，橋平誠，荻野均，他：心臓悪液質（cardiac cachexia）の病態生理（第1報）―栄養評価とアミノ酸分析の対比．日本胸部外科学会雑誌 35：42-49，1987
6) McMurray J, Abdullah I, Dargie HJ, et al: Increased concentrations of tumor necrosis factor in "cachetic" patients with severe chronic heart failure. Br Heart J 66: 356-358, 1991

（福井　康三）

Ⅲ．臨床編　C．疾患と栄養

20. HIV 感染症

1　HIV 感染症の病態

　human immunodeficiency virus（HIV）は主として CD4 陽性 T リンパ球とマクロファージに感染するレトロウイルスである．感染した CD4 陽性 T リンパ球は，半減期 1.5 日のスピードで死滅し，CD4 陽性 T リンパ球は徐々に減少する．無症候期に感染者自身が自覚する症状はほとんどないが，ウイルスの複製は絶え間なく続いており，無治療の場合，免疫不全は確実に進行する．

　acquired immunodeficiency syndrome（AIDS）とは，CD4 陽性 T リンパ球の質的，量的低下をきたした結果，AIDS 指標疾患である日和見感染症や日和見悪性腫瘍を併発した状態をさす．とくに CD4 陽性 T リンパ球が 200 個/μl を下回る頃より AIDS 発症のリスクが高まる．

2　HIV 感染症の治療

　HIV 感染症の治療は，作用機序の異なる抗 HIV 薬を組み合わせ，強力にウイルスを抑制する多剤併用療法である．感染直後よりウイルスは活発に増殖しているため，早い時期からウイルスを抑制するほうがよいと考えられている．2011 年版の「抗 HIV 治療ガイドライン」では，CD4 陽性 T リンパ球数が 350 個/μl より多い段階で治療開始が推奨されている[1]．また，B 型肝炎合併例，HIV 関連腎症合併例，妊婦の場合は CD4 陽性 T リンパ球数にかかわらず，抗 HIV 治療の開始が推奨されている．未治療の感染者に推奨される治療薬の組み合わせは表Ⅲ-95 のとおりである．治療経過が良好な場合は，ART（anti-retroviral therapy）開始後 3 か月前後で血中のウイルス量が検出限界以下（40 コピー未満/ml）となり，CD4 陽性 T リンパ球数の増加が観察される．

3　HIV 感染症の栄養学的特徴と栄養管理

1．HIV 感染者における体重減少と低栄養

　HIV 感染者における体重減少と低栄養は病気の進行や死亡率の上昇に関連する．HIV 感染者が低栄養になる主たる要因は次の 3 つである．
　①日和見感染症による食欲不振と食事摂取量の減少
　②消化管感染症による吸収障害とエネルギー消費量の増加

表Ⅲ-95 初回治療として推奨される抗HIV薬の組み合わせ

キードラッグ	組み合わせ	服薬回数	内服に対する食事の考慮
非核酸系逆転写酵素阻害剤	EFV + TDF/FTC	1	なし
	EFV + ABC/3TC	1	なし
プロテアーゼ阻害剤	ATV + RTV + TDF/FTC	1	食直後内服
	ATV + RTV + ABC/3TC	1	食直後内服
	DRV + RTV + TDF/FTC	1	食直後内服
インテグラーゼ阻害剤	RAL + TDF/FTC	2	なし

EFV：エファビレンツ，TDF/FTC：テノホビル・エムトリシタビン配合剤，ABC/3TC：アバカビル・ラミブジン配合剤，ATV：アタザナビル，RTV：リトナビル，DRV：ダルナビル，RAL：ラルデグラビル．
EFVは妊娠初期又は妊娠する可能性が高い女性には使用しない．妊婦ではLPV/r+AZT/3TCの1日2回内服が推奨される(LPV/r：ロピナビル・リトナビル配合剤　AZT：ジドブジン)．
(抗HIV治療ガイドライン．p25，2011[1])より改変して転載)

③タンパク質代謝回転の変化
さらに内分泌機能異常，炎症代謝コストの関与が指摘されている[2]．

2. HIV感染者におけるエネルギー代謝とタンパク代謝の特徴

　成人HIV感染者は非感染者と比較し，安静時のエネルギー代謝率が10％増加していると報告されており，無症候期HIV感染者のエネルギー所要量は，非感染者のエネルギー所要量の110％とすることが推奨されている．また，体タンパクは，併発する感染症の存在に影響を受け，内臓タンパクより筋タンパクが失われる傾向にある．ただし，無症候期成人HIV感染者は，非感染者と比較して，より多くのタンパク摂取が必要というエビデンスはない．総エネルギー所要量における，炭水化物，タンパク質，脂肪のエネルギー比率は，非感染者と同等でよい．以前は，日和見感染症の発症時に，エネルギー摂取量を30％増加させることが推奨されてきたが，現在これを支持するエビデンスは限定的である[3]．

3. HIV感染者における基本的な栄養アセスメント

　HIV感染者における基本的な栄養アセスメント(表Ⅲ-96)には，形態学的，生化学的，臨床学的アセスメント，食事摂取量のアセスメントが含まれる．
　形態学的なアセスメントの最も基本となる項目は，身長と体重である．定期的な体重測定とBMIの算出は，HIV診療の一部として実施されなければならない．いつから体重減少が始まり，どの程度減少したか検証できるように，体重測定の結果をカルテに記録しておく．急激な体重減少，BMIの低下は日和見感染症を発症している可能性がある．また，脂肪の減少や蓄積，筋の萎縮がどの部位に発現しているのかを観察し，HIV感染症における痩せと抗HIV薬によるリポジストロフィーとを鑑別する．
　生化学的なアセスメント項目は，血清中のアルブミン，脂質，ビタミンなどの微量栄養素，代謝系のパラメータである．血清アルブミン値は予後を規定する因子で，血清ビタミ

表Ⅲ-96 HIV感染者における基本的な栄養アセスメント

問診項目	HIV感染前の平常時体重 HIV感染後の体重変化 日常の運動量 日和見感染症や発熱・下痢などの症状 摂食障害の既往 食事に影響するような社会的，経済的な問題 日常の食習慣（食事の回数，食事量，食事の内容） 飲酒の習慣，睡眠薬・薬物の使用状況	計測項目	身長 体重 BMI(kg/m^2) 胴囲 腰囲 胴囲-腰囲比
		検査値	血清アルブミン ビタミンB_{12} 血清遊離テストステロン 空腹時脂質 空腹時血糖

(Shevitz AH, Knox TA: Nutrition in the era of highly active antiretroviral therapy. Clin Infect Dis 32: 1769-1775, 2001 より転載)

ンA，ビタミンB_{12}，セレン，亜鉛の欠乏はHIV感染症の進行との関連が指摘されている．

臨床学的アセスメント項目には，既往歴，合併症，日和見感染症の評価，下痢や消化器症状，吸収障害の有無や程度，処方薬および処方薬以外の漢方薬や健康食品，サプリメントの使用状況，うつなどの精神的な問題，経済的な問題が含まれる．感染者の中には，処方薬以外の薬物，健康食品やサプリメントを摂取している患者がいるが，抗HIV薬との相互作用が全く明らかになっておらず，害はあっても益はないと考えたほうがよい．

食事摂取量のアセスメントは，1日の総摂取量とともに，炭水化物，タンパク質，脂質のバランス，ビタミン，ミネラルなどの微量栄養素の不足がないかを評価する．前日に摂取した食事の内容を聴取したり記録させたりすることは，食事摂取量の推定に有効である．

4. 食物や水に対する一般的な注意

HIV感染者は，十分加熱されていない卵，魚貝，肉の摂取や，それらを含んだ食べ物の摂取を避けるべきである．調理の際は，包丁やまな板，調理者の手指などを介して生の卵，魚貝，肉と他の食べ物が接触しないよう注意する．リステリア症は発生頻度が低い疾患であるが，免疫不全が進行したHIV感染者では重症化するため，軟質タイプのチーズ（フェタチーズ，カマンベール，白カビタイプのチーズ，青カビタイプのチーズなど），低温殺菌されていない牛乳や乳製品，それらを含んだ食べ物，調理後時間が経過した食べ物は摂取しないようにする．調理後時間が経過したものを食べる場合は，必ず再加熱する．クリプトスポリジウム症を予防するためには，1分以上沸騰させた水を飲むようにするか，常温保存が可能なボトルや缶入りの飲料を摂取する[4]．

4 ARTと代謝異常

HIV感染者に対するARTの副作用として，脂質代謝異常（高トリグリセリド血症・高コレステロール血症），インスリン抵抗性増大による耐糖能障害などの代謝異常が発現する．長期にわたり抗HIV薬を服用することから，将来的にHIV感染者の心血管疾患や脳

血管疾患の増加が危惧されている.

1. 脂質異常症の管理

　HIV 感染者における心血管疾患のリスクファクターは，一般集団と同様であるが，ART の施行期間が長いほど虚血性心疾患の発症頻度が上昇し(図Ⅲ-106)，とくに 5 年以上プロテアーゼ阻害薬による治療を受けた患者では，発症リスクが増大することが報告されている[5]．

　ART を始める前に，糖尿病，脂質異常症，喫煙歴，体重，肥満の程度，運動量，心血管疾患の既往，家族歴(冠動脈疾患，高血圧，糖尿病)を評価し，心血管疾患の発症リスクを把握することが必要である．また，脂質関連，糖代謝関連の検査を定期的に実施し，異常がみられる場合は，生活習慣の改善，食事療法，抗脂質異常症薬の開始，抗 HIV 治療薬の変更を検討する(図Ⅲ-107)[6]．

2. 生活習慣の改善

　まず，抗脂質異常症薬による治療を開始する前に，生活習慣の改善を試みる．ただし，LDL コレステロールが 220 mg/dl より高い場合やトリグリセリド値が 2,000 mg/dl より高い場合，膵炎の既往がある患者でトリグリセリド値が 1,000 mg/dl を超える場合は，食事療法を含む生活習慣の改善と同時に薬物療法を開始する[6]．

　コレステロール値が高い場合は，食事療法による脂質摂取の制限，体重のコントロールを行う．心血管疾患のリスクとなるような因子を避けるために，適度な運動，禁煙の実施，糖尿病や高血圧の改善を図る．トリグリセリド値が高い場合は，禁煙，体重のコント

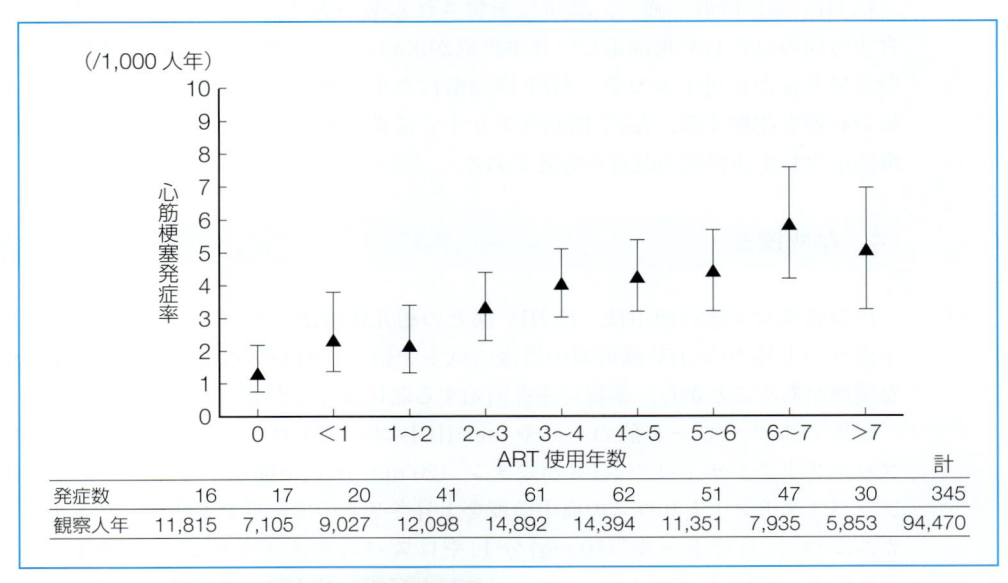

ART 使用年数	0	<1	1〜2	2〜3	3〜4	4〜5	5〜6	6〜7	>7	計
発症数	16	17	20	41	61	62	51	47	30	345
観察人年	11,815	7,105	9,027	12,098	14,892	14,394	11,351	7,935	5,853	94,470

図Ⅲ-106　ART の使用年数と心筋梗塞発症率
(The DAD Study Group, 2007[5] より転載)

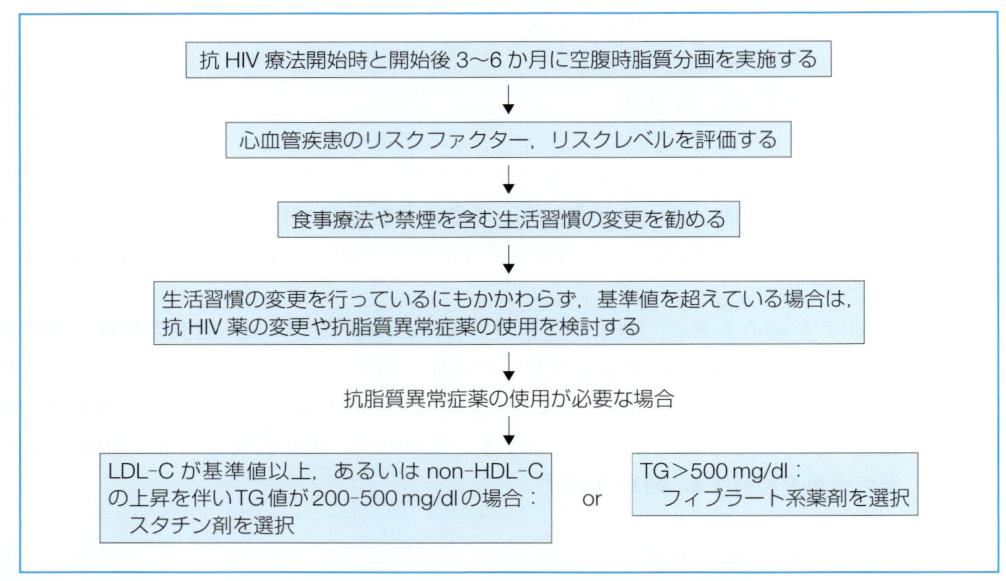

```
┌─────────────────────────────────────────────────────────────┐
│         抗HIV療法開始時と開始後3～6か月に空腹時脂質分画を実施する     │
│                            ↓                                │
│         心血管疾患のリスクファクター，リスクレベルを評価する        │
│                            ↓                                │
│         食事療法や禁煙を含む生活習慣の変更を勧める               │
│                            ↓                                │
│    生活習慣の変更を行っているにもかかわらず，基準値を超えている場合は， │
│    抗HIV薬の変更や抗脂質異常症薬の使用を検討する                 │
│                            ↓                                │
│              抗脂質異常症薬の使用が必要な場合                   │
│                            ↓                                │
│  ┌──────────────────────────┐      ┌──────────────────────┐ │
│  │LDL-Cが基準値以上，あるいはnon-HDL-C│      │TG＞500 mg/dl：       │ │
│  │の上昇を伴いTG値が200-500 mg/dlの場合：│ or │フィブラート系薬剤を選択│ │
│  │    スタチン剤を選択              │      │                      │ │
│  └──────────────────────────┘      └──────────────────────┘ │
└─────────────────────────────────────────────────────────────┘
```

図Ⅲ-107 抗HIV療法を受けているHIV感染者の脂質異常と心血管疾患リスクへの一般的アプローチ

(Dubé MP, et al, 2003[6]より転載)

ロール，糖尿病のコントロール，脂質摂取の制限に加え，炭水化物，糖質，アルコールの摂取制限を行う．

3. 食事療法

抗HIV薬は吸収の面で，食事に影響される薬があり，それらの薬剤を使用する際は，食事時間の見直しや規則正しい食事摂取が求められる．さらに，ART開始後は高頻度に脂質異常症が発現するので，ART開始前に食生活習慣の聴取を行い，脂質レベル，血糖値の状態を把握する．ART開始前よりすでに異常値を示している場合は，ただちに食事療法を含む生活習慣の改善が必要である．

4. 薬物療法

抗脂質異常症薬の使用は，抗HIV薬との相互作用が問題となる．抗脂質異常症薬の血中濃度の上昇や抗HIV薬の血中濃度の低下を招く薬剤があること，相互作用自体が不明な薬剤があることから，薬物療法を開始する際には注意が必要である．

LDLコレステロール値の上昇やnon-HDLコレステロール値の上昇がある場合には，プラバスタチンナトリウム〔メバロチン®(20 mg)分1〕で開始する．ダルナビル(DRV)はプラバスタチンナトリウムの血中濃度を上昇させるので注意を要する．アトルバスタチンカルシウム〔リピトール®(10 mg)分1〕やロスバスタチンカルシウム〔クレストール®(5 mg)分1〕で開始してもよい．LPV/r(ロピナビル・リトナビル配合剤)は，ロスバスタチンの血中濃度を上昇させるため，腎機能障害のある患者が使用する際は注意を要する[7]．

プロテアーゼ阻害薬，とくにリトナビル(RTV)をブーストとして使用している場合や非核酸系逆転写酵素阻害薬を使用している場合は，抗脂質異常症薬の濃度が変化するため，効果判定，副作用に注意を払うべきである．

トリグリセリド値が 500 mg/dl より高い場合は，フィブラート系薬剤を選択する．国内では，ベザフィブラート〔ベザトール SR®(400 mg)分 2〕などが使用されている．

5. 抗 HIV 薬の変更

抗 HIV 薬によって発現する脂質異常の程度が異なるため，より発現頻度や程度の小さい薬剤への変更も選択肢の1つとなる．インテグラーゼ阻害剤であるラルテグラビル(RAL)は脂質異常への影響がほとんどなく変更薬の1つとなりうる．プロテアーゼ阻害剤の中では，DRV やアタザナビル硫酸塩(ATV)が脂質への影響が少ない．また，非核酸系逆転写酵素阻害剤はプロテアーゼ阻害剤より影響が少ない[8]．

[文献]

1) 平成 22 年度厚生労働科学研究費補助金エイズ対策研究事業 HIV 感染症及びその合併症の課題を克服する研究班(研究分担者：鯉渕智彦)：抗 HIV 治療ガイドライン．2011
2) Hsu JW-C, Pencharz PB, Macallan D, et al: Macronutrients and HIV/AIDS: a review of current evidence. Consultation on Nutrition and HIV/AIDS in Africa: Evidence, lessons and recommendations for action. Durban, South Africa. 10-13 April 2005. Department of Nutrition for Health and Development, WHO, 2005
3) Raiten DJ, Mulligan K, Papathakis P, et al: Executive summary-Nutritional Care of HIV-Infected Adolescents and Adults, including Pregnant and Lactating Women: What Do We Know, What Can We Do, and Where Do We Go from Here? Am J Clin Nutr 94: 1667S-1676S, 2011
4) Recommendations from CDC, the National Institutes of Health, and the HIV Medicine Association of the Infectious Diseases Society of America: Guidelines for Prevention and Treatment of Opportunistic Infections in HIV-Infected Adults and Adolescents. MMWR 58: 199-207, 2009
5) The DAD Study Group: Class of Antiretroviral Drugs and the Risk of Myocardial Infarction. N Engl J Med 356: 1723-1735, 2007
6) Dubé MP, Stein JH, Aberg JA, et al: Guidelines for the Evaluation and Management of Dyslipidemia in Human Immunodeficiency Virus(HIV)-Infected Adults Receiving Antiretroviral Therapy: Recommendations of the HIV Medicine Association of the Infectious Disease Society of America and the Adult AIDS Clinical Trials Group. Clinical Infectious Diseases 37: 613-627, 2003
7) Stein JH: Evaluating and Managing Cardiovascular Disease Risk Factors in HIV-Infected Patients. Top HIV Med 18: 164-168, 2010
8) Grunfeld C: Dyslipidemia and its Treatment in HIV Infection. Top HIV Med 18: 112-118, 2010

〔髙野　操，岡　慎一〕

Ⅲ．臨床編　C．疾患と栄養

21．消化性潰瘍

1 胃・十二指腸潰瘍

1．病態

　胃・十二指腸潰瘍は，胃・十二指腸粘膜に欠損，傷ができた状態であり，粘膜欠損が粘膜固有層に止まっているものを"びらん"と呼び，粘膜下層以深に及ぶものを"潰瘍"という．

　胃潰瘍の多くは，*Helicobacter pylori*（*H. pylori*）感染による慢性萎縮性胃炎（体部胃炎）を伴って発症することから低酸の症例が多く，中，高齢者に多く発症する．ただし，*H. pylori*感染を伴っているのは胃潰瘍のうち80〜90％であり，残りは非ステロイド系抗炎症薬（non-steroidal anti-inflammatory drugs；NSAIDs）とストレス起因性潰瘍といわれている．症状は心窩部痛が多く，空腹時痛だけでなく，食後（30分〜1時間）の心窩部痛もよく認められる．

　十二指腸潰瘍は*H. pylori*感染率が95％以上とさらに高い．背景粘膜として体部の萎縮性胃炎は少なく，幽門部胃炎が主体であることから，正酸から高酸の症例が多い．また，胃潰瘍と比べて若年者に多く発症する．*H. pylori*感染を伴っていない十二指腸潰瘍は5％以下と少ないが，その原因としては，胃潰瘍と同様にNSAIDsとストレスがあげられる．症状は胃潰瘍と同様であるが，空腹時痛が主体で，夜間の心窩部痛もしばしば見られる．

　出血性潰瘍は生命に関わることもあり，その徴候である黒色便，タール便やコーヒー残渣様吐物がみられた時には，緊急内視鏡検査と内視鏡的止血術が必要となる．

2．栄養代謝

　吐血や下血を伴う出血性潰瘍と顕出血を伴わない慢性潰瘍ではその栄養代謝は大きく異なる．すなわち出血性潰瘍では急激な血液喪失と血清タンパクの喪失を伴うため，著明な鉄欠乏性貧血や低タンパク血症を呈する．一方，慢性潰瘍では，軽度の鉄欠乏性貧血を認めることが多いが，低タンパク血症は認められないこともある．これは，小腸でのタンパクの消化吸収が保たれているためである．また，潰瘍では症状の1つとして，食欲不振があげられる．とくに高齢者では上腹部痛を訴えることがなく，食欲不振だけで発症することがあり，低栄養となって，るい瘦をきたすことがある．

3. 栄養療法

　以前は，南式食事療法といった制限食が推奨されていたが，この食事療法は厳重すぎて，胃が空になり，かえって胃酸分泌が亢進し，潰瘍治癒が遅れることがあった．その反省もあり，現在は潰瘍出血時を除いて，高タンパク・高熱量と十分な栄養を与えることにより，潰瘍の治癒促進を図るのが原則となっている．また，頻回少量摂取（1日6回程度）も推奨されていたが，現在は胃切除を除き行われていない．また，出血時や幽門狭窄などの通過障害のある時には絶食となるが，止血後速やかに摂食を開始させる．長期にわたって絶食を続けることは，低栄養を招き，潰瘍治癒を妨げる．

　図Ⅲ-108に潰瘍時の食事療法の基本を提示したが，出血性潰瘍でも，内視鏡で止血が

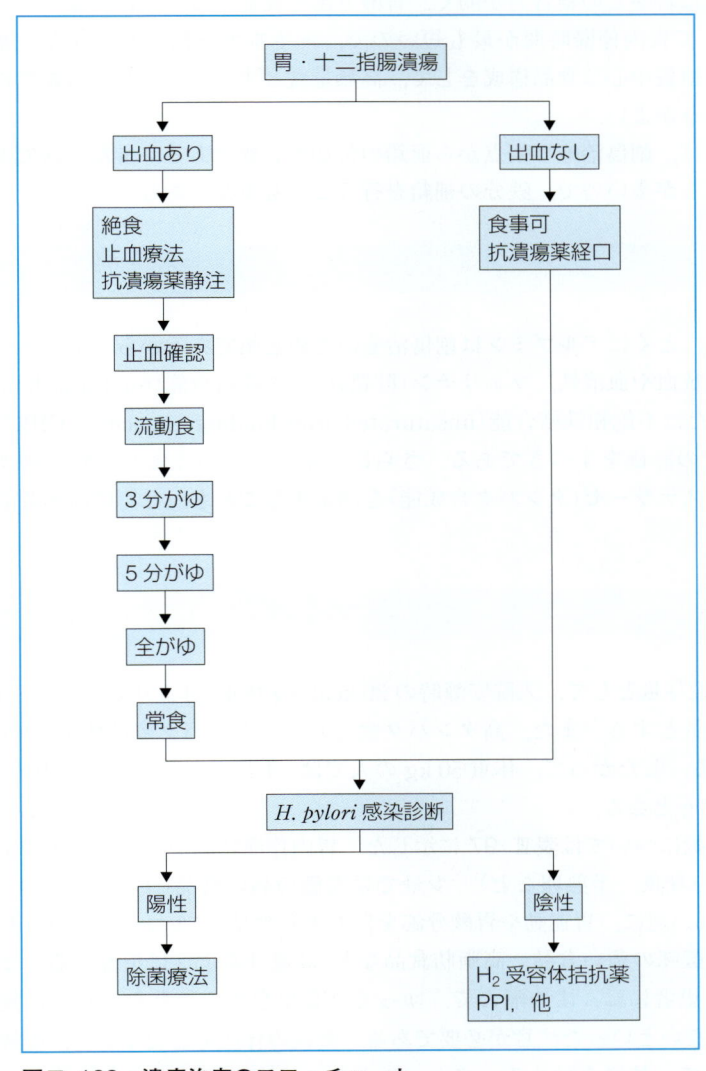

図Ⅲ-108　潰瘍治療のフローチャート

確認されたら，すぐに，流動食を開始して，短期間のうちに全粥まで段階的にあげていく．また，通過障害時には，以前は手術療法とされていたが，潰瘍周囲の浮腫がとれると通過障害が改善されることから，中心静脈栄養（total parenteral nutrition；TPN）＋H_2受容体拮抗薬やプロトンポンプ阻害薬（proton pump inhibitor；PPI）投与を行い治療することが先決である．もちろん，*H. pylori* 感染陽性の時は除菌療法を行い，潰瘍再発を阻止することが重要である．

潰瘍の栄養療法は前述したように，創傷治癒促進のため，高タンパク・高熱量が基本であるが，タンパク質としては必須アミノ酸を含有するものを主体に選択する．1日に体重1 kgあたり約1.5 g（75 g/50 kg）を目標とする．また消化促進の観点から，脂肪含有量の少ないタンパク質，具体的には鳥のささみや白身魚といったものを選ぶべきである．

脂肪については，胃液の分泌や酸度を低下する作用がある反面，胃内停滞時間が最も長く，実質的には胃の負担を重くするので，少なくしたほうがよい．

糖質，炭水化物は胃酸との結合力が弱く，胃酸分泌を促進することは少ない．また，他の栄養素と比較して胃内停滞時間が最も短いので，エネルギー補給という点で優れている．したがって，糖質中心に食品構成をして，高熱量食とする．ただし，繊維性難消化性の糖質は避けたほうがよい．

微量元素としては，創傷治癒の観点から亜鉛の付加が必要である．また，鉄欠乏性貧血をきたしていることが多いので，鉄分の補給を行うことも重要である．

4. 栄養評価

血清総タンパク，とくにアルブミンは創傷治癒のため必須であるから，モニターする必要がある．また，貧血や血清鉄，フェリチン（貯蔵鉄），総鉄結合能（total iron binding capacity；TIBC）または不飽和鉄結合能（unsaturated iron binding capacity；UIBC）も継続的に測定して，その評価をすべきである．さらに，栄養状態の評価として，総コレステロールやコリンエステラーゼ（タンパク合成能）を測定することも，とくに高齢者潰瘍の時には重要となる．

5. 栄養指導

1日エネルギー投与量として，入院安静時の30 kcal/kg体重/日より多く，35〜40 kcal/kg体重/日と高熱量とする．また，高タンパク食として，タンパク質は体重1 kgあたり1.2〜1.5 g/日とする．したがって，体重50 kgの人では，1日あたり，1,750〜2,000 kcalでタンパク質60〜75 gとなる．

具体的な食品選択については表Ⅲ-97に示した．胃内停滞時間が短く，消化のよい食品（牛乳・乳製品，白身魚，半熟卵など），少量で栄養価の高い食品（チーズ，生クリーム，卵など）が推奨され，逆に，胃運動や胃酸分泌を促進する食品（アルコール，コーヒー，炭酸飲料，香辛料，酸味の強い食品，高脂肪食品など）は避けるように指導する．また，早食いの習慣がある患者には，よく噛んで，ゆっくり食事をすることや，食事は規則正しく，夜遅く食事しないといった注意が必要である．食後の休憩も必要であり，喫煙は胃酸分泌を促進するので，禁煙を勧める．また，ストレス潰瘍の時は，過食になりやすいの

表Ⅲ-97　胃・十二指腸潰瘍での推奨食品（高熱量，高タンパク食）

	推奨食品	避けるべき食品
炭水化物		
穀類	かゆ，パン うどん，そば マカロニ，ふ	玄米 赤飯 中華麺
いも類	さといも，ジャガイモ やまといも，ながいも はるさめ	こんにゃく
果物類	ぶどう，メロン，りんご オレンジ，バナナ，もも いちご，みかん 果汁	レモン，夏みかん ドライフルーツ なし，パイナップル
タンパク質		
魚介類	白身魚 魚赤身 かき えび，かに はんぺん，でんぶ	干し魚 脂肪の多い魚 いか，たこ
肉・卵類	鶏卵 鶏ささみ，鶏肉 牛・豚ヒレ肉，ひき肉	牛・豚肉エキス ソーセージ ベーコン，ハム
乳製品	牛乳，チーズ，ヨーグルト スキムミルク，生クリーム	
豆類	豆腐，納豆 油揚げ，ゆば 豆乳，きな粉	大豆（大豆製品は可） 小豆 うずら豆

で，食事量を適正にさせ，休養とともに，規則正しい食生活を取り戻させる．

6. 薬物療法（*H. pylori* 除菌療法）

　前述したように胃・十二指腸潰瘍の 90～95％ は *H. pylori* 感染が陽性であることから，潰瘍治療後に *H. pylori* 除菌療法を行うのが基本になる．2000 年 11 月からわが国でも保険適用となり，普及してきているが，いまだに一部では H_2 受容体拮抗薬や PPI のみによる維持療法が行われ，再発を繰り返している症例がある．

　H. pylori 除菌療法の保険認可レジメは，PPI であるランソプラゾール（タケプロン®）30 mg，オメプラゾール（オメプラール®）20 mg，またはラベプラゾール（パリエット®）10 mg に加え，アモキシシリン（AMPC）750 mg，クラリスロマイシン（CAM）200～400 mg を朝，夕食後，1 日 2 回 1 週間服用する．除菌率は 80～90％ と高く，除菌が成功すると潰瘍の 1 年後の再発率は 2～10％ 前後と低い．

　しかし，最近 CAM 耐性菌の増加により除菌率が 80％ 以下に低下したとの報告もあり，2 次除菌療法が必要だということで，2007 年 CAM に代えてメトロニダゾール 250 mg を

投与する2次除菌が保険適用となった．これにより1次＋2次除菌で90％以上の除菌率が得られている．

　H. pylori 感染者の出血性潰瘍についても，除菌療法で再出血が有意に抑制されたというエビデンスも報告されており，止血後除菌療法を行うのが正しい医療と考えられる．

　H. pylori 陰性潰瘍についての薬物療法としては，従来の H_2 受容体拮抗薬や PPI の持続投与が基本になる．ただし，NSAIDs 潰瘍については，PPI のほうが有意に再発を防止することが明らかにされているので，PPI の投与が勧められる．しかし，それでも再発を繰り返す時は，NSAIDs の服用中止が必要である．

2　ストレス潰瘍（急性胃粘膜病変）

　生体がなんらかのストレスにさらされた場合，時として広範な胃出血性病変あるいは穿孔をきたすことは古くより知られていた．近年の呼吸循環管理の進歩により，重症患者の生存率が向上したことで，高度なストレスにさらされた重症患者において広範胃病変の発生を臨床の場でみる機会が増加している．Menguy らは胃粘膜のエネルギー代謝の研究から，虚血時には胃粘膜の ATP レベルが他臓器のそれに比べて低下しており，これが胃粘膜の energy charge の低下をもたらし，急性胃粘膜病変の発生に寄与しているのではないか，と推測していた．

　その後，生体の栄養状態の低下，すなわち飢餓がストレス潰瘍の発生に関与している可能性が指摘され，ラットを用いた水浸拘束による潰瘍モデルにおいても食事制限，あるいは栄養障害により潰瘍発生率が高くなることが諸家により示された．同様の実験結果は，高熱量や低熱量輸液といった輸液内容に差を与えた場合においても示されている．このことは，臨床例においても，重症管理下にある患者の栄養状態を高熱量輸液によって維持することにより，制御不能な出血例が減少しつつあることに関係していると考えられる．

　一般に消化性潰瘍の発生機序として，胃酸・ガストリンの分泌亢進と H. pylori 感染などの攻撃因子があり，ペプシン分泌・血流障害などの防御因子の低下が考えられているが，栄養因子がいかなる作用機序で病変形成に抑制的に働くのかは，いまだ不明な点が多い．また，現状では，H. pylori 除菌療法，H_2 受容体拮抗薬，PPI の導入・普及とともに，消化性潰瘍だけでなくストレス潰瘍の発生も著しく減少がみられている．

3　胃食道逆流症（GERD）による潰瘍と出血

　胃食道逆流症（gastroesophageal reflux disease；GERD）は主として胃酸の逆流によって胸やけを訴える病態である．以前は欧米に多く，わが国には少なかったが，近年，食事の欧米化，H. pylori 感染率の低下，肥満などにより，わが国でも増加してきている．この病態の中で内視鏡で胃食道接合部に浅い潰瘍（びらん）が認められるものを逆流性食道炎と診断する．

　この潰瘍もひどくなると出血をきたすこともあるが，非常にまれなことで問題にはされていない．胃・十二指腸潰瘍と異なる点は H. pylori 感染が関与していないことであり，逆に H. pylori 感染の減少により増加するといわれている．また，胃酸を低下させれば治癒することが多く，とくに制酸作用の強い PPI 投与により，ほとんどが治癒する．し

がって，栄養療法としては，胃酸分泌を促進する過食や飲酒をやめさせることであり，肥満に対して減量療法を勧めることである．

[参考文献]
1) 中村孝司：胃腸の病気と食事．中村孝司(編)：食事療法シリーズ1―胃腸病の食事療法．pp8-11, 医歯薬出版, 2003
2) 藤本信子：胃・十二指腸潰瘍の食事療法のすすめ方．中村孝司(編)：食事療法シリーズ1―胃腸病の食事療法．pp40-43, 医歯薬出版, 2003
3) 谷内昭：胃・十二指腸疾患．和田武雄，阿部正和(編)：病態栄養学講座―Ⅱ消化器系疾患．pp56-63, 医歯薬出版, 1981
4) 小林正文，香川隆男：胃潰瘍．富村太郎(編)：臨床栄養学．pp154, 文光堂, 1994
5) 大草敏史，三輪洋人，佐藤信紘：Helicobacter pylori 除菌治療保険適用後の諸問題―クラリスロマイシンの量は400 mg と800 mg のどちらがよいのか？　また，体重の違いで変更する必要はあるのか？　Helicobacter Research 15：58-61, 2001
6) 科学的根拠(Evidence)に基づく胃潰瘍診療ガイドラインの策定に関する研究班：EBM に基づく胃潰瘍診療ガイドライン，第2版．pp1-21, じほう, 2007
7) Menguy R, Masters YF: Mechanism of stress ulcer. IV. Influence of fasting on the tolerance of gastric mucosal energy metabolism to ischemia and on the incidence of stress ulceration. Gastroenterology 66: 1177-1186, 1974
8) 中川公彦，岡田正，川島康正：ストレス潰瘍と栄養．医学のあゆみ 120：441-447, 1982

（大草　敏史）

III. 臨床編　C. 疾患と栄養

22. 慢性下痢

a. 成人

下痢は便秘とともに便通異常の消化器症状として最も多いものの1つである．便の固形成分の割合が低下し，水分の割合が増加した状態で，通常は排便回数および量の増加を伴い，水分・電解質の喪失がみられる．慢性下痢では原因疾患の鑑別とともに栄養素の吸収不良合併の有無が問題となる．

1　慢性下痢症に対する診療ポイント

通常，健康な成人が1日に経口摂取する水分量は約2 l であり消化管の分泌液と合わせて約9 l の水分が消化管に負荷される．一方，1日の水分の吸収は小腸で5〜9 l，大腸で1〜2 l であり，その結果1日平均排便量は約100〜200 g程度(70〜80％が水分)に微妙に調節されている．このバランスが破綻し水分含有量が増えた状態が下痢であるが，もし小腸での吸収が阻害されるようなことになると，かなり重症な下痢をきたすことは想像でき，代表的な例としてコレラなどによる下痢があげられる．幸いなことに，臨床的に遭遇する下痢の多くは，感染性の一過性の下痢を除くと大腸性の下痢であり，重篤な状態をきたすことはまれといえる．

下痢はその持続期間によって急性下痢と慢性下痢に分類され，通常3か月以上(2か月で区切る場合もある)にわたって持続する場合を慢性下痢とよぶ(図Ⅲ-109)．また下痢便の性状から大きく水様性と脂肪性に分けて，水様性のものは発生機序により浸透圧性，分泌性，粘膜障害性，腸管運動異常性などに分類される(表Ⅲ-98)．

下痢，とくに急性下痢に栄養不良を伴うことはむしろ少ない．なぜなら日常多く経験する下痢は大腸の運動亢進に伴うものが多く，三大栄養素の大部分は上部空腸ですでに吸収されてしまっているからである．たとえば，過敏性腸症候群(irritable bowel syndrome；IBS)では，腸管運動の異常が主に大腸を中心に生じていることや，小腸粘膜での吸収機能が阻害される疾患ではないので，長期の下痢が続いていても栄養障害は決して出現することはない．また，たとえ小腸性の下痢であっても広範囲な粘膜障害が長期に続かない限り栄養障害は出現しない．たとえば風邪による胃腸炎で栄養障害はきたさない．

急性下痢で問題となるのはむしろ脱水と電解質異常である．とくにコレラなどの分泌性下痢では糖質やアミノ酸を吸収するポンプは障害を受けないことが知られており，これが脱水の際の経口補液療法につながる．すなわち糖質の腸上皮でのトランスポーターSGLT1はグルコースと同時に多量の水分子を輸送する水ポンプとしての機能を有するので，糖質を含んだ経口補液(oral rehydration solution)が，経静脈補液が間に合わないよ

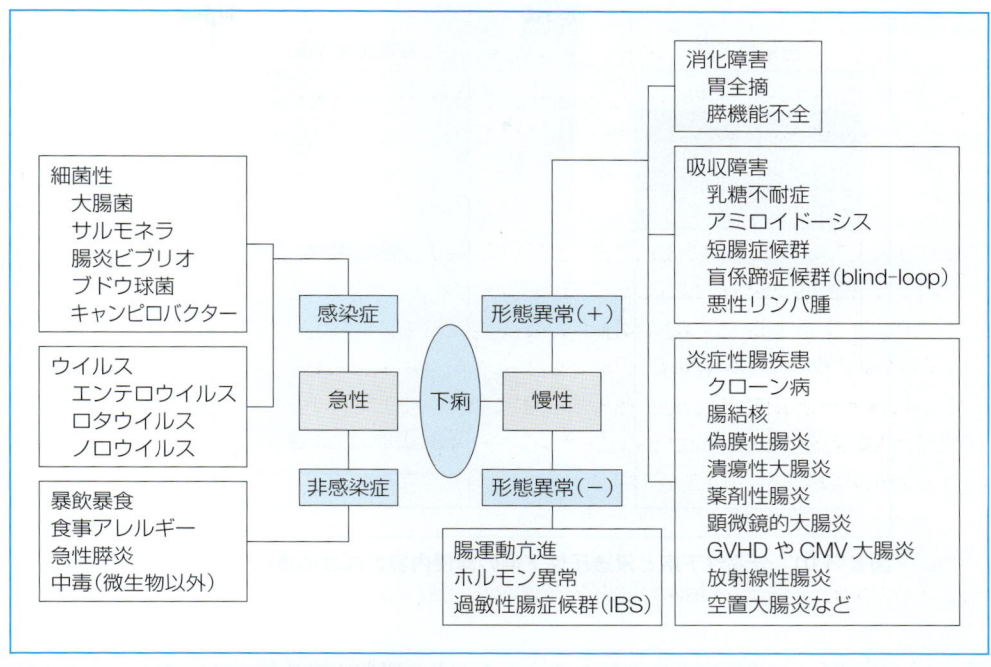

図Ⅲ-109 下痢の分類とその原因疾患

(急性 → 感染症 → 細菌性：大腸菌，サルモネラ，腸炎ビブリオ，ブドウ球菌，キャンピロバクター／ウイルス：エンテロウイルス，ロタウイルス，ノロウイルス)
(急性 → 非感染症：暴飲暴食，食事アレルギー，急性膵炎，中毒（微生物以外）)
(慢性 → 形態異常（＋）→ 消化障害：胃全摘，膵機能不全／吸収障害：乳糖不耐症，アミロイドーシス，短腸症候群，盲係蹄症候群（blind-loop），悪性リンパ腫／炎症性腸疾患：クローン病，腸結核，偽膜性腸炎，潰瘍性大腸炎，薬剤性腸炎，顕微鏡的大腸炎，GVHDやCMV大腸炎，放射線性腸炎，空置大腸炎など)
(慢性 → 形態異常（−）：腸運動亢進，ホルモン異常，過敏性腸症候群（IBS）)

表Ⅲ-98 下痢の性状と発症機序からみた分類

水様性下痢	1. 分泌性下痢	細菌毒素（コレラ，毒素性大腸菌など），脂肪酸，胆汁酸，内分泌性（VIPなど），下剤（ひまし油など）
	2. 浸透圧性下痢	二糖類分解酵素欠損（乳糖不耐症），腸管切除後，塩類下剤やラクツロースなど難吸収性溶質の摂取
	3. 滲出性下痢（粘膜障害性下痢）	感染性腸炎，慢性炎症性腸炎
	4. 腸管運動異常性下痢	蠕動亢進−過敏性腸症候群，甲状腺機能亢進，胃切除，蠕動低下−糖尿病，アミロイドーシス，強皮症
脂肪性下痢	1. 膵外分泌機能不全	膵切除，膵酵素欠損や失活
	2. 胆汁酸代謝異常	肝障害やミセル形成不全あるいは腸肝循環障害
	3. 腸内細菌異常増殖	腸内容物停滞，盲係蹄症候群（blind-loop）
	4. 小腸吸収面積の低下	短腸症候群，びまん性腸粘膜障害（炎症や腫瘍による）

VIP：血管作動性腸管ポリペプチド．

うな地域での急性下痢の初期治療として推奨されている．

　日常でよく遭遇する急性の下痢の多くは感染性の急性腸炎であるので便培養は重要な検査項目となる．その他に食事内容に由来する浸透圧性下痢も意外に多い．人工甘味料，アルコール，不消化の難消化性炭水化物などによるものであるが，分泌性下痢と異なり電解質の喪失は少ない（**図Ⅲ-110**）．いずれにせよ，問診では下痢発症以前の摂食状況を詳しく把握し，また抗菌薬などの服薬状況（薬剤性腸炎）や海外渡航歴も聴取する必要がある．

　一方，慢性下痢の診断・検査については急性下痢と同様であるが，感染性の下痢の鑑別

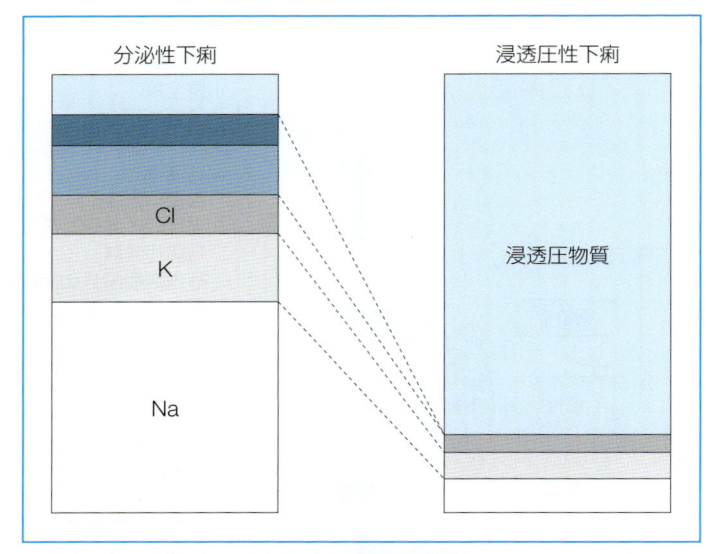

図Ⅲ-110 分泌性下痢と浸透圧性下痢の糞便内容の成分の違い

　の他に，消化管出血の有無を調べることと，吸収不良を伴っているかどうかが診断のポイントとなる（図Ⅲ-109）．慢性下痢では器質的疾患がその基礎にある場合が多いので，便潜血反応の有無や血液検査データの異常に注意をする．問診では食事や栄養摂取の状況，薬物服用歴，腹部の手術歴を含めた既往歴，下痢の発症年齢，生活状況や性癖なども詳細に把握する必要がある．身体所見としては，貧血や体重減少の有無，肝脾腫や腫瘤の触知も重要であり，栄養障害の評価を行わなくてはならない．検査としては，とくにスクリーニングとして大腸内視鏡を施行する場合が多いが，大腸内視鏡検査の慢性下痢への診断能力は約30％に留まるとされる[1]．この際にクローン病，潰瘍性大腸炎，顕微鏡的大腸炎，虚血性大腸炎，感染性大腸炎などの主に炎症性大腸疾患が鑑別可能となるが，吸収不良などを伴う小腸疾患や機能性疾患は大腸内視鏡では診断できないからである．したがって，必要に応じて小腸造影やCT検査を行い，場合により小腸内視鏡検査と組織検査が必要となる．さらに吸収不良症候群の診断のために消化吸収検査を施行する．近年ではAIDSなどの免疫不全に合併する慢性下痢もみられるので免疫学的検査は必ず行う必要がある．また頑固な慢性下痢では内分泌機能のチェックが必要で，血中ホルモンの定量（Zollinger-Ellison症候群，WDHA症候群，カルチノイドなど）も必要に応じて行う必要がある．

　以下の項では，消化吸収障害を伴う慢性下痢，過敏性腸症候群，およびその他の注意すべき慢性下痢について述べる．

2　消化吸収障害を伴う疾患（吸収不良症候群）へのアプローチ

　吸収不良症候群とは，糖質，脂質，タンパク質，ビタミン，ミネラルなどの栄養素の吸収不良によって惹起される種々の臨床症状を呈する症候群の総称とされる．消化吸収障害は原因により原発性・続発性腸疾患によるもの，肝胆膵疾患，脈管系疾患などに分けられるが，わが国では原発性吸収不良はまれで，多く遭遇するものは肝胆膵疾患や胃腸管切除

によるものである．

1. 診断と障害機序による分類[2,3]

消化吸収障害の診断基準は以下の3項目があげられる．
① 下痢，脂肪便，体重減少，るい痩，貧血，全身倦怠感，浮腫，出血傾向といった臨床症状がみられる．
② 血清総タンパク，血清アルブミン濃度，血清総コレステロール値，血清鉄やビタミン B_{12} などの栄養指標の低下を示す(とくに血清総タンパク 6 g/dl 以下，あるいは血清総コレステロール 120 mg/dl 以下が低栄養の指標となる)．
③ 消化吸収試験で異常がある．

消化吸収試験では便中脂肪排泄量の定量，D-キシロース試験，胆汁酸負荷試験，pancreatic function diagnostant(PFD)試験などがある．吸収試験により病変の部位を想定し病変の程度を評価することができる．これらの検査に加えて病変の部位や原因疾患の同定のために内視鏡検査，消化管造影，各種画像診断および病理組織学的検査が必要となる．

吸収不良症候群は発生機序からいくつかに分類できる(図Ⅲ-111)．まず消化障害か吸収障害かを大きく鑑別し，主にどんな栄養素の吸収障害かを各種消化吸収試験を組み合わ

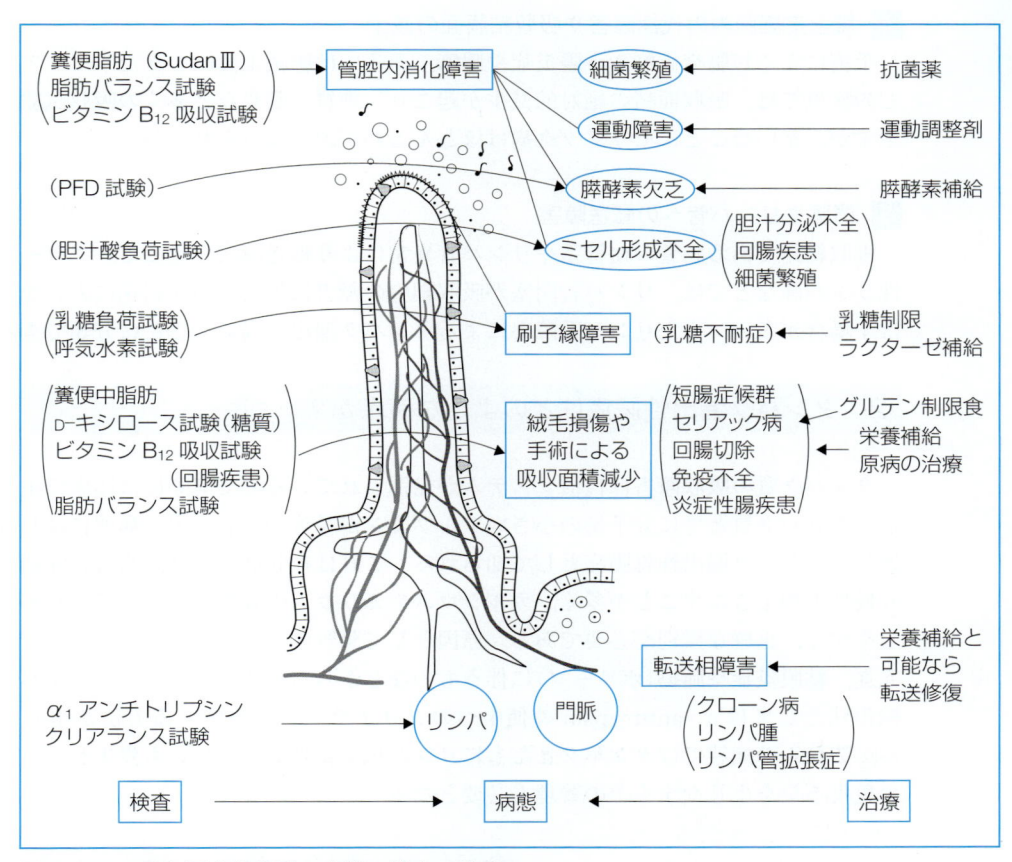

図Ⅲ-111 吸収不良症候群の病態・検査・治療

せて鑑別していく．以下に代表的疾患について述べる．

1 管腔内消化障害

膵疾患による膵酵素欠如や失活が管腔内消化障害の原因となる．脂肪の吸収障害がみられPFD試験によりスクリーニングできるが高力価の膵酵素の補充療法が診断的治療として有用である．

2 胆汁酸塩の欠如

ミセルの形成には胆汁酸塩が必要とされる．胆汁酸はビタミンB_{12}とともに回腸で選択的に吸収される栄養素として知られ，回腸の広範な疾患や回腸切除により胆汁酸の再吸収が低下し腸肝循環が障害されると脂肪の吸収不良を生じる．また腸管内容のうっ滞に伴い細菌繁殖が生じる盲係蹄症候群（blind-loop syndrome）などで胆汁酸の脱抱合が生じると脂肪の吸収障害が生じる．

3 刷子縁膜消化の障害

刷子縁における酵素欠損（二糖類分解酵素欠損症）やcarrierタンパクの欠如により栄養素の細胞内への転送障害が起こる．

4 腸上皮細胞内の代謝障害や吸収粘膜面の減少

手術による短腸症候群や小腸炎症や腫瘍，あるいは腸絨毛萎縮をきたすセリアック病などの疾患では，吸収面積の絶対的減少が起こり，糖質，脂質など多くの吸収試験で異常を示すが，幸いなことにセリアック病はほとんどわが国ではみられない．

5 門脈やリンパ管への転送障害

吸収経路である腸管の血管系やリンパ管異常により転送障害が起こる．クローン病や悪性リンパ腫などでは，リンパ管閉塞が吸収細胞の障害に加えて脂肪転送に大きな影響を及ぼす場合が多い．またリンパ系障害によるタンパク漏出性腸症もここに分類できる．

2. タンパク漏出性腸症はどのような疾患か？

タンパク質の吸収障害は代償システムが発揮されているので実際には臨床で生じにくいが，タンパク質とくに分子量の小さいアルブミンが腸管から漏れ出る病態にはしばしば遭遇し，タンパク漏出性胃腸症として知られる．これは症候群であり，腸管の浮腫などにより慢性下痢をきたすことが多く，カルシウムやカリウムの喪失も伴うので吸収不良と混同しやすく，正確な鑑別が必要である．原因として腸管のリンパ系異常や毛細血管の透過性亢進，粘膜炎症や腫瘍（ポリープ）に伴うものなどがみられる．消化管へのタンパク漏出の検出法としてはα_1-antitrypsinの便中へのクリアランスを測定する方法が用いられている．これらの病態ではタンパクとともにリンパ球や免疫グロブリンも喪失しており，全身の免疫不全を生じやすくその管理も必要となる．

3. 消化吸収不良症候群の治療とくに栄養療法について[4,5]

　治療を行う前に正確な臨床診断と栄養状態の正確な評価が必要になる．有効なアセスメントのためには身体計測や血液生化学的なマーカーを効果的に用いることが重要である．とくに身体計測として body mass index（BMI），上腕三頭筋部皮下脂肪厚，上腕筋囲長など，タンパク質では rapid turnover protein と呼ばれる半減期の短いトランスフェリン（transferrin），トランスサイレチン（プレアルブミン），レチノール結合タンパクなどの計測やアミノ酸分画の測定も有用である．

　吸収不良症候群の治療は栄養補充療法，原因疾患に対する治療，腹部症状に対する対症療法の3種類に分けられる．栄養補充療法は吸収が障害されている状態において利用されやすい形の栄養素を摂取させることである．一般的に高タンパク・高熱量・高ビタミン・低脂肪食が推奨される．

　短腸症候群や腸管の狭窄を伴っている場合は経腸栄養だけでなく静脈栄養も重要である．障害の程度によりこの2者を組み合わせて用いる．術後早期には静脈栄養を主体としその後成分栄養，低残渣食，そして普通食と段階を経て移行させる．原則として吸収不良症候群では，ある程度以上の消化吸収機能があり消化管を使用することによって原疾患に悪影響を与えない限り経腸栄養を原則とし，経腸栄養でも腸管安静が十分保てない場合，あるいは栄養素吸収が不十分であると考えられる場合に，静脈栄養で補充する考え方が基本となる．経腸栄養は消化管に負担の少ない成分栄養および消化態栄養剤から開始し，病状の回復をみながら半消化態栄養剤や天然流動食に移行する．始めのうちは下痢の悪化がみられることがあるが，経腸栄養剤の量や濃度を工夫して投与する．

　腸管病変が存在する場合の栄養療法の基本は「腸管安静を保ちながら吸収効率のよいエネルギーを供給させる」という一見矛盾するような2つの概念のバランスをとる必要がある．透過性亢進や bacterial translocation を生じないことがあげられ，腸管に対するエネルギー "intestinal fuel" という考えからグルタミン，必須脂肪酸，短鎖脂肪酸などの栄養素の種類も考慮した補充が重要である．脂肪は他の栄養素と比較すると，腸管血流を増加させ運動促進効果が強く，吸収細胞内で複雑な吸収過程を経るために腸管に負荷がかかりやすいため15〜30 g/日に制限し，病態によってはそれ以下に調整する．また，吸収効率がよく門脈を介して吸収される中鎖脂肪酸（ココナツ油など）もエネルギー補充に有効である．ただし，脂肪制限では必須脂肪酸欠乏に陥りやすいので注意が必要である．消化管に器質的な狭窄を合併する場合には，食物繊維の摂取は控え低残渣食を続けるように注意する．また，アルコール飲料，炭酸飲料，冷たい飲料は下痢を助長するので避けるように指導する．

　いかなる吸収不良においても原因となる疾患の治療が必要となる．原疾患に対する特別な治療法が確立されている疾患としては，セリアック病，乳糖不耐症，クローン病，盲係蹄症候群があげられる．セリアック病にはグルテン制限食が非常に有効であり，多くの症例ではグルテン制限食開始後数日以内に臨床症状は軽快する．同様に乳糖不耐症では乳糖制限食が有効であり，盲係蹄症候群では嫌気性菌の繁殖が原因となっているため抗菌薬の内服あるいは手術的盲係蹄解除が有効である．

　補充療法として，抗コリン薬や塩酸ロペラミドなどの腸管分泌運動抑制薬，膵酵素製

剤，胆汁酸塩などを適宜投与することが対症療法として必要となる．とくに膵機能不全に関しては，最近高力価の膵酵素製剤（パンクレリパーゼ）が発売されたので使用が推奨される．

3 過敏性腸症候群について

1．病態

過敏性腸症候群（irritable bowel syndrome；IBS）は慢性の便通異常を呈し腹痛や腹部不快感を主とする腹部症状を訴えるが，それらの症状を説明するに足る十分な器質的疾患が腸管および関連臓器に見いだせない機能的な腸疾患の1つと定義されている．IBSでは慢性反復性の下痢や便秘，腹痛，腹部膨満感，放屁などの下部消化管症状のみならず，悪心・嘔吐，胸焼けなどの上部消化管症状など広範な臨床症状を呈する．機能性腸疾患の範疇に入るが，その中で一定の症状を呈する症候群としてとらえるのが正しく，その診断は診断基準によってなされるべきである．罹患頻度はかなり高く女性では14～24％，男性で5～19％といわれるが，大半は病院を受診する必要のない程度である．

2．診断基準および疾患分類

1988年にローマ診断基準（Rome criteria）が発表され，その後改訂され，現在ローマⅢ診断基準（表Ⅲ-99）として発表された[6,7]．ローマⅢでは実地医家が用いる診断基準と，研究目的（病態生理解明や薬物の効果判定など）の際に用いる診断基準を分けている特徴がある．また，どのような症状が優位にみられるかによって，下痢型，便秘型など4つに分類している．わが国でも心身症診断・治療のガイドラインの一環として2002年に治療ガイドラインが作成されているが，この中では優勢症状に基づき食事と生活習慣改善を行い，

表Ⅲ-99　ローマⅢにおけるIBS診断基準

過去6か月以上前から症状が始まり，最近3か月間は月のうち少なくとも3日以上，反復する腹痛あるいは腹部不快感＊があり，以下の3項目のうち2項目以上を満たすもの． 1．排便によって軽快する． 2．発症時に排便回数の変化を伴う． 3．発症時に便性状（外観）の変化を伴う．
主な便通パターンからのIBSのサブタイプ 1．IBS-C：IBS with constipation（便秘型） 2．IBS-D：IBS with diarrhea（下痢型） 3．IBS-M：IBS mixed（混合型） 4．Unsubtyped IBS（分類不能型）

＊：腹部不快感は腹痛として表現されない不快な感覚を意味する．病態生理の解明，臨床研究のためには腹痛/腹部不快感の頻度は，週のうち少なくとも2日以上生じている患者を対象とする．

(Longstreth GF, et al, 2006[7]より転載)

薬物を追加投与する指針が示されている[8]．また，精神心理的異常は診断基準には含まれないが，治療に際してはストレス・心理的異常の関与の有無が重要であることが示されている．精神心理的要因の強い症例に関して，最近抗不安薬ばかりでなく，抗うつ薬とくに選択的セロトニン再取込み阻害薬(SSRI)の有効性が報告されている．

3. 治療とくに栄養療法について

病歴や症状から積極的に本症を疑った場合には，まず器質的疾患を除外し，腸管機能調整薬などの診断的投薬を開始することが勧められる．一般的には規則正しい生活リズムと十分な睡眠が重要である．実際には慢性下痢で悩む多くの患者が IBS であるといわれるが，栄養障害はきたさないので，原則的に経腸栄養や静脈栄養などは必要ない．ただし，重症例では二次的栄養障害を招来することがあるので注意が必要である．また，食習慣・食事指導は治療上きわめて大事であるので，単に規則正しい食事を指導するばかりでなく，食事に関するストレスを排除し，「何が食べられるのか」という指導を各症例できめ細かく行う必要がある．その際に経腸栄養剤も選択肢に入る可能性がある．ただし，たとえ super patient といわれる重症患者でも静脈栄養を続けることは避けるべきである．慢性下痢型の本疾患に関しての具体的な食事指導として，高脂肪食やファストフード，アルコールや刺激物(香辛料，カフェイン，炭酸飲料など)，難消化性炭水化物や発酵しやすい食品(豆類など)，繊維の多いものは避けるといった指導を行う．

4 その他の注意すべき慢性下痢

機能性の慢性下痢で，IBS の診断基準に合致しない場合は，機能性下痢と診断される．主にこれは IBS 様の便通異常を訴えるが，腹痛がない場合と考えられる．

器質性の慢性下痢では，クローン病や潰瘍性大腸炎(UC)(詳細は「炎症性腸疾患」の項，534 頁参照)の他に，多くの炎症性腸疾患(IBD)がその範疇に入る．それは図Ⅲ-109に示したような広義の炎症性腸疾患が含まれ，薬剤起因性の腸炎(偽膜性腸炎，抗癌剤，NSAIDs)，cytomegalovirus(CMV)腸炎，*Clostridium difficile*，腸結核などの感染性腸炎，AIDS や graft versus host disease(GVHD)に伴うもの，あるいは microscopic colitis などがあげられる．これらは，主に大腸性の下痢をきたす疾患で，AIDS を除くと高度の吸収障害は通常きたさないが，この中で microscopic colitis について述べる．

microscopic colitis は，臨床症状として長期間にわたる水様・非血便性下痢で発症し，画像診断上は大腸に明らかな異常を認めなくとも，組織学的に大腸粘膜上皮下の膠原繊維束の形成(collagenous colitis)，粘膜固有間質の炎症細胞浸潤，上皮細胞間リンパ球浸潤(lymphocytic colitis)により診断される炎症性腸疾患である．特有の自己抗体は報告されていない．中年から高齢の女性，とくに NSAIDs 長期服用者に多いといわれるが，近年プロトンポンプ阻害薬服用との因果関係が注目されている．ブデソニド，5-ASA が，短期的に効果がある治療薬として示唆されている．疾病予後はよく，重篤な合併症は認めないが，慢性下痢での鑑別疾患として是非念頭に置かなければならない疾患の1つといえよう[9]．

［文献］

1) Shah RJ, Fenoglio-Preiser C, Bleau BL, et al: Usefulness of colonoscopy with biopsy in the evaluation of patients with chronic diarrhea. Am J Gastroenterol 96: 1091-1095, 2001
2) 穂苅量太，高本俊介，渡辺知佳子，他：消化不良症候群，蛋白漏出性胃腸症．診断と治療 94：823-829，2006
3) 三浦総一郎：実践診断指針．消化器疾患—吸収不良症候群．日本医師会雑誌 128：92-93，2002
4) 三浦総一郎：吸収不良症候群．今日の治療指針 2006. pp357-358，医学書院，2006
5) 竹林晃一，三浦総一郎：吸収不良症候群．菅野健太郎，上西紀夫，井廻道夫（編）：消化器疾患最新の治療 2007-2008. pp180-183，南江堂，2007
6) 三浦総一郎：実践診断指針．消化器疾患—過敏性腸症候群．日本医師会雑誌 128：94-95，2002
7) Longstreth GF, Thompson WG, Chey WD, et al: Functional bowel disorders. Gastroenterology 130: 1480-1491, 2006
8) 福土審：過敏性腸症候群．心身症診断・治療ガイドライン作成とその実証的研究会：心身症診断・治療ガイドライン 2002. pp103-124，協和企画，2002
9) Tangri V, Chande N: Microscopic colitis, an update. J Clin Gastroenterol 43: 293-296, 2009

（三浦　総一郎）

b. 小児

乳幼児期の下痢は年長児のそれと比較して頻度が高く原因も多彩であり，初期の治療を誤ると下痢が長期に及び患児に与える影響が大きいなどの特徴を有する．一般に 2 週間以上下痢が継続するものを慢性下痢と定義する．

1　原因疾患

慢性下痢症を呈する原因疾患を**表Ⅲ-100**[1)]に示した．以前は原因不明と考えられていた症例でも，近年診断技術の向上などにより病態解明が進んでいる．わが国では，この中でもとくに腸炎後症候群や食物過敏性腸症が重要と考えられている．

2　病態

下痢の発生機転としては腸管における Na, Cl などの電解質およびグルコースのトランスポート障害，さらにこれに伴う水分のトランスポート異常，腸管運動異常，粘膜炎症などに起因するが，この発症機序の違いから分泌性下痢，浸透圧性下痢，異常腸管運動による下痢および炎症性（滲出性）下痢などに分類される．

以下に慢性下痢症のうちとくに重要な原因疾患を概説する[2)]．

1. 腸炎後症候群（post-enteritis syndrome）

ウイルス性腸炎罹患により小腸粘膜の損傷が起こり Na/グルコースのトランスポート障害や二糖類（乳糖など）の分解能が低下する．その結果下痢が増悪するだけでなく，腸管内の糖質の増加により細菌の増殖を引き起こす．とくに小腸上部の細菌の増殖は，胆汁酸代謝や脂肪酸代謝にも影響を与え，下痢の悪化のみならずタンパク・脂肪吸収不全も起こしてくる．このように各栄養素の吸収不全は低栄養状態を導き，傷害された粘膜病変の回復

表Ⅲ-100　慢性下痢症の原因疾患

1. 小腸疾患	2. 大腸疾患
①粘膜の異常，enteropathy 　腸炎後症候群 　食物過敏性腸症 　クローン病 　congenital microvillous atrophy 　autoimmune enteropathy 　セリアック病 　eosinophilic gastroenteropathy 　腸管リンパ管拡張症 　先天性免疫不全症(重症複合免疫不全症) 　ランブル鞭毛虫症 ②腸管解剖学的異常 　短腸症候群 　盲係蹄(blind loop)症候群 　腸回転異常症 ③トランスポート異常，吸収不全 　先天性クロール下痢症 　先天性ナトリウム下痢症 　先天性グルコース・ガラクトース吸収不全症 　二糖類分解酵素欠損症(先天性，後天性) 　無または低βリポタンパク血症 　腸性肢端皮膚炎	潰瘍性大腸炎 　クローン病 　Hirschsprung 病 　過敏性腸症候群 3. 膵疾患 　cystic fibrosis 　Schwachman-Diamond 症候群 4. 肝胆道系疾患 　胆汁うっ滞(胆道閉鎖症，新生児肝炎など) 　胆汁酸脱抱合(bacterial overgrowth など) 5. 内分泌疾患 　ホルモン産生腫瘍(VIPoma) 　甲状腺機能亢進症 　副腎皮質不全 6. 免疫不全症候群

(小口，2002[1])より転載)

を遅らせる．また栄養状態の悪化は免疫能の低下をもたらし感染を遷延・反復する(悪循環の成立)．さらに損傷を受けた小腸粘膜は，高分子タンパクを吸収するためアレルギー反応を起こし，この悪循環をより複雑にする．

2. 食物過敏性腸症(food-sensitive enteropathy)

　特定の食物抗原に対するアレルギー反応により，小腸粘膜に形態学的変化を生じた状態と定義される．原因食物抗原としては，いわゆる三大食物アレルゲンである牛乳，鶏卵，小麦タンパクが重要な食品である．牛乳タンパクとしては，カゼイン，β-ラクトグロブリン，鶏卵タンパクではオボムコイドが主要な抗原である．本症は小児のうちでもとくに乳幼児期にかけて認められる病態で，消化管粘膜のバリア機構(胃酸やタンパク分解酵素，蠕動運動，粘膜ムチン層，上皮細胞由来サイトカイン，成長因子など)および消化管免疫(分泌型 IgA や腸管リンパ装置など)の未熟性に起因すると考えられている．抗原性の高い高分子タンパクの吸収が容易に起こり，侵入した食物抗原に対して免疫応答が出現する傾向が起こり，全身的なアレルギーの反応が生じる可能性が高まるとされる(経口免疫寛容の破綻)．また本症の発症には，ロタウイルスをはじめとする急性感染性胃腸炎への罹患が契機となっていることも多い．

3 臨床症状と診断(図Ⅲ-112)[3]

　慢性下痢の代表的な症候としては，慢性・遷延性下痢，栄養障害，体重増加不良または体重減少があげられる．

　慢性下痢症の診断で重要な点は，まず分泌性下痢か浸透圧性下痢かを鑑別することである．絶食にて下痢が改善する場合は浸透圧性下痢，持続する場合は分泌性下痢と考えられる．下痢を呈する患児で必須と考えられる検査は検便である．便の性状，便 pH，免疫学的潜血反応，便脂肪染色などに加え，必要に応じて便浸透圧，便中電解質などをチェックする．感染性下痢症が疑われる場合は，便中ウイルス抗原(ロタウイルス，アデノウイルス)および便培養を施行する．この他，血液検査(脱水や炎症の程度，栄養状態，食物アレルギーなど)も重要である．とくに栄養状態の評価には，アルブミンおよび rapid turnover protein(トランスサイレチン，レチノール結合タンパク，トランスフェリン)の測定が有用である．その他，腹部単純 X 線検査，腹部超音波検査，さらに想定される疾患に準じて注腸造影，CT/MRI，大腸内視鏡検査などを選択する．また，消化管粘膜生検が慢

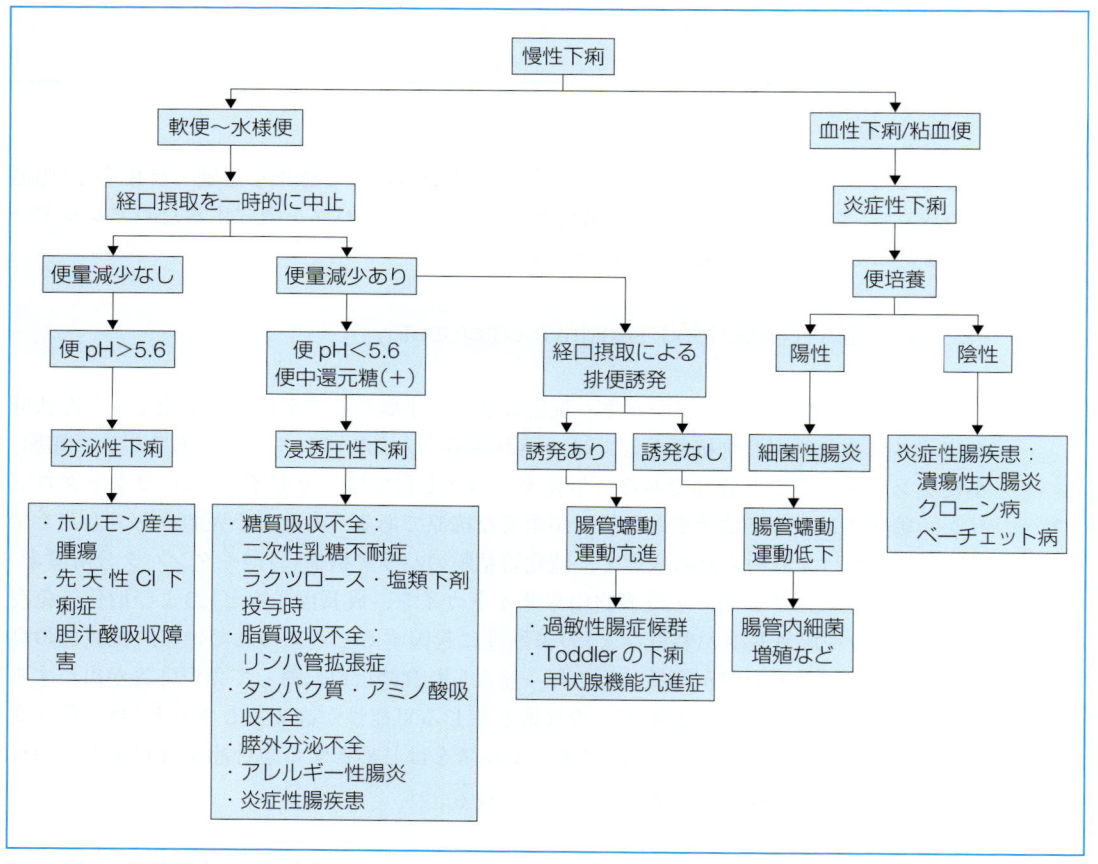

図Ⅲ-112　慢性下痢の臨床症状と診断
(永田，2004[3]より改変して転載)

性下痢症の原因診断において重要な役割を果たすことも少なくない．

4 栄養療法

　治療方針は原因疾患により異なるが，ほとんどの症例で栄養状態が不良であるため，脱水の改善の後，栄養療法を開始する．

　前述のごとく栄養障害により悪循環に陥っているため，この悪循環を断ち切るためにも栄養療法は治療の主体となる．以下に，米国静脈経腸栄養学会(A.S.P.E.N)ガイドライン 2002 に述べられている乳児難治性下痢症の治療指針のエビデンスを挙げる[4]．

①難治性下痢症の患児は栄養学的なリスクを有している．正規の栄養アセスメントと栄養管理計画の作成が必要な患児を特定するためには栄養スクリーニングを実施する（推奨度 B）．

②経口摂取では正常な栄養状態を維持することができない難治性下痢症患児には，持続的経腸栄養を実施する（推奨度 B）．

③経口摂取と経腸栄養では正常な栄養状態を維持することができない難治性下痢症患児には，静脈栄養を実施する（推奨度 B）．

1. 初期治療（図Ⅲ-113）

　慢性下痢に伴う脱水，電解質異常，低タンパク血症，ビタミン・微量元素欠乏の改善，アシドーシスの補正および腸管の安静を目的に末梢静脈を確保し絶食のもと補液を行う（1～3日間程度）．この間に患児の栄養障害の程度を評価し栄養法を選択する．絶食によ

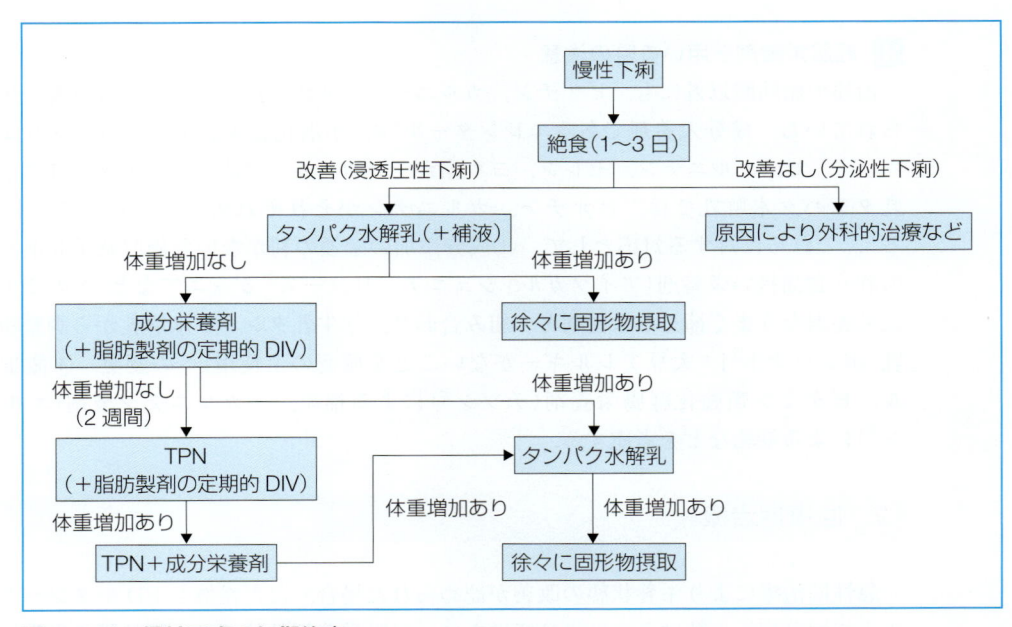

図Ⅲ-113　慢性下痢の初期治療
DIV：点滴静脈注射．

り下痢の改善が認められれば，経腸栄養剤を開始する．

1 軽症例

タンパク水解乳（ニュー MA-1，ペプディエットなど）を最初は補液を併用しながら，7～8％の濃度で1回50 ml 程度の少量から経口摂取させる．便性に問題がなければ徐々に濃度および量を維持量まで増加させていく．この時点で体重の増加が認められればタンパク水解乳耐容と判断される．

2 タンパク水解乳不耐例または中等症以上

タンパク水解乳より抗原性の少ない成分栄養剤（elemental diet；ED）を使用する．小児用 ED（エレンタール®P）をタンパク水解乳同様，最初は補液を併用しながら，まずは10％程度の濃度で50 ml/kg/日の低濃度・少量から開始する．投与方法は原則的には24時間胃内持続注入が望ましい．ゆっくり時間をかけて（1～2週間程度）維持量まで増加させ，安定した体重増加が得られれば徐々に経口摂取に移行する．また ED は脂肪含有量が少ないため，必須脂肪酸欠乏の予防を目的に定期的な脂肪乳剤の経静脈的投与が必要である．改善が認められれば様子をみながら段階的に脂肪含量の多いタンパク水解乳へ変更し脂肪乳剤を漸減中止していく．さらに経過が順調であれば離乳食を併用する．

3 ED 不耐例や重症例

ED による治療を2週間行っても改善が認められない場合や重症例では，中心静脈栄養（total parenteral nutrition；TPN）を行い腸管の安静を保ち，順調な体重増加が得られた時点で，ED の再投与を開始する．ED の濃度および投与量はより慎重に漸増することが肝要である．

4 経腸栄養剤を用いる時の注意

前述の脂肪酸以外にも，ビオチン，カルニチン，亜鉛，銅，セレン，ヨウ素の欠乏が知られている．成分栄養剤であるエレンタール®P，半消化態栄養剤であるエンシュア・リキッド®ではカルニチン，セレン，ヨウ素が，ラコール®ではカルニチン，ヨウ素が，牛乳タンパク水解乳では，ビオチン，カルニチンがそれぞれ欠乏していることに留意する[5]．これらに対する対応として，①成分添加の融通の利かない薬価収載栄養剤から融通の利く食品扱い栄養剤（アイソカル®ジュニア，リソース®ジュニアなど）への変更，②欠乏栄養素をうまく補える栄養剤との組み合わせ，③牛乳タンパク水解乳から調整粉末大豆乳（ボンラクト®i：大豆アレルギーがないことを確認の上使用）への変更，④微量ミネラル，ビタミン類強化経腸栄養剤（テゾン®）による補給，⑤カルニチン製剤（エルカルチン®）による補給などを考慮する．

2. 回復期治療

急性期治療により栄養状態の改善が認められた場合，ただ漫然と ED やタンパク水解乳のみで栄養療法を続けるのは得策ではない．経腸栄養剤単独では小腸粘膜の再生はさほど期待できず，離乳食を併用することにより粘膜回復がより促進されると考えられている．

また，上述のようにこれらの栄養剤だけでは欠乏をきたす栄養素もある．したがって離乳食の積極的な導入が必要と思われるが，粘膜修復が不十分で前述のように容易にアレルギー反応を起こす危険性があるため，その投与方法は慎重を要する．まずは重湯，米粥，野菜，白身魚などの抗原性の低い食材から開始し，その後は便性などに注意しながら徐々に品目を増やしていく．

3. 薬物療法

　薬物療法としては細菌性腸炎が否定された場合は止痢剤を，また腸内細菌叢の是正を目的にプロバイオティクスを用いるのが一般的である．止痢剤で注意を要するのは，タンニン酸アルブミンは牛乳カゼイン由来であるため，牛乳アレルギーのある患児には使用しない．プロバイオティクスも同様にカゼインを含有する場合があるので注意を要する．生後6か月以上で中〜重症の下痢に対しては塩酸ロペラミドを投与することも多いが，小児では長期連用の安全性が確立されていないため，できるだけ短期投与にとどめる．その他，長期の低栄養状態の症例ではビタミン類，微量元素（鉄，亜鉛，銅，セレンなど），ヨウ素，カルニチン製剤，脂肪乳剤などの補給を定期的に行うことが重要である．

5　予後

　慢性下痢症の予後は原因疾患によって異なるが，前述のようにその多くは牛乳アレルギーを介した悪循環が基盤となっている．以前は極度の低栄養状態から不幸な転帰に至る症例も存在したが，現在では医療技術〔enteral nutrition（EN）や parenteral nutrition（PN）など〕の進歩により生命予後はおおむね良好といえる．しかし各種治療によっても慢性下痢が改善せず，TPNから離脱できない難治例も存在する．今後このような症例のさらなる病態解明および有効な治療法が待たれるところである．

［文献］
1) 小口学：乳幼児期の下痢症．小児内科 34（増刊）：456-462，2002
2) 永田智：消化管アレルギー．白木和夫，藤沢知雄，友政剛（編）：小児消化器肝臓病マニュアル．pp202-207，診断と治療社，2003
3) 永田智：研修医のためのよくみる疾患ABC：嘔吐・下痢．小児科診療 5：729-734，2004
4) ASPEN Board of Directors and the Clinical Guidelines Task Force: Guidelines for the use of parenteral and enteral nutrition in adult and pediatric patients. J Parental Enteral Nutr 26（suppl）：1SA-138SA, 2002
5) 小澤和裕：おっと危ないここが落とし穴─小児適用ミルクの微量栄養素の問題．日小児栄消肝会誌 19：50-56，2005

〈永田　智，清水　俊明〉

Ⅲ．臨床編　C．疾患と栄養

23．炎症性腸疾患

潰瘍性大腸炎とクローン病は難治性の慢性腸炎である．ともに若年者に多くいまだ原因不明など類似点が多いため，合わせて炎症性腸疾患として扱われている．ただし，食事と発症・悪化との関連，また栄養不良の程度や栄養療法の効果など，栄養に関する部分で両者は異なる点が多いので，それぞれの疾患に分けて記載する．

1 潰瘍性大腸炎

1．病態と疫学

潰瘍性大腸炎は病名のごとく大腸に潰瘍を生じる疾患であり，「主として粘膜を侵し，しばしばびらんや潰瘍を形成する大腸の原因不明のびまん性非特異性炎症」と定義される．臨床症状として持続あるいは反復する粘血便，腹痛，発熱などがみられる．原因は不明であるが，疾患感受性など遺伝的素因に加え，食事などの環境因子と腸内細菌の変化により免疫異常が引き起こされ発症に至ると考えられている．罹患患者数は年々増加し2010年の統計では13万人に達している．

2．栄養代謝

軽症から中等症（表Ⅲ-101）[1]までは，日常生活に支障なく過ごせる患者が多い．血液検査では血便による軽度貧血がみられることもあるが，栄養状態はとくに問題なく血清総タンパク値や血清アルブミン値は正常範囲内に留まる．ところが，中等症でも重症に近い場合や重症では，頻回の排便，発熱によりエネルギー必要量が増加しているにもかかわらず，強い腹痛や食欲不振のため食事は不十分な摂取となりやすい．さらに，広範な病変部からの膿性分泌や下痢のため体液や電解質の喪失，とくに血漿成分の漏出が顕著となり，容易に低栄養状態に陥ることとなる．

3．栄養投与法

潰瘍性大腸炎では食事内容により疾患の活動性は変化しないと考えられており，中等症までは食事制限は必要ない．ただし，重症や劇症では食事摂取により，さらなる排便回数の増加や蠕動痛が引き起こされるため，治療指針では絶食が推奨されている．

表Ⅲ-101　潰瘍性大腸炎の臨床的重症度

	重症(severe)	中等症(moderate)	軽症(mild)
1. 排便回数	6回以上	重症と軽症との中間	4回以下
2. 顕血便	(＋＋＋)		(＋)?(－)
3. 発熱	37.5℃以上		(－)
4. 頻脈	90/分以上		(－)
5. 貧血	Hb10 g/dl以下		(－)
6. 赤沈	30 mm/時以上		正常

注1）軽症の3．，4．，5．の(－)とは37.5℃以上の発熱がない，90/分以上の頻脈がない，Hb 10 g/dl以下の貧血がない，ことを示す．
注2）重症とは1．および2．の他に全身症状である3．または4．のいずれかを満たし，かつ6項目のうち4項目以上を満たすものとする．軽症は6項目すべて満たすものとする．
注3）上記の重症と軽症との中間にあたるものを中等症とする．
注4）重症の中でもとくに症状が激しく重篤なものを劇症とし，発症の経過により，急性劇症型と再燃劇症型に分ける．劇症の診断基準は以下の5項目をすべて満たすものとする．①重症基準を満たしている．②15回/日以上の血性下痢が続いている．③38℃以上の持続する高熱がある．④10,000/mm^3以上の白血球増多がある．⑤強い腹痛がある．

〔難治性炎症性腸管障害に関する調査研究班（渡辺班），2009[1]）より転載〕

1 軽症から中等症まで

潰瘍性大腸炎の主病変は大腸に限られ，消化吸収に重要な膵臓や小腸に病変が及ぶことはほとんどないため，食事は通常の形態で問題は少ない．ただし，腹痛を伴う場合は症状増悪を懸念して低残渣食が勧められる．また，日本人に多い乳糖不耐症では，下痢の悪化を避けるために乳製品を控えるなどの工夫が必要である．その他，血便や腹痛など活動期では香辛料や刺激物は摂りすぎないよう指導する．

2 重症

強い腹痛や1日6行以上の粘血便がみられる重症では，食事による症状悪化がみられることが多く，絶食による腸管安静が基本である．ただし末梢静脈輸液のみでは十分なエネルギーを補給することが不可能なため，中心静脈栄養（total parenteral nutrition；TPN）が行われる．TPN開始後は，薬物治療により活動性が十分低下してから食事を再開する．この場合は低残渣食で3分粥程度から徐々にアップする．

3 寛解期

通常の食事形態で問題なく，とくに制限を設ける必要はない．

4. 栄養評価

薬物治療による活動性評価に加えて，定期的な栄養評価も必要である．

1 軽症から中等症まで

外来治療が行われる患者がほとんどのため，来院ごとに体重など身体計測を行う．血液生化学検査では C-reactive protein (CRP) や erythrocyte sedimentation rate (ESR) など炎症指標に加えて，血清総タンパク，アルブミンを測定する．

2 重症

入院にて加療されるため，週1回程度は活動性評価とともに栄養評価が必要である．とくにアルブミンは 2.0 g/dl 以下となることもあるが，低アルブミン血症では創傷治癒を遅延させるため十分な窒素源の投与が行われているかを確認すると同時に，速やかな改善が見込めない時はアルブミン製剤の投与も検討する．補給している栄養剤が十分かどうかの短期的な評価には rapid turnover protein (RTP) としてトランスサイレチン（プレアルブミン）測定が有用である．また，測定可能な施設では間接カロリメトリーによるエネルギー代謝量の測定が，必要投与量の決定に役立つ．

3 寛解期

来院時に身体計測を行う．血液生化学は数か月ごとの測定で経過観察する．

5. 薬物療法

軽症から中等症までは 5-ASA 製剤のみで 70% 程度の患者が寛解導入可能である．中等症以上では 30〜60 mg/日のステロイド（プレドニゾロン）投与が行われる．寛解後もステロイド中止が困難なステロイド依存例にはアザチオプリンなど免疫調節剤の併用が推奨され，ステロイド無効のステロイド抵抗例には血球成分除去療法 (CAP) やタクロリムスあるいはシクロスポリンなど免疫抑制剤，さらに抗 TNF-α 抗体（インフリキシマブ）投与などが行われる．「潰瘍性大腸炎の治療指針」を**表Ⅲ-102** に示す[1]．

2 クローン病

1. 病態と疫学

クローン病は，1932年米国の Crohn らが回腸末端炎として初めて報告した炎症性腸疾患である．当初は回腸末端のみの病変と考えられたが，その後口腔から肛門までの消化管すべての部位に全層性炎症として起こりうることや，病理所見では非乾酪性類上皮細胞肉芽腫がみられることが特徴とわかった．原因はいまだ不明であるが，患者数は毎年 500〜1,000人近く増加しており，2010年では3万人以上に達する．ただし，10万人あたりの発症率はいまだ西欧諸国よりも低めであるため，今後は発症患者の急激な増加も懸念される．

表Ⅲ-102 平成22年度潰瘍性大腸炎の内科治療指針

	寛解導入療法			
	軽症	中等症	重症	劇症
左側大腸炎型 全大腸炎型	経口剤：5-ASA製剤 注腸剤：5-ASA注腸，ステロイド注腸 ※中等症で炎症反応が強い場合や上記で改善ない場合はプレドニゾロン経口投与 ※さらに改善なければ重症またはステロイド抵抗例への治療を行う		プレドニゾロン経口あるいは点滴静注 ※状態に応じ以下の薬剤を併用 　経口剤：5-ASA製剤 　注腸剤：5-ASA注腸 ※改善なければ劇症またはステロイド抵抗例の治療を行う ※状態により手術適応の検討	緊急手術の適応を検討 ※外科医と連携のもと，状況が許せば以下の治療を試みてもよい． 　・強力静注療法 　・血球成分除去療法 　・シクロスポリン持続静注療法＊ ※上記で改善なければ手術
直腸炎	経口剤：5-ASA製剤 坐　剤：5-ASA坐剤，ステロイド坐剤 注腸剤：5-ASA注腸，ステロイド注腸		※安易なステロイド全身投与は避ける	
難治例	ステロイド依存例		ステロイド抵抗例	
	免疫調節薬：アザチオプリン・6-MP＊ ※（上記で改善しない場合）： 血球成分除去療法・タクロリムス経口・インフリキシマブ点滴静注を考慮してもよい		中等症：血球成分除去療法・タクロリムス経口・インフリキシマブ点滴静注 重　症：血球成分除去療法・タクロリムス経口・インフリキシマブ点滴静注・シクロスポリン持続静注療法＊ ※アザチオプリン・6-MP＊の併用を考慮する ※改善がなければ手術を考慮	
	寛解維持療法			
	非難治例		難治例	
	5-ASA経口製剤 5-ASA局所製剤		5-ASA製剤（経口・局所製剤） 免疫調節薬（アザチオプリン，6-MP＊），インフリキシマブ点滴静注＊＊	

＊：現在保険適用には含まれていない，＊＊インフリキシマブで寛解導入した場合．
5-ASA経口製剤：ペンタサ®錠，サラゾピリン®錠，アサコール®錠．
5-ASA局所製剤：ペンタサ®注腸，サラゾピリン®坐剤．
ステロイド局所製剤：プレドネマ®注腸，ステロネマ®注腸，リンデロン®坐剤．

2. 消化吸収障害と代謝亢進

　消化吸収に重要な小腸，とくに終末回腸が侵されることから，発症時から低アルブミン血症など，低栄養状態を呈することが多い．低アルブミン血症は小腸病変による吸収面積の減少と潰瘍病変からの出血や血漿タンパク漏出によって生ずる．さらに腹痛や下痢などの腹部症状の増悪により，十分な経口摂取ができなくなることや，発熱や腸管炎症による代謝亢進も加わってさらに栄養状態が悪化しやすのが特徴である．また，コレステロール値も低下を示すことが多く，診断時に100 mg/dl以下を示すこともまれではない．
　三大栄養素だけではなく，ビタミンやミネラルなどの低下もみられ，栄養障害の程度は潰瘍性大腸炎に比較して著しい（**表Ⅲ-103**）[2]．

表Ⅲ-103　炎症性腸疾患における栄養障害の頻度

	CD(%)	UC(%)		CD(%)	UC(%)
体重減少	65〜75	18〜62	Mg欠乏	14〜33	%不明
低タンパク血症	25〜80	25〜50	K欠乏	6〜20	%不明
腸管内タンパク漏出	75	%不明	ビタミンA欠乏	11	報告なし
窒素バランス陰性	69	%不明	ビタミンC欠乏	%不明	報告なし
貧血	60〜80	66	ビタミンD欠乏	75	%不明
Fe欠乏	39	81	ビタミンK欠乏	%不明	報告なし
ビタミンB_{12}欠乏	48	5	Zn欠乏	40〜50	%不明
葉酸欠乏	67	70	Cu欠乏	%不明	報告なし
Ca欠乏	13	%不明	代謝性骨疾患	%不明	%不明

CD：クローン病，UC：潰瘍性大腸炎．
（Driscollら，1978[2]より転載）

3. 栄養投与法

　以前の治療指針では栄養療法（とくに経腸成分栄養療法）が第1選択となっていた．栄養療法は栄養状態の改善のみならず，腸管炎症を抑えることによって寛解導入が可能であり，クローン病には合理的な治療とも考えられる．しかし，狭窄や瘻孔など腸管合併症には無効であることや，長期間継続することが困難なことから，近年の治療指針では治療オプションの1つにすぎない．また，腹痛が強く下痢が頻回の症例では，症状が少し落ち着くまで絶食しながら静脈栄養が行われる．

1 経腸栄養療法

　栄養療法は寛解導入，維持療法ともに効果が認められている．
　栄養療法効果発現の機序として，まず脂肪含有量の少ないことがあげられる．脂肪含量（主に長鎖脂肪：LCT）のみ異なる3種類の栄養剤を用いランダム比較試験を行ったところ，低脂肪群では80%の寛解導入率が得られたのに対し，脂肪含量が増えるにつれて寛解導入率は逆に低下することが報告された[3]．とくにLCTはアラキドン酸カスケードを経てプロスタグランジンやロイコトリエンに変換され，炎症惹起のメディエータとなることが知られている．したがって，粘膜炎症に対して影響を及ぼすことが予想されるが，高LCT（10%以上）と低LCT（10%未満）に分けて行われた6つの臨床試験のサブ解析からはLCT含量と治療効果の違いはみられていない．また，栄養剤に含まれるいくつかのアミノ酸には栄養素以外の性質をもつことが明らかにされている．とくにヒスチジンは in vitro で炎症抑制作用のあることが報告されており[4,5]，クローン病粘膜炎症の鎮静化に寄与している可能性がある．

a. 寛解導入療法

　食事を併用せず，栄養剤のみを投与する完全経腸栄養（full ED）を行う．原則入院とし，水分や飴，ガム程度の摂取は可能とする．細い栄養剤投与専用の経鼻チューブ（ED

チューブ：5～7 Fr）を挿入して留置する．入院中に自己挿入できるよう指導するとよい．成分栄養剤（エレンタール®）80 g を溶かして 300 ml とし，1 時間あたり 25～50 ml で開始する．下痢しやすい場合は 50％ 濃度に薄めてもよい．下痢や腹痛の悪化がなければ徐々に投与量を増加させ，1 日に理想体重あたり 35～40 kcal（1,500～2,400 ml）を目指す．通常は約 1 週間かけて維持量までアップするので，full dose になるまでは末梢輸液を併用する．

約 2～6 週間の施行で下痢や腹痛が軽快し，寛解に到達する．その後は，寛解維持療法へ移行する．なお，用いる栄養剤はツインライン®やラコール®でも同等の効果が期待できるが，さらに脂肪含量が多い栄養剤は好ましくない．

b．寛解維持療法

理想体重あたり 30 kcal 以上の投与が有効であるが，かなりの食事制限を強いられるため長期間の継続は困難であった．したがって，クローン病活動性が低い場合は栄養剤投与量を少なくし，悪化に伴って投与量を増やす，といったスライド方式が推奨されていたが，減量後の再増量は困難な症例が多いことが課題であった．

2006 年に Takagi らは必要熱量の半分量だけを栄養療法で補う，いわゆるハーフ ED を行うことで明らかに寛解維持期間が延長することを前向き試験で証明した（**図Ⅲ-114**）[6]．以来，寛解維持療法ではハーフ ED が勧められ，薬物療法との併用も行われている．具体的には 1 日あたりエレンタール® 3 包（900 kcal）を摂取する．経鼻チューブを使ってもよいが，フレーバー添加で飲みやすくして経口摂取することが多い．ただし，高用量の経腸栄養を継続する場合は脂肪乳剤によって必須脂肪酸欠乏に陥らないように注意する．

c．在宅経腸栄養（home enteral nutrition；HEN）

自宅で栄養療法を継続することである．経鼻チューブを毎日自己挿入して，投与はポンプを用いて間欠投与する．とくに就寝前に開始して睡眠中に投与，起床後にチューブを抜

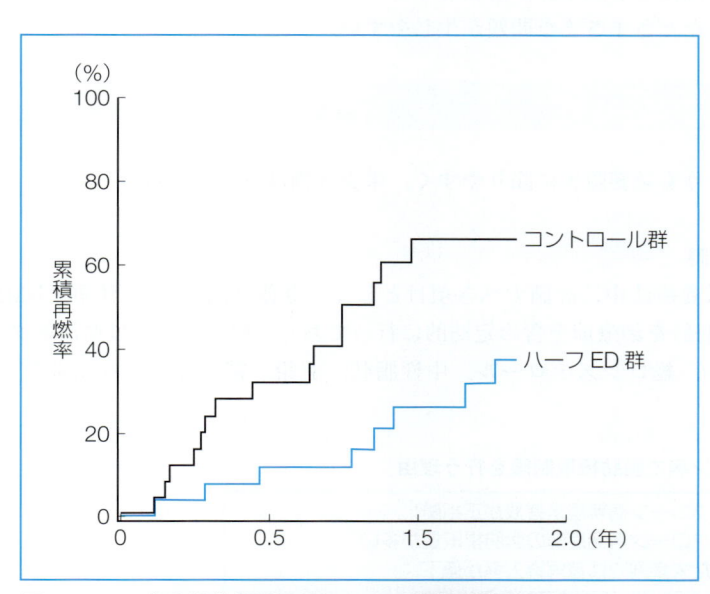

図Ⅲ-114 成分栄養剤半量摂取による寛解維持効果
（Takagi, et al, 2006[6]より転載）

去する方法は，昼間ほとんど栄養剤を摂取せずに済むため，学生や会社員には好まれる方法であった．近年は，フレーバーの種類が増えたこと，1日3パック(900 kcal)程度の摂取で済むこと，クローン病が社会に認知され栄養剤服用の理解が広まったこと，などから学校や会社で昼間に経口的に服用する患者も増加している．

d．栄養療法以外の食事

高エネルギー・低残渣・低脂肪食が基本である．クローン病では腸管狭窄を生じやすいため，繊維質が多い食事では腸閉塞の危険性が上昇する．脂肪制限については明確なエビデンスは少ない[5,7]が，表Ⅲ-104[4,6]のごとく脂肪の摂りすぎは症状悪化をきたしやすい．総脂肪量30 g/日以下が好ましく，とくに魚類以外の動物性脂肪を減らすように指導する．

2 静脈栄養法

通常は中心静脈栄養（TPN）が行われる．

a．静脈栄養

栄養療法に反応せず下痢などの症状が悪化する場合や当初から頻回の下痢，著しい栄養障害がある場合，さらに腸管に高度の狭窄，瘻孔がある場合に適応となる．多くの症例では上記症状が数日で改善することは少なく，また末梢輸液ではエネルギーが不足するため，中心静脈栄養が選択される．絶食・高カロリー輸液下では消化液の分泌と腸管運動は抑制され，腸管の安静を保つことができる．とくにクローン病では必須脂肪酸欠乏を予防するため脂肪乳剤も併用すべきである．

b．在宅静脈栄養（home parenteral nutrition；HPN）

自宅で静脈栄養を継続することである．多くのクローン病患者で行う静脈栄養は，経口摂取可能となるまでの限定期間である．しかし，頻回の腸管切除にて小腸が極端に短く（多くは150 cm以下）なると，経口摂取のみで必要なエネルギーを補うことが困難となり（短腸症候群），退院後も静脈栄養が必要となる．長期に及ぶため，カテーテル感染や微量元素欠乏，脂肪肝などさまざまな問題が生じやすい．

4．栄養評価

潰瘍性大腸炎よりも栄養障害に陥りやすく，栄養評価は重要である．

1 活動期や入院時

経腸・経静脈栄養療法中に評価すべき項目として，身体計測（身長・体重・BMI，皮下脂肪厚，上腕筋囲長）を治療前を含め定期的に行っておく．血液検査では血清総タンパク，アルブミン，RTP，総コレステロール，中性脂肪，亜鉛，銅などの微量元素などを定期

表Ⅲ-104　クローン病で脂肪摂取制限を行う理由

1. 脂肪の摂取量とクローン病新規患者数が正相関[4]
2. アンケートではクローン病発症前の脂肪摂取量が多い[6]
3. 脂肪量を多くした栄養剤では寛解導入率が低下
4. 1日30 g以上の脂肪摂取で再燃率が急激に増加
5. 症状が悪化しやすい料理は高脂肪含有が多い

的に測定し，栄養補給が十分かつバランスよく行われているかチェックする．多くの症例ではCRPやCrohn's disease activity index(CDAI)など活動性指数の低下とともに栄養指標の改善が認められる．

2 寛解期

外来通院となるため，来院ごとに体重など身体計測を行う．また，血液検査として末梢血検査，CRPとともに，血清総タンパク，アルブミン，総コレステロール，中性脂肪を測定する．寛解後も脂肪摂取が少ない患者では，血清コレステロールや中性脂肪は低値を示すことが多い．

5. 薬物療法

クローン病の治療指針でも潰瘍性大腸炎と同様，重症度(表Ⅲ-105)[8]に応じて推奨治療が異なっている(表Ⅲ-106)[9]．軽症ではペンタサ®のみで治療可能であるが適応患者は少ない．中等症では栄養療法かステロイドが用いられる．ただし，ステロイド剤は寛解維持作用がないため，免疫調節剤との併用にて減量を試みる．また大腸病変には顆粒球除去療法(GMA)，肛門病変には抗菌薬も用いられる．重症でのステロイド抵抗例では抗TNF-α製剤投与が推奨されている．近年，治療効果がなければ徐々に強力な治療へと変更するStep-up療法から，罹患早期から抗TNF-α抗体を投与するTop-down療法への変更が提

表Ⅲ-105　クローン病の活動度・重症度

CDAI (Crohn's Disease Activity Index)	
1. 過去1週間の軟便または下痢の回数	×2
2. 過去1週間の腹痛 　　0=なし，1=軽度，2=中等度，3=高度	×5
3. 過去1週間の主観的な一般症状 　　0=良好，1=軽度不良，2=不良，3=重症，4=劇症	×7
4. 患者が現在もっている下記項目の数 　　1)関節炎/関節痛 　　2)結節性紅斑/壊死性膿皮症/アフタ様口内炎 　　3)虹彩炎/ぶどう膜炎 　　4)裂肛，痔瘻または肛門周囲膿瘍 　　5)その他の瘻孔 　　6)過去1週間の37.8℃以上の発熱	×20
5. 下痢に対してロペミン®またはオピアトの服用 　　0=なし，1=あり	×30
6. 腹部腫瘤 　　0=なし，2=疑い，5=確実にあり	×10
7. ヘマトクリット(Ht) 　　男(47-Ht)　女(42-Ht)	×6
8. 体重：100×〔1-(体重)/(標準体重)〕	×1
非活動期≦150，活動期>150，非常に重症>450	

表Ⅲ-106 平成22年度クローン病内科治療指針

活動期の治療（病状や受容性により，栄養療法・薬物療法・あるいは両者の組み合わせを行う）		
軽症～中等症	中等症～重症	重症（病勢が重篤，高度な合併症を有する場合）
薬物療法 ・5-ASA製剤 　：ペンタサ®錠 　　サラゾピリン®錠（大腸病変） ※受容性があれば栄養療法（経腸栄養療法） ※効果不十分の場合は中等症～重症に準じる	薬物療法 ・経口ステロイド（プレドニゾロン） ・抗菌薬（メトロニダゾール*，シプロフロキサシン*など） ※ステロイド減量・離脱が困難な場合：アザチオプリン，6-MP* ※ステロイド・栄養療法が無効な場合：インフリキシマブ・アダリムマブ 栄養療法（経腸栄養療法） ・成分栄養剤（エレンタール®） ・消化態栄養剤（ツインライン®など） 血球成分除去療法の併用 ・顆粒球吸着（アダカラム®） ※通常治療で効果不十分・不耐で大腸病変に起因する症状が残る症例に適応	外科治療の適応を検討した上で以下の内科治療を行う 薬物療法 ・ステロイド経口または静注 ・インフリキシマブ・アダリムマブ（通常治療抵抗例） 栄養療法 ・絶食の上，完全静脈栄養療法 ※合併症が改善すれば経腸栄養療法へ ※通過障害や膿瘍がない場合はインフリキシマブ・アダリムマブを併用してもよい

寛解維持療法	肛門病変の治療	狭窄の治療	術後の再発予防
薬物療法 ・5-ASA製剤 　：ペンタサ錠® 　　サラゾピリン錠®（大腸病変） ・アザチオプリン ・6-MP* ・インフリキシマブ・アダリムマブ（インフリキシマブ・アダリムマブにより寛解導入例） 在宅経腸栄養療法 ・エレンタール®，ツインライン®など ※短腸症候群など，栄養管理困難例では在宅中心静脈栄養法を考慮する	まず外科治療の適応を検討する． ・ドレナージやシートン法など 内科的治療を行う場合 ・痔瘻，肛門周囲膿瘍：メトロニダゾール*，抗菌薬・抗生物質，インフリキシマブ ・裂肛，肛門潰瘍：腸管病変に準じた内科的治療 ・肛門狭窄：経肛門的拡張術	まず外科治療の適応を検討する． ・内科的治療により炎症を沈静化し，潰瘍が消失・縮小した時点で，内視鏡的バルーン拡張術	寛解維持療法に準ずる ・5-ASA製剤： 　ペンタサ錠® 　サラゾピリン錠®（大腸病変） ・アザチオプリン ・6-MP* ・経腸栄養療法

＊：現在保険適用にはなっていない．

唱されており，より活動度が高い症例では有効と考えられる．ただし，最も効果的な治療薬である抗TNF-α抗体においても20％近い患者はコントロール困難なことから，栄養療法も含めたコンビネーションによってできるだけ効果的かつ副作用の少ない治療をめざすことが重要である．

[文献]

1）潰瘍性大腸炎・クローン病診断基準・治療指針．厚生労働科学研究費補助金難治性疾患克服研究事業

「難治性炎症性腸管障害に関する調査研究」班(渡辺班)平成 22 年度総括・分担報告書別冊, p8, 2011
2) Driscoll RH Jr, Rosenberg IH: Total parenteral nutrition in inflammatory bowel disease. Med Clin North Am 62: 185-201, 1978
3) Bamba T, Sasaki M, Tsujikawa T, et al: Dietary fat attenuates the benefits of an elemental diet in active Crohn's disease: a randomized, controlled trial. Eur J Gastroenterol Hepatol 15: 151-157, 2003
4) Son DO, Satsu H, Shimizu M: Histidine inhibits oxidative stress-and TNF-alpha-induced interleukin-8 secretion in intestinal epithelial cells. FEBS Lett 579: 4671-4677, 2005
5) Sakamoto N, Kono S, Wakai K, et al: Epidemiology Group of the Research Committee on Inflammatory Bowel Disease in Japan. Dietary risk factors for inflammatory bowel disease: a multicenter case-control study in Japan. Inflamm Bowel Dis 11: 154-163, 2005
6) Takagi S, Utsunomiya K, Kuriyama S, et al: Effectiveness of an'half elemental diet'as maintenance therapy for Crohn's disease: A randomized-controlled trial. Aliment Pharmacol Ther 24: 1333-1340, 2006
7) Shoda R, Matsueda K, Yamato S, et al: Epidemiologic analysis of Crohn disease in Japan: increased dietary intake of n-6 polyunsaturated fatty acids and animal protein relates to the increased incidence of Crohn disease in Japan. Am J Clin Nutr 63: 741-745, 1996
8) Travis SP, Stange EF, Lémann M, et al: European Crohn's and colitis Organization. European evidence based consensus on the diagnosis and management of Crohn's disease; current management. Gut 55(Suppl 1): i16-i35, 2006
9) 潰瘍性大腸炎・クローン病診断基準・治療指針. 厚生労働科学研究費補助金難治性疾患克服研究事業「難治性炎症性腸管障害に関する調査研究」班(渡辺班)平成 22 年度総括・分担報告書別冊, p18, 2011

(辻川　知之)

Ⅲ．臨床編　C．疾患と栄養

24．短腸症候群

1　定義

　短腸症候群はさまざまな疾患によって小腸が広範に切除され，吸収面積の減少，残存腸管の機能障害，腸内容の通過時間短縮などのために生じる消化吸収障害を主体とする症候群である．残存小腸の長さにより，一般に小児では75 cm未満，成人では200 cm未満または1/3以下の場合に短腸症候群と定義される．

2　原因

　成人では，原因疾患として上腸間膜動脈血栓症，クローン病，外傷などの頻度が高い．小児では，腸回転異常症に伴う腸軸捻転，小腸閉鎖症，壊死性腸炎，腹壁破裂，Hirschsprung（ヒルシュスプルング）病類縁疾患などがあげられる．

3　病態

　小腸における栄養素の吸収は部位によって異なるため，小腸の切除部位は術後臨床経過に大きな影響を及ぼす（図Ⅲ-115）．十二指腸から空腸にかけての部位では，2価の電解質である鉄，カルシウム，マグネシウムなどが吸収され，その先の空腸で糖質や水溶性ビタミンが吸収される．小腸の中間部分でタンパク質，脂肪，脂溶性ビタミンが吸収される．回腸末端ではビタミンB_{12}，胆汁酸が吸収される．空腸大量切除より回腸大量切除のほうが通過時間や吸収能に与える影響が大きい．消化管ホルモンの分泌の場が切除される結果，胃酸分泌の亢進，膵液分泌の減少，胆汁量の減少などを認める．残された小腸では栄養素や水分の吸収能を上昇させるための代償機転が働く．腸管は長く太くなり，腸管粘膜の肥大や粘膜絨毛高と腸上皮細胞数の増加などの構造変化をきたす．回盲弁は栄養素が小腸を通過する時間を保ち，細菌の小腸への逆流を防いでいる．大腸は水分・電解質の吸収を保ち，さらに腸内細菌叢により複合炭水化物が短鎖脂肪酸に代謝されエネルギーを回収する働きもある．

　水分，三大栄養素の吸収障害により脱水，体重減少，低アルブミン血症が発症する．胃酸分泌亢進は酸性下痢を，胆汁酸吸収障害は脂肪性下痢・脂溶性ビタミン吸収障害を，ビタミンB_{12}吸収障害は巨赤芽球性貧血を，鉄吸収障害は低色素性貧血を招く．脂肪酸吸収障害，胆汁酸吸収障害は腎シュウ酸結石の原因となる．ビタミンD，カルシウム，微量元素欠乏は代謝性骨疾患を発症する．D-lactic acidosisは吸収されなかった炭水化物が大腸内で発酵することによって惹起される．

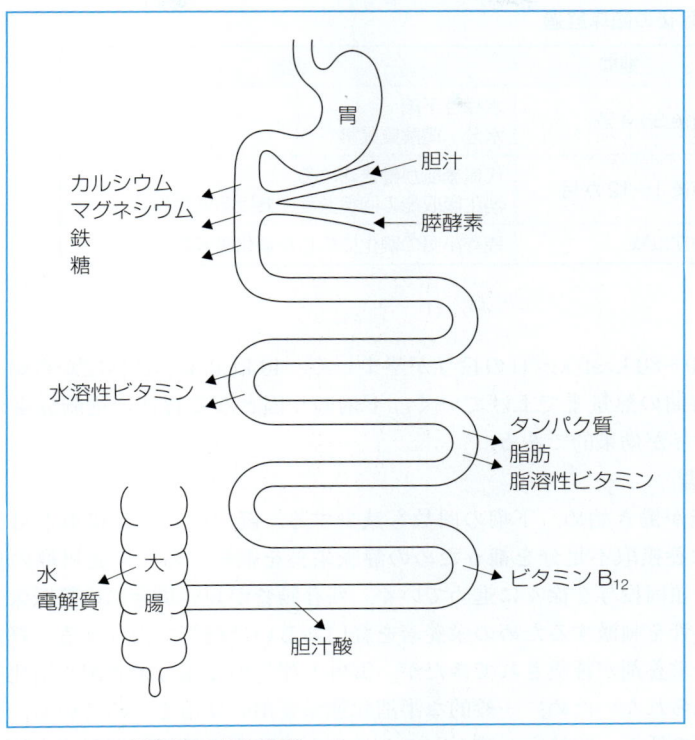

図Ⅲ-115 栄養素の吸収部位
(Booth CC: Sites of absorption in the small intestine. Fed Proc 26: 1583-1588, 1967 より転載)

4 短腸症候群の管理

　短腸症候群の管理の基本方針は，いかに経腸栄養を確立し，静脈栄養から離脱できるかにある．最近では，静脈栄養，経腸栄養などの栄養管理から小腸移植までの一連のプログラムを intestinal rehabilitation program としてとらえるようになってきた．

1. 内科的管理

1 栄養管理
　小腸広範囲切除後は，時間経過とともに病態生理が変化するのでその管理も異なってくる．腸管大量切除後の経過は大きく3期に分けられる(表Ⅲ-107).

a. 早期栄養管理
　早期は水様性下痢とそれに伴う電解質異常が主な病態であり，中心静脈栄養(total parenteral nutrition；TPN)管理が必須である．喪失分の補給と窒素バランス維持を目的として水分と栄養素を静脈内に投与する．下痢による Na と重炭酸の喪失は，無気力，活動力低下，成長障害を招く．微量元素，とくに亜鉛欠乏に注意が必要である．肝障害などの副作用を生じさせないために，成人では 40 kcal/kg/日前後の投与熱量となることが多

表Ⅲ-107 小腸切除後の臨床経過

病期	期間	病態
早期（術後期）	術後 3〜4 週	水様性下痢 水分・電解質異常
中期（馴化期）	術後 1〜12 か月	代償機能が働き始める 消化吸収能の回復過程における低栄養
後期（安定期）	中期以降	残存小腸の馴化に応じた消化吸収能の獲得

い．新生児では 60〜80 kcal/kg/日の投与が望ましく，40 kcal/kg/日程度から始め，馴化期間をかけて維持期の熱量まで上げていく．下痢の一因となる胃液の過剰分泌には，H_2 受容体拮抗薬の投与が効果的である．

b．中期栄養管理

中期は代償機能が働き始め，下痢の回数も減少する．経口的に栄養摂取が可能となるが，経口・経管栄養摂取不足分を補うための静脈栄養を継続する．栄養摂取の移行期には，固形食の少量頻回投与を徐々に進めていく．残存腸管が短い場合には静脈栄養を主体とし，少量でも腸管を刺激するための栄養素を経口あるいは経管で投与する．経腸栄養を開始する際に成分栄養剤が推奨されてきたが，海外の報告では成分栄養剤や消化態栄養剤のメリットは認められないため，一般的な半消化態栄養剤の使用を薦めている．腸管粘膜の萎縮や酵素活性の低下，胆汁うっ滞などの合併症を予防する効果が期待できる．この時期は種々の消化吸収障害が問題となってくるため，症例の状態に応じて適宜各種栄養学的アセスメントを行い，不足栄養素を補うことが重要である．

c．後期栄養管理

後期は残存小腸の代償機能が完成される時期であるが，残存小腸の機能によって栄養管理の選択に大きな差が出る．多くは経口摂取のみで日常生活が可能となる．しかし，不注意な食事内容や腸炎から下痢をきたし栄養障害に陥ることもまれではない．水分・電解質・ビタミン・微量元素の補給を必要とする症例もある．経口栄養で栄養状態が維持できない症例は経腸栄養剤併用による在宅経腸栄養（home enteral nutrition；HEN）を導入する．TPN からの離脱が困難と判断された場合には在宅中心静脈栄養（home parenteral nutrition；HPN）の適応となる．表Ⅲ-108 に短腸症候群の栄養管理上の問題点と対策を示す．

d．栄養管理における合併症とその予防

長期 TPN を必要とする症例にとって最も問題となる合併症は肝障害（intestinal failure-associated liver disease；IFALD）である．IFALD 発症に関連する要因を表Ⅲ-109 に示す．IFALD の対策として最も重要なことは，可及的早期に少量でも経腸栄養を行うことである．腸管を利用することによって消化管運動，胆汁流出，消化管ホルモン分泌を促し，胆汁うっ滞や，腸粘膜の萎縮を防ぐ．TPN 施行においては，糖，脂肪，アミノ酸の過剰投与に注意し，投与法は間欠的投与が薦められる[1]．最近，従来の n-6 脂肪酸含有脂肪乳剤ではなく，n-3 脂肪酸含有脂肪乳剤の肝障害予防ならびに改善効果が報告されている[2]．

腸管粘膜萎縮・細菌増殖の予防にグルタミン，食物繊維，プロバイオティクスの投与が

表Ⅲ-108　短腸症候群：栄養管理上の問題点と対策

問題点	原因	対策
腸管不全	消化吸収面積減少 　→食物負荷による粘膜障害と下痢の増悪 完全絶食下→腸管粘膜の萎縮	静脈栄養と経腸栄養の組み合わせ，成長因子投与（グルタミン，水溶性食物繊維，シンバイオティクス，GH，GLP-2） 腸管延長術：serial transverse enteroplasty procedure（STEP）
胃酸分泌過多	エンテログルカゴンの分泌減少による胃酸分泌亢進 腸管内 pH の低下→膵酵素活性抑制 腸管蠕動亢進→脂肪のミセル化障害 　→脂肪性下痢 消化性潰瘍	ヒスタミン H_2 受容体拮抗薬の投与
ビタミン吸収障害	回腸大量切除でビタミン B_{12} の吸収障害 　→大球性貧血 脂溶性ビタミンは脂肪吸収障害とともに吸収障害	ビタミン B_{12}，A，D，E の補給
脱塩性障害	下痢による Na と重炭酸の喪失 　→無気力，活力低下，成長障害	尿中 Na 濃度≦10 mEq/l 　→NaCl，$NaHCO_3$ の補給
微量元素欠乏	消化分泌液再吸収抑制→Zn 不足	Zn の補給
肝機能障害	完全絶食下の静脈栄養 　→胆汁うっ滞性肝機能障害 長期静脈栄養→脂肪肝の発生 腸管内容うっ滞 　→bacterial translocation	可及的早期からの経口栄養の併用 　→胆汁排泄促進，腸管粘膜萎縮防止，消化管ホルモン分泌刺激 カテーテル関連血流感染症の予防 Cyclic TPN→静脈栄養中断間の脂肪の酸化と肝からの運び出しの促進 n-3 脂肪酸含有脂肪乳剤→抗炎症作用 STEP
アルギニンの必須アミノ酸化	小腸はグルタミン酸からアルギニンを合成する 　必須分担臓器→アルギニン合成の抑制，アンモニア処理能の低下，脂肪肝の発生	血漿アミノ酸分画測定，アルギニン補充
尿路結石の発生	高度の脂肪性下痢→遊離型シュウ酸の吸収によるシュウ酸塩腎結石症発症	ほうれん草，コーヒー，お茶を避ける 乳酸 Ca の経口投与

（吉田英生，照井慶太，佐藤嘉治，他：小児短腸症候群の栄養管理．小児外科 43：344-350, 2011 より転載）

有効との報告もある．また，カテーテル関連血流感染症（catheter-related bloodstream infection；CRBSI）を防ぐことも肝障害の防止に重要で，カテーテルの無菌操作の徹底はもちろんであるが，エタノールロックの有効性も示されている[3]．

2　成長因子

近年，成長因子が注目され，成長ホルモン，GLP-2（glucagon-like peptide 2），peptide YY，IGF-1（insulin-like growth factor-1），IGF-2，EGF（epidermal growth factor），neurotensin，interleukin-11 などが腸管順応を促すとして実験的，臨床的検討が行われている．Byrne ら[4]は短腸症候群患者を対象とした非比較試験で成長ホルモンとグルタミン

表Ⅲ-109　肝障害(intestinal failure associated liver disease；IFALD)発生要因

患者側要因	静脈栄養側要因		
・感染症 ・広範囲小腸切除 ・肝の未熟性 ・他の肝疾患 ・胆石 ・小腸細菌過剰増殖 ・腸肝循環障害 ・絶食	・栄養素組成 　アミノ酸 　n-6脂肪酸 　熱量/窒素量	・栄養素欠乏 　アミノ酸 　必須脂肪酸 　コリン 　タウリン 　カルニチン	・栄養素過剰 　糖 　脂肪 　マンガン 　アルミニウム

(Gabe SM, Culkin A: Abnormal liver function tests in the parenteral nutrition fed patient. Frontine Gastroenterology 1: 98-104, 2010 より改変して転載)

投与の有効性を報告したが，その後行われた比較試験では有用性を示す結果は得られなかった[5]．GLP-2は回腸・大腸粘膜で分泌される消化管ペプチドホルモンであり，陰窩細胞増殖を刺激し，小腸粘膜上皮の増殖を誘導する．GLP-2投与によって腸管順応が促進されたという報告がある[6]一方，過剰のGLP-2は逆に害になるという実験報告もある[7]．成長因子の評価については，さらなる検討が必要である．

3　TPN離脱

短腸症候群の予後は，残存小腸の長さと回盲弁の有無に関連するといわれてきた．一般に回盲弁温存例で残存小腸20 cm，回盲弁切除例で残存小腸40 cmがTPN離脱の目安とされるが，Kurkchubascheら[8]は回盲弁の有無にかかわらず，残存小腸10〜30 cmの63％でTPNを離脱したと述べ，Gambararaら[9]は回盲弁のない残存小腸8 cmの症例で70か月のTPN施行後に離脱しえたと報告している．現在は，残存小腸10 cm前後がTPN離脱の条件と考えられる．

自験例[10]の新生児期発症短腸症候群9例は全例TPNを離脱している．残存小腸40 cm以上の7例は1年以内にTPNを離脱し，残存小腸9 cm(トライツ靱帯より)の1例は9年間のHPNの後にTPNを離脱し，残存小腸13 cm(胃幽門輪より)の1例は18年間のHPNの後TPNを離脱した(図Ⅲ-116)．この2例の超短腸症候群症例も成長発達障害はない(図Ⅲ-117)．

2. 外科的管理

1　非移植術

腸内容の通過時間を延長させるための術式として①逆蠕動腸管挿入法，②大腸間置法，③人工弁作成法，④電気的ペーシング法などがあるが，一定の効果は得られておらず，臨床応用例は少ない．吸収面積を増加させる術式として①1980年にlongitudinal intestinal lengthening and tailoring(LILT)，②2003年にserial transverse enteroplasty procedure(STEP)が登場した．STEPは手技が容易で腸間膜損傷の危険性が少なく，臨床応用例が増加している．

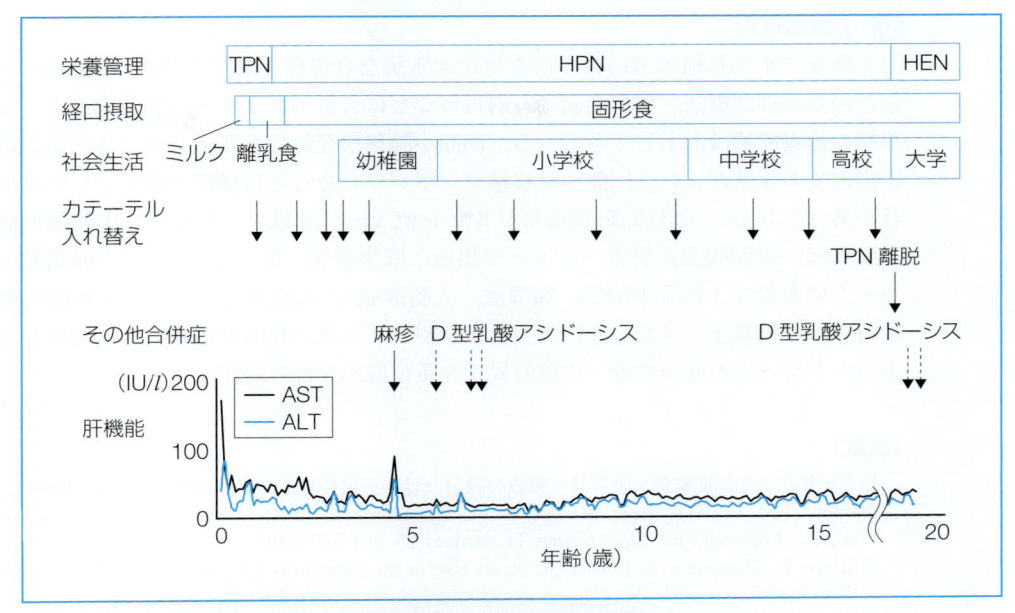

図Ⅲ-116　自験例（残存小腸：幽門輪より13cm）の臨床経過

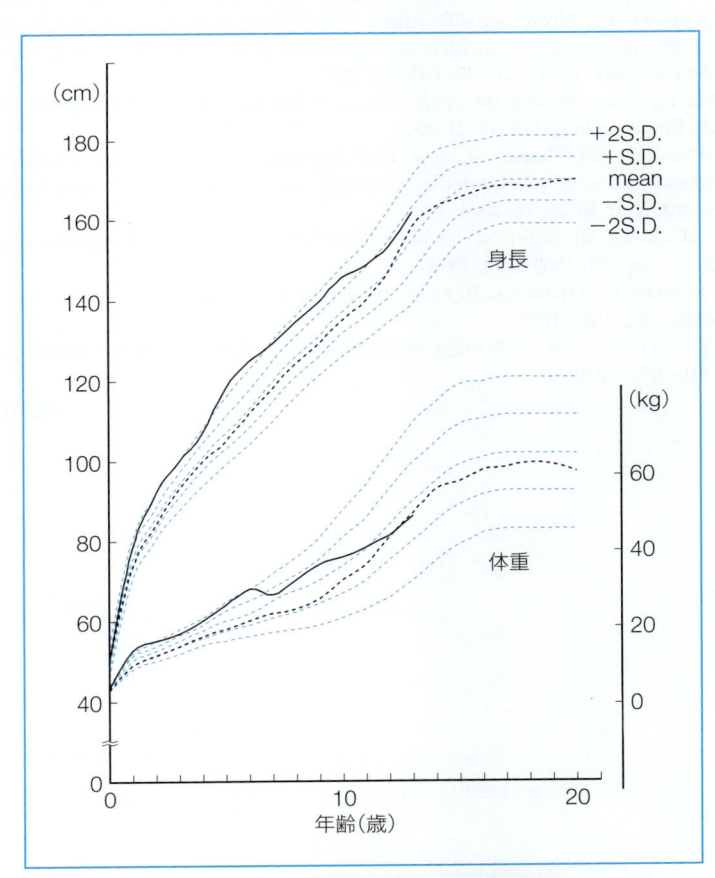

図Ⅲ-117　自験例（超短腸症候群の2例）の成長曲線

2 小腸移植術

　これまで小腸移植の適応は生命を脅かす重篤な合併症を有する症例に限られていたが，最近の免疫抑制療法，感染症制御，内視鏡などによるモニタリングの進歩によって，小腸移植の治療成績は向上してきている．国際小腸移植登録でも移植前の全身状態が比較的よい症例での成績がよい．国際小腸移植シンポジウムをもとに移植の適応として以下の4項目があげられる．①肝障害（血清ビリルビン値3 mg/dl以上，脾腫，血小板減少症，胃食道静脈瘤，凝固線溶系異常，ストーマ出血，肝繊維化，肝硬変），②中心静脈血栓症（＞2ルートの血栓症：鎖骨下静脈，頸静脈，大腿静脈），③繰り返すカテーテル関連血流感染症（1年に2回以上，または1回でも真菌症やショック，呼吸窮迫症候群を発症した場合），④コントロール不能な水分・電解質異常や重症脱水を繰り返す．

[文献]

1) 吉田英生：小児間歇的高カロリー輸液の検討．日本小児外科学会雑誌 25：643-658，1989
2) Fallon EM, Le HD, Puder M: Prevention of parenteral nutrition-associated liver disease: role of omega-3 fish oil. Curr Opin Organ Transplant 15: 334-340, 2010
3) Mouw E, Chessman K, Lesher A, et al: Use of an ethanol lock to prevent catheter-related infections in children with short bowel syndrome. J Pediatr Surg 43: 1025-1029, 2008
4) Byrne TA, Morrissey TB, Nattakom TV, et al: Growth hormone, glutamine, and a modified diet enhance nutrient absorption in patients with severe short bowel syndrome. JPEN 19: 296-302, 1995
5) Szkudalarek J, Jeppesen PB, Mortensen PB: Effect of high dose growth hormone with glutamine and no change in diet on intestinal absorption in short bowel patients: a randomized, double blind, crossover, placebo controlled study. Gut 47: 199-205, 2005
6) Estall JL, Drucker DJ: Tales beyond the crypt: glucagon-like peptide-2 and cytoprotection in the intestinal mucosa. Endocrinology 146: 19-21, 2005
7) Pereira-Fantini PM, Nagy ES, Thomas SL, et al: GLP-2 administration results in increased proliferation but paradoxically an adverse outcome in a juvenile piglet model of short bowel syndrome. J Pediatr Gastroenterol Nutr 46: 20-28, 2008
8) Kurkchubasche AG, Rowe MI, Smith SD, et al: Adaptation of short-bowel syndrome Reassessing old limits. J Pediatr Surg 128: 1069-1071, 1993
9) Gambarara M, Ferretti F, Papadatou B, et al: Intestinal adaptation in short bowel syndrome. Transplant Proc 29: 1862-1863, 1997
10) 吉田英生，齋藤武，照井慶太，他：小児短腸症候群における栄養管理を中心とした治療戦略．外科と代謝・栄養 44：319-325，2010

（吉田　英生）

Ⅲ. 臨床編　C. 疾患と栄養

25. 腸管不全

1　腸管不全とは

　腸管不全とは，「腸管が生体の必要とする栄養素を十分に消化，吸収する能力を失った状態」と定義される[1]．腸管不全は比較的新しい概念であるが，最近その病態への理解と治療の進歩により広く認識されるようになった．腸管不全では，中心静脈栄養法（total parenteral nutrition；TPN）を中心とした栄養管理が治療の選択肢となる点から，心不全，腎不全，呼吸不全など他の臓器不全とは区別してとらえるべきである．

1. 原因疾患

　腸管不全の原因となる基礎的疾患を大きく分けて，①消化吸収を行うべき腸管面積が絶対的に減少した状態（例：短腸症候群，図Ⅲ-118），②消化吸収を行うべき腸管面積が相対的に減少した状態（例：クローン病などの炎症性腸疾患，難治性下痢症），③腸管の運動機能が障害された状態（例：慢性特発性仮性腸閉塞症）に分類できる．表Ⅲ-110に筆者らの経験した，腸管不全により在宅静脈栄養法（home parenteral nutrition；HPN）を施行した症例の原疾患の一覧を示す．成人では，クローン病に代表される炎症性腸疾患，絞扼性イレウスや上腸間膜動脈血栓症に伴う短腸症候群が代表的な原因疾患であり，小児例では，腸管運動障害，難治性下痢症，短腸症候群が主な原因疾患であった．

2. 栄養管理の要点

　腸管不全の原因疾患により栄養療法は異なるが，その基本方針は，消化管が機能している場合は可能な限り経腸栄養を実施し，TPNの依存度を最小限にすることである．腸管不全の栄養管理の方針は腸管の機能により以下の3とおりに分類される．
　①腸管機能の改善が見込まれる場合は，経腸栄養を積極的に進めTPNからの離脱を図る．小児短腸症候群では，残存小腸が20 cm以上（回盲弁残存），40 cm以上（回盲弁切除）がこれにあたる．
　②腸管機能が障害され，経腸栄養だけでは栄養状態が維持できない場合はTPNを実施する．病態が安定し長期的にTPNを要する場合はHPNに移行する．HPNは，静脈栄養管理を中心とした治療技術を自宅に移す治療法で，これにより腸管不全患者のQOLは飛躍的に向上した．
　③非可逆性の腸管障害では小腸移植を考慮する．具体的には，TPNから離脱できない症例で，進行性の肝機能障害，2本以上の主要静脈の血栓，頻回のカテーテル関連血

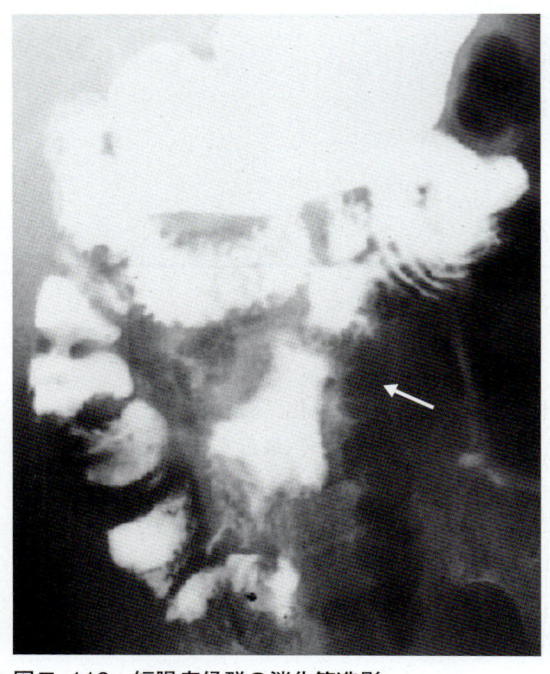

図Ⅲ-118 短腸症候群の消化管造影
8か月女児．腸回転異常症に伴う絞扼性イレウスにより小腸大量切除の結果，残存小腸が35cmとなった(矢印)．全小腸と上行結腸の一部が造影されている．

表Ⅲ-110 腸管不全症例の原疾患(自験例：1979～2011年)

成人例	炎症性腸疾患	24例(1)
	悪性腫瘍	12例
	絞扼性イレウス	6例(6)
	上腸間膜動脈血栓症	6例(6)
	腸管運動障害	7例(1)
	その他	11例(1)
	計	66例(15)
小児例	腸管運動障害	14例
	難治性下痢症	10例
	絞扼性イレウス	5例(5)
	先天性代謝異常	2例
	その他	7例(1)
	計	38例(6)

( )：短腸症候群．

流感染症(catheter-related bloodstream infection；CRBSI)を認める症例が適応となる．

3. 合併症の予防

TPNに伴う合併症では，肝機能障害とCRBSIが重要である．近年，腸管不全症例で，長期TPNに伴い発生する肝機能障害はintestinal failure-associated liver disease(IFALD)と呼ばれ，その概念が定着しつつある[2]．IFALDは胆汁うっ滞性の肝障害を特徴とする．対策としては，経腸栄養を可及的に促進させることでTPNへの依存度を低下させる，CRBSIや腸炎に伴う敗血症の発生を可及的に防ぐことなどが重要である．

短腸症候群および炎症性腸疾患は他項(「炎症性腸疾患」534頁，「短腸症候群」544頁)で詳細に述べられているため，ここでは，腸管運動機能障害の代表的疾患である慢性特発性仮性腸閉塞症(chronic idiopathic intestinal pseudo-obstruction syndrome；CIIPS)について述べ，次に腸管不全の最終的な治療手段である小腸移植について述べる．

2 腸管運動機能障害―慢性特発性仮性腸閉塞症(CIIPS)

CIIPSは腸管に機械的な通過障害や原因となる基礎疾患がないにもかかわらず，腸管の

運動障害を特徴とし，臨床的に腸閉塞症状を呈する臨床的症候群である[3]．通常，胃を含む全消化管の運動障害を呈し，膀胱の運動障害を合併する場合がある．家族内発生をするタイプもある．CIIPS の管理上重要なことは，消化管症状を軽減させると同時に患者の栄養状態を保つことにある．多くの場合 TPN による栄養管理を要する．

1. 病因

消化管の平滑筋や壁内神経叢の異常など多くの病因が提唱されているが，通常特異的な組織学的異常は示さない．腸管のペースメーカーとしての作用を有する Cajal の c-kit 陽性細胞の欠乏が原因の 1 つと考えられている[4]．

2. 臨床症状

通常，小児期や青年期の比較的早い時期に発症する．主な症状は腹部膨満，腹痛，嘔吐である．時には便秘と下痢を繰り返す．CIIPS の症状の特徴として，しばしば間欠的で，数か月，数年間まったく無症状の時期がある場合がある点があげられる．

3. 診断

上記症状や，排尿障害，嚥下障害，家族内発生などがあり，消化管の機械的閉塞がない場合，CIIPS を疑う．腹部単純 X 線撮影で腸管全体の拡張を認める（図Ⅲ-119）．上部消化管造影では，食道，胃，小腸の拡張，蠕動運動の欠如や異常な蠕動運動，造影剤の排出遅延を認める．食道や小腸内圧検査による異常な蠕動波の検索，腹部超音波検査や静脈性腎盂造影による尿管や膀胱の拡張の有無の検索も重要である．小腸の全層生検により平滑筋層や壁内神経叢の異常を検索できる場合もあるが，診断の目的だけで開腹術を行うべきではない．

4. 栄養管理[3]

通常 CIIPS では消化管の吸収能は正常に保たれている．したがって，臨床的に可能であればまず経口摂取を試みる．この場合腸管蠕動促進剤を併用することが多い．経口摂取だけでは十分なエネルギーを摂取できない場合は，チューブ腸瘻や胃瘻による経腸栄養を選択する．腸管閉塞症状が強く，経腸栄養の投与が制限される場合は TPN の適応となる．

経口摂取は消化管の病変部位により影響される．一般的に胃の蠕動が極度に低下している場合は経口摂取が困難である．食事は 1 回約 300 kcal 程度で 1 日 5，6 回軟らかく消化のよい低脂肪，低ファイバー（食物繊維），低残渣の食事を摂取する．CIIPS の患者の多くは経口摂取のみでは必要なエネルギーを摂取することが困難であり栄養障害に陥る可能性が高い．この場合，次のステップとして経腸栄養が選択される．

胃瘻や腸瘻から栄養チューブを挿入し経腸栄養を行う．通常 1 kcal/ml のファイバー（食物繊維）を含まない低残渣食を用いる．胃瘻から投与する場合はまず間欠投与を試みる．嘔気や腹満を訴えると持続投与に切り替える．腸瘻からの場合は持続投与を選択する．経

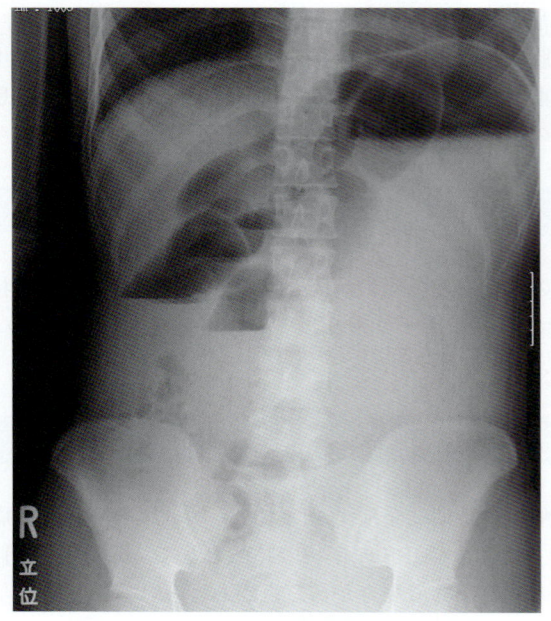

図Ⅲ-119　CIIPS症例の腹部単純X線写真
25歳女性で在宅静脈栄養法を施行中である．腸管の著明な拡張と多発性のニボー像を認める．

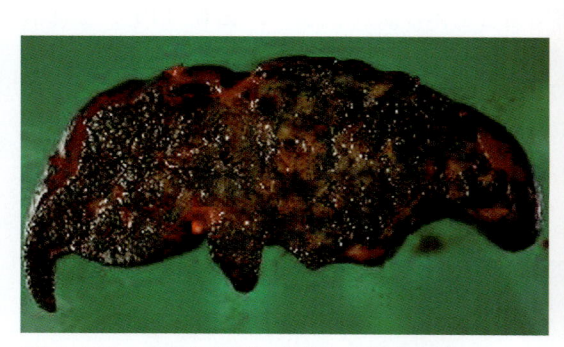

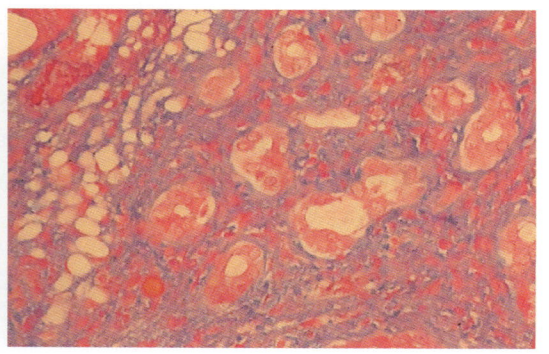

図Ⅲ-120　CIIPS症例に合併した肝機能障害
CIIPSにより長期間在宅静脈栄養法を施行中，肝機能障害により死亡した症例の肝臓の肉眼像(左)および組織像(右)．肉眼的には胆汁性肝硬変を，組織的には著明な繊維化，脂肪の蓄積，胆汁うっ滞を認める．

　　口摂取がある程度可能な場合は夜間にその不足分を投与する．
　経腸栄養で栄養状態を保つことが困難な場合はTPNの適応となる．発症年齢が低いほどTPNの適応になる場合が多い．投与熱量，アミノ酸量はそれぞれ，25～30 kcal/kg/日，1.0～1.2 g/kg/日を目標とする．投与熱量の10～20％を脂肪乳剤で，残りはグルコースで投与する．長期的にTPNを必要とする場合はHPNの適応となる．長期TPNによる肝機能障害は重要な合併症で(**図Ⅲ-120**)，進行すると小腸移植を考慮する．

3 小腸移植

　腸管は全身の免疫系とは独立した腸管リンパ組織を形成し，パイエル板や腸間膜リンパ節などはその一部である．このことが，免疫抑制が最も重要な臓器移植において，小腸移植が他の臓器移植に比較して臨床応用が遅れた最大の理由である．しかしながら，効果的な免疫抑制剤の開発により，従来困難とされてきた小腸移植が欧米を中心として広く行われるようになり，腸管不全の最終的な治療法としての小腸移植の意義が定着した．小腸移植の適応は，TPNから離脱不可能な腸管不全症例で，①進行性の肝機能障害，②繰り返すCRBSI，③中心静脈アクセスの喪失，などを合併した症例である．

1. 小腸移植の現状

　2009年9月の第11回国際小腸移植シンポジウムの報告では，これまで2,061症例に対して2,291回の小腸移植が施行された[5]．術式の内訳は，小腸単独43％，肝小腸同時移植34％，多臓器移植23％で，近年多臓器移植が増加傾向にある．主な適応疾患は，小児では短腸症候群(68％)，腸管運動障害(14％)，小腸粘膜欠損(10％)，成人では短腸症候群(58％)，腫瘍(11％)，腸管運動障害(10％)であった．1年生存率は約80％と改善をみるものの，5年生存率では40％台と最近10年間で改善は認めていない．わが国では，1996年の第1例以来，2010年9月までに計20例の小腸移植が施行された[6]．ドナーの内訳は，11例が生体から，9例が脳死患者からで，最近数年間は脳死患者のドナーが増加している．適応疾患別では，半数が短腸症候群，1/3が腸管運動障害であった．1年および5年生存率は，それぞれ87％，69％で，国際的に劣らない成績である．ドナーの確保および保険適用の問題が今後わが国の小腸移植医療の解決すべき課題である．

2. 合併症

　小腸移植後の主な合併症として，拒絶反応，感染およびpost-transplant lymphoproliferative disease(PTLD)があげられる．小腸移植では免疫抑制剤としてタクロリムス(FK506)とステロイドを基本として，導入剤として抗リンパ球抗体を使用する．急性拒絶反応は移植腸管の約90％に起こる．発熱，腹痛，大量の腸液の排出などの臨床症状の他に，消化管内視鏡を用いて肉眼的および組織学的に拒絶の有無を検索する．細菌や真菌の他にサイトメガロウイルスやEpstein-Barr virus(EBV)などのウイルス感染も重要である．小腸移植は年月の経過とともにグラフト生存率は低下するため，他の臓器移植に比較して長期の観察が必要である．

3. 栄養管理

　小腸移植における栄養管理の最終的な目標はTPNから離脱することにある．移植術直後はTPNによる管理は必須である．成人では30～35 kcal/kg/日の投与熱量を基本とする．移植腸管の蠕動を確認した段階で，できるだけ早期に経腸栄養剤(通常は成分栄養剤)

を経鼻チューブから持続投与する．拒絶反応の有無，腸瘻からの排液量，食物アレルギーの有無に注意しながらTPNから経腸栄養に移行する．これには通常4〜6週間を要する．その後，経腸栄養剤から普通食に移行させるが，TPN離脱後も経口摂取のみでは十分な熱量を摂取できないため，長期的に経腸栄養剤や末梢輸液剤を併用する場合が多い．術前長期間のTPNを必要とした小児では，移植後も経口摂取が進まないことが多い．このような症例では，術後可及的早期に経口摂取を開始し，食べ方の訓練を積むことで経口摂取の機能を回復させることが重要である．

[文献]

1) Jan DM: Intestinal Failure: Definitions and Classifications. In Langnas AN(ed): Intestinal Failure. pp57-65, Blackwell, Oxford, 2008
2) Yang CF, Lee M, Valim C, et al: Persistent alanine aminotransferase elevation in children with parenteral nutrition-associated liver disease. J Pediatr Surg 44: 1084-1087, 2009
3) 和佐勝史：慢性特発性仮性腸閉塞症．医学のあゆみ 186：849-852，1998
4) Jain D, Moussa K, Tandon M, et al: Role of intestinal cells of Cajal in motility disorder of the bowel. Am J Gastroenterol 98: 618-624, 2003
5) Grant D: Small bowel transplant registry. In 11th International Small Bowel Transplant Symposium. Bologna, Italy, 2009
6) Ueno M, Wada K, Hoshino Y: Current Status of Intestinal Transplantation in Japan. Transplantation Proceedings 43: 2405-2407, 2011

〈和佐　勝史〉

Ⅲ．臨床編　C．疾患と栄養

26．高尿酸血症

　かつて高尿酸血症やその合併症である痛風は日本ではまれな疾患と考えられていた．しかし，ライフスタイルの変化に伴い 1960 年代以降痛風症例が急増し，現在では日常診療で普通に遭遇する疾患になった．高尿酸血症の発症には生活習慣の関与が大きいが，中でも食事による影響は発症だけではなく治療の観点からも注目されるところである．日本で痛風が増加し，人間ドックでも血清尿酸値を測定する機会が増えたためか，一般社会でも「痛風」から「プリン体」が容易に連想されるようになったと思える．本項では，尿酸の体内動態と高尿酸血症の成因，痛風を代表とする高尿酸血症の病態について解説し，次にプリン体を含む栄養摂取の影響など高尿酸血症の臨床栄養について述べる．

1　尿酸の体内動態と高尿酸血症の成因

　尿酸はヒトにおけるプリン代謝の最終産物であり，主として尿中に排泄される．プリン体は核酸やエネルギー源である ATP に含まれる．また，一部は食物に由来する．尿酸の体内プールは成人男性で約 1,200 mg であり，体内において通常 1 日 700 mg が産生され，同量が排泄されている（図Ⅲ-121）．尿酸は主に腎臓から排泄され，約 2/3 が尿中に，残りは糞便に排泄される．臨床的に重要なのは腎からの排泄である．
　血液中の尿酸は糸球体でほぼ 100％ 濾過されたのち，近位尿細管で再吸収あるいは分泌され，最終的に糸球体で濾過された尿酸の 10％ 程度が尿中に排泄される．2002 年，近位尿細管に存在するトランスポーターである URAT1 が尿酸再吸収の中心的な分子であることが明らかになった[1]．尿酸の産生から排泄に至る経路に種々の要因が作用して尿酸産生が過剰，もしくは排泄が低下すると高尿酸血症が生じる．
　血清尿酸値は多くの要因によって上昇する（図Ⅲ-121）．中でも肥満は血清尿酸値と強く関連する．肥満状態でみられるインスリン抵抗性による高インスリン血症のために尿酸クリアランスが低下すると考えられている．アルコール摂取や無酸素運動も血清尿酸値を上昇させる．この他にも核酸の分解亢進，プリン体の過剰負荷，腎機能低下などが原因になる．まれに，先天性プリン代謝異常症により高尿酸血症が生じる．

2　高尿酸血症の病態

　表Ⅲ-111 に高尿酸血症の合併症を示す．高尿酸血症の最も代表的な疾患が痛風である．高尿酸血症が長期持続すると，関節滑膜に微小な尿酸塩の沈着巣が形成される．尿酸塩結晶の関節への沈着には局所の温度の低下，血流減少，軟骨の変性なども関与する．尿酸塩

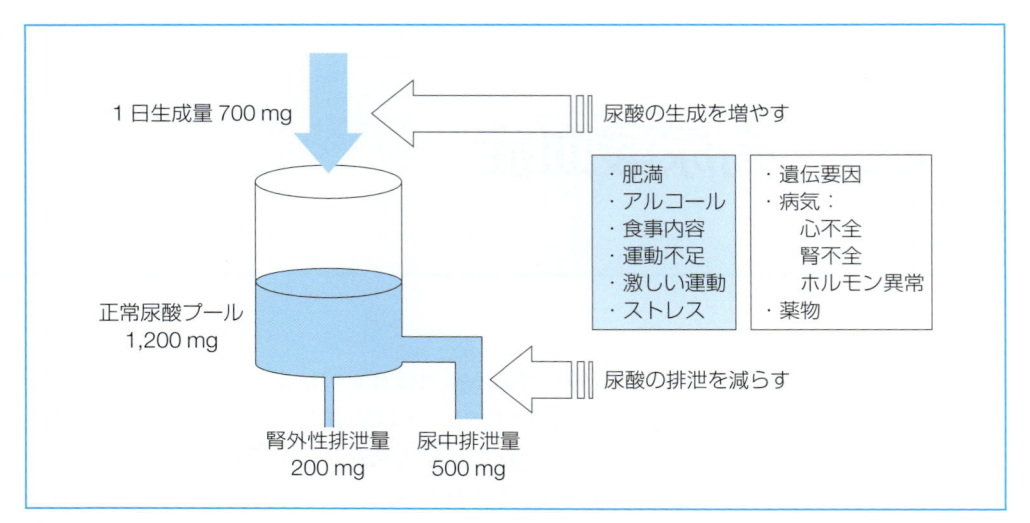

図Ⅲ-121　高尿酸血症の成因

表Ⅲ-111　高尿酸血症の合併症

1. 痛風
2. 尿路結石
3. 痛風腎
4. 肥満
5. 脂質異常症
6. 耐糖能異常
7. 高血圧症
8. 虚血性心疾患
9. 脳血管障害

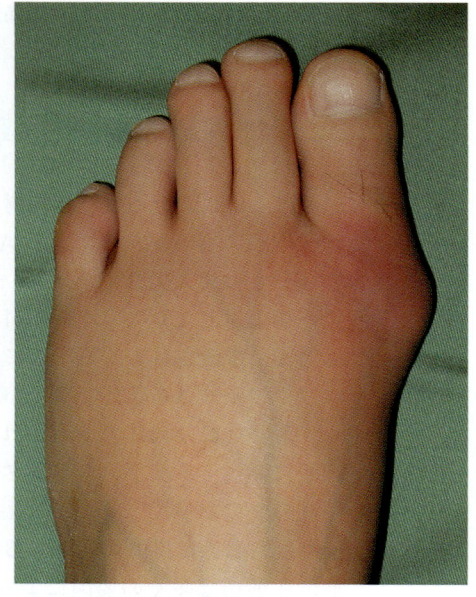

図Ⅲ-122　痛風発作
左第1中趾節関節における関節炎．罹患関節は激しい疼痛・腫脹・熱感・発赤を伴う．

結晶が関節腔内に剝脱することにより急性関節炎である痛風発作が始まる(図Ⅲ-122)．痛風発作を引き起こす要因としては血清尿酸値の変動，外傷，手術，アルコール摂取，飢餓，暴食などがあげられる．この中で血清尿酸値の変動については，痛風発作が必ずしも血清尿酸値が高い時のみに起きるのではなく，むしろ血清尿酸値が低下した時も起きやすいことが注目される[2]．実際，高尿酸血症の薬物治療の初期において痛風発作が誘発されることが知られている．

腎実質内にも尿酸塩・尿酸が沈着し尿細管・間質性腎障害を起こす．これを痛風腎という．最近では合併する高血圧，糖・脂質代謝異常などによる腎障害も含めて，一次性特発性痛風に認められる腎障害を広義に痛風腎と解釈する方向にある．また，痛風患者では尿路結石の合併が多く，シュウ酸カルシウム結石や尿酸結石を約20％に認める．痛風，痛風腎，尿路結石はいずれも尿酸が直接関与する高尿酸血症の合併症である．
　一方，尿酸とは直接関係しないが，高尿酸血症には肥満，脂質異常症，高血圧症，耐糖能異常，動脈硬化性疾患などの，いわゆる生活習慣病の合併が多い．高尿酸血症も単独で存在することは少なく，80％になんらかの生活習慣病が合併する[3]．高尿酸血症は少なくともメタボリックシンドロームを形成する要素の1つとして，動脈硬化性病変の進展に寄与すると考えてよい．

3　高尿酸血症の臨床栄養

1．エネルギー摂取量の適正化

　痛風患者の約半数，報告によってはそれ以上に肥満が合併する．また，body mass index（BMI）が増加するにつれ高尿酸血症の頻度も上昇する．また，米国医療専門職の男性約5万人を対象にした前向き研究（The Health Professional Follow-up Study；HPFS）では，BMIが上昇するにつれ痛風の発症リスクが上昇することも示されている（図Ⅲ-123）[4,5]．このように，肥満と高尿酸血症・痛風発症には密接な関連がある．皮下脂肪型肥満では尿酸排泄低下が生じており，内臓脂肪型肥満では尿酸産生が過剰であることが示されている[5]．したがって，いずれのタイプの肥満においても1日の摂取エネルギーを適正化し，肥満を改善することが高尿酸血症の改善につながると考えられる．すなわち，摂取エネルギーの適正化は高尿酸血症・痛風の食事療法の基本である．1日の摂取エネル

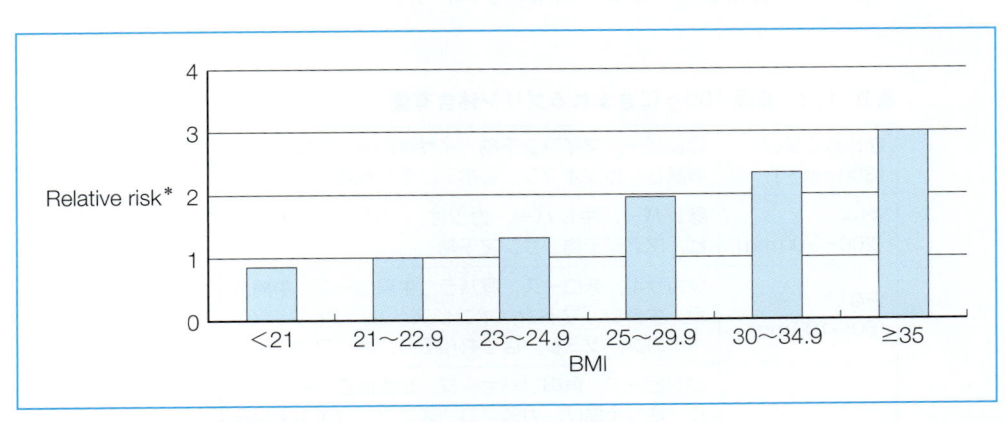

図Ⅲ-123　BMIと痛風発症
The Health Professional Follow-up Studyにおける，12年間の調査期間中の痛風発症リスクとbody mass index（BMI）との関係を示す．BMI 21〜22.9の群における痛風発症を基準とし，相対危険度は25以上では約2倍，35以上では約3倍に上昇を認めた．
＊：年齢，総熱量摂取量，アルコール摂取量などで調整した相対危険度．
（Matsuura F, et al, 1998[5]より転載）

ギーは BMI 22 の標準体重 kg あたり 25〜30 kcal になるように調整し，労働量などに応じて適宜補正する．

2. プリン体制限

尿酸は体内の代謝過程で産生されるものが多く，食物中のプリン体に由来するものは一部である．したがって，厳格なプリン体制限を行っても血清尿酸値の低下はわずかである[6]．前述のように尿酸は主に腎臓から排泄されるが，尿酸排泄能力は 1 日 500〜600 mg と考えられている．また，経口摂取したプリン体は組織の核酸に取り込まれることなく，大部分が尿酸に変換され排泄される[7]．したがって，過量のプリン体を摂取すると血清尿酸値は上昇する．実際，第 3 回米国全国健康・栄養調査(the Third National Health and Nutrition Examination Survey；NHANES Ⅲ)に参加した男女 14,363 例を用いた横断研究[8]では，肉類，魚介類を最も多く摂取する群では最も少ない群に比べて，血清尿酸値が正常範囲ではあるが有意に高値であった．また，前述の HPFS では肉類，魚介類を最も多く摂取する群は最も少ない群に比べて痛風発症のリスクが各々 1.41，1.51 倍高かった[9]．以上より，食事内容の調査を行い，とくに肉類，魚介類からプリン体を過剰に摂取している場合は 300〜400 mg/日までにとどめるように指導するのが望ましいと考えられる．

ただし，プリン体は水溶性であるので，「煮る」「ゆでる」といった処理を加えた場合には食品中のプリン体が煮汁へ出ていく点に注意する必要がある．食品 100 g あたりプリン体を 200 mg 以上含むものを高プリン食というが，単位重量あたりで示すと「かつおぶし」や「干し椎茸」など実際の調理にはさほど多量に用いない食品も高プリン体含有食品に含まれる(表Ⅲ-112)[10]．したがって，食事指導においては，実際の調理で用いる量や調理方法も考慮する必要がある．

前項で述べた摂取熱量の適正化により，摂取プリン体量も減少すると考えられる．プリン体制限を細かく行うよりは摂取総熱量の制限を優先させ，内臓類などのプリン体をとくに多く含む食品を控えるように指導すればよいであろう．

表Ⅲ-112　食品 100 g に含まれるプリン体含有量

きわめて多い (300 mg〜)	鶏レバー，マイワシ干物，イサキ白子，アンコウ肝酒蒸し，カツオブシ，ニボシ，干し椎茸
多い (200〜300 mg)	豚レバー，牛レバー，カツオ，マイワシ，大正エビ，マアジ干物，サンマ干物
少ない (50〜100 mg)	ワカサギ，豚ロース，豚バラ，牛肩ロース，牛肩バラ，牛タン，マトン，ボンレスハム，プレスハム，ベーコン，ツミレ，ほうれんそう，カリフラワー
きわめて少ない (〜50 mg)	コンビーフ，魚肉ソーセージ，かまぼこ，焼きちくわ，さつま揚げ，カズノコ，スジコ，ウインナソーセージ，豆腐，牛乳，チーズ，鶏卵，とうもろこし，じゃがいも，さつまいも，米飯，パン，うどん，そば，果物，キャベツ，トマト，にんじん，大根，白菜，ひじき，わかめ，こんぶ

(日本痛風・核酸代謝学会ガイドライン改訂委員会，2010[10] より転載)

3. コーヒー摂取

前述のHPFSではコーヒーを1日6杯以上摂取する群は摂取しない群に比べて痛風発症のリスクが0.60倍と低かった[11]．カフェインを含まないコーヒーでも同様の傾向がみられ，紅茶ではみられなかった．NHANES Ⅲの検討でもコーヒー摂取は血清尿酸値低下と関連がみられた一方，紅茶ではその関連が認められなかった[12]．以上の結果から，痛風発症抑制および血清尿酸値低値とコーヒーとの関連について，コーヒーに含まれるカフェイン以外の成分が影響している可能性が考えられる．

4. フルクトース摂取

HPFSの検討で，糖甘味ソフトドリンクと痛風発症の関連が指摘されている．糖甘味ソフトドリンク摂取量をフルクトースに換算し検討した結果，最も多くフルクトースを摂取する群は最も少ない群に比べて痛風発症のリスクが2.02倍高かった[13]．フルクトース過剰摂取と痛風発症との関連については，インスリン抵抗性による腎臓における尿酸排泄低下作用と，体内で果糖が糖新生，解糖される過程で急激にATPが消費され，ヌクレオチドやピリミジンの分解が促進され血清尿酸値を上昇させる機序が関与すると考えられている．

5. 各栄養素のバランス

高尿酸血症・痛風は生活習慣の影響が大きい疾患であるので，食事摂取にあたっては各栄養素をバランスよく摂取することが望まれる．

ところで，高タンパク食は痛風発作に対して抑制的である[14]ことが報告されている．高タンパク食によるインスリン抵抗性の改善作用などがその機序として考えられるが，痛風・高尿酸血症はメタボリックシンドロームと密接に関連しているので，高タンパク食の摂取はこのような観点からも望ましいと考えられる．痛風・高尿酸血症においてはタンパク質の摂取割合を増やしてもよいのかもしれない．

6. 食材

野菜の中にはプリン体含有量の多いものがある．しかし，米国の調査で高プリン体含有野菜の摂取は痛風の発症に関連しないことが示された[9]．高プリン体含有野菜では食物繊維によりプリン体の吸収が抑制されたり，高プリン体含有野菜に含まれるタンパク質のインスリン抵抗性改善作用などが影響したりしていると考えられる．高プリン体含有野菜は少なくとも通常の摂取量ではさほどの問題にはならないであろう．また，乳製品の摂取も痛風発症には関連せず，とくに低脂肪乳製品の摂取は痛風発症のリスクを低下させることが示されている．カゼインやラクトアルブミンによる尿酸クリアランスの上昇がその機序として考えられる[15]．したがって，乳製品の中でも低脂肪乳製品の摂取は勧めてよい．

表Ⅲ-113　高尿酸血症，痛風の生活指導

1. 食事療法
   ・総熱量の制限
   ・プリン体制限
   ・尿をアルカリ化する食品の摂取
2. アルコール制限
   下記のいずれかを目標にする．
   ・ビール　500 ml/日
   ・日本酒　1合/日
   ・ウイスキー　ダブル1杯/日
   ・禁酒日週2日
3. 水分摂取（尿量 2,000 ml/日以上を目標）
4. 有酸素運動
5. ストレスの解消

7．注意点

　尿酸は関節以外では腎髄質に沈着しやすい．また，尿酸は尿中 pH が 6.0 以下で結晶化しやすくなるが，痛風では尿 pH が酸性に傾いていることが多い．したがって，痛風では尿路結石の合併が多い．このため，高尿酸血症・痛風においては心・腎疾患などがなければ 1 日尿量が 2 l 程度になるように水分を摂取することが大切である．また，尿のアルカリ化によいとされる食品（海藻類など）の摂取も勧められる．アルコール類は尿酸産生増加，排泄低下の両面の作用により血清尿酸値を増加させるので制限が必要である．運動療法は肥満の解消のためにも重要であるが，無酸素運動は血清尿酸値の上昇につながるため注意が必要である．高尿酸血症・痛風では有酸素運動がよい．

4　合併症を有する高尿酸血症・痛風の食事療法を含めた生活指導

　前述のように高尿酸血症・痛風には生活習慣病の合併が多い．高血圧，脂質異常症，糖尿病，耐糖能異常などの合併の有無を検討し，合併病態に対する食事内容も考慮したうえで，食事療法を含めた生活指導を行う（表Ⅲ-113）．

［文献］
1) Enomoto A, Kimura H, Chairoungdua A, et al: Molecular identification of a renal urate anion exchanger that regulates blood urate levels. Nature 417: 447-452, 2002
2) Edwards NL: Gout: Presentation, natural history, and associated conditions. In Wortmann RL, Schumacher Jr HR, Becker MA, et al(eds): Crystal-induced arthropathies. pp61-79, Taylor & Francis, New York, 2006
3) 嶺尾郁夫，上中里香子，垂井清一郎：メタボリックシンドロームと高尿酸血症．Prog Med 24: 1219-1225, 2004
4) Choi HK, Atkinson K, Karlson EW, et al: Obesity, weight change, hypertension, diuretic use, and risk of gout in men: the health professionals follow-up study. Arch Intern Med 165: 742-748, 2005
5) Matsuura F, Yamashita S, Nakamura T, et al: Effect of visceral fat accumulation on uric acid metabolism in male obese subjects: visceral fat obesity is linked more closely to overproduction of uric acid than subcutaneous fat obesity. Metabolism 47: 929-933, 1998

6) 山内俊一：食事と尿酸代謝．高尿酸血症と痛風 7：158-162，1999
7) 橘正道：プリンおよびピリミジンヌクレオチドの代謝．上代淑人（監訳）：ハーパー・生化学，原書25版．pp417-432，丸善，2000
8) Choi HK, Liu S, Curhan G: Intake of purine-rich foods, protein, and dairy products and relationship to serum levels of uric acid: the Third National Health and Nutrition Examination Survey. Arthritis Rheum 52: 283-289, 2005
9) Choi HK, Atkinson K, Karlson EW, et al: Purine-rich foods, dairy and protein intake, and the risk of gout in men. N Engl J Med 350: 1093-1103, 2004
10) 日本痛風・核酸代謝学会ガイドライン改訂委員会（編）：高尿酸血症・痛風の治療ガイドライン，第2版．メディカルレビュー，2010
11) Choi HK, Curhan G: Soft drinks, fructose consumption, and the risk of gout in men: prospective cohort study. BMJ 336: 309-312, 2008
12) Choi HK, Curhan G: Coffee, tea, and caffeine consumption and serum uric acid level: the third national health and nutrition examination survey. Arthritis Rheum 57: 816-821, 2007
13) Choi HK, Willett W, Curhan G: Coffee consumption and risk of incident gout in men: a prospective study. Arthritis Rheum 56: 2049-2055, 2007
14) Piatti PM, Monti F, Fermo I, et al: Hypocaloric high-protein diet improves glucose oxidation and spares lean body mass: comparison to hypocaloric high-carbohydrate diet. Metabolism 43: 1481-1487, 1994
15) Garrel DR, Verdy M, PetitClerc C, et al: Milk-and soy-protein ingestion: acute effect on serum uric acid concentration. Am J Clin Nutr 53: 665-669, 1991

（山中　寿，浦野　和子）

Ⅲ．臨床編　C．疾患と栄養

27．膠原病

　膠原病は免疫異常に基づく結合組織の慢性炎症性疾患で，全身の多臓器病変を特徴としている．したがって，個々の症例で傷害される臓器や重症度が異なり，それに応じて食事療法も異なってくる．また，治療に用いられる薬剤もステロイドや非ステロイド性抗炎症薬(NSAIDs)，さらに免疫抑制薬や抗リウマチ薬(DMARDs)などと多彩で，これらの薬剤の副作用に対する対応も必要となる．

　本項では，膠原病に対する一般的な食事療法に加え，個々の病態および使用される薬剤の副作用に対応する食事療法などに分類して解説する．

1　一般食事療法

1．基本概念

　患者によっては治療に用いる薬剤の副作用などを恐れ，独自の判断でいわゆる民間療法やサプリメントによる効果を期待し，治療を遅らせ，病態を悪化させてしまうこともある．したがって，まず第1に膠原病は食事療法では根本的な治癒や改善を導き得る疾患ではないことを理解させる必要がある．

　また，患者は膠原病が免疫異常に基づく病気であるという理解のもとに，免疫を増強するとする食事やサプリメントを摂取するケースも多い．膠原病における免疫異常を治療に抗して増悪させるほどの食事療法はないと思われるが，基本的に免疫を抑制したり，調節したりする治療が主体となる膠原病にて，異常に亢進した免疫異常を増強する方向にもっていく食事療法は意味のないことも理解させる必要がある．

　全身性エリテマトーデス(SLE)の動物モデルを用いた実験では，①高カロリー・高脂肪食，②高カロリー・低脂肪食，および③低カロリー・低脂肪食の3群に分けて食事を与えたところ，低カロリー・低脂肪食のマウスの死亡率が最も低く，高カロリー・高脂肪食のマウスの死亡率が最も高かったことが報告されている[1]．また，このようなマウスでは，腎障害が早期に発症していることも示されている．

　一方，ヒトの疫学的な研究では，脂肪の摂取が多い人にSLEや混合性結合組織病(MCTD)の発症が多いとの報告もある[2]．しかし，オリーブオイルや魚脂は関節リウマチ(rheumatoid arthritis；RA)に対してよい効果があるとも報告されている[3]．Linosらは RA患者168例と健常人137例について，日常生活上のさまざまな習慣についてアンケート調査をした結果，オリーブオイルや魚の摂取量がRA患者では有意に少なく，RA患者

群で比較しても重症例ほど魚の摂取量が少ないことを報告した[3]．また，Orthodox lent という宗教上の習慣とRAの発症および重症度との関連も示唆された．これはキリスト教の教えに基づき，クリスマス，復活祭の前後，ならびに水曜日と金曜日に，肉や動物製品（乳製品を含む）を摂らず，主として穀物，野菜，果物および植物性脂肪を摂取する習慣で，RA患者ではこの習慣を実践することが少なく，さらに重症例ほどその傾向が顕著であったことが報告されている[3]．このような現象はオリーブオイルや魚脂を多く摂取することによって，炎症を惹起するプロスタグランジンのもとになるアラキドン酸の減少を導くことによってもたらされる可能性が示唆されている．

　明確なエビデンスはないが，一般的には脂肪，とくに動物性の脂肪分の摂取を抑えながら，必要なカロリーを過不足なく，そして栄養のバランスよく摂取することがよいと考えられる[4]．とくに十分量の野菜を食べることによりビタミン類の摂取を確保し，さらに骨粗鬆症の予防に結びつくカルシウムも摂取することなどがポイントとなる．

2．食事指導の実際

　低脂肪で過不足のない，そしてビタミンおよびミネラルも十分な食事を摂るように漠然と患者に指示しても，実際にどのように摂取してよいか理解できないと思われる．それを具体的に説明するには，現状では「糖尿病の食品交換表」を目安として用いるのが妥当と思われる．これを参考に必要カロリー量を計算し，ビタミンの多い緑黄色野菜，カルシウムに富む牛乳，乳製品，小魚，しらすぼし，大豆，卵黄，緑黄色野菜など，さらにカルシウムの吸収を助けるビタミンDの摂取を考え，干し椎茸，マグロの刺身，イワシ，カツオ，レバー，卵黄，さつま揚げなどの食品を取り込むように指導するのがよいと思われる．

2　疾患と食事療法

1．全身性エリテマトーデス（SLE）と食事療法

1　基本的な考え方

　上述のように栄養のバランスを考え，動物性脂肪の摂りすぎに留意しながら過食を避け，肥満にならないようにしなければならない．とくにSLEでは個々の患者が有する臓器病変に応じた食事や，ステロイドなどの治療薬による副作用の防止を念頭に置いた食事療法が求められる．

2　臓器病変と食事療法

　SLEは膠原病の中で最も多彩な臓器病変を有するが，とくにループス腎炎が問題となる．ループス腎炎の重症度はその組織型によって異なるが，WHOのⅢ型やⅣ型の腎炎は急速に進行し，タンパク尿に加え，腎不全が進行する．また，重症例ではしばしばネフローゼ症候群を呈することもある．一方，Ⅴ型の腎炎はネフローゼ症候群を高率に認めるが，腎不全には陥りにくい．これらの症例に対して急性腎不全やネフローゼ症候群に対す

る食事療法を行うが，塩分，水分摂取量，電解質さらにタンパク摂取量などについては「ネフローゼ症候群」の項(651頁)を参照されたい．

また，心筋障害や肺高血圧症などにより心不全を合併することもしばしば認めるが，上述の腎障害に対する対応と同様に心疾患における食事療法に準じて対処する．

3 薬剤の副作用と食事療法

SLE では治療のために大量のステロイドが投与される．ステロイドは患者の食欲を増強し，節度のない過食からしばしば著明な脂質異常症や糖尿病が誘発される．これを防ぐために身長や体重，さらに日常生活の活動レベルを勘案し，適切なカロリーを摂取することが求められる．とくに，脂質異常症は大腿骨頭無腐性壊死などとの関連も指摘されているので，脂肪の摂取はできるだけ避け，食事でコントロールできない場合はスタチンなどによる薬物療法も必要となる．

骨粗鬆症もステロイドの代表的な副作用であるが，適度の運動とともに1日1,500 mg以上のカルシウムを摂取するように心がける．また，カルシウムの吸収を促すビタミンDの摂取も重要である．閉経後の女性ではとくに重要である[4]．

SLE ではステロイドに加え，NSAIDs もしばしば治療に用いられるが，基本的にはプロトンポンプ阻害薬などの薬剤が併用されるものの，胃炎，腸炎，さらに胃・十二指腸潰瘍などが誘発されるので，消化のよい食物の摂取と暴飲暴食および過度の刺激物を避けることが求められる[4]．

2. 関節リウマチ(RA)と食事療法

1 基本的な考え方

魚脂やオリーブオイルの接種と RA の発症に相関がある可能性が指摘されていることはすでに述べた[3]．それに加え，果物，調理した野菜(生野菜は除く)，アブラナ科の野菜の摂取量が多いと RA の発症は少ない(オッズ比 0.3〜0.6)という結果も報告されている[5]．これらの報告では果物や野菜の中のβクリプトキサンチン，カロチノイド，およびビタミンCの RA 発症抑制効果が示唆されている[5]．また，血清抗酸化βカロテン，レチノール，α-トコフェロール，セレニウムなどの濃度は，RA 患者で低い傾向が認められ，血清中α-トコフェロール，βカロテン，セレニウム濃度が低いと RA の発症率が高く，とくに，抗酸化指数(血清中α-トコフェロール，βカロテン，セレニウムから計算する指数)と強い相関がみられたという報告もされている[5]．

一方，RA の発症を誘発したり，増悪させる食習慣としては喫煙がよく知られている[6]．これについては多くのエビデンスが示されているので禁煙指導を行うことが求められる．飲酒については，発症に関与するという報告としないという報告があり一定の見解がない．過度の飲酒は関節炎を増悪させると思われるが，適量であれば問題ないと思われる．

一般的には肥満は荷重関節に対する負担を高めるため，適切なカロリー摂取によりそれを避けることが求められる．また，RA では疾患自体の病態により骨粗鬆症が進行するのに加え，ステロイドを服用しているとそれが著しく促進される．十分量のカルシウムとビタミンDの摂取を心がけることは SLE と同様に必要となる．

2 臓器病変と食事療法

RAでは罹病期間が長期に及び，その活動性が十分にコントロールされないとアミロイドーシスを併発することがある．腎アミロイドーシスではしばしばネフローゼ症候群となり，腸管アミロイドーシスでは吸収不良症候群の状態となる．また，RAには約30%の頻度でシェーグレン症候群（Sjögren syndrome）が合併するが，それに伴う間質性腎炎により腎不全に陥ることがある．これらの病態においては食事療法が必要となるが各疾患の項を参照されたい．

3 薬剤の副作用と食事療法

RAではNSAIDsとステロイドが治療に用いられ，しばしばその副作用による潰瘍性病変が問題となる[4]．SLEの項で述べたことと同様な対処が求められる．ステロイドはさらに肥満や脂質異常症を誘発するので，食事の摂取量のコントロール，とくに脂肪の摂取の制限を常に心がける[5]．

DMARDsの副作用も多彩であるが，ブシラミンでは膜性腎症によるネフローゼ症候群が問題となる．また，NSAIDsと同様に腎機能障害を誘発する薬剤も多く，そのような場合には塩分，カリウムなどの電解質，さらに水分およびタンパク制限などの食事療法が必要になることがある．

3．強皮症（SSc）と食事療法

1 基本的な考え方

SScにおける特別な食事療法はない．基本的には上述の疾患と同様な対処が求められる．しかし，食道および腸管の内臓病変が進行した症例ではそれに対応するための食事療法が必要となる．

2 内臓病変と食事療法

SScでは食道下部2/3から直腸に至る内臓の平滑筋の繊維化が約25%の症例で出現する．とくに食道の病変は高率に認められ，蠕動運動障害による嚥下障害や拡張に伴う逆流性食道炎が認められる．このような症例においては，胃酸の分泌を刺激するようなアルコール類，脂肪過多の食物，コーヒーおよび辛い食品などの刺激物などはできるだけ避けることが好ましい．また，嚥下障害を認める場合は軟らかいものを少しずつ十分咀嚼してから飲み込むように指導する．また，過食は食道への逆流をもたらしやすくするので1回の食事量を減らし，その分1日4〜5回に分けて十分な栄養を摂取するように心がけさせる．また，十分に消化される前（食後2〜3時間）にすぐに横になることは避けさせる．

消化器症状がなければ，アルコールの摂取は過飲をしなければ問題ない．喫煙は血管の収縮を誘導し，レイノー現象を誘発するので止めさせる．

SScの病態の晩期では，しばしば小腸や大腸の平滑筋の繊維化により著しい蠕動運動の障害による吸収不良症候群や，腸管壁の脆弱化による憩室などの腸管病変が出現する．自覚症状としては便秘や下痢を繰り返したり，腸閉塞さらに憩室炎に伴う急性腹症などがみられる．できるだけ消化のよい高エネルギーで低脂肪の食事を摂ることが基本となるが，食事の摂取が不能となり中心静脈栄養法（TPN）での栄養摂取を余儀なくされることもし

ばしば認められる．プロバイオティクスを含む食品は腸管環境を維持する上で有用と思われる．

また，強皮症腎による高血圧症では厳密な塩分制限を行う必要がある．

3 その他の膠原病

血管炎症候群においては急速に進行する腎病変がしばしば認められ，多発性筋炎・皮膚筋炎では骨格筋に加え，食道の平滑筋の炎症によりSScと同様に嚥下障害が出現することがある．前述のSScと同様の対応が求められる．

4 おわりに

他の疾患と同様に膠原病においても食事療法は重要な意味をもっている．膠原病の臓器病変は多彩であり，それぞれの疾患で個々の症例の病態に応じて対応することがポイントとなる．

[文献]

1) Corman LC: The role of diet in animal models of systemic lupus erythematosus: possible implications for human lupus. Semin Arthritis Rheum 15: 61-69, 1985
2) Minami Y, Sasaki T, Komatsu S, et al: Female systemic lupus erythematosus in Miyagi Prefecture, Japan: a case-control study of dietary and reproductive factors. Tohoku J Exp Med 169: 245-252, 1993
3) Linos A, Kaklamanis E, Kontomerkos A, et al: The effect of olive oil and fish consumption on rheumatoid arthritis-a case control study. Scand J Rheumatol 20: 419-426, 1991
4) 髙崎芳成：ステロイド薬．越智隆弘，山本一彦，龍順之助（編）：関節リウマチの診療マニュアル（改訂版），診断のマニュアルとEBMに基づく治療ガイドライン．pp78-80，日本リウマチ財団，2004
5) Pattison DJ, Harrison RA, Symmons DP: The role of diet in susceptibility to rheumatoid arthritis: a systematic review. J Rheumatol 31: 1310-1319, 2004
6) Fisher MC, Hochberg MC, El-Taha M, et al: Smoking, Smoking Cessation, and Disease Activity in a Large Cohort of Patients with Rheumatoid Arthritis. J Rheumatol 39: 904-909, 2012

〈髙崎　芳成〉

Ⅲ. 臨床編　C. 疾患と栄養

28. 脂肪肝

　肝細胞は日中に中性脂肪を合成・貯蔵し，夜間には中性脂肪を原料としてケトン体を産生し，心筋をはじめとする諸臓器のエネルギー源として供給している．この中性脂肪を貯蔵する肝細胞の働きはエネルギーやタンパク摂取量が限られていた時代には生存に関わる本質的なものであった．したがって，多量の脂質が肝細胞に沈着して脂肪肝を呈してもそれは生理的な現象の一部であり，脂肪の沈着に伴って生じる肝細胞壊死や炎症性細胞浸潤を病的な所見ととらえる者はいなかった．このため，臨床的にも病理学的にも脂肪肝について詳細な研究がなされたことはない．

　わが国では 30% 程度の肝細胞に中滴性ないし大滴性の脂肪滴が観察される場合に脂肪肝と診断されることが多い[1]が，どの程度の脂肪滴が沈着すれば脂肪肝と診断するか国際的には明確な基準はない．肥満が治療の対象となったのは高度肥満者が急速に増加した 1980 年代以降で，高血圧や糖尿病，動脈硬化の危険因子として認識されたからである．肥満に伴う脂肪肝が治療の対象として認識されたのは，非アルコール性脂肪肝炎（nonalcoholic steatohepatitis；NASH）が新しい疾患概念として認められた 1998 年以降のことである[2]．

　わが国では成人の 3 割が脂肪肝を有し，その 1/3 は過量飲酒が誘因である．残りの 2/3 は過食と運動不足が誘因とされ，その 2/3 は非アルコール性脂肪性肝疾患（nonalcoholic fatty liver disease；NAFLD）と呼ばれる慢性肝疾患に罹患している．過量飲酒が肝硬変や肝細胞癌の誘因であることはよく知られているが，NAFLD が肝硬変や肝細胞癌の誘因になるとの共通認識が得られたのはわずか 15 年前のことである．NAFLD の 1～2 割を占める NASH では高率に肝硬変に移行するのでとくに留意が必要である[3]．

1　病因

　過栄養性の脂肪肝に沈着している脂質は中性脂肪で，多くの場合，中〜大滴性の脂肪滴が肝小葉中心性に沈着している（図Ⅲ-124）．過栄養の他にも，ウィルソン病やアルコールの過飲などによる代謝性，テトラサイクリンなどによる中毒性，糖尿病などによる内分泌性，さらにクワシオルコル（kwashiorkor）に代表される低栄養性脂肪肝が知られている．それ以外にも，急性ミトコンドリア機能不全である Reye 症候群や急性妊娠脂肪肝など微細な中性脂肪の脂肪滴沈着をきたす病態があり，原因や重篤度により，脂肪滴の大きさや脂肪滴の肝臓小葉内分布が異なる．

　他方，中性脂肪以外の脂質が蓄積することもある．抗不整脈薬であるアミオダロンの場合には肝細胞内のホスホリパーゼ活性が低下することにより，リン脂質の沈着を生じる．

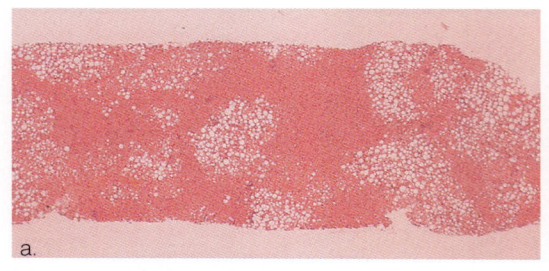

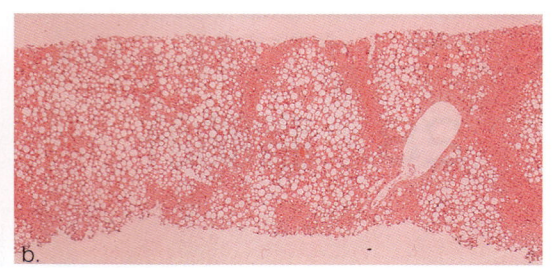

図Ⅲ-124 脂肪肝の組織像(HE染色).
a：軽度, b：高度.

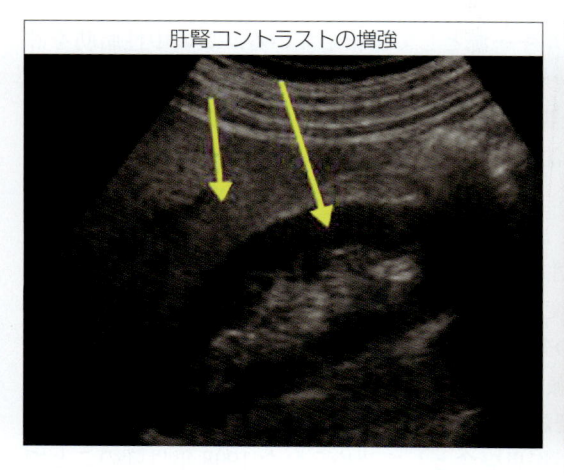

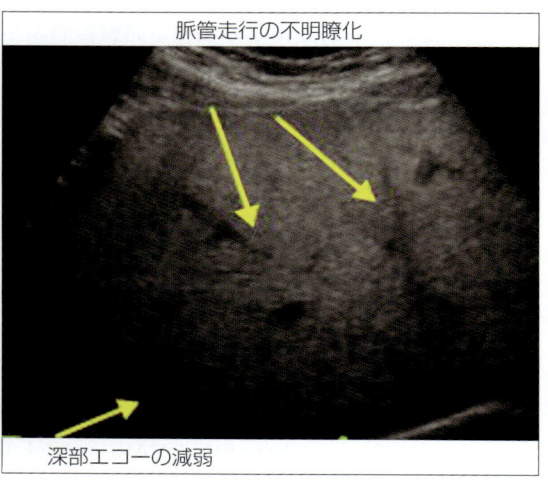

図Ⅲ-125 脂肪肝の腹部超音波像

また，まれにコレステロールの沈着している場合もあるが，通常の光顕観察でこれらを鑑別することは困難なため，このような症例も脂肪肝と診断される場合がある．

2 診断

剖検あるいは針生検により得られた検体について病理学的に検索すれば，中～大滴性の脂肪滴は染色されずに円形粒子状に抜けるため，脂肪滴の存在診断を行うことは容易である(図Ⅲ-124)．しかし，画像診断学の進歩により今日では脂肪肝を診断するために針生検を行うことはない．画像診断の中では，腹部超音波検査が広く行われ，肝実質の輝度上昇に伴う肝腎コントラストの上昇，肝内血管の不鮮明化，深部エコーの減弱などの変化をもとに脂肪肝の存在診断を行う(図Ⅲ-125)．腹部CT検査で肝臓のCT値は脂肪の沈着程度に応じて低下するが，脾臓のCT値はほぼ一定である．そこで，肝/脾比を用いて脂肪肝の半定量化を行うことができる．肝/脾比が0.9の場合，ほぼ3割の肝細胞に脂肪滴が貯留している(図Ⅲ-126)．脂肪肝症例ではしばしば腫大した肝臓を触知するが，アルコール性肝炎を除き圧痛を認めることは少ない．

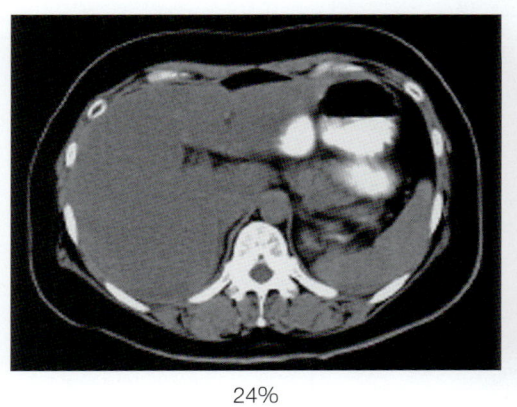

24%   49%

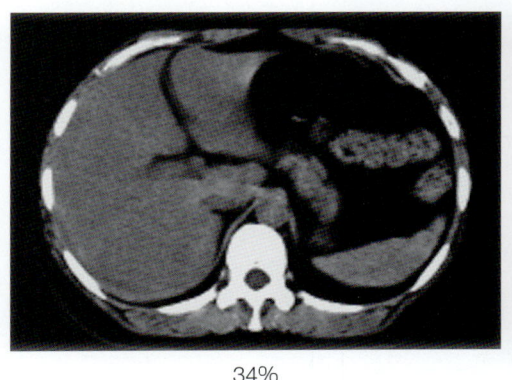

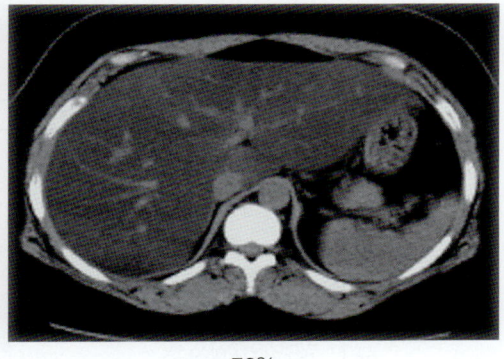

34%   76%

図Ⅲ-126　CT像から見た脂肪肝の程度
脂肪滴を有する肝細胞の割合を％で表示した．脂肪肝では肝実質のCT値が低下する．

3　治療

　肥満は脂肪肝の重要な危険因子であり(図Ⅲ-127)，肝障害を惹起する(図Ⅲ-128)．脂肪肝治療の原則は誘因の除去である．薬物性やアルコール性など誘因の明らかな場合にはその中止，糖尿病や甲状腺機能低下症などでは適切な治療を行うことが治療の前提となる．肝臓に沈着した脂肪は一見きわめて安定的に貯留しているようにみえるが，その半減期は5〜12日と比較的短いため，誘因を除去し，肝臓における脂肪の収支を改善すれば脂肪肝は比較的速やかに改善する．その典型が過量飲酒，そして過食と運動不足である．

1．過食と運動不足による脂肪肝

　肥満人口は年率4％で増え続けている．その主因は過食と運動不足である．減量を得るためには月余の治療を継続する必要があるので，具体的にどのような生活指導が有用であるか検討する必要がある．熱量制限や脂肪制限食など食事面での工夫，さらには適正な運動負荷法とその量などについて種々の検討が行われ，食事量の制限と有酸素運動を組み合

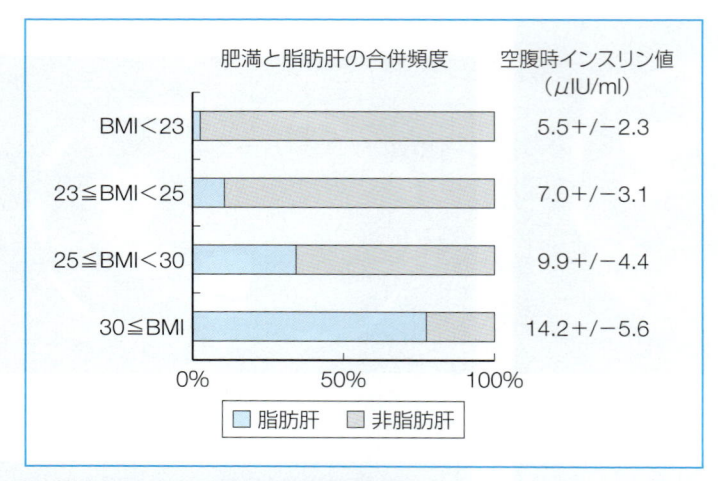

図Ⅲ-127　肥満の程度と脂肪肝の頻度

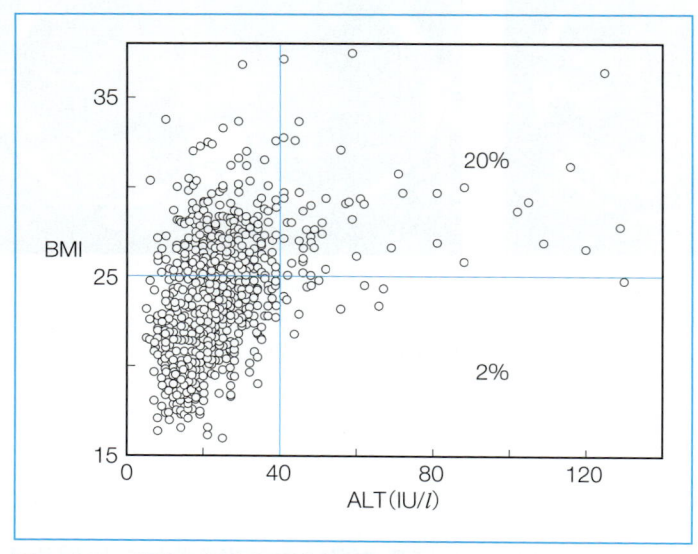

図Ⅲ-128　肥満の程度と肝障害の頻度
BMI 25 以上は肥満．肥満者の肝障害の頻度は 20%．

わせるとのコンセンサスが得られた[1]．
　筋肉に貯蔵された脂肪やグリコーゲンは自然に放出されることはないので，有酸素運動を行って脂肪やグリコーゲンを消費することが必要となる．しかし，1 時間歩行しても脂肪の消費量は 10 g 程度であり，有酸素運動だけで減量を達成することは不可能である．運動に加えて食事量を制限すれば肝臓に負荷される脂肪量が減少し，肝臓から放出される脂肪量が減少する．筋肉に含まれる脂肪量が 1% を下回れば筋肉のインスリン感受性は回復し，食後の筋肉への糖や脂肪の取り込みが回復し，食後高血糖，脂質異常症が解消される．適切な管理を行えば，インスリン感受性の改善に要する期間はわずか数日である．
　肥満者は肝臓で糖新生を行うので，極端な糖分の制限を行っても高インスリン血症の改

善にはつながらない．必要なのはインスリン分泌をできるだけ刺激しない糖の摂取法を心がけることである．強い刺激能をもつ単純糖質ではなく，複合糖質として総熱量の50〜60％を摂取するように心がけ，脂肪合成の基質となりやすい果糖を多く含む果物の摂取を制限することが望ましい．インスリン感受性が回復すれば血中インスリン値は低下し，脂肪組織から脂肪酸の放出が始まる．しかし，kg単位での減量を得るためには週単位での治療が必要なので，食事制限と有酸素運動を日常生活の中に定着させる必要がある．

　空腹時に10分間早足で歩くと，腰部や下肢の筋肉のグリコーゲンが消費されるとともにアドレナリンの作用により肝臓からグルコースが放出され低血糖が緩和される．低血糖が解消すれば空腹感は和らぎ，過食を防ぐことができる．また，少し長めに歩けば筋肉に含まれる中性脂肪も消費される．食後に10分間早足で歩くと腰部や下肢の筋肉で糖の需要が高まり，食後血糖の上昇が緩和される．また，中性脂肪の需要が高まれば食後の高カイロミクロン血症や高VLDL（超低比重リポタンパク）血症を短時間に留めることも可能となる．1日3回の食事ごとに行えば，毎日1時間の有酸素運動を確保することができる．これは1つの例にすぎない．症例に応じた実行可能で具体的な治療戦略が求められる[4,5]．

　たとえば，食事は基礎代謝量に合致する熱量，もしくは身長より算出した標準体重をもとに30 kcal/kgを必要量として3分して摂食するようにすれば，間食に必要な熱量を捻出できる．身長が170 cm以上の人では日本人の平均エネルギー摂取量である1,900 kcalが1つの目安となる．脂肪の円滑な燃焼にはカルニチンが必要なため，タンパク質の摂取量は標準体重をもとに1〜1.5 g/kgとし，筋肉の減少を防ぐ．ビタミンやミネラルの豊富な食品の必要性はいうまでもないが，脂肪は総熱量の20％以下に制限し，n-3系などの多価不飽和脂肪酸を含む食品をメニューに加える．必ずしも禁酒の必要はないが，清酒1合が200 kcal相当のエネルギーを肝臓に提供することを考えれば，食事の多様性を犠牲にしてまで飲酒を続けることは得策ではない．

　脂肪肝の改善には減量がほぼ必須であるが，脂肪肝の改善が得られない3 kg程度の減量でも肝障害の改善は得られることが多いので，試みるべきである．しかし，1.5 kg/週を超える急激な減量は飢餓状態に伴う脂肪肝の生じることがあり，留意が必要である．また，脂肪細胞のサイズ縮小に伴い細胞膜の構成成分であるコレステロールが組織から放出される．コレステロールは腸肝循環を繰り返すため，胆道系への負荷により胆嚢胆管結石の発生が促進される可能性があるので予防が必要である．

2. 飲酒による脂肪肝

　「ノン・カロリー」と表示されていても，上述したようにアルコール飲料にはエタノール1 g当たり9 kcalに相当する熱量が含まれている．清酒1合から得られるNAD(P)H$^+$量は200 kcalに相当するので，5合/日は1,000 kcal相当の負荷となり，肝臓が毎日必要とするATPを賄って余りある．このため，清酒換算で5合/日以上の飲酒を5週間続けるとほぼ全例で脂肪肝が観察される．また，エタノールが肝臓で代謝される時に，NADが大量にNAD(P)H$^+$に変換されるため肝細胞内のNADが減少し，NAD(P)H$^+$を消費しNADの産生を行う脂肪酸合成系が活性化されるため，酒と同時に摂取された糖類の多くが脂肪酸の合成に用いられることも脂肪肝発生の重要な誘因である．

　肝臓で過量に合成された脂肪酸は中性脂肪となり，VLDLとして血中に放出され高中

性脂肪血症をきたす．二日酔いでしばしば高中性脂肪血症が観察されるのはこれが原因である．また，皮下および内臓周囲の脂肪組織に貯蔵されビール腹を形成する．当然のことながら，このようにして生じる脂肪肝は禁酒とともにタンパク質とビタミンを十分に含む低熱量食を摂取することにより比較的速やかに改善に転じる．

　肥満に伴う脂肪肝を誘因とするNAFLDに罹患している症例は検診受診者の14％，1,400万人に達する．その1～2割を，酸化ストレスによりミトコンドリアの機能異常を生じるなど進行性の肝病変を生じやすいNASHが占めており，10年弱の経過で2割の症例が肝硬変に移行する[6]．肝硬変を伴った症例では肝細胞癌のリスクが高まるので，とくに留意が必要である[7]．

　NASHの確実な治療法はいまだ確立されていないが，減量と有酸素運動が推奨されている．他方，わが国では毎年新たに100万人の肥満症例が生じており，肥満の若年化も進行するなど，NASHの増加を抑制する対策は後手に回っている．脂肪肝はNASHへの入口であるばかりでなく，肥満に伴う肝障害は生活習慣病やメタボリックシンドロームへの入口でもあることも理解して，日常診療に当たることが重要である．

[文献]
1) 奥平雅彦：脂肪肝—病理の立場から．肝臓 21：914-918，2004
2) 日本肝臓学会(編)：NASH・NAFLDの診療ガイド2010．文光堂，2010
3) Sumida Y, Yoneda M, Hyogo H, et al: A simple clinical scoring system using ferritin, fasting insulin, and type IV collagen 7S for predicting steatohepatitis in nonalcoholic fatty liver disease. J Gastroenterol 46: 257-268, 2011
4) 日本動脈硬化学会(編)：動脈硬化性疾患予防ガイドライン2007年版．日本動脈硬化学会，2007
5) 日本肥満学会(編)：肥満症ガイドライン2006．肥満研究 12(臨時増刊)，2006
6) Younossi ZM, Diehl AM, Ong JP: Nonalcoholic fatty liver disease: an agenda for clinical research. Hepatology 35: 746-752, 2002
7) Yasui K, Hashimoto E, Komorizono Y, et al: Characteristics of patients with nonalcoholic steatohepatitis who develop hepatocellular carcinoma. Clin Gastroenterol Hepatol 9: 428-433, 2011

〔西原　利治，小野　正文〕

Ⅲ．臨床編　C．疾患と栄養

29．肝炎（急性・慢性）

　肝炎治療を実践する際には，原因の検索とともに病態や重症度を的確に把握することが重要である．栄養療法では，身体計測や血液生化学検査などから栄養病態を把握し，食事療法による栄養療法のみで十分か，末梢または中心静脈からの静脈栄養が必要かを判断して方針を決定する．肝炎に対する栄養療法は原因療法ではないが，薬物療法のみに目を奪われることなく，肝病態および合併症の改善・軽減，患者のquality of life（QOL）を維持する上で重要な治療法の１つであることを認識することが大切である．

1　病態

1．急性肝炎

　肝炎とは，ウイルス，薬物，アルコール，自己免疫などにより肝臓にびまん性の炎症細胞浸潤を伴う肝障害をいい，炎症が比較的強く肝実質を中心とした肝細胞死・炎症細胞浸潤を認めるものを急性肝炎と呼ぶ．急性肝炎では炎症あるいは肝機能低下のために発熱，全身倦怠感，食欲不振，悪心・嘔吐，黄疸，肝脾腫などの自他覚症状を呈するが，１か月程度で回復することが多く，通常は６か月以内に炎症は終息して完全に回復する．１〜２％の症例で広汎肝細胞壊死が生じ，高度の肝機能不全により劇症肝炎をはじめとする急性肝不全に至ることが知られており，肝性脳症，出血傾向，腹水，肝萎縮などを認める．

2．慢性肝炎

　炎症が遷延して６か月以上の肝障害が持続している病態をいう．原因の多くはウイルス性（B型，C型）であるが，自己免疫性もみられる．組織学的には門脈域にリンパ球を主体とした炎症細胞浸潤と繊維化を認め，肝実質内には種々の程度の肝細胞の変性・壊死所見を認める．通常は血清トランスアミナーゼ（AST，ALT）の軽度高値を認めるのみで自覚症状はみられないが，肝機能低下が進行すると次第に全身倦怠感や食欲不振などの自覚症状を伴うようになり，肝硬変に進展する．繊維化が進行し活動性が高いほどγ-グロブリンや繊維化マーカー（ヒアルロン酸など）が高値を示し，血清アルブミン濃度やアルブミン/グロブリン比（A/G比），コリンエステラーゼ，血小板数は低値傾向を示す．

2　栄養代謝

　肝はエネルギー代謝の中心臓器であり，三大栄養素を含むすべての栄養素の代謝に関与している．肝機能と栄養代謝は一体であるため，肝細胞機能障害の程度に応じて各栄養素の代謝障害をみる．

1．急性肝炎

　通常の急性肝炎では代謝障害をみることは少ないが，劇症肝炎をはじめとする急性肝不全では安静時エネルギー消費量(resting energy expenditure；REE)が健常人と比べて30％増加しており，呼吸商(respiratory quotient；RQ)や動脈血中ケトン体比(arterial blood ketone body ratio；AKBR)の低下，内因性脂質の利用増加を認める[1]．また，糖代謝異常を高率に合併し，中でも低血糖は予後を反映することが知られている．これらは，末梢における糖質の利用障害よりも肝グリコーゲン貯蔵の低下や糖新生系の破綻，高インスリン血症などが関与しているものと推定され，糖質の利用能は比較的保たれている．また，肝性脳症の発現と密接に関連しているアミノ酸代謝では，広汎肝細胞壊死によるアミノ酸の血中への過剰流出，障害肝におけるアミノ酸の利用低下，体タンパクの分解亢進に伴う末梢組織からのアミノ酸流出などにより分岐鎖アミノ酸(branched chain amino acid；BCAA)を除くほぼすべてのアミノ酸の増加が認められる．とくに芳香族アミノ酸(aromatic amino acid；AAA)やメチオニン(Met)など肝で代謝されるアミノ酸の増加が著明であり，BCAAは正常から軽度の増加にとどまる結果，Fischer比〔BCAA(バリン＋ロイシン＋イソロイシン)/AAA(チロシン＋フェニルアラニン)〕が著明に低下している[2]．

2．慢性肝炎

　臨床上問題となるような栄養代謝異常を呈することはまれであるが，近年，C型肝炎の病態と栄養代謝が密接に関連していることが明らかにされてきている．C型ではインスリン抵抗性や脂質代謝異常を示す例が多く，B型に比し耐糖能異常合併頻度が高い傾向にある[3]．また，上部小腸における鉄吸収の亢進と肝組織内の過剰な鉄沈着を認めることが多く，その結果生じるフリーラジカルが肝炎の進展や発癌に関与すると考えられている[4]．これらの発生機序として，C型肝炎ウイルスのタンパクがインスリンの糖新生抑制作用を阻害することや[5]，肝で産生される鉄代謝調節ホルモンであるヘプシジンの分泌低下，肝細胞のトランスフェリン受容体の発現亢進などが推定されている．

3　栄養法

1．急性肝炎

　栄養投与経路は経口・経腸栄養が基本であり，十分な摂取栄養量が見込めない場合に

限って補助的にグルコースを中心とした静脈栄養を併用する．各栄養素の制限はとくに必要としないが，高度の黄疸を伴う例では胆汁排泄の減少に伴い脂肪の消化吸収が障害されていることから，脂質を減じた消化のよい炭水化物中心の食事とする．

劇症化もしくは劇症化が疑われる例では基本的には絶食とし，末梢または中心静脈からの栄養管理を行う．至適投与エネルギー量や適正組成について一定の見解は得られていないが，種々の stress factor を考慮して間接熱量測定から求めた REE の 1.3 倍に相当するエネルギー量を目標とし，グルコースをベースにした輸液に電解質，微量元素，必要に応じてインスリンを併用する[6]．特殊組成アミノ酸輸液製剤（BCAA 輸液製剤）はアミノ酸代謝異常の是正および肝性脳症の治療として過去に広く使用されてきたが，意識覚醒率が約 30％ でその効果も一過性であることや[2]，尿素サイクルが障害されている時に本剤を用いると血液アンモニアの上昇や肝性脳症の悪化がみられることなどより，急性期には使用しない[7]．一方，肝再生時には窒素源としてのアミノ酸が必要なことから，意識覚醒と肝予備能の改善が得られた時点で肝不全用経腸栄養剤（アミノレバン®EN，ヘパン ED®）の経口投与を開始し，中心静脈栄養から経腸栄養に徐々に切り替える（図Ⅲ-129）．

2．慢性肝炎

急性増悪期を除けば健常人の食事摂取基準（生活活動強度別栄養所要量）をもとに摂取エネルギーや栄養素の適正配分に留意した食事が基本となる．肝障害の進展因子として肥満

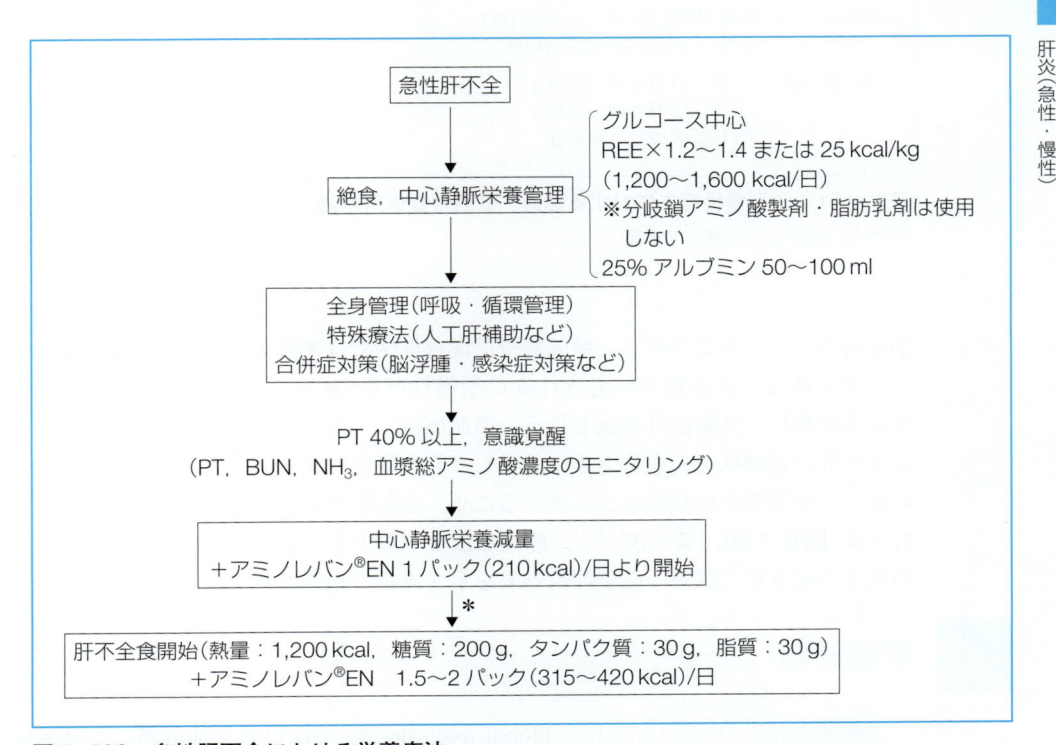

図Ⅲ-129 急性肝不全における栄養療法
＊：プロトロンビン時間（PT）および昏睡度の悪化を認める時は，グルコース中心の中心静脈栄養に戻す．
（岩手医科大学消化器・肝臓内科）

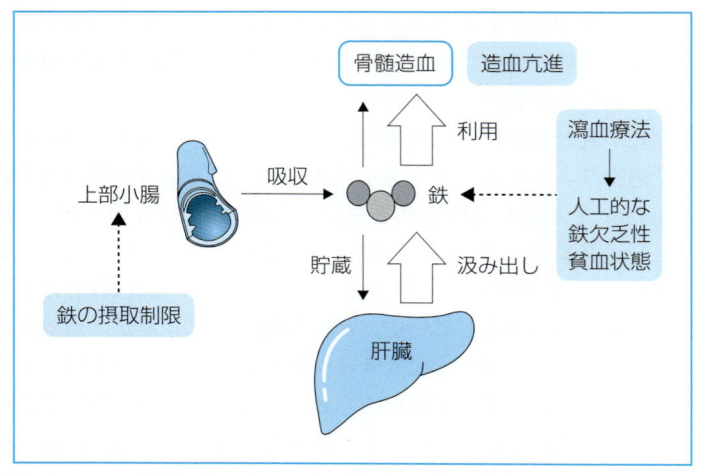

図Ⅲ-130 瀉血療法のメカニズム
(斉藤ら, 2001[8]より改変して転載)

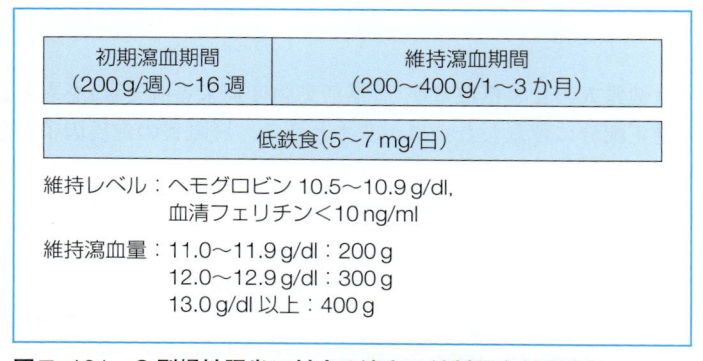

図Ⅲ-131 C型慢性肝炎に対する瀉血・鉄制限食併用療法
(宮西ら, 2008[9]より改変して転載)

初期瀉血期間（200 g/週）〜16週
維持瀉血期間（200〜400 g/1〜3か月）
低鉄食（5〜7 mg/日）

維持レベル：ヘモグロビン 10.5〜10.9 g/dl,
　　　　　　血清フェリチン<10 ng/ml
維持瀉血量：11.0〜11.9 g/dl：200 g
　　　　　　12.0〜12.9 g/dl：300 g
　　　　　　13.0 g/dl 以上：400 g

が注目されていることから，糖尿病や肥満合併例では栄養過多を是正するための食事指導が必要である．鉄過剰が推定されるC型慢性肝炎（血清フェリチン値が基準値以上の例）では瀉血療法と鉄制限食療法を行う．瀉血療法は，人工的な鉄欠乏性貧血状態にすることにより肝の過剰鉄を赤血球造血に動員して肝内鉄含有量を減少させることを目的として行われ，瀉血期間中は鉄吸収が亢進するため，鉄制限食療法（1日5〜7 mg以下）と併せて施行する（図Ⅲ-130, Ⅲ-131）[8,9]．除鉄療法を継続することにより血清トランスアミナーゼの低下や線維化の改善，発癌抑制効果を示す成績が報告されている[10]．

4 栄養評価

主観的包括的評価（subjective global assessment；SGA）や身体計測により低栄養リスク患者を同定する．

表Ⅲ-114 肝疾患における主な栄養学的指標

栄養指標	項目
1. 身体計測	標準体重*，BMI，上腕三頭筋皮下脂肪厚*，上腕筋囲長*
2. 生化学的指標	
①血清(漿)タンパク	アルブミン*，トランスフェリン*，トランスサイレチン，レチノール結合タンパク
②尿中窒素化合物	クレアチニン・身長係数*，3-メチルヒスチジン
③血漿遊離アミノ酸	BCAA，AAA，Fischer比，Met，BTR
④血中ホルモン	インスリン，グルカゴン，甲状腺ホルモン(rT_3)
⑤血中ビタミン	A，D，E，K
⑥血中微量元素	Zn，Cu，Se
⑦その他	コレステロール，コリンエステラーゼ
3. 免疫学的指標	総リンパ球数*，CD4/CD8比，遅延型皮膚過敏反応*
4. エネルギー代謝量	安静時エネルギー代謝量，呼吸商，各栄養素の燃焼比率

＊：肝疾患時の栄養学的指標として有用とされるもの．

1．急性肝炎

　急性肝炎では，発症後の食事摂取量の推移や体重の変化などを詳細かつ丁寧に聴取することが大切である．肝疾患の客観的栄養評価(objective data assessment；ODA)に用いられている代表的な栄養指標を表Ⅲ-114に示す．これらの指標の多くは肝細胞機能の程度に応じて変動し，高度の肝細胞機能障害を呈する急性肝不全では栄養状態を評価することが困難なことが多い．間接熱量測定は，REEやRQ，三大栄養素の燃焼比率を含めたエネルギー代謝をリアルタイムにとらえることが可能な動的栄養評価法であり，投与熱量の設定や各栄養素補給の是非を決定する際の参考になる．

2．慢性肝炎

　慢性肝炎では，インターフェロン療法中に食事摂取量が低下し，口内炎や悪心などの症状が現れる症例もあることから，食事摂取量を定期的に把握するとともに，体重の変化，身体計測値，体成分組成測定などより，エネルギーバランスの推定を行う．生体電気インピーダンス分析法(BIA)は体脂肪分布や除脂肪体重，筋肉量などを推定可能であるが，浮腫・腹水を有する例では限界があることに注意する必要がある．

5 栄養指導

1. 急性肝炎

　回復期は障害肝の再生を図る必要があるため，必要エネルギーを確保した十分なタンパク質とビタミン・ミネラルを含むバランスのとれた食事を目標とし，標準体重や退院後の生活活動強度に見合った栄養指導を行うことが大切である．投与エネルギー 30〜35 kcal/kg，タンパク摂取量 1.0〜1.2 g/kg を目安とし，一律に"高タンパク・高エネルギー食"を推奨することは避け，脂肪肝の合併に注意する．重症化例の回復期で肝不全用経腸栄養剤を併用する際には，BCAA の作用や必要性について理解を促し，栄養剤の調整方法についても説明する．

2. 慢性肝炎

　自覚症状がないために無計画でむらのある偏った食事になりがちであるため，栄養療法の意義や必要性について丁寧に説明する．アルコール摂取は禁止し，n-3 不飽和脂肪酸/n-6 不飽和脂肪酸比 0.4 以上を目安とするとともに抗酸化物質（ビタミン C，E，カロテン類）が不足しないように注意を促す．可能な限り食事摂取記録をもとに摂取エネルギー量や摂取鉄量を把握しながら指導することが大切である．健康食品やサプリメントの中には鉄含有量が多いものがあるため，これらの摂取の有無にも注意する．
　アルコールの関与が考えられる例では，飲酒習慣の行動変容をめざした指導が治療の基本であり，糖尿病や肥満合併例では栄養過多にならないように注意する．

6 薬物療法

1. 急性肝炎

　原則として自己終息的な疾患であるため薬物療法は補助的な手段にすぎないが，自己免疫性では副腎皮質ホルモン製剤（ステロイド）を投与する．重症化例は専門施設に搬送し，肝細胞壊死の抑制と肝再生の促進を期待した種々の薬物療法（ステロイドパルス療法，抗凝固薬）や血液浄化療法（血漿交換，血液濾過透析）などの集中治療を行うとともに，ウイルスが関与する例では抗ウイルス薬（インターフェロン，核酸アナログ製剤）を併用する．

2. 慢性肝炎

　ウイルス性では抗ウイルス療法が行われ，合併症や高齢などの理由により根治的治療ができない例には肝庇護薬（グリチルリチン製剤，ウルソデオキシコール酸）が用いられる．
　B 型ウイルス（HBV）の完全消失は困難であることから，肝炎の沈静化（ALT 値の正常

化)やウイルス増殖の抑制(HBV DNA の持続陰性化),肝硬変・肝癌への進展阻止を治療目標とする.薬物療法の適応はウイルス量が多く肝障害が持続する例であり,35 歳未満の若年者ではインターフェロン単独投与を基本とし,35 歳以上の例には核酸アナログ製剤(エンテカビル)の内服が推奨されている.

C 型に対しては,PEG-インターフェロンとリバビリンの併用療法が標準となっていたが,最近ではプロテアーゼ阻害薬を含む 3 者併用療法が積極的に行われつつある.抗ウイルス療法の効果はウイルス因子(HCV 遺伝子型・ウイルス量・コアタンパクのアミノ酸変異の有無)および宿主因子(IL-28B)の他,肥満度によっても差があることが知られている.

[文献]

1) Schneeweiss B, Pammer J, Ratheiser K, et al: Energy metabolism in acute hepatic failure. Gastroenterology 105: 1515-1521, 1993
2) 鈴木一幸,加藤章信,盛合理,他:肝性脳症―特殊アミノ酸.肝胆膵 23:969-975,1991
3) Mason AL, Lau JY, Hoang N, et al: Association of diabetes mellitus and chronic hepatitis C virus infection. Hepatology 29: 328-333, 1999
4) 生田克哉,島本悦宏,高後裕:鉄代謝と肝臓.臨床消化器内科 23:701-708,2008
5) 小池和彦:肥満と C 型肝炎.日本消化器病学会(編):肥満と消化器疾患.pp149-158,金原出版,2010
6) Plauth M, Cabre E, Campillo B, et al: ESPEN guidelines on parenteral nutrition: hepatology. Clin Nutrition 28: 436-444, 2009
7) 藤原研司,持田智:急性肝不全患者に対する特殊組成アミノ酸の投与.肝臓 36:397-400,1995
8) 斉藤浩之,高後裕:瀉血療法,除鉄療法.肝胆膵 43:973-982,2001
9) 宮西浩嗣,加藤淳二,川崎喜恵子,他:C 型慢性肝炎の瀉血療法と鉄制限療法.臨床消化器内科 23:733-738,2008
10) Kato J, Miyanishi K, Kobune M, et al: Long-term phlebotomy with low-iron diet therapy lowers risk of development of hepatocellular carcinoma from chronic hepatitis C. J Gastroenterol 42: 830-836, 2007

〈遠藤 龍人,鈴木 一幸〉

Ⅲ．臨床編　C．疾患と栄養

30．肝硬変，肝癌

　肝硬変は慢性肝疾患が進展した病像であり，わが国ではC型肝炎ウイルス（HCV），B型肝炎ウイルス（HBV）が原因の大部分を占める．さらに肝癌は肝硬変を母地として年間約7％の割合で発生する．治療すべき病態は癌そのものと，肝硬変，肝癌に合併する肝不全（黄疸，腹水，肝性脳症）である．栄養法の対象は主に肝不全の治療と予防である．

1　病態

　肝硬変・肝癌にみられる肝不全の病態は，機能的肝細胞量の減少と門脈圧亢進症の2因子で形成される．機能的肝細胞量の減少は肝硬変による肝の萎縮と癌による占拠が原因である．門脈圧亢進症は肝硬変に伴う肝臓の硬化が，流入する門脈の血流抵抗を上昇させ，門脈血圧の亢進をきたすことをいう．この結果，門脈から（肝臓を経由せず）直接体循環に流れ込むシャントが形成され（門脈-体循環シャント），有効肝血流量が減少し，肝機能が損なわれる．

　肝臓の代表的な機能には合成，代謝（解毒），貯蔵がある．たとえばアルブミン合成が障害されると低アルブミン血症のため血漿膠質浸透圧が低下しまず浮腫を，さらに門脈圧亢進症と相まって腹水をきたすことになる．代謝（解毒）能についてはビリルビン代謝の障害が黄疸に，アンモニア（神経毒）代謝の障害が肝性昏睡（肝性脳症）につながる．また，たとえばグリコーゲンの貯蔵能障害からは空腹時の低血糖と食後の過血糖がもたらされる．

　これら肝機能不全に伴う諸症状のうち，黄疸，腹水，肝性脳症が肝不全の三大症状である．

2　栄養代謝

　ウイルス性慢性肝疾患では比較的早期からインスリン抵抗性を主因とする耐糖能異常（impaired glucose tolerance；IGT）が出現する[1]．この結果，グルコースを主な燃焼基質としたエネルギー産生が障害され，逆に脂肪を燃焼してエネルギー産生を補うため，呼吸商（respiratory quotient；RQ，グルコースと脂肪の燃焼比）が低下する[2]．呼吸商の低下には肝萎縮に伴う肝グリコーゲン貯蔵量の減少も寄与する．

　また窒素代謝では血漿アミノ酸インバランス，とくに分岐鎖アミノ酸（branched-chain amino acids；BCAA：バリン，イソロイシン，ロイシン）の低下，芳香族アミノ酸（aromatic amino acids；AAA：チロシン，フェニルアラニン）の上昇が特徴で，結果としてFischer比（BCAA/AAAモル比）あるいはBTR（BCAA/チロシン比）が低下する．BCAA

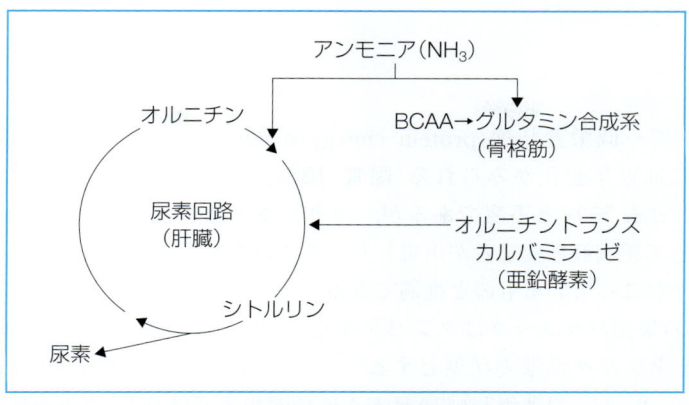

図Ⅲ-132　生体内におけるアンモニア代謝(解毒)系

アンモニアは生理的には肝の尿素回路によって代謝され尿素として排泄される．重篤な肝障害時にはこの代謝系が働かず，血中アンモニア濃度が上昇し，肝性脳症を惹起する．これを代償するため骨格筋における分岐鎖アミノ酸を基質とした解毒系が始動する．

減少の原因は，肝での解毒が障害されたアンモニアを骨格筋で代償的に処理する際にBCAAが消費されることと(図Ⅲ-132)，IGTに伴いBCAAもエネルギー源として利用する割合が増加するためである[3]．AAAの増加は肝における代謝が障害されるためと考えられる[3]．

さらに亜鉛など微量金属やビタミンなど，いわゆる微量栄養素(micronutrients)の代謝にも異常をきたす．この一因として，肝からの胆汁酸分泌が減少し，脂溶性物質(ビタミンA，D，Kなど)の吸収障害が惹起されることがある．またこれらの微量栄養素はタンパクに結合して血中を運搬されるものが多いが，非特異的結合タンパクであるアルブミンやビタミンA，ビタミンDの特異的結合タンパク(retinol-binding protein；RBP，vitamin D-binding protein；DBP)などはいずれも肝で合成される．この結合タンパク減少も微量栄養素の代謝異常に寄与する．

3　栄養法

上述したエネルギー，窒素，微量栄養素それぞれの代謝異常を是正することが栄養法の目的である．具体的な内容は後述する．

要点は，エネルギー栄養については所要量を安静時エネルギー消費量の実測値(間接熱量測定：indirect calorimetry)，あるいは推測値(Harris-Benedict式)から算出し，エネルギー栄養素(炭水化物，脂肪，タンパク)の比率を設定の上，適応があれば分割食(夜食を含む)とすることである．窒素栄養についてはタンパク不耐症がない限り制限しない．また血清アルブミン濃度，血漿Fischer比あるいはBTRを参考にBCAA補充療法の適応があるか否かを決定し，適応がある場合には製剤，ルートの選択(経静脈，経腸，経口)を行う．微量栄養素については血中濃度を指標として補充の適応を決める．ただし鉄は過剰になると肝機能を悪化させるので，血清フェリチン(肝貯蔵鉄量の指標)に応じて慎重に適応を決める必要がある．

4 栄養評価

タンパクエネルギー低栄養状態（protein-energy malnutrition；PEM）が特徴であるが[2〜5]，その頻度には近年変化がみられる（図Ⅲ-133）．タンパク低栄養状態の頻度は1995年[2]，2007年[5]とも75%と不変であるが，エネルギー低栄養状態は62%から25%まで低下し，並行して肥満肝硬変患者が出現した．すなわちエネルギー栄養の充足ないし過剰側へのシフトが起こっているものと推測できる．

なお肝硬変患者の栄養パラメータはタンパク栄養については血清アルブミン濃度を用い，3.5 g/dl以下をタンパク低栄養状態とする[2,3]．エネルギー栄養は%上腕周囲径（% arm circumference；% AC）で評価し[4,5]，日本人肝硬変患者では95%以下を低栄養とするが[5]，より正確には間接熱量測定で得られる非タンパク呼吸商（non-protein respiratory quotient；npRQ）0.85以下をもって診断する[2,5]．またこれらはいずれも肝硬変患者の有意な予後因子である（図Ⅲ-134[3]；血清アルブミン，図Ⅲ-135[5]；% AC，図Ⅲ-136[2]；npRQ）．図Ⅲ-137に血清アルブミン濃度とnpRQの組み合わせによる栄養法選択のアル

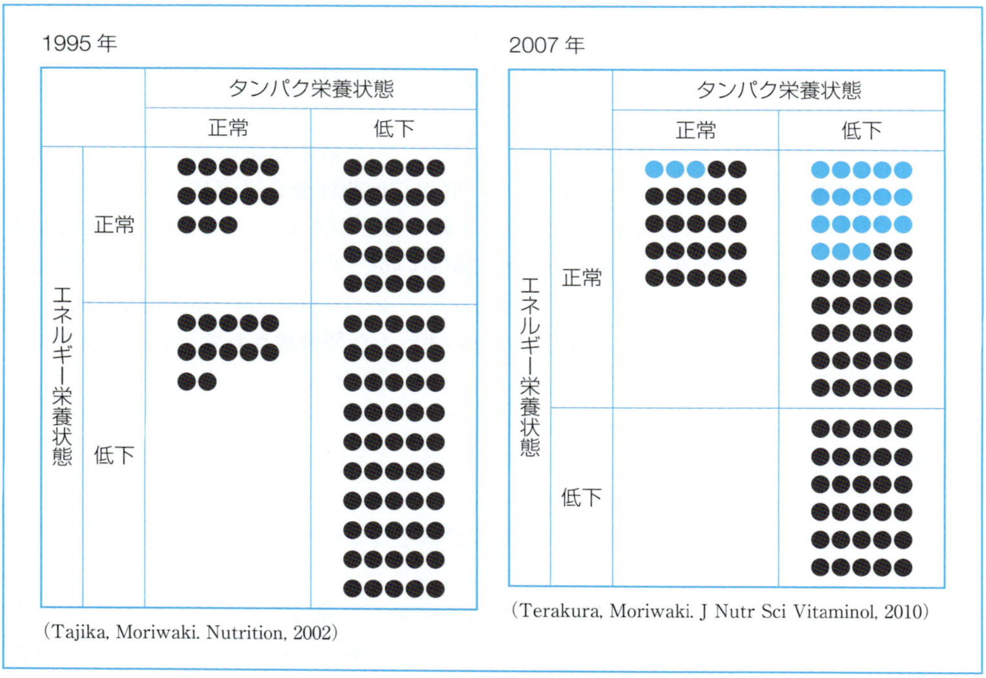

図Ⅲ-133　肝硬変患者におけるタンパクエネルギー栄養状態の推移

1995年に調査した肝硬変患者ではタンパクエネルギー低栄養状態が50%，タンパクのみの低栄養状態が25%，エネルギーのみの低栄養状態が12%，正常が13%という分布であったが[2]，2007年の調査ではそれぞれ30%，45%，0%，25%となった[5]．すなわち1995年にはなんらかの形でタンパク低栄養を呈する患者が75%（50%＋25%），エネルギー低栄養を呈する患者が62%（50%＋12%）を占めたのに対し，2007年にはタンパク低栄養は75%（30%＋45%）と不変であるが，エネルギー低栄養患者は30%（0%＋30%）まで著減した．とくに純粋のエネルギー低栄養状態はなくなり，さらに青で示す肥満患者（BMI≧25）の出現から，エネルギー栄養状態が大きく変動したことが伺える．
（Tajika M, et al, 2002[2]，Terakura Y, et al, 2010[5]より作成）

ゴリズムを示す[6].

5 栄養指導

「3. 栄養法」の方針に従い，以下のとおり指導する．なお具体的な内容について，米国静脈経腸栄養学会[7]，欧州静脈経腸栄養学会[8]，日本静脈経腸栄養学会[9]，日本病態栄養学会[10]，日本消化器病学会[6]，厚生労働科学研究費補助金肝炎等克服緊急対策研究事業[11]の各ガイドラインは概ね一致している．

エネルギーは生活活動強度に従い 25～30 kcal/kg 標準体重とし，IGT を有する場合，

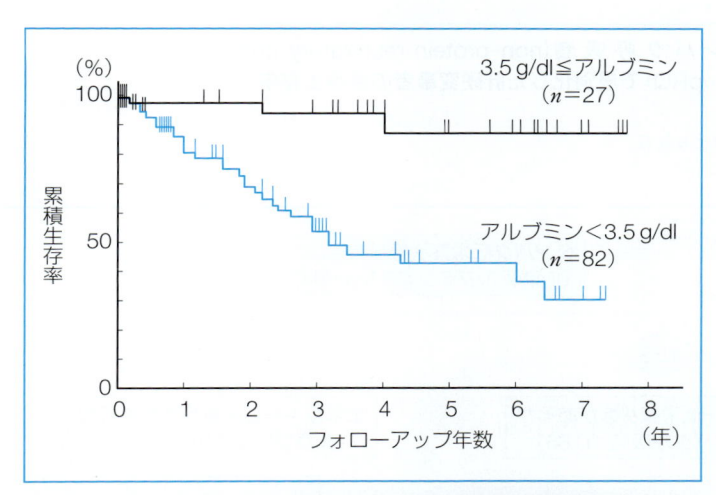

図Ⅲ-134 血清アルブミン濃度で層別化した肝硬変患者の累積生存率
(Moriwaki H, et al, 2004[3] より転載)

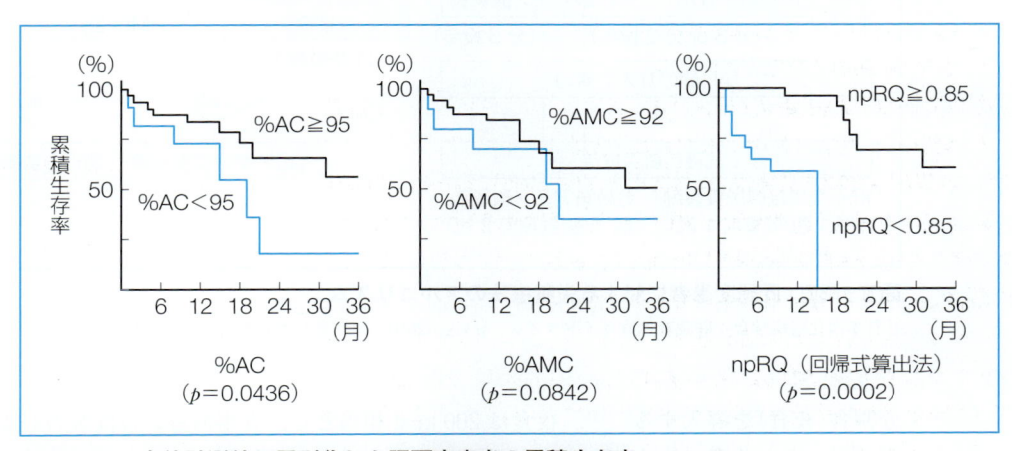

図Ⅲ-135 身体計測値で層別化した肝硬変患者の累積生存率
とくにエネルギー栄養状態の指標である％上腕周囲径(% arm circumference；% AC)により，累積生存率に有意の差がみられる点に留意されたい．なお％上腕三頭筋周囲径(% arm muscle circumference；% AMC)による層別化は統計学的有意水準に至っていない．
(Terakura Y, et al, 2010[5] より転載)

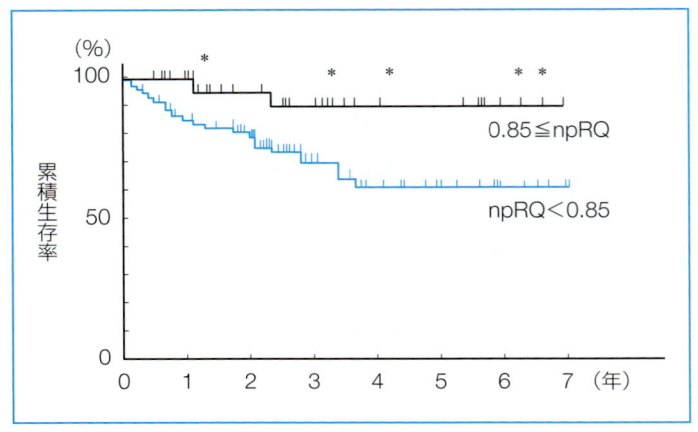

図Ⅲ-136　非タンパク呼吸商(non-protein respiratory quotient；npRQ)で層別化した肝硬変患者の累積生存率

＊：p＜0.05.
(Tajika M, et al, 2002[2])より転載)

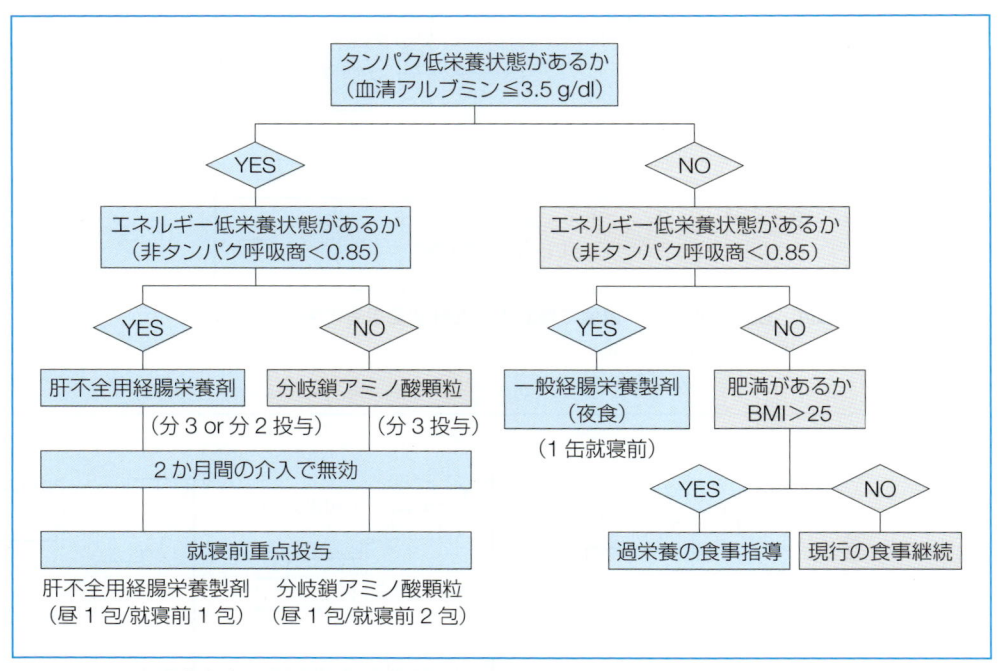

図Ⅲ-137　肝硬変患者に対する栄養療法のアルゴリズム
(「日本消化器病学会：肝硬変診療ガイドライン, p xix, 2010, 南江堂」より許諾を得て転載)

分割食(夜食)を導入する[6〜11]．夜食は200 kcal相当とし，食事あるいは既製の経腸栄養製剤を用いる．後者のほうが，夜食が長期にわたる場合には簡便である．
　タンパクは1.0〜1.3 g/kg標準体重とし，タンパク不耐症がある(食事により血中アンモニアの上昇をきたす)場合のみ40 g/日に制限する．血清アルブミン濃度が3.5 g/dl以下，血漿Fischer比が2.5以下(あるいはBTRが4以下)の場合にはBCAA製剤の適応がある．

エネルギー摂取が十分であればBCAA顆粒（1回4g，1日3回）を，不十分であれば経腸栄養製剤（アミノレバン®EN 1日3包またはヘパンED® 1日2包）を用いる（図Ⅲ-137）[6]．2か月間の治療で効果が不十分な場合には就寝前投与に切り替える（顆粒製剤は朝4g，就寝前8g，経腸栄養製剤は1日分のうち1包を就寝前とする，図Ⅲ-137）[6]．

脂肪エネルギー比は20〜25％に設定する．

微量栄養素は血清濃度を参考に補充する．なおAST，ALT値が安定せず，血中フェリチン濃度が高い（肝臓内の鉄過剰が示唆される）症例では鉄制限食の適応を検討する．具体的には5〜7 mg/日を目安とする．鉄制限（正確には肝臓内鉄沈着量の減少）により肝臓における炎症・繊維化の進行防止が期待できる．またこの目的で瀉血の適応となる場合もある（詳細は「肝炎（急性・慢性）」の項，575頁を参照）．

6　薬物治療

厚生労働科学研究費補助金肝炎等克服緊急対策研究事業「肝硬変を含めたウイルス性肝疾患の治療の標準化に関する研究」班のガイドラインに従う[12]．原因ウイルスであるHCVにはインターフェロン単独あるいはPEG-インターフェロン＋リバビリン併用療法，HBVにはエンテカビルを第1選択とする抗ウイルス療法をまず検討する．ウイルスを排除できた場合には肝硬変の改善が期待できる．ALT，ASTが高値の場合には強力ネオミノファーゲンシー®，ウルソデオキシコール酸を用いる．肝癌には肝切除，ラジオ波焼灼療法（RFA），肝動脈塞栓療法（TAE），化学療法（分子標的薬；ソラフェニブを含む）がある．

肝不全のうち浮腫・腹水には利尿薬を投与する．抗アルドステロン薬（スピロノラクトン）が第1選択，フロセミドが第2選択である．低アルブミン血症がある症例にはBCAA顆粒を，さらに低エネルギー栄養状態があれば肝不全用経腸栄養剤を用いる．

肝性脳症にはBCAA製剤の点滴（アミノレバン®，モリヘパミン®）が即効的である．高アンモニア血症はラクツロース，ラクチトールで治療し，Fischer比，BTRが低ければBCAA製剤を併用し，肝性脳症の予防を図る．

7　長期予後

肝不全用経腸栄養製剤[13,14]，BCAA顆粒[15,16]とも肝硬変患者の生活の質（quality of life；QOL）を改善し，無イベント生存率を延長する効果がある．BCAA顆粒には肥満を有するC型肝硬変患者において肝発癌を抑制する効果が証明されており[16]，ガイドライン[12]で推奨されている．

8　おわりに

肝硬変患者（担癌患者を含む）に対する栄養治療は長期予後改善効果が証明されている．確実な効果を得るためには，ガイドラインに沿った的確な栄養評価と適切な栄養治療の実践が必要である．

[文献]

1) Kato M, Asano H, Miwa Y, et al: Both insulin sensitivity and glucose sensitivity are impaired in patients with non-diabetic liver cirrhosis. Hepatol Res 17: 93-101, 2000
2) Tajika M, Miwa Y, Mohri H, et al: Prognostic value of energy metabolism in patients with viral liver cirrhosis. Nutrition 18: 229-234, 2002
3) Moriwaki H, Miwa Y, Tajika M, et al: Branched-chain amino acids as a protein-and energy-source in liver cirrhosis. Biochem Biophys Res Commun 313: 405-409, 2004
4) Alberino F, Gatta A, Amodio P, et al: Nutrition and survival in patients with liver cirrhosis. Nutrition 17: 445-450, 2001
5) Terakura Y, Shiraki M, Nishimura K, et al: Indirect calorimetry and anthropometry to estimate energy metabolism in patients with liver cirrhosis. J Nutr Sci Vitaminol 56: 372-379, 2010
6) 日本消化器病学会（編）：肝硬変診療ガイドライン．p xix，南江堂，2010
7) ASPEN Board of Directors and the Clinical Guideline Task Force: Guidelines for the use of parenteral and enteral nutrition in adult and pediatric patients. JPEN 26(1 suppl): 1SA-138SA, 2002
8) http://www.espen.org/documents/0909/Hepatology.pdf
9) 日本静脈経腸栄養学会（編）：静脈・経腸栄養ガイドライン，第2版．pp35-36，南江堂，2006
10) 渡邊明治，森脇久隆，加藤章信，他：肝疾患における栄養評価と治療のコンセンサス―EBN標準治療を目指して．栄養評価と治療 20：181-196，2003
11) 鈴木一幸：厚生労働科学研究費補助金　肝炎等克服緊急対策研究事業．肝発癌抑制を視野に入れた肝硬変の栄養療法のガイドライン作成を目指した総合的研究．平成20年度～22年度総合研究報告書．p18，2011
12) 日本肝臓学会：ウイルス性肝硬変に対する包括的治療のガイドライン（http://www.jsh.or.jp/medical/documents/Cirro13-14.pdf）．
13) Nakaya Y, Okita K, Suzuki K, et al: BCAA-enriched snack improves nutritional state of cirrhosis. Nutrition 23: 113-120, 2007
14) Poon RT, Yu WC, Fan ST, et al: Long-term oral branched-chain amino acids in patients undergoing chemoembolization for hepatocellular carcinoma: a randomized trial. Alim Pharmacol Ther 19: 779-788, 2004
15) Muto Y, Sato S, Watanabe A, et al: Effects of branched-chain amino acid granules on event-free survival in patients with liver cirrhosis. Clin Gastroenterol Hepatol 3: 705-713, 2005
16) Muto Y, Sato S, Watanabe A, et al: Overweight and obesity increase the risk for liver cancer in patients with liver cirrhosis and oral supplementation with branched-chain amino acid granules inhibits liver carcinogenesis in heavier patients with liver cirrhosis. Hepatol Res 35: 204-214, 2006

（森脇　久隆）

Ⅲ．臨床編　C．疾患と栄養

31．肝移植

　肝移植適応の多くは慢性肝疾患による肝不全状態であり(表Ⅲ-115)，肝臓が担う合成や分解能の多くが破綻した状態である[1]．栄養状態は大きく損なわれた状態であり，この低栄養状態は，侵襲の大きな外科手術である肝移植での創傷治癒や術後免疫状態に多大な影響を及ぼす．本項では，最新の欧州静脈経腸栄養学会(ESPEN)のガイドラインの内容なども紹介しつつ，肝移植適応患者での栄養障害の病態解析と肝移植手術に対する影響，さらに，周術期の積極的な栄養管理について述べる．

1　肝不全状態での栄養障害とその評価

　末期肝不全での栄養障害は，protein-energy malnutrition と呼ばれ，タンパク質とエネルギー源の双方が，摂取不足や吸収障害，および異常喪失などを介して複合的に不足するようになる状態である(図Ⅲ-138)．肝臓でのエネルギー代謝はむしろ亢進し，一方他の臓器でのエネルギー代謝は停滞し，そのエネルギー源となる物質も，糖質から，筋肉の崩壊など内因性の物質にシフトしてくる．耐糖能異常，負の窒素出納，タンパク不耐症，門脈圧亢進に伴う下痢，多価不飽和脂肪酸の欠乏，脂溶性ビタミン(A, D, E, K)や微量元素(亜鉛，セレン)の欠乏なども生じてくる．

　タンパク代謝では，分岐鎖アミノ酸(BCAA)と芳香族アミノ酸(AAA)の比率(BCAA/AAA)，すなわちFischer比の低下をきたし，肝性脳症をきたしやすい状態となる．

　脂質代謝では，肝臓での脂肪酸合成が低下し，総コレステロール値の低下などをきたす．また，胆汁うっ滞が強い場合には，多価不飽和脂肪酸の低下なども問題となる．

　肝不全状態での客観的な栄養評価法は，通常の低栄養状態と異なる．身体計測的評価では，腹水や浮腫のために計測データが信頼できず，タンパク質や凝固能，rapid turnover protein などの栄養指標は，そもそも肝の合成能が低下しているので指標にならない．腎障害が合併していることも多く，これも血液検査値を修飾する要素となる．その中で，握力，上腕周囲長などは，客観的指標として利用できる．subjective global assessment (SGA)と呼ばれる半定量的指標がすでに 1987 年に紹介されている(表Ⅲ-116)．かなり粗な分類ではあるが，肝不全の重症度や，肝移植の予後にも関係するとして最近でも有用性が指摘されている[2]．

　また，機器を要するが，体組成計(body composition analyzer)を用いて，術前の body cell mass(BCM)を測定し，これを術前栄養評価の一助にする客観評価も行われている[3]．

表Ⅲ-115 生体肝移植の適応疾患

	小児（18歳未満）	成人（18歳以上）
胆汁うっ滞性疾患	1,608	860
胆道閉鎖症	1,471	145
原発性胆汁性肝硬変	0	535
原発性硬化性胆管炎	20	141
その他	117	39
肝硬変	41	1,025
C型肝硬変	1	461
B型肝硬変	0	236
アルコール性	0	134
その他	40	194
肝腫瘍	66	1,253
肝細胞癌	6	1,219
肝芽腫	52	1
その他	8	33
劇症肝不全	190	422
代謝性肝疾患	194	179
ウィルソン病	59	50
FAP	0	72
シトルリン血症	6	39
OTC欠損症	40	2
糖原病	15	6
メチルマロン酸血症	20	0
高チロシン血症	13	0
高シュウ酸尿症	9	5
その他	32	5
その他	49	57
合計	2,148	3,796

FAP：家族性アミロイドポリニューロパチー，OTC：オルニチントランスカルバミラーゼ．
（1989〜2010：日本肝移植研究会集計．日本肝移植研究会，2011[1]より転載）

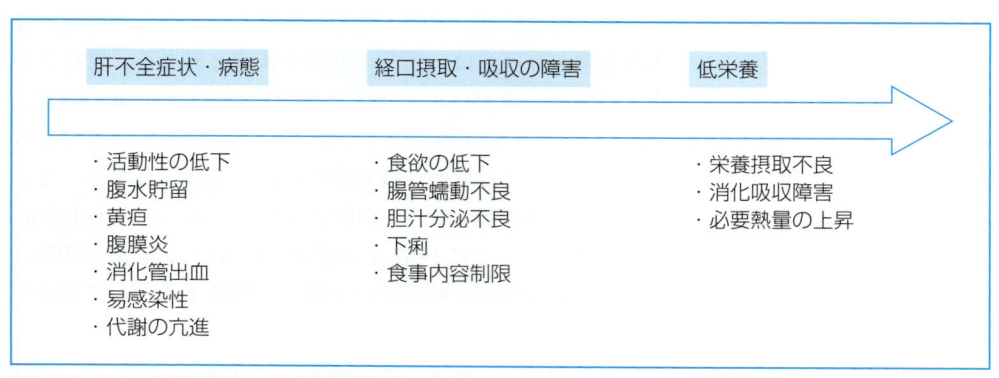

図Ⅲ-138 慢性肝不全から低栄養への流れ

肝不全症状・病態　　経口摂取・吸収の障害　　低栄養

- ・活動性の低下
- ・腹水貯留
- ・黄疸
- ・腹膜炎
- ・消化管出血
- ・易感染性
- ・代謝の亢進

- ・食欲の低下
- ・腸管蠕動不良
- ・胆汁分泌不良
- ・下痢
- ・食事内容制限

- ・栄養摂取不良
- ・消化吸収障害
- ・必要熱量の上昇

表Ⅲ-116 Subjective global assessment

評価項目		
	患者の既往 （5項目）	・過去6か月以内の体重減少 ・健常時と比べた時の食事摂取量 ・消化管症状の存在と重篤度 ・活動性 ・代謝需要
	理学所見 （4項目）	・皮下脂肪の減少 ・筋肉の衰退 ・浮腫の存在 ・腹水の存在
上記をもとに分別された栄養状態		
1. 栄養状態良好		・筋肉衰退なし ・皮下脂肪減量なし ・食事摂取量がほとんど減退していない
2. 軽度の低栄養		・軽度の筋肉減退 ・軽度の皮下脂肪減量 ・2〜3週間程度食事摂取が低下 ・仕事が万全にはできない
3. 中等度の低栄養		・中等度の筋肉衰退 ・かなり皮下脂肪が減量 ・3〜5週間，食事摂取が不良 ・日常生活に補助が必要で外出があまりできない
4. 高度の低栄養		・高度の筋肉衰退 ・高度の皮下脂肪減量 ・5週間以上食事摂取不良 ・臥床状態あるいはほとんど外出不能

2　栄養状態が肝移植に与える影響

　低栄養状態は，外科的な合併症や感染症の発症を惹起しやすくする因子である．肝移植適応状態の患者は，すでに低栄養状態にある上に，10時間以上かかり大量の出血を伴う移植手術と，その後に続く免疫抑制剤投与にさらされ，創傷治癒力の低下や感染症リスクはきわめて高くなる．実際，前項で示したbody cell massが低値であった患者群では，術前分岐鎖アミノ酸補充や術前状態がより不良であることなどとともに，有意に術後敗血症発症リスクが高かったという報告がある（表Ⅲ-117）[4]．

　末期肝不全は，肝移植が唯一の治療方法であり，逆にいうと肝臓を置換しないと不良栄養状態も解決できないと思われる．しかし，その中でも肝移植周術期の栄養状態をより改善する方法が模索され，それが生存率の向上や合併症の減少などの結果につながっている．

3　肝移植手術

　肝移植には，生体肝移植と脳死肝移植があり，国内では前者が多く，小児成人併せて年

表Ⅲ-117 生体肝移植患者50名を対象に，術後敗血症発症群(29例)と非発症群を比べて，敗血症惹起要因を多変量解析で検索した結果

要因	Odds比（信頼区間）	p値
術前BCM低値	7.292（1.633〜44.527）	0.016
BCAA補充なし	5.400（1.291〜27.574）	0.028
MELDスコア* 20以上	5.129（1.176〜28.698）	0.040

＊：MELD（model for end-stage liver disease）スコア：肝移植を行う場合に，適応の優先順位を決めることに用いられる肝障害の重症度スコア（総ビリルビン値，凝固能，血清クレアチニンを一定の数式にいれて計算する）

（Kaido T, et al, 2010[4]）より改変して転載）

間450例程度実施されている[1]．後者も，臓器移植法の改正に伴い増加しつつあり，概ね年間50例程度行われている．生体肝移植は，親族の中から選択される生体ドナーから，その肝臓の一部を切り取らせていただいて移植するものである．レシピエントの体格によって異なる大きさの肝臓（大きい患者には大きい肝臓を要する）をいただくことになる．脳死肝移植は，日本臓器移植ネットワークに登録して待機し，優先順位にしたがって脳死ドナーからの肝臓が割り当てられる．待機期間は長くなるが，生体肝移植と異なり，肝臓を全部いただくことができる．小児には，脳死ドナーの肝臓の一部を使い，残りを他の大人に与えるような分割肝移植が行われることもある．肝移植のレシピエント手術は，10〜15時間程度かかり，成人肝硬変での肝移植では出血量が4,000 ml程度になることが多い．順調に経過しても退院までに約2か月を要し，術後は終生免疫抑制剤の投与が必要である．主に用いられる免疫抑制剤はタクロリムスまたはシクロスポリンで，これに移植後数か月以内はステロイド，あるいは代謝拮抗剤などが加わることが多い．

4 肝移植の周術期栄養管理

1. 肝移植前の栄養

protein-energy malnutritionという病態を考慮すると，肝移植を待機する患者の術前栄養管理は，両者の補充ということになるが，そもそも食思不振，消化管出血や肝性脳症による絶食，腹水貯留による低タンパクなど，簡単には補正できない状況でもある．基本的に，熱量やタンパク質の摂取制限をしない，あるいはむしろ摂取を勧める．

2006年ESPENガイドラインでも，非代償性肝硬変，および肝移植の術前には，成人の所要熱量として通常の1.2倍程度，35〜40 kcal/kg/日，タンパク質として，1.2〜1.5 g/kg/日が推奨されている[5]．さらに，通常の食事経口摂取では上記の摂取ができない場合には，補助食品の追加や強制栄養を考慮するべきとしている．腹水の貯留など水分制限が必要な場合には，濃厚栄養食の検討も必要である．BCAAを含む栄養剤の長期投与が，肝硬変患者の肝予備能低下を阻止し，肝硬変の種々の合併症を減少させ，QOLや生命予後を改善させたという報告[6]があり，これはひいては肝移植後の予後を改善する，とのエビデンスも出ていて，ESPENの新たなガイドラインでもBCAAを含む補助食品の摂取

が以前より強く勧められている.

　肝性昏睡を頻回に生じる状態でのタンパク投与の是非については議論が続けられている. 肝性昏睡の成因はなお明確でないが, アンモニアが脳のアミノ酸代謝やエネルギー利用を障害することが主因とされている. 主に腸管で産生されるアンモニアの肝臓における処理能の低下や, 筋肉の減衰による末梢でのアンモニア処理能の低下などが血中アンモニア濃度上昇の原因となる. 従来から, 腸での産生を予防する一環として, 脳症発現患者には低タンパク食が勧められてきた. しかし, 最近の報告では, 1.2 g/kg/日のタンパクを含んだ食事でも脳症を有する患者に安全に投与できた一方, タンパク制限をすることでも脳症予防には大きな効果がなかったとしたランダム化比較試験（RCT）の結果がある[7]. 低タンパク食が脳症の発現予防や治療に有利だという過去のエビデンスは不十分で, むしろ低タンパク食が肝障害時の低栄養状態を悪化させるため脳症の治療は薬物にまず依存すべきで, タンパク投与量を低下させるべきでないという方向に推奨が変わる傾向にある. BCAA 含有補助食品によるタンパクの補充も積極的に考慮されるべきである.

　経口摂取や経腸栄養で十分な栄養維持が困難である時に静脈栄養が適用される. ESPEN の経腸, 静脈栄養の各ガイドラインで, 夜間も含め 12 時間以上の経口摂取が絶たれるような場合には次項に示すような late evening snack の摂取が推奨されるが, それが不能なときは, 持続的に 2〜3 g/kg/日の割合でのグルコース静脈投与が必要とされる[8].

　また, 絶食が 72 時間以上持続する場合には静脈栄養が勧められている. 脳症の発現時には当然経口摂取は不能であり, 経管栄養が必要となるが, 逆流や誤嚥のリスクが高ければ静脈栄養が必要となる. ESPEN ガイドラインでの末期肝不全患者の静脈栄養では, 熱量は, 基礎代謝量の 1.3 倍程度を投与する. このうち, 糖質で熱量の 50〜60% を投与する. 脂質は, n-6 脂肪酸を含むエマルションで投与し, 熱量の 40〜50% を占めるようにする. 高血糖時には, 糖投与速度を 2〜3 g/kg/日程度に落とし, さらにインスリンの静脈投与を併用する. アミノ酸投与量は 1.2 g/kg/日とし, より重症時には 1.5 g/kg/日まで増やすのが望ましい. Ⅲ度以上の脳症時には, BCAA を増やした肝不全用アミノ酸組成を用いる. 静脈栄養時には, 三大栄養素のみならず, 電解質, 妥当な水分量にも配慮し, また各種ビタミンや微量元素も毎日投与する必要がある. ビタミン A や亜鉛は, 食欲を進める働きがあるとされる.

2. Late evening snack

　就寝後翌朝までの絶食が, 肝硬変患者では健常人の 2〜3 日の絶食に匹敵するとされ, この間のエネルギーを, 1 日分の熱量から切り分ける形で 200〜300 kcal の軽食を就眠前に摂らせることが推奨されている. これによって, 肝合成能の改善や QOL の向上が得られている. さらに, これに BCAA を加えることにより, タンパク代謝の改善も期待できる[9].

3. 肝移植後早期の栄養

　肝移植後, きわめて早期の経口摂取開始が, 静脈栄養より感染発症率が低く, ICU 滞

在期間が減少する，という結果が得られている．しかしこれは欧米の研究が主で，国内で主体の生体肝移植では，成人では移植肝が小さいこともあり，早期の患者活動性の回復が困難で，経口摂取の開始時期も遅れぎみである．よって，移植時に積極的に腸瘻チューブを置き，ここからの早期経腸栄養の開始がとくに重篤な肝不全患者で生存率向上に寄与したという報告もある[10]．ESPEN のガイドラインでは，肝移植後 12〜24 時間のきわめて早期の経腸栄養開始を推奨しており，当初から通常の食事の経口摂取すら可能で有効としている．投与熱量としては，35〜40 kcal/kg/日，タンパク質 1.2〜1.5 g/kg/日が推奨されている．

肝移植後の免疫栄養(immunonutrition)の意義も示されており，乳酸菌と繊維成分の投与をうけた患者での移植後細菌感染症発症率の低下が認められている[11]．IMPACT® は，アルギニンと n-6 脂肪酸，核酸を含んだ栄養剤で，これを用いた移植後早期経腸栄養で，やはり感染症発症が低率であったという報告がある．最近，乳清から得られるペプチド(ホエイペプチド)を含んだ経腸栄養剤(MEIN)での早期栄養管理が血液培養陽性率を低下させ，術後在院日数の低下にも寄与した，とする報告もある[12]．

このように，肝移植後は早期に経腸栄養を開始すべきとされ，静脈カテーテルの存在自体による感染リスクもあり，静脈栄養の意義が少なくなる傾向にある．しかし，移植手術で広範な癒着剥離を要する症例などもあり，経腸栄養が常に早期開始可能とは限らない．

栄養管理機能のみから評価すると，静脈栄養でも経腸栄養でも有効性は変わらないとされる．静脈栄養でも，術後の投与熱量は通常の 1.3 倍と計算し，組成は経腸栄養と同様と考える．ただし，移植後早期にはインスリン抵抗性の増大から高血糖になることがあり，糖投与量の減少を要することがある．脂肪酸の投与も必要である．国内ではまだ市販されていないが，通常の純粋な大豆油のみを含んだものより n-6 不飽和脂肪酸含有量の少ない MCT/LCT 混合脂肪乳剤は，肝移植後の網内系機能の改善や白血球の機能維持に有効であったという報告があり，今後国内での使用が期待される[13]．術後投与される経静脈的なアミノ酸としては，必ずしも BCAA 強化アミノ酸でなくても，成人で 50 g/日程度の通常組成のアミノ酸投与で問題ないとされる．

微量元素の補充も，術後早期には必要で，免疫抑制剤の副作用として生じうるマグネシウム欠乏に備え，マグネシウムの補充も必要である．

低栄養肝硬変患者の移植後回復経過の実例として，術前から大量腹水があり，生体肝移植で体重比 0.93% 程度と若干小さめの部分肝を移植された 59 歳肝硬変患者の術後経過を示す(図Ⅲ-139)．術後も大量の腹水が持続し，腸管蠕動障害もあって，アルブミンを含む補充と静脈栄養管理が約 1 か月間と長く必要であった．コリンエステラーゼ(ChE)や，トランスサイレチン(TTR)の血中濃度は，約 4 か月と長期を要しつつ回復に至った症例である．

4. 肝移植後晩期の栄養

移植肝機能が正常であれば，移植後半年程度で基礎代謝など健常人と差がなくなるとされる．免疫抑制剤代謝への影響(代謝阻害)が懸念されるグレープフルーツの摂取が制限されるが，それ以外とくに禁止されるような食品はない．

術後半年程度は，ステロイドが継続されていることも多く，また術前からいわゆる肝性

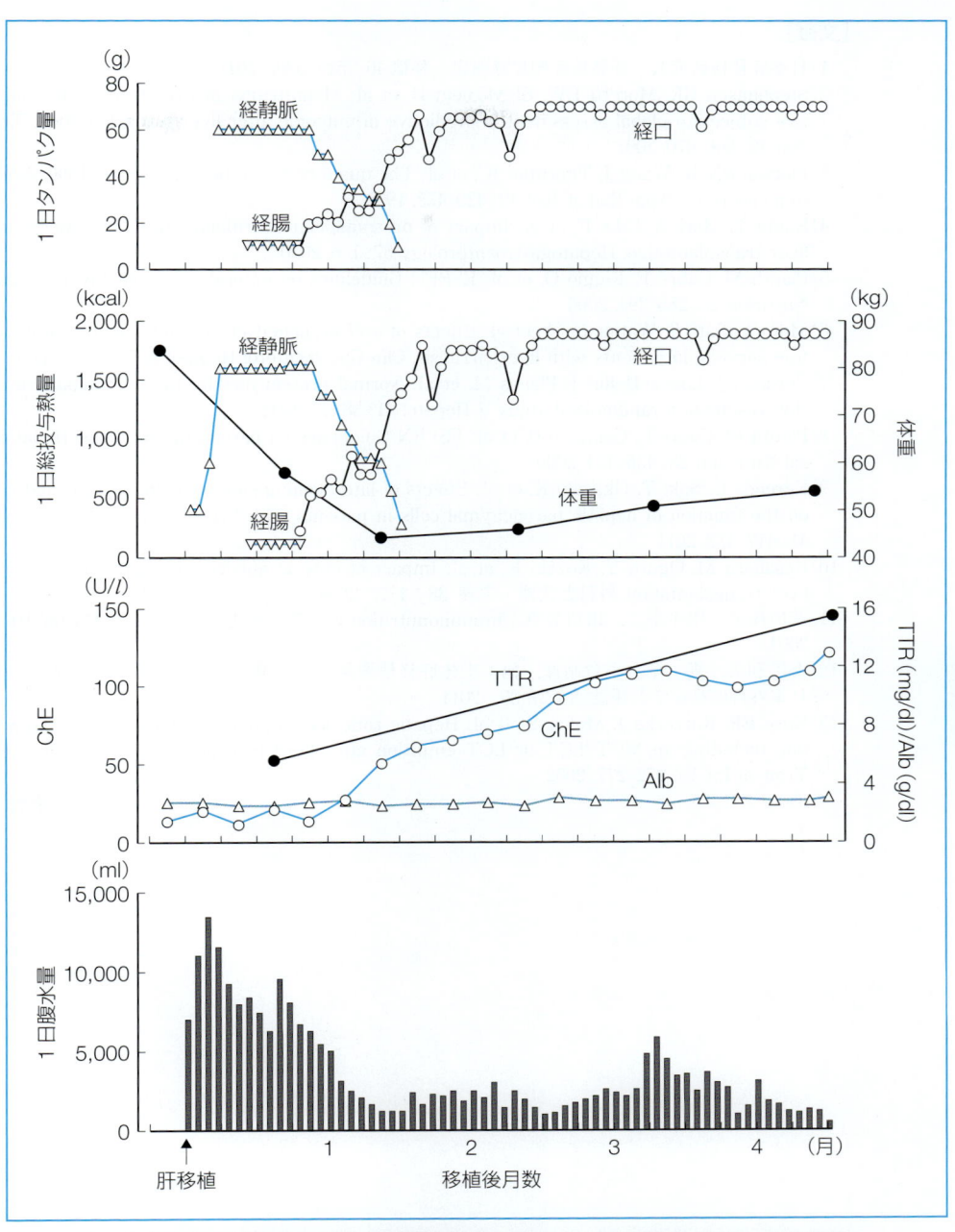

図Ⅲ-139 術前から大量腹水を認めた低栄養状態の成人(59歳)肝硬変患者の術後経過

くる病といわれる骨形成障害が持続する場合，病的骨折の危険が残るので，骨の形成状態には注意が必要である．

　免疫抑制剤の副作用として，脂質異常症や高血圧，耐糖能異常などがあり，栄養管理上，いわゆるメタボリックシンドロームに対するような日常的な注意と，場合によっては薬物投与が必要となることがある．代謝専門医や管理栄養士を加えたチーム管理が重要である．

[文献]

1) 日本肝移植研究会：肝移植症例登録報告．移植 46：524-536, 2011
2) Stephenson GR, Moretti EW, El-Moalem H, et al: Malnutrition in liver transplantation. Preoperative subjective global assessment is predictive of outcome after liver transplantation. Transplantation 72: 666-670, 2001
3) Pierson RN Jr, Wang J, Thornton JC, et al: The quantity of the body cell mass-1996. Are we ready to measure it? Appl Radiat Isot 49: 429-435, 1998
4) Kaido T, Mori A, Oike F, et al: Impact of pretransplant nutritional status in patients undergoing liver transplantation. Hepatogastroenterology 57: 1-6, 2010
5) Plauth M, Cabré E, Riggio O, et al: ESPEN Guidelines on enteral nutrition: Liver disease. Clinical Nutrition 25: 285-294, 2006
6) Muto Y, Sato S, Watanabe A, et al: Effects of oral branched-chain amino acid granules on event-free survival in patients with liver cirrhosis. Clin Gastroenterol Hepatol 3: 705-713, 2005
7) Córdoba J, López-Hellín J, Planas M, et al: Normal protein diet for episodic hepatic encephalopathy: results of a randomized study. J Hepatol 41: 38-43, 2004
8) Plauth M, Cabre E, Campillo B, et al: ESPEN Guidelines on parenteral nutrition: Hepatology. Clinical Nutrition 28: 436-444, 2009
9) Koreeda C, Seki T, Okazaki K, et al: Effects of late evening snack including branched amino acids on the function of hepatic parenchymal cells in patients with liver cirrhosis. Hepatology Research 41: 417-422, 2011
10) Kasahara M, Ogura Y, Kozaki K, et al: Impact of enteral nutrition in adult-to-adult living donor liver transplantation. 外科と代謝・栄養 38：1-7, 2004
11) 荻田桂子, 増本幸二, 田口智章：Immunonutrition の実際―小児外科手術．外科治療 94：708-714, 2004
12) 海道利実, 森　章, 小倉靖彦, 他：生体肝移植術後 sepsis 発症における周術期栄養管理の重症性. 日本外科感染症学会雑誌 8：27-33, 2011
13) Kuse ER, Kotzerke J, Muller S, et al: Hepatic reticuloendothelial function during parenteral nutrition including an MCT/LCT or LCT emulsion after liver transplantation―a double-blind study. Transpl Int 15: 272-277, 2002

〈猪股　裕紀洋〉

Ⅲ. 臨床編　C. 疾患と栄養

32. 胆汁うっ滞

　胆汁うっ滞とは，胆汁の排出または生成障害により胆汁成分が肝臓内に停滞し，血中に逆流した状態をさす．これにより肝硬変，肝不全へと至る肝内の脂質の沈着・繊維化，消化管内への胆汁分泌不足による脂質吸収障害，高ビリルビン血症に伴う核黄疸や皮膚瘙痒，コレステロール分泌不良に起因する脂質異常症などをきたす．本項では胆汁うっ滞の原因となる病態とその病態にあわせた栄養管理について述べる．

1 胆汁分泌の生理

　胆汁は肝臓で1日0.5～1.0 *l* 生成されるアルカリ性の消化液である．消化酵素は含まないが，胆汁酸の乳化作用により脂質とリパーゼとの反応性を高め，また脂肪酸をミセル化して吸収効率を上げる．胆汁の主な成分は胆汁酸，胆汁色素，脂質，電解質である．胆汁酸は肝臓でコレステロールから合成され，グリシンやタウリンと抱合されて排出される．分泌された胆汁酸は90％以上が回腸末端で再吸収され，門脈を経て肝臓に戻る，いわゆる腸肝循環により再利用されている．主たる胆汁色素はビリルビンで，脾臓で破壊されたヘモグロビンから非抱合型ビリルビンとして生じる．水に不溶性の非抱合型ビリルビンは脾臓から肝臓へアルブミンと結合して運ばれる．肝臓でグルクロン酸抱合を受けて水溶性の抱合型ビリルビンとなり，胆汁成分として腸管に排泄される．腸管に流入した胆汁色素は一部再吸収されて尿中ウロビリノーゲンとして排泄されるものの，大部分はステルコビリンとして便中に排泄される．腸管内のβ-グルクロニダーゼによって脱抱合された一部のビリルビンは腸肝循環により肝臓に戻り，再度グルクロン酸抱合を受けることとなる（図Ⅲ-140）．

2 胆汁うっ滞の原因

　胆汁うっ滞をきたす病態はその原因部位により肝内性と肝外性，混合型に大別される．肝内性の疾患にはウイルス性肝炎，アルコール性肝障害，原発性胆汁性肝硬変，妊娠中のホルモン変化に伴うもの，薬剤性肝障害，先天性疾患（Alagille症候群，Crigler-Najjar症候群など）などがある．肝外の原因には胆道閉鎖，胆道結石，胆管癌，膵癌，膵炎などの閉塞性疾患や消化管閉塞，短腸症候群などの腸肝循環不全がある．肝内外の要素に起因する混合型として中心静脈栄養（total parenteral nutrition；TPN）関連肝障害や，新生児期の胆汁うっ滞などがあげられる．

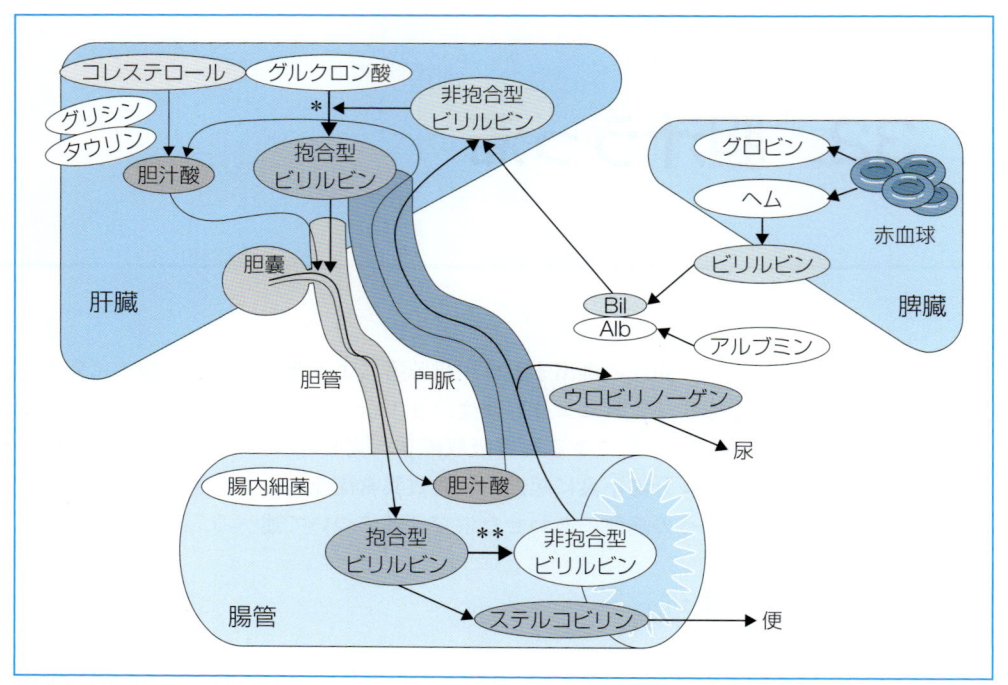

図Ⅲ-140　胆汁分泌の生理
＊：グルクロニルトランスフェラーゼ，＊＊：β-グルクロニダーゼ．

3　胆汁うっ滞時の栄養管理

　胆汁うっ滞における栄養管理上の問題点は，消化管内の胆汁不足に伴う脂質吸収不良と，胆汁排泄性物質の排泄不全による肝内への各物質の蓄積にある．肝硬変，肝不全に進行した症例の管理は別項（「肝硬変，肝癌」582頁）に譲り，胆汁うっ滞時におけるエビデンスに基づいた栄養管理をいくつか紹介する．

1．静脈栄養か経腸栄養か

　静脈栄養は胆汁うっ滞のリスク要因である．bacterial translocation（BT），敗血症，胆汁うっ滞の予防には経腸栄養の優位性が証明されている．栄養療法の原則として「If gut works, use it＝消化管が働くなら活用する」べきであるが，臨床的に静脈栄養に頼らねばならない症例は多い．その場合には血液生化学検査や超音波検査を定期的に行い，胆汁うっ滞を予見した管理が必要である．具体的な静脈栄養の管理法はTPNの項目で後述する．

2．アミノ酸

　胆汁酸はグリシンやタウリンと抱合されて排泄されるが，グリシンやタウリンの積極的

摂取が胆汁うっ滞を改善するというエビデンスは確認されていない．カルボキシル基を欠くタウリンは正確にはアミノ酸とは呼ばないが，生体ではシステインから合成される．グリシン，システインともに生合成可能な非必須アミノ酸であるので，血漿アミノグラムに異常がない限り，胆汁うっ滞症例では通常のアミノ酸摂取で十分である．

3．必須脂肪酸欠乏の改善

脂肪酸をリポタンパクとして排泄し，肝内への沈着を防ぐために，必須脂肪酸欠乏の改善は有効な手段である．血中脂肪酸分画を測定し，T/T比（トリエン/テトラエン比＝エイコサトリエン酸/アラキドン酸比，正常値0.02以下）が高値であれば必須脂肪酸欠乏と診断される．必須脂肪酸欠乏の改善には脂肪乳剤の点滴を週1〜2回行うとよい．点滴は脂質異常症予防と網内系への負担軽減のため0.1 g/kg/時（小児では0.08 g/kg/時）以下で行う必要がある．

4．水溶性食物繊維の摂取

水溶性の食物繊維は胆汁酸と結合して再吸収を阻害し，腸肝循環を抑制する作用がある．これにより肝臓からの胆汁酸合成を刺激し，その結果コレステロールの排泄を促すため，胆汁うっ滞や高コレステロール血症の予防・改善に有効である．

5．各種ビタミンの補充

消化管内に胆汁が不足すると，小腸絨毛からの脂質ならびに脂溶性ビタミン（ビタミンA，D，E，K）の吸収障害が生じる．胆汁うっ滞が高度な場合や，脂肪便や必須脂肪酸欠乏など脂質吸収障害が明らかな場合には，あらかじめ投与を開始する．水溶性であるビタミンCに吸収障害は起こらないが，コレステロールから胆汁酸への変換に補酵素として必要なので，摂取状況を参考に添加するとよい．各脂溶性ビタミンの所要量[1]と欠乏・過剰症状について表Ⅲ-118に示す．

6．微量元素

胆汁分泌不良により肝内蓄積や血中濃度上昇が問題になるものには，銅やマンガンがある．銅はコラーゲン繊維の架橋化に関与するリジルオキシダーゼの補酵素であり，肝の繊維化に対して促進的に作用する．肝硬変患者で血中亜鉛濃度が低下することや，亜鉛が銅の小腸における吸収に拮抗することから，銅の過剰摂取を控えるとともに亜鉛の積極的摂取が推奨される．マンガンの過剰は大脳基底核への蓄積，パーキンソン様症状，肝機能異常をきたすことが知られている[2]．通常の食事でマンガンが過剰になることは少ないが，TPNなど微量元素を長期投与する際には注意が必要である．

表Ⅲ-118 脂溶性ビタミンの摂取基準量と主な欠乏・過剰症状（1日あたり）

年齢（歳）	ビタミンA			ビタミンD		ビタミンE			ビタミンK[††]	
	推奨量（μgRE[*]）		耐容上限量（μgRE[*]）	目安量（μg）	耐容上限量（μg）	目安量（mgα-TE[**]）		耐容上限量（mgα-TE[**]）	目安量（μg）	
	男	女				男	女	男/女	男	女
0〜（月）	300		600	2.5(5.0[†])	25	3.0		—	4	
6〜（月）	400		600	5.0	25	3.5		—	7	
1	400	350	600	2.5	25	3.5		150	25	
6	450	400	900	2.5	30	5.0		300	40	
12	750	700	2,000	3.5	45	7.0		600	70	65
18	850	650	2,700	5.5	50	7.0	6.5	800/650	75	60
30	850	700	2,700	5.5	50	7.0	6.5	900/700	75	65
70	800	650	2,700	5.5	50	7.0	6.5	750/650	75	65
主な欠乏症状	夜盲症，免疫力低下			くる病，骨折		末梢神経障害，皮膚炎			出血傾向	
主な過剰症状	頭蓋内圧亢進，関節痛，脱毛，肝障害			高カルシウム血症，腎障害		血小板減少，出血時間の延長			新生児溶血性貧血，核黄疸	

＊：レチノール当量，＊＊：αトコフェロール当量，†：日照を受ける機会が少ない場合，††：ビタミンKについては耐容上限量の提示なし．
（日本人の食事摂取基準，2010[1)]より作成）

4 胆汁うっ滞をきたす特殊病態の栄養管理

1. 腸肝循環不全

　代表的疾患は短腸症候群である．短腸症候群における胆汁うっ滞を論ずる上で不可避な要素であるTPNについては後述する．

　胆汁酸は回腸末端で主に吸収されるので，小腸大量切除後には腸肝循環不全に伴う胆汁分泌不良を惹起しやすい．短腸症候群30例の統計[3)]では，経腸栄養に移行しえた症例の約7割に亜鉛とビタミンDの欠乏を認めている．同集計の多変量解析で微量元素・ビタミン欠乏を有意に軽減しえたのは，回盲弁の残存と脂溶性マルチビタミン剤の常用のみで，年齢，残存小腸の長さ，静脈栄養の期間などには影響されなかった．このことから，残存小腸長にかかわらず亜鉛や脂溶性ビタミンの補充は必須であり，定期的なmicronutrientのモニタリングが重要といえる．

　回腸末端での胆汁酸の吸収には回盲弁の存在が重要な役割を果たしており，回盲部が切除され，回盲弁がない患者ではさらに胆汁うっ滞に注意する必要がある．回盲弁の喪失は脂肪吸収障害も助長する．便の脂肪染色が陽性ならば，経腸栄養法では少量分割投与，栄養剤に含有する脂肪の減量，夜間持続注入の導入などを検討する．

2. TPN 関連性肝障害

1967年にDudrickらが報告して以来，TPNは消化管機能不全患者における栄養管理に多大な貢献をしてきた．一方でTPNに伴う肝障害はカテーテル感染に並んで現在でも未解決な合併症の1つである．一般的に胆汁うっ滞性の肝障害は新生児・乳児でのTPN症例に多く認められる．成人TPN症例での肝障害は脂肪肝が主であるが，TPNが長期にわたると胆石・黄疸など，胆汁うっ滞に伴う合併症も増えることが知られている．

TPNが肝障害を惹起する機序は，糖質・アミノ酸の過剰投与，カルニチン欠乏，必須脂肪酸欠乏による肝への脂肪沈着という栄養学的問題と，胆汁分泌不良やBTなどの消化管の運動量減少に伴う問題に大別される．

糖質の過剰投与による高インスリン血症は，脂肪酸のβ酸化を抑制して合成を促進させる．これに必須脂肪酸欠乏が加わると脂肪酸がリポタンパクとして排泄できず，肝内に沈着する．必須脂肪酸欠乏は無脂肪でTPNを実施した際に陥りやすく，TPNが長期にわたる場合には脂肪乳剤を併用すべきである．

現在わが国で認可されている静注用脂肪乳剤は，大豆油が原料の，n-6脂肪酸を中心とした製剤（イントラリポス®，イントラリピッド®など）に限られている．大豆油に多く含まれる植物ステロール（フィトステロール）が胆汁うっ滞を惹起することが示唆されており，これには魚油を原料としたn-3脂肪酸高含有製剤（わが国未認可）への変更が有効との報告がある[4]．海外ではすでにn-3脂肪酸製剤（Omegaven®）が製品化されており，わが国でも今後臨床応用が期待される．

長期のTPNではカルニチン欠乏に注意する．カルニチンは長鎖脂肪酸をβ酸化の場であるミトコンドリア内部へ運搬する役割をもつ．カルニチンの欠乏は主に骨格筋内で起こる脂肪酸のβ酸化を妨げ，その結果肝内の脂肪酸蓄積を助長する．

過剰なアミノ酸投与や不適当な特殊アミノ酸製剤の使用は肝毒性を示す可能性がある．アミノ酸のタンパク同化作用には十分な非タンパク熱量（non-protein calorie；NPC）が必要である．脂肪乳剤の投与はインスリン分泌を刺激せずにNPCを増やし，至適な非タンパク熱量/窒素（NPC/N）比を保つことにつながる．肝不全用アミノ酸製剤（モリヘパミン®，アミノレバン®など）は血漿アミノグラムの是正や肝性脳症の予防を目的に，芳香族アミノ酸を減じて分岐鎖アミノ酸を増量した製剤で，肝不全時のアルカローシスを防ぐためにCl^-が多く含まれている．したがって，アミノ酸分画が正常な症例に肝不全用アミノ酸製剤を使用することは，血漿アミノグラムの異常やアシドーシスを惹起する可能性があるので不適当である．

TPN施行時の肝外の問題として，まず消化管ホルモンの分泌低下がある．胆汁は肝臓から分泌され，胆嚢に貯留して濃縮される．通常の経口摂取時には，小腸内に脂肪が入ると，前腸からコレシストキニン（CCK）が分泌されて胆嚢が収縮し，1日に数回，十二指腸に向けて胆汁の排出を促す．TPN下ではCCKの分泌が低下し，胆嚢内に胆汁がうっ滞して胆泥や胆石の発生を助長する．この問題に対しては間欠的TPNや糖質・アミノ酸を交互に投与するcyclic TPNが一定の効果を示している[5]．CCKの直接投与も試みられており，胆石発生率は軽減しえなかったものの，胆汁酸産生が増加して胆汁うっ滞の軽減につながったとの報告[6]がある．

次に，消化管を使用しないことに起因するBTがあげられる．消化管は長期間使用されないと，上皮細胞間接着の脆弱化，代謝速度の低下に伴う粘膜萎縮，分泌型IgAの分泌抑制，腸内細菌の異常増殖などにより，腸管関連リンパ組織（gut-associated lymphoid tissue；GALT）の破綻をきたす．BTが胆汁うっ滞を来たす機序としては，エンドトキシンや炎症性サイトカイン（IL-1，TNF-αなど）の関連が示唆される．TPNモデルラットにおいて，TNF-αが胆管上皮を増生させ，胆汁うっ滞を惹起させること，抗TNF-α抗体の投与で肝障害を抑制することが証明されている[7]．腸管萎縮およびBTの予防にはグリセンチン[8]，GLP-2[9]など増殖因子やエネルギー基質であるグルタミン[10]の投与，消化管内への脂肪乳剤の投与[11]，メトロニダゾールなどの抗菌薬投与，プロバイオティクスによる腸内細菌叢の改善などが一定の効果を示しており，今後よりいっそうの臨床応用が期待される．

3. 新生児の胆汁うっ滞

新生児期は一生のうちで唯一生理的黄疸のみられる時期である．黄疸発生の機序には，①酸素ストレスにより壊れやすい新生児赤血球，②グルクロニルトランスフェラーゼの不足，③細胆管レベルでの胆汁輸送機能の未熟性，④腸管内のβ-グルクロニダーゼ活性が高く腸肝循環が活発，といった複合的要因がある．低出生体重，低体温/手術侵襲などのストレス，血液型不適合による溶血，母乳栄養（母乳はβ-グルクロニダーゼを多く含有）などは黄疸の増悪因子となる．新生児は血液脳関門が未熟で，ビリルビンが大脳基底核へ沈着して核黄疸をきたすため，許容値を超える場合には，光線療法や交換輸血を行う．許容範囲内の生理的黄疸は通常生後2週間で消失し，治療を要さない．

脂質吸収障害による慢性的エネルギー不足に対しては中鎖脂肪酸（medium-chain triglyceride；MCT）ミルクを使用する．MCTは胆汁酸によるミセル形成を必要とせずに上部小腸で吸収され，門脈経由で肝臓に運ばれ速やかにエネルギーに変換される．しかしMCTのみでは，必須脂肪酸欠乏は改善されないので，リノール酸，リノレン酸を強化した必須脂肪酸強化MCTフォーミュラが市販されている．

乳児ではタウリン合成酵素の活性が低いので，タウリンを乳児特異的必須アミノ酸として扱う．タウリンが欠乏するとリトコール酸が蓄積して，細胆管障害から胆汁うっ滞をきたすことが知られている．

成長に伴う体タンパク同化のために，タンパク摂取所要量が成人と比べて著しく高いのも特徴である．成人でおよそ1 g/kg/日に対し，新生児・乳児では2.5 g/kg/日程度のタンパク質が必要である．加えて，新生児の未熟な肝機能ではアミノ酸を有効に窒素源として利用するために，成人よりも多くのNPCを必要とする．適正NPC/N比は小児200〜250，成人では150〜200である．脂肪乳剤の点滴はNPCを稼ぐには有用だが，遊離脂肪酸がアルブミンと結合したビリルビンを遊離させるため，新生児黄疸を認める症例では控える．

以上より，新生児・乳児で栄養管理を行う場合には投与アミノ酸・糖質ともに未熟な肝機能に対して過負荷になりやすい．対策として新生児・乳幼児用の静注アミノ酸製剤（プレアミン®-P）や成分栄養剤（エレンタール®P）が市販されている．

以上，胆汁うっ滞時の栄養管理について概説した．行き着くところの肝硬変，肝不全における管理とは異なり，脂質吸収障害への対応と肝沈着性物質の減量による肝障害の進行の予防を念頭に置いた管理が重要である．

[文献]
1) 厚生労働省：脂溶性ビタミン．日本人の食事摂取基準，2010年版．pp118-147, 2010
2) Takagi Y, Okada A, Sando K, et al: Evaluation of indexes of in vivo manganese status and the optimal intravenous dose for adult patients undergoing home parenteral nutrition. Am J Clin Nutr 75: 112-118, 2002
3) Yang CF, Duro D, Zurakowski D, et al: High Prevalence of Multiple Micronutrient Deficiencies in Children with Intestinal Failure: A Longitudinal Study. J Pediatr 159: 39-44, 2009
4) Ekema G, Falchetti D, Boroni G, et al: Reversal of severe parenteral nutrition-associated liver disease in an infant with short bowel syndrome using parenteral fish oil (Omega-3 fatty acids). J Pediatr Surg 43: 1191-1195, 2008
5) 遠藤昌夫：長期静脈栄養例での感染症対策．小児外科 28：1183-1188, 1996
6) Tsai S, Strouse PJ, Drongowski RA, et al: Failure of cholecystokinin-octapeptide to prevent TPN-associated gallstone disease. J Pediatr Surg 40: 263-267, 2005
7) Matsui J, Cameron RG, Kurian R, et al: Nutritional, hepatic, and metabolic effects of cachectin/tumor necrosis factor in rats receiving total parenteral nutrition. Gastroenterology 104: 235-43, 1993
8) Chiba M, Sanada Y, Kawano S, et al: Glicentin inhibits internalization of enteric bacteria by cultured INT-407 enterocytes. Pediatr Surg Int 23: 551-554, 2007
9) Kaji T, Tanaka H, Holst JJ, et al: The effects of variations in dose and method of administration on glucagon like peptide-2 activity in the rat. Eur J Pharmacol 596: 138-145, 2008
10) Tazuke Y, Wasa M, Shimizu Y, et al: Alanyl-Glutamine Supplemented Parenteral Nutrition Prevents Ischemia-Reperfusion Injury in Rats. J Parenter Enteral Nutr 27: 110-115, 2003
11) Kawano S, Sanada Y, Chiba M, et al: Effect of fat supplementation on the maintenance of gut integrity in elemental diet-fed rats. Eur J Pediatr Surg 20: 399-404, 2010

〈川野　晋也，眞田　裕〉

Ⅲ. 臨床編　C. 疾患と栄養

33. 胆石症

1　胆石症の概念

1．胆石症の分類

　胆石症とは，肝内胆管・肝外胆管・胆囊という胆汁の通り道(胆道系)に，胆汁中の成分があたかも石のように固くなって析出・凝固する疾患の総称である．胆石の存在部位により肝内結石症，総胆管結石症，胆囊結石症と呼ばれているが，胆石の発生部位と存在部位は必ずしも一致しないこともある．

　胆石症のうち，最も頻度が高いのは胆囊結石症である．全胆石症に胆囊結石症の占める割合は約80％弱といわれている．一方総胆管結石症は全体の20％，肝内結石症は1％程度である．また男女比では胆囊結石症は女性に多い．

2．胆石の種類

　胆石は胆汁中の成分が析出・凝固したものであるが，その成分によって，コレステロール胆石，色素胆石，まれな胆石に分類されている(表Ⅲ-119)[1]．

1　コレステロール胆石

　コレステロール胆石は胆汁中のコレステロールを主成分とした胆石である．胆汁中のコ

表Ⅲ-119　胆石の分類

1．コレステロール胆石	主に胆囊内で形成，コレステロール過飽和胆汁と胆囊収縮能の低下が原因
1）純コレステロール石	胆囊内に1個
2）混合石	胆囊内に数個～数百個
3）混成石	胆囊内に1個．外殻と同じ成分の結石を同時に認めることあり
2．色素胆石	胆囊，胆管内で形成
1）ビリルビンカルシウム石	胆汁うっ滞と細菌感染が成因
2）黒色石	ビリルビン過剰状態，胆汁酸低下など特殊な病態下で多い
3．まれな胆石	

レステロールは胆汁酸とリン脂質によりミセルとして溶存しているが，過飽和状態により不安定となったコレステロールが結晶として析出し，凝集し胆石となる．コレステロール胆石の特徴は，その割面が放射状構造を呈していることである．

2 色素胆石

胆汁中の胆汁色素であるビリルビンを主な成分とした胆石であり，ビリルビンカルシウム石と黒色石がある．

3 まれな胆石

まれな胆石として炭酸カルシウム石，脂肪酸カルシウム石，他の混成石などがあげられる．

2 胆石の成因と栄養

胆石症のほぼ80％は胆嚢結石症であり，胆嚢結石症の約70％はコレステロール胆石であるので，ここでは主にコレステロール胆石の成因と栄養の関係について述べる（表Ⅲ-120）．

1. コレステロール過飽和胆汁

胆汁はコレステロールの唯一の排泄経路であるが，水に不溶性のコレステロールは，胆汁中ではコレステロールの代謝産物でもある胆汁酸とリン脂質によって混合ミセルを形成し溶存している．この3者のバランスが崩れ，相対的にコレステロールが過飽和状態になるとコレステロール結晶が析出し，ひいてはコレステロール胆石を形成すると考えられている[2]．

表Ⅲ-120　胆石の成因に関わる因子

胆石形成を促進する因子	高コレステロール血症 高トリグリセリド血症 糖尿病 長時間の絶食 静脈栄養 急激な減量 ホルモン療法 胃切除後・迷走神経切離術後
胆石形成を抑制する因子	果実 野菜 食物繊維 ナッツ 不飽和脂肪酸 カフェイン 適量のアルコール 適度な運動

コレステロールの生合成に関しては，近年の研究によると，sterol regulatory element binding protein（SREBP）により制御されていることが明らかとなった[3]．SREBP は SREBP-cleavage activating protein（SCAP）と複合体を形成しており，コレステロール生合成に関わる遺伝子の発現を調節している．これらの遺伝子の中に LDL 受容体遺伝子と HMG-CoA 還元酵素遺伝子が含まれる．

この SREBP は過食などの生活習慣病準備状態で活性化し，脂肪肝や脂質代謝異常，インスリン抵抗性，インスリン分泌異常などを引き起こすと考えられている．このことからコレステロールの過剰摂取のみならず，糖質の過剰摂取でもコレステロール合成が活性化し，胆汁中へのコレステロール排泄量が増大すると考えられている．1日平均 40 g の砂糖を摂取する人は，有症状胆石症のリスクが 2 倍になるといわれている．また魚油に含まれる長鎖不飽和脂肪酸を大量に摂取すると，SREBP の発現が低下し胆石症のリスクが低下するといわれている．

また高トリグリセリド血症を呈するⅣ型脂質異常症ではコレステロール生合成の亢進，胆汁中への排泄増加，胆汁酸排泄減少が同時に起き，胆石症のリスクが高いとされている．

2. 胆嚢収縮能低下

胆嚢収縮能の低下は胆嚢結石症の成因の 1 つである．胆石症患者では胆嚢収縮能の低下と胆汁排泄能が遅延している．胆嚢収縮能にはコレシストキニン（CCK）に対する胆嚢平滑筋の反応性が関係することが示唆されている[4]．

胆嚢収縮能を低下させる病態として，絶食，脂質代謝異常，中心静脈栄養，急激な減量，迷走神経切離術後などがあげられる．また糖尿病も胆嚢収縮能を低下させるといわれている．

さらに胆嚢収縮能の低下は，胆汁酸の腸肝循環の遷延を招くことから，二次胆汁酸であるデオキシコール酸の増加を引き起こし，胆汁へのコレステロールの過剰分泌を引き起こす．

3. 急激な減量

肥満患者において，減量を目的とした胃バイパス術後や低熱量ダイエットによる急激な減量は胆石症の危険因子となる．これらの要因としては胆汁中粘液糖タンパク量の増加によるコレステロール結晶架橋作用の増幅，胆嚢収縮能の低下などが推察されている．

胆嚢収縮能の低下に関しては，CCK が関与しているが CCK 分泌は食事性タンパク，脂質などによって刺激されることがわかっている．とくにタンパクはアミノ酸ではなくペプチドとして小腸粘膜に直接作用して CCK 分泌を促進する．そのため減量中に過度に脂質やタンパク質の摂取制限を行うと胆嚢収縮能を低下させ，胆石形成のリスクを高めると考えられる．

また，胃バイパス術は近年の研究で腸管ホルモンである glucose-dependent insulinotropic polypeptide（GIP）や glucagon-like peptide-1（GLP-1）の分泌動態を変化させ，インスリン抵抗性を改善させ，糖尿病改善効果をもたらすことが注目されている．CCK 分泌

に対しても関連がある可能性があると考えられている．

4. 胆石発生リスクを軽減させる因子

　食生活習慣が胆石生成のリスクに関与していることは以前から研究されている．先にあげたように，糖質の過剰摂取，動物性脂肪の過剰摂取，長時間の絶食，急激な減量は胆石形成リスクを上昇させるが，逆にリスク低下の因子としては以下のものがあげられる．果実，野菜，食物繊維，ナッツ，多価不飽和脂肪酸，植物性タンパク，カフェイン，適量のアルコール，適度な運動などである．

　食物繊維は食物の腸内停滞時間を短縮させることによりデオキシコール酸などの二次胆汁酸の生成を抑え，肝からのコレステロール排泄を抑制するためと考えられている．また不飽和脂肪酸は先に述べたように SREBP の発現を抑制し，コレステロール合成を抑制することがわかっている．ナッツは不飽和脂肪酸を多く含有するだけでなく，植物性タンパクや食物繊維も多く含んでいることから胆石症のリスクを軽減すると考えられる．

3　胆石疝痛発作と栄養管理

　胆石症の症状として最も一般的なものは疝痛発作である．これは主に上腹部や右季肋部を中心とした発作的な腹痛であり，時に背部や右肩に放散痛を伴う．

　胆石疝痛発作の原因としては急性胆囊炎，胆石の胆囊頸部への嵌頓による内圧上昇などがあげられる．嘔気や嘔吐，さらには麻痺性腸閉塞を併発することもある．

　胆石発作の誘因としては，天ぷらや豚カツなどの高脂肪食，卵黄などであり，これらは胆囊収縮を増強させることにより胆石の嵌頓，胆囊内圧の上昇を引き起こす．

　重度の胆石発作の急性期の治療においては，胆囊収縮を抑制させ胆囊内圧の上昇を抑えるため，絶食とするのが基本である．一般には嘔気や麻痺性腸閉塞もあり食事が摂れる状態ではない場合がほとんどである．症状が軽度の場合は脂肪の少ないタンパク質と炭水化物主体の軟らかい食事がよい．とかく摂取水分量が少なくなり，脱水状態になりやすいので水分はしっかり摂ることが重要である．

　胆石発作が落ち着いた後でも発作はいつ再燃するかはわからないので，基本的には早期に胆摘術を施行したほうがよい．ただ，やむを得ない理由により胆摘術が施行できない，あるいは手術までの期間が長くなってしまう場合は胆石発作の再燃に気をつけながら食事指導をしていく必要がある．胆石発作の既往がある患者の場合には，高脂肪食や卵黄などは控えたほうがよい．しかしこの際，過度の脂肪摂取制限はリン脂質や胆汁酸を低下させ，かえってコレステロール過飽和胆汁の引き金となるため避けなければならない．

4　胆石症治療時の栄養管理

1. 手術

　胆囊結石症の手術治療は胆囊摘出術である．胆囊摘出術は現在では腹腔鏡下手術で行わ

れることがほとんどであり，これに伴って術後の経口摂取開始も以前に比較し早くなっている．通常は手術翌日から経口摂取が開始されるが，最初は手術の影響による腸管運動の低下のため消化のよい軟食から開始する．胆摘術後は基本的には脂肪制限や卵黄摂取制限は必要ない．

2. 胆汁外瘻

総胆管結石症で総胆管切石術およびTチューブドレーン留置術施行後や，経皮経肝胆道ドレナージ(PTBD)などの胆汁外瘻がおかれている場合は，胆汁酸の喪失による胆汁酸プールの減少が起こる．胆汁酸が減少することにより脂溶性ビタミンであるビタミンA，D，E，Kなどの吸収障害が起こる．

[文献]
1) 内藤剛，亀田智統，鈴木克彦，他：胆石の分類と質的診断．医学と薬学 40：809-814，1998
2) 本多彰，松崎靖司：胆石症．綜合臨牀 56：3085-3090，2007
3) 青山俊文，田中直樹：脂質代謝と肝臓．臨床消化器内科 23：693-699，2008
4) 森安章人，伊勢秀雄，北山修，他：胆汁組成を加味した胆嚢収縮能の評価．胆膵の生理機能 11：29-33，1995

（内藤　剛）

Ⅲ．臨床編　C．疾患と栄養

34．膵炎（急性・慢性）

　膵臓は，食物の消化に欠かせない重要な臓器であり，食物中の多くの栄養素の消化に必要な消化酵素を産生し，十二指腸に分泌する．また，膵臓はインスリンを分泌する内分泌器官でもあり，吸収された栄養素の代謝，血糖維持に中心的な役割を果たしている．
　急性膵炎は膵臓の急性炎症であり，炎症の鎮静化のためには絶飲食の上で栄養素と熱量を医療サイドが患者に非経口的に与える必要がある．とくに重症急性膵炎は全身の高度な炎症と重篤な合併症を伴うため，治癒促進のための栄養管理はきわめて重要である．
　一方，慢性膵炎は進行性の病態をとり，ついには膵内外分泌腺の破壊消失のために消化吸収不良による栄養障害と糖尿病が現れる．慢性膵炎患者は栄養障害や糖尿病に起因する死亡が多く，悪性新生物や感染症の予防のためにも適切な栄養管理が求められる．

1 急性膵炎

1．基本的治療

　急性膵炎の予後は，初期診療の良し悪しに影響される．急性膵炎の病態のポイントは，炎症によって生成されるさまざまな炎症性化学物質による全身血管の透過性亢進であり，血漿成分のthird spaceへの移動によって重篤な血管内脱水が生じる．治療の要点は，発症早期から十分量の輸液を行い，循環不全，腎不全を阻止することと，早期から厚生労働省の急性膵炎重症度判定基準[1]による判定を繰り返し行い，重症例は適切なタイミングで重症急性膵炎に対応可能な施設へ搬送することである．
　急性膵炎の初期治療の柱は，①絶飲食による膵臓の安静と十分な輸液，②十分な鎮痛，③タンパク分解酵素阻害薬の投与による膵炎進展の抑制，④重症例に対する予防的抗菌薬投与である[1,2]．胆石性膵炎で，胆道通過障害や胆管炎の症状があるものには，早期に内視鏡的な十二指腸乳頭切開が勧められる（図Ⅲ-141）[2]．

2．輸液

　意識状態，血圧，脈拍数，呼吸数，酸素飽和度，体温，尿量をモニタリングする．心胸郭比（cardiothoracic ratio；CTR），中心静脈圧，血液ガス分析，電解質，ヘマトクリット値を測定し，適切な輸液を行う（図Ⅲ-141）[2]．軽症例では中心静脈経路からの輸液は必要ないが，重症例では長期間にわたる輸液管理を必要とするため，タイミングをみて中心静

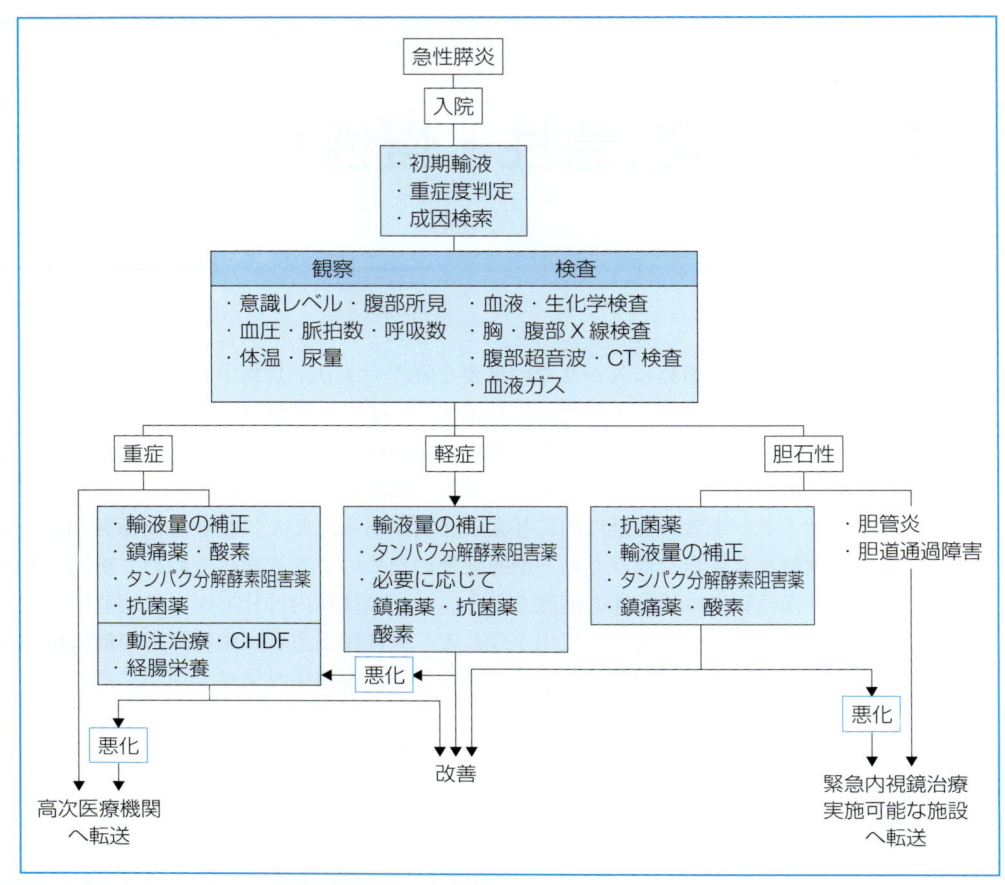

図Ⅲ-141 急性膵炎の基本的治療のアルゴリズム
CHDF：持続的血液濾過透析療法．
(難治性膵疾患に関する調査研究班, 2008[2])より転載)

脈経路の確保を行う．

　輸液には，酢酸リンゲルまたは乳酸リンゲルを用い，末梢静脈から持続点滴する．血圧の維持，尿量として最低 0.5 ml/kg/時間尿量を確保する．急性膵炎時には，輸液量として 60～160 ml/kg 体重が必要となる．最初の 6 時間で 1 日量の約 1/2～1/3 を輸液し，尿量が十分に確保されるまで大量の輸液を続ける．高齢者や心肺腎機能が低下している患者では，循環モニタリングを十分行いながら，患者の年齢，体重を考慮し，個々の患者に適した輸液量と輸液速度を決める[2]．

　大量輸液の結果，発症後数日間は体重が増加するが，1～2 週間で血管の refilling が起こり，尿量が増加して体重が減少しはじめる．電解質をチェックし，低 Ca によるテタニーが生じた場合には，Ca の補正を行う．

3. 中心静脈栄養

　重症例では発症早期から肝臓のタンパク合成が低下するため，発症後 10 日間程度はア

ルブミン，新鮮凍結血漿にて低タンパク血症を補正する必要がある．ただし，過剰の膠質液投与は，refilling 期において肺水腫の改善を遅らせることがあるので注意を要する．

重症急性膵炎では，高度な炎症，感染症などでエネルギー消費量が増加しており，発症後 7～10 日間は，基礎エネルギー消費量（BEE）の 30～40％ 増しの熱量を非タンパク熱量（non-protein calorie）として中心静脈経路から投与する．基礎エネルギー消費量は，Harris-Benedict の計算式を用いて計算する[3]．

男＝66.5＋(13.8×体重 kg)＋(5×身長 cm)－(6.8×年齢)
女＝655＋(9.6×体重 kg)＋(1.85×身長 cm)－(4.7×年齢)

輸液水分を制限したい場合は，高カロリー輸液に 50％ グルコース液を追加する．あるいは，輸液とともに持続血液濾過などで過剰な水分を除去しながら，熱量と水のバランスをとる．急性期にはインスリン分泌が低下して高血糖を合併するため，スライディングスケールを用いてインスリンを投与し，適切な血糖コントロールを行う．

重症急性膵炎では高度なカタボリズムが生じており，是正するために分岐鎖アミノ酸が豊富なアミノ酸製剤を用い，non-protein calorie/N 比を 110～130 に設定し投与する．必須脂肪酸の補給のために脂肪乳剤を 200 kcal/日程度補充し，炎症が鎮静化した後は投与量を増やす[3]．適正な栄養管理が行われると，発症から約 2 週間で栄養状態が改善し，肝臓におけるタンパク合成能も回復する．

4．経腸栄養

長期におよぶ中心静脈栄養は，腸管粘膜の萎縮をもたらし，bacterial translocation（BT）を促進して，重症急性膵炎の発症後 2 週間以降に多い，感染性膵壊死，敗血症などの後期合併症の原因となる．重症例に対する早期からの経腸栄養が，感染性合併症を減らし，入院期間を短縮させ，医療経費も静脈栄養より抑制できるという複数の報告がある[1]．

腹部単純 X 線撮影や造影 CT にて，腸管穿孔や腸管壊死がないことを確認する．標準的には，栄養チューブを経鼻的に挿入し，Treiz 靱帯を越えて先端を空腸に留置する．空腸への栄養チューブ留置困難例には，経鼻胃管を挿入し，胃内容排泄遅延がない場合は胃内への栄養剤投与も可能である（**表Ⅲ-121**）[4]．

腸管運動が蠕動音や排ガスで確認されれば経腸栄養を開始できる．一般的な成分栄養剤（elementary diet；ED）を用い，300 kcal/日程度の少量投与から開始し，腸管運動を観察しつつ，投与総熱量として 25～35 kcal/kg 体重/日（基礎エネルギー消費量の 1.2～1.5 倍）を目標に増量する．重症例では一般的に中心静脈栄養で治療を開始するため，腸管運動をみながら，中心静脈栄養と経腸栄養を適宜組み合わせて用いることが多い（**表Ⅲ-121**）[4]．

全身状態が改善したら，腹痛がなく，血中リパーゼの上昇がないことを確認し，水分から経口摂取を開始する．次いで少量の脂肪制限食から始めて経過をみながら徐々に食事の熱量と脂肪量を増量する[4]．

表Ⅲ-121　急性膵炎における栄養と経腸栄養の治療指針

軽症例	軽症例ではとくに栄養療法は必要ではない．膵酵素の正常化までは絶食とし，細胞外液による補液を行うが，腹痛が軽快し膵酵素が正常化すれば経口摂取を開始する．
重症例	重症例における早期からの経腸栄養（enteral nutrition；EN）の併用は中心静脈栄養（total parenteral nutrition；TPN）に比べ感染合併率を低下させ，在院日数と医療コストを減少させる．
目的	単なる栄養補給が目的ではなく，発症早期に引き起こされる bacterial translocation 防止と免疫不全を，主として腸管免疫の賦活により改善し，後期感染の合併を防止することを目的として行う．
投与経路	標準的には，栄養チューブを Treiz 靭帯を越えて先端を空腸に留置する．透視下での持続動注療法を行う場合は，開始前に空腸に栄養チューブを留置することが必要となる．空腸への栄養チューブ留置が困難であった場合は，経鼻胃管を挿入し胃内容排泄遅延がない場合は胃内への栄養剤投与も可能である．感染を併発して手術を行った場合には，空腸内に手術的に経皮的に栄養カテーテルを挿入留置してもよい．
投与内容と投与量	経腸栄養剤の種類としては，特殊なものを用いる必要はなく，一般的成分栄養剤で十分であるが，最近では免疫強化栄養剤も使用可能である．初期には栄養源としての意味よりも腸管対策として行う観点から，300 kcal/日程度の少量投与でもできる限り早期から開始し，腸管運動を観察しつつ，投与総カロリーが安静時必要エネルギーの 1.2～1.5 倍となることを目安に投与量を増量する．この場合，全カロリーを経腸的に投与する必要はなく，投与水分量にも留意し，経腸栄養と適宜組み合わせる．
経腸栄養の開始基準	腸管運動を蠕動音ないし排ガスで確認すれば経腸栄養を開始する．重症例では，腹部写真や造影 CT を参考にして腸管穿孔や，壊死などの合併病変がないことを確認することも必要である．持続動注療法を施行する症例では，血管造影時に NOMI の所見がないことも確認する．腸管病変がみられない場合は，空腸内に挿入したチューブからラクツロースやグルコース液を少量注入して，腸管蠕動を刺激してもよい．
経腸栄養の禁忌	腸管穿孔や腸管壊死が疑われる場合． 消化管出血を認める場合． 虚血性腸炎による下痢が疑われる場合．
経腸栄養の中止基準	腹痛が再燃増強する場合． 血清膵酵素が再上昇する場合．
経腸栄養の終了基準	全身状態が改善し，経口摂取が可能になったら終了して，経口摂取に切り替える．

NOMI：非閉塞性腸管虚血症．
（竹山ら，2010[4]）より転載）

2　慢性膵炎

1．基本的治療

　全経過を通じて，禁酒，禁煙を生活指導の基本とする．いずれも慢性膵炎の発症および進展のリスクファクターである[5]．膵機能が保たれる代償期の主な症状は急性膵炎様の発作であり，発作時には急性膵炎に準じた治療を行う．発作間の軽い腹痛，背部痛には非ステロイド性抗炎症薬（NSAIDs），鎮痙薬，抗コリン薬を用いる．腹部症状が膵炎の持続によると考えられる場合は，経口タンパク分解酵素阻害薬を投与する．慢性膵炎が進行して

膵管内にタンパク栓や膵石が形成され，膵管狭窄が膵液流出障害をもたらし，膵管内圧上昇による持続的腹痛がみられる場合は，体外衝撃波結石破砕療法（ESWL）や膵管ステント留置を併用した内視鏡治療が行われる．内視鏡治療抵抗性の難治例や再発例に膵管ドレナージ術や膵切除術などの外科治療が選択される（図Ⅲ-142）[5]．

2. 栄養管理（代償期）

規則正しい食生活と消化吸収のよい食物を摂取する習慣を勧める．急性膵炎様の腹痛発作を繰り返す患者には，食事中の脂肪摂取量を 30～35 g/日以内に制限する．胃を刺激する香辛料，炭酸飲料などはなるべく控えるように指導する．膵機能の減退が始まる移行期から，膵外分泌機能の補助として消化酵素薬の投与を開始する[5,6]．

3. 栄養管理（非代償期）

慢性膵炎が進行して膵実質が荒廃する非代償期には，膵外分泌不全による消化吸収障害によって栄養障害が現れる．脂肪便，全身倦怠感，浮腫，胸水や腹水が認められ，飲酒や不規則な食生活によって栄養障害が悪化している例が多い．飲酒状況，食事摂取状況および食事内容をよく調べて対策を立てる．禁酒を指導し，十分な消化酵素補充のもとに必要十分量の食事熱量を摂取させる[5,6]．

摂取熱量を，標準体重×30～35 kcal/kg 体重/日に設定し，総熱量の 45～50% を炭水化物で，タンパク質を 1～1.2 g/kg 体重/日とし，残りの熱量を脂肪にあてる．

消化酵素の補充には，リパーゼ活性の高い消化酵素薬を処方する．高力価製剤であるパンクレリパーゼを 1 回 600 mg，1 日 3 回，食直後に内服させる．あるいは，BT-PABA 試験によって膵外分泌機能を評価し，70% 以上の場合には通常量のベリチーム®を処方

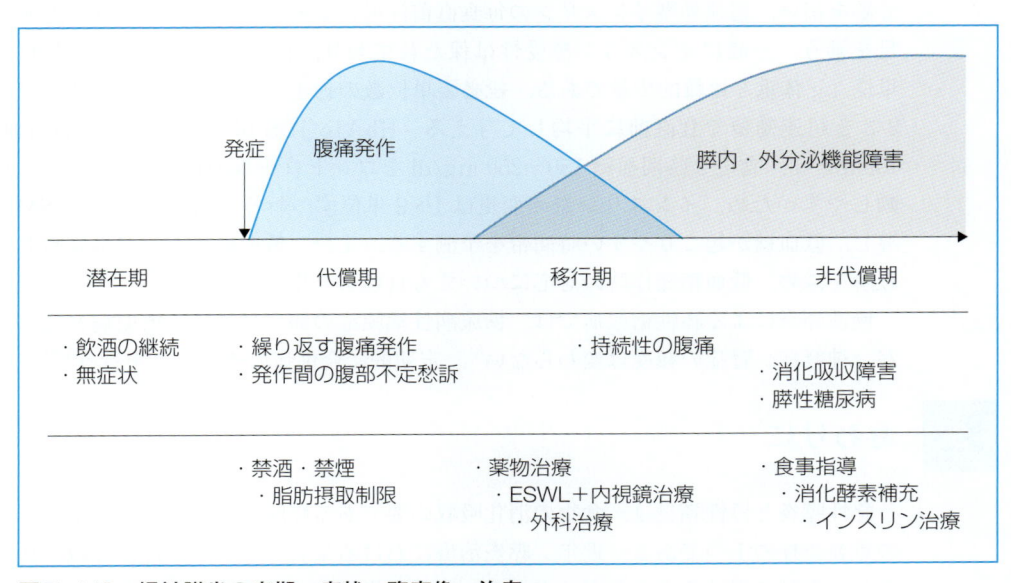

図Ⅲ-142　慢性膵炎の病期：症状・臨床像・治療

し，50～70％の軽度低下例には3倍量，30～50％の中等度低下例には6倍量，30％未満の高度低下例には10倍量を処方する．膵外分泌不全が現れる前には膵機能補助のために消化酵素を投与する目安となる．消化酵素補充によっても改善しない脂肪便に対しては，プロトンポンプ阻害薬（PPI）やH_2受容体拮抗薬などの胃酸分泌抑制薬を併用する．

　消化酵素補充によっても，脂溶性ビタミンの不足による症状が疑われる場合は，ビタミン補充を考慮する[5]．なお，成分栄養剤（ED）は，消化管の管腔内消化を必要とせず，脂肪含有量の少ない経腸栄養剤であり有痛性慢性膵炎患者へ経口投与すると，明らかな疼痛軽減効果とBMI増加効果が得られたと報告されている．食事の補助栄養として試みられてよい治療法である[7]．

　脂肪便の有無，体重やBMIの増加，血色素量，血清総タンパク，血清アルブミン，血清コレステロールなどの栄養指標を参考に消化酵素薬の量を調整する．血清トランスサイレチン，血清レチノール結合タンパクは血中半減期がそれぞれ1.9日，0.5日と短く，鋭敏な栄養指標として有用である[5,6]．

4. 膵性糖尿病の治療

　進行した慢性膵炎に合併する糖尿病は膵性糖尿病と呼ばれ，膵ランゲルハンス島の機能障害と破壊によるインスリンの分泌不全によって生じる．消化吸収不良による栄養障害を背景に，インスリン分泌不足によって高血糖が生じる複雑な代謝異常である．ランゲルハンス島の破壊によってグルカゴン分泌も不足しており，血糖は変動しやすく，低血糖を起こしやすい．飲酒や糖尿病性自律神経障害が加わるといっそう血糖コントロールが難しく，低血糖に陥ると遷延して，しばしば死亡原因となる．

　慢性膵炎による膵性糖尿病の治療の基本は，インスリン注射である[5]．十分な消化酵素補充のもとに必要十分量の食事を摂取させて栄養状態の改善を図りつつ，適正なインスリン量を決定する．持効型インスリンの朝または就寝前1回投与によってインスリンの基礎分泌を補い，超速効型インスリンの毎食直前注射によって食後のインスリン追加分泌の不足を補う．一般にインスリン感受性は保たれており，1日必要インスリン量は，0.2～0.3単位/kg体重と比較的少量である．総必要単位数の約1/3を持効型インスリンで，残り約2/3を超速効型で食直前に平均して与える．HbA1c（JDS値）7％前後，空腹時血糖80～150 mg/dl，食後2時間血糖150～250 mg/dlをコントロールの目標値とする[5]．血糖が変動しやすいため，インスリン量の変更は1～2単位ずつ行う．自己血糖測定（SMBG）を指導し，低血糖が起こりやすい時間帯を予測する．また，低血糖について本人および家族の理解を深め，低血糖発作時の対応についても日頃より指導する．

　慢性膵炎による膵性糖尿病では，糖尿病性網膜症の頻度は通常の糖尿病と比べやや低いが，神経症，腎症の頻度は変わらない[8]．定期的に合併症のチェックを行う[5,6]．

3 おわりに

　急性膵炎と慢性膵炎は，食物の消化吸収の要である膵臓の炎症であり，栄養管理は治療の重要な柱の1つである．近年，膵炎治療における栄養管理の重要性が認識されるようになり，文献に掲げるようなガイドラインや診療指針が公表されている．詳しくは，これら

を参照していただきたい．本項が膵炎治療に役立ち，患者予後の改善につながることを期待したい．

[文献]

1) 急性膵炎診療ガイドライン2010改訂出版委員会(編)：急性膵炎診療ガイドライン2010，第3版．金原出版，2009
2) 厚生労働省難治性疾患克服研究事業 難治性膵疾患に関する調査研究班(編)：急性膵炎における初期診療のコンセンサス，改訂第2版．アークメデイア，2008
3) 武田和憲．重症急性膵炎に対する高カロリー輸液．武田和憲(編)，松野正紀(監)：急性膵炎に挑む診断と治療update，第2版．pp254-257，鳥居薬品，1999
4) 竹山宜典，片岡慶正，廣田昌彦，他：急性膵炎の栄養と腸管対策に関する指針の作成．厚生労働科学研究費補助金 難治性疾患克服研究事業 難治性膵疾患に関する調査研究．平成22年度総括・分担研究報告書．pp75-78，2010
5) 日本消化器病学会(編)：慢性膵炎診療ガイドライン．南江堂，2009
6) 厚生労働省科学研究費補助金難治性疾患克服事業 難治性膵疾患に関する調査研究班(編)：慢性膵炎の断酒・生活指導指針．膵臓 25：617-681，2010
7) 片岡慶正，阪上順一，泰井敦子，他：疼痛を有する慢性膵炎治療に成分栄養剤(ED)は有効か．厚生労働科学研究費補助金 難治性疾患克服研究事業 難治性膵疾患に関する調査研究．平成19年度総括・分担研究報告書．pp222-226，2008
8) 伊藤鉄英，五十嵐久人，木原康之，他：膵性糖尿病の全国実態調査(2005年)最終報告．厚生労働科学研究費補助金 難治性疾患克服研究事業 難治性膵疾患に関する調査研究．平成20年度総括・分担研究報告書．pp139-146，2009

〔下瀬川　徹〕

Ⅲ．臨床編　C．疾患と栄養

35．膵癌

　膵癌は，膵に発生した上皮性悪性腫瘍をさし，その中には浸潤性膵管癌から膵内分泌腫瘍までさまざまな病態と悪性度の腫瘍が含まれるが，そのいずれも基本的治療方針は切除である．消化機能の 80％ を担っている膵外分泌と，唯一の血糖降下ホルモンであるインスリン分泌をはじめとした膵内分泌からなる膵を切除することとなり，他の消化器手術と比較しても消化吸収・内分泌代謝へ大きく影響が及ぶことは避けられない[1]．本項では，このような膵切除術における周術期と術後遠隔期での栄養面における注意点について述べる．

1 膵切除術式の種類

　膵腫瘍性疾患に対して行われる手術は，腫瘍そのものを取り除くことを目的とした切除術と，腫瘍そのものには手をつけず腫瘍による症状を軽減するために行われる姑息手術に大別される．膵頭部の腫瘍に対する切除術としては膵頭十二指腸切除術が，膵体尾部の腫瘍に対しては膵体尾部切除術が標準術式となっている（図Ⅲ-143）．

　前者では胆囊・胆管，十二指腸と領域リンパ節，さらには場合によって胃の幽門側をさまざまな程度で合併切除するが，悪性度や患者の状態によってはリンパ節郭清や神経叢郭清を控えることもある．一方，後者では，非浸潤癌には脾臓を温存する縮小手術も行われることがある．

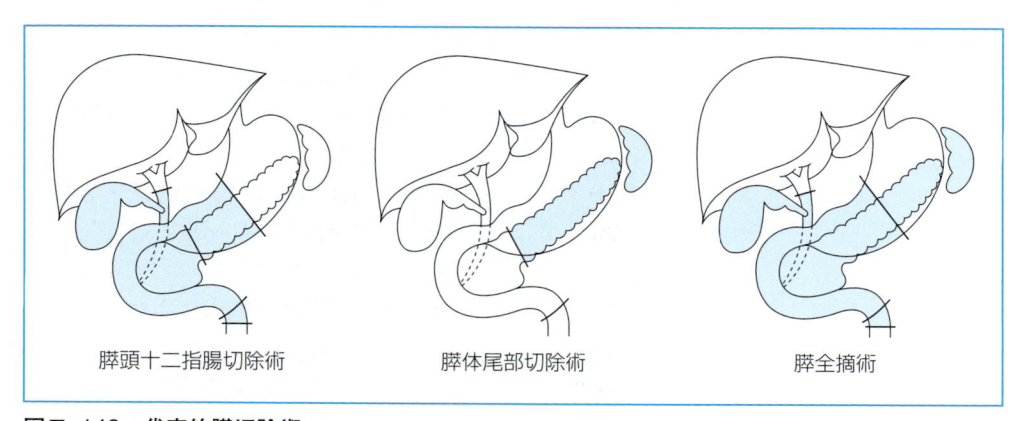

図Ⅲ-143　代表的膵切除術
切除範囲を水色で示した．

膵頭切除では，縮小手術の有無にかかわらず，尾側残存膵と消化管との吻合が必要となる．一方，膵体尾部切除では膵と消化管の吻合は必要ない．

さらに，膵全体病変に対しては膵全摘術が行われる（図Ⅲ-143）．通常型膵癌では，高度進行例が多く膵全摘を行っても予後が期待しがたいこと，術後に膵内外分泌の完全脱落によりQOLが不良であることから，可及的に回避する傾向にある．しかし，癌が遺残なく切除できる場合は選択せざるを得ない．一方，病変が膵全体にわたる主膵管型IPMN（intraductal papillary mucinous neoplasm，膵管内乳頭粘液性腫瘍）や分枝型IPMNの多発などでは，予後が期待できるので積極的に膵全摘術が行われることも多くなっている[2]．

2 術前栄養管理

膵に腫瘍性病変が存在する場合，患者の栄養状態に影響するさまざまな病態をきたす．とくに，腫瘍占拠部位が膵頭部である場合は，主膵管閉塞部位より尾側膵の随伴性膵炎に伴う膵内外分泌障害，閉塞性黄疸，十二指腸狭窄・閉塞などが起こりうる．また，膵体尾部癌は進行例が多く，癌悪液質による栄養障害が存在することが多い．経口摂取が進まない場合は，経腸栄養剤や高カロリー輸液などを併用し，十分な熱量投与を行い，血糖コントロールが不良となれば，空腹時血糖150～200 mg/dl以下，1日尿糖5 g以下，尿中ケトン体陰性を目標として，インスリン投与を考慮する．

また，閉塞性黄疸では，腸管免疫が低下することも知られており[3]，経皮経肝胆管ドレナージ（percutaneous transhepatic cholangio-drainage；PTCD）や内視鏡的逆行性胆道ドレナージ（endoscopic retrograde biliary drainage；ERBD），内視鏡的経鼻胆道ドレナージ（endoscopic naso-biliary drainage；ENBD）などにより減黄を図るとともに，グルタミン，アルギニンなどのアミノ酸，n-3脂肪酸や核酸などを添加し免疫賦活を目的とした経腸栄養剤の投与を行う．術前から，これらを含んだ免疫強化食品を摂取することにより，膵切除後の術後合併症発生率を低下させる試みもなされており，今後の普及が期待される．

以前は多くの症例がPTCDによる外瘻術により術前減黄が行われることが多く，腸管内からの胆汁消失による脂肪の吸収障害が問題となったが，最近ではERBDによる内瘻術が行われることが多くなっている．ただし，外瘻により減黄されている症例では，脂溶性ビタミン吸収障害によるビタミンK欠乏から出血傾向をきたしていることがある．このような症例では，術前にビタミンKの補充が必要である．

3 術後早期の栄養管理

膵頭部に分布する血管は十二指腸も栄養しているので，膵頭部を完全に切除するためには十二指腸も切除する必要があり，胆嚢と胃の幽門側も切除される．また，進行膵癌では，門脈への浸潤がみられることが多く，門脈が合併切除されることもある．また，膵癌は発見時にはすでに大動脈周囲のリンパ節や上腸間膜動脈周囲の神経叢へ転移浸潤していることが多く，これらを一塊にして膵臓とともに摘出する拡大手術が行われることもある．このように，膵頭十二指腸切除術は切除範囲が広く手術侵襲が大きいため，術後の必

要熱量も増大し，安静時エネルギー消費量(REE)の1.3倍程度が必要と考えられ，感染などの合併症を併発するとこれがさらに増大する．そのため，術後4病日ごろから，高カロリー輸液を行う．

一方，侵襲の大きさから，カテコラミンや糖質コルチコイドなどのインスリン拮抗物質の分泌も高度で，いわゆる"surgical diabetes"も顕著である．膵切除によるインスリン分泌低下も相まって，術後はインスリン欠乏状態となるため，血糖150〜200 mg/dlを目安とし，尿糖，尿中ケトン体を参考にしつつ，インスリンを投与する．通常は投与する糖質：インスリンが10 g：1単位を基礎投与量として，それ以上のインスリンが必要になれば，微量持続注入ポンプを用いて投与量を調節する．

これに対して，膵体尾部切除術では，消化管再建もなく，侵襲も比較的軽度で，経口摂取も1週間以内に開始できることが多く，栄養不良が問題となることは少ない．

一方，膵全摘術の術後は，インスリンとともに膵グルカゴンも脱落することから，血糖が不安定で容易に低血糖に陥りやすい特徴がある．術後管理は，まず中心静脈栄養(total parenteral nutrition；TPN)にてインスリン必要量を決定し，血糖と全身状態の安定後に経口摂取に移行する．インスリン必要量の決定前は，経時的測定した血糖値に応じてインスリン投与量を変化させる「スライディングスケール」を用いた血糖管理を行うことが一般的である．経口摂取開始後は，通常量の3〜10倍の消化酵素製剤投与を行う．筆者の施設では，ベリチーム® 9 g・分3/日や，リパクレオン® 1,800 mg・分3/日などを処方している．

ここまでに述べた，周術期の栄養管理の要点を**表Ⅲ-122**にまとめた．

表Ⅲ-122 膵切除術患者周術期の輸液栄養管理の要点

術前	経口摂取不能例には中心静脈栄養により栄養状態を改善する． 耐糖能低下例では，躊躇せずインスリンを使用する．熱量制限による管理は行わない． 空腹時血糖150〜200 mg/dl，1日尿糖5 g以下，尿中ケトン体陰性． 減黄処置：血清ビリルビン5 mg/dl以下．
術後1〜2日	水分電解質補液(40〜50 ml/kg)， 10%グルコース維持輸液(漸次増量 800〜1,500 kcal/日)， インスリンの使用(目標血糖 150〜200 mg/dl)， 循環動態安定化のため，塩酸ドパミン(イノバン®：2〜3 μg/kg/分)持続投与．
術後3〜4日目以降	投与熱量の漸増(1,800〜2,000 kcal/日まで)， アミノ酸製剤(BCAA製剤：1.5〜2 g/kg/日)の投与， インスリンの持続静脈内投与(血糖値 150〜200 mg/dl，尿糖10 g以下)， 合併症症例には，さらに投与熱量の漸増(50〜55 kcal/kg/日まで)．
術後5〜10日目 (経口摂取開始期)	下痢に対しては，止痢剤や整腸剤を投与とともに，水分電解質の補給． 症例によって，経腸栄養の使用(20〜25 kcal/kg/日まで)．

BCAA：分岐鎖アミノ酸．

4　術後遠隔期における栄養管理

1. 原疾患の影響

　原疾患が，通常型膵癌の場合には長期予後が得られることは比較的少ないが，最近では5年以上の生存が得られた症例での残存膵における異時性多発例が少なからず報告されており，術後の定期的画像チェックでは残膵の変化を見過ごしてはならない．膵癌術後の膵機能の低下は，残膵再発を疑う十分な根拠になる．

　主膵管型IPMNでは，前述したように膵全摘術が行われる頻度が高いが，部分切除を行った場合には残存膵の再発に注意する必要がある．また，分枝型IPMNでも残膵におけるIPMNの異時性発生や[4]，通常型膵癌の合併頻度が高いことが知られており[5]，これにも注意を要する．いずれにしても，外来では残膵の機能にも注目して経過観察すべきである．

2. 神経叢郭清の影響

　浸潤性膵管癌は神経組織に親和性があり，膵頭神経叢から上腸間膜動脈周囲神経叢に浸潤することが多い．そのため，膵頭部，とくに膵鉤状突起部の浸潤性膵管癌では神経叢の郭清が必要となる．上腸間膜動脈周囲神経叢は全周を郭清すると，難治性の下痢をきたし，短期間入院による栄養療法が必要になることもある．ただし，長期を経過するとアヘンチンキや塩酸ロペラミド（ロペミン®）などの止痢薬でコントロール可能となることが多い．

3. 膵体尾部切除の場合

　膵体尾部切除では，残存膵の量と機能によって内外分泌機能が規定される．慢性膵炎や残存膵の新病変以外ではその機能は長期にわたり保持されるので，術後の状態で障害がなければ長期予後として問題になることはない．背景膵が正常であれば，膵頭部が残れば膵内外分泌機能は代償範囲内に保持され，補充療法が必要になることは少ない．

4. 膵頭切除の場合

　膵頭切除では，残存膵の主膵管開存性が長期経過症例では問題となる．主膵管の高度狭窄や閉塞例では，膵液分泌障害から消化吸収機能低下をきたすのみならず，残存膵に閉塞性膵炎をきたして膵の繊維化からランゲルハンス島も障害され，いわゆる膵性糖尿病を併発する．膵頭切除後の残膵主膵管の拡張例で耐糖能低下をきたす場合には，膵管閉塞による閉塞性膵炎と診断できる（図Ⅲ-144）．膵管閉塞から内分泌障害をきたした場合でも，閉塞期間が短ければ閉塞機転を解除すると耐糖能が回復する．自験例では，閉塞後50か月でも耐糖能回復例を経験している（表Ⅲ-123）．吻合部膵管閉塞例に対しては，内視鏡

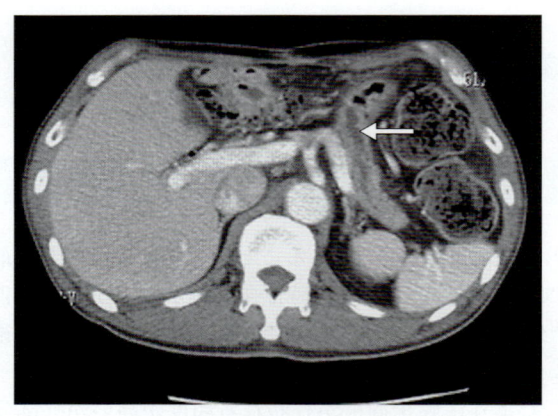

図Ⅲ-144　術後閉塞性合併例の造影 CT：膵胃吻合後
矢印：拡張膵管.

表Ⅲ-123　閉塞性膵炎における膵管ドレナージ効果

症例	原疾患	症状	再手術までの期間	術前 HbA1c	術後 HbA1c	糖尿改善
68歳男性	IPMC	糖尿出現 膵管拡張	5か月	7.9	7.3	あり
62歳男性	IPMN	糖尿出現 膵管拡張	8か月	6.8	6.4	あり
63歳男性	IPMN	糖尿悪化 膵管拡張	50か月	7.7	6.2	あり
62歳女性	乳頭部癌	糖尿出現 下痢 膵管拡張	18か月	5.9	5.3	不変

的膵管ステント挿入などの内科的治療も適応となるが，手技的に困難であり，ステントが挿入できてもステント抜去後の再発率が高く，結局は外科的再吻合が必要となることが多い．その場合には，拡張膵管を切開して，膵管空腸側々吻合術を行う．

5. 膵全摘術の場合

膵全摘術では，膵内外分泌機能が完全に喪失する．その補充療法が不適切であった場合は，長期経過のうちに重篤な代謝栄養障害をきたして，患者の QOL が低下し，最悪の場合には生命予後に影響する．

6. 外分泌機能不全に対する補充療法

消化吸収機能の約 80％ を膵外分泌が担っているとされ，膵切除後には膵酵素薬の十分な経口投与が必須である．とくに，膵頭十二指腸切除後には十二指腸からの消化管ホルモン分泌も喪失するため，食事と同期した膵液分泌が期待できない．とくに，脂肪の消化吸収には膵外分泌が必須であり，消化酵素薬を補充しないと，顕著な脂肪便をきたすととも

に，脂肪吸収低下と脂溶性ビタミン不足などから，出血傾向などのさまざまな障害が引き起こされる．

膵機能が完全に喪失する膵全摘術後では，消化酵素薬を通常量の 3～5 倍程度，すなわち日本薬局方パンクレアチンを 1 日 9 g 以上，食事と同期させて内服することが必要となってくる．膵機能が部分的に消失する膵部分切除の場合は，便の性状や血清アルブミン，血清コレステロール値で消化吸収能を評価し，投与量を決定する．

最近になって，わが国でもようやく欧米並みの高単位消化酵素薬が認可された．リパクレオン®は，従来の膵酵素製薬に比較して，8～10 倍の力価を有し，1 日 1,800 mg の内服で，十分な膵酵素補充が可能と考えられ，膵全摘患者にとっての福音となると思われる．

7. 内分泌機能不全に対する治療

膵切除後には，その切除量に比例してランゲルハンス島の絶対量低下が起こり，とくにインスリン分泌量が一定量を下回ると，いわゆる膵性糖尿病が顕在化する．膵性糖尿病は，「その他の糖尿病」に分類され，インスリン分泌が特異的に低下する 1 型糖尿病とも異なり，グルカゴン分泌も低下するので低血糖発作が起こりやすいとされる．

ところが，最近「強化インスリン療法」が導入され，膵全摘術後であっても，血糖管理に難渋することが少なくなっている．健常者では，インスリンは食事による血糖上昇に応じて分泌される以外に，食事に関係なく常に分泌されているが，膵全摘患者などではこの基礎分泌が欠如している．そこで，中間型インスリン(N)あるいは超持続型インスリンを用いて基礎分泌部分を再現し，速効型インスリン(R)または超速効型インスリンを用いて，食後の高血糖をコントロールする．これを強化インスリン療法と呼び，1 日 4 回程度のインスリン頻回注射を行う．さらに，注射のタイミングに合わせて自己血糖測定(SMBG)を行い，その時の血糖値に応じてインスリンの量を調節しながらより厳格なコントロールを行うことも可能である．

強化インスリン療法が導入される前は，インスリン導入後も安定した血糖管理が困難で，頻発する低血糖発作が患者の QOL を著しく損なっていた．ところが，強化インスリン療法導入により血糖管理は著しく改善し，低血糖発作の頻度が低下するとともに HbA1c の値も比較的低値で管理可能である．上述した，十分な消化酵素薬の補充と適切な食事のもとに，HbA1c 値(JDS 値)7.0% 前後で管理するのが安全である．インスリン感受性が保たれている場合には，膵全摘でも 1 日インスリン必要量が 20 単位前後で，管理可能である．

8. 術後補助化学療法における栄養管理

膵癌に対する膵切除後に補助化学療法を行うと，術後生存期間が有意に延長することが示され，膵切除後に標準的には 6 か月間補助化学療法を行うことが推奨されている．わが国では，注射薬であるゲムシタビン塩酸塩(ジェムザール®)，または経口薬であるテガフール・ギメラシル・オテラシルカリウム(TS-1®)が保険適用となっており，術後の補助化学療法薬として汎用されている．いずれも，外来にて施行可能である．

前者では，週 1 回 30 分の点滴静注を 3 週間続け 1 週休薬する 4 週を 1 クールとし，こ

れを繰り返す．副作用として，投与後2日ほど続く全身倦怠感や，発熱，白血球や血小板減少などが問題となるが，消化器症状では悪心・嘔吐，便秘を訴えることが多い．ただし，特別に栄養療法が必要となることはまずない．

後者では，体格に応じて1日80 mgないし100 mgを内服し，2週継続1週休薬ないし，4週継続2週休薬が推奨されている．消化器系の副作用としては，下痢，口内炎，食欲不振，味覚障害がみられ，症例によっては継続困難であることもある．ただし，これらの副作用は服用開始初期に強いことが知られており，継続すると軽快することが多い．開始から2週間ほどの期間を，経腸栄養剤や点滴治療などの栄養補充にて乗り切って，治療を継続することも重要であろう．

5 おわりに

膵切除後の長期予後で留意すべきは，合併する膵性糖尿病のコントロール目的や，原疾患が膵疾患であることによる，無意味な食事制限や脂肪制限を行わないことである．膵疾患の術後であることや，糖尿病を合併しているということから，短絡的に食事制限を強要する栄養指導が行われていることがあり，注意を要する．患者には，自らの病態を十分に理解させ，十分な消化酵素薬の内服と適切なインスリン治療のもとに過不足のない食事摂取を勧めることが重要である．

[文献]

1) Sasaki M, Okamoto H, Johtatsu T, et al: Resting energy expenditure in patients undergoing pylorus preserving pancreatoduodenectomies for bile duct cancer or pancreatic tumors. J Clin Biochem Nutr 48: 183-186, 2011
2) Yamaguchi K, Konomi H, Kobayashi K, et al: Total pancreatectomy for intraductal papillary-mucinous tumor of the pancreas: reappraisal of total pancreatectomy. Hepatogastroenterology 52: 1585-1590, 2005
3) Fukuoka K, Ajiki T, Miyazawa M, et al: Changes in the number of gut mucosal T-lymphocytes and macrophages in patients treated by external biliary drainage. Eur J Surg 167: 684-688, 2001
4) 木村理：膵管内乳頭粘液性腫瘍（IPMT）の病態と治療の問題点．十二指腸温存膵頭切除術の隘路．膵臓 18：175-179，2003
5) Yamaguchi K, Ohuchida J, Ohtsuka T, et al: Intraductal papillary-mucinous tumor of the pancreas concomitant with ductal carcinomas of the pancreas. Pancreatology 2: 484-490, 2002

（竹山　宜典）

Ⅲ．臨床編　C．疾患と栄養

36．食道癌

　食道癌は，その占居部位により，頸部，胸部，腹部食道癌に分類される．最も頻度の高いのは胸部食道癌であり，心臓や肺などの重要臓器に囲まれている解剖学的特徴を有する．

　本項では胸部食道癌を中心に述べる．食道癌患者は，容易に低栄養状態となり，またその治療も高度の侵襲を伴うため，栄養学的管理の重要性が非常に高い癌種といえる．このような理由により，食道癌手術は過大侵襲下栄養管理の研究対象になってきた．その管理法の歴史的変遷は日本の外科栄養管理法の変遷とほぼ同義であるといっても過言ではない．

　近年，化学療法や放射線療法の進歩に伴い，積極的に集学的治療が行われるようになり，治療方法が多様化してきている．このような背景から食道癌治療の栄養管理は，より重要性を増し，必要とされる知識や技術もより高度となっている．本項では胸部食道癌治療における栄養管理の考え方と，その実際について述べる．

1　食道癌の病態生理

1．食道癌の症状

　早期癌を含めた表在癌では，約60〜75％で自覚症状がほとんどない．しかし，早期から違和感やしみる感じの症状を認める場合もある．進行するにつれて，食事のつかえ感などの狭窄症状が増悪する．前胸部痛，背部痛を認めることもある．症状を認めた時点で，すでに進行していることが多く，早期癌で発見されることは少ない．

　原発巣やリンパ節転移が気管に浸潤すると，咳や血痰を認めることがある．原発巣からの出血と血痰の鑑別に留意する必要がある．

　高度に進行すると食道癌が気管や大動脈との間に瘻孔を形成することがある．反回神経に原発巣やリンパ節転移が浸潤し麻痺を生じると，声帯の麻痺を生じ嗄声となる．誤嚥を認めやすいので，とくに注意が必要である．

2．病態生理からみた栄養管理

　食道癌は，ある程度進行すると，体重減少を伴うことが多い．その理由は大きく分けて2つある．1つは食道の狭窄に伴い，経口摂取が困難となり，摂取量が減少し，栄養障害

を生じて体重減少を引き起こすことである．通常の食事を無理に摂取しようとして，栄養不足となっていることも多く経験する．食事の形態を見直すことや少量頻回食やoral nutritional supplements(ONS)の使用により，経口摂取量の総量を増やすことが可能となることも多い．ONSは付加的経腸栄養剤経口投与のことで栄養サポートの1つとして欧州静脈経腸栄養学会(European Society for Clinical Nutrition and Metabolism；ESPEN)でも広く認知されている．図Ⅲ-145に栄養サポートの考え方を示す．適切な栄養摂取量が確保できれば，体重は増加に転じることが期待できる．

　2つ目は，癌そのものに関連するいわゆる"癌悪液質"によるものである．癌悪液質は飢餓状態と全く異なった病態である(表Ⅲ-124)．担癌宿主の意思とは関係なく出現する進行性の体重減少により特徴づけられる症候群ととらえられる[1]．症状は，るい痩，食欲不振，筋肉の萎縮，筋力の低下，倦怠感，低アルブミン血症，貧血，脂質異常症などを特徴とする．癌悪液質では，生体内のマクロファージ，単核球，TNF-α，IFN-γ，IL-1，IL-6，leukemia inhibitory factor(LIF)などの炎症性サイトカインが分泌されるが，これらが食欲低下に関係していると考えられる．さらに，癌細胞から産生されるタンパク質分解誘導因子(proteolysis inducing factor；PIF)が骨格筋タンパク質の低下や体重減少を引き起こしていると考えられている．

　癌悪液質の治療として，エネルギー消費量に見合うだけの熱量を強制的に投与しても，改善しない．ステロイド系抗炎症薬とプロゲステロン(酢酸メゲストロール)などのホルモン製剤は，食欲刺激，食事摂取量の増加，嘔気嘔吐の軽減などにある程度の効果を示す．しかし，有意な体重増加や進行性の筋力低下の防止には乏しい．最近の研究では，癌組織・全身免疫担当細胞における炎症性サイトカイン産生の制御とともに，分子標的治療を

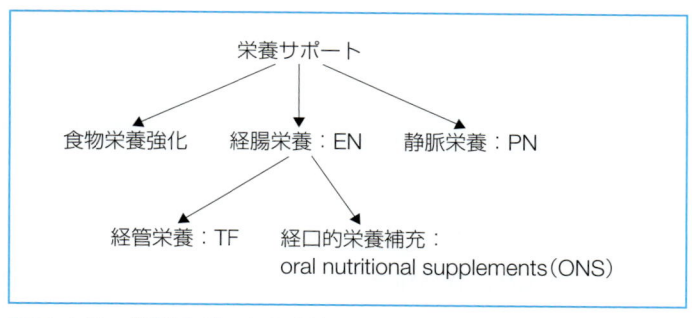

図Ⅲ-145　栄養サポートの方法

表Ⅲ-124　癌悪液質と飢餓状態

	癌悪液質	飢餓状態
基礎代謝	正常または増加	低下
糖代謝回転	正常または増加	低下
リポタンパクリパーゼ	低下	正常
タンパク質喪失	増加	低下
脂肪と骨格筋の動員	脂肪＝骨格筋	脂肪＞骨格筋
肝臓	増大	萎縮

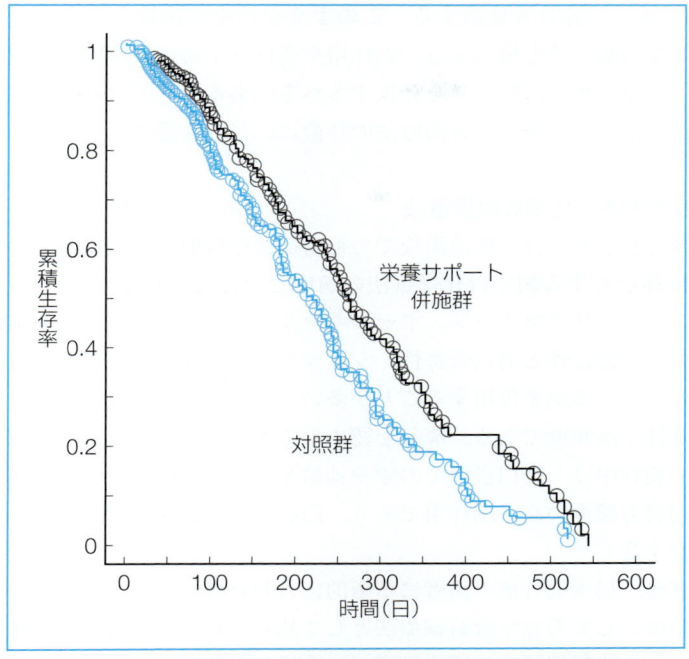

図Ⅲ-146　栄養サポート併施群と対照群における生存率の比較
(Lundholm K, et al, 2004[3]より転載)

加えた積極的な集学的治療が重要と考えられている[2]．癌悪液質患者に対して，栄養療法を含めた集学的アプローチの必要性を示すエビデンスとして，シクロオキシゲナーゼ阻害薬とエリスロポエチンの併用投与に加えて，栄養サポートを追加または非施行群に分けて比較した無作為比較試験では，栄養サポートの追加は運動機能と体脂肪量を増加させ，さらには予後を延長することが報告されている（図Ⅲ-146）[3]．

2 治療方法別の栄養管理法

1．内科治療における栄養管理

　根治的治療の主体は手術であるが，手術の補助療法や，また根治的治療として，あるいは緩和治療など，その適応は広範囲に及ぶ．したがって，その患者背景もさまざまである．食道癌では前述のごとく，治療前から摂食障害を認めることが多いため，低栄養状態を認めることが多い．したがって，初診時より栄養状態を評価し，より早期の段階から栄養状態の改善をめざすことが重要である．まず前述のように，狭窄症状および誤嚥に十分注意しながら食事形態を見直す．これだけで栄養摂取量が増加することも多い．ONSの活用も積極的に検討する．狭窄部位の遠位側へのチューブ挿入およびチューブ栄養も検討する．

　長期的に経口摂取が困難と思われる場合は，経皮内視鏡的胃瘻造設（percutaneous

endoscopic gastrostomy；PEG）も検討する．このような治療が困難な場合は，中心静脈栄養を含めた積極的な静脈栄養も検討する．副作用や合併症予防には口腔内を清浄化することが重要であり，治療前から口腔ケアを介入するべきである．

以上の内容を検討・施行した後に，各治療法の特徴に応じた栄養サポートを行う．

1 化学療法，放射線療法，化学放射線療法

食道癌治療における化学療法は，術前術後での補助療法や放射線との併用で行われることが多いが，遠隔転移を有する例では化学療法の適応となることが多い．5-FU，シスプラチン，ビンデシン，アドリアマイシン，ドセタキセル，ネダプラチンなどを用いる．一般的な副作用として，血液毒性と消化管毒性，ショック症状に注意が必要である．食道癌の化学療法の特徴として，多剤を併用することが多い．したがって，有害事象の頻度が比較的高く，消化管毒性も高頻度である．嘔気を認めることが多いため，制吐剤は積極的に投与する．化学療法施行中は，経口摂取での栄養補給を促すが，困難な場合は速やかに静脈栄養を行う．口内炎も頻度の高い副作用であり，口腔ケアは継続的に行う．味覚障害や下痢の有無にも注意する．

放射線治療は表在癌，局所進行癌の両者に積極的に行われている．化学療法が併用できる場合は，根治的治療としての化学放射線療法として施行されることも多い．また姑息治療としても広く行われ，放射線治療の適応は広い．食道の粘膜障害を引き起こすことがあり，疼痛のため経口摂取が困難となる．時に重症化することもあり注意が必要である．経口摂取が可能な場合は，できるだけ刺激の少ない食事を選択する．

これら治療方法は，嚥下障害などの食道癌そのものの症状の他に，副作用や合併症による経口摂取量低下による栄養障害を容易に引き起こすことを念頭に置く．食事形態，味つけ，ONS の活用で経口摂取量の増加を試みるが，栄養状態の悪化や腎障害の発生は治療の大きな障害となるので，困難な場合は速やかに静脈栄養を施行する．

2 緩和治療

緩和医療はすべての癌領域で共通に行われる医療であるが，食道癌では嚥下障害，栄養障害，瘻孔形成，遠隔転移による症状，高カルシウム血症などにより，著しく QOL が低下することが多い．したがってより早期から積極的に介入する必要がある．緩和医療目的に放射線療法，化学療法，ステント挿入（図Ⅲ-147），食道バイパス手術などが行われることがある．病態は短期間で大きく変化するので，適応の時期を誤らないように注意が必要である．栄養障害に対しては，食形態の工夫だけでなく，胃瘻や腸瘻からの栄養，中心静脈栄養を行うことがある．それぞれの治療方法の効果や安全性，そして至適施行時期や適応に関しても，個々の施設に委ねられているのが現状である．

2．外科治療における栄養管理

食道癌においても外科治療は重要な役割をもち，根治的治療の中心となる．手術の範囲が，頸部，胸部，腹部に及び高度な侵襲を伴うだけでなく，消化管の再建を伴うことが大きな特徴である．したがって再建に伴う消化吸収機能の変化をよく理解する必要がある．

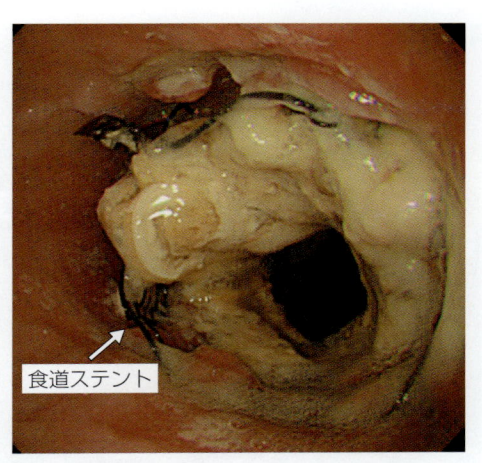

図Ⅲ-147　食道ステント
緩和治療として，経口摂取の改善目的に食道の狭窄部位を，ステントで拡張する．

1 治療前栄養管理

　内科治療の項で述べたように，外科治療においても初診時より栄養学的に評価をし，栄養状態の改善を図る．以前は術前より積極的な中心静脈栄養が行われていたが，現在では，可能な限り経口摂取，経管栄養で栄養を補給する．また術前の免疫栄養（immunonutrition）の有効性も報告され，術後の肺炎などの感染性合併症の減少と入院期間の短縮が期待される[4]．内科的治療と同様に口腔内のトラブルによる栄養摂取量低下を防ぐために，周術期の口腔ケアは重要である[5]．

2 術前補助療法中の栄養管理

　現在，日本の進行食道癌では，術前に化学療法を行うことが標準治療である．よく用いられるのはシスプラチンや5-FUである．ドセタキセルやアドリアマイシンを用いている施設もある．施設によっては放射線治療を併用していることもある．化学療法や放射線療法施行中の栄養管理法の詳細は前述のごとくであるが，術前補助療法終了後に手術が控えているので，施行中の副作用に対する対策を積極的に行い，手術時期の遅延を招かないようにしなければならない．

3 術後栄養管理

　胸部食道癌手術の術後栄養補給ルートは，中心静脈（central venous；CV）と経管栄養（enteral nutrition；EN）が中心となる．

　手術時に胃管から空腸へチューブを誘導する胃管瘻や空腸瘻を造設することが多い．感染のリスクや高カロリー輸液施行期間が短いことから，CVルートを用いず末梢静脈とENで管理する方法もある[6]．ENは，術後第1病日（POD 1）などの術後早期から，ポンプを用いて24時間持続投与で開始することが多い（図Ⅲ-148）．術後のリフィリング（refilling）期が終了するPOD 4〜6頃から，熱量アップを積極的にしていく．合併症のない場合は，少なくとも25 kcal/kg/日と0.15 g/kg/日の窒素に相当するタンパクを投与する．経

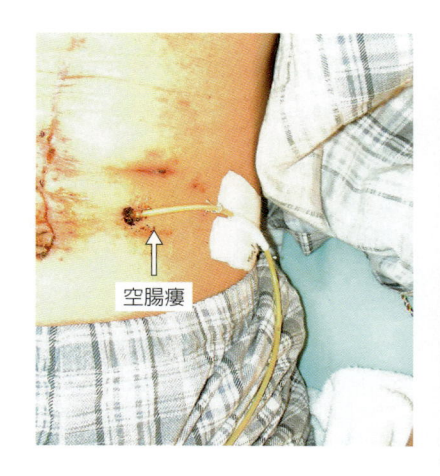

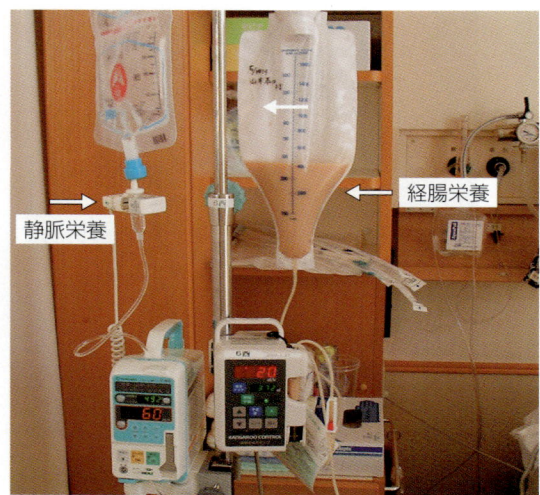

図Ⅲ-148 術後早期のポンプ使用による空腸瘻からの持続的経腸栄養

口摂取は POD 7 前後から，術後経口透視検査後に開始することが多い．声帯麻痺や機能低下により嚥下機能に障害があることもあり，十分注意しながら開始する．少量頻回食を基本とする．ゼリーやきざみ，とろみ食は有用である．消化管吻合の狭窄による狭窄症状や誤嚥を認めることもあり，そのような際は，内視鏡検査の後にブジーを施行する．入院中に管理栄養士による栄養指導を行い，また胃管瘻や空腸瘻の家庭での管理，ONS の活用法についてよく説明し，退院後の栄養管理がスムーズに行えるよう配慮する．

4 外来での栄養管理

胸部食道癌手術後は，高度侵襲手術そのもののダメージのほかに，再建臓器の胃の容量減少，食物の貯留機能，初期消化機能低下により，一般に術前の 5〜20% くらいの体重減少を認める．このような特徴により，術後長期間にわたる栄養状態の維持が不可能となる患者も見受けられる．自宅生活は可能なものの，体重減少や活動性の低下から徐々にQOL が低下してしまう．

外来での栄養管理は，単なる栄養状態の評価だけでなく，経口摂取量，栄養バランス，嚥下の状態，ダンピング症候群の有無，便秘や下痢の有無や程度，生活のパターン，家族の援助の状態など多岐に及ぶ．早期から積極的な栄養介入をし，極端な体重減少や活動性の低下をきたすことのないようにしなければならない．

外来での介入方法としては，医師が病状に応じた栄養摂取方法を説明するだけでなく，管理栄養士による栄養指導や外来での栄養サポートチーム (nutrition support team；NST) による指導など，多職種による介入が有効である．

通常の食事だけでは必要熱量が充足しないことも多いが，そのような場合では ONS が有効であることも多い．食道癌術後の食事指導の基本は少量分食であるが，とくに補食はなかなかうまく導入できないことが多い．そこで補食として，濃厚流動食が選択肢の1つとなる．形態は飲料の他に，ゼリーもあり，フレーバーも含めて，患者の嗜好に応じて選択することができる．池田らの検討では，食道癌術後の外来での経過観察中であった高度

体重減少患者 20 名に対し，1 日 250 ml の経腸栄養剤による ONS を試みたところ，良好な栄養コンプライアンスと活動性の増加などの QOL の向上を認め，体重増加も 11 名で認められた[7]．

その他の栄養補助の手段として，経管栄養がある．主たる再建臓器の胃を用いた胃管瘻や腸瘻を用いるが，在宅での管理が比較的容易であり，また食事摂取量に応じて栄養剤の量を調整できる利点がある．

以上述べたように，外来においても継続的な栄養評価・介入が必要である．

3 食道癌治療に対する栄養管理法のまとめ

食道癌は，診断時にすでに経口摂取が障害され低栄養であることが多く，また治療は手術，放射線治療，化学療法による集学的治療が中心であり，さまざまな合併症や副作用を認める可能性がある．病態生理と治療方法をよく理解し，適切に評価し，早期に栄養学的介入をする必要がある．

[文献]
1) Fearon K, Voss A, Deborah S, et al: Definition of cancer cachexia: effect of weight loss, reduced food intake, and systemic inflammation on functional status and prognosis. Am J Clin Nutr 83: 1345-1350, 2006
2) 三木誓雄，毛利靖彦，楠正人，他：癌治療における外科代謝栄養学の direct evidence の確立を目指して．外科と代謝・栄養 45：81-84，2011
3) Lundholm K, Daneryd P, Bosaeus I, et al: Palliative nutritional intervention in addition to cyclooxygenase and erythropoietin treatment for patients with malignant disease: Effect on survival, metabolism, and function. Cancer 100: 1967-1977, 2004
4) Fukuda T, Seto Y, Yamada K, et al: Can immuneenhancing nutrients reduce postoperative complications in patients undergoing esopha-geal surgery? Dis Esophagus 21: 708-711, 2008
5) 近藤晴彦（監），坪佐恭宏（編）：多職種チームのための周術期マニュアル．メヂカルフレンド，2004
6) 最相晋輔，佐藤弘，根本昌之，他：高カロリー輸液を用いない胸部食道癌の周術期栄養管理―術後早期経腸栄養の検討．日本臨床外科学会誌 68：1-7，2007
7) 池田健一郎，木村祐輔，岩谷岳，他：Oral nutritional supplements (ONS) の食道がん術後低栄養患者に対する QOL 改善効果．静脈経腸栄養 23：617-621，2008

（佐藤　弘）

Ⅲ．臨床編　C．疾患と栄養

37．胃癌

　胃癌は日本人に高頻度に発生する消化器癌であり，根治が望めない終末期胃癌患者に対する緩和医療を含めて，治療中の食事栄養管理はきわめて重要である．たとえば胃切除を行えば，ダンピング症状，逆流性食道炎，小胃症状など食事摂取に影響する「胃切除後症候群」と呼ばれる障害が起こり，術後の経口摂取量が術前に比べて減少する．化学療法施行時も，胃癌の存在そのものあるいは胃切除後の大きな変化が化学療法の副作用に加わって，経口摂取量は大きく減少する．また胃癌患者の終末期には，腹膜播種により癌性腸閉塞がしばしば発生し，経口摂食が困難になる．

　このように胃癌患者では，「食の中心を担う胃という臓器の機能低下・喪失」ならびに治療に関連した自覚症状出現による経口摂取量の低下を適切に補う栄養管理が求められる．そこで本項では，胃癌周術期，化学療法施行時，終末期それぞれの栄養管理について，筆者らの工夫も紹介しながら概説する．

1　胃癌周術期栄養管理

1．術前栄養管理

　術前に経口摂食可能な症例は症状がないか少ない症例が多いため，後述する術後食の説明を術前より行い，術後に起こる食事摂取状況の変化を理解してもらうことが肝要である[1]．術前経口摂食可能胃癌症例では，アルギニンと n-3 脂肪酸を含む免疫増強栄養剤（immune-enhancing diet；IED）の術前内服による術後合併症の減少も報告されている[2]．しかし今日では，通常の管理でも胃切除後の合併症発生率は低く[3]，今後は適応症例をある程度限定して用いるべきと思われる．

　一方，狭窄や出血などで経口摂食困難な進行胃癌症例では低栄養状態が多いため，筆者らは全粥摂取が困難かまたは体重減少が 10％/3 か月以上の症例は早めに入院させて術前2 週間程度の中心静脈栄養（total parenteral nutrition；TPN）による栄養管理を行うようにしている[4]．この際，refeeding syndrome を起こさないように投与熱量は徐々に上げていき，3 日程度で 30〜35 kcal/kg/日となるようにする．また，腸管の免疫機能や感染防御能の維持のため，可能な範囲で経腸栄養剤〔半消化態やプレバイオティクス（prebiotics）である GFO®〕[5]か少量の食事を 200〜300 kcal/日程度経口摂取させる combined nutritional therapy（CNT）[6]の方針で術前栄養管理を強化している．また狭窄例では，胃液を嘔吐あるいは吸引することになるので，脱水や電解質異常にも注意する．

胃癌の術前には患者の栄養状態ならびに経口摂取可能範囲を正しく評価し，それに応じた適切な術前栄養管理法を選択することが重要である．ランダム化比較試験（RCT）によるエビデンスはないものの，術前経口摂取不良患者に対する適切な栄養療法は，術後の合併症とくに感染性合併症の予防に貢献する可能性があると考えている[4]．

2. 術後栄養管理

術直後の栄養管理は，術前に中心静脈カテーテルが留置されている症例ではTPNによる管理を行うが，多くの症例で術後数日以内に経口摂取可能となるので，通常は末梢静脈栄養管理で十分である．術後の食事管理においては，①経口摂取再開時期，②段階食の必要性，ならびに③1回の食事供与量が問題となる．栄養状態の評価は個人差も大きく容易ではないが，現時点では退院前の経口（腸）摂取熱量が指標となることが多い[3,7]．経口摂取再開時期に関しては，以前は吻合部の安静のために1週間程度の絶飲食期間をおくことも珍しくなかった．しかし最近では，クリニカルパスの普及[1,3,7]やenhanced recovery after surgery（ERAS）と呼ばれる術後回復強化プログラム[8,9]の提唱などが影響して，経口摂取再開が早くなる傾向にある．ERASとは術後回復を促進し早期退院を目指す複合的な周術期管理プログラムである（図Ⅲ-149）[8,9]．もともとは欧州で大腸手術を対象に提唱された概念であるが，多岐にわたるプロトコールの要点は，①周術期の十分な鎮痛と不安の解消，②腸管の不使用期間の短縮による感染性合併症の予防，③早期離床による呼吸器などの合併症減少，の3点にまとめられる[9]．もちろん，これらを日本における胃癌の周術期管理にそのまま導入することは無理があるので，各施設の実情に応じて導入すればよい．

筆者らは従来，術後第2病日に水分摂取を開始し，異常がなければ第4病日から流動食→3分→5分→7分→全粥と食事を上げていた[1]．これに対してHiraoら[7]は，早期胃癌胃切除後患者を，conventional fixed regimen（CR）群（第4病日に水分，第6病日に流動食，第10病日に全粥食と，術後日数で定めた段階食管理を施行）と，patient controlled diet

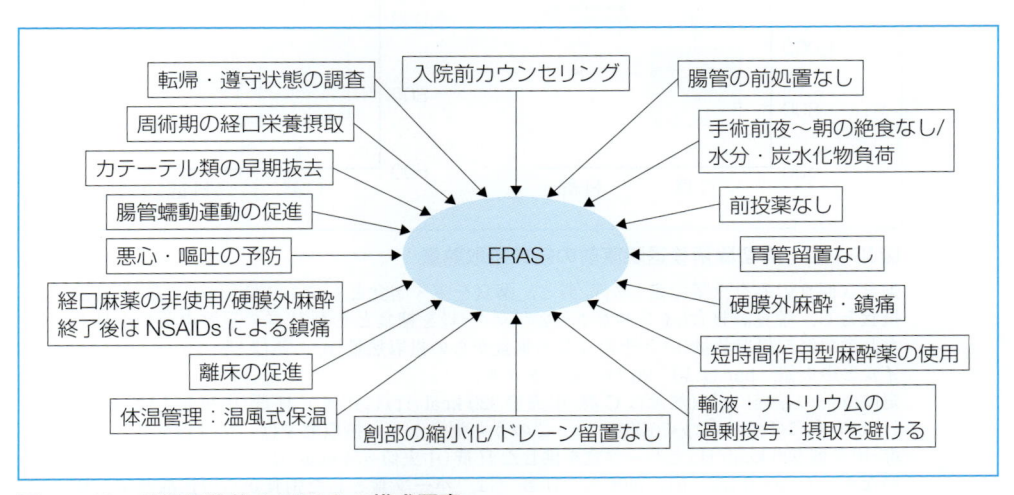

図Ⅲ-149 結腸切除後のERASの構成要素
（Fearon KC, et al, 2005[8]より改変して転載）

(PC)群(第1病日に水分,第2病日に流動食を開始して,全粥食を患者の希望日から供与開始)の2群に分け,術後経過を比較した.その結果,CR群に比較してPC群では合併症の増加はなく有意に術後在院日数が短く,摂取熱量も多かったと報告している.

ただし,前述のとおり術後早期には摂取熱量が術前より大きく低下する.実際,Hiraoらの報告[7]でも筆者らの過去の検討[3]でも,通常の粥食全量供与の管理では胃切除術後患者の退院前経口摂取熱量は約900 kcal/日以下と少なく,個人差も大きかった.そこで筆者らは,術直前3日間と術後の粥食を主・副食ともに1/2量とする「ハーフ食」で「自由摂食」とし,栄養調整食(インパクト®)2パック/日を補食とする食事管理法を導入してみた[3].その結果,退院直前の経口摂取熱量は全量供与で摂取量を調節していた時よりも有意に増加し,かつ興味深いことに,半量の粥食からの摂取熱量は全量供与の時と変わらなかった(図Ⅲ-150)[3].また,患者の必要熱量に対する摂取熱量の比「熱量充足率」も有意に増加した(図Ⅲ-151)[3].これらの理由として,もともと食べきれない量の食事を供与するのではなく,少ない量でも完食の満足感を味わえること,適切な食事量が具体的にわかり過剰な摂食による食欲低下を回避できることなどの「ハーフ食」の利点があると推察される.以上より筆者らは現在,食事の供し方は従来のままで補食として食間と夕食後に日替わりの濃厚流動食を供する6回食(全粥を全量摂取して1,297 kcal/日)を提供している[1].胃切除術後に1回の食事供与量をあらかじめ減らす試みは他の施設でも行われており[10],経口摂取熱量を改善するための食事供与法の工夫は今後さらに検討していく余地がある.

しかし,さまざまな工夫をしても,一部の患者はやはり術後経口摂取熱量が不十分であ

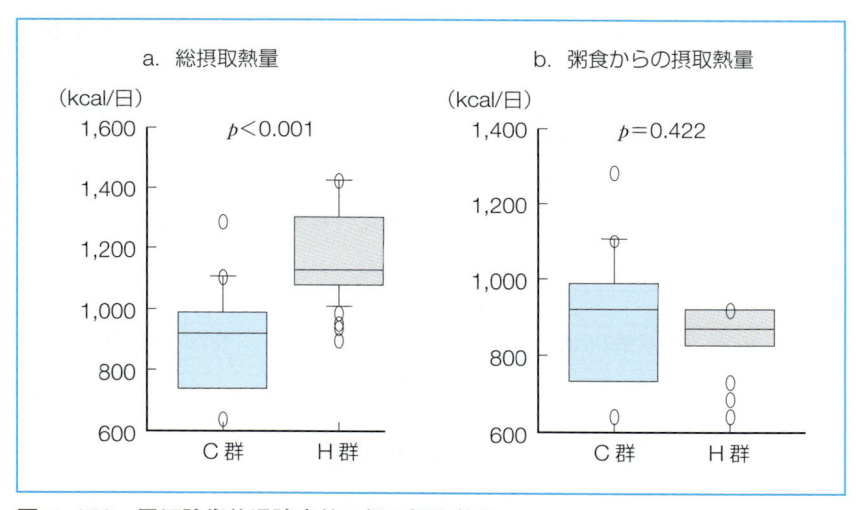

図Ⅲ-150 胃切除術後退院直前の経口摂取熱量

粥食3回食のみを全量で供したC群と,粥食を主・副食ともに1/2量(ハーフ食)で自由摂食とし,栄養調整食(インパクト®)2パック/日を補食としたH群の退院直前の1日あたりの総経口摂取熱量(a)とそのうちの粥食からの摂取熱量(b).箱は25〜75パーセンタイルと中央値,barは10〜90パーセンタイル.
退院直前の総経口摂取熱量はC群(中央値920 kcal/日)に比べてH群(中央値1,127 kcal/日)が有意に多かった($p<0.001$,a).このうち粥食からの摂取熱量は,全量食を供したC群(中央値920 kcal/日)とハーフ食を供したH群(中央値874 kcal/日)との間で有意差を認めなかった($p=0.422$,b).加えて,H群では,ハーフ食とした粥食からの摂取熱量に個人差が少ない傾向が認められた(b).
(鍋谷ら,2006[3]より転載)

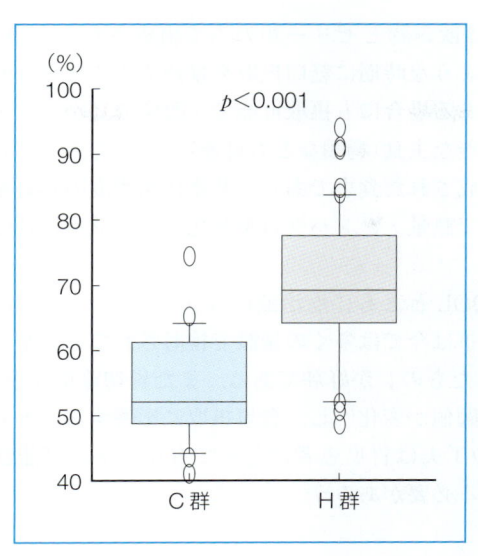

図Ⅲ-151　胃切除術後退院直前の経口摂取熱量充足率

粥食全量3回食のC群と，ハーフ食＋インパクト® 2パック/日のH群の退院直前の1日あたりの経口摂取熱量充足率（摂取熱量/必要熱量）（箱は25〜75パーセンタイルと中央値，barは10〜90パーセンタイル）．
C群（中央値52.2％）に比べてH群（中央値69.2％）が有意に高かった（$p<0.001$）．
（鍋谷ら，2006[3]より転載）

り，とくに退院後は濃厚流動食などの栄養剤を併用することも有益である．青木[11]は，body mass index（BMI）が18.5未満の痩せ型の胃全摘術後患者のBMIが半消化態栄養剤内服により有意に増加したと報告している．また，術前状態不良のハイリスク症例や高齢者，術後化学療法予定患者などに対しては術中に空腸瘻を作成[4]し，退院後もしばらく使用するようにしている．

　胃切除術後に限らず人の食欲には個人差が大きいが，主に胃の上部で産生されるペプチドホルモンであるグレリンの食欲増進作用が最近注目されている．Adachiら[12]は，胃全摘術後にグレリンを投与すると非投与群に比較して食欲・食事摂取が良好で体重減少が有意に抑制されたと報告しており，今後胃切除術後患者に対する薬物治療としての有用性が期待される．

2　化学療法施行時の栄養管理

　胃癌の化学療法には大きく分けて3種類がある．すなわち，①切除不能/再発胃癌に対する治療，②術後の再発予防効果を期待する補助化学療法，③手術を前提とした術前治療としてのネオアジュバント化学療法である．

　このうち，①切除不能/再発胃癌に対する治療と③ネオアジュバント化学療法の場合は進行癌のために食事があまり食べられない症例が多く，さらに抗癌剤の副作用で食欲が落ち，経口摂取だけでは低栄養となることも多い．また，②補助化学療法は術後早期のまだ食事摂取が十分でない時期から始めるため，抗癌剤の副作用が加わって食欲が落ち，化学療法そのものが続けられないこともある．化学療法のコンプライアンス維持のため，化学療法施行時は定期的に栄養アセスメントを行い，必要に応じて栄養管理を行う必要がある．

　また入院患者であれば，食事内容の工夫も必要である．千葉大学医学部附属病院では，2009年3月から胃癌に限らず化学療法中の食欲不振に対応した食事を化学療法食Ⅰ（なのはな食）と化学療法食Ⅱ（あじさい食）の2段階に分けて供与[1]し，2011年9月に一部内容

を変更した(表Ⅲ-125).なのはな食は飲み物とゼリー類のみで構成された食事であり,食欲不振が強く数口しか食べられないような時期に経口摂取を維持することを目的としている.進行胃癌により通過障害が多少ある場合にも摂取可能で,改定でビタミン・ミネラルを強化した.あじさい食は,選択可能な主食(麺類なども可能),冷たくさっぱりした副食,果物,飲み物またはゼリー類で構成された食事であり,基礎代謝程度の熱量を経口で確保することを目的としている.改定で熱量・タンパク質を強化し,食欲不振時の嗜好を考慮した料理を取り入れている.

　口から食事を摂ることは,患者のQOLとともに癌治療のコンプライアンスも上げる.したがって,こうした化学療法中の食事は今では多くの施設で検討されているが,エビデンスはないものの「冷たくさっぱりしたもの」が好評である.また胃切除術後患者では,抗癌剤のみならず手術の影響で味覚の閾値が変化[13]し,食事摂取に影響することも念頭に置く必要がある.こうした食事形態の工夫は胃癌患者にとって有益である可能性が高いが,今後はその効果を客観的に評価する必要があろう.

3 胃癌悪液質と栄養管理

　悪液質(cachexia)は,癌に限らず慢性疾患の経過中に発生する栄養障害に基づく病的な全身の衰弱状態である.癌による悪液質をとくに癌悪液質といい,2011年にはEuropean Palliative Care Research Collaborative(EPCRC)から癌悪液質に対するガイドラインが発表された[14].このガイドラインでは,「癌悪液質とは,従来の栄養サポートで改善しえない進行性の筋組織の減少を特徴とする複合的な代謝障害症候群」と定義されている.経口摂取の減少と代謝亢進による負のタンパク,エネルギーバランスにより,腹水や浮腫などの体液貯留や体重減少をきたす.さらに,癌と宿主間の相互反応による炎症性サイトカイ

表Ⅲ-125 千葉大学医学部附属病院で2011年9月より提供している化学療法食Ⅰ(なのはな食)と化学療法食Ⅱ(あじさい食)の概要

		化学療法食Ⅰ(なのはな食)	化学療法食Ⅱ(あじさい食)
対象		ごく少量しか口にできない時期の食事	食べやすいものなら普通食の半量程度が摂れる時期の食事
目的		経口摂取の維持・動機づけ 粘膜障害・味覚障害の改善	経口摂取(全量摂取)の楽しみ 普通食への移行
内容		流動物と半固形物の2品	主食:選択制(米飯,粥,パン,麺類) 副食:好まれる料理2品(冷),果物2品 　　　流動物または半固形物1品
栄養成分組成	エネルギー	600 kcal/日	1,200 kcal/日
	タンパク質	25 g/日	40 g/日
	塩分	1.0 g/日	3.5 g/日
	その他	ビタミンB_1/B_2/B_6/B_{12}・ビタミンC・Ca・Zn 充足率100%以上	

千葉大学医学部附属病院,2011年9月〜.

ンの活性化（炎症反応亢進）が，悪液質には深く関与すると考えられている．また前述のガイドライン[14]では，悪液質の程度が軽度な状態を"pre-cachexia"，高度代謝障害により栄養状態の改善が期待できない終末期の状態を"refractory cachexia"とし，cachexiaと併せて悪液質のステージを3段階とすることが提唱されている（「悪液質・緩和医療」図Ⅲ-170, 700頁参照）．

こうした担癌による炎症反応亢進や代謝動態の変化は癌種によらずおおむね共通で，とくに refractory cachexia の状態では投与した栄養が著しい異化亢進により有効に利用されない．したがって，過度な栄養投与はかえって浮腫や腹水などの増悪を招くこともあり，終末期には熱量や水分の投与量を減らす必要がある．

胃癌による悪液質では，前述のような一般的な炎症反応亢進や代謝変化に加えて，主病巣や腹膜播種による「消化管閉塞」が加わって，消化管を使用できなくなることが多い[15]．しばしば oncologic emergency の形で発症する幽門狭窄や癌性腸閉塞に対して，十分なインフォームド・コンセントを得て適切なタイミングで手術を検討することも，本来望ましい経口・経腸での栄養管理を実現するために重要である[15]．終末期の胃癌患者にとっても経口摂取は，栄養を摂り生きるためだけでなく，味や匂い，そして食事の時間を楽しむことに繋がり，その意義は大きい．個人の嗜好も考慮して栄養に関するカウンセリングや適切な栄養指導を緩和ケアの初期から行うことは，患者のQOLを向上させる．しかしこのためには，看護師，管理栄養士や薬剤師などコメディカルスタッフとのチーム医療が不可欠である[15]．

[文献]

1) 鍋谷圭宏，佐藤由美，前田芙美，他：(2)臓器別に学ぶがんの知識・治療・栄養療法　③胃がん．Nutrition Care 2 : 31-39, 2009
2) Okamoto Y, Okano K, Izuishi K, et al: Attenuation of the systemic inflammatory response and infectious complications after gastrectomy with preoperative oral arginine and omega-3 fatty acids supplemented immunonutrition. World J Surg 33: 1815-1821, 2009
3) 鍋谷圭宏，青木泰斗，谷澤豊，他：ハーフ食（半量食）と栄養調整食を用いた胃切除術周術期の栄養管理．日臨外会誌 67 : 1725-1732, 2006
4) 鍋谷圭宏，川平洋，赤井崇，他：術前経口摂食障害を伴う胃癌症例に対する胃切除術後感染症対策としての周術期栄養管理の工夫．日外感染症会誌 7 : 213-218, 2010
5) 東口高志，伊藤彰博，二村昭彦，他：Glutamine-Fiber-Oligosaccharide(GFO)enteral formula の経静脈栄養施行時における腸粘膜の形態的・機能的変化に対する効果の実験的研究．外科と代謝・栄養 43 : 51-59, 2009
6) Omura K, Hirano K, Kanehira E, et al: Small amount of low-residue diet with parenteral nutrition can prevent decreases in intestinal mucosal integrity. Ann Surg 231: 112-118, 2000
7) Hirao M, Tsujinaka T, Takeno A, et al: Patient-controlled dietary schedule improves clinical outcome after gastrectomy for gastric cancer. World J Surg 29: 853-857, 2005
8) Fearon KC, Ljungqvist O, Von Meyenfeldt M, et al: Enhanced recovery after surgery: a consensus review of clinical care for patients undergoing colonic resection. Clin Nutr 24: 466-477, 2005
9) 宮田剛：まず ERAS(Enhanced Recovery After Surgery)とは何かを知る．外科と代謝・栄養 45 : 125-128, 2011
10) 木山輝郎，田尻孝，吉行俊郎，他：胃切除術後自由摂食パスの効果．外科と代謝・栄養 38 : 93-99, 2004
11) 青木照明：胃切除後患者管理における栄養補助食品の可能性について．静脈経腸栄養 17 : 39-43, 2002
12) Adachi S, Takiguchi S, Okada K, et al: Effects of ghrelin administration after total gastrectomy: a prospective, randomized, placebo-controlled phase II study. Gastroenterology 138: 1312-1320, 2010
13) 可児富子，入山圭二：消化管手術に伴う味覚閾値の変動．静脈経腸栄養 25 : 1217-1225, 2010

14) Radbruch L, Elsner F, Trottenberg P, et al: Clinical practice guidlines on cancer cachexia in advanced cancer patients with a focus on refractory cachexia. European Palliative Care Research Collaborative, 2011 (http://www.epcrc.org)
15) 鍋谷圭宏, 川平洋, 赤井崇, 他:切除不能進行/再発胃癌による oncologic emergency に対する外科的介入とチーム医療の意義―緩和医療として貢献できるために. 日腹部救急医会誌 30:33-39, 2010

〈堀部　大輔, 鍋谷　圭宏〉
〔執筆協力:佐藤由美〕

Ⅲ．臨床編　C．疾患と栄養

38. 大腸癌

　大腸癌患者では，術前に明らかな栄養障害を呈していることは少ない．しかし，癌による消化管通過障害をきたしている場合には，周術期の栄養管理を必要とする．近年では，栄養療法を周術期管理全般に取り入れることによって早期回復を促すプログラムが行われてきており，患者の安全を考える上でも医療経済的にも有用な管理方法である．
　一方，大腸癌に対する化学放射線療法は，この10年で急速な進歩をみせており，その際の合併症予防やコンプライアンス維持のための栄養補助療法の確立が求められている．
　本項では，大腸癌の周術期栄養管理，化学療法時の栄養補助療法，高度進行癌に対する栄養療法について基本的な考え方を最近の知見に基づいて述べる．

1 大腸癌患者に対する周術期栄養療法の適応

　大腸癌患者は，上部消化管癌患者と比較すると明らかな栄養障害を呈することは少なく，消化管通過障害や高度進行癌症例以外は，これまで栄養療法の適応とされていなかった．しかし，Bardramら[1]が腹腔鏡下大腸手術で硬膜外麻酔での除痛，早期経口摂取，早期離床による早期回復を示して以来，多くの研究がなされ，栄養療法を周術期管理全般に加えることによって早期回復を図るプログラムの実施が試みられている．

1. 大腸癌手術に対する早期回復プログラムに基づく栄養管理

　European Society of Clinical Nutrition and Metabolism（ESPEN）ガイドライン[2]ではenhanced recovery after surgery（ERAS）programが推奨されている．このプログラムは，これまでの研究結果に基づいて図Ⅲ-152に示すような17の項目にさまざまな角度から介入し，周術期の代謝ストレスを軽減することによって，患者の早期回復を促し，早期退院，医療費のコスト低減をめざすものである[3]．この中でも，とくに栄養療法と密接につながる点について述べる．

1 クリニカルパスの説明とカウンセリング
　入院前あるいは入院時に一般的な周術期の経過と処置について十分に説明し，その内容についてカウンセリングを行い，患者に理解させることは，手術前から術後，退院までのステップを速やかに行う上で重要である．とくに，周術期の絶食期間の短縮や早期離床などの患者の協力が必要な処置については，これらの意義と実際の方法を十分理解してもらうことが必要である．

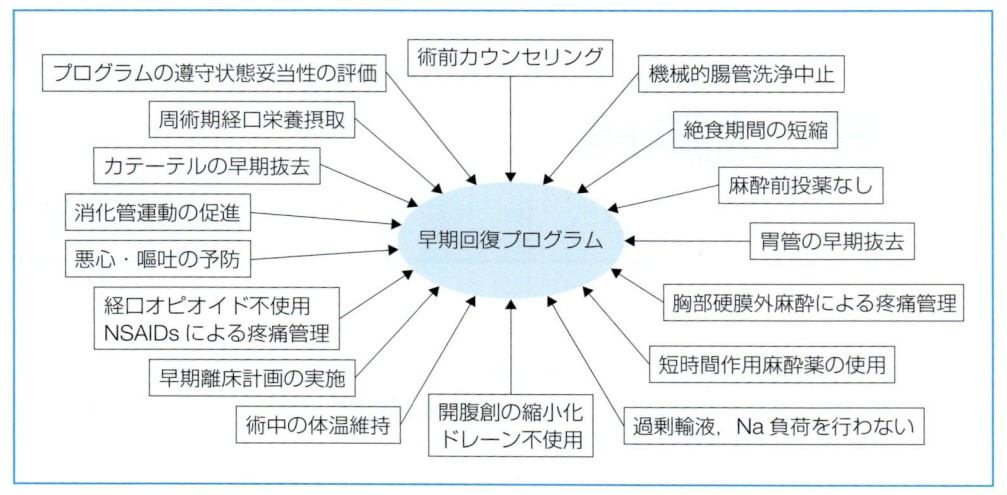

図Ⅲ-152 早期回復プログラムにおける主要17項目
(Fearon KC, et al, 2005[3] より改変して転載)

2 術前機械的腸管洗浄

これまでのメタ解析をみると，結腸癌術前の機械的洗浄の有効性は明らかではなく[4]，とくに高齢者では電解質異常や脱水をきたすこともあり，一般的に行うべきではないとされている．このことは，術前絶食期間の短縮にもつながる重要事項である．

3 術前絶飲食期間

麻酔導入・覚醒時の誤嚥を予防する目的で，これまでは術前日夜間からの絶飲食が慣例的に行われてきていた．しかし近年の研究で，麻酔開始前2〜3時間までの飲水と6時間前までの固形物の摂取は誤嚥の原因にはならないことから，ガイドラインの変更がなされている[5]．さらに，術前の飲水は，術前の空腹感や口渇感を改善し，術中の脱水の予防にもなり，点滴による拘束感からも解放される．加えて，炭水化物を溶解させた水分を摂取させることによって手術侵襲による耐糖能障害を軽減し，タンパク代謝も改善することが示されている[6]．以上より，術前日就寝前に800 mlと手術2時間前に400 mlの12.5%炭水化物含有水を飲用することが推奨されているが，脂質やアミノ酸が入ると胃からの排出時間が延長すること，糖尿病患者への有効性は十分明らかではないこと，胃に病変がある患者や消化管通過障害がある患者には必ずしも適応がないことを十分理解し，飲用する水分の選択，適応患者の選択を行うことが肝要である．現在，日本では上記のものより糖質が少ないハイポトニック飲料や，アミノ酸含有飲料などを用いて徐々にデータが集まってきており今後，大規模前向き研究が行われることを期待する．

4 経鼻胃管の挿入

経鼻胃管の挿入は，気管挿管時に空気が胃や腸内に流入することを予防するため以外は行わない．経鼻胃管の挿入は，肺炎や無気肺，発熱の原因になることが明らかになっているため，特殊な状況を除いて術中に挿入していても麻酔終了時には抜去することが推奨される[7]．このことは早期離床，早期経口摂取にもつながるが，長時間手術や術中に腸管の

浮腫が著しい症例などでは慎重に対処すべきである．

5 周術期の輸液投与，経口水分投与

腸管処置，絶飲食の中止により術前の輸液は不要となり，術前電解質異常や脱水のリスクも減る．さらに，術後に過剰の水分や塩分負荷を行わない，すなわち，水分出納バランスを維持できる程度の必要最小限の術後輸液を行うことが，合併症発生率低下や入院期間短縮に寄与する可能性が示唆されている[8]．

6 術後の悪心・嘔吐への対応

早期経口摂取には欠かせない項目である．術後の悪心・嘔吐の原因となる薬物（モルヒネなど）をできるだけ使用しないことが推奨され，リスクがある患者には早期に薬物療法を行うことが推奨されている．

7 腸管運動促進へのアプローチ

早期経口摂取を促進させるために胸部中部での硬膜外麻酔を使用し，モルヒネ投与を避け，過剰な水分投与を避け，術後から酸化マグネシウム1回1g，1日朝夕2回投与を行うことが腸管運動を促進させるために推奨される．

8 術後の栄養管理

栄養状態良好な患者については，早期経口摂取（術後4時間から約400 mlの栄養剤摂取）を行うことによって感染性合併症の減少や入院期間の短縮に寄与する．十分な経口摂取が可能になるまで栄養剤を投与することが推奨されている．ただし，腸管運動促進のための治療を行うことが肝要であり，嘔吐のリスクがあることを理解して行う必要がある．また，早期経腸栄養では腹満や離床の遅延，呼吸機能の低下をきたす可能性があることを考慮するべきである．

一方，栄養状態不良の患者では，早期経口摂取を開始して術後4日目には必要熱量，タンパク量を経口摂取可能にするとともに，8週間を目安に栄養剤を自宅でも摂取させることが栄養状態の改善やQOLの改善にとって効果的である[9]．

以上，大腸癌患者の周術期の中で早期回復に有効と考えられる代謝・栄養管理について述べた．一般的に行われている周術期管理に栄養管理と硬膜外麻酔を含めたその他の方法で術後の代謝亢進や耐糖能異常を軽減させることによって患者の早期回復を促す方法論である．これまでの栄養療法は，術前栄養不良患者のみに必要と考えられていたが，栄養状態良好の患者に対しても適切な管理を行うことによってより早期の回復が得られることが示されたことは今後の臨床栄養のさらなる可能性を示すものである．

2 大腸狭窄による通過障害を認める際の栄養管理

大腸の狭窄では，腸閉塞が問題になってくる．この場合，完全な腸閉塞の場合，亜イレウス状態の場合，狭窄があっても排便可能な場合で対応が異なってくる．また，通過障害への初期治療への反応によってもその後の治療が異なってくる．

1. 術前管理

1 狭窄があっても排便可能な場合

　緩下剤にて排便コントロールが可能な場合は，経口摂取にて栄養管理可能である．しかし，狭窄によって腹痛や腹部不快感を訴え必要十分な食事摂取が困難な場合は，消化吸収されやすく便になりにくい半消化態栄養剤や成分栄養剤などを補食として投与し，不足する熱量を補うことによって症状を軽減し，かつ，必要十分な熱量を投与可能である．また，術後の感染性合併症の予防や術前の栄養状態の改善といった見地から immuno-enhancing diet（IED）の積極的な術前投与が推奨されており[2]，このような状態でもよい適応である．

2 亜イレウス状態の場合

　緩下剤にて排便可能であるが，口側腸管に拡張を認めるような亜イレウス状態の場合は，一般的な食事では管理が困難になってくる．この場合，消化吸収がよく便量の減少を期待できる食事，あるいは経腸栄養剤を可能な量投与し，必要栄養量に対して不足する分は静脈栄養にて投与する．この場合も，IED の投与は効果的と考えられ，経口（あるいは経腸）で行うことが腸管の integrity を保つためにも重要である．

3 腸閉塞状態の場合

　腸閉塞症例では，排ガスや水様便の流出がある間はなんとか絶飲食，total parenteral nutrition（TPN）管理で管理可能であるが，早晩，完全腸閉塞となり，また，閉塞性腸炎の危険性もあるため，必要があれば積極的に早期に右側横行結腸あるいは回腸で人工肛門を造設し，経口摂取にて全身状態の改善を待って根治的手術に移行するほうが安全である．このような症例では，狭窄により長期間の栄養摂取不良となっていることが多く，栄養障害を呈し，全身状態が悪化していることが多い．したがって，一期的に手術を行うと感染性合併症の増加が危惧される．この点については，個々の患者の全身状態や病期，合併症の有無によって判断が左右されるので十分に適応を考えて，一期的に根治手術を行うのか，二期的に行うかを決定する必要がある．また，絶食 TPN 管理で待機可能だが明らかに低栄養を呈する患者では，1～2 週間の栄養療法の後に全身状態の改善を待って手術を行うことが，合併症発生率の低下のために重要である[2]．

2. 術後栄養管理

　先に述べた早期回復プログラムに準じた術後栄養管理は，腸閉塞は推奨度 C で適応とはされていない．しかし，術前に経口摂取が可能であった症例については，これに準じた形で術後栄養管理を行ってよいものと考える．一般的には術中の腸管浮腫の状態や全身状態に応じて適切な経腸栄養開始時期を決めるべきである．完全腸閉塞あるいは閉塞性腸炎にて緊急手術になったような場合には，少なくとも循環動態の安定を待って栄養療法を開始するべきであり，この点については，救急領域における早期経腸栄養や TPN 管理に準じて行うべきである．その点，早期経腸栄養はよい適応になる．

3 化学療法，放射線療法時における栄養補助療法

　現時点で大腸癌に対する化学療法あるいは放射線療法時に有効な栄養補助療法についての十分なエビデンスはない．とくに栄養状態が保たれた患者への化学療法，放射線療法時に栄養補助療法を行っても栄養状態悪化に対する予防効果や副作用の軽減効果はないということは，ASPEN ならびに ESPEN のガイドラインで述べられコンセンサスが得られている．また，頭頸部領域以外の癌患者に対する放射線治療時の栄養療法による改善効果は認められていない．

　一方，明らかな低栄養状態と判断された場合，あるいは低栄養状態に陥ると予測される場合には，できるだけ早期の栄養学的介入と経口補助食品による必要熱量の充足を行うことが，患者の状態改善，QOL 改善に有効であり，治療効果にもよい影響を与える[10]．また，経口摂取が不十分であるために低栄養状態に陥った，あるいは陥る危険性が高い患者に対しては，静脈栄養も同様の意義で適応となる．

　一方，最近では化学療法に伴う顆粒球減少や口内炎の予防に成分栄養剤の投与が有効であるとの報告も散見される．多くは症例数も少なく，ランダム化比較試験(RCT)ではないエビデンスレベルの低いものであるが，現在臨床試験が行われており，栄養学的介入による副作用の軽減が可能になることが望まれる．

4 高度進行大腸癌における栄養療法

　進行大腸癌の終末期には，他の癌種同様に炎症性サイトカインや proteolysis inducing factor(PIF)の亢進，運動量の低下，食事摂取量の低下により癌悪液質に陥る．この状況では，一般的な経口補助食品の追加摂取を行っても無効であることが明らかとなっている．したがって，炎症性サイトカインの発現を抑制するエイコサペンタエン酸(EPA)や cyclooxigenese-2(COX-2)阻害剤の経口投与が試みられ，小規模の RCT では EPA の体重減少抑制効果が示されたが，メタ解析での十分な証明は得られていない[11]．漫然とすべての患者に静脈栄養を行うことはむしろ感染や合併症により予後を悪くするため推奨されていないが，経口摂取が不十分なために体重減少をきたし，QOL が低下している進行癌患者では，適切な経口栄養剤の追加や静脈栄養を行うことによって，QOL の改善や予後の改善を得られる．したがって，適切な栄養アセスメントとスクリーニングを早期から行い，患者の評価と生命予後に応じた栄養療法を実施することが肝要である．

5 おわりに

　大腸癌患者の周術期，化学・放射線療法時，高度進行大腸癌における栄養管理の概要を述べた．周術期の早期回復プログラムに基づく栄養療法は，今後，日本でのさらなるデータの集積とプログラムの確立が待たれる．化学・放射線療法時あるいは高度進行癌患者では，病態の把握のみならず，早期から栄養状態の評価を行い，個々の患者に応じた栄養療法を実施することが重要である．

[文献]

1) Bardram L, Funch-Jensen PM, Jensen P, et al: Recovery after laparoscopic colonic surgery with epidural analgesia, and early oral nutrition and mobilisation. Lancet 345: 763-764, 1995
2) Weimann A, Braga M, Harsanyi L, et al: ESPEN Guidelines on Enteral Nutrition: Surgery including Organ Transplantation. Clin Nutr 25: 224-244, 2006
3) Fearon KC, Ljungqvist O, Von Meyenfeldt M, et al: Enhanced recovery after surgery: a consensus review of clinical care for patients undergoing colonic resection. Clin Nutr 24: 466-477, 2005
4) Güenaga KF, Matos D, Wille-Jørgensen P: Mechanical bowel preparation for elective colorectal surgery. Cochrane Database Syst Rev 9, 2011
5) Practice guidelines for preoperative fasting and the use of pharmacologic agents to reduce the risk of pulmonary aspiration: application to healthy patients undergoing elective procedures: a report by the American Society of Anesthesiologist Task Force on Preoperative Fasting. Anesthesiology 90: 896-905, 1999
6) Ljungqvist O: Modulating postoperative insulin resistance by preoperative carbohydrate loading. Best Pract Res Clin Anaesthesiol 23: 401-409, 2009
7) Cheatham ML, Chapman WC, Key SP, et al: A metaanalysis of selective versus routine nasogastric decompression after elective laparotomy. Ann Surg 221: 469-476, 1995
8) Brandstrup B, Tonnesen H, Beier-Holgersen R, et al: Effects of intravenous fluid restriction on postoperative complications: comparison of two perioperative fluid regimens: a randomized assessor-blinded multicenter trial. Ann Surg 238: 641-648, 2003
9) Beattie AH, Prach AT, Baxter JP, et al: A randomised controlled trial evaluating the use of enteral nutritional supplements postoperatively in malnourished surgical patients. Gut 46: 813-818, 2000
10) Baldwin C, Parsons TJ: Dietary advice and nutritional supplements in the management of illness-related malnutrition: systematic review. Clin Nutr 23: 1267-1279, 2004
11) Dewey A, Baughan C, Dean T, et al: Eicosapentaenoic acid (EPA, an omega-3 fatty acid from fish oils) for the treatment of cancer cachexia. Cochrane Database Syst Rev 1, 2007

〈石橋　生哉〉

Ⅲ. 臨床編　C. 疾患と栄養

39. 慢性腎臓病（CKD）

1　CKDの概念

　慢性腎臓病（chronic kidney disease；CKD）は2002年に米国腎臓財団がK/DOQI（kidney disease outcome quality initiative）ガイドラインにおいて提唱した．その背景としては，透析や腎移植を要する末期腎不全患者が世界中で増加しており，医療経済上の問題になっていること，さらにCKDは末期腎不全のみならず，心血管疾患の発症リスクであること，また，透析患者の生命予後が悪いことなどがあげられる．腎臓疾患の多くは，早期のうちの診断は難しいことが多く，腎機能がかなり低下してから診断され，治療開始することもあった．早期にCKDを発見し，介入することで，末期腎不全への移行を抑制することが可能であり，一般人にも理解しやすい概念としてCKDは各国に広まった．わが国でも2007年に「CKD診療ガイド」が刊行され，2009年には「エビデンスに基づくCKD診療ガイドライン2009」[1]が刊行された．

2　CKDの診断と病期[1]

　CKDの診断基準は，表Ⅲ-126に示すとおりで腎臓の障害を示唆する所見，またはGFR（glomerular filtration rate：腎糸球体濾過量）で表される腎機能低下が慢性的に持続するものをすべて含んでいる．ここで腎機能は，「日本人のGFR推算式」を用いたGFRで表される．この式は血清クレアチニン（Cr）値，年齢，性より次の式で求められる．

$$\text{eGFR}(\text{ml}/分/1.73\,\text{m}^2) = 194 \times \text{Cr}(\text{mg/dl})^{-1.094} \times 年齢^{-0.287}（女性はこれに \times 0.739）$$

　CKDの病期は，従来はGFR値によってステージ1～5に分類され，GFR 60未満のCKDステージ3以上が，中等度以上の腎機能低下と評価されていた．2012年に改訂された「エビデンスに基づくCKD診療ガイドライン2012」[2]では，CKDの重症度を原因（Cause：C），腎機能（GFR：G），タンパク尿（アルブミン尿：A）によるCGA分類で評価することになった．重症度分類を表Ⅲ-127に示す．色分けされたステージが上昇するほ

表Ⅲ-126　CKDの診断基準

1. 尿異常，画像診断，血液，病理で腎障害の存在が明らか：とくに0.15 g/gCr以上のタンパク尿（30 mg/gCr以上のアルブミン尿）の存在が重要 2. GFR＜60 ml/分/1.73 m²
1．，2．のいずれか，または両方が3か月以上持続する

表Ⅲ-127　CKD の重症度分類

原疾患	蛋白尿区分		A1	A2	A3
糖尿病	尿アルブミン定量 (mg/日)		正常	微量アルブミン尿	顕性アルブミン尿
糖尿病	尿アルブミン/Cr 比 (mg/gCr)		30 未満	30〜299	300 以上
高血圧 腎炎 多発性嚢胞腎 移植腎 不明 その他	尿蛋白定量 (g/日)		正常	軽度蛋白尿	高度蛋白尿
高血圧 腎炎 多発性嚢胞腎 移植腎 不明 その他	尿蛋白/Cr 比 (g/gCr)		0.15 未満	0.15〜0.49	0.50 以上
GFR 区分 (ml/分/1.73 m^2)	G1	正常または高値	≧90		
GFR 区分 (ml/分/1.73 m^2)	G2	正常または軽度低下	60〜89		
GFR 区分 (ml/分/1.73 m^2)	G3a	軽度〜中等度低下	45〜59		
GFR 区分 (ml/分/1.73 m^2)	G3b	中等度〜高度低下	30〜44		
GFR 区分 (ml/分/1.73 m^2)	G4	高度低下	15〜29		
GFR 区分 (ml/分/1.73 m^2)	G5	末期腎不全 (ESKD)	<15		

重症度は原疾患・GFR 区分・蛋白尿区分を合わせたステージにより評価する．CKD の重症度は死亡，末期腎不全，心血管死亡発症のリスクを青　のステージを基準に，薄い灰色　，灰色　，黒　の順にステージが上昇するほどリスクは上昇する．(KDIGO CKD guideline 2012 を日本人用に改変)
(日本腎臓学会，CKD 診療ガイド 2012[2]より転載)

ど，死亡，末期腎不全などのリスクが高くなる．

3　糖尿病性腎症とアルブミン尿[3]

　糖尿病性腎症は，CKD の原因疾患として頻度が高く，新規透析導入原因疾患として 1998 年以降は慢性糸球体腎炎を抜いて第 1 位となっている．1991 年にアルブミン尿を用いた糖尿病性腎症の病期分類が作成され，2001 年に改訂された病期分類が現在も使用されている．この病期は表Ⅲ-128 に示すとおり，微量アルブミン尿を認める時期を早期腎症と診断している．2005 年には早期糖尿病性腎症の診断基準が確立し，尿中アルブミン値を 3 回測定中，2 回以上が 30〜299 mg/gCr (微量アルブミン尿) であると早期腎症と診断される[4]．

　微量アルブミン尿自体が，腎症進展や心血管イベントの発症のリスクであることが証明されている．一方で，レニン・アンジオテンシン系抑制薬を含めた集約的な糖尿病治療によってアルブミン尿が減少し，腎症が寛解することも確認されているため，アルブミン尿は治療効果の指標にもなりうる．

表Ⅲ-128　糖尿病腎症：病期分類

病期	臨床的特徴		備考（主な治療法）
	尿タンパク（アルブミン）	GFR(Ccr)	
第1期（腎症前期）	正常	正常 時に高値	血糖コントロール
第2期（早期腎症）	微量アルブミン尿	正常 時に高値	厳格な血糖コントロール 降圧治療
第3期A（顕性腎症前期）	持続性タンパク尿	ほぼ正常	厳格な血糖コントロール 降圧治療 タンパク制限食
第3期B（顕性腎症後期）	持続性タンパク尿	低下	厳格な降圧治療 タンパク制限食
第4期（腎不全期）	持続性タンパク尿	著明低下 （血清Cr上昇）	厳格な降圧治療 低タンパク食・透析療法導入
第5期（透析療法期）	透析療法中		腎移植

　糖尿病性腎症では，微量アルブミン尿の時期は，一般にGFRは正常，またはやや高値である．アルブミン尿300 mg/gCr以上になると，顕性タンパク尿と診断され，1 g/日以上のタンパク尿になる頃からGFRの低下が認められる．ただし，症例によってはアルブミン尿の増加とGFRの低下が必ずしも一致しないこともあり，eGFRと尿中アルブミンはどちらも重要な腎機能のマーカーであるといえる．

4　CKDに対する食事療法基準[5]

　1997年に日本腎臓学会が，腎疾患患者に対する食事療法のガイドラインを発表し，長く応用されてきたが，CKDの病期分類が発表されたことをきっかけに，2007年にCKDに関する改訂が行われた．表Ⅲ-129にCKDのGFRによる各病期に対する食事療法基準を示す．ここでは，すべてのCKDを対象としており，エネルギー，タンパク質，食塩，カリウムの推奨される摂取量が示されている．とくに低タンパク食については，CKDの食事療法の中心となっている．
　CKDステージG1～G4の治療における目標は，タンパク尿を減少させることである．高度のタンパク尿が持続すること自体が，腎機能低下の大きなリスクとされており，治療によりタンパク尿を減らすことで，末期腎不全への進行を抑制することが可能である．
　腎不全から透析療法に進行すると，全身状態の維持，水分管理などが治療目的の中心となってくる．

1．エネルギー摂取量

　すべてのCKDステージにおいて「日本人の食事摂取基準」[6]に準拠した設定となっている．CKDでのエネルギー必要量は，27～39 kcal/kg標準体重/日とされているが，性別，

表Ⅲ-129　CKDに対する食事療法基準

ステージ(病期)	エネルギー (kcal/kg/日)	タンパク質 (g/kg/日)	食塩 (g/日)	カリウム (mg/日)
ステージG1(GFR≧90)　　　　　　　　　　尿タンパク量0.5 g/日未満**　　尿タンパク量0.5 g/日以上	27〜39*27〜39*	適宜0.8〜1.0	10未満†6未満	
ステージG2(GFR60〜89)　　　　　　　　　尿タンパク量0.5 g/日未満**　　尿タンパク量0.5 g/日以上	27〜39*27〜39*	適宜0.8〜1.0	10未満†6未満	
ステージG3(GFR30〜59)　　　　　　　　　尿タンパク量0.5 g/日未満**　　尿タンパク量0.5 g/日以上	27〜39*27〜39*	0.8〜1.00.6〜0.8	3以上6未満3以上6未満	2,000以下2,000以下
ステージG4(GFR15〜29)	27〜39*	0.6〜0.8	3以上6未満	1,500以下
ステージG5(GFR<15)ステージ5D(透析療法中)	27〜39*27〜39*	0.6〜0.8††本文中で説明	3以上6未満本文中で説明	1,500以下本文中で説明

*：厚生労働省策定の「日本人の食事摂取基準」と同一とする．性別，年齢，身体活動レベルにより推定エネルギー必要量は異なる．
**：蓄尿ができない場合は，随時尿での尿タンパク/クレアチニン比0.5．
†：高血圧の場合は6未満．
††：0.5 g/kg/日以下の超低タンパク食が透析導入遅延に有効との報告もある．

年齢，生活強度に応じたエネルギー量が設定されている．

　糖尿病患者では，糖尿病の食事療法で推奨されるエネルギー量の摂取により，良好な血糖コントロールを維持することも必要である．ただし肥満患者では，25 kcal/kg/日前後にエネルギー制限し，肥満の解消を行うことも重要である．

　十分なエネルギー摂取がないと，体タンパクを破壊してエネルギーに変えるため，体重減少や，尿毒症成分を増やし，かえって腎機能を悪化させてしまう危険性がある．そのため低タンパク食を行う場合には，低栄養状態にならないように，設定エネルギー量を増加させる必要がある．

2. タンパク質

　一般成人に対するタンパク質摂取推奨量は，0.93 g/kg/日，高齢者では1.03 g/kg/日とされている．タンパク質は体内でアミノ酸に分解され，身体構成の他，酵素，ホルモン，免疫抗体などの材料となる．過剰なタンパク質はエネルギーとして使われ，老廃物は残すこととなる．

　CKDの食事療法基準では，ステージG1〜2では0.9 g/kg/日，ステージG3以上になると0.8〜1.0 g/kg/日程度，ステージG4〜5では0.6〜0.8 g/kg/日程度のタンパク質摂取が推奨されている．

　タンパク質摂取量の評価はMaroniの式で求めることができる．

$$\text{タンパク質摂取量(g/日)} = [24\text{時間尿中尿素窒素排泄量(g/日)} + 0.031 \times \text{体重(kg)}] \times 6.25$$

3. 低タンパク食の効果

　低タンパク食は，とくに腎不全期では疲労感，吐き気，かゆみなどの尿毒症症状を軽減すること，アシドーシスや高リン血症，高カリウム血症などを改善する効果がある．modification of diet in renal disease(MDRD)study の2次解析の結果によると，0.6〜0.8 g/kg/日の低タンパク食で，タンパク制限量依存性に GFR 低下の進行抑制を認めたと報告されている[7]．ただし，低タンパク食は，エネルギー量が十分確保できている場合に有効である．海外では，超低タンパク食(0.3〜0.6 g/kg/日)でも，アミノ酸やケト酸のサプリメントを組み合わせることで，低栄養や筋肉量の減少などの副作用がなかったとも報告されている[8]．

　一方で，糖尿病性腎症では，低タンパク食の長期効果はまだ確立していない．2008年のメタアナリシスによると，低タンパク食は腎機能低下に変化を与えなかったが，タンパク尿を減少させ，HbA1c も低下させる効果があった[9]．つまり，低タンパク食が糖尿病性腎症の一部に対する効果を有しているとはいえるかもしれないが，最終的に末期腎不全や死亡を抑制できるかどうかは不明なままである．

4. 低タンパク食の注意点・問題点

　エネルギー量の確保が最大のポイントとなる．糖質と脂質をエネルギー源として摂取量を増やすことになるが，安易に砂糖や油脂類を増やすと，消化器症状を引き起こしたり，血糖値や血清脂質の急な上昇をきたしたりする場合がある．総エネルギーの確保のためには，デンプン食品，低甘味グルコース重合体製品，中鎖脂肪酸製品などのエネルギー調整食品を加えることが必要となる．

　摂取タンパク源としては，いわゆる主食からのタンパク質を減らして，アミノ酸スコアの高い良質なタンパク質を摂取することが理想とされている．アミノ酸スコアとは食品中に含まれる必須アミノ酸のバランスを評価したもので，100に近いほど良質なタンパク質食品であり，大豆，肉，魚などのスコアは100である．タンパク制限をする場合には，低タンパク米などの治療用特殊食品を利用しなければ，アミノ酸スコアを高くしていくことは難しい．

　糖尿病性腎症では，エネルギー制限食から，タンパク制限食へ切り替える場合，患者が混乱をきたすことも少なくない．日本糖尿病学会からは「糖尿病性腎症の食品交換表」[10]が発行されており，タンパク制限食の指導に使用している．これは，糖尿病の食品交換表で使用する6つの食品グループ(6つの表)に加え，それぞれの食品に含まれるタンパク質量によって，表1を3つ，表3を4つに細区分している．各食品のタンパク量および摂取可能な量を理解するには，時間をかけた栄養指導を要する．低タンパク食を長く実践することは困難であることも問題点とされている．

5. 食塩

　日本人の塩分摂取量は，平均で11〜12 g/日であり，「日本人の食事摂取基準(2010

年)」[6]では，一般日本人での食塩摂取量として，男性で 9 g/日未満，女性で 7.5 g/日未満を目標としており，2005 年の基準よりも厳しくなっている．日本高血圧学会の「高血圧治療ガイドライン 2009」[11]では，高血圧患者では 6 g/日未満にすべきとしている．CKD に対してもステージ G1～2 でタンパク尿が 0.5 g/日以上，およびステージ G3 以上では，6 g/日未満が推奨されている．ステージ G3 以上では，腎でのナトリウム保持能も低下しており，過度の食塩制限は低ナトリウム血症を引き起こすことがある．ステージ G4～5 で，体液過剰の徴候があれば，より少ない食塩摂取量に制限しなければならない．低ナトリウム血症では，脱力，倦怠感，吐き気，食欲不振などの症状を呈し，さらなる腎機能の悪化も懸念されるため，食塩制限量の下限として 3 g/日以上が設定されている．塩分の多い食品として，漬物，加工品，チーズなどは控え，味噌や醤油など調味料の量や，麺類の汁なども控えることがすすめられる．

6. カリウム

CKD ステージ G3 以上では，血清カリウム値に注意し，5.5 mEq/l を超えると，カリウムの多い食品を制限しなければならない．CKD の降圧療法としてレニン・アンジオテンシン抑制薬が第 1 選択薬として使用されるため，高カリウム血症を合併しやすくなる．ステージ G3 では 2,000 mg/日以下，ステージ G4 以上では 1,500 mg/日以下のカリウム制限が推奨されている．高カリウム血症を呈さない場合には，カリウム制限は必要ない．カリウムは果物や野菜類に多く含有されており，野菜類や，いも，豆などは切ってから水でさらしたり，茹でこぼしたりすることにより食物中のカリウムを溶出させることができる．

7. リン，カルシウム

CKD に伴う骨ミネラル代謝異常は，CKD-MBD(mineral bone disorder)と呼ばれ，腎性骨異栄養症に加えて，血管の合併症を含む，生命予後に影響する全身性疾患としてとらえられている[1]．

血清リンが 5 mg/dl 以上になることを高リン血症といい，過剰なリン摂取，アシドーシスによる細胞崩壊に伴う細胞内から細胞外へのリンの移動などによって生じる．一般に，タンパク含有量の多い食品には，リンも多く含まれており，タンパク質は 1 g につき，平均 15 mg のリンを含有する．乳製品やハム，ソーセージなどの加工食品は，リン含有率が高い食品とされている．リンはカルシウムに結合しカルシウムを析出するため，異所性石灰化を招く原因となる．

腎でのビタミン D 活性化障害によって，低カルシウム血症が生じる．放置すると，二次性の副甲状腺機能亢進症の原因となる．腎不全では活性型ビタミン D 製剤やカルシウム製剤を内服する機会が多くなり，CKD に対する食事療法基準では，とくにカルシウムの摂取量を規定してはいない．低アルブミン血症があると，見かけ上，低カルシウム血症になるため，以下の式を用いて計算する．

$$\text{補正 Ca(mg/dl)} = \text{血清 Ca(mg/dl)} + [4 - \text{血清アルブミン(g/dl)}]$$

5 透析患者に対する食事療法基準[5]

1. 血液透析（HD）

　エネルギー摂取量は，27〜39 kcal/kg/日としているが，一般的な CKD での基準同様，性別，年齢，身体活動レベルに応じた量を設定する．
　タンパク質は，1.0〜1.2 g/kg/日と慢性腎不全時に比べ，高タンパクとなる．これは，タンパク異化亢進の抑制，栄養障害および低アルブミン血症の改善などを考慮しているためである．ただし，摂取タンパク質が多くなると，カリウムやリンの摂取量が多くなるため，カリウムは 2,000 mg/日以下，リンはタンパク質(g)×15 mg/日以下になるようにリン含有率の低い食材を選ぶべきである．実際にはリン吸収抑制薬を使用してコントロールすることが多い．
　食塩は 6 g/日未満として，非透析時の水分貯留による体重増加をできるだけ小さくする必要がある．HD 患者では，水分摂取はできるだけ少なくし，目標量は 15 ml/kgDW/日以下である（DW：ドライウェイト，透析時基本体重）．

2. 腹膜透析（PD）

　エネルギー量は，HD 患者とほぼ同等であるが，透析液中に浸透圧物質としてグルコースを含んでいることから，透析液中からの吸収エネルギー分を差し引く必要がある．
　タンパク質は 1.1〜1.3 g/kg/日であり，リンは HD と同様の制限が奨められている．高カリウム血症でなければ，カリウム制限は必要ない．
　食塩は尿量(l)×5＋PD 除水(l)×7.5 g/日，水分は尿量＋除水量とされており，PD の場合は日々の尿量と除水量に応じた摂取調整を要する．

6 腎不全時の特殊栄養療法

1. 経腸栄養

　腎不全患者の経腸栄養には，腎不全患者用のタンパク質調整流動食を使用するとよい．これは低タンパクで，少ない水分で高エネルギーが摂取できるように調整されており，必要なビタミン，微量元素も含まれている．

2. 静脈栄養

　腎不全用の中心静脈栄養輸液は，一般用とは異なり，少ない水分でエネルギーが確保できるように調整されている．また，カリウムとリンは含まれずに，ナトリウムも必要最小限になっているため，それぞれの患者の病態や電解質値に応じて，適宜追加調整を行う．

アミノ酸は，腎不全用アミノ酸注射液を添加する．腎不全用は，アミノ酸組成が，必須アミノ酸，分岐鎖アミノ酸が重視された配合となっている．アミノ酸の利用効率上，非タンパク熱量/窒素量は，一般では150〜200であるのに対して，腎不全では300〜500とする．エネルギー量が不十分であると，アミノ酸製剤により高窒素血症や，代謝性アシドーシスを助長するため注意を要する．総合ビタミン製剤や微量元素の添加も必須である．

[文献]
1) 日本腎臓学会(編)：エビデンスに基づくCKD診療ガイドライン2009．東京医学社，2009
2) 日本腎臓学会(編)：CKD診療ガイド2012．東京医学社，2012
3) 日本糖尿病学会(編)：科学的根拠に基づく糖尿病診療ガイドライン2010．南江堂，2010
4) 日本糖尿病学会・日本腎臓学会糖尿病性腎症合同委員会：糖尿病性腎症の新しい早期診断基準．糖尿病 48：757-759，2005
5) 腎疾患の食事療法ガイドライン改定委員会報告：慢性腎臓病に対する食事療法基準2007年版．日腎会誌 49：871-878，2007
6) 厚生労働省：日本人の食事摂取基準(2010年版)．第一出版，2010
7) Levey AS, Greene T, Sarnak MJ, et al: Effect of dietary protein restriction on the progression of kidney disease: Long-term follow-up of the modification of Diet in renal Disease (MDRD) study. Am J Kidney Dis 48: 879-888, 2006
8) Levey AS, Adler S, Caggiula AW, et al: Effects of dietary protein restriction on the progression of advanced renal disease in the Modification of Diet in Renal Disease study. Am J Kidney Dis 27: 625-663, 1996
9) Pan Y, Guo LL, Jin HM: Low-protein diet for diabetic nephropathy: a meta-analysis of randomized controlled trials. Am J Clin Nutr 88: 660-666, 2008
10) 日本糖尿病学会(編)：糖尿病性腎症の食品交換表．第2版．日本糖尿病協会・文光堂，2003
11) 日本高血圧学会高血圧治療ガイドライン作成委員会(編)：高血圧治療ガイドライン2009．ライフサイエンス出版，2009

(安孫子亜津子，羽田 勝計)

Ⅲ．臨床編　C．疾患と栄養

40．ネフローゼ症候群

1 病態

　ネフローゼ症候群の診断基準を**表Ⅲ-130**[1]に示す．

　ネフローゼ症候群は1日3.5 g以上のタンパク尿と血清アルブミン値の3.0 g/dl以下への低下，ならびに浮腫，高LDLコレステロール血症を認める疾患群である．

　ネフローゼ症候群では低アルブミン血症がみられるが，尿中アルブミン排泄量にあたる1日3.5〜10 g程度の喪失では通常起こらない．後述するように，肝臓でのアルブミン産生能は1日36 g程度まで可能であるためである．肝臓での産生量を上回る20 g以上の糸球体からの漏出と尿細管での再吸収・分解により，低アルブミン血症が起こる．すなわち，ネフローゼ症候群の糸球体から漏出するアルブミンは実際に測定する尿中へのアルブミン排泄量よりはるかに多い[2]．

　ネフローゼ症候群における浮腫の成立機序には，2つの説が提唱されている（**図Ⅲ-153**）[3]．1つはunderfill仮説であり，有効循環血漿量の低下を伴う場合である．尿中へのアルブミン喪失により低アルブミン血症となり，血漿膠質浸透圧が低下するとStarlingの法則に従い水分が血管内から間質へ移動することにより循環血漿量が低下する．その結果，レニン・アンジオテンシン・アルドステロン系（RAA系）や交感神経系の活性化が惹起され，二次的にNa再吸収を促進し，さらに浮腫を増悪するとされる．2つ目はoverfill仮説であり，遠位尿細管や集合管におけるNa排泄低下・再吸収の亢進が一次的に生じて，Na貯留により血管内容量が増加した結果，静水圧が高まり浮腫を生じるというもの

表Ⅲ-130　成人ネフローゼ症候群の診断基準

1.	タンパク尿：3.5 g/日以上が持続する 随時尿において尿タンパク/尿クレアチニン比が3.5 g/gCr以上の場合もこれに準ずる
2.	低アルブミン血症：血清アルブミン値3.0 g/dl以下 血清総タンパク量6.0 g/dl以下も参考になる
3.	浮腫
4.	脂質異常症（高LDLコレステロール血症）

注1．上記の尿タンパク量，低アルブミン血症（低タンパク血症）の両所見を認めることが本症候群の診断の必須条件である．
注2．浮腫は本症候群の必須条件でないが，重要な所見である．
注3．脂質異常症は本症候群の必須条件でない．
注4．卵円形脂肪体は本症候群の診断の参考となる．
（平成22年度厚生労働省難治性疾患対策進行性腎障害に関する調査研究班，2011[1]より転載）

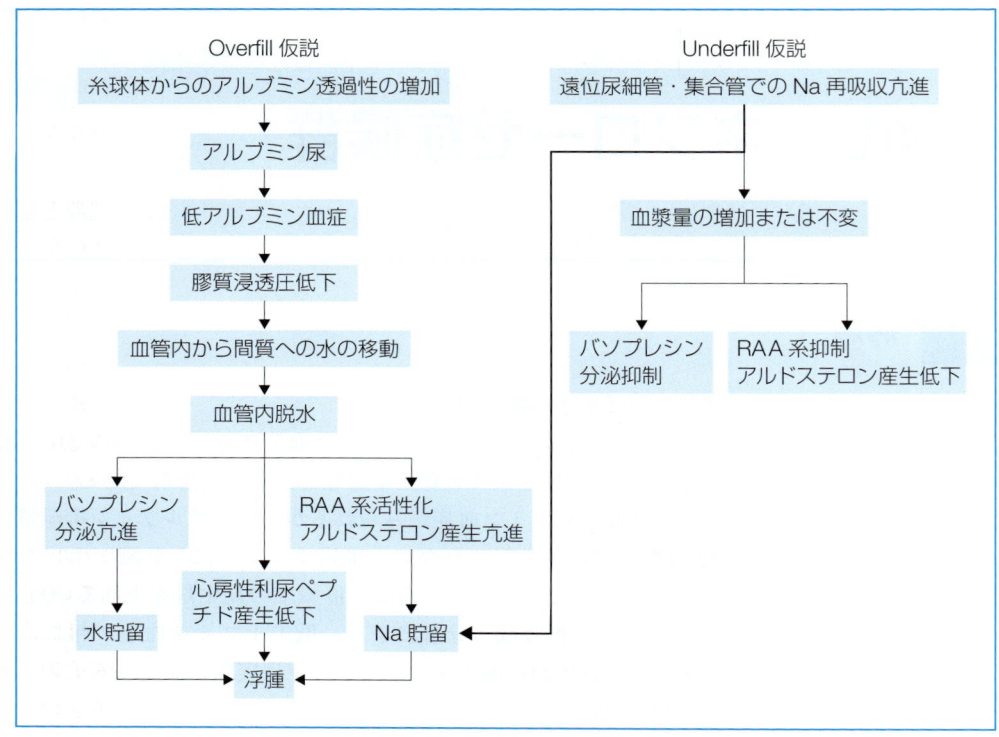

図Ⅲ-153 浮腫の発症するメカニズム

である．この原因に，糸球体から大量に漏れてくるプラスミンなどのタンパク分解酵素が，遠位尿細管や集合管に存在する上皮Naチャンネルの活性化に関連するとの報告もある[4]．低アルブミン血症が徐々に進行する場合には膠質浸透圧勾配はほとんど変化しないこと，ネフローゼ症候群患者では必ずしもRAA系活性化がみられないことなど，underfill仮説に反する報告もある．とくに微小変化型ネフローゼ症候群の患者が寛解する際，血清アルブミン値が上昇する前に浮腫が改善し始めるという臨床的事実は，overfill仮説を支持するものである．

近年は後者の仮説を支持する報告が多いが，実際には，高度の低アルブミン血症を示す症例の中に，有効循環血漿量の低下を示し，アルブミン投与によりNa排泄が増加するもの，つまりunderfill仮説を支持する症例も存在する．浮腫成立の機序は必ずしも1つではなく，症例ごと，また同じ症例でも病期により2つの機序が異なる比率で存在するものと思われる[3]．

高LDLコレステロール血症が起こる原因についてはコレステロールの産生亢進と異化低下の2つの説がある．膠質浸透圧の低下は肝細胞に直接作用しアポリポプロテインBの産生を促し，高LDLコレステロール血症の原因となりうる．内皮のリポプロテイン・リパーゼの活性低下により，IDLの上昇や高LDLコレステロール血症の原因となると考えられている．

2 栄養代謝

　ネフローゼ症候群では多量のアルブミンを尿中に喪失するため，窒素バランスが陰性化する．結果的に lean body mass が 10〜20％ 減少する．

　アルブミンの産生と代謝，ならびに尿への排泄についてネフローゼ症候群と正常者の比較を図Ⅲ-154 に示す．アルブミンは全体の 30〜50％（150 g）が血管内に存在し，残りは間質や筋肉内に存在する．このうち，6〜10％ は毎日代謝されている．正常の肝臓では毎日 12〜14 g のアルブミンが産生されており，このうち 90％ のアルブミン（10〜12 g）は血管内皮で代謝される．10％（1〜2 g）が腎臓で代謝される．一方，ネフローゼ症候群では，糸球体の基底膜が障害を受け，大量の尿タンパクが糸球体で濾過され，近位尿細管へ至る．その量は 20 g に達するともいわれ，糸球体を出た後，近位尿細管で再吸収を受け，多くは分解されるが，一部が尿中に出てくる．これがネフローゼ症候群の尿タンパクである．

　ネフローゼ症候群で低タンパク血症が起こるのは，糸球体より大量のアルブミン（20 g にもなる）が濾過されるためであるが，その多くは近位尿細管で代謝されている．

　ネフローゼ症候群の肝臓ではタンパク代謝が亢進しており，アルブミンは 3 倍程度（36 g）まで産生されるが，フィブリノゲンやハプトグロビン，メタロチオネインの産生も亢進している．アルブミンの産生が亢進する原因は不明であるが，膠質浸透圧の低下によるとの報告がある．

　ネフローゼ症候群の患者では low density lipoprotein（LDL），very low density lipoprotein（VLDL）が増加している．これは LDL の産生亢進と分解抑制による．LDL の中核的なリポタンパクである LDLapoB100 の産生亢進と HDL から VLDL レムナントへの転換を調節する cholesterol ester transfer protein（CETP）の産生が亢進している．コレステロールを産生する HMG-CoA reductase の活性も亢進している．また，コレステロールを胆汁酸に転換する，cholesterol-7α-hydroxylase の活性が抑制されている[2]．

　VLDL の代謝には lipoprotein lipase（LPL）が重要な働きをしているが，ネフローゼ症候

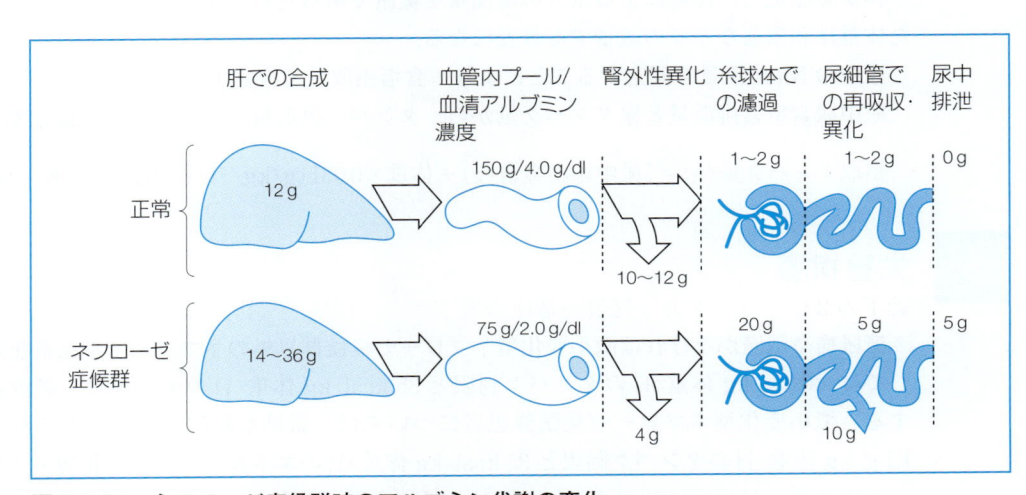

図Ⅲ-154　ネフローゼ症候群時のアルブミン代謝の変化

群では，低アルブミン血症により free fatty acid が増加し，LPL 活性が抑制されている．また，血管内皮の LPL が減少し，尿中へ漏れるため活性が低下している[2]．

ネフローゼ症候群では lecithin-cholesterol acyl-transferase（LCAT）の活性が減少しており，HDL の成熟に障害があり，低 HDL コレステロール血症をきたす[2]．

3 栄養療法

ネフローゼ症候群に対する食事療法に関しては，明確なエビデンスは存在しない．一般に，塩分制限は必須と考えられている．塩分制限は浮腫を軽減するだけでなく，腎尿細管の負荷を軽減すること，RAA 系阻害薬の効果を増強することなどから，腎保護作用も期待される．厳格な制限が望ましいが，わが国の場合 6 g/日以下程度とするのが現実的である．摂取タンパクの制限は尿タンパク減少効果があることから，微小変化型ネフローゼ症候群を除いて重要である．タンパク摂取に関しては，かつては補充という意味で高タンパク食が推奨されたこともあったが，尿タンパクを増加させることと血清アルブミン値の上昇には結びつかず，反対に低タンパク食でタンパク尿減少と血清アルブミン値の上昇がみられたことから（図Ⅲ-155）[5]，現在では低タンパク食が有用であると考えられている．ネフローゼ症候群患者においては，0.8 g/kg 体重/日のタンパク制限と 35 kcal/kg 体重/日のエネルギー摂取により窒素バランスが保たれる[6]．しかし，長期予後をみた臨床研究はなく不明な点も多く，とくに小児においてはタンパク制限は推奨されない．

十分なエネルギー摂取はタンパク異化を抑制する意味で大変重要である．とくに高齢者はもともとタンパク摂取が少ない人が多い．タンパク摂取制限によりエネルギー摂取が不足することは避ける必要がある．一方，ステロイド使用に伴う合併症で糖尿病が発症することもあり，食欲が促進される患者においては体重増加をきたさないよう適切なエネルギー制限が必要である．

4 栄養評価

体重を測定し，浮腫による水分の増加量を健康であった時と比較して検討する．増加した体重は利尿薬などでの減量する目安になる．

尿中の Na 排泄量を測定することにより，食塩摂取量を推定する．

尿中尿素窒素排泄量と尿タンパク量から，タンパク摂取量を以下の式にて推定する[7]．

$$摂取タンパク量(g) = [尿中尿素窒素(g) + 体重 \times 0.031 (g/kg/日)] \times 6.25 + 尿タンパク(g)$$

5 栄養指導

糖尿病や肥満がなければ微小変化型ネフローゼ症候群以外のネフローゼ症候群患者に関しては，0.8 g/kg 体重/日のタンパク制限と 35 kcal/kg 体重/日のエネルギー摂取を推奨する．微小変化型ネフローゼ症候群患者については，厳格な制限は不要であるが，1.0〜1.1 g/kg 体重/日のタンパク制限と 35 kcal/kg 体重/日のエネルギー摂取を推奨する[1]．

食塩は 6 g/日以下に制限する．これは，付加食塩ではなく，全食品中に含まれる Na か

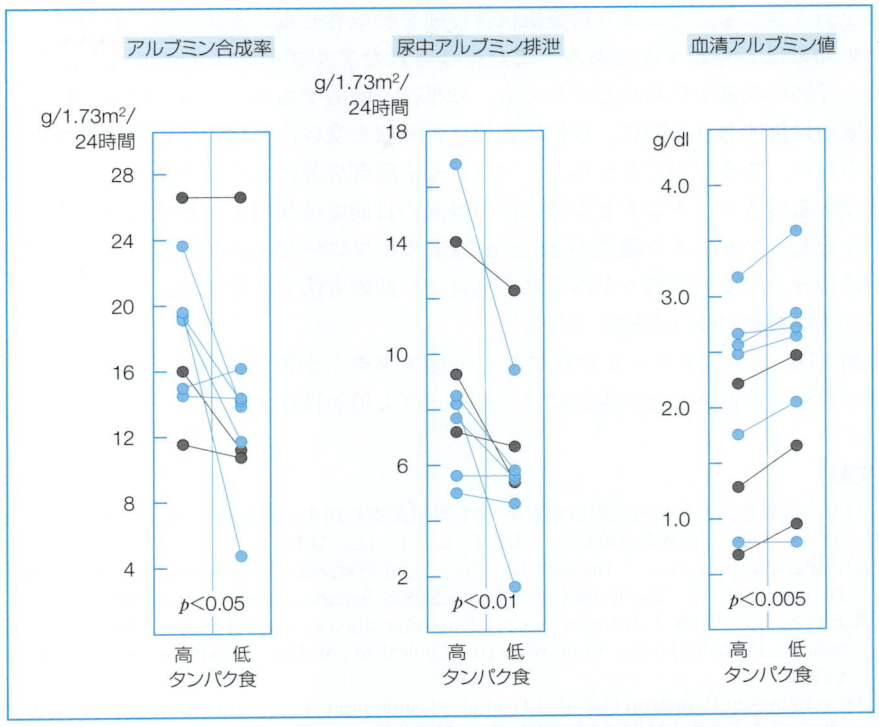

図Ⅲ-155　ネフローゼ患者に高タンパク食および低タンパク食を食べさせたときのアルブミン代謝の変化

高タンパク質（1.6 g/kg/日）から低タンパク質（0.8 g/kg/日）へ変更することにより，アルブミン合成率は17.99±1.16 g/1.73 m^2/24 時間から15.5±1.52 g/1.73 m^2/24 時間へ低下するが，尿中アルブミン排泄は9.26 g/日より6.52 g/日へ低下し，血清アルブミン値は2.0 g/dlより2.2 g/dlへ上昇した．本研究はクロスオーバー試験で行われており，青丸は，高タンパク食を初めに受け，その後低タンパク食に変更した患者を示す．黒丸は，初めに低タンパク食を受け，その後高タンパク食に移行した患者である．
（Kaysen GA, et al, 1986[5]より転載）

ら換算した食塩量である[1]．

6　薬物療法

　ネフローゼ症候群の薬物治療は原疾患である糸球体腎炎を治療することであり，腎生検の病理型によって治療法は異なる．一般には副腎皮質ホルモンを使用し，効果が十分得られない場合にはシクロスポリン，ミゾリビン，シクロホスファミドなどの免疫抑制薬を追加する．

　浮腫の軽減に利尿薬は有効で，ループ利尿薬が使用される．チアジド系利尿薬は，単独使用では通常十分な効果が得られない．しかし，ループ利尿薬と併用すると遠位ネフロンでのNa再吸収抑制作用により，さらなる利尿が期待される．K保持性利尿薬は，アルドステロン拮抗薬であり，腎保護作用，タンパク尿低下作用がある．利尿薬の使用で，低K血症になることを予防するためにも使用を検討すべきである[1]．

　アルブミン製剤の投与は，血漿膠質浸透圧を上昇させ，組織間質から血管内へのNa移

動を引き起こすことにより治療抵抗性浮腫を軽減させることがある．しかし，多くの場合その効果はごくわずかである．また投与されたアルブミンはすぐに尿中に排泄されるため，浮腫の改善が得られたとしても，効果は一時的である．一方，投与されたアルブミンが尿中に排泄される際に，近位尿細管で再吸収を受け，尿細管障害を増悪させることも考えられる．こうしたことから，ネフローゼ症候群患者におけるアルブミン製剤の投与は慎重であるべきで，少なくとも単に浮腫軽減の目的では使用すべきでない[1]．

ただし，アルブミン濃度が 2.5 g/dl 以下のネフローゼ症候群患者で，有効循環血漿量低下に伴う乏尿や血圧低下がみられる場合で，他の方法では管理不能となった場合には，アルブミン製剤の投与が検討される[1]．

高 LDL コレステロール血症に対してはスタチンが使用される．スタチンで LDL コレステロールが低下しない場合にはエゼチミブも追加投与する．

[文献]

1) 厚生労働省難治性疾患克服研究事業 進行性腎障害に関する調査研究 難治性ネフローゼ症候群分科会：ネフローゼ症候群診療指針．日腎誌 53：78-122, 2011
2) Anderson S, Komers R, Brenner BM: Renal and systemic manifestation of glomerular diseases. In Brenner BM (ed): The Kidney 8th ed. pp 820-838, Saunders, Philadelphia, 2008
3) Floege J, Feehally J: Introduction to glomerular disease: Clinical Presentations. In Floege J, Johnson RC, Feehally J (eds): Comprehensive Clinical Nephrology, 4th ed. pp 193-207, Elsevier, St. Louis, 2010
4) Svenningsen P, Bistrup C, Friis UG, et al: Plasmin in nephrotic urine activates the epithelial sodium channel. J Am Soc Nephrol 20: 299-310, 2009
5) Kaysen GA, Gambertoglio J, Jimenez I, et al: Effect of dietary protein intake on albumin homeostasis in nephrotic patients. Kidney Int 29: 572-577, 1986
6) Maroni BJ, Staffeld C, Young VR, et al: Mechanisms permitting nephrotic patients to achieve nitrogen equilibrium with a protein-restricted diet. J Clin Invest 99: 2479-2487, 1997
7) Maroni BJ, Steinman TI, Mitch WE: A method for estimating nitrogen intake of patients with chronic renal failure. Kidney Int 27: 58-65, 1985

〈今井　圓裕〉

III．臨床編　C．疾患と栄養

41. 術前術後管理

　手術治療は身体に侵襲を加える治療法であり，治療目的を果たすためにこのデメリットを冒すが，デメリットを少しでも軽減する努力は外科医の使命である．周術期の適切な栄養管理は，速やかな回復を目指すために必要不可欠である．

1　手術治療の栄養に関する問題点（図Ⅲ-156）

　侵襲的治療の手術には，図Ⅲ-156 に示すごとく，栄養状態を低下させ，回復遅延に至る要因が多く存在する．

　手術に伴う組織損傷，創痛，出血，体液変動などは，生体の神経内分泌系のストレス反応を惹起し，カテコラミンや副腎皮質ホルモンの分泌をきたす．視床下部への神経入力を

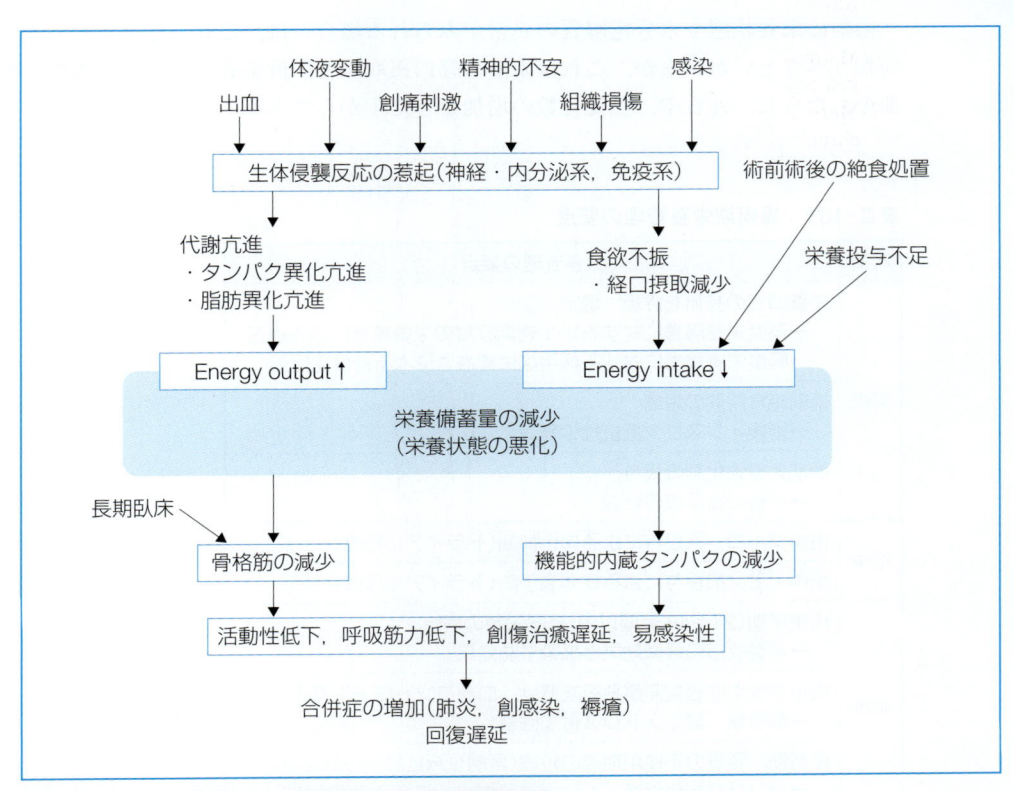

図Ⅲ-156　手術侵襲からの回復遅延をきたす悪循環

起点とする内分泌系のカスケードは，視床下部・下垂体・副腎皮質系を刺激し，また交感神経系の興奮と副腎髄質からのカテコラミンの分泌を促進する．

カテコラミンによるリポプロテインリパーゼの活性化から脂肪分解亢進があり，副腎皮質ホルモンによるプロテアーゼ活性化による筋タンパク異化亢進がある．免疫系細胞から放出される各種サイトカインは食欲を低下させ，筋タンパク分解を招く．これらの反応は，元来は内的な糖新生によるエネルギー調達機構ではあるが，これを放置しておくことは，体内のタンパク質，脂質の備蓄量を減少させる．アルブミンや各種輸送担体としての機能的内臓タンパク質の減少を招き，限界を超えると機能障害，合併症を引き起こす．加えて安静臥床による骨格筋量の減少，絶食による腸粘膜重量の減少がさらに悪循環を助長する．

従来この神経内分泌や免疫系の生体反応を回避不可能なものと考え，その反応の経過に見合った栄養補給を行う方法が論じられてきたが，近年，この悪循環要因を少しでも解消し，生体の侵襲反応自体を軽減修飾する発想がみられるようになっている．

この反応関連図を把握したうえで，どのような栄養療法を行うべきかを考える．

2 周術期管理の時期別具体的栄養対策（表Ⅲ-131）

1．術前評価の意義と方法

術前の栄養状態や水分電解質の異常がみられる場合には，これらを是正してから手術に向かうべきといわれるが，これは術前の経口摂取障害，低栄養が術後の感染性合併症の増加をもたらし，死亡率，在院日数の増加をきたすからである．

表Ⅲ-131　周術期栄養管理の要点

時期	栄養管理の要点
術前	栄養障害の有無を評価・鑑別 　→高度栄養障害に対する約1週間程度の栄養療法による補正 　→軽度栄養障害に対する無用な栄養療法による合併症回避
	術前絶食期間の短縮 　→術後インスリン抵抗性の軽減
	術前免疫強化剤の投与 　→術後炎症反応の軽減
術中	術中グルコース投与による異化抑制（トライアル段階）
	術中アミノ酸投与による低体温予防（トライアル段階）
術後	術後早期（24～48時間以内）経腸栄養の開始 　→侵襲反応の軽減効果と感染予防効果
	術後急性期は過剰熱量負荷を避け，血糖コントロール優先 　→高血糖，酸化ストレス付加回避
	骨格筋，腸管の不使用期間の短縮（早期リハビリテーション） 　→タンパク同化促進

これら低栄養患者に対し，術前7〜10日間の静脈栄養を行うことで，術後のアウトカムの改善が得られるが[1]，一方で栄養障害のない患者に対しての術前静脈栄養は益もなくむしろ有害であることも指摘されているため，われわれは術前にこの低栄養患者とそうでない患者を見分けて対処することが必要となる．術前栄養評価が必要なゆえんである．

2009年European Society for Clinical Nutrition and Metabolism（欧州静脈経腸栄養学会：ESPEN）のガイドラインでは，この術前低栄養患者を以下のごとく定義し，術前栄養療法の適応としている[2]．
① 6か月以内に10〜15%の体重減少がある
② BMI<18 kg/m^2
③ SGA：Grade C
④ 血清アルブミン<3.0 g/dl（肝機能障害や腎機能障害によるものではない）

ASPEN/SCCM（米国静脈経腸栄養学会/米国救命医療会議）2009年のガイドラインにおいても術前に低栄養状態がある場合には5〜7日間の静脈栄養が推奨されている[3]．

2. 術前栄養による術後生体反応の修飾

近年は，術前に特殊栄養素（immuno-nutrient）を付加しておくことによって，術後の生体反応の改善を期待する免疫栄養（immuno-nutrition）の発想がある．

具体的には，アルギニン，RNA，n-3脂肪酸などを含んだ濃厚流動食を1日1,000 ml，術前1週間摂取させることで，結腸癌術後のIL-6など炎症反応を抑制し，また感染性合併症の減少を得たという[4]．

結腸癌などの術前に，腸管前処置としての浣腸や長期間の絶食処置がなされることが多かったが，近年の報告では，手術のストレスに加えて絶食ストレスの上乗せがあることで身体的な侵襲反応が増悪し，インスリン抵抗性を増悪させるため，極力絶食期間を短縮する努力がなされるようになってきた．術前2時間前まで透明な12.5%炭水化物飲料を内服させることで，術後インスリン抵抗性を改善したと報告されている．

3. 術中栄養の是非

従来，手術中に栄養のことが顧みられることはなく，循環動態の安定維持にのみ注意が払われていた．このため，術中の補液に関しては，細胞外液の補充と酸塩基平衡の補正が議論の中心であった．術中にグルコースやアミノ酸を投与しても生体の侵襲反応の中では利用されず，カテコラミンや副腎皮質ホルモンの分泌が亢進している侵襲期には外科的糖尿病（surgical diabetes）状態としていたずらに血糖値を上げるだけであり，メリットはないと考えられていたからである．

しかし，近年麻酔法の進歩により，術中のストレスホルモン分泌を極限まで抑制することが可能となり，外科的糖尿病を改善するばかりか，むしろ比較的低侵襲で長時間の手術の場合は，低血糖になる危険も指摘されるようになってきた．このため，術中にもグルコースを投与してタンパク節約効果を図る動きもあるが，麻酔条件や手術術式との兼ね合いもあり，まだ一概に勧められるものではない．

また術中の低体温予防の目的でアミノ酸製剤を投与する報告もみられてきた[5]．低体温

が免疫能を下げ術後の感染性合併症の要因となるため，これを回避するのが目的である．

侵襲反応の制御は麻酔の影響を無視しては考えられないが，これらアミノ酸投与の効果も麻酔方法により変わることも指摘されている[6]．今後さらに検討が進み，術中の栄養療法も進展することが期待される．

4. 術後栄養管理法の変遷

通常，周術期の栄養療法というと，侵襲の程度によって術後に熱量，タンパク質をどのくらい投与すべきかを問題視し，高度侵襲手術の場合は，より多くの栄養が必要になることなどが議論されてきた．

しかし，術直後の急性期には循環も不安定な時期で，ストレスホルモン分泌も盛んなことから血糖も上昇傾向となる時期である．以前はそれに負けずに多くの熱量，タンパク質を投与することでタンパク節約効果を期待し，身体構成成分の異化を抑制することはいわれていたが，この時期の三大栄養素投与によって必ずしも明確なタンパク節約効果が得られているわけではないという見方もある．

1979年のLongらの推奨も定時手術後には35 kcal/kg/日が推奨されている．Cerraによる1984年のPocket Manual of Surgical Nutritionでは，中等度ストレス時には40 kcal/kg/日，高度ストレスでは50 kcal/kg/日が推奨されていた．1998年の日本静脈経腸栄養研究会による静脈・経腸栄養ガイドラインでも，高度侵襲下では35〜40 kcal/kg/日が推奨されていた．

2001年のvan den Bergheらによる「intensive insulin therapy」の有用性を説く論文[7]が発表されて以来，インスリンの必要性もさることながら，血糖管理の重要性が見直されるようになり，急性期に過剰な熱量投与の見直しがなされるようになってきた．近年では「permissive underfeeding」という単語も用いられるようになり，重症患者や高度栄養障害患者に対しての栄養としては，開始後数日は従来の計算で算出される必要量の50%を超えないほうが，必要量を投与された場合よりも好ましいという報告もある[8]．体重あたりのエネルギーとしては20 kcal/kg/日以下の推奨である．

2009年ESPENガイドラインでは25〜30 kcal/kg/日を理想体重で計算して術後に投与することを推奨している．この推奨量もこれまでに比較するとかなり少ないものとなるが，最も留意するポイントとして考えられているのはoverfeedingを避けることであり，血糖管理のみならず，過剰栄養にて酸化ストレスを増加させることを避け，それによって誘導される消費エネルギーの増加を避けるのが主眼である[2]．

5. 術後栄養投与の時期

栄養投与量検討の際には，それを投与するタイミングも議論するべきである．

Mooreは外傷後の代謝変動を，傷害期(acute injury phase)，転換期(turning point phase)，筋力増強期(muscular strength phase)，脂肪蓄積期(fat gain phase)の4相に分類した．傷害期はストレスホルモン分泌の極期であり，循環も不安定で血糖上昇も引き起こされる．この反応のある限りは，外的に栄養素を投与しても十分に利用されない．転換期の利尿がタンパク同化に向かうサインであることから，その後に必要量の栄養素を十分

投与していくのが適正と考えられる．

侵襲の大きな手術後に消費熱量が大きくなることは，間接あるいは直接熱量測定の結果から明らかであるが，「消費」熱量あるいは「消費」タンパク質量がそのままその時期の「必要」熱量あるいは「必要」タンパク質量であるというわけではない．またこの転換期以降の同化の程度も侵襲の大きさに応じて大きくなるか否かは不明である．

多く投与すれば，多くタンパク同化されるという認識も間違いである．必要な分を適正に投与することが必要であり，タンパク同化を増やしたい場合には，単に投与量を増やすのではなく，細胞レベルでの代謝を促進し，タンパク合成反応を促進する段取りが必要である．つまりそれは，骨格筋活動や腸管活動などに関してのリハビリテーションの必要性を考えることにつながる．

6. 術後栄養管理における栄養投与経路

投与経路に関しては，他の病態と同様に第1選択として経腸栄養が推奨されているが[9,10]，腹部外科の場合，開腹により生ずる術後腸管麻痺のため，十分量の経腸的栄養投与が難しい．従来，開腹術後に経腸栄養を行う際には，排ガスの確認か，少なくとも腹部聴診上の腸管蠕動によるグル音の聴取が必須とされていた．しかし近年では，小腸の蠕動運動は術後数時間で回復する事実から，できれば術後24～48時間以内という術後早期からの経腸栄養開始が推奨されている[11]．

侵襲後早期からの経腸栄養は腸管粘膜の萎縮を予防するだけでなく，侵襲反応自体も軽減して安静時代謝が低下するため，この両面から栄養状態改善の有用性が謳われている．

1 術後早期経腸栄養の問題点

現実に早期経腸栄養を術後に行う際にもう1つ問題となるのは，消化管吻合部の存在であり，吻合部の安静を保つためにできるだけ腸管に物を通したくないという執刀医の"心情"である．しかし経鼻チューブ，あるいは腸瘻チューブの先端を，吻合部よりも肛門側に留置することは可能であろうし，吻合部よりも口側であっても少量から開始する分には，よほどの懸念事項がない限りは術翌日からの経腸栄養開始は可能と考えられ，消化管術後の絶飲食は不要であるとされているし，経腸栄養を早期化することでさらに腸管蠕動の回復も早期化するともいわれている．

3 周術期管理総合戦略の一環としての栄養療法

図Ⅲ-156に示した要因によって術後患者の栄養状態，ひいては全身状態の低下をきたすが，それぞれの要因を1つずつ解消，あるいは影響を軽減するための対策を行っていくことが，全体としての栄養状態の改善へとつながる．

周術期栄養管理の要点を整理すると，骨格筋の早期自立回復を図るための不使用期間を最小限とすることと，腸管の早期自立回復を図るための腸管不使用期間を最小限とすることになる．

1. 周術期身体回復に果たす栄養療法の役割

　栄養状態悪化を招く根本である生体侵襲反応の最小限化に関しては，術中麻酔法の影響は大きく，術後の鎮痛方法とともに，考慮すべき重要課題である．

　また食道癌術前に副腎皮質ホルモンを使用することで侵襲反応を軽減し，術後の創痛腫脹緩和，嘔気・嘔吐の軽減，水分代謝，サイトカイン反応の緩和，タンパク代謝の緩和，耐糖能異常の緩和などにも効果があるといわれ，この手法によって栄養状態の改善を図ることも報告されている[12]．

　ここ10年間での周術期管理の進歩は，北欧発信のfast-track surgeryあるいはenhanced recovery after surgery(ERAS)というキーワードによって，いくつかの周術期管理対策のパッケージが提唱され[6]，合併症軽減，在院日数短縮の効果が認められた．この総合的戦略による代謝環境の改善が，投与栄養の工夫だけではなしえなかった栄養状態の向上，身体的回復を促進することは，外科栄養学の新たな展開のきっかけとなったことは間違いない．

[文献]

1) Bozzetti F, Gavazzi C, Miceli R, et al: Perioperative total parenteral nutrition in malnourished gastrointestinal cancer patients: a randomized clinical trial. JPEN 24: 7-14, 2000
2) Braga M, Ljungqvist O, Soeters P, et al: ESPEN Guidelines on Parenteral Nutrition: Surgery. Clin Nutr 28: 378-386, 2009
3) Martindale RG, McClave SA, Vanek VW, et al: Guidelines for the provision and assessment of nutrition support therapy in the adult critically ill patient: Society of Critical Care Medicine and American Society for Parenteral and Enteral Nutrition: Executive Summary. Crit Care Med 37: 1757-1761, 2009
4) Braga M, Gianotti L, Vignali A, et al: Immunonutrition in gastric cancer surgical patients. Nutrition 14: 831-835, 1998
5) Selldén E: Peri-operative amino acid administration and the metabolic response to surgery. Proc Nutr Soc 61: 337-343, 2002
6) Fearon KC, Ljungqvist O, von Meyenfeldt M, et al: Enhanced recovery after surgery: a consensus review of clinical care for patients undergoing colonic resection. Clin Nutr 24: 466-477, 2005
7) van den Berghe G, Wouters P, Weekers F, et al: Intensive insulin therapy in the critically ill patients. N Engl J Med 345: 1359-1567, 2001
8) Owais AE, Bumby RF, MacFie J: Review article: Permissive underfeeding in short-term nutritional support. Aliment Pharmacol Ther 32: 628-636, 2010
9) Bozzetti F, Braga M, Gianotti L, et al: Postoperative enteral versus parenteral nutrition in malnourished patients with gastrointestinal cancer: a randomised multicentre trial. Lancet 358: 1487-1492, 2001
10) Mazaki T, Ebisawa K: Enteral versus parenteral nutrition after gastrointestinal surgery: a systematic review and meta-analysis of randomized controlled trials in the English literature. J Gastrointest Surg 12: 739-755, 2008
11) Moore FA, Feliciano DV, Andrassy RJ, et al: Early enteral feeding, compared with parenteral, reduces postoperative septic complications. The results of a meta-analysis. Ann Surg 216: 172-183, 1992
12) 佐山淳造，標葉隆三郎，横田憲一，他：術前ステロイド剤投与による食道癌手術後生体反応の制御．日消外会誌 27：841-848，1994

（宮田　剛）

Ⅲ．臨床編　C．疾患と栄養

42．多臓器不全

　多臓器不全(multiple organ failure；MOF)の栄養管理について論じるのは容易ではない．MOFに対しては集中治療が必須であり，集中治療の一環としての栄養管理が重要となる．またMOFといっても，どの臓器が不全に陥っているかによって，その病態は大きく異なる．

　すなわち，代謝の中枢である肝が含まれているかどうか，栄養投与の障害となる腎不全の有無，二酸化炭素が貯留する場合に投与エネルギー基質の適切な選択が要求される呼吸不全の有無など，不全臓器の組み合わせ，さらには臓器不全のそれぞれの程度によって病態は複雑を極める．また不全の定義も必ずしも統一されたものではない．個々の臓器不全対策の単なる総和では対応できない．そこで病態と代謝動態を十分に把握した上で，それに立脚した栄養管理を行うことが要求される．

1 代謝動態の把握

　MOF症例における代謝動態の把握にはいろいろな方法がある[1]．
　性別，体重，身長，年齢からHarris-Benedictの式を用いて計算する基礎エネルギー消費量(basal energy expenditure；BEE)や，間接熱量計(indirect calorimetry)によって測定・計算可能な，安静時エネルギー消費量(resting energy expenditure；REE)，呼吸商(respiratory quotient；RQ)をもとに代謝動態を推測する．
　REE/BEEの値で異化亢進(hypermetabolic)になっているかどうかを評価する．糖のみが燃焼している場合はRQが1.00となり，脂肪のみが燃焼している場合はRQが0.71となる．タンパクがエネルギー産生に利用された分は窒素排泄量から計算することが可能なので，その分を差し引いたnonprotein RQと酸素消費量から，体内で燃焼している糖の量と脂肪の量を計算することが可能である．
　さらに体内最大の代謝器官である肝細胞のミトコンドリア機能を表す動脈血中ケトン体比(arterial ketone body ratio；AKBR)およびその比を形成しているacetoacetateとβ-hydroxybutyrateの合計量(ケトン量)で，肝細胞レベルでの代謝動態を推測できる[2]．
　ケトン量が100 μmol/l以上の高値をとる場合は，糖の利用が障害されていて，脂肪が利用され，ケトン生成(ketogenesis)が亢進していることが示唆される．肝ミトコンドリアでAKBRが0.7以上では糖，0.4～0.7では内因性の脂肪を優先的に利用し，0.4以下では何も利用できなくなるとされている[2]．すなわちケトン量が100 μmol/l以下でRQが1に近ければ糖を投与し，ケトン量が100 μmol/l以上やRQが0.7に近い場合は，投与しても利用できるエネルギー基質は存在しないことになる[3]．その場合，人工肝補助療法を施

行しながら肝細胞機能の回復を待って栄養管理を行うしかなく，肝細胞機能が回復しない場合は，もちろん栄養管理も施行できないし，救命も困難であり，このような症例では肝移植の適応となる．

また，窒素代謝を把握するために，尿量や urea N から窒素バランスを計算する．腎不全や肝不全を合併している場合は urea N/Cre（クレアチニン），アンモニアなどの指標も窒素代謝を把握する上で重要である．

腎不全では老廃物の排泄が障害されて，urea N，Cre ともに上昇する．その影響を取り除くために urea N/Cre の比を検討する．urea N/Cre の標準的な値である 10 を大きく超える場合は消化管出血やタンパク負荷がかかっている可能性や，タンパク異化が亢進している可能性が示唆される．アンモニアが上昇し，urea N が低下している場合は，尿素サイクルが障害を受け，肝機能が低下していることを示唆している．

投与するアミノ酸のバランスを決定する上で血漿アミノ酸分析も重要な指標である．

肝不全に限らず重症患者においては，肝臓だけでなく，全身で使用することが可能な分岐鎖アミノ酸がエネルギー基質として消費され，低下していることが多く，分岐鎖アミノ酸を多く含んだ製剤が好ましい．ただし，肝不全用アミノ酸製剤は慢性肝障害症例の意識障害改善を目的とした製剤であるので，栄養学的なアミノ酸投与には適さない．また 2009 年の SCCM/A.S.P.E.N. 重症患者栄養治療ガイドライン[4]でも"J 肝不全　J3：急性あるいは慢性肝疾患の ICU 患者では標準の経腸栄養剤を使用すべきである．経腸栄養剤の分岐鎖アミノ酸製剤は，腸管内で作用する抗菌薬やラクツロースなどの標準治療では改善しない，まれな脳症患者にとっておくべきである（Grade：C）"とされている[4,5]．

表Ⅲ-132 に現在臨床で一般的に用いられている静脈投与用の各種アミノ酸製剤の組成を示した．現実的には，血漿アミノ酸分析を監視しながら，標準的な経腸栄養剤から開始し，静脈栄養の場合は，分岐鎖アミノ酸を多く含んだ一般用アミノ酸製剤や腎不全用アミノ酸製剤を投与することが多い．

これらの各種検査やモニタリングを用いて代謝動態を総合的に把握し，評価する．

2　各不全臓器の代謝動態の特徴と栄養管理上の問題点

1．肝不全

肝は代謝の中枢であり，不全状態になると，代謝動態に大きな影響を与える．投与したエネルギー基質の利用が障害されており，内因性の脂肪をエネルギー基質として利用している場合が多い．窒素代謝が障害されており，アンモニアが上昇し，アミノ酸バランスが大きく崩れている．肝不全がさらに進行すると urea N の産生が障害され低下してしまうこともある．投与するエネルギー基質やアミノ酸の質と量に細心の注意が必要である．

肝機能補助として，新鮮凍結血漿が大量に投与され，持続的血液濾過透析や血漿交換が行われる．これら血液浄化法をはじめとした治療がまた代謝動態に影響を与え，栄養管理にも影響を与えるため，常に考慮する必要がある．

表Ⅲ-132　主たるアミノ酸製剤の組成

	肝不全用 (アミノレバン®)	腎不全用 (キドミン®)	一般用 (アミパレン®)	一般用 (アミニック®)	一般用 (モリプロン®F)
Ile	900	900	800	910	560
Leu	1,100	1,400	1,400	1,290	1,250
Val	840	1,000	800	1,400	450
BCAA 合計	2,840	3,300	3,000	3,600	2,260
Lys	610	500	1,050	710	880
Met	100	300	390	440	350
Phe	100	500	700	700	940
Thr	450	350	570	750	650
Trp	70	250	200	130	130
His	240	350	500	500	600
必須アミノ酸合計	4,410	5,550	6,410	6,830	5,800
Cys	30	100	100	35	100
Tyr		50	50	40	35
Ala	750	250	800	710	620
Arg	610	450	1,050	900	790
Asp		100	100	100	380
Glu		100	100	50	650
Gly	900		590	700	1,070
Pro	800	300	500	500	330
Ser	500	300	300	170	220
アミノ酸合計	7,990	7,200	10,000	10,035	9,999
BCAA(%)	35.5	45.8	30.0	35.9	22.6

(単位：mg/dl)

2. 腎不全

　腎からの排泄が障害されるために，代謝産物が体内に蓄積され，urea N，Cre が上昇する．窒素代謝が障害され，利用されやすい分岐鎖アミノ酸が消費され低下している．また栄養投与に伴うキャリアウォータ（液体の形で投与するために必要な水）が隘路となって栄養投与量が制限されてしまう．持続的血液浄化法を施行することで，これらの問題を解決することが可能であり，栄養管理を行う上で欠かせない．血液浄化法を施行した上であらためて代謝動態を把握する必要がある．

3. 呼吸不全

　呼吸不全で換気障害が存在する場合，二酸化炭素の肺からの排泄が障害され，呼吸性のアシドーシスが生じる．当然，換気量を増やす，死腔を減らす，呼吸不全の回復を促すといった治療が行われ，最終的には体外循環式酸素化装置や経皮的心肺補助装置などが施行されるが，栄養学的にも工夫が行われる．すなわち投与するエネルギー基質のうち，糖に比較し RQ が低い脂肪の割合を増加させることで，同じエネルギー量を投与した場合の二

酸化炭素の産生量を少なくすることが可能である．しかし重症患者の場合，内因性の脂肪は利用されるものの，投与された外因性の脂肪の利用は障害されていることが多い．長鎖脂肪酸に比較し中鎖脂肪酸は利用される可能性があるが，静脈栄養製剤では中鎖脂肪酸を含むものは現在市販されていない．丸石製薬の全身麻酔・鎮静用剤プロポフォール注「マルイシ」は添加剤として中鎖脂肪酸と長鎖脂肪酸を 1 ml 中に 50 mg ずつ含有している．当然栄養投与が目的の製剤ではない．

また，経静脈投与された脂肪製剤は，まず食作用のある細胞に取り込まれるため，細胞免疫低下をきたす危険性がある．サイトカインの原料を供給することになったり，サイトカイン産生を促進することになったりする可能性もあるため，脂肪投与は慎重に行う必要がある．

2009 年の SCCM/A.S.P.E.N. の重症患者栄養治療ガイドラインにおいても "H 呼吸不全　H1：RQ を変化させ，CO_2 の産生を減らすように工夫された，高脂肪-低炭水化物の特別な栄養剤の使用は，呼吸不全のある ICU 患者には推奨されない（Grade：E）" とされている．また一方で "E 適切な経腸栄養剤の選択　E2：ARDS（急性呼吸窮迫症候群）や ALI（急性肺障害）の患者では，抗炎症性の脂質（n-3 系魚油ボラージ油）や抗酸化物質を強化した経腸栄養剤を投与すべきである（Grade：A）" ともされており[4,6]，症例ごとに慎重に選択する必要がある．

3　栄養の投与経路

経口摂取不可能な重症例に対する栄養管理の際の投与ルートとしては，経腸栄養が一般的に推奨される．2009 年の SCCM/A.S.P.E.N. の重症患者栄養治療ガイドラインにおいて "A 経腸栄養の開始　A3：経腸栄養は栄養サポートを要する重症患者にとって静脈栄養よりも推奨される（Grade：B）" とされている[4,7]．このガイドラインには同時に "B1：経腸栄養を施行できない場合，ICU 入室後 7 日間は静脈栄養を施行しない（Grade：C）"，"重篤な状態に陥る前に健康であり，慢性的な低栄養状態にあった所見がない症例に経腸栄養を使用できない場合，静脈栄養は入院後 7 日を経過した後に開始すべきである（Grade：E）" とされている[4,8]．一方，ESPEN のガイドラインでは経腸栄養を用いることのできない ICU 入室患者もしくは外傷患者には，24 時間以内に静脈栄養を開始することが推奨されている[8]．また 2009 年の SCCM/A.S.P.E.N. の重症患者栄養治療ガイドラインにおいて "G1：経腸栄養を用いることができない場合には，静脈栄養が有効である（Grade：C）" と認めている[4,8]．

しかし 2009 年の SCCM/A.S.P.E.N. の重症患者栄養治療ガイドラインでは "G6：静脈栄養が安定して施行されている患者には，折をみて経腸栄養を導入する努力を継続するべきである．経腸栄養を導入できて忍容性が高まり，その投与量を増加させることができれば，静脈栄養の投与量を減ずるべきである．経腸的に目標投与エネルギーの 60% を投与できるまで，静脈栄養を中止すべきではない（Grade：E）" ともしており[4,8]，可能であれば経腸栄養を優先する．

4　経腸栄養の施行が困難な理由

MOF症例において，経腸栄養の施行が困難な理由として，
① 病態上の問題：イレウス，吸収障害，腸管の安静が必要な場合，代謝異常を伴うため適切な経腸栄養製剤がない，水・電解質酸塩基平衡投与エネルギー量の厳密な管理が必要な場合．
② 実施上の問題：feeding tube が留置できない，排便により臀部が汚染してしまう（臀部に熱傷などが存在する場合）．

などがあげられ，現実的には経腸栄養が困難な場合が多い．

しかし，2009年のSCCM/A.S.P.E.N.の重症患者栄養治療ガイドラインでは"A6：ICUの患者の場合，腸管蠕動音の有無，排ガス排便の有無は経腸栄養開始のために必要な所見ではない（Grade：B）"としており[4,7]，従来不能と考えられていた状態でも積極的に経腸栄養を試みることが推奨されている．

5　Bacterial translocation（BT）

MOF症例における栄養管理の投与ルートとしては経静脈的投与が実際的であるが，その際問題となることの1つがbacterial translocation（BT）である．それに対して筆者らは以下に示すような処方による selective digestive decontamination（SDD，表Ⅲ-133）を施行し，BTの予防に効果をあげている．

グルタミン，可溶性食物繊維，オリゴ糖を含んだ食品（GFO®）が市販されており，経腸栄養を開始する前の段階に使用している．2009年のSCCM/A.S.P.E.N.の重症患者栄養治療ガイドラインでは"E4：下痢を認める場合は，可溶性食物繊維や消化態栄養剤が有用である（Grade：E）"，"F1：プロバイオティクス製剤の投与は，移植後，腹部大手術，重症外傷といった特定の重症症例に対し感染性合併症の減少を認めている（Grade：C）．その他の集中治療患者に対するプロバイオティクス製剤の使用は今のところ予後改善効果が一貫せず，推奨できない．製剤の種類により効果や作用が異なり，カテゴリーとしての推奨は困難である．同様に，重症急性壊死性膵炎に対するプロバイオティクス製剤の使用も現在のところ推奨には至らない．文献上の根拠も一定せず，用いられる微生物もさまざまである"，"F3：熱傷，外傷，混合ICU患者にはグルタミンを含まない経腸栄養剤へのグルタミンの追加投与を考慮すべきである（Grade：B）"，"F4：可溶性食物繊維は，完全に

表Ⅲ-133　selective digestive decontamination（SDD）処方

ポリミキシンB	250万単位/日
アムホテリシンB	300 mg/日
アルベカシン	150 mg/日（便培養でMRSA検出時はアルベカシンに代えてバンコマイシン：1,500 mg/日）
L-グルタミン	1,980 mg/日
ポリデキストロース	6 g/日（食物繊維）

蘇生し血行動態の安定した重症患者において，経腸栄養に伴う下痢に対して有益かもしれない．不溶性食物繊維はすべての重症患者において使用を避けるべきである．可溶性食物繊維・不溶性食物繊維とも，腸管虚血や蠕動運動低下のリスクが高い症例においては避けるべきである（Grade：C）"とされている[4,6]ので，GFO®は症例を吟味して使用する必要がある．

もちろん経腸栄養が可能であれば試みる努力が欠かせない．

6　ガイドラインのとらえ方

2009年のSCCM/A.S.P.E.N.の重症患者栄養治療ガイドライン[4]は集中治療領域の重症患者に特化したガイドラインではあるものの，MOF症例を含んだ重症例すべてに当てはまるものではない．このガイドラインでも個々の条件下では，専門家の判断がガイドラインの推奨よりも優先されるべきであるとしている．

7　血液浄化法の影響

MOF症例の場合，血液浄化法が施行されている場合が多いが，この血液浄化法により，投与水分量の制限を解決し，自由な栄養投与が可能となる．また代謝産物の蓄積，電解質，酸-塩基平衡の変化といったものも是正可能である．さらに代謝障害を引き起こしている原因を取り除いてくれている可能性も期待しうる．しかし，この血液浄化法が代謝動態に与える影響も大きい[2,9,10]．そこで，個々の症例において，代謝動態を十分に把握し，栄養管理を開始する．また投与した栄養によっても代謝動態は刻々と変化していくので常にフィードバックさせることが重要である．血糖値の変化をみながらエネルギー投与量を調節し，urea Nの変化をみながらアミノ酸の投与量を調節するといった配慮が重要である．

8　まとめ

MOFは集中治療領域においても最も重症な病態である．個々の病態，代謝動態を十分に把握した上での緻密な栄養管理が肝要である．

［文献］

1) 平澤博之，織田成人，志賀英敏，他：多臓器不全の診療に必要なモニタリング．救急医学 25：861-865, 2001
2) 志賀英敏，平澤博之：肝不全時の代謝異常と管理．肝胆膵 48：217-221, 2004
3) 平野剛，平澤博之，志賀英敏：肝不全における栄養管理．救急医学 27：195-198, 2003
4) McClave SA, Martindale RG, Vanek VW, et al: Guidelines for the Provision and Assessment of Nutrition Support Therapy in the Adult Critically Ill Patient: Society of Critical Care Medicine (SCCM) and American Society for Parenteral and Enteral Nutrition (A.S.P.E.N.). JPEN 277-316, 2009
5) 中屋豊，原田永勝，阪上浩：SCCM/A.S.P.E.N.重症患者栄養治療ガイドラインの概要．臨床栄養 116：466-471, 2010
6) 粟井一哉：適切な経腸栄養剤の選択，補助療法．臨床栄養 116：495-499, 2010
7) 宮田剛：経腸栄養の開始．臨床栄養 116：472-476, 2010

8) 大村健二：静脈栄養の開始，静脈栄養の最大限の効果．臨床栄養 116：477-483, 2010
9) 志賀英敏, 松田兼一, 平澤博之：肝不全・腎不全同時発症多臓器不全．救急医学 28：1225-1228, 2004
10) 平澤博之, 織田成人, 志賀英敏, 他：人工肝補助療法の現状と将来の展望．肝胆膵 42：485-495, 2001

〔志賀　英敏〕

III. 臨床編

D. トピックス

Ⅲ. 臨床編　D. トピックス

1. 高齢者におけるサルコペニアと栄養

1 サルコペニア

　サルコペニア(sarcopenia)とは「加齢に伴う筋力の低下，または老化に伴う筋肉量の減少」をさし，比較的新しい造語である．骨格筋面積は実際に70歳までに20歳代に比較すると25～30%減少し，筋力も30～40%減少することが一般的に報告されている．50歳以降一般的に毎年1～2%程度筋肉量は減少する(図Ⅲ-157)[1,2]．筋肉量の減少はtypeⅡa筋肉繊維を中心とした萎縮と繊維自体の減少に原因がある．一般に筋肉の減少分は脂肪に置き換えられる．高齢者における四肢の骨格筋萎縮は高齢者の易転倒性，骨折につながるのみならず，インスリン抵抗性に関連しており，高齢者医療上も重要である．サルコペニアの定義はdual energy X-ray absorption(DEXA)で測定された四肢の骨格筋量を身長(m)の2乗で除したskeletal muscle index(SMI)とし，健康な30歳未満のSMIの標準偏差の2倍(2SD)以下とする場合が多い．筋肉量の測定法としてバイオインピーダンス法を使用して全身の筋肉量を推定する方法も提唱されている．サルコペニアの定義は最近では骨格筋量の評価に加えて歩行速度や筋力(握力)を併せて評価する方向にある(表Ⅲ-134)[3]．

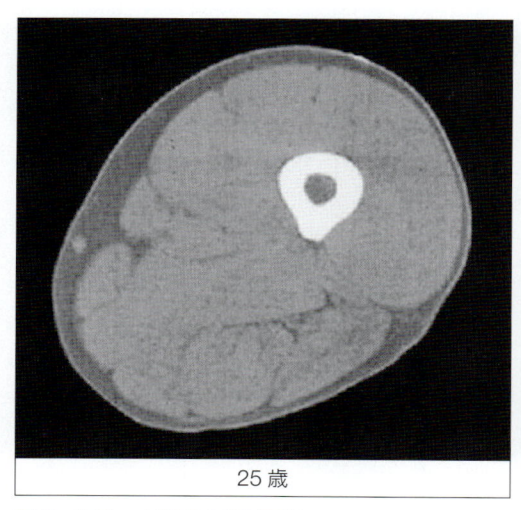

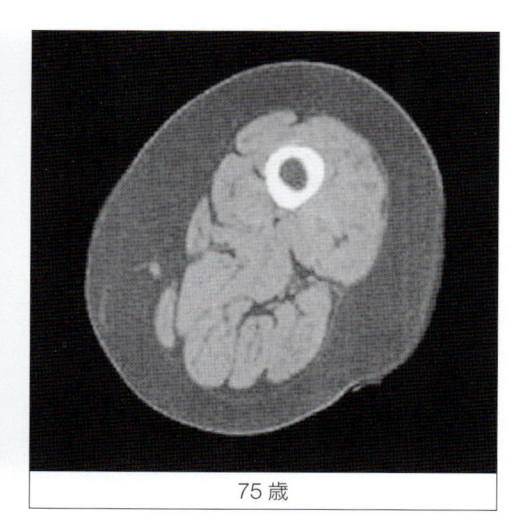

図Ⅲ-157　大腿のMRI画像
真ん中の白い円形(中が灰色)は大腿骨で，その周囲の灰色部分が大腿の骨格筋．さらにその外側(やや黒色部分)は脂肪である．明らかに75歳の骨格筋は25歳に比較し減少し，その代わりに脂肪量が増えているのがわかる．
(Roubenoff R, 2003[2]より転載)

表Ⅲ-134 サルコペニアの定義

評価項目	評価法
1. 骨格筋量	DEXA, BIA
2. 筋力	握力
3. 身体能力	歩行速度

DEXA：dual energy X-ray absorption, BIA：bioelectrical impedance analysis.
（Cruz-Jentoft ら，2010[3]より転載）

表Ⅲ-135 サルコペニアの要因候補

身体活動度の低下
栄養(タンパク質)不足
骨格筋幹細胞(衛星細胞)の減少
酸化ストレス
炎症(TNF-α, IL-6↑)
ホルモン変化 　成長ホルモン↓→IGF-1↓ 　テストステロン↓ 　DHEAS↓ 　コルチゾール↑ 　エストロゲン↓
インスリン抵抗性
ミトコンドリア機能低下
アポトーシス
ビタミンD↓, 副甲状腺ホルモン↑
レニン・アンジオテンシン系

TNF-α：tumor necrosis factor-α, IL-6：interleukin-6, IGF-1：insulin-like growth factor-1, DHEAS：dehydroepiandrosterone sulfate.

2 サルコペニアの原因

　サルコペニアの成因については炎症，ホルモンの関連など諸説存在し，いまだ明確な原因が明らかになっているわけではないし，一義的に説明できるものかも明らかでない（**表Ⅲ-135**）．多くの因子が混ざり合って，誘導されている可能性もある．高齢者の活動度に関しては，十分な日頃の活動，運動習慣によっても，加齢に伴う筋肉量の低下は完全には防御できないため，運動，活動度の低下だけではサルコペニアは説明できないとされる．

3 サルコペニアと栄養，とくにタンパク質，アミノ酸について

　筋肉タンパクはさまざまな状況下で分解していくため，筋肉量を維持，増加するためには筋細胞内でのタンパク合成が必須である．筋肉の維持，増加には骨格筋タンパクの原料としてのタンパク質の摂取が必須であり，加齢とともに摂取したタンパク質が効率的に使用されないのではないか，すなわち筋肉でのタンパク合成能は加齢とともに低下するのではないかとの報告も以前は認められたが，現在では少なくとも多くの健康な高齢者では若年者と同様に筋肉でのタンパク合成能は変化がないという見解が一般的である．

　人間の必要タンパク量は19歳以上で一律に体窒素平衡から推定された0.8〜0.85 g/kg体重/日が推奨されているが，実際には高齢者，とくに虚弱高齢者ではタンパク摂取量は20〜40%程度推奨量より少ないとされる．摂取タンパクを増やすことにより筋肉量が増加

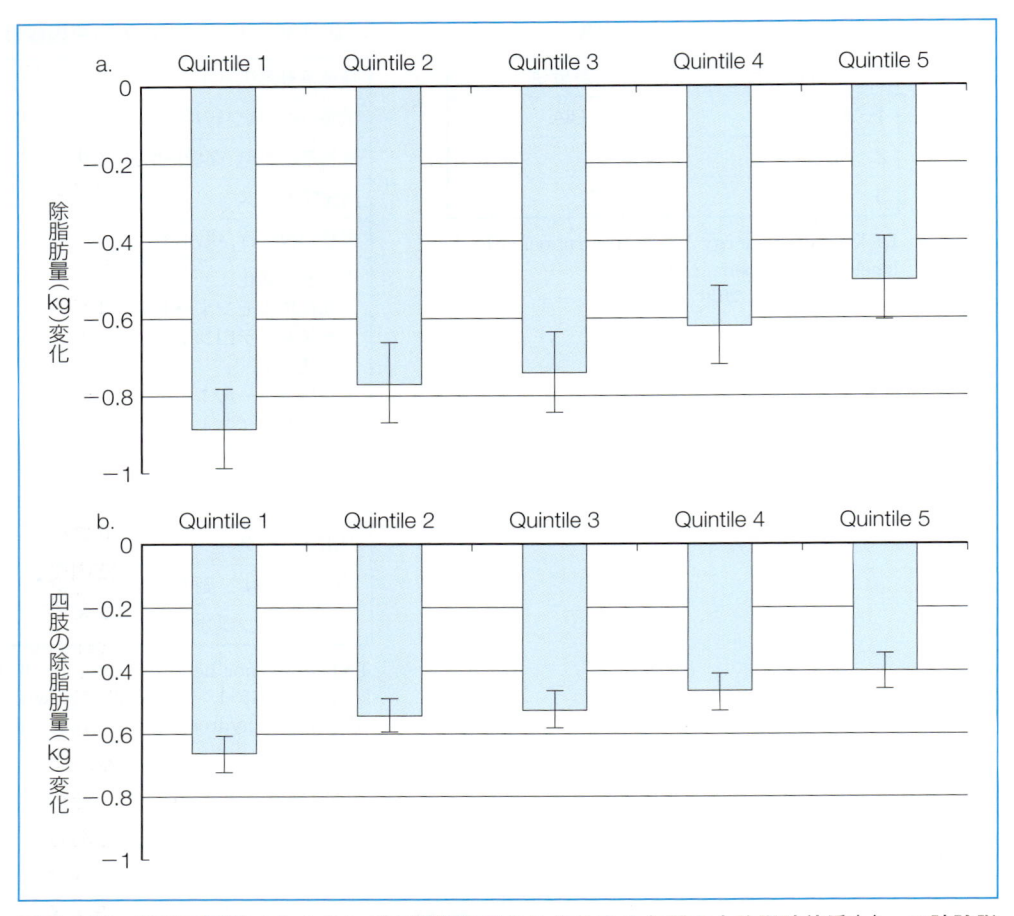

図Ⅲ-158 熱量で調整されたタンパク質摂取量の5分位の3年間の全除脂肪体重(a),四肢除脂肪体重(b)の変化($n=2,066$)

年齢,性,人種,調査場所,総熱量摂取量,登録時の除脂肪体重,身長,喫煙,アルコール摂取習慣,身体活動度,副腎皮質ホルモンの使用,併存症,入院歴で調整.総摂取熱量あたりのタンパク摂取熱量(%)ならびに総タンパク摂取量(g/kg/日)Quintile 1:11.2%,0.7 g/kg/日;Quintile 2:12.7%,0.7 g/kg/日;Quintile 3:14.1%,0.8 g/kg/日;Quintile 4:15.8%,0.9 g/kg/日;Quintile 5:18.2%,1.1 g/kg/日.
(Houston DK, et al, 2008[4]より転載)

するかどうかは議論があるところだが,筋肉量の減少を予防することはできる可能性がある.地域高齢者の観察研究 the Health, Aging, and Body Composition(Health ABC)Study で摂取熱量あたりのタンパク質量により3年後の除脂肪体重ならびに四肢除脂肪体重の低下率が変化しタンパク質摂取が多いほどその低下率が低いことが報告された(図Ⅲ-158)[4].これ以上にタンパク質摂取を増加させたらどうなるか興味があるが少なくとも0.7〜1.1 g/kg/日までは直線的に除脂肪体重の減少は抑えられている.

現在日本人の食事摂取基準では高齢者でも成人と同様男性でタンパク質の推定平均必要量を50 g/日,推奨量を60 g/日,女性で推定平均必要量を40 g/日,推奨量を50 g/日としているが,これは0.85 g/kg/日を推定必要量と考えての値である.上でも述べたが,米国の高齢者のタンパク質推奨量は0.8 g/kg/日であるが60歳以上の15%は推奨量の75%未満しか摂取できていないと報告されており,高齢者は今までの基準以上にタンパク質量

を増やす必要があるかもしれない．

　必須アミノ酸であるロイシンならびに動物性タンパク質による介入の多くは体タンパク合成の増加や除脂肪体重の増加に成功している．しかし，植物性タンパク質の介入効果は否定的な意見が多い[5, 6]．また，ホエイタンパク質と必須アミノ酸投与の骨格筋でのタンパク合成の検討では，必須アミノ酸の投与のみで十分効率的に骨格筋でのタンパク質合成が促進されることが報告されている．

　一方，食事介入だけで寝たきりの高齢者の筋肉量が低下するのを予防するだけではなく，増加させることができるとは考えにくい．高齢者用介護施設入所者を対象にした介入研究で栄養介入だけでは筋力アップの効果は認めず，運動とのコンビネーションが効果的であると報告されている．

4　その他の栄養素とサルコペニア

　高齢者ではビタミンD欠乏に陥りやすい．ビタミンD血中濃度とサルコペニアとの関連は横断的のみならず縦断的研究でも報告されている[7]．ビタミンDは核内受容体を介してカルシウム・リン輸送，リン脂質代謝，筋細胞の増殖，分化に影響を与えることが知られている．一方ビタミンDによる筋力の増強，転倒予防に関する介入試験の結果は一致していない．対象者の介入前のビタミンD濃度に依存するという説もあるし，介入期間の問題を指摘している報告もある．

　表Ⅲ-135にあるように酸化ストレス仮説はサルコペニアにも存在する．ミトコンドリアから産生された活性酸素がミトコンドリア自体のDNAに損傷を与え，その結果重要なタンパクやATP産生に影響を与えて筋肉細胞死を誘導するという仮説である．しかし抗酸化物質による介入効果は今のところ動物実験レベルでも明確な結論に至ってはいない．観察研究では高齢女性で果実や野菜の摂取不足を意味する血清中のカロチノイドの低値が歩行障害のリスク，さらには歩行速度の低下のリスクになると報告されている．他の抗酸化物質の効果，介入研究は十分実施されておらず，今後の研究が待たれる．

5　サルコペニック・オベシティー

　Baumgartnerはサルコペニアと肥満を合併したフェノタイプをサルコペニック・オベシティー（sarcopenic obesity）とし，単なるサルコペニアより身体機能障害と関連していると報告した[8]．確かに肥満は種々の疾患の危険因子になるばかりか身体機能障害のリスクになることは多くの報告がある．その後いくつかの施設より同様な横断調査の報告（サルコペニック・オベシティーと身体機能障害との関連）が出てきている．また，Baumgartnerらはサルコペニック・オベシティーが8年後の手段的日常生活動作の低下の予測因子であるとも報告している[9]．しかし，日本人高齢者のように相対的に肥満が少ない人種にもこれが当てはまるかどうかは不明である．今後日本人高齢者にもサルコペニック・オベシティーの概念が当てはまるかどうかの検証が求められる．

［文献］

1）Marcell TJ: Sarcopenia: causes, consequences, and preventions. J Gerontol Med Sci 58A: 911-916,

2003
2) Roubenoff R: Sarcopenia: effects on body composition and function. J Gerontol A Biol Sci Med Sci 58: 1012-1017, 2003
3) Cruz-Jentoft AJ, Baeyens JP, Bauer JM, et al: Sarcopenia: European consensus on definition and diagnosis. Report of the European Working Group on Sarcopenia in Older People. Age and Ageing 39: 412-423, 2010
4) Houston DK, Nicklas BJ, Ding J, et al: Health ABC Study. Dietary protein intake is associated with lean mass change in older, community-dwelling adults: the Health, Aging, and Body Composition (Health ABC) Study. Am J Clin Nutr 87: 150-155, 2008
5) Katsanos CS, Kobayashi H, Sheffield-Moore M, et al: A high proportion of leucine is required for optimal stimulation of the rate of muscle protein synthesis by essential amino acids in the elderly. Am J Physiol Endocrinol Metab 291: E381-E387, 2006
6) Genaro Pde S, Martini LA: Effect of protein intake on bone and muscle mass in the elderly. Nutr Rev 68: 616-623, 2010
7) Scott D, Blizzard L, Fell J, et al: A prospective study of the associations between 25-hydroxy-vitamin D, sarcopenia progression and physical activity in older adults. Clin Endocrinol (Oxf) 73: 581-587, 2010
8) Baumgartner RN: Body composition in healthy aging. Ann N Y Acad Sci 904: 437-448, 2000
9) Baumgartner RN, Wayne SJ, Waters DL, et al: Sarcopenic Obesity Predicts Instrumental Activities of Daily Living Disability in the Elderly. Obesity Res 12: 1995-2004, 2004

〈葛谷　雅文〉

Ⅲ．臨床編　D．トピックス

2. NST

1 NSTの歴史

1．TPNの開発とNST

　1968年，Dudrickにより中心静脈栄養法（total parenteral nutrition；TPN）が開発された．その後，1970年代にはTPNが広く臨床応用され，優れた臨床効果が確認されることとなった．TPNは栄養不良の患者への栄養法として一気に普及した．一方，1970年代初頭は，Blackburnにより栄養アセスメント手法が確立された時代でもあり，栄養管理の重要性が高まった時代でもある．

　このような背景の中で，1973年BlackburnやFisherらによりNutrition Support Team（NST）が設立されたのがNSTの始まりである．TPNは，優れた栄養効果を認める一方で，カテーテル感染などの合併症も少なくなかったため，専門的に管理するチームが重視されたことがNST稼働の契機にもなったのである．1976年，Sandersにより設立されたNSTには，外科医，薬剤師，看護師，臨床検査技師が，1979年にHickeyが設立したNSTには医師，薬剤師，看護師，栄養士，感染管理技師が参画していることから[1,2]，現在のNSTのもととなるチーム医療は，すでに30年以上前に始まっていたこととなる．

　1970年代には，日本にもTPNが導入された．その際，大阪大学医学部附属病院や天理よろづ相談所病院には，TPN管理を専門的に取り扱うサポートチーム，すなわち現在のNSTが誕生した．しかし，それは全国に広まるまでには至らなかった．

2．日本におけるNSTの普及

　1998年，東口によりpotluck party method（PPM）と呼ばれるNSTの形が提唱され，日本におけるNST普及に向けて，大きな一歩を歩み出した[3,4]．欧米で稼働したNSTは，専任スタッフによるチーム医療であり，TPN管理を中心として活動していたのに対し，PPMは各部署からの兼業兼任スタッフによるチーム医療であり，「持ち寄りパーティー方式」とも称される．また，TPN管理はもちろんのこと，経腸栄養や経口食にも関わることを目的として活動する点は異なる．チーム医療として栄養管理に広く関わることの重要性が認識され，欧米型の専任チームのようにコストがかからないことから，PPM方式のNSTは全国に広まった．

　わが国で本格的にNSTが普及したことには，日本静脈経腸栄養学会（JSPEN）のNSTプロジェクトの効果が大きい[5]．JSPENでは2001年，全科型NSTの導入を啓発し，設

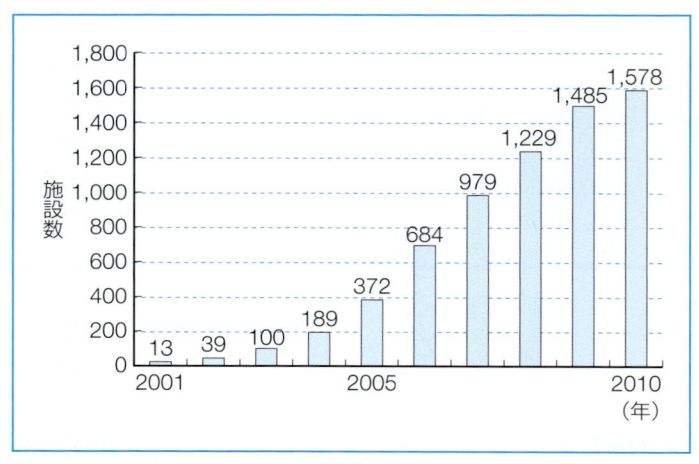

図Ⅲ-159 NST稼働施設の推移
日本静脈経腸栄養学会，NST稼働施設登録数．

立・運営を支援する目的でNSTプロジェクトが設立された．本プロジェクトにより，現在，すでに1,500を超える医療機関でNSTが稼働している(図Ⅲ-159)．

さらに2004年には，日本栄養療法推進協議会も発足し，第三者機関によるNST稼働認定も始まった．平成18(2006)年には栄養管理実施加算が新設された．「管理栄養士をはじめとして，医師，薬剤師，看護師その他の医療従事者が共同して栄養管理を行う体制を整備していること」が算定条件にあげられており，栄養管理におけるチーム医療が重視されている．さらに平成22(2010)年にはNST加算も新設され，NST活動そのものが診療報酬にも反映されるに至っている．

一方，日本医療機能評価機構における病院機能評価のVer.5以降，「栄養管理・支援のためのNSTが稼働していること」が認定条件の1つとなったことも，NST稼働施設増加の後押しになったといえる．

2 NSTの役割と構成スタッフ

NSTが関わる栄養サポートの内容は多岐にわたる．構成するスタッフによっても活動内容は異なるが，以下のような項目があげられる．
① 栄養スクリーニングと栄養アセスメントによるNST対象患者の抽出
② 適切な栄養管理法の提言
　1) 必要エネルギー量やタンパク量の推奨
　2) 最適な栄養投与ルートの提言
　3) 個々に適した食事・経腸栄養剤，栄養輸液製剤の選択と推奨
　4) 嚥下機能評価と嚥下訓練，口腔ケア
③ 静脈ラインやPEG・腸瘻などの管理
④ 多角的な栄養アセスメントによる治療効果判定と栄養ケアの見直し
⑤ 栄養療法に伴う合併症のモニタリング(合併症の予防，早期発見と治療)
⑥ 栄養管理に関する様々なコンサルテーションへの対応

これら多彩な活動を可能にするには，医師，看護師，薬剤師，管理栄養士，臨床検査技師はもちろんのこと，歯科医師，歯科衛生士，言語聴覚士，理学療法士，作業療法士，社会福祉士など，さまざまな専門職の関わりが必須である．また，NST 活動において成果をあげるには，NST としての活動内容以外にも，摂食・嚥下チーム，褥瘡対策チーム，感染対策チーム，口腔ケアチームなど，他の医療チームとの連携が重要である．

3 NST の成果

NST の稼働は，栄養管理の状況を大きく変貌させた．最も顕著な変化は，栄養投与ルートに関する適応の問題である．経腸栄養が，静脈栄養に比べて生理的であり，粘膜萎縮から bacterial translocation（BT）をきたすことを予防する効果もあることから，「腸が機能している時には腸を使う」という基本方針が浸透した．そのため，中心静脈栄養が漫然と継続されるようなことはなくなりつつある．

栄養スクリーニングの手法も，広く普及した．血清アルブミン値や身体計測のみならず，主観的包括的栄養アセスメント（subjective global assessment；SGA）や Mini Nutritional Assessment（MNA®）などのスクリーニング手法が多くの施設で導入されている．また，栄養障害の有無を評価し，栄養障害の程度に応じて必要エネルギー量やタンパク量を算出すること，そして，これを充足することが栄養管理の最も基本であることが再認識されるようになった．大病院では，入院当初の超急性期から NST による栄養サポートが実践され，退院時には在宅医療へ，転院時には次の病院での栄養管理がシームレスに施行されための地域連携ネットワークの構築も整備されつつある．

NST の活動により，栄養管理上の合併症減少や薬剤使用量の減少，在院日数の短縮などの経済効果が生じることは，国内外から報告されている[6～12]．滋賀医大においても，NST 稼働以後，附属病院における栄養管理は大きく変化している．TPN の使用件数が徐々に減少し，稼働時から約 30％ 減少している（図Ⅲ-160）．これは，カテーテル感染の減少から抗菌薬の使用削減にもつながる変化であり，意義は大きい．一方で，経腸栄養剤，中でも食品扱いの栄養剤の使用数が著しく増加している（図Ⅲ-161）．病態別の経腸

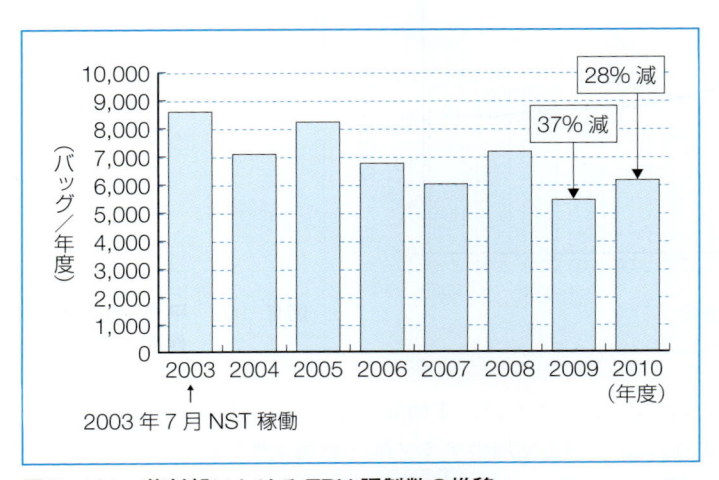

図Ⅲ-160　薬剤部における TPN 調製数の推移

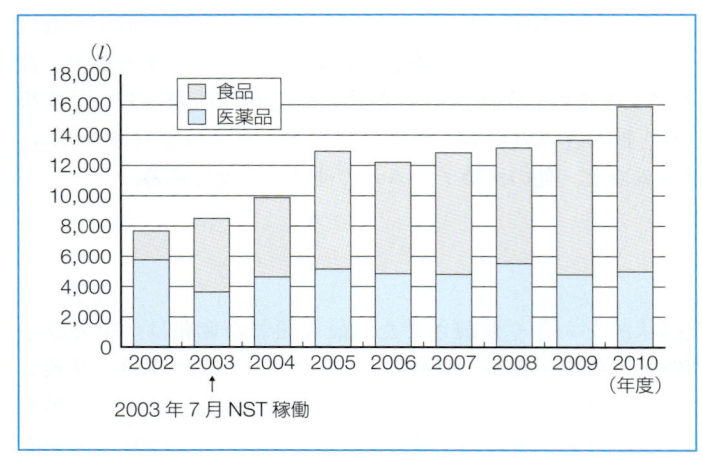

図Ⅲ-161 半消化態栄養剤の使用量

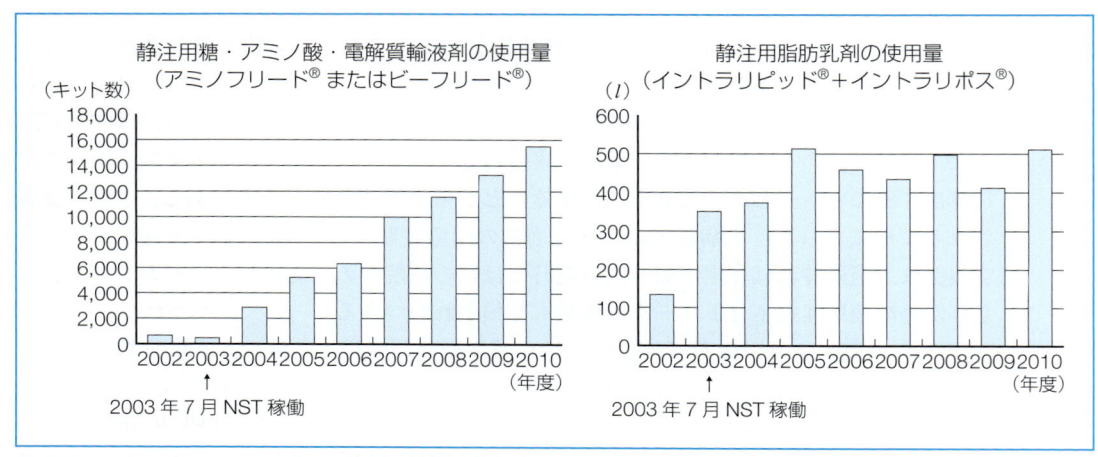

図Ⅲ-162 脂肪乳剤・末梢栄養輸液製剤使用量の推移

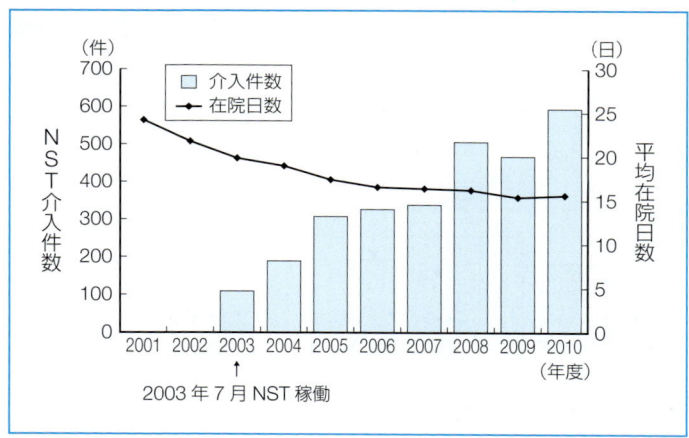

図Ⅲ-163 平均在院日数とNST介入件数

栄養剤も広く用いられるようになった．さらに，末梢静脈栄養（peripheral parenteral nutrition；PPN）の意義が認識されるようになり，PPN用のアミノ酸・糖加電解質輸液や脂肪乳剤の使用数は著しく増加している（図Ⅲ-162）．これらの結果として，NSTは在院日数短縮の一助となっている

と考えられる（図Ⅲ-163）．

4　NST 活動と保険診療

　平成 22（2010）年，わが国では世界に先駆けて NST 加算が新設された．平成 18（2006）年の「栄養管理実施加算」の上乗せ加算であり，保険診療上，大きな意義をもつ[13]．現在の医療における栄養管理とチーム医療の重要性を国が認めたことの証でもある．

　NST 加算においては，さまざまな算定要件が定められている．対象患者には週 1 回程度の栄養カンファレンスと回診を行い，栄養治療実施計画書の策定と，その計画に基づくチーム診療を行う．終了時には，治療結果を評価し，栄養治療実施報告書として記録に残すこと，患者らに交付することも必須である．また施設基準として，常勤医師，常勤看護師，常勤薬剤師，常勤管理栄養士が専任として NST 業務に携わっていること，さらにそのうち 1 名は専従であることが求められている．そして，専任専従のスタッフについては，医師，コメディカルスタッフそれぞれが定められた時間の研修を受講していることが条件となっている．

　診療報酬点数として算定される以上，高いレベルの NST 活動が求められるのは当然であり，NST が一定の知識，スキルを有したスタッフにより構成されていることは必須の条件である．今，NST においても，質の高い活動が求められているのである．

[文献]

1) Sanders RA, Sheldon GF: Septic complications of total parenteral nutrition. A five-year experience. Am J Surg 132: 214-220, 1976
2) Hickey MM, Munyer TO, Salem RB, et al: Parenteral nutrition utilization: evaluation of an educational protocol and consult service. JPEN 3: 433-437, 1979
3) Higashiguchi T, Yasui M, Bessho S, et al: Effect of Nutrition Support Team based on the New System "Potluck Party Method（PPM）". 外科と代謝・栄養 34：1-8，2000
4) 東口髙志，安井美和，二村明彦，他：Nutrition Support Team の新しいかたち "Potluck Party Method（PPM）" の評価と展望．静脈経腸栄養 14：13-17，1999
5) 東口髙志，大柳治正：NST 稼働施設認定と質の保証．臨床外科 61：1315-1321，2006
6) 東口髙志，五嶋博道，清水克彦，他：中核病院における NST の経済効果．静脈経腸栄養 17：7-13，2002
7) 佐々木雅也：大学病院における全科型 NST 活動の現状とアウトカム評価．日本臨床栄養学会誌 29：373-375，2008
8) 佐々木雅也：滋賀医科大学附属病院における全科型 NST 活動の現状とその成果．日本臨床栄養学会誌 32：176-181，2011
9) Fettes SB, Lough M: An audit of the provision of parenteral nutrition in two acute hospitals: team versus non-team. Scott Med J 45: 121-125, 2000
10) Johansen N, Kondrup J, Plum LM, et al: Effect of nutritional support on clinical outcome in patients at nutritional risk. Clin Nutr 23: 539-550, 2004
11) Powers DA, Brown RO, Cowan GS Jr, et al: Nutritional support team vs nonteam management of enteral nutritional support in a Veterans Administration Medical Center teaching hospital. JPEN 10: 635-638, 1986
12) Scott F, Beech R, Smedley F, et al: Prospective, randomized, controlled, single-blind trial of the costs and consequences of systematic nutrition team follow-up over 12 mo after percutaneous endoscopic gastrostomy. Nutrition 21: 1071-1077, 2005
13) 東口髙志：栄養サポートチーム加算に至った経緯とその意味するもの．静脈経腸栄養 25：1167-1170，2010

〈佐々木　雅也〉

Ⅲ. 臨床編　D. トピックス

3. オーダーメイド栄養

1 オーダーメイド栄養とは

　栄養学の実践にはさまざまな手法がある．集団アプローチまたは高リスクアプローチは，ある特定の集団に対しエネルギーの確保や健康の保持のために最低必要量や平均必要量を設定し，一律の望ましい種類と量の食品や栄養素を提供する手法である（**図Ⅲ-164**）．一方，オーダーメイド栄養は，個人の体質，遺伝情報を中心に種々の環境要因を考慮して，その個人に適合した栄養の種類と量を有効に選択提供するものである（**表Ⅲ-136**）[1〜3]．オーダーメイド栄養は，テーラーメイド栄養と同義であり，欧米では，personalized nutrition，custom-made nutrition とも呼ばれる．オーダーメイド栄養の実践には，遺伝学や分子生物学の進歩が必須であり，さらに分子栄養学の発展とその裏づけが必要である．とくに，栄養素と遺伝子の相互作用（nutrient-gene interactions）の関連を明らかにすることは重要である．現代のわれわれは，長寿化，飽食，身体活動低下により生活習慣病やアレルギーなどの新たな疾患に遭遇している．オーダーメイド栄養の対象の中心は，肥満，高血圧，糖尿病，動脈硬化症，喘息，クローン病などの慢性疾患である．これらの疾患の中には，単一遺伝子の変異により規定される代謝異常も存在するが，それらの多くは種々の遺伝子や環境要因が複雑に関連する多因子疾患である．

2 遺伝素因の把握

　体重の変動は，同じエネルギー摂取量にもかかわらず個人差を認める．日本人では，

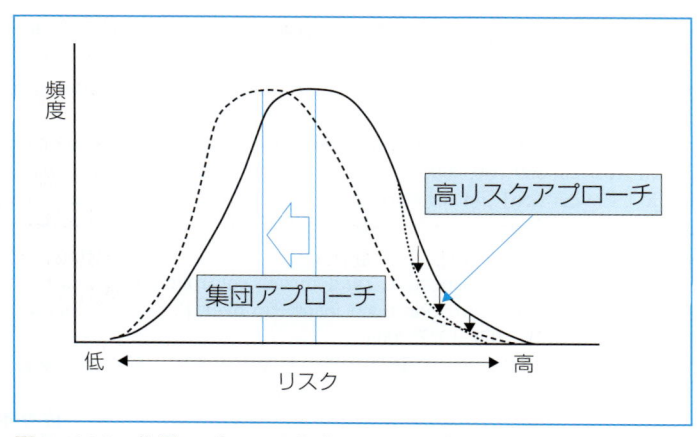

図Ⅲ-164　集団アプローチと高リスクアプローチ

表Ⅲ-136　従来の栄養学とオーダーメイド栄養学の比較

	従来の栄養学	オーダーメイド栄養学
歴史・社会背景	食料不足 人間50年 感染症	飽食 長寿 生活習慣病，アレルギー
学問領域	農学，医学	医学，遺伝学，分子生物学
栄養素の目的	エネルギーの確保 健康保持	生体調節機能の維持 健康保持・増進，疾病治療
構成栄養素	五大栄養素 （糖質・タンパク質・脂質・ビタミン・ミネラル）	タンパク質（アミノ酸バランス） 脂質（不飽和脂肪酸） 食物繊維（オリゴ糖・多糖類） ビタミン，ミネラル 核酸（DNA・RNA）
摂取量	最低必要量 平均必要量	最適量 オーダーメイド

body mass index（BMI）25以上が肥満と定義されるが，BMI 25未満でも糖尿病を発症する例は少なくない．また，欧米では，BMI 25～30において必ずしも糖尿病発症が著しく増加するということではない．すなわち，糖尿病の表現型には，人種差，遺伝的背景が関係している．さまざまな疾患発症の個体差を評価するためには，遺伝学の応用が必要である．

オーダーメイド栄養の基礎となる学問体系に"Nutrigenomics（栄養ゲノム科学）"や"Nutrigenetics（栄養遺伝学）"がある[1]．厳密にはこの両者の定義は異なる．すなわち，"Nutrigenomics"は，ある種の栄養素や食品がどのように遺伝子の発現やタンパク量に関与するか，"Nutrigenetics"は，ある特定の遺伝子の影響が特定の食品や栄養素に対して作用することを表現する[1]．これまでは，"Nutrigenetics"に関しての知見が主体であったが，今後は"Nutrigenomics"の応用が注目されている．

ヒト遺伝子は，ゲノムプロジェクトにより約22,000種類が解明されている．それぞれの遺伝子の変化はその遺伝子産物の変化に関連する．遺伝子の変異には，特定の1塩基が他の塩基に置き換わるsingle nucleotide polymorphism（一塩基多型：SNP），1～数十塩基の挿入や欠失のinsertion/deletion多型，2～4塩基単位のマイクロサテライト多型，数～数十塩基の繰り返し単位数をみるvariable number of tandem repeat（VNTR）などがある．遺伝子多型とは，血縁のないヒトの集団において1%以上の頻度で存在する変異である．現在オーダーメイド栄養に関連して最も検討が行われているのはこのSNPであり，ゲノムワイドスクリーニング（genome-wide linkage screen）によりその詳細が明らかにされた．SNPは，数百～数千塩基対に1か所程度の割合で出現し，ヒト遺伝子では約1千万のSNPが存在する．このSNPが遺伝子の翻訳領域やプロモーター領域に存在する場合は，その遺伝子産物であるタンパクの量的質的異常が起きる可能性がある．

3　遺伝子変異の具体例

生活習慣に関連する脂質異常と肥満を中心に，オーダーメイド栄養の可能性を述べる[2]．

1. low-density lipoprotein(LDL)受容体遺伝子変異

LDL受容体遺伝子変異により血中のLDLコレステロールが高値となる．家族性高コレステロール血症の原因であり，これまで600種類以上の遺伝子変異が見つかり，日本人ではヘテロ接合体が500人に1人の割合で存在する．若年発症の虚血性心疾患の原因として重要である．確定診断は，LDL受容体遺伝子変異を解析することであるが，著明な血中LDLコレステロール高値，黄色腫，アキレス腱肥厚，家族歴などにより臨床的に診断が可能となることが多い．食事療法も重要であるが，薬物療法やLDL吸着療法などの併用が必要となることも少なくない．

2. アポタンパクE遺伝子多型

アポタンパクEは，脂質代謝，とくにカイロミクロンやvery low-density lipoprotein(VLDL)代謝に深く関与する．多くのアポタンパクE遺伝子多型が存在するが，血清脂質値に影響を及ぼす高頻度の多型は，アポタンパクEεのミスセンス変異であるE2，E3，E4の3種類である．E4は，LDL受容体の親和性が高く高コレステロール血症を伴いやすい．実際に，エイコサペンタエン酸やドコサヘキサエン酸2.5 gを74人に6週間投与したところ，E4保有者ではLDLコレステロールの増加が顕著であった(図Ⅲ-165)[4]．アポタンパクE4の保有者では，より積極的な脂質管理が必要となる可能性がある．

3. β_3アドレナリン受容体遺伝子多型

β_3アドレナリン受容体は，内臓細胞や褐色脂肪細胞に多く発現し，交感神経刺激による熱産生と脂肪代謝に関わる．Trp64Arg多型のArg保有者は，熱産生や基礎代謝が低いため体重増加や減量困難と関連する．

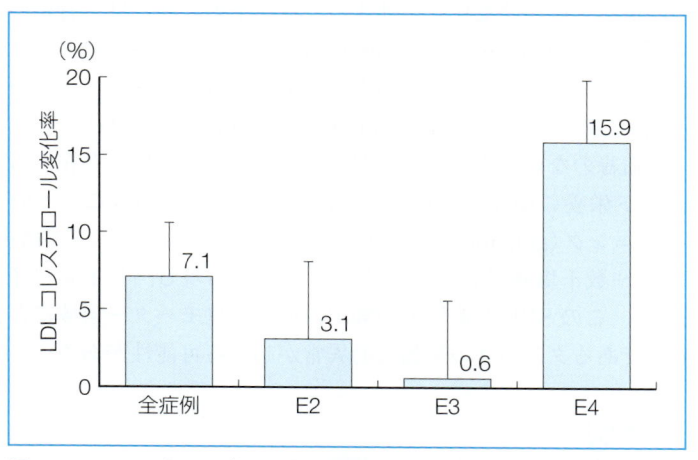

図Ⅲ-165　アポタンパクE遺伝子多型とLDLコレステロール変化率
LDL：low-density lipoprotein.

4. 脱共役タンパク質（uncoupling protein；UCP）遺伝子多型

UCPには，主にUCP1，UCP2，UCP3のファミリーが存在し，熱産生と関連する．UCP1のG保有者は，熱産生が低く体重増加や減量困難と関連する．

5. その他

脂質異常に関連するATP-binding cassette transporter（ATP結合カセット輸送体：ABC）は，ATPのエネルギーにより物質の移動を行う膜輸送体であり，多くのサブファミリーを有する．中でもABCG5とABCG8の遺伝子多型は，腸管からのコレステロール吸収と関連する．ABCA1遺伝子，アポA1遺伝子，cholesterol ester transfer protein（CETP）遺伝子，lipoprotein lipase（LPL）遺伝子は，high-density lipoprotein（HDL）代謝に関与するため，それらの遺伝子変異は，HDLコレステロール値に関連する．核内受容体のperoxisome proliferator-activator receptor（PPAR）-γ遺伝子多型は，肥満やインスリン感受性とも関連する．

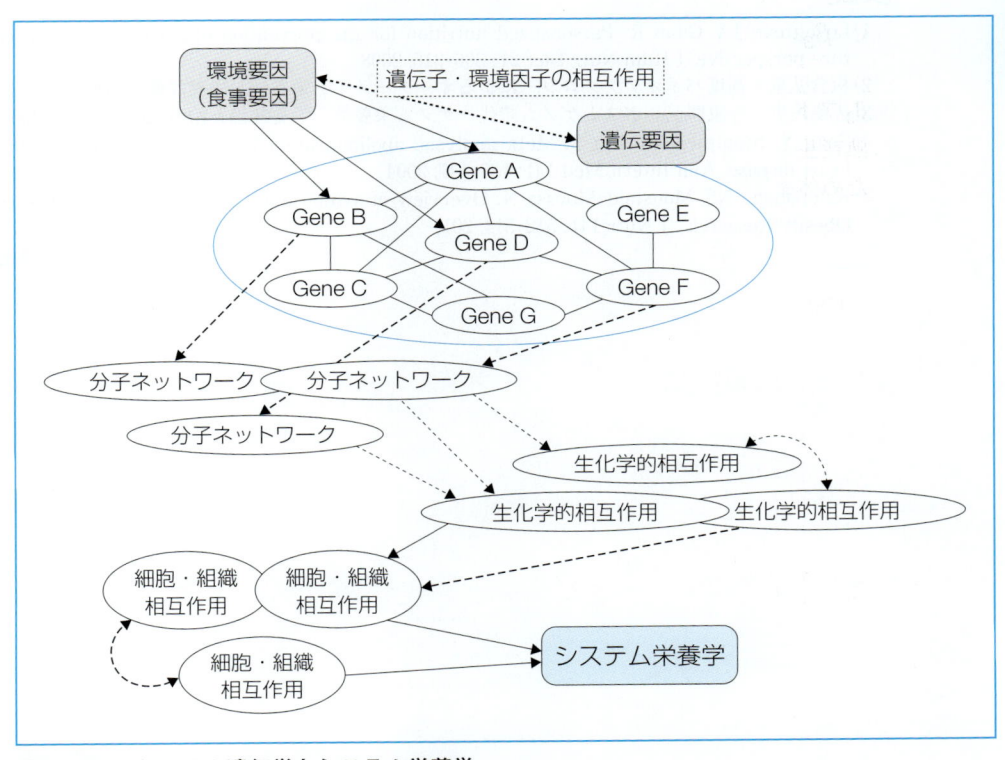

図Ⅲ-166　システム遺伝学とシステム栄養学

4 オーダーメイド栄養の今後の展開

　オーダーメイド栄養の実用化は，試行錯誤的な栄養指導ではなく，効率的な食品の選択，栄養指導が可能となり，その期待は大きい．しかし，栄養との関連が明らかにされている疾患関連遺伝子は，まだ一部である．さらに，この手法は，社会的，公衆衛生学的なアプローチや，本人のコンプライアンスや動機づけの程度により大きく左右される．

　一方，オーダーメイド栄養の実用化には多くの課題が残されている．これまでの栄養と遺伝素因との関連を検討した研究は，その多くが後ろ向き研究で対象例も少ない．また，遺伝的素因を確認するには，倫理的な配慮も必要である．これらの遺伝的解析やオーダーメイド栄養が，実際に手頃で社会的にも受容できる範囲であるか，さらに重要な点は，受け手がそれらを受け入れようとする魅力的な食事であるかも検証する必要がある．

　今後のオーダーメイド栄養は，肥満や生活習慣病などの多因子疾患において，むしろ"システム遺伝学(Systems genetics)"を応用する必要があるといえる[5]．システム遺伝学とは，従来の網羅的なゲノムワイド解析により明らかにされた1つの遺伝子のみに注目する栄養学的取り組みではなく，遺伝的要因と環境要因との複雑な関連を，分子ネットワーク，タンパクレベル，細胞・組織レベルから統合的にシステムとしてとらえる手法である(図Ⅲ-166)．より実践的な栄養管理は，システム遺伝学に基づき，プロテオームやメタボロームの進歩発達とともに，いわゆる"システム栄養学"の方向性に進む可能性が高い．

[文献]

1) Lovegrove JA, Gitau R: Personalized nutrition for the prevention of cardiovascular disease: a future perspective. J Hum Nutr Diet 21: 306-316, 2008
2) 板倉弘重：高度バイオテクノロジーによるオーダーメイド栄養学．栄養評価と治療 20：33-36，2003
3) 佐藤匡央，今泉勝己．ポストゲノム時代－ゲノム栄養学．栄養評価と治療 20：29-32，2003
4) Song Y, Stampfer MJ, Liu S: Meta-analysis: apolipoprotein E genotypes and risk for coronary heart disease. Ann Intern Med 141: 137-147, 2004
5) Kalupahana NS, Moustaid-Moussa N: Overview of symposium "Systems Genetics in Nutrition and Obesity Research". J Nutr 141: 512-514, 2011

〈島田　和典〉

Ⅲ．臨床編　D．トピックス

4．褥瘡

　褥瘡（pressure ulcer）は，体表に加わる外力によって慢性，時に急性の経過をたどって形成される皮膚潰瘍である．皮膚に加わる圧力やずれが褥瘡発生の要因であるが，褥瘡発生の背景にはなんらかの栄養学的問題が存在することが多い．さらに，種々の栄養障害は褥瘡を含む創傷の治癒を妨げる因子でもある（表Ⅲ-137，Ⅲ-138）[1]．したがって，褥瘡の発生と治癒の双方に関わる栄養障害に対する栄養療法は，褥瘡治療の中心に位置づけられる．

1　褥瘡の発生と栄養障害

　低栄養には，急性のタンパク質の欠乏であるクワシオルコル（kwashiorkor）と，慢性の熱量不足であるマラスムス（marasmus）がある．クワシオルコルとマラスムスにみられる体構成成分や代謝変動の違いなどを表Ⅲ-139[1]に示す．

1．クワシオルコルと褥瘡

　クワシオルコルの本態は，急速に進行するタンパク欠乏である．急性期病院でクワシオ

表Ⅲ-137　全身性の創傷治癒阻害因子

Ⅰ．栄養素の欠乏	Ⅳ．組織修復力の低下
1．エネルギー，窒素源の不足 2．微量栄養素の不足 　ビタミン欠乏（C，A，B群など） 　微量元素欠乏（亜鉛，鉄，銅など）	1．抗癌薬の使用 2．放射線照射 3．糖尿病 4．尿毒症
Ⅱ．酸素や栄養素の供給障害，利用障害	Ⅴ．複合的代謝障害
1．貧血 2．低温 3．低酸素 4．血行障害 5．糖尿病	1．肝硬変 2．閉塞性黄疸 3．重度熱傷 4．多発外傷 5．高度侵襲手術 6．癌悪液質 7．加齢
Ⅲ．感染除去能の低下	
1．白血球減少症 2．副腎皮質ホルモンの使用 3．糖尿病	

（大村，2010[1]より転載）

表Ⅲ-138 局所的創傷治癒阻害因子

Ⅰ．循環障害	Ⅲ．異物，壊死組織
1. 手術手技によるもの 　　細かすぎる縫合 　　強すぎる結紮 　　緊張のかかった縫合 2. 術後の処置に起因するもの 　　うっ血や虚血をきたす包帯 3. 疾患に起因するもの 　　動脈の閉塞による虚血 　　静脈の閉塞によるうっ血 　　放射線照射による血管傷害 4. 体位に起因するもの 　　同一部位の圧迫 5. 身体の部位に起因するもの 　　下腿	挫滅創 不良肉芽
	Ⅳ．感染
	Ⅴ．創部の組織損傷
	1. 化学的損傷 　　刺激性消毒薬 　　ステロイド軟膏 　　抗菌薬軟膏 2. 物理的損傷 　　放射線照射 　　乾燥 　　冷却 　　圧迫 　　shear stress（ずれ応力） 　　非愛護的（粗暴な）操作 　　嘔吐や咳で創部にかかる緊張
Ⅱ．死腔	
組織・臓器の欠損 血腫，液体の貯留	

表Ⅲ-139 クワシオルコルとマラスムスにみられる体構成成分や水分・電解質，代謝の変動

	クワシオルコル（医原性）	マラスムス
体重	→〜↑	↓↓
筋タンパク・内臓タンパク分解	↑↑	↓↓
糖新生	↑↑	↓
体タンパク量	↓	↓↓
脂肪分解	↑	→
体脂肪量	↓〜→	↓↓
体内水分量	→〜↑	↓
体内総カリウム量	→	↓↓〜↓
血清アルカリホスファターゼ値	↓〜↑	→
血清アミノトランスフェラーゼ値	↑	→〜↑
血清アルブミン値	↓↓〜↓	↓〜→

（大村，2010[1]より転載）

ルコルに陥る症例は，重度外傷・熱傷症例や高度侵襲手術後の症例などである．クワシオルコルでは，血清アルブミンなどの内臓タンパクと筋タンパクの双方が急速に崩壊する．全身の浮腫と胸・腹水の貯留を認め，皮膚も脆弱になる．なお体重の変動はさまざまであるが，医療行為を受けている患者では輸液のために体重は増加することが多い．

　わが国でみられるクワシオルコルの大半は，原疾患の治療が最優先された結果もたらされた医原性の低栄養である．急性期病院では，院内発生褥瘡の背景にはクワシオルコルが

存在する可能性が高い．褥瘡の発生予防の観点から，重症症例には循環動態が安定した時点で栄養サポートチーム（nutrition support team；NST）が栄養管理を行うことが望ましい．

2. マラスムスと褥瘡

マラスムスとは，エネルギー不足が長期間持続して生じる慢性の低栄養である．体脂肪量と除脂肪体重の双方が減少する結果，骨と皮膚との間の緩衝組織の量が減少し，皮膚の単位面積あたりに加わる圧力が増加する．急性期病院における入院時褥瘡のほとんどは，程度の差こそあれマラスムスの状態にある．K式スケール[2]や大浦スケール[3]にある骨突出度は，マラスムスの進行度を半定量的に評価したものに他ならない．

マラスムス症例では，％通常時体重や上腕三頭筋部皮下脂肪厚，上腕筋囲長などを測定して栄養アセスメントを進める．微量栄養素については，欠乏の可能性が高いものを選択して適宜血中濃度を測定する．

マラスムスから褥瘡を形成した症例の基礎疾患や低栄養に至った経緯は多岐に及ぶ．的確な栄養アセスメントを施行するには経験を要するため，NSTの関与が効果的である．

2 褥瘡症例に対する栄養療法のプランニング

栄養療法のプランニングでは，栄養管理開始のタイミング，栄養投与アクセスの決定，および栄養投与量の算出を行う．背景にある低栄養がクワシオルコルであるかマラスムスかで栄養療法の方針が異なる．

1. クワシオルコルに発生した褥瘡

1 栄養管理開始時期の決定

侵襲が加わった直後には，循環動態の安定に専念する．適切な輸液や昇圧薬の使用などで循環動態の安定が得られ，尿量が確保されたら栄養管理を開始する．尿量の回復は臓器血流，すなわち肝に流入する門脈血流の回復を反映していると考えられるからである．なお，急性期に施行する栄養管理の有用性を示すエビデンスの多くは，重症症例を対象としたものである．

循環動態安定後も原疾患の治療に没頭し，栄養療法を開始しないことが医原性クワシオルコルの主因である．早期からNSTが栄養管理に関与していれば，栄養療法開始のタイミングを失することはない．栄養管理を開始するタイミングを逸し褥瘡が形成される徴候がみられたら，ただちに適切な栄養管理を開始しなくてはならない．

2 栄養投与アクセスの決定

消化管の損傷が否定できない腹部外傷や麻痺性イレウスなど消化管を利用できない場合を除き，腸管を利用することが原則である．まず，経鼻栄養チューブを挿入・留置して経腸栄養剤の胃内投与を開始する．しかし，経腸栄養で必要栄養量のすべてを投与することは困難である．そのため末梢静脈栄養（peripheral parenteral nutrition；PPN）の併用が必

要となるが，安易に中心静脈栄養(total parenteral nutrition；TPN)を施行することは避けるべきである．なお，自然食の経口摂取への移行の機会を常にうかがう．

3 必要栄養量の算出

急性期病院でクワシオルコルに陥る可能性がある症例の必要栄養量に特別なものはない．患者に加わっている侵襲の程度を勘案し，成書に書かれている方法で算出する[4]．なお，クワシオルコルの本態は急速に進行したタンパク欠乏であるので，非タンパクカロリー/窒素比(NPC/N比)は120程度に設定する．また，栄養療法は目標投与量の60%前後から開始し，モニタリングで忍容性を判断して投与量を増減する．

2. マラスムスに発生した褥瘡

1 栄養管理開始時期の決定

マラスムス症例には，ただちに栄養管理を開始して差し支えない．しかし，後述するrefeeding syndromeを防止するために栄養投与量の増加は緩徐に設定する．マラスムス症例に対する栄養療法は，欠乏していたものを補って生体を好ましい状態に導くものである．それをいたずらに急ぐ必要はない．

2 栄養投与アクセスの決定

マラスムス症例では，消化管の機能は正常であってもなんらかの理由で十分な自然食の経口摂取が不可能である．栄養投与量を安全に増加できると判断したら，患者の好みに応じた高濃度流動食を補助栄養として使用する．また，嚥下が不可能な症例や誤嚥をくり返す症例には経鼻栄養チューブを胃内に挿入・留置し，経腸栄養剤を投与する．なお，経口栄養や経腸栄養の不足分はPPNで補うこととする．安易にTPNを施行すべきではないが，経腸栄養剤の胃内投与で誤嚥性肺炎を併発し，かつ幽門後栄養の施行が困難な症例ではやむを得ない．

3 必要栄養量の算出

マラスムス症例の必要栄養量の算出には現体重を用い，侵襲の程度を勘案して成書に書かれている方法で算出する[5]．なお，NPC/N比としては150程度が適当である．また，グルコースの過剰投与を避けるためにNPCに占める脂肪の割合を25～30%に設定する．

ここで求められたのは必要栄養量の推定値である．クワシオルコル症例にも該当することであるが，推定値である栄養量の投与にこだわることは時に危険である．血糖値やrapid-turnover proteinの値をみながら投与量を調節する柔軟さを身につけたい．

3 褥瘡症例に対する栄養療法のモニタリング

マラスムス症例に栄養管理を開始した直後は，refeeding syndromeの発生を念頭に置く[6]．高度の低栄養症例に対して急速に栄養が投与されると惹起される低リン血症は，refeeding syndromeの部分症として最も注意すべきである．refeeding syndromeを防止するには高リスク症例の拾い上げとリン，カリウム，ビタミンB群の適切な補充が重要で

ある．さらに，栄養管理開始時の栄養投与速度を緩徐にする必要がある．なお，血清のリン，マグネシウム，カリウム値を頻回にモニターし，低下が認められた場合には適切に補正する．

栄養管理の開始時やタンパク質（アミノ酸）の投与量を変えた場合には，時に内臓タンパクの合成速度を評価する必要がある．その際，トランスサイレチンを指標に用いる．rapid-turnover protein としてレチノール結合タンパクやトランスフェリンも含めたすべてを測定する必要はない．

4 褥瘡症例に対する栄養療法のより安全な施行

経口摂取が不可能な症例であっても，適切な嚥下訓練によって経口摂取が可能になることをしばしば経験する．耳鼻咽喉科医，口腔外科医，言語聴覚士が栄養管理に参画すれば，その可能性は格段に高まる．食物を経口的に摂取する意義は大変大きく，人間としての尊厳を取り戻すことにもつながるのである．

また，経口摂取量の変化に合わせて静脈栄養の量を変える．推定必要栄養量の60%を経口的に摂取できれば，静脈栄養の必要はない．柔軟かつ繊細な栄養管理は，多職種が情報交換を行うNSTの関与で可能となる．

褥瘡症例では，下痢対策はきわめて重要である．経腸栄養によって下痢が認められた場合，高濃度流動食の注入速度の調整や食物繊維の添加などを試みる．さらに胃瘻栄養施行症例では，胃内容の逆流防止も兼ねた経腸栄養剤の半固形化を試みる価値がある．

5 おわりに

難治性の皮膚潰瘍である褥瘡は，多くの場合低栄養を背景に発生する．また，創傷の治癒を阻害する因子として，低栄養や微量栄養素欠乏など栄養療法の適応となる病態が知られている．したがって，褥瘡の治療において必要な症例に適切な栄養療法を施行することはきわめて重要である．

[文献]

1) 大村健二：各種疾患，病態における静脈・経腸栄養の実際―褥瘡．日本臨牀 68（増刊）3：484-487, 2010
2) 大桑麻由美：K式スケール（金沢大学式褥瘡発生予測スケール）．真田弘美（編）：褥瘡ケア完全ガイド．pp25-30, 学習研究社，2004
3) 大浦武彦，阿曽洋子，近藤喜代太郎，他：褥瘡危険要因とわかりやすい褥瘡予防・治療ガイドライン．日本医事新報 4037：19-29, 2001
4) 大村健二：成人の栄養必要量の決定法．小越章平，森脇久隆，大村健二，他：栄養療法ミニマムエッセンシャル．pp19-26, 南江堂，2006
5) 大村健二：特殊病態（状態）における栄養療法（成人・小児）褥瘡．小越章平，森脇久隆，大村健二，他：栄養療法ミニマムエッセンシャル．pp179-185, 南江堂，2006
6) 大村健二：Refeeding 症候群．大村健二（編）：栄養塾―症例で学ぶクリニカルパール．pp223-231, 医学書院，2010

（大村　健二）

Ⅲ. 臨床編　D. トピックス

5. 小児の虐待

　小児への虐待は abuse and neglect, maltreatment といわれるようにさまざまな側面があり，比較的広くとらえられるべきと考えられている．しばしばあるのは身体的虐待，性的虐待，ネグレクト，心理的虐待で，こうしたことが養育者（主に両親，もしくは片親）から行われる．中でもネグレクトは育児放棄，養育拒否，怠慢などをさし，小児の体重増加不良とはきわめて密接な関係がある．医療を受けさせないということでネグレクトが発覚することも多い．

　小児の虐待，maltreatment の原因・リスクは単一ではなく，種々の要因がからみあっていることが多い．これらは両親間の関係性と相まって複合的状態を呈する（図Ⅲ-167）．

1　虐待と発育不全症（FTT）

　乳幼児の体重増加不良，発育不全症（failure to thrive；FTT）とは，体重が性別・年齢の標準値に比して明らかに低い状態を示す用語であるが，その原因として虐待・ネグレクトが関与していることは少なくない．FTT 児をみる際には，常にネグレクトが存在していないか，または養育者の愛着障害が関連していないかどうかを考慮するべきである．また，FTT であること自体も虐待を受けやすい要因であり，FTT は虐待の原因にも結果にもなるということになる．

　虐待に伴う栄養の問題はもっぱら熱量摂取の不十分さ，食事内容の不適切によるところが大きい．身体的虐待やネグレクトを受けているときには，栄養失調を伴っていることが少なくない．虐待により死亡した小児の多くは栄養障害を伴っていたとの報告もある[1]．

　養育者による過剰な受診要求がある場合には「代理によるミュンヒハウゼン症候群（Münchhausen syndrome by proxy）」も考慮する．これは周囲からの同情やいたわりを得たいがために自ら詐病的症状を訴えるという行動を，自分の代理として子どもに行為を

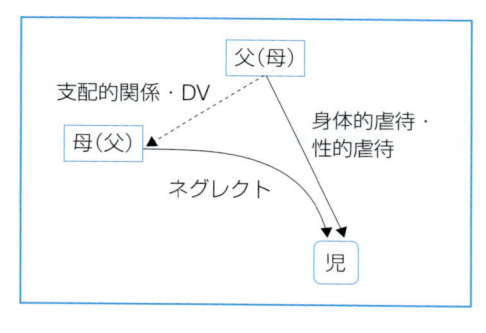

図Ⅲ-167　両養育者による虐待：ネグレクトモデル
養育者双方から身体的虐待，ネグレクトを受ける場合は多いが，一方の養育者が身体的虐待を行っている場合に，他方の養育者は並行して，あるいは先行して児をネグレクトしていることがある．また養育者間には支配-被支配的関係・家庭内暴力（DV）が存在することも多い．

表Ⅲ-140　FTTの原因として虐待やネグレクトを考慮するリスクファクター

- 親の抑うつ，ストレス，両親間の不和，離婚
- 親自身が小児期に被虐待歴がある
- 親に発達遅延，精神的異常がある
- 若い，未婚の母で社会的援助が乏しい
- 家庭内暴力がある
- アルコールや薬物依存
- 家族内に児童虐待の既往がある
- 社会から隔絶している and/or 貧困
- 親の社会不適応
- 親が過度に社会的地位を気にする
- 医療のスケジュールなどを守れない
- 児童の正常な成長や発達の知識が乏しい
- 低出生体重児や長期入院の既往

(Block RW, et al, 2005[2]より転載)

及ぼす養育者の病態である．養育者の虚偽によって，あたかも児に疾患があるような状態をつくり出し，頻回な受診を行い(多くは複数の医療機関にまたがる)，不必要な検査，治療を要求する．医療知識をもって巧妙に行われることも多く，病気の児を介護するけなげな親を演じるために，実際に児に危害を加えて症状をつくり出す例もあり，重篤な後遺症や死亡に至ることもある．この場合もFTTを呈していることは多い．

　従来，FTTの原因を器質的(なんらかの疾患に起因するもの)，非器質的(精神的なネグレクトや愛情遮断によるもの)に分類することがあるが，こうした単純化した分け方はあまり意味がないかもしれない．FTTは身体的，心理的，環境的要因が複合的に組み合わさって現れる症候と考えられるからである．

1．FTTの診断

　FTTの鑑別診断で問診，背景調査は重要である．出生歴，既往歴，随伴症状，成長発達歴，栄養歴，養育歴，家族歴，家庭環境について詳細に聴取する．いつから痩せや発育不良が始まったか，その頃の家庭環境・家族状況も重要である(**表Ⅲ-140**)[2]．

　被虐待児の特徴的症状は感情表現，行動の異常(無表情，視線を避ける，凝視，硬い表情，不機嫌，過敏，泣きやまない，おどおどする，怯える，顔色をうかがう，体を動かさない，落ち着きがない，異様に甘える，むさぼり食い，過食・拒食，異食)がある．

2　栄養評価

　痩せ・栄養不良の評価は年齢，性別により基準が異なるが，単回の計測値のみではなく，母子手帳の記載や保育園・幼稚園，学校での記録などから，できるだけ多くの計測値を収集する．

1．身長，体重，頭囲

　体重の評価は一般には同年齢集団の3パーセンタイル以下や$-2SD$以下などを目安とするが，同時に身長を考慮する．乳幼児ではKaup指数＝体重(g)/身長$(cm)^2 \times 10$を栄養状態の評価に用いることも多く，14以下を痩せと判定する．これはBMI値と同じ計算式であるが，小児期では年齢により正常範囲が異なる点で注意が必要である．学童期以降では肥満度(るい痩度)＝〔(実測体重－標準体重)/標準体重$\times 100$〕によって評価してもよい．

各年齢層別の標準体重は厚生労働省平成12年度乳幼児身体発育調査報告によるものが入手しやすく，参考とされる．幼児では標準体重計算式（近似式，身長70〜118 cm）を用いて算出することもできる[3]．

男：$Y = 0.00206 \times X^2 - 0.1166 \times X + 6.5273$　　　X：身長(cm)，Y：体重(kg)
女：$Y = 0.00249 \times X^2 - 0.1858 \times X + 9.0360$

学齢期では学校保健統計調査報告書のデータを参照したり，標準体重計算式[4,5]を利用したりする．通常は幼児では−15%以下を痩せ，−20%以下を痩せすぎとし，学齢期では肥満度−20%以下を痩せ，−30%以下を高度痩せとしている．

いずれにせよ身長・体重を成長曲線にプロットすることは必須であり，栄養状態の変化を最もとらえやすい．FTTではある時点から体重チャンネルが低下していることが多い．乳幼児の栄養不良においては，まず体重増加不良が認められ，長期化や重症化すると身長増加にも影響が現れる．

2. その他の身体所見

栄養状態を反映する身体計測値としては皮下脂肪厚（上腕三頭筋部皮下脂肪厚，肩甲骨下部皮下脂肪厚），上腕周囲長が用いられる．

身体的虐待を示唆するような外表の損傷（新旧混在），性器・肛門の損傷，骨折の有無，頭部，眼，耳，鼓膜，口腔内の所見は重要な参考所見である．X線で四肢や肋骨の陳旧性骨折像を見いだすことは虐待の診断上有力な手がかりである．

FTTの身体的特徴は皮下脂肪の減少，筋肉量の減少が目立ち，頭囲は正常で相対的に頭部が大きいことである．栄養不良が進行すると頭囲の発育も遅延し，運動・言語精神発達遅滞が認められることがある．愛情遮断症候群として成長ホルモン分泌不全症を伴う例もある．

3　栄養代謝

痩せ・栄養不良の生化学的評価項目をあげた（**表Ⅲ-141**）．熱量やタンパク質の不足のみならず，ヨード，鉄，亜鉛，ビタミンB_{12}などの摂取不足により，行動や発達に問題が生じることが指摘されている．

乳幼児期の栄養障害は後年の身体発育，知能発達，職業能力に有意な影響を与えるとの報告がある[6,7]．

4　栄養療法

1. 栄養療法の原則

虐待がFTTの原因と考えられる場合，治療は虐待者からの隔離（入院，施設入所，里親委託など）が必要であり，早期発見・早期介入例では回復も早いとされている．入院（母子分離もしくは付き添い）での摂食状況を観察したり，体重増加，発達改善をみたりする

表Ⅲ-141　栄養不良の生化学的評価項目

タンパク代謝指標	脂質代謝指標
・総タンパク ・アルブミン ・トランスサイレチン(プレアルブミン) ・レチノール結合タンパク ・トランスフェリン ・クレアチニン身長係数 ・尿中3-メチルヒスチジン ・窒素バランス	・総コレステロール ・トリグリセリド ・遊離脂肪酸
	糖代謝指標
	・血糖 ・グリコヘモグロビン(HbA1c)
	免疫能指標
	・総リンパ球数 ・ツベルクリン反応

ことは，虐待・ネグレクト，母子関係不全，愛着障害などの関与を考える上で参考となる．

被虐児の栄養障害，成長障害の治療はまず正常な食事を与え，正常な食行動を獲得させ，成長のキャッチアップを得ることを目標とする．児童精神科医，看護師，臨床心理士，栄養士，ケースワーカーなど多職種のチームでの関わりが必要である．児童相談所との連携も必要となる．

一般にキャッチアップのためには，年齢相当栄養所要量よりも多くの栄養が必要となる．

$$\text{キャッチアップに必要な熱量(kcal/kg)} = 120\,\text{kcal/kg} \times \text{身長標準体重} / \text{現在の体重}$$

この計算式に従うと大概は通常の年齢相当の必要熱量の1.5〜2倍の量となる[8]．タンパク質の必要量も熱量に準じて増量するべきである．

熱量とタンパク質以外の微量栄養素などにも留意する必要がある．たとえば，鉄に関しては貧血がなくても欠乏状態にあると考えられ，成長キャッチアップによる相対的鉄欠乏も考慮するべきである．ビタミンDも初診時・診断時は不足徴候がなくても，キャッチアップが始まると不足徴候をきたし，ビタミンD欠乏性くる病の病態を呈することがある．

その他の微量元素では，亜鉛欠乏下では体重増加効率が低下することなどに注意を要し，食事摂取基準[9]などに準じて摂取するようにする．

栄養リハビリテーションともいうべき時期では，鉄・亜鉛・ビタミン類はあらかじめサプリメントなどで補充投与するのもよい[10]．鉄欠乏性貧血やくる病の治療量を参考に鉄・ビタミンDなどの投与をする．

また外来治療下ではビタミン類を処方されることで，バランスのとれた食事(とくにビタミン類や野菜)を摂らせねばという母(養育者)にとってのプレッシャーが軽減されることになる．その結果，熱量・タンパク，ミネラル・食物繊維の摂取に専念できる．

通常，成長キャッチアップに必要な熱量(たとえば年齢相当の2倍の熱量)を摂ることは実際には困難なことも多い．ミルクであれば1.2〜1.5倍濃くするなどの工夫は可能であり，さらには経腸栄養剤の利用を考えてもよい．

2. 食事・栄養療法導入

栄養障害が著しいケースでは栄養リハビリテーションの開始時に嘔吐・下痢をきたしたり，循環動態が不安定になったりすることがある．こうした合併症を避けるためには，初

期の7〜10日間はむしろ年齢相当分の栄養を超えないように制限する．すなわち，入院が必要なほど重症な栄養障害例では，栄養計画は段階的に漸増するべきである．

中等度や軽症の栄養障害であれば，初期には熱量の充足を目標とし，栄養の組成・内容は比較的自由にしてもよい．自発的な摂食行動や摂食量を確立させながら，次第に良質な好ましい食事内容に移行させていく．

体重のキャッチアップが得られるまでの日数は重症度によってさまざまであり，2日〜2週間の幅がみられる．中等症以下の栄養障害例では，この期間も頻回観察ができれば外来通院で治療・栄養管理することは可能と思われる．

その後，体重のキャッチアップ的増加は4〜9か月持続する．外来通院では2〜4週間に一度の体重測定や診察を行い，食事量や内容の調整，実際の哺乳のさせ方，食事の与え方や児の食行動について確認をする．

身長よりも体重が先に追いつくため，一時的に過体重となることもある．ただし，真に過体重になるような不適切な食事の与え方，食行動に陥っていないかのチェックを行う必要はある．

3. FTT治療プログラムの終了

栄養剤の補充などなく，普通の食事摂取をしている状態で，身長からみた標準体重の10パーセンタイルを維持できること，また，体重増加速度が年齢相当であることなどを目安とする．

[文献]

1) Knight LD: A 25-year retrospective review of deaths due to pediatric neglect. Am J Forensic Med Pathol 26: 221-228, 2005
2) Block RW, Krebs NF: American Academy of Pediatrics Committee on Child Abuse and Neglect; American Academy of Pediatrics Committee on Nutrition: Failure to thrive as a manifestation of child neglect. Pediatrics 116: 1234-1237, 2005
3) 厚生労働省：平成12年乳幼児身体発育調査(http://www.mhlw.go.jp/houdou/0110/h1024-4.html)
4) 山崎公恵，松岡尚史，川野辺重之，他：1990年版性別年齢別体重の検討．日本小児科学会雑誌 98：96-102，1994
5) 村田光範，伊藤けい子：学童期小児の適正体格について．平成14年度厚生労働科学研究補助金健康科学総合研究事業「小児の栄養・運動・休養からみた健康度指標とQOLに関する研究」(主任研究者：村田光範)報告書．pp10-13, 2003
6) Chatoor I, Surles J, Ganiban J, et al: Failure to thrive and cognitive development in toddlers with infantile anorexia. Pediatrics 113: e440-e447, 2004
7) Corbett SS, Drewett RF: To what extent is failure to thrive in infancy associated with poorer cognitive development? A review and meta-analysis. J Child Psychol Psychiatry 45: 641-654, 2004
8) MacLean WC: Protein-energy malnutrition. In Grand R, Sutphen J, Dietz W(eds): Pediatric Nutrition: Theory and Practice. Butterworth-Heinemann, Boston, 1987
9) 厚生労働省：日本人の食事摂取基準(2010年版)．「日本人の食事摂取基準」策定検討会報告書．2009
10) Doherty CP: Zinc and rehabilitation from severe protein-energy malnutrition: higher-dose regimens are associated with increased mortality. Am J Clin Nutr 68: 742-748, 1998

〔泉　維昌〕

Ⅲ. 臨床編　D. トピックス

6. 悪液質，緩和医療

1　緩和医療における栄養管理

　2002年のWHOによる癌に対する緩和ケアの概念の変換によって，かつての終末期を中心としたターミナルケアをさすものから，癌治療の初期から提供されるべき全人的ケアという考え方に変化し，わが国においては平成18(2006)年の「がん対策基本法」の制定に伴う新たな緩和ケアの啓発活動によって，この概念が定着しつつある(図Ⅲ-168)[1]．また近年，医療現場で栄養管理の重要性が再認識され，栄養状態が癌患者の予後や，quality of life(QOL)を大きく左右することが明らかとなり[2]，緩和医療においても栄養管理が重要視されるようになってきた．

　癌の病態，状態は患者個々によって異なり，癌の進展に伴い次第に顕著となる栄養不良状態「悪液質」は治療抵抗性で，緩和医療における栄養管理を困難なものにしている．しかし，抗癌治療期，終末期の癌患者のQOLを向上させ，予後の延長を含めた総合的なアウトカムを最良のものにするためには，悪液質の概念や症状制御の有用性を十分に理解した上で代謝・栄養学を駆使した患者の身体にも精神にも優しい緩和ケアの実践が不可欠である．

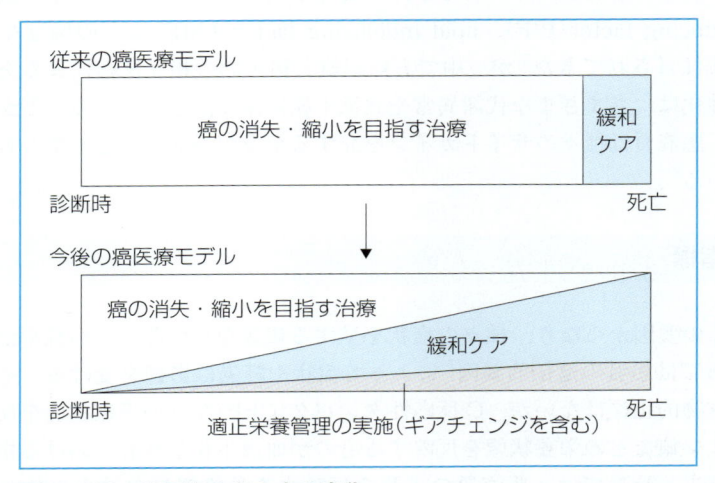

図Ⅲ-168　癌医療の考え方の変化
(東口，2009[1]より転載)

2 癌悪液質とは

1. 悪液質の定義

「癌悪液質とは，栄養療法で改善することは困難な著しい筋肉量の減少がみられ（脂肪量の減少の有無にかかわらず），進行性に機能障害をもたらす複合的な栄養不良の症候群で，病態生理学的には，栄養摂取量の減少と代謝異常によってもたらされるタンパクおよびエネルギーの喪失状態である」と定義されている[3]．

悪液質（cachexia）は癌に限らず，種々の慢性消耗性疾患における栄養不良の終末像であり，栄養不良により衰弱した状態をさす言葉として古くから用いられてきた．これまで明確な定義がなく，あいまいな概念であったが，2006年に米国ワシントンで行われた悪液質のコンセンサス会議で，「悪液質は基礎疾患に関連して生ずる複合的代謝異常の症候群で，脂肪量の減少の有無にかかわらず筋肉量の減少を特徴とする．臨床症状として成人では体重減少，小児では成長障害がみられる」と定義された[4]．その後，癌がもたらす悪液質の特性を考慮し，欧米のエキスパートにより2011年初頭に，"癌"悪液質について，冒頭の定義が提唱されている．今後，癌悪液質の標準的な定義として定着する可能性が高いと考えられる．

2. 悪液質のメカニズム

悪液質では筋肉量の減少，脂肪量の減少，エネルギー消費量の増大，インスリン抵抗性，急性期タンパク産生などがみられる．これらの著しい異化亢進をもたらす代謝異常と，食欲不振などによるエネルギー摂取量の減少が密に影響し悪液質を形成している（図Ⅲ-169）[4]．

悪液質の機序は次第に解明されつつあるが，いまだ不明な点も多い．腫瘍から放出されるproteolysis-inducing factor（PIF），lipid mobilizing factor（LMF）などの関与や，神経内分泌系の異常が注目されてきた[5]が，中でも癌組織と宿主間の相互反応による炎症性サイトカインの活性化は，さまざまな代謝異常や食欲不振に深く関与していることが明らかとなった．近年，悪液質は種々のサイトカインを介する全身の炎症状態としてとらえられるようになっている[6]．

3. 悪液質の指標

悪液質は，多くの要因からなり，種々の症状を呈する複雑な症候群で，癌種や治療，環境的な要因，さらには患者の遺伝的要因[7]によって症状や経過は影響を受ける．その多様性から確固たる生物的指標はないが，C反応性タンパク（CRP）などの炎症状態を反映するものや，アルブミン値などの栄養状態を反映するものが血液生化学検査における指標として用いられている[4]．最近では，悪液質の主徴を反映する骨格筋量の減少や体組成の変化，筋力の低下を客観的な指標として用いることが多くなっている[3,8]．

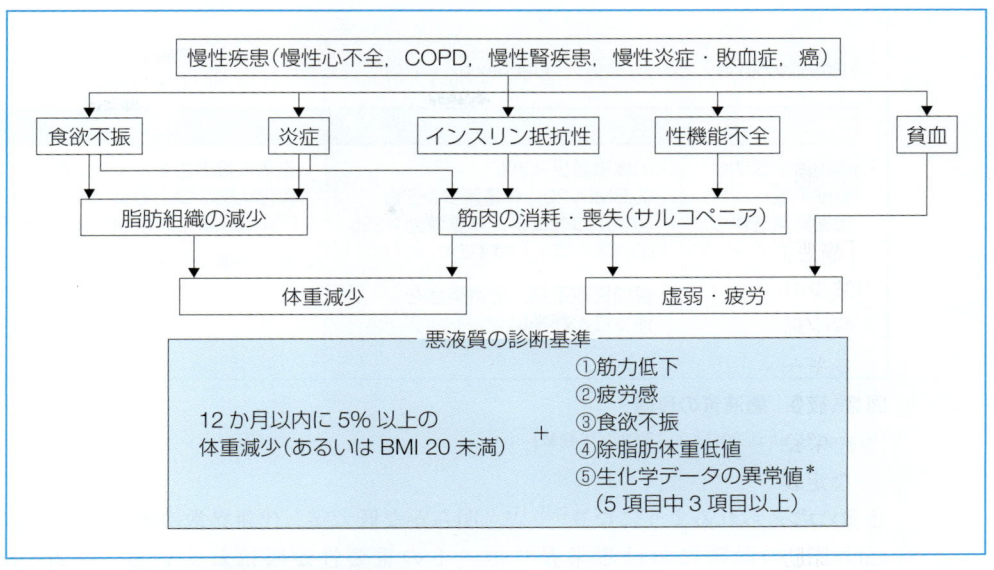

図Ⅲ-169　悪液質の病態と診断基準

＊：①炎症反応 CRP＞5.0 mg/dl あるいは，IL-6＞4.0 pg/ml，②貧血 Hb＜12 g/dl，③低 Alb 血症 Alb＜3.2 g/dl.
(Evans WJ, et al, 2008[4]）より改変して転載）

　悪液質の世界的な診断基準として，ワシントンで悪液質の定義が行われた際，提唱された診断基準がある（図Ⅲ-169)[4]．その後，癌の特性を考慮し，癌悪液質の診断は，体重，体格，骨格筋量の変化をもとにした基準が提唱されている[3]が検討段階である．

　筆者らは 2003 年の講座開設以来，腫瘍進展と宿主の代謝変動に関わるサイトカインをはじめとする各種生物活性物質を検索してきたが，悪液質の進展を反映する液性因子として明確なものはなく，むしろ臨床症状の定量評価が有用であるとの成績を得ている．その中で積極的な栄養管理を実施しても栄養状態の改善が得られない高度な悪液質（≒refractory cachexia）の判定に「高度癌進展による全身衰弱，コントロール不能な胸水・腹水，全身の浮腫合併例」を独自の基準に設定しており，この基準を用いて投与エネルギーや輸液量のギアチェンジの指標として役立てている[9]．

4. 悪液質の病期と栄養サポート

　悪液質は，一般に癌の進行に伴い，次第に死をもたらす不可逆性の栄養不良に進展していくが，癌種により悪液質を生じにくいものもあり，その進行速度もさまざまである[5]．臨床症状と栄養療法に対する反応性などを考慮し，"pre-cachexia"，"cachexia"，"refractory cachexia" と名付けられた癌悪液質の3段階の病期（stage）が提唱されている（図Ⅲ-170)[3]．代謝異常が軽度で，明らかな悪液質の症状を呈さない，悪液質（＝cachexia）の前段階の状態は，"pre-cachexia" と呼ばれ[3,10]，一方，高度代謝障害により栄養サポートを行っても栄養状態の改善余地がない最終末期の悪液質状態は，"refractory cachexia" とされている[5]．

　早期の栄養サポートにより，栄養不良の進展を遅延させ，抗癌治療への耐容性を向上で

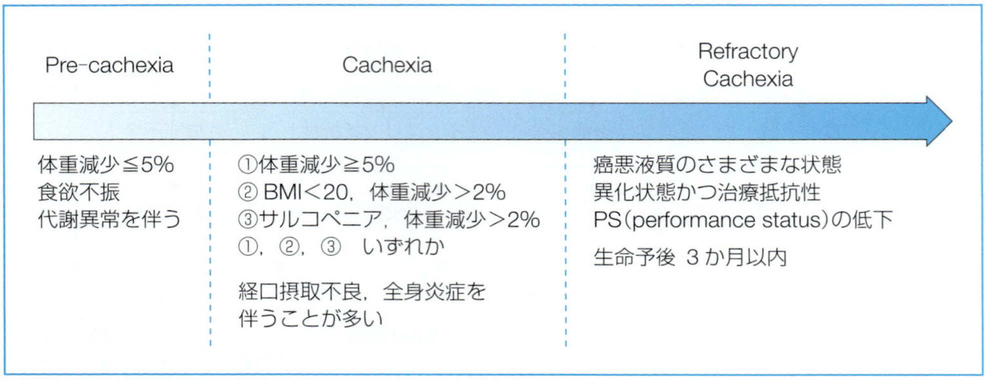

Pre-cachexia	Cachexia	Refractory Cachexia
体重減少≦5% 食欲不振 代謝異常を伴う	①体重減少≧5% ② BMI＜20，体重減少＞2% ③サルコペニア，体重減少＞2% ①，②，③　いずれか 経口摂取不良，全身炎症を伴うことが多い	癌悪液質のさまざまな状態 異化状態かつ治療抵抗性 PS(performance status)の低下 生命予後 3 か月以内

図Ⅲ-170　悪液質の段階
(Fearon K, et al, 2011[3])より改変して転載)

きると考えられるようになり[2,10,11]，明らかな低栄養，代謝異常の所見が現れる前の pre-cachexia の段階における栄養サポートの重要性が叫ばれている．一方，refractory cachexia は，栄養状態の改善が不可能な段階で，栄養サポートの目的は，QOL の維持・向上である．過度な栄養投与や輸液により QOL を悪化させることがないよう，慎重な栄養サポートが求められる．

　各ステージの診断基準に関しては，まだ議論が多く，今後さらに検討が行われるものと考えられるが，"cachexia"の前後にある，"pre-cachexia"と"refractory cachexia"というステージの概念を理解することは，悪液質を念頭に置いた癌患者の栄養管理を行う上で大きな意味がある．

3　緩和医療における栄養療法

1．栄養ルート

　担癌患者においても，栄養管理の原則に基づきできるだけ経口・経腸栄養を選択する[12]．しかし，長期間消化管の通過障害などで経腸栄養を行えない症例には中心静脈栄養（total parenteral nutrition；TPN）を，また，化学療法などの影響で経口摂取が不十分な症例に補助的に静脈栄養を行うことで QOL や予後を改善できることも少なくない[2]ため，静脈栄養で発生頻度の高い感染および代謝性の合併症に留意し，適切な管理を行う．

2．エネルギー投与量

　癌患者に対する至適なエネルギー投与量は，代謝異常が軽い段階では通常の栄養量を投与し，代謝異常が高度になる段階で，投与量を減量する[1]．refractory cachexia の段階では，積極的な栄養投与を行っても有効に利用されないばかりか，代謝上の負荷となり生体に対し有害となるため十分な配慮が必要である（図Ⅲ-171）[3,13]．

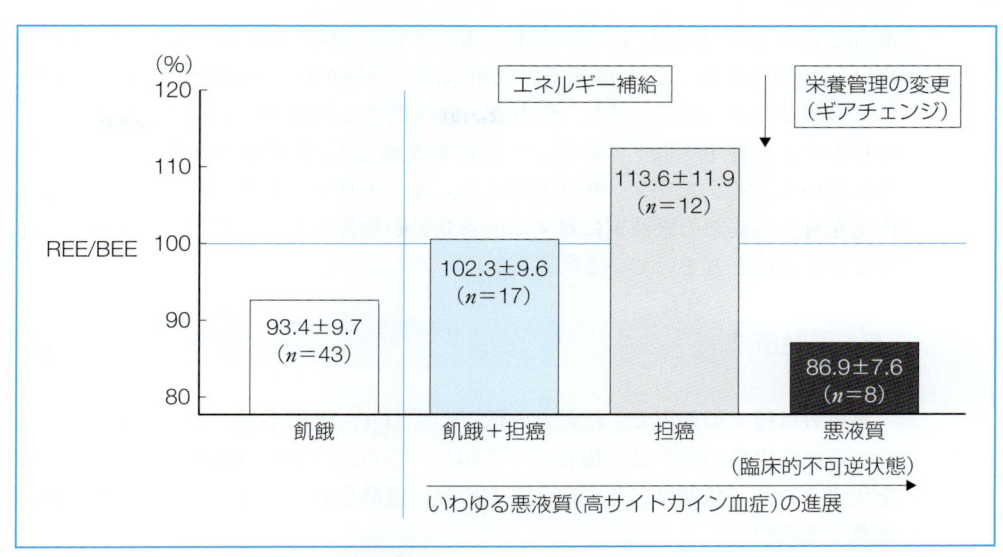

図Ⅲ-171　エネルギー消費量と癌の進展
REE/BEE＝実測エネルギー消費量（間接熱量計）/安静時基礎エネルギー消費量（Harris-Benedict 法）．
（藤田保健衛生大学外科・緩和医療学講座）
（東口髙志：がん悪液質の代謝動態からみた栄養管理．臨床栄養 113：602-607, 2008 より転載）

3. 終末期における輸液管理

　終末期に輸液を行う際は，適応を遵守し，患者や家族の意向をふまえた上での慎重な対応が大切である[14]．

　わが国では，終末期の経口摂取低下症例に対し輸液を行うことが多い．しかし，癌終末期には代謝障害，恒常性の崩壊により，体液貯留を生ずるため，輸液を行うことで，浮腫，胸腹水，気道分泌の増加を招くことが少なくない．過剰な輸液を避けるため，患者の状態をチェックし輸液量を調節する．死亡前1〜2週間程度の最終末期では，1日の至適輸液量が500 ml以下となることも多い[14]．

4. 薬物療法

　悪液質の機序が徐々に解明され，薬剤や特殊な栄養素を用いて，癌患者の低栄養状態を改善する試みがなされてきた．悪液質は炎症性サイトカインが，その代謝障害，食欲不振に重要な役割を担っており，Cox 阻害剤から抗サイトカイン療法など，多くの抗炎症作用をもつ薬剤などの投与が試みられている[8,15]．強力な抗炎症薬である副腎皮質ホルモン製剤は，プロゲステロン製剤とともに，悪液質患者の食欲不振に対し用いられ，体重やQOL の維持に効果が得られているが，副作用のため長期の使用が困難で，使用時期が限定される[8]．非ステロイド性抗炎症薬（NSAIDs）は，集学的治療の1つとして使用することで，悪液質の進展予防に寄与すると考えられている[5]．しかし，悪液質が高度に進展した状態では，有害事象を引き起こすため，投与を中止するべきである[8]．エイコサペンタエン酸（eicosapentaenoic acid；EPA）は，抗炎症作用や骨格筋の分解阻止効果があり，悪

液質患者のQOL維持における効果が報告され[5]，わが国においても癌患者に対し，広く用いられつつある．EPA単独での効果は意見が分かれ，現段階では集学的治療の1つとして有望と考えられている[8]．その他，分岐鎖アミノ酸(BCAA)は，食欲不振をもたらすセロトニンの作用を低下することで食欲を改善し[5]，筋組織の維持にも効果があると報告されている．インスリン，サリドマイド，カンナビノイドなどの，抗炎症作用や食欲増進作用を有する薬剤の悪液質に対する改善効果が報告されつつあるが，現時点では限定的なエビデンスにとどまっている[8]．

5. 運動療法

癌患者は種々の要因で，活動性が低下しており，運動不足による骨格筋萎縮を生じやすい．この筋肉量の減少は，倦怠感を惹起し，さらに活動性の低下をもたらすという悪循環を生ずるため，状態に応じて散歩などの軽い運動を勧め，筋肉量の減少を予防することが重要である[8,11]．

6. 栄養指導，教育

栄養に関する指導やカウンセリングを患者に対し行うことも，栄養状態やQOLによい効果を与えると考えられている[8,11]．癌患者自身が，栄養管理の重要性を認識していないため，栄養摂取を疎かにしたり，迷信や周囲の不適切なアドバイスによって偏った食事を摂ったりして，栄養状態を悪化させていることも少なくない．食事内容や摂取法，栄養補助食品の利用などについて，適切な指導を行うことが重要である．

7. チーム医療と集学的アプローチ

癌患者に対する栄養サポートは，食事や輸液のみならず，栄養指導や運動療法など，多くのものが含まれる．現在，複合的な代謝異常症候群である悪液質を改善することは困難であるが，チーム医療により，多方面から集学的にアプローチすることが，悪液質の進行を遅らせ，癌患者のQOLや予後の向上につながると考えられている[5,8,11]．

[文献]

1) 東口髙志：身体にも精神(こころ)にも優しいがん治療の実践とその効果―新しいタイプの外科医育成を目指して．癌の臨床 55：637-643, 2009
2) Bozzetti F, Arends J, Lundholm K, et al: ESPEN Guidelines on Parenteral Nutrition: non-surgical oncology. Clin Nutr 28: 445-454, 2009
3) Fearon K, Strasser F, Anker SD, et al: Definition and classification of cancer cachexia: an international consensus. Lancet Oncol 12: 489-495, 2011
4) Evans WJ, Morley JE, Argilés J, et al: Cachexia: a new definition. Clin Nutr 27: 793-799, 2008
5) 宇佐美眞：Topic 26 がん患者の栄養管理．静脈経腸栄養 26：917-934, 2011
6) Blum D, Omlin A, Baracos VE, et al: Cancer cachexia: A systematic literature review of items and domains associated with involuntary weight loss in cancer. Crit Rev Oncol Hematol 29: 1-31, 2010
7) Tan BHL, Ross JA, Kaasa S, et al: Identification of possible genetic polymorphisms involved in cancer cachexia: a systematic review. J Genet 90: 165-177, 2011
8) Radbruch L, Elsner F, Trottenberg P, et al: Clinical practice guidelines on cancer cachexia in ad-

vanced cancer patients with a focus on refractory cachexia. European Palliative Care Research Collaborative, 2011(http://www.epcrc.org)
9) 東口髙志, 伊藤彰博, 村井美代：末期癌の臨床経過. 消化器外科 28：1863-1869, 2005
10) Muscaritoli M, Anker SD, Argilés J, et al: Consensus definition of sarcopenia, cachexia and pre-cachexia: joint document elaborated by Special Interest Groups(SIG) "cachexia-anorexia in chronic wasting diseases" and "nutrition in geriatrics". Clin Nutr 29: 154-159, 2010
11) Fearon KCH: Cancer cachexia: developing multimodal therapy for a multidimensional problem. Eur J Cancer 44: 1124-1132, 2008
12) Arends J, Bodoky G, Bozzetti F, et al: ESPEN Guidelines on Enteral Nutrition: Non-surgical oncology. Clin Nutr 25: 245-259, 2006
13) 東口髙志, 森居純, 伊藤彰博, 他：全身症状に対する緩和ケア. 外科治療 96：934-941, 2007
14) 厚生労働科学研究「第3次癌総合戦略研究事業QOL向上のための各種患者支援プログラムの開発研究」班：終末期癌患者に対する輸液治療のガイドライン, 第1版. 日本緩和医療学会, 2007
15) Mantovani G, Madeddu C: Cancer cachexia: medical management. Support Care Cancer 18: 1-9, 2009

（森　直治，東口　髙志）

Ⅲ. 臨床編　D. トピックス

7. エビデンスとガイドライン

1　エビデンスの定義

　医療におけるエビデンスに限る．「科学的根拠」と言い換えられる．
　では「科学的根拠」における「科学的」とは一体どういう状態をさすか．次の2つの立場がありうる．
　①分析方法論的に，対象の一部のみでなく，なるべく全体を俯瞰した立場での分析（俯瞰主義）
　②反証可能な，言い換えれば反証のチャンスを許され，また反証の可能性があるもの（反証主義）
　とくに①の科学的分析方法においては，なんらかの都合を優先した恣意的な"最初に結論ありき"の論理展開は許されない．結論を誘導する論法には，必ず論理的な"ほころび"が存在する．この"ほころび"は，科学的論文における方法と結果の"整合性"と置き換えてよい．医学，生物学は決して数学ではないので，100％の確率での予測はありえない．
　なぜなら，すべての対象が，厳密に同じ"外環境"で，かつ同じ"内環境"にはなりえないからである．たとえば，同じ日に生まれた双生児でも同時に呼吸を始めない限り，同じ時刻に生まれることはありえず，すでにそこで外環境に相違が生まれている．
　内環境の因子が，血圧や呼吸数，神経刺激やホルモン，サイトカインなどだけでも，同時に分析すべき因子が多数すぎて複雑すぎて，全く同じ内環境の定義自体が成立しえない可能性が高い．
　一方②においては，より厳しい反証試験に耐え抜いた命題ほど，信頼性は高いといえる．しかしそれでも100％はありえないのは，前述のとおりである．
　以上より，医学，生物学におけるエビデンスにおいて，絶対的な100％の確率で信頼できるエビデンスは存在しえないことがわかる．

2　永遠のエビデンスは存在するか

　いままでの論証が正しいと仮定すれば，100％正しいエビデンスは存在しない．95％を上回る確率が生物学においての100％とみなされる．この生物学，医学における100％を，数学の100％と誤解してしまっては，臨床における正しい行為は保証されない．いわばエビデンスのピットフォールといえる．
　したがって，数学的な100％の確率のエビデンスは医学にはありえないため，未来永劫に正しいエビデンスは存在しない．
　言い換えれば，エビデンスは時代環境，人間環境，栄養環境の関数であり，常に変動し

うる属性をもつといえる.

3 エビデンスは, 常に"1つ"か?

　ある事象の発生率を予測する場合, 外環境, 内環境を, 統一することが不可能である以上, ある検討から"科学的"に証明されたエビデンスは, 厳密に同一の外環境と内環境との条件が再現されない限り, 100%の予想はありえない. ここに医学, 生物学と数学との本質的な相違点があろう.

　たとえばICU患者への投与エネルギー量とアウトカムとの関係について, 30 kcal/kg/日を基準として, 最もアウトカムがよいのは, ① 1/3～2/3[1], ② 2/3～100%[2], の2つのエビデンスがある. この相違の理由の1つには, 対象の疾患の重症度など, とくにICUにおいては完全に条件が同じ対象群においてエビデンスを出すことができない, という臨床研究の難しさがあると思われる.

4 事実と真実―真実としてのエビデンス

　ある事象が発生したという"事実"は1つである. しかし, その1つの事実を, 異なる位置からみる限りその位置からみる事実は真実である. したがって, 事実は1つであり, しかし真実は1つではない, ということが起こりうる.

　真実が1つではないということが正しいと仮定すれば, 同じ1つの事象を同時に, 異なる人が同じ目的で観察したとしても, 観察する項目がすべて同じであり, 分析に用いる統計処理方法が同じで, その処理限界を通常に表記, たとえば $p<0.05$ と表したとしても, その結果から導かれる, エビデンスとしての結論が同一であるか, といえば, 最終的には分析者の主張すべき論点の違いから, エビデンスは複数存在する可能性が拭えない.

　この複数のエビデンスの相違を, 最小限にする方法こそが科学なのであろう. したがって, 科学的な分析法を極限まで突き詰める努力の大小も, エビデンスレベルの決定因子に含まれる.

5 ガイドライン―ガイドラインの構造としてのエビデンスレベル

　医療におけるガイドラインは, ロードマップに似ている. ある栄養状態の対象に対して, ある目標, たとえば在院日数10日, あるいは肺炎の合併症を最低にする, すなわち最良のアウトカムを得るにはどの道を行けばよいか, のリスク別の複数の道筋を示してくれる. しかし実際の行程で, 実際に何が起こるかまでは保証してくれない.

　そのためガイドラインは, 多くのエビデンスを駆使し, 最大限のリスク回避の方法として確率論を採用する, 医療行為の参照ツールである.

　ガイドラインの構造に, 必ずエビデンスレベルが用いられているのはそのためである.

6 ガイドラインにおけるエビデンスレベル, 推奨レベル

　ガイドラインにおけるエビデンスレベルを表に示す (表Ⅲ-142)[3]. エビデンスレベルの

表Ⅲ-142 ガイドラインにおけるエビデンスレベル分類

エビデンスレベル	治療/予防,病因/有害事象	予後	診断	鑑別診断/症状の発症率研究	経済効果,治療方針決定
1a	RCTsのSR(均質な研究*)	コホート研究のSR(均質な研究*);異なる対象群でのCDR検証	コホート研究のSR(均質な研究*);異なる疾患でのレベル1のCDR検証	前方視的コホート研究のSR(均質な研究*)	レベル1の経済学的研究のSR(均質な研究*)
1b	RCT(信頼区間が狭い場合)"¹	ひとつ以上のコホート研究(フォローアップ施行率>80%);CDR"(ひとつの対象群)	Validating cohort study with 良質な""基準値で検証**されたコホート研究またはひとつの臨床研究センターで検証されたCDR"	良質なフォローアップ****された前方視的コホート研究	経費などの指標による臨床的研究;エビデンスのSR;多方向からの感受性試験をも含む
1c	全か無か§	全か無かの症例研究	絶対的なSpPinな所見とSnNoutな所見""	全か無かの症例研究	絶対的に良いか悪い研究""""
2a	コホート研究のSR(均質な研究*)	コホート研究のSR(均質な研究*)または後方視的コホート研究または対照群が無治療群のRCTs	レベル2以上の診断研究のSR(均質な研究*)	レベル2以上の診断研究のSR(均質な研究*)	レベル2以上の経済的研究のSR(均質な研究*)
2b	ひとつ以上のコホート研究(質の低いRCTを含む;例:フォローアップ施行率<80%	後方視的コホート研究または対照群が無治療のRCTまたは最初のCDR"関連またはサンプル検査のみの検証§§§	良質な""基準値を用いた介入的**コホート研究;展開後のCDR"またはサンプル検査のみの検証§§§	後方視的コホート研究またはフォローアップが不十分	臨床的に経費などの指標による研究;数本のエビデンスのレビュー論文または1本の研究;多方面からの感受性試験を含む
2c	"アウトカム"研究;生態学的研究	"アウトカム"研究		生態学的研究	オーディットまたは"アウトカム"研究
3a	ケース対照試験のSR(均質な研究*)		3bのレベルの研究のSR(均質な研究*)	3bのレベルの研究のSR(均質な研究*)	3bのレベルの研究のSR(均質な研究*)
3b	ひとつ以上のケース対照試験		非連続的な研究;または不定期に基準値を用いた研究	非連続的なコホート研究;または対照が限定された研究	指標,経費,データ分析の質が低く臨床的に感受性を分析できない研究
4	症例研究(質の低いコホート研究やケース対照研究§§)	症例研究(および質の低い予後コホート研究***)	ケース対照研究または質の低いか独立変数でないものを基準値にした研究	症例研究または基準値のない研究	感受性検討のない研究
5	外部の批判のない専門家の意見,生理学に基づく実験室での研究または"原理"	外部の批判のない専門家の意見,生理学に基づく実験室での研究または"原理"	外部の批判のない専門家の意見,生理学に基づく実験室での研究または"原理"	外部の批判のない専門家の意見,生理学に基づく実験室での研究または"原理"	外部の批判のない専門家の意見,経済理論に基づく研究または"原理"

表Ⅲ-142 注

1＊：対象の属性が単一と見なせるため，個々の研究間でバイアスがかかる心配はない．対象の属性に有意差のあるシステマティック・レビューが必ずしもすべて問題ではない．しかし対象の属性が単一ではない対象はすべてではないが有意差のあることが求められる．以上のことより，対象の属性の統一性に問題があると考えられる研究には，エビデンスレベルの数字の最後に"~"を付した．
2~：臨床的の決断方法（それにはアルゴリズム，スコアリング・システムがあり，予後や診断のカテゴリーを決められる）．
3~i：トライアルあるいは信頼度には差があるものの他の研究を理解し，点数をつけ利用するため，この印の所を参照しなさい．
4§：治療法（Rx）利用前に，すべての対象が死亡したがその後の患者の一部は生存している場合，または一部の対象は死亡したが利用後は死亡例がない場合．
5§§：質の低いコホート研究またはケース・対象研究において，比較する群の定義が不明確，または全く同じ方法が対照群に行われているかが明記されていない，アウトカムの判定ができない，または影響因子を同定，調整できない，十分な期間，フォローアップを完了できていない場合．
6§§§：ある断面においてすべての情報を収集することで対象の統一性が保証されている場合，次に人工的に偏差のある群とない群とに分類する．
7~~："絶対的な SpPin"とは，特異性（Sp）が十分高く，ポジティブな結果（Pin）は診断に含まれている（ruled-in）．また"絶対的な SnNout"は，感受性（Sn）が十分高く，ネガティブな結果が診断から除外されている（ruled-out）．
8~~~：質の高い基準は，利用する方法によって結果が変わることはなく，全対象にブラインドで客観的に適応される．質の低い基準は，わずかに方法によって結果が変わることはないものの，行き当たりばったりに適応される研究である．方法と相互に影響する（non-independent）基準（すなわち方法の中にすでに基準が含まれているか，方法が基準に影響する場合），レベル4とする．
9~~~~：質と価値が高い治療法とは，質はまあまあであるが費用が安いか，あるいは質は高く費用が同じかコストを節約できるものである．質と価値が低い治療とは，質はまあまあ高いが費用がかさむか，費用は同じくらいかもっと高く，質が低いものである．
10＊＊：妥当性の検証は，ある特殊なすでに検証済みの診断法の質を検証することである．渉猟的あるいはたまたま網に引っかかるような方法によるデータ収集（例：回帰分析）による分析結果は，有意差ありと判定される．
11＊＊＊：質の低い予後判定コホート研究により，すでにアウトカムが決まり良い結果をもたらすような患者を対象に選ぶバイアスがかかっていたり，アウトカムの測定率が80％未満の場合，またブラインド，客観的にアウトカムを測定されず，または影響する因子を補正していない場合．
12＊＊＊＊：鑑別診断においてのフォローアップの質の高さは，フォローアップ完了率80％以上で，他の診断の可能性が出現するのに適当な時間（急性疾患なら1～6か月，慢性疾患なら1～5年）がかかる場合．

数字が小さいほど，さらに数字のあとに付くアルファベットが a に近いほど，エビデンスレベルは高い．

ここで RCT，すなわち無作為対照試験のエビデンスレベルがすべての試験の形態の中で最も高い．このことは試験をデザインする際に，研究対象の選択にバイアスがないこと，すなわち意図的な対象選択をすることによって出てくる意図的な研究結果の恣意性を究極まで排除することが，科学的根拠のエビデンスパワーを保証しているといえる．

ただし 279 本のガイドラインの分析結果によれば，エビデンスレベルが明記されていたのは全体の 15.4％ であったという[4]．

さらにエビデンスレベルを加味し，ガイドラインの作成者が臨床での実施の推奨の強さを階層分けしている（表Ⅲ-143）[3]．推奨レベルは，エビデンスレベルを含むが，エビデンスレベルだけでなく総合的な判断である．

7 ガイドラインの可能性と限界

エビデンスを採用したガイドラインは，最小でも 95％ の安全性という可能性と，最大

表Ⅲ-143　推奨レベル

A	常にレベル1の研究による
B	常にレベル2または3の研究によるまたはレベル1の研究からの外挿
C	レベル4の研究によるまたはレベル2または3の研究からの外挿
D	レベル5のエビデンスまたは一定しないエビデンスまたはレベルによらず結論のないエビデンス

5%の危険性という限界の2つの運命を，エビデンスと共有する．

8　現実の治療の選択肢とガイドライン

　エビデンスに基づく医療（evidence-based medicine；EBM）が，学問でなく医療行為のツールであるため，エビデンスを用いて作成されたガイドラインも，医療行為のツールとして用いられる．

1．ガイドラインに治療の選択肢があるとき

　いま治療にあたる患者の病態，栄養状態に対する治療の選択肢の中から，どれを選択するかの根拠に迷い，エビデンスが具体的な選択肢を示してくれれば，それに従うことができる．しかしそれでも，エビデンスの95%の確率の限界を共有することを認識しておかなければならない．

2．ガイドラインと衝突したとき

　眼前の病態や栄養病態に対する治療方針が，ガイドラインと合わない場合，衝突する場面があったとしたら，どうするか．答えには少なくとも3つある．
　①ガイドラインの推奨に従う
　②従わず自分の方針に従う
　③その他．その他の中には，患者の意見に従う，も含まれることとする．
　この問いに正答は，おそらくない．それぞれの状況に応じ，個別の対応により正答は一様でない．ただしすべての責任は，医療行為を実際に施行した側にあり，同時にそれを受け入れた側にある．この論理が成立するためには，その医療行為を受け入れる側の十分な納得が必要である．
　ただしあえて選択肢から選ぶとすれば，③その他，患者の意見に従う，を選びたい．
　しかし必ずしも，すべての場合に受け入れ側，患者の了承が得られるとは限らない．たとえば意識障害で身寄りもないケースなどでは，緊急を要しなければ最短なら直属の上司，あるいは所属長，最善は倫理委員会に委ねることで決定結果の公平性は担保できる．
　これらができない場合，それは栄養療法の最後まで責任をもつことが正しいガイドラインの使用法であろう．

3. ガイドラインに治療の選択肢がないとき

ガイドラインは法律に似ている．個別の事案に当てはまるようには作成していない．もし個別に適合するようにしては，年齢や性，体重などすべての条件に沿ったガイドラインを作成しなくてはならず，不可能である．ガイドラインは，治療の概略，最大公約数を示している．したがって個別の症例に適合しない，あるいはその条件がガイドラインに存在しない場合が存在する．

何％がガイドラインに存在しないかは，おそらくその病態の確実性，科学的な研究の確かさに依存すると考えられるが，どのようなガイドラインにも眼前の病態，栄養病態が存在しないことはありうる．

その時こそ，考えて，実践し，アウトカムを測る，絶好のチャンスである．

ただしその治療を受ける患者にとっては，最大のリスクであるという，チャンスとリスクとが同時に共存する局面であることを，認識して栄養療法にあたる必要があろう．

9 最新のガイドラインと最新のエビデンスの重要性

エビデンスが時間とともに変遷するため，ガイドラインの信頼性も時間とともに低下する．Agency for Healthcare Research and Quality（AHRQ）が作成したガイドライン17本の信頼性を，作成後の経過年数ごとにガイドラインの引用したエビデンスの信頼性から，そのガイドラインの生存率（信頼度）を算出した結果，半数のガイドラインが期限切れになるのは5.8年であった．また90％のガイドラインでは3.6年間は信用できたという．したがって3年ごとのガイドラインの改定が必要という[5]．

エビデンスレベル1のシステマティック・レビューさえも，ガイドライン同様，5.5年の賞味期限とされる[6]．

したがって最新のエビデンスによる最新のガイドライン，少なくとも作成後3年以内のガイドラインを用いることが重要である．

10 まとめ

①エビデンスを科学的根拠と定義した．
②エビデンスは必ずしも1つとは限らず，同時に相反するエビデンスが存在しうる．
③ガイドラインはエビデンスレベルと推奨レベルにより推奨事項が分類される．
④エビデンスレベルの高いシステマティック・レビューさえも，報告後の時間経過とともに信頼性が低下する．
⑤ガイドラインの信頼性は，発表後3.6年間は保証され，5.8年後にガイドラインの半数は信頼性が失われる．
⑥したがって，最新のエビデンスに基づく最新のガイドラインを用いることが重要である．

[文献]

1) Krishnan JK, Parce PB, Martinez A, et al: Caloric intake in medical ICU patients-consistency of care with guidelines and relationship to critical outcomes. Chest 124: 297-305, 2003
2) Albert C, Bramkich L, Jones N, et al: The relationship between nutritional intake and clinical outcomes in critically ill patients: results of an international multicenter observational study. Intensive Care Med 35: 1728-1737, 2009
3) Oxford Centre for Evidence-based medicine: Levels of Evidence. 2009 (http://www.cebm.net/index.aspx?o=1025.)
4) Shaneyfelt TM, Mayo-Smith MF, Rothwangl J: Are guidelines following guidelines?-The methodological quality of clinical practice guidelines in the peer-reviewed medical literature. JAMA 281: 1900-1905, 1999
5) Shekelle PGH, Ortiz E, Rhodes S, et al: Validation of the Agency for Healthcare Research and Quality clinical practice guidelines. How quickly do guidelines become outdated? JAMA 286: 1461-1467, 2001
6) Shojania KG, Sampson M, Ansari MT, et al: How quickly do systematic reviews go out of date?: A survival analysis. Ann Intern Med 147: 224-233, 2007

〔雨海　照祥〕

Ⅲ. 臨床編　D. トピックス

8. アスリートの栄養管理

　栄養は，健康に生きるために必要な3つの役割，すなわち，身体活動のエネルギー源となること，身体づくりの材料となること，体調を調節することを担っている．これはアスリートにおいても同様である．しかし，スポーツにおけるトレーニング，そしてゲームやレースで最高のパフォーマンスを発揮することを目的とするアスリートの場合には，一般人レベルの栄養摂取ではなく，運動の内容や強度，持続時間によって栄養摂取も変えていかなければならない．このことを十分に考えずにやみくもにトレーニング量を多くしてしまうと，速やかな疲労回復ができず，やがて慢性的に疲労が蓄積してしまう恐れがある．

　栄養摂取の基本は食事という行動にあり，一般人にもアスリートにも「バランスのよい食事」をすることが求められる．一般人の場合，食事からの栄養摂取については，基準としての「日本人の食事摂取基準」（2010年版）が利用でき，バランスのよい食事を整える上では「食事バランスガイド」を教育ツールとして活用することができる．しかし，アスリートの場合には，その運動量を加味した消費量を考慮しなければならず，また多くの場合，食事量がかなり増えるため，食事バランスガイドのカバーできる範囲を少し逸脱した考え方をする必要がある．

　そこで本項では，アスリートの栄養管理の考え方，スポーツと栄養の関係，食事の揃え方のテクニックとサプリメントの活用について解説する．

1 スポーツと五大栄養素

1. エネルギー

　エネルギーとなるのは，糖質，脂質，タンパク質の三大栄養素である．通常の生活活動においては，糖質と脂質が約1：1の割合でエネルギーを生み出しているが，運動強度が高まるにつれて糖質の割合が高くなるため，糖質の摂取は非常に重要である．低炭水化物ダイエットや，糖質を制限する減量（ダイエット）は行わないほうがよい．

　脂肪は，有酸素運動を主体にエネルギー源として消費されるが，加えて，副腎皮質ホルモンの材料になり，ボディコンタクトの際は体脂肪層が衝撃を和らげるクッションになり，水泳では浮力になる．このように，身体にとって重要な働きを担っているものの，現代の日本の食生活では，過剰摂取気味であるので摂取には注意が必要である．

　タンパク質は，エネルギーになる栄養素であるが，長時間運動時や減量で食事制限している時のように，糖質不足の状態，いわゆる飢餓状態のエネルギー源であり，状況に応じ

て全体のエネルギーの3〜15%を占めるといわれる．

2. 身体づくり

　身体づくりには，タンパク質が最も重要であり，ミネラルがその補助をしている．脂質も細胞膜や体脂肪組織を形成するので，身体づくりに関係する．

　体内に糖質が不足すると，身体は筋タンパクを分解してアミノ酸を作り，ここから脳などのエネルギーを確保しようとする．これを防ぐには，糖質を多く含む食品を十分に食べておき，運動時に低血糖状態にならないようにする必要がある．

　ミネラルには多くの種類があるが，身体づくりとコンディショニングに重要であり，選手の食事で不足となりがちなものとしてはカルシウムと鉄がある．カルシウムは体内の99%が骨や歯の形成に用いられるが，残りの1%は筋の収縮や神経の伝達を調節している．運動をすると汗からの喪失が起こるため，食事からの摂取が不足すると，骨からカルシウムが溶け出して，筋や神経の調節に必要な分を補うため，骨がもろくなってスポーツ障害の原因となる．鉄は，酸素の運搬に関わる血中のヘモグロビン，筋肉中のミオグロビンの構成成分であり，不足すると貧血になる．

3. コンディショニング

　生体内の化学反応を円滑に行うということ，ストレスやスポーツ障害を予防したり回復したりすることから，ビタミンと前述のミネラルに代表される．

　ビタミンには，ミネラルと同様，多くの種類があるが，コンディショニングを考える上で重要なのはビタミンB群とCである．ビタミンB_1，B_2，B_6はそれぞれ糖質，脂質，タンパク質の代謝に関与するので，食事量が多くなれば，それだけ摂取量が増えていかないと，エネルギー合成が円滑に進まなくなり，体内に老廃物が蓄積する恐れがある．ビタミンCはコラーゲンの合成，ストレスの防止，抗酸化機能などさまざまな働きをもっている．いずれも水溶性のビタミンであるので，長時間体内に保持されないため，朝・昼・夕の三食でしっかりと摂る必要がある．また，抗酸化機能は，脂溶性ビタミンであるβ-カロテン(ビタミンAの前駆体)とビタミンEにもあることがわかっている．

2　栄養管理の基本

1. 栄養教育の流れ

　栄養サポートは，選手あるいはチームからの依頼により始まることが多いが，まずはその目標を確かめることが大事である．大きな目標(何かの大会に勝つこと，記録を伸ばすことなど)のために，チームのフィットネス(フィジカル)を向上したいとか，個人が具体的に筋力アップを図りたい，瞬発力をつけたい，持久力を伸ばしたい，試合前の減量を無理なく行いたい，ケガをしない体づくりをしたいなどの，栄養に関連した目標があるはずなので，これを共有する必要がある．チームであれば責任者である監督の考え，個人であ

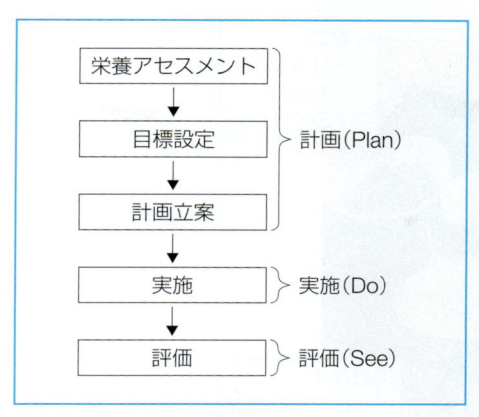

```
┌─────────────────────────┐
│     栄養アセスメント       │
│          ↓              │
│       目標設定    ┐       │
│          ↓       ├ 計画(Plan)
│       計画立案    ┘       │
│          ↓              │
│        実施      ─ 実施(Do)
│          ↓              │
│        評価      ─ 評価(See)
└─────────────────────────┘
```

図Ⅲ-172　栄養教育の流れ
(赤松, 2009[1]) より転載)

ればその選手の考えを聞き，確認する．この時に，栄養サポートにかけられるコストも把握しておく必要がある．

そして，図Ⅲ-172[1]のように，まず「栄養アセスメント」を行う．これには，直接的評価方法として，臨床検査や臨床診査，体格・体組成測定，体力・筋力測定などのデータを提供してもらえるとよい．栄養サポートとしては，間接的評価方法として，食事調査や食環境などのアンケート・聞き取りを実施し，両者を併せて現状の栄養状態を直接的・間接的に把握する．

次に「目標設定」を行う．これは，いつまでに何をどのレベルまで達成するかを決めることであり，いつまでにという期間については，長期・中期・短期の目標を立てる場合もある．目標設定は，いわば理想状態であるから，栄養アセスメントで把握した現状（現実）とのギャップを明らかにし，そのギャップを埋めるためにどのような手法を用いるかを考えるのが「計画立案」となる．同時に，目標が達成できているかをどのように評価するかの尺度も決めておく必要がある．

そして「実施」し，必要があるごとに「評価」し，必要があれば計画の見直しをしていくというのが，一般的な手順となる．

2. 食事の基本は「栄養フルコース型」

栄養士が栄養価計算したメニューがなくても，バランスのよい食事を揃えるには，食品群別の考え方を用いることができる．これを筆者は「栄養フルコース型」[2]の食事と呼んでいる（図Ⅲ-173）．

「栄養フルコース型」の食事は，主食・おかず・野菜・果物・乳製品の5つを毎食揃えるという考え方である．これにより，前項で紹介した五大栄養素がまんべんなく摂取できる．

主食には糖質が多く含まれるので，脳と筋肉のエネルギー源が確保できる．おかずと乳製品にはタンパク質，脂質，カルシウム，鉄が豊富に含まれるので，筋肉・骨格・血液などの身体づくりに貢献する．そして，野菜と果物で，ビタミン，ミネラル，食物繊維を摂

④果物
・イチゴ
・オレンジ

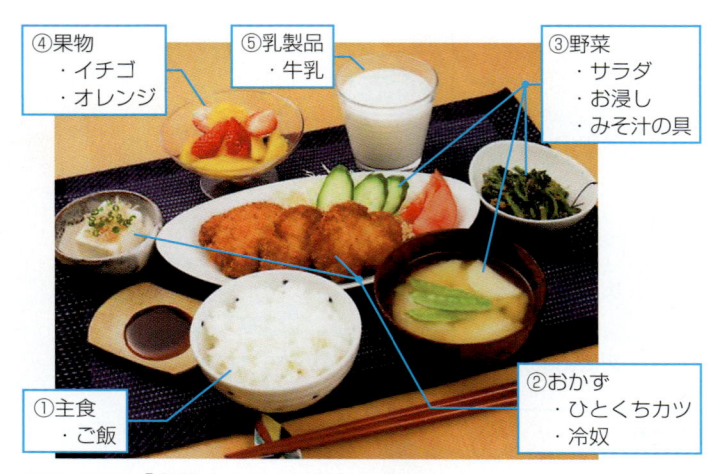

⑤乳製品
・牛乳

③野菜
・サラダ
・お浸し
・みそ汁の具

①主食
・ご飯

②おかず
・ひとくちカツ
・冷奴

図Ⅲ-173　「栄養フルコース型」の食事

取し，コンディションを整えるという考え方である．

3. スポーツのシーズンと食事内容

スポーツのシーズンを便宜的に，通常練習期，身体をつくる筋トレ期，夏場に多い強化練習期，そして調整を含む試合期の4つに大別する．このようにシーズン別に食事を考える場合にも，「栄養フルコース型」の食事が基本となる．

1 筋トレ期

筋トレ期では，ウェイトトレーニングを重点的に行うので，栄養的にはタンパク質の摂取を心がけ，おかずと乳製品を多めにする．しかし，全体の運動量が通常練習期より少なくなる場合には，摂取エネルギーを制限しなければならないので，食材を脂肪の少ないものにし，調理や調味の油を減らす．具体的には，揚げものや炒めものを減らし，乳製品を低脂肪や無脂肪のものに替えるとよい．

2 強化練習期

強化練習期は，食事量全体を増やす．高校生ぐらいでは夏場が強化練習期になることが多いが，暑さのために食欲が低下することが多い．そこで，昼食は，午後の練習を考慮してのどごしがよく消化のよいものにしたり，練習中の水分と糖分の摂取に気をつけて疲労を軽減したりする工夫が必要である．

3 試合期

試合期は，試合前の食事では，エネルギーとコンディショニングが大事なので，主食と果物をしっかりと摂ることを心がける（図Ⅲ-174）．連日試合がある場合には，主食と果物中心の食事では体力が低下してくるので，試合後の食事で，おかずや乳製品を摂ることも考えなければならない．

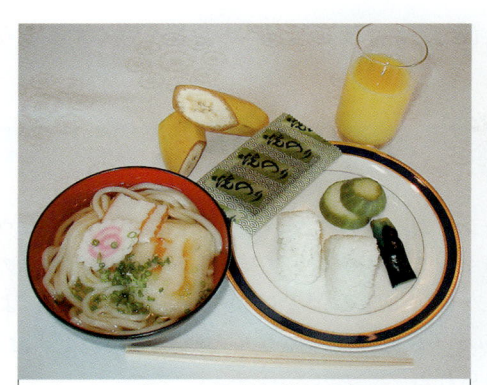

主食：おにぎり，力うどん（餅入り）
おかず：カマボコ，鳴門巻（うどんの中）
野菜：漬物
果物：バナナ，オレンジジュース
乳製品：なし

図Ⅲ-174　試合前の食事例

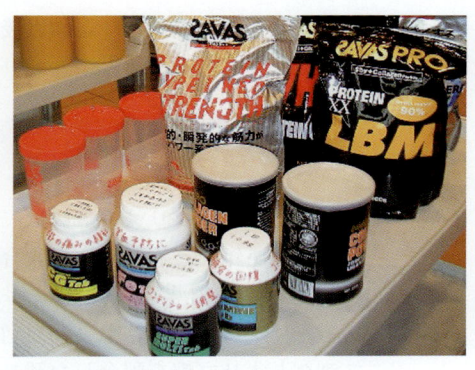

図Ⅲ-175　サプリメント

3　サプリメントの活用

　サプリメントは，基本的には食事で不足する栄養素を摂取するための栄養補助食品のことであり，タンパク質を補給するプロテインや，ビタミンおよびミネラルのタブレットなどがある．しかし，最近は欧米でエルゴジェニック[3]と呼ばれる競技能力を向上するための栄養物質も，日本ではサプリメントとして流通している（図Ⅲ-175）．主なものを以下に説明する．

1. マルトデキストリン

　エルゴジェニック．トウモロコシデンプンを分解して生成する，グルコースが約10分子結合した重合体であり，この素材を用いたドリンクやゼリードリンクが一般的である．とくに，持久的運動において，運動中の糖質摂取により疲労に至る時間が延長され，仕事量が増加することがわかっている[4]．運動中に休みなく糖質を摂取する必要はないが，いわゆる低血糖状態になって筋グリコーゲンが枯渇してしまってからでは手遅れである．サッカーやラグビーなどのハーフタイムの栄養補給には，マルトデキストリンを主成分とし，ビタミンB_1とクエン酸を配合したドリンクが最適であろう．

2. プロテイン

　プロテインパウダーは，牛乳タンパクのカゼイン，ホエイと，大豆タンパクなどを原料とし，目的によってそれぞれ単体あるいは配合されて製品化されている．パウダー状が主流であるが，ゼリードリンクやバー食品も見られる．筋トレ期や，食事でおかずを十分に食べられない場合などに，サプリメントとして用いる．また，吸収を速めるためペプチド

状に分解したものなど，運動直後に飲むために，消化器官への負担を軽くするように設計されたものもある．

3. ミネラル

ミネラルのサプリメントには，カルシウム，鉄のタブレット，およびマグネシウム，カリウム，亜鉛なども配合した複合型のマルチミネラルタブレットがある．乳製品の摂取量が不足している場合はカルシウムを，貧血気味の選手は鉄を摂取することにより，パフォーマンスが改善される可能性がある．最近は，ミネラルの吸収を高める成分として，フラクトオリゴ糖を配合した製品がみられる．

4. ビタミン

ビタミンのサプリメントには，ビタミンB群，Cの水溶性ビタミンのタブレットと，脂溶性ビタミン（A，D，Eなど）も配合したマルチビタミンタブレットとがある．ビタミン摂取による競技力向上を検証した研究は多くみられるが，いまだ決め手になるようなものはない．しかし，すべての選手が，エネルギー消費に見合った広範囲の食品を含む食事を摂っていると仮定するのも現実的とはいえない．よって，蓄積性がないため過剰症の心配が少なく，逆にこまめに補わないと体内量が低下する，水溶性ビタミンの摂取は第1に心がけたいものである．

5. 分岐鎖アミノ酸

エルゴジェニック．タンパク質を構成するアミノ酸のうちバリン，ロイシン，イソロイシンの3種類が分岐鎖アミノ酸（branched chain amino acids；BCAA）であり，その特徴は筋でエネルギーとなることである．一般に，持久的運動であっても瞬発的運動であっても，筋グリコーゲンが枯渇してくると，筋タンパクが分解され，エネルギー源として利用されることが知られている．このような場合のBCAA補給は，筋タンパクの分解とエネルギー化を抑える意味で有効である．

6. コラーゲン

エルゴジェニック．タンパク質の一種であるが，骨，関節，腱，靭帯を構成する．豚や魚から抽出され，パウダーやタブレットに成型される．怪我からの回復や予防に用いられ，その有効量は1日に10gとされる．

7. クレアチン

エルゴジェニック．クレアチンを摂取することにより，筋中のクレアチンリン酸濃度が上昇し，瞬発力（ATP-PCr系のパワー発揮能力）が高まる．クレアチンは食肉中に含まれる成分であり，日本では食品に分類されるので，決められた量を守って摂取すれば，副作

用などはない．しかし，使用にあたっては，まず日常の栄養摂取を理想状態にし，水分補給を十分に行い，さらにウォーミングアップやクーリングダウンをおろそかにしないことが必要である．また，不純物のない純度の高い製品を選ぶこと，筋中濃度を最大にするためのローディング期（1日20gを4回に分けて6日間摂取）と，身体を慣らすためのメンテナンス期（1日5gを1週間以上）の用法・用量を守ることが重要である．

8. サプリメントの考え方

　一般に，サプリメントは食事改善を十分にした上で，それでも不足する栄養素がみられる場合に使用するように指導される．しかし，現実は選手に十分な食事改善が望めない場合がほとんどである．食事をいい加減にしてサプリメントに頼るというのは本末転倒であるが，自分の目的と食事内容をよく把握して，サプリメントを選んで使用するならば，サプリメント摂取は選手にとって有効なスキルの1つとなりうる．

　また，近年，海外のサプリメントにドーピング禁止物質が混入していたために，ドーピング違反になった例があり，サプリメントの安全性がいっそう問われるようになってきた．日本では，2002年に日本アンチ・ドーピング機構（JADA）が発足し，ドーピングの観点から安全と認めたサプリメントにJADAの公認マークを与えている．詳しくは，JADAのウェブサイト（http://www.playtruejapan.org/）に公認商品が掲載されているので，参照されたい．

4 栄養サポートの例（日韓FIFAワールドカップサッカー）

　2002年の日韓FIFAワールドカップに向けては，フィリップ・トルシエ監督のチーム作りが固まっていなかったため，監督就任当初の1998年には代表に栄養担当は置かれなかった．代表チームが宿泊するホテルの調理担当とのメニュー調整などは，当時のチームスタッフである3人のトレーナーのうちの1人が行っていた．2001年6月になって，代表選手の試合後の疲労回復が円滑に進まないことに危機感を感じたトルシエ監督の考えもあり，また，食事やサプリメントを見直そうという意見もあって，代表に栄養担当をつけるようになり筆者が依頼を受けた．

　実際に活動したのは，2002年の1月からワールドカップ本戦終了までの半年間であったが，宿泊先のメニュー内容の改善，日常および試合時に用いるサプリメントの提案と指導，個人カウンセリングの実施，ドクター，トレーナーと連携したコンディションに関わるアドバイスの実施を行った[5]．ここで，最も大事なことは，前回のワールドカップ出場者に加えて，ユース代表やジュニアユース代表時代に栄養指導を受けた選手がチームの主力になり，全員が栄養に関心をもっており，適切な食行動を取っていたことである．また，ドクター，アスレティックトレーナーとの毎日のミーティングを通して，メディカルチームが非常にまとまっていて，常に情報を共有していたことも大事な要素であろう．

　結果は，予選リーグを突破したものの，ベスト16に終わったが，選手の体重・体調はワールドカップ期間を通して安定しており，またエネルギー摂取量は平均して5,000 kcalを超え，栄養バランスも良好であった（図Ⅲ-176）．

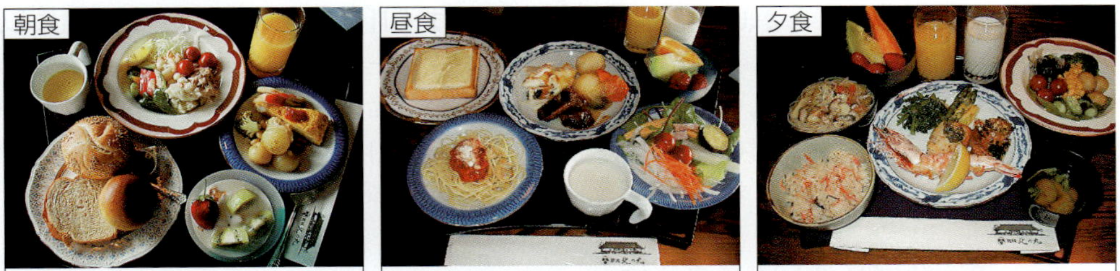

朝食	昼食	夕食
主食：パン おかず：ツナ，オムレツ 野菜：サラダ，温野菜 果物：フルーツ，オレンジジュース 乳製品：コーンスープ，ヨーグルト	主食：パン，スパゲティ おかず：ビーフステーキ，チキングラタン 野菜：サラダ，野菜のスープ煮 果物：フルーツ，オレンジジュース 乳製品：牛乳，チーズ，ポタージュ	主食：桜海老の炊き込みご飯，けんちんうどん おかず：海老の塩焼き，白身魚のマリネ 野菜：サラダ，アスパラソテー，おひたし 果物：フルーツ，オレンジジュース 乳製品：牛乳

図Ⅲ-176　サッカー男子Ａ代表の合宿時の食事メニュー

5　おわりに

　競技力向上のためにトレーニングには一所懸命取り組むものの，トレーニング以外の生活に無頓着な選手が少なくない．しかし，同じようにトレーニングをしているのであれば，差がつくのは，トレーニングでというよりは，むしろ食を含めた生活の時間であると考える．

　サッカー日本代表選手をみていると，ジュニアユースの時代から栄養指導を受けている選手は，代表合宿のビュッフェ形式の食事でも，自然に「栄養フルコース型」の選び方ができている．このような選手は，海外のチームに所属してもコンディションを落とすことなく活躍している．これは，栄養教育を早期から実施したことの成果であろう．

　選手だけでなく，選手を指導する人，ケアする人，保護者や配偶者を含む食事をつくる人すべてが，スポーツにとっての栄養の重要性を理解することを願うものである．

[文献]
1) 赤松利恵：栄養教育と行動変容．赤松利恵（編）：栄養教育スキルアップブック．pp5-6，化学同人，2009
2) 杉浦克己，田口素子，大崎久子：選手を食事で強くする本．p47，中経出版，2007
3) Williams MH（著），樋口満（監訳），杉浦克己，他（訳）：スポーツ・エルゴジェニック―限界突破のための栄養・サプリメント戦略．大修館書店，2000
4) 杉浦克己：糖質摂取とスポーツパフォーマンス―持久的運動を中心に．平野裕一，加賀谷淳子（編）：トレーニングによるからだの適応―スポーツ生理学トピックス．pp24-33，杏林書院，2002
5) 杉浦克己，菅泰夫：代表チームにおける栄養サポート（サッカー日本代表チームに対する医学サポートの実際）．臨床スポーツ医学　23：531-537，2006

〈杉浦　克己〉

Ⅲ．臨床編　D．トピックス

9. オートファジー

　栄養飢餓時に生じるオートファジー（自食作用）の現象は酵母から高等動物に至るすべての真核生物に備わった大規模な細胞内分解システムとして注目されている[1]．ユビキチン-プロテオソーム系が選択的基質特異的にタンパク質を分解することに対して，オートファジー系は非選択的に細胞内タンパク質や細胞内小器官を分解し，アミノ酸を産生することが特徴である．オートファジーの最も大切な生理機能の1つは栄養枯渇，飢餓状態での栄養源の確保である．オートファジーの欠落は栄養飢餓時にアミノ酸源を確保できず窒素死に陥りやすくなるだけでなく，細胞内の不良タンパク質や老廃物の除去ができずに細胞死に至る．一方，過剰なオートファジーの発現は自身のタンパク質や細胞内小器官を消化してしまい細胞死から臓器傷害を生じる可能性もある．このため，栄養学的介入はオートファジーを調節できる可能性がある．

1 オートファジーとは

　オートファジーとは非選択的な細胞内タンパク質や細胞内小器官の分解システムであり，細胞内に新たな膜系を出現させ，これにより自己の一部を隔離して分解する自食現象をいう．ギリシャ語のauto（自己）とphagy（食べる）に由来しautophagy（オートファジー）と名づけられた．細胞が栄養飢餓や低酸素状態に陥った場合に細胞生存のために自身の細胞内タンパク質や小器官を文字どおり自食することによって活動に必要なエネルギーを産生する仕組みがオートファジーである．

　オートファジーは栄養飢餓状態や低酸素などの特別な環境下でのみ発現するのではなく，定常的に細胞内の不良タンパク質の分解，再利用，さらには細胞内に侵入した微生物の排除のほか，腫瘍の発現，老化，神経変性などの防御を行うゲノムの監視役としての役割も担っているとされる．このようにオートファジーは生体の恒常性の維持にも関係し，オートファジーの破綻が疾患発症と関係してくることから，ここ数年，脚光を浴びてきている．

　オートファジーはその発現様式により図Ⅲ-177に示すようにマクロオートファジー，ミクロオートファジー，シャペロン介在性オートファジーの3つに分けられる[2]．マクロオートファジーは最もよく研究されていて，細胞質の一部を包み込んだオートファゴソームが形成され，これがリソソームと融合しオートリソソームとなり内容物が分解される．一般にオートファジーと呼ぶ場合はこのマクロオートファジーを意味することが多く，本項でもとくに断りがなければマクロオートファジーの意味で用いることにする．

　ミクロオートファジーはオートファゴソームを形成せずに直接，リソソームの膜が嵌入

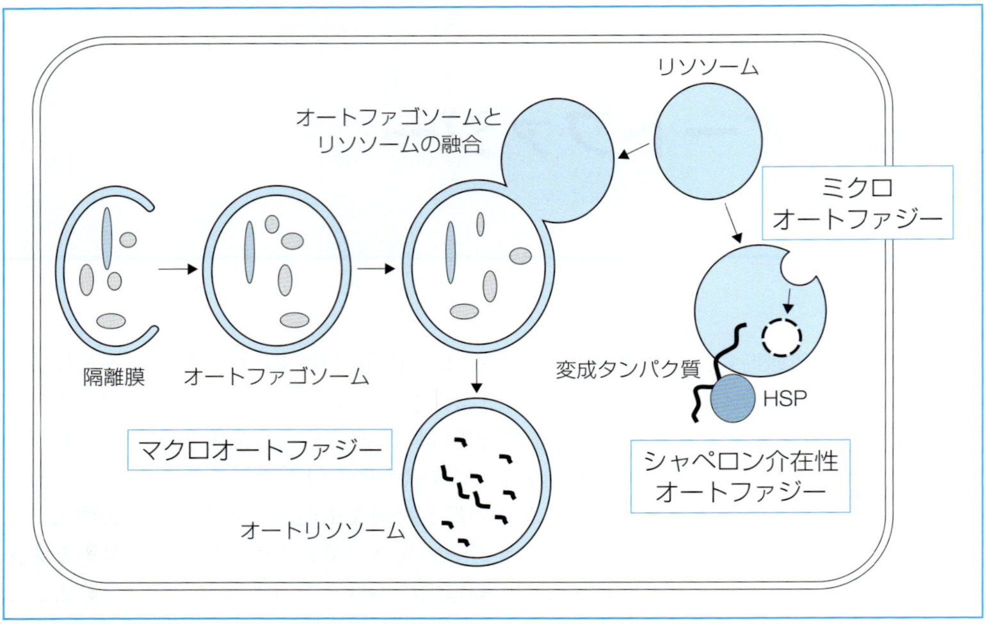

図Ⅲ-177　オートファジーの発現様式
HSP：熱ショックタンパク質.

して細胞質の一部分を内部へ取り込み分解する方法である．最後のシャペロン介在性オートファジーは，前述した2つのオートファジーが非選択的であるのに対して基質となるタンパク質がシャペロンにより認識され，この複合体がリソソームの膜に結合する．その後基質のタンパク質のフォールディングがほぐされ，リソソーム膜を通過しリソソーム内に取り込まれ分解される．

　オートファジーは生体内の老廃物の除去や恒常性の維持だけでなく，これまでアポトーシスとネクローシスに大別されていた細胞死と異なる第3の細胞死としても注目されている[3]．すなわち，ある一定期間にわたって栄養素が枯渇した状態になると，最終的には細胞は自身のタンパク質や細胞内器官を消化してしまい，細胞死に至るのである．オートファジーはアポトーシスと同じく，生体にとっては必須の現象であり，変性タンパク質の除去，発癌抑制などに関係しているが虚血再灌流傷害などの臓器傷害にも関係していることが報告されている[4]．筆者も敗血症モデルでのオートファジー発現が臓器傷害と関係し，栄養学的介入が傷害を改善することを確認している（未発表データ）．

　栄養学的介入がオートファジーを抑制でき，さらには臓器傷害の防止，予後改善につながるとわれわれが考えるのには根拠がある．それは，栄養などのオートファジーを制御するシグナルがどのようにしてオートファジーの実行因子に伝達されるかが明らかになりつつあり，アミノ酸とインスリンシグナルの重要性が後述するように指摘されてきたからである（図Ⅲ-178）[4,5]．

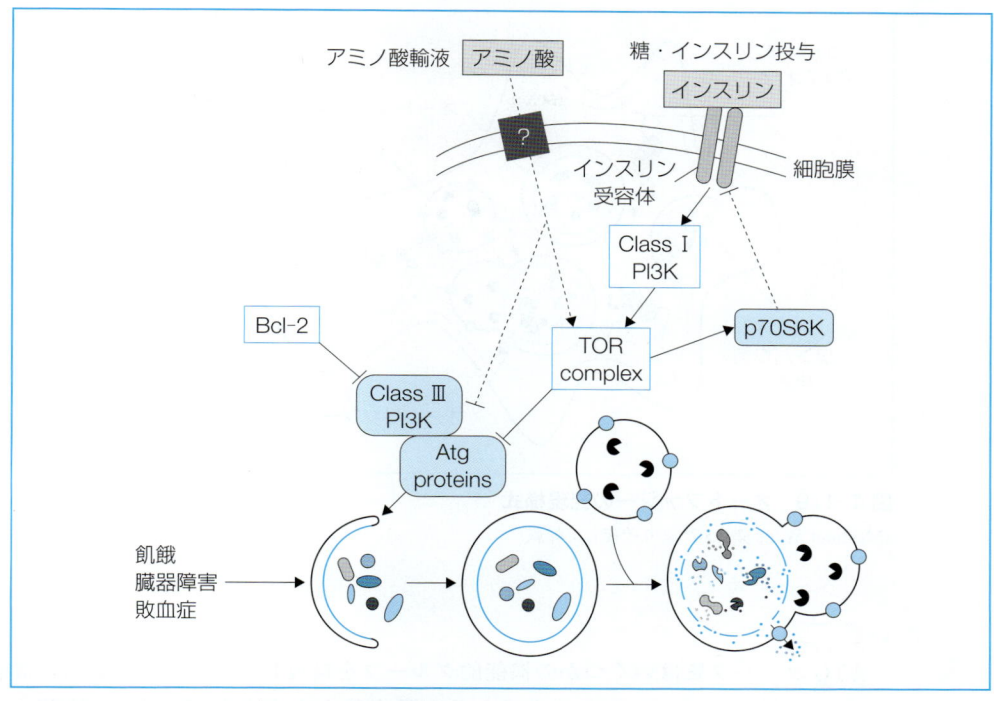

図Ⅲ-178　オートファジーのシグナル伝達
(Martinet W, et al, 2007[4])より改変して転載)

2　オートファジーの膜形成機構とシグナル伝達

　オートファジーの特徴はダイナミックな膜形成機構を伴って進行することである．オートファジーが誘導されると細胞質に扁平な膜小胞が出現し，これが隔離膜となって最終的には直径 0.5〜1 μm の細胞質の一部を 2 枚の膜で取り囲んだオートファゴソームが約 5〜10 分で形成される．このとき，ミトコンドリアや小胞体断片など細胞内小器官も対象となる．

　次にオートファゴソームの外膜とリソソーム膜との融合によりオートリソソームが形成され，取り囲まれた内容物は内膜と一緒にリソソームの加水分解酵素群の働きによって分解・消化される（図Ⅲ-179）[4,5]．その後，リソソームの再生が生じ，オートファゴソームは消滅する．このように他の細胞内小器官とオートファゴソームが異なる点として，その発現消滅が一過性であり細胞内のエネルギー状態によって左右される点にある．

　オートファジーは酵母からすべての真核細胞がもつ現象であり，動物でも古くから電子顕微鏡下では見いだされていた．酵母を中心とした分子生物学的研究によりオートファジー実行因子であるオートファジー関連（autophagy-related gene：ATG）遺伝子群が同定され，ここ 10 数年で爆発的に研究・理解が進んできている．

　ATG 遺伝子は現在 30 以上が同定されているが，オートファジーに必須の 18 の遺伝子はすべてオートファゴソームの形成に関係するタンパク質をコードし，この大部分のATG タンパク質の進化はよく保存されていてヒトを含む哺乳類までホモログが存在して

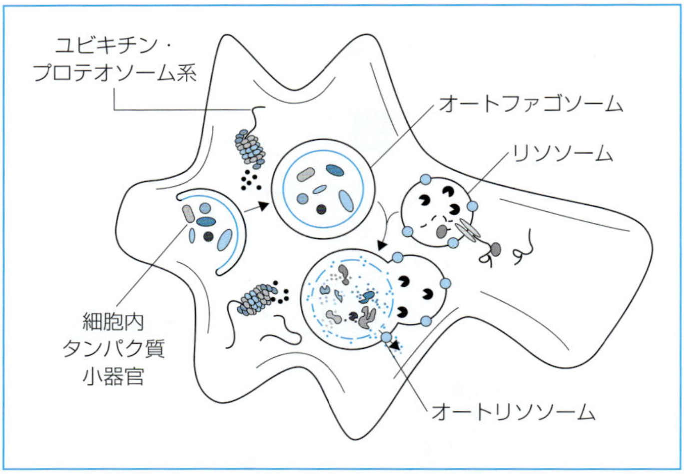

図Ⅲ-179　オートファジーの発現様式
(Martinet W, et al, 2007[4]より改変して転載)

いる．

　ATGタンパク質はいくつかの機能的グループを構成し，これらが階層的に機能することでオートファゴソームが形成される．代表的なものとしてはUnc-51-like kinase 1 (ULK1)複合体，クラスⅢ phosphatidylinositol-3 kinase(PI3K)複合体，LC3システムがある．

　ULK1はAtg1のホモログでAtg13，Atg101などと巨大なULK1複合体を構成し，後述する栄養量を感知して指令を出すタンパク質キナーゼであるthe mammalian target of rapamycin(mTOR)によって抑制的に制御されている．

　クラスⅢPI3K複合体はAtg6のホモログであるBeclin1を中心にAtg14などと複合体を形成し，隔離膜形成に必要なPI3リン酸を産生する．

　LC3システムは隔離膜末端を融合させオートファゴソームの完成に関与する．LC3はAtg8のホモログであり，LC3が切断されLC3-Ⅰとなり，これにリン脂質ホスファチジルエタノールアミンが結合してLC3-Ⅱとなる．LC3-Ⅱ量はオートファゴソームの数と相関し，現在オートファジーのスタンダードマーカーとして広範に使用されている．

　細胞内の栄養応答はセリン・トレオニンキナーゼであるmTORにより統合的に制御されている．mTORは2種類の複合体(mTORC1，mTORC2)から形成され，mTOR阻害剤であるラパマイシンはオートファジーを誘導することが知られている[6]．つまりmTORはオートファジーの生理的抑制因子と考えられる．アミノ酸の減少によりmTORが不活性化されるとULK1複合体が活性化され，オートファゴソーム形成が開始されることになる．

　mTORはアミノ酸，インスリンなどの富栄養からの刺激で活性化され，栄養飢餓以外にも低酸素，ラパマイシンにより不活性化される．詳細な機構はいまだ明らかではないが，アミノ酸とインスリンはmTORを活性化することが知られているので，アミノ酸，グルコース・インスリン投与は飢餓時のオートファジーによる細胞死を抑制できる可能性が考えられる．

アミノ酸感知シグナルについては不明であるが，アミノ酸はオートファジーによるタンパク質分解産物であるとともに，強力な抑制因子として作用する．ロイシン，イソロイシン，グルタミンなどがタンパク質分解を抑制することがわかっている[7]．しかし特定のアミノ酸よりは複数のアミノ酸からなる遊離アミノ酸プール濃度がより重要と考えられ，臨床的な投与方法も含め興味がもたれる．

さらにアミノ酸とは別経路でインスリンシグナルがオートファジーの負の制御因子としてmTORを介して作用することも明らかとなっていて，これは個人的にはインスリン投与による血糖管理が有効であることの基礎的知見につながるのではないかと考えている．

mTOR以外にもAMPK（AMP-activated protein kinase），p53などがオートファジーと関連する重要な因子として考えられている．さらには熱量（エネルギー）制限が長寿と関係することからオートファジーと老化，長寿遺伝子との関係も注目されている．オートファジーのシグナル伝達に代表されるように近年，アミノ酸だけでなくグルコース，脂肪酸，コレステロールは単純な栄養素としての受動的役割だけでなく「シグナル伝達分子」としても重要な役割を担っていることが明らかになってきた．今後，種々の栄養素は栄養素であるとともに生理活性物質としての作用も解明され，さらなる栄養学の発展が期待される．

3 オートファジーの生体における役割と疾患との関係

オートファジーの最も大切な生理機能は栄養枯渇，飢餓状態での栄養源の確保と細胞内老廃物の除去にある．栄養飢餓以外にも活性酸素，低酸素，カルシウム，細胞内凝集体，小胞体ストレス，感染など多くの細胞内外の刺激やストレスによりオートファジーが誘導されることが示されている．近年の研究進展により多岐にわたる生理的機能や病態との関わりが判明してきた．

1. オートファジーとエネルギー供給

栄養飢餓はオートファジーを活性化させ，自己成分を分解し新たなエネルギーを栄養とする．オートファジー不能株の酵母は窒素源飢餓に対して致死に至る．またオートファジー不能マウスは出生時に低アミノ酸状態に陥る．栄養飢餓時に発現したオートファジーは適切に栄養素の供給がなされれば細胞は回復するが，飢餓状態が持続し細胞内基質が枯渇すると著明な細胞質の空胞化・オルガネラの消失からオートファジー関連細胞死へとつながる[3]．したがって，低栄養状態が持続している患者では適切な栄養管理の必要性の意義がオートファジーとの関連でさらに明らかになってくるのでないかと考えられる．

2. オートファジーと免疫

オートファジーは侵入してきた病原体の直接排除機構として自然免疫に関係している．つまりファゴサイトーシス（食作用）を回避して細胞内に侵入してきた病原体をオートファジー機構が働くことで排除することが明らかとなった．また自然免疫系と獲得免疫系はそれぞれに独立した系ではなく，自然免疫系で分解された病原体抗原はMHCクラスIやク

ラスIIを介して抗原提示され獲得免疫系を活性化させる．オートリソソームで分解された病原体抗原がMHCクラスIやクラスIIの発現を介して獲得免疫系を活性化させることも報告され注目されている．

3. オートファジーと炎症反応

炎症性腸疾患であるクローン病の研究では，Atg16Lの1塩基多型が感受性を示すことからオートファジーの病原体除去能や機能低下がその発症に関係していることが示唆されている．敗血症ではオートファゴソーム数が肝臓で増加することが示されているが，現在のところオートファゴソームの増加が敗血症の悪化に作用するのか，悪化を防止するために活性化されているのかは判然としていない．

4. オートファジーと品質管理

栄養飢餓によりオートファジーは誘導されるが，富栄養下でも恒常的に基礎的レベルでもオートファジーが起こっていることが明らかとなっている．この基礎レベルの恒常的なオートファジーによる分解はタンパク質・オルガネラ(細胞内小器官)の品質管理を行い，細胞内老廃物の除去に重要である．発生・分化などの細胞環境の変化に応じて細胞内のオルガネラは調整を受け，合成と分解のバランスで調節を受けている．

このオルガネラ分解にはユビキチン-プロテオソーム系は作用できないためオートファジーが主要な経路として機能し，ペルオキシソームやミトコンドリアなどの分解に関するオートファジーの重要性が指摘されている．とくに傷害されたミトコンドリアは細胞質内にチトクロームcを遊離することでアポトーシスを誘導することにつながる．このため選択的にミトコンドリアを排除する必要があり，これをオートファジーが担っている．

このようにミトコンドリア選択的なオートファジーはmitophagyと呼ばれ，この活性低下はパーキンソン病の発症原因となることが示されている．ペルオキシソームや小胞体，さらには細胞内封入体，脂肪滴，リボソームも選択的なオートファジーにより排除され，pexophagy, reticulophagy, aggrephagy, lipophagy, ribophagyなどと呼ばれている．

タンパク質分解に関してもユビキチン化されたタンパク質の分解がオートファジーによっても実施され，この欠損によりユビキチン化タンパク質の蓄積が生じると考えられている．アルツハイマー病モデルマウスでのオートファジーの活性化によりアミロイド病変が軽減されることからオートファジー活性化が治療法になる可能性もある．

このようにオートファジーは従来の飢餓適応としての役割以外にも基礎レベル，恒常的レベルでは細胞内品質管理に関係し，傷害オルガネラや細胞内異常タンパク質の蓄積は種々の疾患の発症と関連していることが明らかにされ注目されている．

5. オートファジーと癌

オートファジーの癌細胞における働きは非常に複雑で，癌細胞死に抑制的に働く場合，促進的に働く場合，また癌増殖自体を抑制する場合のいずれも確認されている．Beclin1

の欠損によりp62の蓄積が生じ，このため腫瘍形成が促進されることからオートファジーによる腫瘍抑制効果が注目されている．オートファジーの欠損によりミトコンドリアの異常や活性酸素の産生，これに伴う染色体の不安定性などが機序と考えられている．これに対して癌化刺激がオートファジーを誘導すること，さらに細胞の悪性腫瘍化にもオートファジーが関与しているという報告もある．今後，新たな治療戦略として注目される．

6. オートファジーとその他の疾患

　恒常的オートファジーの欠損は心筋細胞内にユビキチン化タンパク質を蓄積させ心肥大や心室拡張，収縮不全をもたらす．膵β細胞特異的 Atg7 欠損マウスではグルコース応答性のインスリン分泌が低下することから2型糖尿病の発症機序にオートファジー不全が関係していることが予想される．傷害された糸球体上皮細胞の回復期にオートファジーは強く誘導されることから糸球体硬化症の発症にオートファジー不全が強く関与している可能性がある．先天性筋ジストロフィーの病因としてもオートファジー不全が関係していることが示唆されている．

4　オートファジーと栄養管理

　飢餓ストレスが最もオートファジーの誘導に関係している．そしてこの誘導されたオートファジーに関してアミノ酸負荷やインスリン投与は mTOR の活性化を通じてオートファジーを抑制することが可能である．急性期の病態においてはタンパク質投与の重要性が指摘されてきている[8]．このことは急性期の異化反応の一部はオートファジーの亢進が関係している可能性があり，適切なタンパク質投与が過剰なオートファジーを抑制し異化反応を軽減する可能性のあること，急性期の栄養管理の重要性を示唆している可能性がある．

　重症患者での投与エネルギー，投与経路については議論の余地が残されている．EPaNIC 試験では経腸栄養で投与熱量が確保されない場合，早期から静脈栄養を併用すべきか，遅くてもよいのかを検討した試験である[9]．この結果，90日生存率に差は認めないが，後期から静脈栄養を併用した群でICU滞在日数，在院日数の有意な減少が得られ，感染性合併症が有意に減少するという結果が得られている．早期から静脈栄養を併用することでオートファジーが抑制され感染性合併症が増加したのではないかという可能性を説いている．今後のさらなる検討が待たれる．重症患者での栄養管理や血糖管理はオートファジー制御の観点からも重要性を増してくるのではないかと考えられる．

　近年，熱量制限が長寿遺伝子である Sirtuin を活性化させることで動脈硬化や糖尿病の発症を低下させるだけでなく老化の防止から長寿につながることが示されている．筆者も短期の隔日の熱量制限でも長寿遺伝子系が活性化され，炎症反応の抑制につながることを示している[10]．細胞内エネルギー代謝とオートファジーが長寿とどのように関連しているのか注目される．

5 おわりに

　オートファジーは栄養飢餓時のエネルギー確保だけでなく，細胞内オルガネラやタンパク質の品質管理を行うことで恒常性の維持にも関与している．このためオートファジーは生体にとって必須の現象であり，この不活性化，活性化はさまざまな生理現象，病態発現に関係している．オートファジーの制御の最も重要な因子はアミノ酸，インスリンなどの，これまで栄養療法の重要な位置を占めていた因子である．
　オートファジーの促進や抑制の病態形成への関与がさらに解明されることで，より適切な栄養療法がさらに病態改善の治療法として重要性を増してくるものと考えられる．

[文献]

1) Klionsky DJ: Autophagy: from phenomenology to molecular understanding in less than a decade. Nat Rev Mol Cell Biol 8: 931-937, 2007
2) Cuervo AM: Autophagy: many pass to the same end. Mol Cell Biochem 263: 55-72, 2004
3) Hotchkiss RS, Strasser A, McDunn JE, at al: Cell death. N Engl J Med 361: 1570-1583, 2009
4) Martinet W, Knaapen MWM, Kockx MM, et al: Autophagy in cardiovascular disease. Trends Mol Med 13: 482-491, 2007
5) Mizushima N, Levine B, Cuervo AM, et al: Autophagy fights disease through cellular self-digestion. Nature 451: 1069-1075, 2008
6) Ma XM, Blenis J: Molecular mechanisms of mTOR-mediated translational control. Nat Rev Mol Cell Biol 10: 307-318, 2009
7) Mortimore GE, Pösö AR: Intracellular protein catabolism and its control nutrient deprivation and supply. Ann Rev Nutr 7: 539-564, 1987
8) 岩坂日出男：急性期アミノ酸補充の意義．救急医学 33：1779-1784，2009
9) Casaer MP, Mesotten D, Hermans G, et al: Early versus late parenteral nutrition in critically ill adults. N Engl J Med 365: 506-517, 2011
10) Hasegawa A, Iwasaka H, Hagiwara S, et al: Alternate day calorie restriction improves systemic inflammation in a mouse model of sepsis induced by cecal ligation and puncture. J Surg Res 174: 136-141, 2012

〈岩坂　日出男〉

欧文索引

％
％ ideal body weight（％ IBW） 233, 495
％ loss of body weight 234
％エネルギー 131
％標準体重 504
────の低下，COPDによる 495
％理想体重 233

数字・時計数字
1型糖尿病 388
1α-OHD₃ 416
2-compartment model 229
2型糖尿病 388
────治療薬 392
────の発症機序 725
2価鉄 487
2-コンパートメントモデル 229
2次除菌 518
3-Mehis 252
4-hydroxy-2-nonenal（HNE） 99
5％グルコース 29
5-ASA製剤，潰瘍性大腸炎に対する 536
5-FU 627
5-HT 109
5-メチルテトラヒドロ葉酸 72
5-レベルモデル 230
6分間歩行距離 496
6分間歩行試験，栄養評価のための 257
16S rDNAクローンライブラリー法 195
24時間血圧 399
24時間持続注入法，HPNの 353
24時間自由行動下血圧測定（ABPM） 399
24時間尿 Cr 排泄量推計値 402
25-ヒドロキシビタミン D₂（25-OHD₂） 415
25-ヒドロキシビタミン D₃（25-OHD₃） 415

1,000 g 未満児の栄養管理 472
1,500 g 未満児の栄養管理 471
Ⅳ型脂質異常症 606

ギリシャ文字
αGI 薬 392
α-アミラーゼ 392
α-グルコシダーゼ 392
α-グルコシダーゼ阻害薬（αGI 薬） 392
α-ケトグルタル酸 46
α-ケト酸 46
α-リノレン酸 56, 329, 377
α₁-antitrypsin 524
β-hydroxybutyrate 663
β酸化，脂肪酸 178
β遮断薬 404
β₃ アドレナリン受容体遺伝子多型 684
γアミノ酪酸（GABA） 344
γ-グロブリン 575
γ-リノレン酸 55
Δ9 不飽和化酵素 55
ω炭素 53

A
A 胆汁 59
AA 465
AAA 249, 576, 582
────の増加 583
ABC 344, 685
ABPM 399
abuse and neglect 692
ACD 490
ACE 404
acetoacetate 663
ACTH 109, 433
acute coronary syndrome（ACS） 381
acute injury phase 183, 660
acute phase negative protein 242, 246
acute phase reactants 242
adduction 257

adrenocorticotropic hormone（ACTH） 109, 433
ADH 27, 480
adipokine 261
adiposity rebound（AR） 140
adverse reactions to food 457
AFD 児 473
aggrephagy 724
agouti-related protein（AgRP） 106, 109
AIDS 508
────発症のリスク 508
AKBR 576, 663
albumin（Alb） 240
alcohol dehydrogenase（ADH） 27, 480
aldehyde dehydrogenase（ALDH） 481
ALI 500
ALS 440
ALT 575
AMA 236
AMC 236, 504
AMP-activated protein kinase（AMPK） 723
AMPC 517
amyotrophic lateral sclerosis（ALS） 440
anabolism 152
anemia of chronic disorders（ACD） 490
anorexia nervosa（AN） 113, 422, 434
────発症 423
anthropometry 233
anti-retroviral therapy（ART） 508
appropriate for date infant 473
aquired immunodeficiency syndrome 508 → AIDS も見よ
AR 140
ARB 404
ARDS 500

arm muscle circumference (AMC) 236, 504
aromatic amino acids → AAA
ART 508
—— 開始前の患者評価 511
—— と代謝異常 510
—— の副作用，HIV 感染者に対する 510
arterial blood ketone body ratio (AKBR) 576, 663
arterial puncture 327
AST 575
At risk 271
ATG 721
—— 遺伝子 721
—— タンパク質 722
ATP binding cassette transporter(ATP 結合カセット輸送体：ABC) 344, 685
ATP 依存性カリウムチャネル 391
ATP 産生 39
autophagy-related gene (ATG) 721

B

B 型肝炎ウイルス(HBV) 582
B 胆汁 59
bacterial translocation(BT) 170, 294, 321, 334, 340, 505, 525, 598, 602, 611, 679
—— の予防 667
bariatric surgery 365
Barker 仮説 464, 468
basal energy expenditure (BEE) 267, 505, 611
basal metabolic rate(BMR) 16
basal support oral therapy (BOT) 393
BCAA 249, 317, 576, 582, 716
—— 顆粒，肝硬変・肝癌に対する 587
—— 含有補助食品によるタンパクの補充，肝移植前の 593
—— 強化栄養剤 499
—— 減少 582
—— 減少，COPD による 495
—— 濃度 249
—— 補充療法 583
—— 輸液製剤 577
BCAA/AAA 比の低下，COPD による 495
BCAA/AAA モル比 582

BCAA/チロシン比 582
BCKDH 44
BCM 229, 589
——，肝移植術前の 589
BEE 267, 505, 611
biochanin A 418
bioelectrical impedance analysis (BIA) 233, 579
Blackburn 6
blind-loop syndrome 492, 524
blood urea nitrogen(BUN) 250
BMI 234, 360, 683
—— のカットオフポイント，妊娠時 133
—— の低下，COPD 患者における 496
—— (Kaup 指数)，小児の 140
BMR 16
BN 427, 434
BODE index 496
body cell mass → BCM
body composition 230
body composition analyzer 589
body mass index(BMI) 234, 360, 683 → BMI も見よ
branched-chain α-keto acid dehydrogenase(BCKDH) 44
branched chain amino acids and tyrosine ratio(BTR) 249, 582
branched chain amino acids (BCAA) 249, 317, 576, 582, 716 → BCAA も見よ
Broviac・Hickman カテーテル 323
Broviac カテーテル 351
BT-PABA 試験 613
BTR 249, 582
bulimia nervosa(BN) 427, 434
BUN 250
buried bumper syndrome 309
burning feet syndrome 74

C

C 型肝炎ウイルス(HCV) 582
C 型肝炎の栄養代謝 576
C 型慢性肝炎 578
C 胆汁 59
cachexia 634, 698, 699
CAM 517
—— 耐性菌 517
CAP 536

carbohydrate response element-binding protein(ChREBP) 177
cardiac cachexia 503
carnitine palmitoyltransferase I 99
carrier タンパク 240, 524
catabolism 152
catch-up growth 141, 468
—— 型成長パターン 464
catheter-related bloodstream infection(CRBSI) 5, 316, 323, 327, 354, 547, 552
CAVI 262
CCK 111, 116, 120, 122, 150, 606
CCK 遊離促進因子 123
CCM 345
CD4 陽性 T リンパ球 508
CDAI 541
CDD 5
CE 60
central venous(CV) 627
CETP 62, 653
CF 261
CGA 分類 643
Ch 97
ChE 97
chemically defined diet(CDD) 5
CHI 252
cholecystokinin → CCK
cholesterol(Ch) 97
cholesterol-7α-hydroxylase 653
cholesterol ester(CE) 60
cholesterol ester transfer protein (CETP) 62, 653
cholesteryl ester(ChE) 97
ChoRE 177
ChREBP 177
chronic idiopathic intestinal pseudo-obstruction syndrome (CIIPS) 340, 552
chronic kidney disease → CKD
chronic obstructive pulmonary disease → COPD
CIIPS 340, 552
CKD 215, 260, 643
—— 患者の食塩摂取量 648
—— の降圧療法 648
—— の診断基準 643
—— の病期 643
CKD-MBD 648
Claude Bernard 2

closed system　328
Clostridium difficile　527
CM　62, 684
　──の代謝　62
CMV 腸炎　527
cocaine and amphetamine-regulated transcript(CART)　106
collagenous colitis　527
combined nutritional therapy (CNT)　630
conditionally essential amino acid　189
constructive validity　272
continuous subcutaneous insulin infusion(CSII)　393
conventional fixed regimen(CR)群　631
COPD　494
　──患者における栄養障害　494
　──の栄養代謝　495
　──の病態　494
CoQ_{10}　102, 499
$CoQH_2$-10　102
corticotropin-releasing factor (CRF)　185, 432
Cox 阻害剤　701
COX-2 阻害剤　641
　──, 癌悪液質に対する　641
CpG アイランド　182
CPT I タンパク質　99
Cr　251
CRBSI　5, 316, 323, 327, 354, 547, 552
C-reactive protein　242, 536, 541
　→ CRP も見よ
creatinine(Cr)　251
creatinine-height index(CHI)　252
CRF　185, 432
criterion validity　273
critical window　475
Crohn's disease activity index (CDAI)　541
CRP　242, 536, 541
　──, 潰瘍性大腸炎における　536
CSII　393
CT 検査, 下痢における　522
custom-made nutrition　682
CV　627
cyclic PN　329
cyclic TPN　601

CYP7A1　179
cystic fibrosis(CF)　261
cytomegalovirus(CMV)腸炎　527

D

D-キシロース試験　523
D 細胞　119
daidzein　418
DASH 食　401, 403
DBP　583
Dcytb　487
deadly quartet　234
desaturase　55
developmental origin of health and disease(DOHaD)　143, 464
DEXA　232, 672
DHA　56, 344, 377, 465
　──濃度, 脳皮質中の　466
　──の妊娠第 3 後期の蓄積増大　466
diagnosis procedure combination (DPC)　334
dietary reference intakes(DRIs)　204
diet-induced thermogenesis (DIT)　18, 266, 289
direct PEJ　355
direct percutaneous endoscopic jejunostomy, HEN 用　355
direct puncture 法　323
divalent metal transporter 1 (DMT1)　487
DLW 法　21
DNA 合成　491
DNA の塩基配列　42, 175
DNA の転写　42
DNA 反応エレメント(TFRE)　468
DOHaD　143, 464
doubly labeled water(DLW)　21
DPA　56
DPC　334
DPP-4 阻害薬　393
DRIs　204
dual energy X-ray absorptiometry(DEXA)　232, 672
Dudrick　4, 314
duodenal cytochrome b(Dcytb)　487
DW　649

dynamic nutritional assessment　253

E

ebb phase　183
EBM　708
ECL 細胞　121
ECM　229
ED　5, 532, 611
　──チューブ　538
　──不耐例　532
EE　20, 264
EER　22
EGF　194
eicosapentaenoic acid(EPA)　56, 344, 377, 385, 408, 641, 701
eIF　42
elemental diet(ED)　5, 532, 611
　→ ED も見よ
EN　331, 627
　──管理　627
endoscopic naso-biliary drainage (ENBD)　617
endoscopic retrograde biliary drainage(ERBD)　617
energy expenditure(EE)　20, 264
enhanced recovery after surgery (ERAS)　631, 637, 662
enteral nutrition(EN)　331, 627
enterochromaffin-like 細胞　121
EPA　56, 344, 377, 385, 408, 641, 701
EPaNIC 試験　725
epidermal growth factor (EGF)　194
ERAS　631, 637, 662
ERBD　617
erythrocyte sedimentation rate (ESR)　536
　──, 潰瘍性大腸炎における　536
estimated energy requirement (EER)　22
ESWL　613
eukaryotic IF(eIF)　42
evidence-based medicine (EBM)　708
Ex(エクササイズ)　365
extracellular mass(ECM)　229
extravasation of fluid, カテーテル留置による　328

F

FAD 78
failure to thrive 143, 692
　　→FTT も見よ
FAO 暫定基準 3
FAO/WHO 基準 3
farnesoid X receptor (FXR) 178
FAS 177
fast-track surgery 662
fat-free mass →FFM
fat gain phase 183, 660
fat mass →FM
FcεR I 406
ferroportin (FPN) 487, 488
FFA 58
FFM 229, 255, 504
　──減少, COPD による 495
FH 64, 684
Fischer 比 249, 576, 582, 589
　──の低下, 心不全患者における 503
Florence Seibert 3
flow phase 183
FM 255
　──減少, COPD による 495
FMN 78
food allergy 457
food intolerance 457
food-sensitive enteropathy 529
formononetin 418
FPN 487, 488
Francis Moore 4
Fredrickson の分類, 脂質異常症の 371
free fatty acid (FFA) 58
FTT 143, 692
　──の鑑別診断 693
　──の原因 693
　──の身体的特徴 694
full ED 538
FXR 178

G

G 細胞 119, 121
G6Pase 33
GABA 344
GALT 334, 602
Gamble 4
gas-liquid chromatography (GLC) 98
gastric inhibitory polypeptide 120

gastrin-releasing peptide (GRP) 119
gastroesophageal reflux disease (GERD) 518
G-CSF 190
genistein 418
genome-wide linkage screen 683
GERD 518
GF 190
GFO® 630
GFR 643
GH 137, 191
GHS-R 110
GIK 療法 507
GIP 111, 120, 193, 606
glanulocyte colony stimulating factor (G-CSF) 190
GLC 98
glomerular filtration rate (GFR) 643
GLP 193
GLP-1 (glucagon-like peptide-1) 39, 111, 121, 193, 606
　──受容体作動薬 393
GLP-2 193, 548
glucose 6-phosphatase (G6Pase) 33
glucose-dependent insulinotrophic polypeptide (GIP) 111, 120, 193, 606
GLUT2 391
glycoprotein 242
GPx 86, 100
Greenstein 5
growth factor (GF) 190
growth hormone (GH) 137, 191
growth hormone secretagogue receptor (GHS-R) 110
GRP 119
GSH 100
gut-associated lymphoid tissue (GALT) 334, 602
gut starvation 161

H

H. pylori →*Helicobacter pylori*
hub hypothesis 328
H_2 受容体拮抗薬 516, 614
Harris-Benedict 式 (HB 式) 267, 270, 583, 611
Hb 485
Hb 鉄 485

HBV 582
HBV DNA の持続陰性化 581
HCP-1 487
HCS 76
HCU 451, 452
HCV 582
HD 649
HDL 62, 653
HDL コレステロール 371, 685
heat shock protein 162
heat stroke 32
height for age 140
Heiner 症候群 460
HEL 修飾タンパク質 99
Helicobacter pylori (*H. pylori*)
　──陰性潰瘍の薬物療法 518
　──感染 514
　──除菌療法 517
　──除菌療法の保険認可レジメ 517
　──低減作用, プロバイオティクスの 200
heme carrier protein-1 (HCP-1) 487
hemoglobin (Hb) 485
hemothorax 327
HEN 6, 354, 539, 546
　──の合併症 357
　──の副作用 357
Hickman カテーテル 351
high density lipoprotein (HDL) 62, 653
high performance liquid chromatography (HPLC) 98
histamine 109
HIV 508
HIV 感染症 508
　──の治療 508
HMB 155
HMG-CoA reductase 653
HNE 99
holocarboxylase synthetase (HCS) 76
home enteral nutrition 6, 354, 539, 546 →HEN も見よ
home parenteral nutrition 6, 315, 340, 351, 546 →HPN も見よ
homocys tinuria (HCU) 451, 452
hospital starvation 146
HPLC 98
HPN 6, 315, 340, 351, 546
　──, クローン病に対する 540

―― 移行，腸管不全における 551
―― の適応，CIIPSに対する 554
HPN 管理 353
human immunodeficiency virus(HIV) 508
hunger contraction 120
Hunter 舌炎 491
hypercatabolism 188
hypermetabolic 663
Hytten の妊娠時エネルギー付加量 130

I

I-BABP 179
IBS 520, 526
ICM 229
IDA 485
―― の治療 490
ideal body weight(IBW) 233
IDL 63
IED 6, 155, 630, 640
IEM 450
IF 42
IFALD 546, 552
IFN-γ 170
―― による細胞傷害作用 170
IgA 170
IgE 抗体 457
IGF 180
IGF-1 137, 191
IGF binding protein(IGFBP) 191
IGF 結合タンパク 191
IGT 582
IL-6 363
IMD 156, 298
immune-enhancing diet(IED) 6, 155, 630, 640
immune-enhancing formula 162
immune-modulating diet(IMD) 156, 298
immune-modulating formula 162
immunonutrient 159, 162, 659
immunonutrition 6, 155, 159, 162, 173, 594, 627, 659
IMPACT® 594
impaired glucose tolerance(IGT) 582
inborn errors of metabolism(IEM) 450

incretin 193
indirect calorimetry 264, 505, 583
initiation factor(IF) 42
insertion/deletion 多型 683
insulin-like growth factor(IGF) 180
insulin-like growth factor-1(IGF-1) 137, 191
insulin promoter factor-1(IPF-1) 177
intact PTH 330
integrity 294
intensive insulin therapy 251, 660
interleukin-6(IL-6) 363
intestinal failure-associated liver disease(IFALD) 546, 552
intestinal fuel 525
intestinal proglucagon-derived peptides(intestinal PGDPs) 193
intestinal rehabilitation program 545
intestine secretion insulin(incretin) 193
intracellular mass(ICM) 229
intraductal papillary mucinous neoplasm → IPMN
Intrafat 3
Intralipid 3
intrauterine growth retardation(IUGR) 464
in vivo neutron activation analysis(IVNAA) 232
IPF-1 177
IPMN 617
―― の異時性発生，残膵における 619
iron deficiency anemia → IDA
iron responsive element(IRE) 181
iron responsive protein(IRP) 182
irritable bowel syndrome(IBS) 520, 526
IUGR 464
IVNAA 232

J

Japan Health Food Authorization(JHFA) 349

japanese anthropometric reference data(JARD2001) 233
John Hunter 5
Joseph Lister 3

K

K 細胞 120
K 式スケール 689
K 保持性利尿薬 655
Karl Landsteiner 3
Kashin-Beck disease 86
KAST 480
Kaup 指数 140, 234, 693 → BMI も見よ
keratinocyte growth factor(KGF) 193
Keshan disease 86
ketogenesis 663
Kir6.2 391
knee height(KH)値 238
kwashiorkor 569, 687

L

L・ 97
L-アルギニン 456
L 型ピルビン酸キナーゼ 177
L-カルニチン 454, 456
L-グルタミン酸ナトリウム(MSG) 289
L 細胞 121
late evening snack 593
―― の摂取，肝移植前の 593
LBM 229, 240, 504
LBWI 464
LC 98
LC3 システム 722
LCAT 654
LCPUFA 465
LCT 538
LDL 62, 368, 371, 653
―― の代謝 64
LDL apoB100 653
LDL コレステロール 684
―― 低下療法 378
LDL 受容体 64
―― 遺伝子変異 684
LDL 被酸化能 349
lean body mass(LBM) 146, 229, 240, 504, 653
lecithin-cholesterol acyl-transferase(LCAT) 654
leptin 7, 111
LES 116

LHA 106
LILT 548
lipid mobilizing factor(LMF) 698
lipophagy 724
lipopolysaccharide → LPS
lipoprotein lipase → LPL
lipoxygenase → LOX
liver X receptor → LXR
LOAEL 207
long catheter 323
long chain polyunsaturated fatty acids → LCPUFA
longitudinal intestinal lengthening and tailoring(LILT) 548
LOO・ 97
LOOH 97
Louis Pasteur 3
low density lipoprotein 62, 368, 371, 653 → LDL も見よ
lower esophageal sphincter → LES
lowest observed adverse effect level → LOAEL
low risk drinking 481
LOX 96
LOX 酵素 96
L-PK 177
―― 遺伝子発現 177
LPL 62, 653
LPS 171
luminacoid 90
LXR 179
lymphocytic colitis 527

M

malnutrition 465
Malnutrition screening tool (MST) 278
Malnutrition Universal Screening Tool(MUST) 277
malposition 327
maltreatment 692
mammalian target of rapamycin → mTOR
maple syrup urine disease → MSUD
marasmus 687
marginal malnutrition 244
Maroni の式 646
mass screening(MS) 451
matrix gla protein → MGP

maturity-onset diabetes of the young → MODY
MCH 108, 109
MCT 602
MCT/LCT 混合脂肪乳剤 594
mean corpuscular volume(MCV) 72, 489
medical quality improvement 281
medium-chain triglyceride 602 → MCT も見よ
MEIN 594
melanin-concentrating hormone (MCH) 108, 109
melanocortin 109
Menkes 病 85
MEOS 480
Met 576
metabolic surgery 365
metabolic syndrome(MS) 234, 272, 360, 363, 367, 399, 402, 559
――, 小児の 143
METs(メッツ) 365
MGP 417
micronate, 出生体重 700 g 以下の 477
micronutrients 583
―― のモニタリング 600
microscopic colitis 527
microsomal ethanol-oxidizing system(MEOS) 480
migrating motor complex (MMC) 120
mineral bone disorder(MBD) 648
minimal enteral nutrition 471
Mini Nutritional Assessment (MNA®) 679
Mini Nutritional Assessment (MNA)®-SF 274
mislodging 327
mitophagy 724
MMC 120
MODY 177
MOF 663
Moore 4
MRE 181
mRNA 42
―― 輸送 468
MS → mass screaning, metabolic syndrome
MSG 289
MST 278

MSUD 451, 452
mTOR 44, 180, 722, 725
MTP 62
multiple organ failure(MOF) 663
multiple risk factor 症候群 7
muscular strength phase 183, 660
MUST 277
myelination 466

N

n 炭素 53
N-バランス 504
n-3 不飽和脂肪酸 466
n-3 脂肪酸 56, 164, 173, 377, 408, 499
――, 創傷治癒における 155
―― の摂取, 妊娠期の 131
n-3 脂肪酸含有脂肪乳剤 546
n-3 脂肪酸強化経腸栄養剤 165
n-3 脂肪酸高含有製剤 601
n-3 脂肪酸製剤 339
n-3 多価不飽和脂肪酸 350, 403
n-6 脂肪酸 55, 164, 377, 408, 601
―― の摂取, 妊娠期の 131
n-6 脂肪酸含有脂肪乳剤 546
n-6 脂肪酸欠乏症 55
n-6 脂肪酸代謝の抑制 173
Na/クレアチニン(Cr)比 402
Na/グルコーストランスポート障害 528
Na 欠乏型脱水症 31
Na 再吸収抑制作用 655
Na の代償的排泄 402
NADH/NAD$^+$ 比 481
NAFLD 319, 569
NASH 98, 261, 569
National Nutrition Monitoring and Related Research Act 11
NB 46, 253, 471
NE 46
NEAT 18
necrotizing enterocolitis(NEC) 473
needle catheter jejunostomy 355
neuropeptide 170
neuropeptide Y 106, 109, 150 → NPY も見よ
neurotransmitter 489
NFκB 171
―― 活性化 164, 172

Niemann-Pick C1 Like1　344
nitric oxide(NO)　164
nitrogen balance(NB)
　　　　　　　46, 253, 471
nitrogen equilibrium(NE)　46
nitrogen retention　471
NOAEL　207
non-alcoholic fatty liver disease
　　(NAFLD)　319, 569
nonalcoholic steatohepatitis
　　(NASH)　98, 261, 569
nonexercise activity thermogen-
　　esis(NEAT)　18
non-protein calorie　601, 611
　→NPCも見よ
non-protein respiratory quotient
　　(npRQ)　20, 584, 663
non-steroidal anti-inflammatory
　　drugs　514, 701
　→NSAIDsも見よ
no observed adverse effect level
　　(NOAEL)　207
NPC　601, 611
NPC/N 比　320, 325, 471, 690
NPC1L1　60
npRQ　20, 584, 663
NPY　106, 109, 150
NPY/AgRP　106
NRE　176, 467
NSAIDs　514, 701
　──, SLE治療に用いる　566
NSAIDs潰瘍の薬物療法　518
NST　7, 497, 628, 677, 689
　── 加算　291, 678, 681
　── 活動　681
　── プロジェクト　678
nutrient-gene interactions　682
nutrient-responsive element
　　(NRE)　176, 467
Nutrigenetics　683
Nutrigenomics　683
nutritional assessment　5
Nutrition Risk Screening(NRS)
　　2002　273
nutrition support team　→NST

O

ob 遺伝子　7
objective data assessment
　　(ODA)　239, 579
objective structured clinical ex-
　　amination(OSCE)　10
occipital horn 症候群　85

Omegaven®　601
oncologic emergency　635
one bag 製剤, 静脈栄養の　325
oral nutritional supplements
　　(ONS)　624
oral rehydration salt solution
　　　　　　　　　　　　94
oral rehydration solution　520
orexin　109
OSCE　10
overfeeding　267, 660
overfill 仮説　651
OXM　111
oxyntomodulin　111

P

p53　723
PA　242
PAH　451
PAL　17, 18, 208
pancreatic function diagnostant
　　(PFD)試験　523
pancreatic secretory trypsin in-
　　hibitor(PSTI)　123
parenteral nutrition(PN)
　　　　　　　294, 314, 331
patient controlled diet(PC)群
　　　　　　　　　　　631
Patient-Generated SGA
　　(PG-SGA)　279
PC　58
PD　649
PDX-1　177
peak bone mass　413
PEG　296, 301, 355, 438, 625
　──, ALSにおける　441
　── 造設法　303
　── の合併症　307
　── の禁忌　303
　── の構造　301
　── の適応　301
PEG with jejunal extension(PEG-
　　J)　296, 355
PEG-インターフェロンとリバビ
　　リンの併用療法　581, 587
PEM　145, 208, 584, 589, 592
PEmax　261
peptide YY$_{3-36}$　111
percutaneous endoscopic gas-
　　trostomy　296, 301, 355, 438,
　　625　→PEGも見よ
percutaneous endoscopic jeju-
　　nostomy　296

percutaneous trans-esophageal
　　gastro-tubing(PTEG)
　　　　　　　　　296, 355
percutaneous transhepatic
　　cholangio-drainage(PTCD)
　　　　　　　　　　　617
peripherally inserted central
　　vein catheterization(PICC)
　　　　　316, 323, 332, 352
peripheral parenteral nutrition
　　(PPN)　681, 689
permissive underfeeding
　　　　　　　　　319, 660
peroxiredoxin-6(Prx6)　100
peroxisome proliferator-activat-
　　ed receptor(PPAR)　178
personalized nutrition　682
pexophagy　724
PFD 試験　523, 524
PG-SGA　279
pharmaconutrition　162, 173
Phe　450
Phe 摂取制限食治療　451
phenylalanine hydroxylase
　　(PAH)　451
phenylketonuria(PKU)　451
phospholipids(PL)　58, 97
physical activity level(PAL)
　　　　　　　　　17, 18, 208
PI3 リン酸　722
PI3K 複合体　722
pica　489
PICC　316, 323, 332, 352
PIF　624, 641, 698
PImax　261
PKA　33
PKU　451
PL　58, 97
PLP　78
PMP　78
PN　294, 314, 331
pneumothorax　327
polypharmacy　147
POMC　109
POMC/CART　106
post-enteritis syndrome　528
post-transplant lymphoprolifera-
　　tive disease(PTLD)　555
potluck party method(PPM)
　　　　　　　　　　　677
PP　111
PPAR　178
PPI　516, 614

PPN　681, 689
prealbumin(PA)　242
prebiotics　630
pre-cachexia　635, 699
pressure ulcer　687
pro-opiomelanocortin(POMC)
　　109
protein-energy malnutrition
　(PEM)　145, 208, 584, 589, 592
Protein Hypothesis　469
protein kinase A(PKA)　33
protein-sparing effect　187
proteolysis inducing factor(PIF)
　　624, 641, 698
proton pump inhibitor(PPI)
　　516, 614
Prx6　100
PSTI　123
PTCD　617
PTEG　296, 355
PTLD　555
pyridoxal-5′-phosphate(PLP)
　　78
pyridoxamine-5′-phosphate
　(PMP)　78
pyrogen　3
PYY　120
PYY$_{3-36}$　111

Q
QOL を高める，経口摂取により
　　285
Quetelet 指数　234

R
RA 発症抑制効果　566
RAA 系活性化，ネフローゼ症候
　群における　652
RAA 系阻害薬　654
RAL　513
Randall　5
rapid turnover protein　242,
　530, 690　→ RTP も見よ
RAR　7
RBP　243, 583
redox shift　481
REE　18, 265, 267, 505, 576
refeeding syndrome
　　269, 425, 434, 505, 630, 690
refractory cachexia　635, 699
respiratory quotient(RQ)
　　19, 265, 576, 582

resting energy expenditure
　(REE)　18, 265, 267, 505, 576
resting metabolic rate(RMR)　17
restriction fragment length poly-
　morphism(RFLP)法　196
reticulophagy　724
retinoic acid receptor(RAR)　7
retinoid X receptor(RXR)　178
retinol-binding protein(RBP)
　　243, 583
Reye 症候群　569
RFA　587
ribophagy　724
RMR　17
RNA の塩基配列　42
Röhrer 指数　140
Rome criteria　526
RQ　19, 265, 576, 582
RTP　242, 530, 690
──の変動，TPN 施行に伴う
　　244
──の低下，COPD の　495
RXR　178

S
S 細胞　119
sarcopenia　145, 672
sarcopenic obesity　675
SCAP　606
SDA　289
Seldinger 法　323
selective decontamination of
　digestive tract　339
selective digestive decontamina-
　tion(SDD)　667
selective serotonin reuptake
　inhibitor(SSRI)　433, 527
sensitivity　272
serial transverse enteroplasty
　procedure(STEP)　548
SFD 児　465, 473
SGA　239, 278, 437, 578, 589, 679
SGLT1　520
Sick Day　394
single nucleotide polymorphism
　　683
Sir Christopher Wren　2
Sir David Cuthbertson　2
SIRS　167, 500
Sirtuin　725
Sjögren syndrome　567
skeletal muscle index(SMI)　672
small for date infant　465

SMBG　393
SNP　683
somatomedin-C　191
specific dynamic action(SDA)
　　289
specificity　272
spoon nail　489
Spot14(S14)　177
SRE　64, 179
SREBP　178, 179, 606
SREBP-2　64
SREBP-cleavage activating pro-
　tein(SCAP)　606
SSRI　433, 527
Starling の法則　651
static nutritional assessment
　　233
STEP　548
Step-up 療法，クローン病の
　　541
sterol regulatory element bind-
　ing protein　→ SREBP
stiffness　262
stress factor　505
stunting　140
SU 薬　391
──併用療法　394
subjective global assessment
　(SGA)　239, 278, 437, 578,
　589, 679
superior mesenteric artery syn-
　drome(SMA 症候群)　422
SUR1　391
surgical diabetes　188, 618, 659
synaptosome　466
systemic inflammatory response
　syndrome(SIRS)　167, 500
systems genetics　686

T
T リンパ球　457
T3/T4 比　330
TAE　587
TBF　229
TBG　232
TBPA　242
TDP　78
teduglutide　193
TEE　16, 17
──の測定法　19
TEF　18
TEM　18

TEO 基準高カロリー輸液製剤
　　　　188
terminal-restriction fragment
　　length polymorphism(T-RFLP)
　　解析　196
TF　468
Tf　242
TFRE　468
TG　58
Th1/Th2 バランス　160
Th2 細胞　406, 459
the mammalian target of
　　rapamycin(mTOR)
　　　　44, 180, 722, 725
thermic effect of food(meal)
　　〔TEF(TEM)〕　18
thiamine diphosphate(TDP)　78
thiobarbituric acid reactive
　　substances　96
Thomas Latta　2
thyroxin-binding prealbumin
　　(TBPA)　242
TIBC　242, 489
TNF-α　170, 171, 363, 503
Top-down 療法, クローン病の
　　　　541
total body fat(TBF)　229
total body glycogen(TBG)　232
total energy expenditure　→
　　TEE
total iron binding capacity
　　(TIBC)　242, 489
total lymphocyte count(TLC)
　　　　504
total parenteral nutrition(TPN)
　　3, 160, 294, 505, 532, 535, 545,
　　618, 627, 630, 677, 690, 700
　――に伴う合併症, 腸管不全に
　　おける　552
　――の適応, ICIIPS に対する
　　　　554
TPN 管理, 小腸移植後　555
TPN 関連性肝障害　601

TPN 施行に伴う RTP の変動
　　　　244
TPN 離脱
　――, 小腸移植後　556
　――, 短腸症候群における　548
　――, 腸管大量切除後の　546
　――, 腸管不全における　551
transcription factor(TF)　468
transferrin(Tf)　242
transient receptor potential
　　vanilloid receptor subtype 1
　　(TRPV1)　99
translation validity　272
transthyretin(TTR)　242
T-RFLP 解析　196
T-RF(terminal-restriction frag-
　　ment)　196
triceps skinfold thickness(TSF)
　　　　504
triene/tetraene　330
triglycerides(TG)　58
triple helical structure　154
tRNA　42
TS-1®　621
TTR　242
tumor necrosis factor-α(TNF-α)
　　　　170, 171, 363, 503
turning point phase　183, 660
Tyr　249, 451

U

UBW　234
UCP 遺伝子多型　685
Unc-51-like kinase 1(ULK1)
　　　　722
　――複合体　722
uncertainty factor(UF)　207
undercarboxylated osteocalcin
　　(ucOC)　417
underfill 仮説　651
upstream 治療　382
urea N/Cre　664
urea nitrogen(UUN)　264

urine urea nitrogen(UUN)　253
usual body weight(UBW)　234

V

variable number of tandem re-
　　peat(VNTR)　683
venous thrombosis　328
very low density lipoprotein　→
　　VLDL
videoendoscopic examination of
　　swallowing(VE)　446
videofluoroscopic examination of
　　swallowing(VF)　446
visceral protein　240
vitamin D-binding protein(DBP)
　　　　583
VLDL　58, 62, 371, 653
　――代謝　684
　――代謝, ネフローゼ症候群に
　　おける　653
VMH　106
VNTR　683
$\dot{V}O_2$ max　496
Voit　2
vulnerable patient　381
vulnerable plaque　381

W

waist/hip(W/H)　234
wasting　140
weight for age　140
weight for height(WT/HT)
　　　　140, 233
Weir の式　264
Weir の変式　264
WHO 分類, 脂質異常症の　371
William Harvey　2
Wilmore　4
Wilson 病　85

Z

ZIP4 遺伝子異常症　83

和文索引

あ

アイソトープ希釈法，身体構成成分測定の 232
アウエルバッハ神経叢 118
アウトカム 281, 705
── 指標 281
── 評価，医療・医療行為の 281
── への影響度 272
── 予測の指標 279
アカルボース 392
アカンプロセイト 482
アシドーシス，静脈栄養による 320
アシル CoA 62
アシル基 51
アシルグレリン 499
アスコルビン酸 72, 102
アスパラギン 46
アスパラギン酸 46
アセチル CoA 39, 78
アセトアルデヒド 481
アディポカイン 261
アディポサイトカイン 178, 360, 367, 468
アディポネクチン 363
アディポメーター 235
アデノシル B_{12} 78
アトピー性皮膚炎 406
── の予防，プロバイオティクスによる 199
アドリアマイシン 627
アナフィラキシー 458
アポ CⅡ 62
アポタンパク E 遺伝子多型 684
アポトーシス 101, 720
── を誘導 724
アポリポタンパク供給 320
アミノ基転移反応 46
アミノ基（アンモニア）の代謝 46
アミノ酸 41, 720
──，創傷治癒における 155
──，薬剤としての 49
── 感知シグナル 723

── スコア 647
── の代謝 46, 576
アミノ酸異化亢進，侵襲時の 188
アミノ酸応答性エレメント 180
アミノ酸製剤と糖質製剤の混合 317
アミノ酸組成からみた選択，COPD 経腸栄養剤の 499
アミノ酸代謝異常症，食事療法が有効な 451
アミノ酸代謝異常症の食事療法 452
アミノ酸注射液，腎不全用 650
アミノ酸投与
──，術中 660
──，小児静脈栄養における 326
──，心臓悪液質患者への 506
──，胆汁うっ滞に対する 598
──，低出生体重児への 471
アミノ酸配合比率，静脈栄養の 317
アミノ酸輸液 6
アミノレバン® 587, 601
アミノレバン®EN 577, 587
アミラーゼ 123
アミロイドーシス，RA に併発する 567
アメリカ/カナダ食事摂取基準 213
アモキシシリン 517
アラキドン酸（AA） 55, 329, 465
アラニン 36, 46
アルギニン 155, 163, 298
── 代謝 163
アルコール
── 含有食品 482
── 摂取，うつ病と 433
── 摂取，骨粗鬆症と 419
── 代謝経路 480
── 離脱後 482
── 離脱症状 478
アルコール依存症 478

アルコール関連身体疾患 480
アルコール性身体疾患の栄養療法 482
アルコール性臓器障害 478
アルコール脱水素酵素 480
アルデヒド脱水素酵素 481
── 阻害作用 482
アルファカルシドール 416, 419
アルブミン 240, 504, 530
── 製剤の投与，ネフローゼ症候群患者における 656
── 代謝，ネフローゼ症候群時の 653
── の産生と代謝，ネフローゼ症候群における 653
アルブミン尿を用いた糖尿病性腎症の病期分類 644
アレルギー家族歴 408
アレルギー疾患 406
── の食事療法 410
── の病態 406
── の発症 407
アレルギー症状 459
アレルギー性炎症 406
アレルギーの低減作用，プロバイオティクスの 199
アレルギー発症ハイリスク児 407
アレルギー反応 406
──，食物抗原に対する 529
アレルギーマーチ 407
アレルゲン 406
── 除去食品 347
アレンドロン酸 419
アログリプチン 393
アンカー機能，嚥下の 444
アンジオテンシノーゲン 363
アンジオテンシンⅡ受容体拮抗薬（ARB） 404
アンジオテンシン変換酵素（ACE）阻害薬 404
アンモニアの代謝 46
亜イレウス状態，大腸癌術前 640
亜鉛 83

——，創傷治癒における 156
—— による遺伝子発現 181
亜鉛過剰投与 85
亜鉛欠乏 83
——，小児静脈栄養中の 330
亜鉛欠乏性皮膚炎 84
亜急性連合脊髄変性症 491
愛情遮断症候群 694
赤ワイン摂取 349
悪液質 634, 697
—— の指標 698
—— のステージ 635
悪性症候群 429
悪性貧血 491
悪玉菌 343
握力 257
—— の計測，栄養評価のための 257
握力計 257
足の焼灼痛 74
味 289
圧迫性潰瘍 157
油 289
脂がのった食べ物 289
甘味 289
安静時エネルギー消費量(REE) 18, 265, 267, 505, 576
安静時代謝量 17
安息香酸ナトリウム 456

い

イソフラボノイド，アレルギー疾患発症に関与する 409
イソフラボンと骨粗鬆症 418
イソフラボンの過剰摂取 418
イソロイシン 716
インクレチン 38, 111, 120, 121, 193
—— 関連薬 393
インサーテープ 237
インスリン 33, 37, 111
—— 拮抗ホルモン 186, 187
—— 強化療法 393
—— 欠乏状態，術後 618
—— 効果値 390
—— シグナル 720, 723
—— 受容体 192
—— 製剤 393
—— 精密持続点滴 393
—— 注射 614
—— 投与 611, 617
—— 必要量 618
—— 標的臓器 37

—— 療法 393
インスリン/カーボ比 390
インスリン感受性低下 388
インスリン感受性の改善 572
インスリン抵抗性 7, 360, 367, 388, 402, 468, 582, 606, 672
——，C型肝炎の 576
——，悪液質における 698
——，急性期の病態における 319
——，肥満による 557
—— 改善薬 391
—— 症候群 369
—— 増大，HIV感染者の 510
—— 糖尿病 192
インスリンポンプ 393
インスリン様成長因子(IGF-1) 137, 191
インターフェロン 580
—— 単独投与 581
—— 単独療法 587
—— 療法 579
インテグラーゼ阻害剤 513
イントラリピッド® 471, 601
イントラリポス® 601
イントロデューサー変法，PEG造設の 304, 306
イントロデューサー法，PEG造設の 304, 305
インパクト® 298, 632
インフリキシマブ 536
いわゆる健康食品 349
医学教育モデルコア・カリキュラム 9
医原性の低栄養 688
医師国家試験出題基準 10
医療行為のツール 708
医療におけるエビデンス 704
医療におけるガイドライン 705
易転倒性 672
胃 116
胃アクセス，経腸栄養の 296
胃アトニー 339
胃液 121
胃潰瘍 514
胃癌 630
—— の化学療法 633
胃癌悪液質と栄養管理 634
胃癌周術期栄養管理 630
胃管瘻 627, 628
胃結腸瘻，PEG造設に伴う 309
胃酸分泌抑制薬 614
胃・十二指腸潰瘍 514

胃縮小術 365
胃出血性病変 518
胃小腸バイパス手術 365
胃食道逆流 444
——，PEG造設に伴う 310
——，胃瘻からの 356
胃食道逆流症(GERD) 518
胃食道接合部 116, 518
胃切除後症候群 630
胃切除術後退院直前の経口摂取熱量 632
胃腺 121
胃前庭部粘膜G細胞 118
胃相，消化の 125
胃腸平滑筋 118
胃底腺 121
胃内ストッパー，PEG用 305
胃内乳汁投与開始，生後早期からの 473
胃排出速度 116
胃バイパス術 606
胃抑制ペプチド 120
胃瘻 5
—— カテーテル 310
—— 造設，HEN用 355
—— 造設術 296
—— の構造 301
—— ボタン 357
異化因子/同化因子のバランス，COPDにおける 497
異化亢進 663
異化状態 152
異嗜症，貧血による 489
異常腸管運動性下痢 528
移植後細菌感染症発症率の低下 594
移植後早期経腸栄養 594
移植後早期のインスリン抵抗性の増大 594
維持輸液 29
遺伝子DNA 175
遺伝子産物の変化 683
遺伝子多型 176, 683
遺伝子発現調節 175
——，栄養素による 467
遺伝子プロモーター領域 175
遺伝子変異 683
遺伝性球状赤血球症 485
遺伝性脂質異常症 373
遺伝性ヘモクロマトーシス 83
遺伝素因の把握，オーダーメイド栄養のための 682
育児放棄 692

一塩基多型　683
一次性特発性痛風　559
一次胆汁酸　123
一重項酸素　97
一価不飽和脂肪酸　53, 55
一般的な生化学検査, 栄養評価に関連する　249
一般用アミノ酸製剤　664
咽頭期, 嚥下の　444
咽頭筋　288
　——の収縮　116
咽頭喉頭逆流　444
咽頭残留　444
咽頭通過　287
咽頭への送り込み　287, 444
院内発生褥瘡　688
陰性症状, 総合失調症の　429
陰膳法　221
飲酒管理, 動脈硬化性疾患における　386
飲酒による脂肪肝　573
飲水行動　27

う

ウイルス感染, 小腸移植後　555
ウイルス性肝炎　575
ウイルス性腸炎　528
ウェイトトレーニング　714
ウエスト・ヒップ比　234
ウェルニッケ-コルサコフ症候群　72
ウェルニッケ脳症　72, 436
　——, アルコール摂取に伴う　480
ウルソデオキシコール酸　580, 587
うっ血性心不全　502
うつ状態　434
うつ病　431
　——, パーキンソン病に伴う　440
　——と過食　433
　——の食欲低下　432
　——の身体症状　432
　——の薬物療法　433
うま味　289
飢え　106, 113
運動以外の身体活動量　18
運動時低血糖状態　712
運動時のエネルギー源　18
運動耐容能　496
運動療法
　——, COPDに対する　498

　——, 悪液質の　702
　——, 糖尿病の　390
　——, 肥満症の　364, 365

え

エイコサペンタエン酸 (EPA)　56, 344, 377, 385, 408, 701
　——, 癌悪液質に対する　641
エクセナチド　393
エステル　51
エゼチミブ　378
　——, 高LDLコレステロール血症に対する　656
エチドロン酸　419
エネルギー　711
　—— 栄養素　583
　—— 基質　18
　—— 合成　712
　—— 低栄養状態　584
　—— とコンディショニング　714
　—— の食事摂取基準　207
　—— 不足　267
エネルギーインバランス, COPDによる　496
エネルギーコントロール食　290
エネルギー消費量　20, 264
　——の増大, 悪液質における　698
　——の測定法　19
エネルギー出納　22, 212
　—— アセスメント　209, 213
エネルギー摂取, ネフローゼ症候群に対する　654
エネルギー摂取量　208
　——の過不足　226
エネルギー代謝　16
　——, HIV 感染者における　509
　——, 肝臓での　589
　—— 測定室　20
エネルギー代謝率　17
エネルギー投与量　700
　——, 胃・十二指腸潰瘍における　516
エネルギー必要量　267
　——, CKD での　645
エネルギー付加量, 妊婦・授乳婦の　130
エネルギー比率　131, 376
エピゲノム修飾, ゲノム遺伝子の　181
エピジェネティクス　182
エビデンス　709

　——に基づく医療　708
　——の信頼性　709
　——のピットフォール　704
　——レベル　705
エライジン酸　53
エルゴジェニック　715
エルデカルシトール　419
エレンタール®　499, 539
エレンタール®P　532, 602
エングストロームケアステーション　265
エンテカビル　581, 587
エンテロガストロン　119, 121
エンテロキナーゼ　123
エンドサイトーシス　45
エンプティ・カロリー, アルコールの　480
栄養　2, 711
　——の定義　271
　——の投与経路　666
栄養アセスメント　5, 213, 229, 678
　——, HIV 感染者における基本的な　509
　——, アスリートの　713
　—— 手法　677
栄養遺伝学　683
栄養改善法　342, 347
栄養学的介入　720
　——, COPDに対する　497
栄養価計算　713
栄養過剰　2
　—— 時代　7
栄養感受期, 発育の　141
栄養管理
　——, AN の　423
　——, CIIPS の　553
　——, アルコール依存症患者の　482
　——, 小腸移植における　555
　——, 心臓悪液質患者の　504
　——, 胆石発作の　607
　——, 慢性膵炎 (代償期) の　613
　——, 慢性膵炎 (非代償期) の　613
　——によるサイトカイン調節　168
　——の鉄則　284
栄養管理実施加算　291, 681
栄養飢餓 (時)　719
栄養機能食品　342, 345
　——の規格基準　346
　——の表示　345

栄養教育　712
　——，アルコール依存症患者の　483
栄養強化食品　341
栄養ケア　678
栄養計画，患者の　213
栄養欠乏　2
栄養ゲノム科学　683
栄養枯渇　719
栄養サポート　624, 712, 717
　——，癌患者に対する　702
　——の追加，癌悪液質に対する　625
栄養サポートチーム（NST）　7, 497, 628, 677, 689
栄養サポートチーム加算（NST加算）　291, 678, 681
栄養指導
　——，悪液質の　702
　——，胃・十二指腸潰瘍における　516
　——，肝炎患者の　580
　——，肝硬変・肝癌患者の　585
　——，先天性代謝異常症の食事療法における　456
　——，ネフローゼ症候群に対する　654
栄養失調　692
栄養指標　229
　——，低出生体重児の　470
　——としてのIGF-1　192
栄養障害　2, 271, 692
　——，ANによる　422
　——，COPDにおける　496
　——，クローン病による　537
　——，小児の　140
　——，褥瘡の背景としての　687
　——，脳血管障害による　437
栄養状態　694
　——の改善，食道癌　625
　——の回復，ANの　425
　——の評価　5, 271, 631
　——の評価法，妊娠時　133
栄養スクリーニング　678
　——，乳児難治性下痢症の　531
　——の意義・目的　272
　——の質　272
　——の手法　679
　——の選択　273
　——の定義　271
栄養スクリーニングツール　277

栄養成分，栄養機能食品に表示される　345
栄養成分の表示，栄養機能食品の　345
栄養摂取の基本　711
栄養素　2, 9, 271
　——の消化　116
　——の食事摂取基準　205
栄養素／エネルギー比　227
栄養素応答性エレメント　176
栄養素摂取量のアセスメント，患者の　213
栄養素摂取量の計画（プランニング）　212
栄養素センサー　176
栄養素配分，動脈硬化症に対する　385
栄養代謝
　——，胃・十二指腸潰瘍の　514
　——，潰瘍性大腸炎の　534
　——，肝炎における　576
　——，肝硬変・肝癌における　582
　——，小児虐待の　694
　——，先天性代謝異常症の　452
　——，ネフローゼ症候群における　653
栄養チューブ，HEN用　355
栄養調整食品　341, 632
栄養貯蓄の制御　110
栄養治療実施報告書　681
栄養治療と管理，ANの　425
栄養投与アクセス，褥瘡の　689
栄養投与アクセス，マラスムス症例に対する　690
栄養投与経路，術後栄養管理における　661
栄養投与経路，脳血管障害急性期の　437
栄養投与量，侵襲後早期の　165
栄養特殊食品制度　347
栄養パラメータ，肝硬変患者の　584
栄養反応エレメント　467
栄養評価
　——，ANの　426
　——，胃・十二指腸潰瘍における　516
　——，潰瘍性大腸炎の　536
　——，肝炎の　578
　——，肝硬変・肝癌における　584
　——，肝不全の　589

　——，クローン病における　540
　——，小児虐待の　693
　——，心臓悪液質患者の　504
　——，先天性代謝異常症の食事療法の　455
　——，ネフローゼ症候群の　654
　——項目，COPDの　495
栄養評価指標　239
栄養病態，心不全の　502
栄養不良の終末像　698
栄養フルコース型　713
栄養評価
　——，COPDに対する　498
　——，呼吸不良症候群の　525
　——，大腸癌化学療法，放射線療法時における　641
栄養補助食品　341
栄養リハビリテーション　695
栄養療法
　——，COPDの　497
　——，胃・十二指腸潰瘍の　515
　——，肝炎に対する　575
　——，肝硬変・肝癌に対する　583
　——，高度進行大腸癌における　641
　——，小児虐待の　694
　——，小児慢性下痢症の　531
　——，ネフローゼ症候群の　654
　——，マラスムス症例に対する　690
　——開始のタイミング　689
　——選択アルゴリズム　331
　——の効果判定　260
　——のプランニング，褥瘡に対する　689
炎症期，創傷治癒の　152
炎症性サイトカイン　167, 183, 188, 497, 624, 634, 641, 698
　——反応，腸管バリア破綻による　170
炎症性大腸疾患　522
炎症性（滲出性）下痢　528
炎症性腸疾患　527, 534
　——，静脈栄養の適応となる　315
　——における栄養障害　538
　——の栄養療法選択　339
炎症性メディエータ　497
炎症性免疫疾患　350
炎症反応亢進　635
炎症反応の抑制　725
塩酸ロペラミド　525, 533
塩分制限，ネフローゼ症候群における　654

塩分摂取量の評価，高血圧治療における　402
遠心路　184
嚥下　288, 442
　—— 運動　116
　—— 困難者用食品　347
　—— 食　443, 448
　—— 調整食　443, 448
　—— と加齢　444
　—— の stage　442
　—— のリハビリテーション　336
嚥下機能のスクリーニング　437
嚥下機能評価，脳血管障害回復期の　438
嚥下障害　442
　——，脳血管障害の　437
　——，パーキンソン病患者の　440
　—— の栄養療法選択　336
　—— の治療　448
嚥下造影(VF)　446
嚥下中枢　288
嚥下内視鏡検査(VE)　446
嚥下反射　444
嚥下誘発の神経機構　288

お

オーダーメイド栄養　682
　—— の実用化　686
オートファゴソーム　45, 719, 721
オートファジー　45, 719
　—— と栄養管理　725
　—— とエネルギー供給　723
　—— と炎症反応　724
　—— と癌　724
　—— と品質管理　724
　—— と免疫　723
　—— による腫瘍抑制効果　725
　—— 不能マウス　723
オートリソソーム　719, 721
オープン法による食物負荷試験　461
オキサロ酢酸　36, 46
オステオカルシン　417
オメプラール®　517
オメプラゾール　517
オリゴ糖　343
オルニチン　162
オレイン酸　53, 55
オレキシン　109
悪心・嘔吐，抗パーキンソン病薬による　440
黄疸の増悪因子，新生児　602

横断研究　256
大浦スケール　689

か

カーボ　390
カーボカウント　390
カイロミクロン(CM)　62, 684
　—— の代謝　62
カシン・ベック病　86
カゼイン　533
カゼイン水解物　3
カゼインデカペプチド　344
カタラーゼ　82
カテーテル
　——，PEG 用　305
　—— 交換，PEG の　310
　—— 先端の位置異常，中心静脈栄養における　327
　—— 長期留置　328
　—— トラブル，HPN における　352
　—— 皮膚刺入部の消毒法，HPN の　353
カテーテル感染　677
カテーテル関連血流感染症 (CRBSI)　5, 316, 323, 327, 354, 547, 551
　——，中心静脈栄養時の　327
カテーテル穿刺空腸瘻，HEN 用　355
カテーテル敗血症　5
カテコラミン　186, 658
カテプシン　45
カハールの間質細胞　118
カフェイン摂取と骨粗鬆症　419
カプサイシン受容体　99
カリウム制限，CKD における　648
カリウム摂取量目標値，高血圧治療の　386
カリウム不足，高血圧の原因としての　403
カルシウム　345, 712, 716
　—— 依存性凝固因子　417
　—— 拮抗薬　404
　—— 吸収率　414
　—— 摂取，COPD 患者の　498
　—— 摂取，骨粗鬆症の　413
　—— 不足　413
　—— 補充療法　414
カルニチン欠乏，長期の TPN における　601
カルニチン製剤　532

カルパイン系　45
カルボニル化合物　99
カロテノイド　349
カンナビノイド受容体　114
ガイドライン　705, 709
　—— の改定　709
　—— の構造　705
　—— の信頼性　709
ガスクロマトグラフィ法　98
ガストリン　116, 118
　—— 産生細胞　121
　—— 受容体　121
　—— 放出ペプチド　118
ガスリー法　451
ガラクトース血症　348, 451, 454
下行性刺激　184
下肢の骨格筋　257
下垂体　185
下半身肥満　234
下部食道括約筋　116, 444
化学的エネルギー　16
化学放射線療法，食道癌の　626
化学療法　587
　——，食道癌における　626
　—— 施行時の栄養管理，胃癌における　633
　—— のコンプライアンス維持　633
加算制度，病院特別食の　290
加速度計法，TEE 測定の　22
加齢黄斑変性症　56
加齢変化　148
可欠アミノ酸　42
可溶性食物繊維　667
仮性アレルゲン　457
仮想の正規分布　205
仮面高血圧　396
花粉症　458
科学的根拠　704
風邪による胃腸炎　520
家族性高コレステロール血症 (FH)　64, 684
家族性ビタミン E 単独欠損症　67
家庭血圧(自己)測定　399
過栄養　267, 569
過酸化脂質　96
　—— 定量法　98
　—— の消去　100
　—— の生成　96
　—— の生成防止　101
過剰症　207

過小申告，エネルギー摂取量の 224
過食，うつ病と 433
過食症(BN) 427, 434
過体重 140
過大申告，食事摂取量の 226
過敏性腸症候群 520, 526
過量飲酒 569
寡動，パーキンソン病患者の 440
回腸 117
回腸大量切除 544
回腸末端炎 536
回復期治療，小児慢性下痢症の 532
回復期～慢性期脳血管障害の栄養管理 438
回盲弁 117, 600
海外渡航歴 521
開始液 29
解釈の妥当性 272
解糖 39
潰瘍 514
—— の栄養療法 516
—— モデル 518
潰瘍性大腸炎 534
—— の急性期治療 339
—— の臨床的重症度 535
壊血病 76
外因性危険因子，COPD の 494
外因性リポタンパク代謝 371
外環境 704
外傷後早期の経腸栄養 171
外傷後の代謝変動 660
外分泌，消化管の 118
外分泌腺，膵の 122
外来での栄養管理，食道癌術後 628
外瘻用チューブ，HEN 用 355
咳嗽 495
拡散障害，COPD の 495
核黄疸 326, 602
核酸アナログ製剤 580, 581
核酸の投与 173
核内受容体 175
喀痰 495
獲得免疫系 724
学童期以降の静脈栄養カテーテル 324
顎下腺 121, 288
活動因子，心不全の 505
活動係数 24
活動性評価，潰瘍性大腸炎の 536

活性型ビタミン D_3 製剤 416
活性化ビタミン D_3，アレルギー疾患発症に関与する 408
活性酸素 82, 97, 481
脚気 72
褐変反応 317
合併症の比較，EN と PN の 332
合併症のモニタリング 678
学校給食 210
干潮期 183
完全給食制度 290
完全経腸栄養，クローン病に対する 538
完全絶食下静脈栄養 294
完全皮下埋め込み式カテーテル，HPN 用 352
肝萎縮 575, 582
肝移植 589
—— 後早期の栄養 593
—— 後晩期の栄養 594
—— 手術 591
—— の適応 589
—— 前の栄養 592
肝炎治療 575
肝カタラーゼ 480
肝機能検査，栄養評価指標としての 250
肝機能障害
——，グルコース過剰投与による 319
——，長期 TPN に合併する 552
肝機能低下 664
肝機能と栄養代謝 576
肝機能補助 664
肝グリコーゲン 454
—— 貯蔵量の減少 582
—— 分解 33
肝硬変 319, 329, 569, 582
肝疾患の客観的栄養評価 579
肝障害，小児静脈栄養に合併する 328
肝障害の進展因子 577
肝性くる病 594
肝性昏睡 582
—— の成因 593
肝性脳症 575, 582, 589
肝切除 587
肝繊維化 328
肝臓，アミノ酸代謝における 49
肝単核球 172
肝胆汁 59
肝糖取り込み，食後の 37

肝糖負荷量 37
肝糖放出，食後の 37
肝動脈塞栓療法(TAE) 587
肝毒性 601
肝内結石症 604
肝庇護薬 580
肝/脾比 570
肝不全 582, 664
—— の病態 582
肝不全輸液 6
肝不全用アミノ酸製剤 601, 664
肝不全用経腸栄養剤 298, 577, 580, 587
肝ミクロソームエタノール酸化酵素 480
冠動脈疾患 56
換気能からみた選択，COPD 経腸栄養剤の 499
間欠注入法，HPN の 353
間欠投与，経腸栄養剤の 296
間質性腎炎 567
間質性肺炎 494
間接的評価方法 713
間接熱量測定(法) 264, 505, 579, 583
間接熱量測定計 265
寛解維持療法，クローン病の 539
寛解導入，食物アレルギーの 463
寛解導入療法，クローン病の 538
感覚神経機能異常，低出生体重児の 467
感受性 272
感染性合併症 725
感染性急性腸炎 521
感染性下痢症 530
感染性膵壊死 611
感染性腸炎 527
感染対策チーム 679
管腔内消化 116
管腔内消化障害 524
関節リウマチ(RA)と食事療法 566
緩下剤 94
—— による排便コントロール，大腸癌術前 640
緩和医療
——，食道癌の 626
—— における栄養管理 697
—— における栄養療法 700
緩和ケア 635

簡易下肢機能評価法　260
含鉄酵素　486
眼乾燥症　66
癌悪液質　113, 624, 634, 641, 698
　──の治療　624
癌化刺激　725
癌終末期　701
癌性腸閉塞，胃癌末期の　635
顔面神経麻痺　443

き

キサントフィル類　349
キット製剤，静脈栄養の　318
キトサン　344
キモトリプシノゲン　123
キャリアウォータ　665
キャリパー　235
キレート薬　83
危険因子，COPD の　494
気管支喘息　406
気胸，鎖骨下穿刺時の　327
気腫型 COPD　495
気腹，PEG 造設に伴う　308
気分安定薬　434
季節性感情障害　433
飢餓　106, 112, 159
飢餓状態のエネルギー源　711
基準給食制度　290
基準体重　208
基準値，身体計測値の　233
基礎エネルギー消費量（BEE）
　　　　　　　267, 505, 611
基礎代謝基準値　17
基礎代謝量　16, 208
　──，妊娠可能年齢女性の　128
規格基準型特定保健用食品　342
器質性の慢性下痢　527
機械的エネルギー　16
機械的合併症，経腸栄養の　299
機械的バリア，腸粘膜の　294
機能性下痢　527
機能性腸疾患　526
機能的肝細胞量の減少　582
機能的バリア，腸粘膜の　294
偽性球麻痺　443, 444
偽性腸閉塞症，静脈栄養の適応となる　315
喫煙感受性　494
虐待者からの隔離　694
虐待と発育不全症（FTT）　692
虐待に伴う栄養の問題　692
逆流性食道炎　518
客観的臨床能力試験　10

弓状核，視床下部　107
吸収，栄養素の　126
吸収障害　523
吸収粘膜面の減少　524
吸収不良，下痢における　522
吸収不良症候群　522, 567
　──，経腸栄養の適応となる　295
　──の治療　525
求心路　184
急激な減量，胆石症の危険因子としての　606
急性胃粘膜病変　518
急性栄養障害，小児の　140
急性肝炎　575
　──の栄養指導　580
　──の栄養代謝　576
　──の栄養評価　579
　──の栄養療法　576
　──の薬物療法　580
急性感染性胃腸炎　529
急性肝不全　575
　──における栄養療法　577
急性冠症候群　381
急性期タンパク産生，悪液質における　698
急性期の異化反応　725
急性期の栄養管理　725
急性期脳血管障害の栄養管理　437
急性拒絶反応，小腸移植における　555
急性下痢　520
急性呼吸窮迫症候群（ARDS）　500
急性腎不全　565
急性膵炎　609
急性膵炎急性期，静脈栄養の適応となる　315
急性増悪時の栄養管理，COPD の　500
急性創傷ガイドライン　155
急性相タンパク　242
急性損傷相　183
急性妊娠脂肪肝　569
急性肺損傷（ALI）　500
急性ミトコンドリア機能不全　569
急速経口免疫療法　463
球麻痺　444
給食施設　210
牛乳タンパク水解乳　532
巨赤芽球　493
巨赤芽球性貧血　491

　──，悪性　72
巨大児　135
虚偽誇大表示の禁止　349
虚血再灌流障害　720
虚血性心疾患の危険因子，日本人の　382
許可基準型病者用食品　347
魚油　403
魚鱗癬状皮膚炎　329
胸部食道癌　623
強化インスリン療法　621
強化練習期　714
強迫的飲水，総合失調症による　429
強皮症（SSc）と食事療法　567
強力ネオミノファーゲンシー®　587
競技力向上　718
金属応答性エレメント（MRE）　181
菌交代現象（bacterial translocation; BT）　170, 294, 321, 334, 340, 505, 525, 598, 602, 611, 667, 679
菌叢，腸管内　343
筋萎縮性側索硬化症　440
　──の栄養管理　440
筋グリコーゲン　716
筋繊維，骨格筋の　255
筋層間神経叢　118
筋タンパク　673, 688, 716
　──の代謝回転率　253
筋タンパク異化，侵襲時の　188
筋タンパク異化亢進　658
筋タンパク分解の指標　252
筋タンパク崩壊　159
筋タンパク量　236
筋中のクレアチンリン酸濃度　716
筋トレ期　714
筋肉，アミノ酸代謝における　49
筋肉中のミオグロビン　712
筋肉量推定の指標　252
筋肉量の減少　672, 698
　──の予防　674
筋肉量の測定法　672
筋力回復相　183
筋力増強期，外傷後代謝の　660
禁煙指導，RA における　566
緊張病性昏迷，総合失調症の　429

く

クエン酸　39

クエン酸回路 39, 47
クエン酸リンゴ酸カルシウム（CCM） 345
クラス Ⅲ phosphatidylinositol-3 kinase（PI3K）複合体 722
クラッシュ力 257
クラリスロマイシン 517
クリプトスポリジウム症，HIV感染者における 510
クレアチニン，栄養評価指標としての 251
クレアチニン係数 252
クレアチニン身長係数 252
クレアチン 716
クローン病 297, 536
―― の活動度・重症度 541
―― の急性期治療 339
クワシオルコル 569
―― と褥瘡 687
―― に発生した褥瘡 689
グァバ葉ポリフェノール 345
グリクラジド 391
グリコーゲン，身体構成成分としての 232
グリコーゲン貯蔵量，肝臓の 34
グリシン 599
グリセロール 36, 362
グリチルリチン製剤 580
グリニド系薬剤 391, 392
グリベンクラミド 391
グリメピリド 391
グルカゴン 33
―― 分泌 614
グルカゴン様ペプチド-1（GLP-1） 39, 111, 121, 193, 606
グルコース 3, 33
―― 過剰投与の回避，脂肪製剤投与による 318
―― 静脈投与，肝移植前の 593
―― 代謝 33
―― の過剰負荷 317
―― の輸注 3
グルコース 6-リン酸 38
グルコース依存性向インスリンポリペプチド 120
グルコース感受性ニューロン 106
グルコース受容ニューロン 106
グルコキナーゼ 37
グルココルチコイド誘発性骨密度低下 417
グルタチオン（GSH） 100, 102, 162

グルタチオンペルオキシダーゼ（GPx） 86, 100
グルタミン 46, 155, 162, 170, 173
グルタミン酸 46, 162
グルタミン増量アミノ酸製剤 188
グルテン制限食 525
グレリン 110, 121, 497
―― の経静脈投与，COPD に対する 499
―― の食欲増進作用 633
グロビンタンパク分解物 344
くも膜下出血 437
くる病 66
くる病様変化，小児静脈栄養中の 330
久里浜式アルコール症スクリーニングテスト（KAST） 480
空腸 117
空腸大量切除 544
空腸瘻 5, 627, 628
――，HEN 用 355
―― 造設 296
空腹 112
空腹時の低血糖 582
口への取り込み 285

け

ケトン生成 663
ケトン体 362
ケトン量 663
ケノデオキシコール酸 123
ゲニステイン 409, 418
ゲノム遺伝子のエピゲノム修飾 181
ゲノムの監視役 719
ゲノムワイドスクリーニング 683
ゲムシタビン塩酸塩 621
ゲムフィブロジル 378
下剤・利尿剤乱用 434
下痢 520
――，経腸栄養に合併する 299
下痢症 94
下痢対策，褥瘡症例の 691
外科栄養学の新たな展開 662
外科治療における栄養管理，食道癌 626
外科的管理，短腸症候群の 548
外科的空腸瘻造設術 296
外科的糖尿 188, 659
解毒 100

形態学的なアセスメント，HIV感染者の 509
計画立案 713
計測値の評価方法 256
経管栄養 5, 627
経管的チューブ栄養 5
経口栄養法，COPD の栄養療法としての 499
経口・経腸栄養，悪液質に対する 700
経口血糖降下薬 390
経口食 284
―― の成分 290
経口摂取 284
――，小腸移植後 556
―― 再開時期，胃癌術後 631
―― の意義 284
経口摂取量低下による栄養障害，食道癌治療における 626
経口タンパク分解酵素阻害薬 612
経口鉄剤 490
経口負荷試験 462
経口補液療法，急性下痢に対する 520
経口補助食品，脳血管障害患者への 438
経口補水液 94, 349
経口免疫寛容 407, 459, 529
経口免疫療法 463
経中心静脈高カロリー輸液 4
経腸栄養 5, 294, 331, 725
――，AN 治療の 424
――，CIIPS に対する 553
――，MOF に対する 666
――，外傷後早期の 171
――，急性膵炎に対する 611
――，クローン病に対する 538
――，呼吸不良症候群の 525
――，小腸移植後 556
――，静脈栄養へ切り替える 315
――，褥瘡の 689
――，心臓悪液質患者の 504
――，腎不全患者の 649
――，胆汁うっ滞に対する 598
――，腸管不全における 551
――，低出生体重児の 471, 473
―― 開始，術後 661
―― 開始時期，大腸癌術後 640
―― 投与 160
―― と食事，AN に対する 426

──のアクセス 296
──の合併症 299
──の禁忌 296
──の施行が困難な理由 667
──の術後 661
──の適応 294
──の有用性 298
経腸栄養剤 630, 664
──, COPD の栄養療法としての 499
──, HEN の 356
──, 肝硬変・肝癌に対する 587
──, 小児慢性下痢症用 532
──, 膵癌術前 617
──, マラスムス症例に対する 690
──の投与方法 296
──の半固形化, 褥瘡に対する 691
経鼻胃管 296
──の挿入, 大腸癌術前 638
経鼻経管栄養法 296
経鼻経腸栄養, 脳血管障害患者への 438
経鼻用チューブ, HEN 用 355
経皮経肝胆管ドレナージ（PTCD） 617
経皮的経食道胃管挿入術（PTEG） 296, 355
経皮的心肺補助装置 665
経皮内視鏡的胃瘻造設術（PEG） 296, 301, 355, 438, 625
軽躁状態 434
警告うつ病 432
劇症肝炎 575
血圧調節機構 396
血圧日内変動 399
血圧の調整, 特定保健用食品による 344
血圧評価方法 398
血液型の発見 3
血液凝固期, 創傷治癒の 152
血液生化学検査, 栄養評価に関連する 249
血液浄化療法 580
──, MOF に対する 668
──, 肝不全に対する 664
──, 腎不全に対する 665
血液中グルコース濃度 33
血液透析（HD） 649
血液毒性, 化学療法の副作用の 626

血液濾過透析 580
血管炎症候群 568
血管内脱水, 膵炎による 609
血球成分除去療法（CAP）, 潰瘍性大腸炎に対する 536
血胸, 鎖骨下穿刺時の 327
血漿アミノ酸 249
──インバランス 582
──分析 664
血漿アミノ酸値, 栄養評価指標としての 249
血漿オレキシン A 497
血漿グレリン 497
血漿交換 580
──, 肝不全に対する 664
血漿酸化型 CoQ 103
血漿浸透圧 26
血漿張度 26
血漿ナトリウム値 26
血清アルブミン 437, 688
血清アルブミン値 241
血清クレアチニン値, 脊髄損傷患者の 438
血清脂質, 栄養評価指標としての 250
血清タンパク, 栄養評価指標としての 240
血清タンパク濃度 504
血清鉄 82, 242, 489
血清トランスアミナーゼ 575
血清トランスサイレチン 614
血清尿酸値 557
血清ビタミン, 栄養指標としての 251
血清フェリチン 489, 583
血清レチノール結合タンパク 614
血中アンモニア濃度上昇 593
血中ケトン体レベル上昇 159
血中コレステロール低減作用, プロバイオティクスの 200
血中脂質改善効果, 乳酸菌による 200
血中尿素窒素, 栄養評価指標としての 250
血中ノルエピネフリン 503
血中副甲状腺ホルモン濃度 416
血中ヘモグロビン 712
血中ホルモンの定量, 下痢における 522
血糖管理 618
──の重要性, 術後 660
血糖コントロール 611, 614, 617

──, 静脈栄養における 319
──, 糖尿病の 390
──の指標 386
血糖自己測定 390
血糖値, 栄養評価指標としての 251
血糖値維持, 特定保健用食品による 345
決定的過敏期 475
結合組織 153
結晶アミノ酸剤 3
結腸損傷, PEG 造設に伴う 308
肩甲骨下部皮下脂肪厚 694
健康飲料 341
健康障害非発現量 207
健康食品 341
健康増進法
──第 26 条 347
──第 26 条第 1 項 342
──第 26 条第 6 項 345
──第 29 条第 1 項 342
健康補助食品 341
検査食 290
検便, 小児下痢における 530
顕性タンパク尿 645
原発性脂質異常症 373
減塩の効果, 高血圧治療における 400
減塩目標, 高血圧治療の 386, 402
減量食 362

こ

コアクチベータータンパク 176
コエンザイム Q_{10}（CoQ_{10}） 102, 499
コーヒー摂取による血清尿酸値低下 561
コール酸 123
コストの比較, EN と PN の 332
コドン 42
コラーゲン 153, 716
──新生 154
──繊維 154
──分解 154
コリンエステラーゼ, 栄養評価指標としての 250
コルサコフ症 72
コルチコステロイド 156
コルチゾール 185, 433
コレシストキニン（CCK） 111, 116, 120, 122, 150, 606

和文索引　745

コレステロール　57, 97, 344
　――結晶　605
　――合成　63
　――合成系酵素遺伝子　179
　――摂取量　376
　――代謝調整，特定保健用食品による　344
　――値，ART 中の　511
　――による遺伝子発現　179
　――の吸収　60
コレステロールエステル　60, 97
コレステロールエステル転送タンパク（CETP）　62
コレステロール過飽和胆汁　605
コレステロール胆石　604
コレラ　520
コンディショニング　712
小麦アルブミン　345
呼気水素ガス排出　92
呼吸器感染症　500
呼吸筋力，栄養評価のための　260
呼吸商（RQ）　19, 265, 268, 576
　――の低下　582
呼吸性のアシドーシス　665
呼吸熱量計　2
呼吸不全　494, 665
呼吸補助筋　260
呼吸リハビリテーション，COPD の　499
孤束　288
孤束核　288
個別許可型特定保健用食品　342
個別評価型病者用食品　349
五大栄養素　713
五訂増補日本食品標準成分表脂肪酸成分表編　227
誤嚥　444
　――，経腸栄養に合併する　299
　――の対策　296
誤嚥性肺炎　446
　――，経腸栄養に伴う　356
口腔　116, 284
口腔アレルギー症候群　458
口腔嚥下期　444
口腔乾燥症　287
口腔期，嚥下の　444
口腔機能向上プログラム　287
口腔ケア，嚥下障害の　448
口腔ケア，食道癌治療前の　626
口腔ケアチーム　679
口腔準備期，嚥下の　443
口唇　284

口唇閉鎖不全　443
広範囲熱傷，静脈栄養の適応となる　315
甲状腺ホルモン　87, 137
行動療法，肥満症に対する　364, 365
抗 EGF 受容体療法　194
抗 HIV 薬　508
　――の変更，ART 中脂質異常による　513
抗 TNF-α 抗体　602
　――，潰瘍性大腸炎に対する　536
　――療法　297
抗 TNF-α 製剤　541
抗アルドステロン薬　587
抗ウイルス薬　580
抗ウイルス療法　580, 587
　――の効果，慢性肝炎に対する　581
抗うつ薬　433
抗炎症作用からみた選択，COPD 経腸栄養剤の　499
抗炎症性サイトカイン　168
抗凝血性カテーテル　328
抗凝固薬　580
抗菌薬投与　602
抗原感作　406
抗原特異的 IgE　406
抗コリン作用　433
　――，抗精神病薬の　431
抗コリン薬　525
抗サイトカイン療法　701
抗酸化機能　712
抗酸化作用，健康食品の　349
抗酸化物質　101, 165, 349, 580
　――，アレルギー疾患発症に関与する　409
　――による介入効果　675
抗脂質異常症薬　511
抗酒剤　481
抗精神病薬による食欲亢進　430
抗生物質起因性下痢症　94
抗動脈硬化作用　363
　――，n-3 系脂肪酸の　377
抗肥満薬　365
抗利尿ホルモン（ADH）　27
抗リンパ球抗体　555
後期栄養管理，腸管大量切除後の　546
後期高齢者　145
後天性亜鉛欠乏　83
後天性銅欠乏　85

後負荷の増大　502
恒常性の維持　726
降圧度　404
降圧薬療法　404
高 BUN 血症，アミノ酸過剰投与による　320
高 LDL コレステロール血症　385
　――，ネフローゼ症候群における　652
高 TG 血症　→高トリグリセリド（TG）血症
高アセトアルデヒド血症　482
高インスリン血症，肥満による　557
高エネルギー・低残渣・低脂肪食，クローン病に対する　540
高エンドトキシン血症　7
高カイロミクロン血症　385
高カリウム血症　403, 648
高血圧　395
　――，メタボリックシンドローム診断基準の　368
　――管理　386
　――と食塩　400
　――の治療　399
高血圧治療ガイドライン 2009　214
高血糖，グルコース過剰負荷による　318
高血糖，心不全における　506
高コレステロール血症　371, 684
　――，HIV 感染者の　510
高サイトカイン血症　7
高脂肪-低炭水化物　666
高浸透圧液　335
高浸透圧性下痢症　94
高速液体クロマトグラフィ法　98
高タンパク・高エネルギー食，COPD に対する　498
高タンパク・高エネルギー食，急性肝炎に対する　580
高タンパク食　290, 468
　――，胃・十二指腸潰瘍における　516
　――，減量のための　362, 370
　――，痛風発作を抑制する　561
　――，透析患者における　649
高中性脂肪血症　574
高張グルコース・アミノ酸混合液　4
高張性脱水　28
高張性輸液　29

高張性輸液製剤　30
高張糖液　506
高糖質頻回食投与　454
高度侵襲時 GH 投与　192
高度進行大腸癌における栄養療法
　　641
高度肥満　360
　──の病態　363
高度肥満者　569
高度瘦せ　694
高トリグリセリド(TG)血症
　　363, 367, 371, 385, 606
　──, HIV 感染者の　510
　──　薬物治療　378
高ナトリウム血症　25, 28
高尿酸血症　481, 557
　──の合併症　557
高尿酸血症・痛風の食事療法
　　559
高尿酸血症・痛風の生活指導
　　562
高熱量輸液　518
高濃度流動食　690
高比重リポタンパク(HDL)　62
高プリン食　560
高プリン体含有野菜　561
高分離能液体クロマトグラフィ
　　98
高リスクアプローチ, 栄養の実践
　の　682
高リン血症　648
高齢化率　145
高齢者
　──の栄養障害　146
　──の活動度　673
　──のタンパク質推奨量　674
　──の低栄養　146
　──の必要摂取熱量　146
構造タンパク質　153
構造の妥当性　272
構造評価, 医療, 医療行為の
　　281
酵素アミラーゼ　287
酵素異常症　457
酵素タンパク　450
酵素の基質　450
膠原病　564
膠質浸透圧勾配　652
克山病　86
黒色石　605
骨芽細胞　345
骨吸収抑制, 特定保健食品による
　　345

骨吸収抑制剤　419
骨形成促進, 特定保健食品による
　　345
骨障害, 小児静脈栄養中の　330
骨髄低形成　485
骨成熟　141
骨成分ミネラル投与, 低出生体重
　児への　472
骨粗鬆症　412
　──, 小児静脈栄養中の　330
　──, ステロイドの副作用として
　　の　566
　──　治療薬　420
　──とカルシウム摂取　413
　──とビタミン K　417
　──　有病率　412
　──　予防　413
骨軟化症　66
骨年齢　330
　──の評価　137
骨破壊抑制, 特定保健食品による
　　345
骨発育障害, 小児静脈栄養中の
　　330
骨密度　330
　──　測定　412
骨ミネラル代謝異常, CKD に伴
　う　648
骨量減少　412
骨格筋　230, 255
　──　タンパク　673
　──　面積　672
骨格筋萎縮　672
　──, 運動不足による　702
　──, 低栄養状態の　160
骨格筋繊維　256
骨折リスク, ビタミン K 不足に
　よる　417
骨端線　137
骨端軟骨　137
混合腺　121
混成石　605

さ

サーデンペプチド　344
サイアミン欠乏, アルコール摂取
　に伴う　480
サイトカイン
　　167, 185, 247, 367, 433
サイトカインストーム　167
サイトカインネットワーク　183
サプリメント　341, 715
サルコペニア　145, 672

　──の成因　673
サルコペニック・オベシティー
　　675
さじ状爪　489
詐病的症状　692
鎖骨下静脈穿刺　316
　──　用中心静脈カテーテル, 小
　児用　323
鎖骨下穿刺　327
鎖骨下動脈　327
再栄養症候群　425
再構築期, 創傷治癒の　152
再生不良性貧血　485
災害時における減塩　403
細菌感染　3
細菌叢, 腸管内　343
細胞, 腸腺の　124
細胞外液　25
細胞外液浸透圧　27
細胞外基質　153
細胞外水分量, 乳幼児の　141
細胞傷害作用, IFN-γ による
　　170
細胞内シグナル伝達　99, 169
細胞内老廃物の除去　724
細胞膜障害　96
最大吸気口腔内圧(PImax)　261
最大経横隔膜圧　261
最大公約数　709
最大呼気口腔内圧(PEmax)　261
最大骨塩量　413
最大酸素摂取量($\dot{V}o_2$max)　496
最大等尺性収縮　260
最低健康障害発現量　207
在宅栄養法　6
在宅経腸栄養法　6, 354
　──, クローン病治療における
　　539
　──, 腸管大量切除後　546
在宅静脈栄養　6, 323, 340, 351
　──, クローン病に対する　540
在宅成分栄養経管栄養法　355
在宅中心静脈栄養法　315, 351
　──, 腸管大量切除後　546
酢酸　344
酢酸リンゲル　610
刷子縁　524
刷子縁膜消化の障害　524
三環系抗うつ薬　433
三叉神経　288
　──　麻痺　443
三重鎖ヘリックス構造, コラーゲ
　ンの　154

和文索引　747

三大唾液腺　288
三方活栓　328
産後の体重管理　135
酸化ストレス仮説　675
酸化ストレスマーカー　103
酸味　289
残存膵β細胞量　393
残存膵の再発　619

し

シアナミド　482
シェーグレン症候群，RAに併発する　567
シグナル伝達分子　723
シクロオキシゲナーゼ阻害薬とエリスロポエチンの併用投与，癌悪液質に対する　625
シクロスポリン　592, 655
シクロホスファミド　655
シス型不飽和脂肪酸　53
システイン　599
システム遺伝学　686
システム栄養学　686
シスプラチン　627
シタグリプチン　393
シックデイ，糖尿病患者におけるシ　394
シトルリン　162
シナプトソーム　466
シャペロン介在性オートファジー　719
シュウ酸カルシウム結石　559
ショック症状，化学療法の副作用の　626
シンドロームX　234, 369
ジェムザール®　621
ジスルフィラム　482
子宮内胎児発育制限　464
止血後除菌療法　518
止痢剤，小児慢性下痢症に対する　533
四肢の骨格筋　257
四肢の骨格筋量　672
死の四重奏　234, 369
死をもたらす不可逆性の栄養不良　699
糸球体硬化症の発症　725
糸球体高血圧　402
自然免疫系　723
至適体重増加量，正常妊婦の　133
至適なエネルギー投与量，癌患者に対する　700

刺激伝達経路，侵襲時の　184
思春期痩せ症　422
施設基準，NSTの　681
脂質　164
──，低出生体重児に投与する　473
──の吸収　60
──の吸収・代謝，特定保健用食品による　344
──の吸収の低下，高齢者の　149
──吸収不良　598
──の吸収不良，心臓悪液質患者の　506
──の消化　59
──の摂取基準　376
脂質異常症　481
──，ステロイドの副作用としての　566
──，メタボリックシンドローム診断基準の　368
──の管理，ART中の　511
──の食事療法　373, 385
──の薬物療法　377
脂質過酸化反応，ヒドロキシルラジカルによる　97
脂質コントロール食　290
脂質摂取エネルギー　289
脂質摂取量　58
脂質代謝　684
──，肝不全における　589
脂質代謝異常　371
──，C型肝炎の　576
──，HIV感染者の　510
脂質ペルオキシド　97
脂質メディエーター　406
脂質ラジカル（L・）　97
脂肪　711
──の膜消化　127
──分解亢進　658
──輸液　3
脂肪エネルギー比率　131, 214
脂肪肝　319, 481, 569
──，小児の　143
──の改善，減量による　573
──の診断　570
──の治療　571
──の半定量化　570
脂肪合成，肝臓における　319
脂肪細胞　363
脂肪酸　51
──，創傷治癒における　155
──による遺伝子発現　178

──の構造　52
──の分類　53
──のミセル化　597
脂肪酸カルシウム石　605
脂肪酸合成系酵素遺伝子　179
脂肪酸合成酵素（FAS）　177
脂肪性下痢　520
脂肪製剤　666
──，静脈栄養の　318
脂肪摂取制限，クローン病における　540, 541
脂肪前駆細胞　363
脂肪代謝，侵襲時の　189
脂肪蓄積相　183
──，外傷後代謝の　660
脂肪滴，肝細胞の　569
脂肪滴の存在診断　570
脂肪転送　524
脂肪投与，小児静脈栄養における　326
脂肪乳剤　3, 320, 611
──，侵襲時に投与される　189
──投与，低出生体重児への　472
──投与速度　320
──の経静脈的投与，小児慢性下痢症に対する　532
──の投与，小児静脈栄養における　326
脂肪量　255
──の減少，悪液質における　698
──の変化，生理機能に影響する　261
脂溶性抗酸化物質　102
脂溶性ビタミン　65
──の摂取，妊娠時　132
視床下部　107, 185
視床下部外側野（LHA）　106
視床下部諸核　184
視床下部腹内側核（VMH）　106
嗜好性，食物の　289
試合期　714
資化性，腸内細菌による　93
耳下腺　121, 288
耳鼻科領域癌治療の栄養療法選択　336
自記式食事歴法質問票　225
自己血糖測定（SMBG）　393
自己挿管，HENチューブの　356
自己免疫性肝炎　575
自己誘発嘔吐　434
自食現象　719

自食作用　719
自閉症スペクトラム障害，AN に合併する　423
自由水　29
　── 喪失量　30
自由摂食　632
児童相談所　695
事故抜去　351
持効型インスリン　614
持続性高血圧　396
持続的経腸栄養，乳児難治性下痢症に対する　531
持続的血液浄化法，腎不全に対する　665
持続的血液濾過透析，肝不全に対する　664
持続投与，経腸栄養剤の　296
持続皮下インスリン注入療法　393
塩味　289
色素胆石　605
舌　284
舌体操　287
室傍核，視床下部　107
膝関節伸展トルク　258
膝関節の伸展機能，栄養評価のための　258
膝高値　238
疾病リスクの低減の表示，特定保健用食品の　343
瀉血　83, 587
　── 療法　578
若年発症成人型糖尿病　177
手術後消費熱量　661
手術後咀嚼困難の栄養療法選択　335
手術治療の栄養　657
手術的盲係蹄解除　525
主観的包括的栄養アセスメント　278, 679
主観的包括的評価　437, 578
主食と果物　714
主膵管型 IPMN　617, 619
腫瘍壊死因子 α　503
授乳期のエネルギー必要量　130
樹状分岐化　466
周産期の栄養不良　465
周術期
　── IGF-1 投与　192
　── における REE の変化　270
　── の口腔ケア，食道癌　627

　── の輸液投与，経口水分投与，大腸癌　639
周術期栄養管理　295, 657, 658, 661
　──，肝移植の　592
周術期栄養療法，大腸癌の　637
修正ボルグスケール　259
終止コドン　42
終末期における輸液管理　701
習慣的栄養素摂取量　210
習慣的な食事摂取量　204
習慣的な摂取量の平均値（中央値）　210
集学的アプローチ，癌患者への　702
集学的治療，悪液質の　702
集団アプローチ，栄養の実践の　682
集団における摂取量　210
集団の栄養摂取アセスメント　210
集団の栄養評価・判定（アセスメント）　211
集中治療，MOF の　663
集中治療領域重症管理　339
十二指腸　117
　── 潰瘍　514
重症うっ血性心不全　502
重症急性膵炎　297, 609, 611
重症呼吸不全状態　500
重症全身性炎症反応症候群　167
重度アルコール依存症入院医療管理加算　481
縦断追跡　256
粥状動脈硬化　368
出血，PEG 造設に伴う　308
出血傾向　575
出血性潰瘍　514
　──，H. pylori 感染者の　518
出生体重 999 g 以下児の離乳食　477
出生体重 1,999〜1,000 g 児の離乳食　476
出生体重 2,499〜2,000 g 児の離乳食　476
術後インスリン抵抗性改善　659
術後栄養管理法　660
　──，胃癌の　631
　──，食道癌の　627
　──，大腸癌の　639, 640
術後栄養投与の時期　660
術後栄養補給ルート，胸部食道癌手術の　627

術後遠隔期における栄養管理，膵癌の　619
術後回復強化プログラム　631
術後急性期，静脈栄養の適応となる　315
術後急性期の栄養投与ルート　338
術後経口摂取，食道癌の　628
術後経口摂取，胃癌の　632
術後生体反応の修飾，術前栄養による　659
術後早期経腸栄養　661
術後早期の栄養管理，膵癌の　617
術後腸管麻痺　661
術後の悪心・嘔吐への対応，大腸癌　639
術後の絶飲食　661
術後リフィリング　627
術前栄養管理
　──，胃癌の　630
　──，膵癌の　617
　──，大腸癌の　640
術前栄養評価　658
　──，肝移植の　589
術前栄養療法　659
術前化学療法，進行食道癌の　627
術前機械的腸管洗浄，大腸癌　638
術前減黄　617
術前静脈栄養　659
術前低栄養患者　659
術前の飲水，大腸癌の　638
術前の絶飲食期間，大腸癌の　638
術前のビタミン K 補充，膵癌の　617
術前補助療法中の栄養管理，食道癌　627
術前免疫栄養　627
術中栄養　659
術中ストレスホルモン分泌　659
術中低体温予防　659
術中の補液　659
術中麻酔法の影響　662
瞬発力　716
準備期，嚥下の　443
初乳の投与　473
除去食療法，食物アレルギーの　462
除菌療法　516

除脂肪体重
　　　　　146, 229, 240, 255, 504
除鉄療法　578
小球性低色素性貧血　82, 489, 490
小腸　117
小腸移植　555
　——，短腸症候群に対する　550
　——，腸管不全における　551
　—— 後の主な合併症　555
　—— の適応，腸管不全における
　　　　　555
小腸広範切除　544
　—— 後の栄養管理　545
小腸性の下痢　520
小腸造影　522
小腸内視鏡検査　522
小腸粘膜　126
　—— 萎縮　294
小腸分泌液　60
小児
　—— アレルギー患者　407
　—— の HPN　354
　—— の嚥下障害　442
　—— の虐待　692
小児下痢症　94
小児慢性下痢　528
　—— の初期治療　531
　—— の予後　533
小児用 ED　532
小児用 SGA　278
小児用アミノ酸輸液　6
少量頻回食，食道癌術後の　628
少量頻回食，食道癌における
　　　　　624
生薬，創傷治癒における　157
消化液　121
消化粥　116
消化管　116
消化管機能回復不全，静脈栄養の
　　適応となる　315
消化管出血，下痢における　522
消化管出血，静脈栄養の適応とな
　　る　315
消化管穿孔，静脈栄養の適応とな
　　る　315
消化管通過障害，静脈栄養の適応
　　となる　315
消化管毒性，化学療法の副作用の
　　　　　626
消化管毒性，抗癌剤の　340
消化管ニューロペプチド　170
消化管粘膜萎縮防止作用　193
消化管粘膜上皮　118

消化管粘膜生検　530
消化管粘膜バリア機構　529
消化管の安静　295
消化管の加齢変化　148
消化管バリア　459
消化管閉塞，胃癌末期の　635
消化管壁　117
消化管ペプチド　110
消化管ホルモン　110, 118
　—— 分泌，経腸栄養における
　　　　　332
消化管免疫　529
消化管瘻，静脈栄養の適応となる
　　　　　315
消化器系合併症，経腸栄養の
　　　　　299
消化器外科周術期の栄養療法選択
　　　　　338
消化器症状，EN と PN の　335
消化機能の調節　117
消化吸収機能低下，静脈栄養の適
　　応となる　315
消化吸収試験　523
消化吸収障害　522
　——，短腸症候群による　544
　—— の診断　523
消化酵素　121
消化酵素薬，膵全摘術後　621
消化酵素薬，慢性膵炎に対する
　　　　　613
消化障害　523
消化性糖質　89
消化態栄養剤　296, 525
　——，HEN の　356
消化の統合的調節　125
消毒法　3
傷害期，外傷後代謝の　660
障害因子，心不全の　505
漿液腺　121
上行性刺激　184
上喉頭神経　288
上肢の骨格筋力　257
上腸間膜動脈周囲神経叢　619
上腸間膜動脈症候群，AN による
　　　　　422
上半身肥満　234
上皮 Na チャンネルの活性化，ネ
　　フローゼ症候群における　652
上腕筋囲長（AMC）　236, 504
上腕筋面積（AMA）　236
上腕三頭筋部皮下脂肪厚
　　　　　235, 504, 694
上腕周囲長　694

条件付き特定保健用食品　342
条件付き必須アミノ酸　162
状況下必須アミノ酸　189
静注用脂肪乳剤　601
静注用鉄剤　490
静脈栄養　314, 331, 725
　——，MOF に対する　666
　——，悪液質に対する　700
　——，肝移植前の　593
　——，クローン病に対する　540
　——，呼吸不良症候群の　525
　——，小児における　322
　——，胆汁うっ滞に対する　598
　——，低出生体重児の　471
　——，乳児難治性下痢症に対する
　　　　　531
　—— の禁忌　316
　—— の適応　314
　—— の適応，小児の　322
　—— の投与経路　322
　—— 輸液，糖尿病患者の　393
静脈栄養時の基質の投与量，小児
　　　　　325
静脈栄養製剤　666
静脈血栓症，カテーテル留置によ
　　る　328
静脈注射　2
静脈投与用の各種アミノ酸製剤
　　　　　64
静脈不全に伴う潰瘍　157
静脈ラインや PEG・腸瘻などの
　　管理　678
食塩過剰摂取　386
食塩感受性　402
食塩感受性高血圧　402
食塩制限　290
食塩摂取量　396, 400
　——，ネフローゼ症候群における
　　　　　654
食塩と高血圧　400
食塩目標量　214
食塊　287
　—— 形成　287, 444
食環境，QOL の要素　285
食後高血糖の改善　391
食後脂質異常症　344
食後の過血糖　582
食作用（ファゴサイトーシス）
　　　　　723
食事アセスメント　218, 278
　—— における過小申告　226
食事・インスリン調整法，糖尿病
　　における　390

食事・栄養療法導入 695
食事思い出し法 219, 222
食事供与量，胃癌術後 631
食事記録法 219, 222
　——の信頼度 223
食事支援 285
食事指導 218
　——，COPD に対する 497
　——，高血圧の 402
　——，膠原病に対する 565
食事制限と有酸素運動，脂肪肝の治療としての 573
食事性コレステロール摂取量 57
食事摂取基準 204
　——，妊産婦の 128
食事摂取記録 580
食事摂取量のアセスメント，HIV 感染者の 510
食事箋 290
　——，アルコール性身体疾患治療の 482
食事代替品 348
食事内容の不適切 692
食事バランスガイド 403, 711
食事誘導性体熱産生 (DIT) 18, 266, 289
食事誘導性熱代謝 289
食事誘発性肥満 114
食事量 277
食事療法
　——，ART 中脂質異常の 512
　——，胃・十二指腸潰瘍の 515
　——，膠原病の 564
　——，脂質異常症の 376
　——，動脈硬化症の 385
　——，ネフローゼ症候群の 654
　——，肥満治療の 364
　——が有効なアミノ酸代謝異常症 451
食事療法基準，CKD に対する 645
食事歴法 220
　——質問票 220, 223
食習慣の自立支援，アルコール依存症患者の 483
食堂加算 291
食道 116
　——への送り込み 287
食道入口部 444
食道咽頭逆流 444
食道括約筋輪 287
食道癌 623
　——治療の栄養管理 623

食道期，嚥下の 444
食道残留 444
食道ステント 627
食道通過 287
食道内逆流 444
食道瘻，HEN 用 355
食品扱いの栄養剤 532, 681
食品衛生法施行規則 345
食品衛生法第 19 条第 1 項 345
食品構成，糖尿病食事療法の 389
食品成分表 220, 227
食物アレルギー 348, 407, 410, 457
　——の原因食物 460
　——の診断 461
　——の治療 462
　——の発症病理 459
　——の臨床型分類 458
　——の臨床症状 460
食物アレルギー経口負荷試験ガイドライン 462
食物アレルゲン 459
　——の構造 459
　——の侵入 459
食物アレルゲン特異的 Th2 細胞 459
食物依存性運動誘発アナフィラキシー 458
食物過敏性腸症 529
食物抗原 407, 529
食物残渣 6
食物除去試験 461
食物摂取頻度法 220
　——質問票 220, 223
食物繊維 6, 89, 93, 294, 343, 607
　——の定義 90
　——を含まない成分栄養剤 334
食物特異的 T 細胞 460
食物の摂取 285
食物の認識 285
食物不耐症 457
食物負荷試験 461
食欲 289
食欲亢進作用，抗精神病薬による 430
食欲調節のネットワーク 106
食欲低下 285
　——，うつ病の 432
食欲抑制，レプチンによる 367
植物性ステロール 58, 62, 344, 601

植物性タンパク質の介入効果 675
植物性ビタミン D 414
褥瘡 157, 687
　——の発生と栄養障害 687
褥瘡症例に対する栄養療法 691
　——のモニタリング 690
褥瘡対策チーム 679
心気症状 432
心筋障害 502
心筋肥大，心不全に伴う 502
心血管疾患のリスクファクター，HIV 感染者における 511
心臓悪液質 502, 503
心臓足首血管指数 (CAVI) 262
心大血管リハビリテーション 387
心拍出量 396
心拍数法，TEE 測定の 21
心不全 502
申告誤差，エネルギー摂取量の 226
申告誤差，栄養摂取量の 227
身体栄養管理，AN 治療の 424
身体活動 18
　——のエネルギー源 711
身体活動強度 365
身体活動量 365
身体活動レベル 16, 22, 208
　——，妊娠・授乳期女性の 128
身体計測 233
　——，心臓悪液質患者の 504
身体構成成分 230
　——測定法 232
　——の評価 232
　——の求め方 232
身体 (構成) 所見 278
身体症状，うつ病でみられる 431
身体づくり 712
　——の材料 711
身体発育 137
身体評価，AN の 426
身長スパート 137
身長増加 137
身長・体重比 233
侵襲下の栄養投与 4
侵襲下の血清タンパク 248
侵襲後早期の経腸栄養 339, 661
侵襲時
　——の栄養管理 170
　——の栄養投与 160
　——の刺激伝達経路 184

和文索引

── の生体反応　183
侵襲反応の軽減，術後　662
侵襲反応の制御　660
侵襲用輸液　6
神経系の発達，乳幼児の　141
神経疾患　436
── の栄養管理　436
神経性食欲不振症　113, 422, 434
── の栄養療法選択　338
── の発症　423
神経性大食症　427, 434
神経叢郭清術後栄養管理　619
神経内分泌系のストレス反応，手術による　657
神経内分泌反応　183
神経ペプチド　118
浸潤性膵管癌　619
浸透圧性下痢　520, 521, 528
──，成分栄養剤による　299
浸透圧物質　25
真実としてのエビデンス　705
進行性胃腸運動　120
進行慢性膵炎　614
診察室血圧　398
診察室外血圧　398
診断基準の妥当性　273
診断群分類　334
診断的 VF　446
診療報酬　290
新久里浜式アルコール症スクリーニングテスト　479
新生児壊死性腸炎　473
新生児黄疸　602
新生児期発症短腸症候群　548
新生児期用静脈栄養カテーテル　324
新生児・乳児消化管アレルギー　458
新生児・乳幼児用アミノ酸製剤　326
──，静注　602
新生児の胆汁うっ滞　602
新生児マス・スクリーニング，先天性代謝異常症等の　451
新生児メレナ　68
新世代型の抗精神病薬　430
新鮮凍結血漿　611
──，肝不全に対する　664
滲出性下痢　521, 528
人工肝補助療法　663
人工呼吸器装着後の栄養管理，ALSの　441

人工呼吸器装着前の栄養管理，ALSの　441
人工調整食，減量のための　370
人工濃厚流動食，HEN の　356
腎アミロイドーシス，RA に併発する　567
腎交感神経アブレーション　402
腎糸球体濾過量　643
腎除神経　403
腎性骨異栄養症　648
腎臓，アミノ酸代謝における　49
腎不全　665
腎不全時の特殊栄養療法　649
腎不全輸液　6
腎不全用アミノ酸製剤　650, 664
腎不全用経腸栄養剤　298
腎保護作用，塩分制限の　654
蕁麻疹　458

す

スクラッチテスト　461
スタチン　378, 385
──，高 LDL コレステロール血症に対する　656
スタンダードマーカー　722
スチフネス，動脈の　262
ステルコビリン　597
ステロイド B 環の開裂　414
ステロイドの副作用　566
ステロイドパルス療法　580
ステロール　58
ステロール調節エレメント（SRE）　64, 179
ステロール調節エレメント結合タンパク質（SREBPs）　64
ストレス潰瘍　518
ストレス下高血圧　396
ストレス起因性潰瘍　514
ストレス係数　2, 268
スパイロメトリー　495
──，栄養評価のための　260
スピロノラクトン　587
スポーツと五大栄養素　711
スポーツのシーズン　714
スライディングスケール　611, 618
スライド方式，クローン病寛解維持における　539
スルホニル尿素受容体（SUR1）　391
スルホニル尿素薬　391
水素の引き抜き反応　97

水中体重秤量法　232
水分制限下での静脈栄養，心不全患者の　506
水分組成，乳幼児の　141
水分・電解質管理，心臓悪液質患者の　505
水様性下痢　520
水溶性抗酸化物質　102
水溶性食物繊維　6, 93
── の摂取，胆汁うっ滞時　599
水溶性ビタミン　71
── 摂取，妊娠時の　132
── 投与，低出生体重児への　472
推奨母体体重増加量　135
推奨量　206
推奨レベル　705, 707
推定エネルギー必要量　22, 208, 212
──，妊娠可能年齢女性の　129
──，妊婦・授乳婦の　130
推定平均必要量　205
推定平均必要量カットポイント法　210
睡眠時代謝量　18
睡眠時無呼吸症候群　363
──，小児の　143
膵 β 細胞　177, 391
膵液　117, 122
膵液分泌障害　619
膵液流出障害　613
膵外分泌機能　613
膵外分泌不全　613
── に対する補充療法　620
膵癌　616
膵管狭窄　613
膵管空腸側々吻合術　620
膵管ステント留置　613
膵管ドレナージ術　613
膵管内圧上昇　613
膵管内タンパク栓　613
膵管内乳頭粘液性腫瘍　617
膵機能不全　526
膵グルカゴン　618
膵酵素欠如　524
膵酵素製剤　525
膵コリパーゼ　60
膵性糖尿病　619, 621
── の治療　614
膵石　613
膵切除術　613, 616

―― 患者周術期の輸液栄養管理 618
膵全摘術 616, 617
　―― の術後 618
　―― の術後の栄養管理 620
膵臓 609
膵体尾部切除術 616, 619
　―― 後栄養管理 619
膵頭十二指腸切除術 616, 617
膵頭神経叢 619
膵頭切除術後栄養管理 619
膵内外分泌機能 619
膵内分泌機能不全, 膵切除後の 621
膵分泌液 60
膵ポリペプチド(PP) 111
膵ランゲルハンス島 614
膵リパーゼ 60, 123
随意期 444
髄鞘化 466

せ

セクレチン 116, 119, 122, 123
セリアック病 524, 525
セリン・トレオニンキナーゼ 722
セレン 86, 165
　―― の吸収 86
セレン過剰症 87
セレン欠乏 86
　――, 小児静脈栄養中の 330
セロトニン(5-HT) 109, 433
セントラルドグマ 42
正常高値血圧 399
正のアウトカム 281
生化学検査, 栄養アセスメントとしての 239
生化学検査, 心臓悪液質患者の 504
生化学的なアセスメント項目, HIV 感染者の 509
生活活動記録法, TEE 測定の 22
生活習慣の改善, ART における 511
生活習慣の修正, 高血圧治療における 399
生活習慣病 2
　――, 高尿酸血症に合併する 559
　―― の一次予防 214
　―― の予防 56

　―― の予防, 特定保健用食品の 343
　―― のリスク, 栄養素摂取量 207
生活習慣病胎児期発症 464
生殖系の発達, 小児の 141
生体肝移植 591
　―― の適応疾患 590
生体恒常性 175
生体指標 222
生体電気インピーダンス分析法 (BIA) 233, 579
生体ドナー 592
生体内中性子励起分析法 232
生体内鉄代謝 486
生体内バイオマーカー 99
生体膜 102
生理活性ペプチド 118
生理機能検査, 栄養アセスメントにおける 255
生理食塩水 29
生理的黄疸 602
成人嚥下 442
成人ネフローゼ症候群の診断基準 651
成人慢性下痢 520
成長因子 190
　――, 短腸症候群に対する 547
成長曲線 694
成長促進 468
成長のキャッチアップ 695
成長ホルモン(GH) 137, 191
成長ホルモン分泌促進因子・受容体 110
成長ホルモン分泌不全症 694
成分栄養 5, 294, 525
　――, HEN の 356
成分栄養剤(ED) 296, 611
　――, HEN の 356
　――, クローン病に対する 539
　――, 小児用 532
　――, 慢性膵炎非代償期の 614
成分栄養剤半量摂取による寛解維持, クローン病の 539
制吐剤 626
性・年齢階級別基準代謝基準値 208
性ホルモン 137
精神疾患 428
精神症状, AN の 422
精神症状, パーキンソン病に伴う 440
静的栄養アセスメント 233, 243

静的栄養価指標としての血清タンパク 243
整腸, 特定保健用食品による 343
整腸作用, プロバイオティクスの 198
整流性カリウムチャネル(Kir6.2) 391
赤筋 255
脊髄損傷患者の必要エネルギー量 438
脊髄損傷の栄養管理 438
脊椎椎体圧迫骨折 412
切除不能/再発胃癌に対する治療 633
摂取エネルギー制限 714
摂取エネルギーの適正化, 動脈硬化症に対する 385
摂取エネルギー量, 糖尿病食事療法の 389
摂取タンパクの制限, ネフローゼ症候群における 654
摂食・嚥下障害 287, 442
摂食・嚥下チーム 679
摂食・嚥下能力のグレード 446
摂食過程 287
摂食機能 287
摂食行動 106
摂食障害 427, 434
摂食中枢 106
摂食調節因子, COPD 患者における 497
摂食調節からみた選択, COPD 経腸栄養剤の 499
摂食調節機構 106
摂食場面の観察ポイント 445
摂食抑制, CRF による 433
摂食抑制ペプチド 110
舌咽神経 288
舌下腺 121, 288
舌下免疫療法 463
舌診 284
舌腺リパーゼ 59
舌リパーゼ 116
絶食 34
　――, 潰瘍性大腸炎治療における 534
　――, 小児慢性下痢症初期における 531
絶食ストレス, 周術期の 659
先天性亜鉛吸収障害 83
先天性アミノ酸代謝異常症 452
先天性筋ジストロフィーの病因 725

先天性甲状腺機能低下症　451
先天性代謝異常症　450
──の栄養管理　450
先天性代謝異常症等の新生児マス・スクリーニング　451
先天性銅吸収障害　85
先天性糖質代謝異常症　451
先天性銅代謝異常症　85
先天性副腎皮質過形成症　451
先天性プリン代謝異常症　557
腺房細胞，膵　122
選択肢とガイドライン　708
選択的セロトニン再取込み阻害薬（SSRI）　433, 527
遷延性意識障害の栄養療法選択　338
繊維化　575
繊維化マーカー　575
全身血管の透過性亢進，膵炎による　609
全身性エリテマトーデス(SLE)と食事療法　565
全身性炎症，COPDによる　497
全身性炎症反応症候群　500
全身性サイトカイン反応制御　167
善玉菌　343
蠕動運動　116, 444
蠕動期，嚥下の　444

そ

ソマトスタチン　120
ソマトスタチン細胞　119
ソラフェニブ　587
咀嚼　116, 287
咀嚼運動　287, 444
咀嚼能力の低下，高齢者の　147
組織間液　25
双極Ⅰ型障害　434
双極Ⅱ型障害　434
双極性障害　433
早期回復プログラム，術後　640
早期回復プログラム，大腸癌手術に対する　637
早期経口摂取，大腸癌術後　639
早期経腸栄養　169, 297
──，肝移植後　594
──，重症急性膵炎に対する　295
──，大腸癌術後　639, 640
早期腎症　644
早期の栄養学的介入，化学療法，放射線療法時の　641
早期の栄養管理，腸管大量切除後　545

早期の栄養サポート，悪液質の　699
早期の経口摂取開始，肝移植後　593
早期発見，アルコール依存症およびプレアルコホリクスの　484
早期発見・早期介入例，小児虐待の　694
早産児　465
早朝血圧　399
早朝高血圧　396
相対的鉄欠乏　695
相対的ビタミンB_1不足，グルコース過剰投与による　319
創傷治癒　152
──過程　152
──障害因子　157
創傷部構成物質　153
喪失体液量　30
総エネルギー消費量　16, 208, 213
──，妊婦・授乳婦の　130
総血漿アミノ酸窒素量　249
総合栄養食品　348
総合ビタミン剤投与量，小児静脈栄養の　325
総コレステロール，栄養評価指標としての　250
総体液量　25, 31
総胆管結石症　604
総鉄結合能　242, 489
総リンパ球数　504
躁うつ病(双極性障害)　434
躁状態　434
増殖期，創傷治癒の　152
臓器移植法の改正　592
臓器傷害　720
臓器不全の進展予防　339
臓器別エネルギー消費量　17
即時型アレルギー　457
──症状　460
──の原因食物　460
──のスクリーニング検査　461
即時型反応，免疫の　406
速筋　255
速効型インスリン分泌促進薬　391

た

ターミナルケア　697
タウリン　599, 602
タクロリムス　555, 592
タケプロン®　517
タバコ煙　494

タンデムマス法　451
タンニン　82
タンニン酸アルブミン　533
タンパク異化　191
タンパクエネルギー低栄養状態　584
タンパク質　41, 711
──，低出生体重児に投与する　473
──の呼吸商　19
──の摂取　673
──の代謝　41
──の代謝，HIV感染者の　509
──の代謝，肝不全における　589
──の代謝，侵襲時の　188
──のフォールディング　720
──の分解　45
──の膜消化　126
タンパク質・アミノ酸による遺伝子発現　179
タンパク質・エネルギー栄養障害　208
タンパク質エネルギー比率　131
タンパク質・オルガネラ(細胞内小器官)の品質管理　724
タンパク質仮説　469
タンパク質欠乏　687
タンパク質合成　42
──，筋細胞内での　673
タンパク質合成促進，術後　661
タンパク質合成促進，静脈栄養による　320
タンパク質コントロール食　290
タンパク質摂取推奨量　646
タンパク質摂取目標量　131
タンパク質摂取量　673
──，ネフローゼ症候群における　654
──の評価　646
タンパク質調整流動食，腎不全患者用の　649
タンパク質半減期　46
タンパク質必要量　204, 215
タンパク・脂肪吸収不全　528
タンパク水解乳　532
──耐容　532
──不耐例　532
タンパク制限，ネフローゼ症候群に対する　654
タンパク制限，パーキンソン病に対する　440

タンパク節約効果 660
タンパク喪失，心不全における 502
タンパク低栄養状態 584
タンパク分解酵素 157
タンパク分解酵素阻害薬 609
タンパク分解誘導因子 624
タンパク保持低エネルギー食，減量用の 362
タンパク漏出性腸症 524
ダイエットハイ 423
ダイゼイン 418
多飲，総合失調症による 429
多価，n-3系不飽和脂肪酸 385
多価不飽和脂肪酸 53, 96
—— の低下，肝不全における 589
多剤併用療法，HIV感染症の 508
多臓器不全 663
多能性造血幹細胞 485
多嚢胞性卵巣症候群 133
多発性筋炎・皮膚筋炎 568
多量飲酒者 479
多量ミネラル 80
食べ物，QOLの要素 285
食べる人，QOLの要素 285
妥当性研究 220
唾液 116, 121, 287
—— 分泌 287
唾液アミラーゼ 116
唾液核ニューロン 288
唾液腺 121
—— マッサージ 287
大量飲酒者 479
太陽光線，ビタミンDを産生する 414
代謝異常の是正 583
代謝回転 468
代謝回転速度，タンパク質の 46
代謝合併症，HPNの 354
代謝亢進，COPDによる 495, 496
代謝亢進，心不全における 502
代謝手術 365
代謝性合併症 425
——，経腸栄養の 300
——，小児静脈栄養の 328
代謝性調節，食欲の 106
代謝動態，MOFにおける 663
体うっ血 502
体液量 25
体外循環式酸素化装置 665

体外衝撃波結石破砕療法（ESWL） 613
体格指数 226, 360
体格の指標 140
体脂肪の減少，低栄養状態の 160
体脂肪量，乳幼児の 141
体脂肪量の指標 235
体重減少 277
——，ANによる 422
——，COPDによる 494, 495
——，HIV感染者における 508
——，食道癌による 623
体重減少率 234
体重増加，気分安定薬による 434
体重増加不良 143
体重チャンネルが低下 694
体重のキャッチアップ 696
体重の評価，小児虐待の 693
体性感覚刺激 287
体成分分析，COPDの 495
体組織の構成成分 230
体組成計 589
体組成の変化，乳幼児の 141
体タンパク異化亢進 188
体タンパク質蓄積量 131
体タンパク節約効果 187
体調の調節，アスリートの 711
体内総脂肪量 229
体部胃炎 514
体密度測定法 232
怠慢，育児の 692
胎児期・出生後早期の栄養不良 465
胎児（妊娠）期の栄養と発達 465
胎児低栄養 143
胎児プログラミング 143
耐糖能異常 582
耐糖能障害，HIV感染者の 510
耐糖能・糖尿病，メタボリックシンドローム診断基準の 368
耐容上限量 207
——，ナトリウムの 215
退院目安，AN治療の 425
退行期骨粗鬆症 415
大うつ病エピソードの診断基準 431
大うつ病性障害 431
大球性貧血 492
大豆イソフラボノイド 409
大豆イソフラボン 345, 418
大豆ゲニステイン 409

大豆タンパク質 344
大赤血球性高色素性貧血 75
大腿骨近位部骨折とビタミンK摂取量 417
大腿骨頸部骨折 412
大腿骨頭（無腐性）壊死 566
大腿四頭筋機能の定性試験 260
大腿四頭筋の筋力検査，栄養評価のための 258
大腸癌 637
—— 手術に対する早期回復プログラム 637
大腸狭窄の栄養管理 639
大腸内視鏡検査 522
代償機能，腸管大量切除後 546
代償的排泄，Naの 402
代替食品，除去食療法の 462
代理によるミュンヒハウゼン症候群（Mnchhausen syndrome by proxy） 692
第Ⅲ相収縮，消化管の 120
第3の細胞死 720
正しいエビデンス 704
脱共役タンパク質（UCP）遺伝子多型 685
脱飽和酵素 466
脱リン酸化 177
脱水 25, 28
——，急性下痢による 520
——，乳幼児の 141
単一盲検法による食物負荷試験 461
単鎖型TG 98
胆管胆汁 59
胆汁 59, 117, 123, 605
胆汁うっ滞 597
——，小児静脈栄養に合併する 328
——，短腸症候群における 600
—— の原因 597
胆汁うっ滞時の栄養管理 598
胆汁うっ滞性の肝障害 601
胆汁外瘻 608
胆汁酸 61, 123, 524, 597
—— による遺伝子発現の調節 179
—— の再吸収 524
—— の脱抱合 524
—— の腸肝循環 125
—— 負荷試験 523
胆汁酸塩 60, 123, 524, 526
—— の欠如 524

胆汁酸結合タンパク質(I-BABP) 179
胆汁酸合成系酵素遺伝子 179
胆汁酸代謝の異常，小児静脈栄養における 329
胆汁酸排出ポンプ遺伝子 179
胆汁酸流入ポンプ遺伝子 179
胆汁色素 597
胆汁排泄性物質の排泄不全 598
胆汁排泄能遅延 606
胆汁分泌 597
胆石 604
胆石症 604
―――，小児静脈栄養に合併する 329
――― のリスク 606
――― のリスクの軽減 607
胆石疝痛発作 607
――― の誘因 607
胆摘術 607
胆道閉鎖症 68
胆嚢結石症 604
――― の手術治療 607
胆嚢収縮能低下 606
胆嚢胆汁 59
胆嚢摘出術 607
炭化水素カロテノイド 349
炭酸カルシウム 414
炭酸カルシウム石 605
炭酸リチウム 434
炭水化物，低出生体重児に投与する 475
炭水化物エネルギー比率 132
炭水化物応答性エレメント(ChoRE) 177
炭素骨格，アミノ酸の 47
短期的摂食調節 110
短鎖脂肪酸 6, 62, 170
――― ，腸内 91
短腸症候群 191, 524, 540, 544, 600
――― ，静脈栄養の適応となる 315
――― の栄養療法選択 339
――― の管理 545
男女別身長別年齢別標準体重 140
段階食の必要性，胃癌術後 631
断酒 481
――― の補助的薬物療法 481
断酒補助薬 482

ち

チアジド系利尿薬 655
チアゾリジン系薬剤 392
チアミン 71
チアミンジリン酸 78
チーム医療 6
―――，AN のための 424
―――，癌患者への 702
―――，肥満症治療の 364
――― としての栄養管理 677
チオバルビツール酸反応物質 96
――― 測定法 98
チトクローム 156
チトクローム c 724
チャンピックス® 482
チューブ型カテーテル，PEG 用 306
チロシン(Tyr) 249, 451
――― 水酸化酵素 82
地域連携ネットワーク 679
治療計画と目標，AN の 426
治療効果判定 678
治療食 290
治療前栄養管理，食道癌 627
治療的 VF 446
治療乳 290
―――，アミノ酸代謝異常症のための 454
治療の概略，ガイドライン 709
治療用(特殊)ミルク(乳)，先天性代謝異常症の 454
遅延型皮内反応 504
遅筋 255
窒素栄養 583
窒素源飢餓 723
窒素出納 46
―――，栄養評価指標としての 253
窒素出納試験 204, 215
窒素代謝，MOF の 664
窒素貯留 471
窒素バランス 664
―――，ネフローゼ症候群における 654
窒素平衡 46, 504
中間比重リポタンパク(IDL) 63
中期栄養管理，腸管大量切除後 546
中鎖脂肪酸 62, 344, 525, 666
中鎖脂肪酸製剤，侵襲時の 189
中鎖脂肪酸投与，心臓悪液質患者への 506
中鎖脂肪酸ミルク 602

中心静脈栄養 3, 160, 294, 505, 545, 627, 630, 677, 690
―――，悪液質に対する 700
―――，潰瘍性大腸炎の 535
―――，急性膵炎の 610
―――，クローン病の 540
―――，小児慢性下痢症の 532
―――，食道癌術前 627
―――，腎不全用の 649
―――，膵全摘後 618
―――，腸管大量切除後の 545
中心静脈カテーテル
―――，HPN 用 351
―――，小児用 323
中心静脈へのアクセス 316
中心静脈輸液ライン管理 316
中枢性食欲低下，うつ病による 432
中枢性摂食調節機構 107
中枢における調節因子，摂食の 109
中性脂肪 51, 569
中膜メンケベルグ型動脈硬化巣 368
注入ポンプ，HEN 用 355
注入ポンプ，HPN 用 352
注入ポンプ加算，HEN の 355
注入用容器，HEN の 355
貯蔵脂肪 230
貯蔵鉄 82
貯蔵鉄プール 486
長期 TPN
―――，腸管不全における 551
――― 合併症，腸管大量切除後 546
――― による肝機能障害 554
長期的摂食調節 110
長期留置型カテーテル，小児用 323
長期留置用中心静脈カテーテル，HPN 用 351
長鎖型 TG 98
長鎖脂肪酸(LCT) 62, 538, 666
長鎖脂肪酸製剤，侵襲時の 189
長鎖多価不飽和脂肪酸 465
長鎖不飽和脂肪酸(LCPUFA)生合成酵素 466
長寿遺伝子 723, 725
張度 26
超音波ガイド下静脈穿刺法 316
超速効型インスリン 614
超低エネルギー食療法，肥満症に対する 364

超低タンパク食　647
超低比重リポタンパク（VLDL）
　　　　　　　　　　58, 371, 653
　──の合成　62
腸，アミノ酸代謝における　47
腸液　118, 124
腸炎後症候群　528
腸管
　──のサイトカイン環境
　　　　　　　　　　　　170
　──の早期自立回復　661
　──のペースメーカー　553
腸管アミロイドーシス，RA に併
　発する　567
腸管安静　525
　──，絶食による　535
腸管運動異常性下痢　520, 528
腸管運動機能障害　552
腸管運動促進へのアプローチ，大
　腸癌術後　639
腸管からのコレステロール吸収
　　　　　　　　　　　　685
腸管環境改善作用，プロバイオ
　ティクスの　200
腸管関連リンパ組織　602
腸肝循環
　　　　　61, 124, 179, 344, 524, 597
腸肝循環不全　600
腸管上皮細胞　170
腸管前処置，術前の　659
腸管大量切除後の栄養管理　545
腸管内のリンパ組織　334
腸管粘膜萎縮，腸管不使用による
　　　　　　　　　　　　321
腸管バリア　160
　──破綻　170
腸管不使用　321
腸管不全　551
　──の栄養療法選択　339
　──の原因　551
腸管分泌運動抑制薬　525
腸管麻痺の栄養管理　339
腸管免疫低下　617
腸管リハビリテーション　339
腸管リンパ装置　160
腸結核　527
腸絨毛萎縮　524
腸上皮細胞内の代謝障害　524
腸性肢端皮膚炎　83
腸相，消化の　126
腸内細菌　89, 343
　──の overgrowth　321
　──プロファイル　196

腸内細菌叢　195
　──の改善　602
　──の変動，プロバイオティク
　　スによる　200
腸内腐敗菌　199
腸粘膜萎縮，静脈栄養による　334
腸粘膜萎縮の予防　334
腸粘膜増殖因子　294
腸粘膜免疫系　294
腸閉塞，静脈栄養の適応となる
　　　　　　　　　　　　315
腸閉塞症状，腸管不全による
　　　　　　　　　　　　553
腸閉塞状態，大腸癌術前　640
調製と保存，HEN 栄養剤の　356
調整粉末大豆乳　532
調乳　290
直接的評価方法　713

つ

つぶす力，握力の　257
つまむ力，握力の　257
通過障害への初期治療，大腸癌に
　よる　639
通常練習期　714
痛風　557
　──の食事療法　559
　──の生活指導　562
　──の発症リスク　559
痛風腎　559
痛風発作　558

て

テーラーメイド栄養　682
テガフール・ギメラシル・オテラ
　シルカリウム（TS-1®）　621
テゾン®　86, 532
デオキシコール酸　124, 606
手の交叉法，栄養評価のための
　　　　　　　　　　　　257
低 HDL コレステロール血症　385
　──，ネフローゼ症候群における
　　　　　　　　　　　　654
低亜鉛血症　252
低亜鉛母乳　83
低アルブミン血症　582, 587
　──，潰瘍性大腸炎の　536
　──，クローン病の　537
　──，ネフローゼ症候群の　651
　──改善薬，肝硬変患者の　49
低栄養（症候群）　272
　──，CKD に伴う　260
　──，HIV 感染者の　508

　──，高齢者の　146
　──とサイトカイン　168
　──のリスクのスクリーニング
　　　　　　　　　　　　278
　──リスク　578
低栄養肝硬変患者　594
低栄養患者，術前の　659
低栄養状態　159
　──，AN による　422
　──，肝移植患者の　591
　──，心不全における　503
　──，褥瘡の背景にある　691
　──，統合失調症の　429
低栄養性脂肪肝　569
低栄養妊婦　465
低エネルギー食　290
　──，減量用　362, 370
低エネルギー食療法，肥満症に対
　する　364
低カリウム血症の予防，利尿薬に
　よる　655
低カルシウム血症，CKD におけ
　る　648
低強度運動療法，COPD の　499
低血糖　481, 614
　──，AN による　424
低血糖症状　33
低血糖発作　393, 621
低残渣食　525, 535
　──，CIIPS に対する経腸的　553
低酸素血症　502
低酸素状態　719
低脂肪食　290
低脂肪乳製品と痛風発症リスク
　　　　　　　　　　　　561
低出生体重児（LBWI）　464
　──の栄養管理　470
　──の脳発達障害　466
　──のメタボリックシンドロー
　　ム（Mets）罹患ハイリスク　476
　──の離乳食　475
低出生体重児用人工乳　473, 475
低出生体重の予防　136
低身長　142
低体温予防，術中　659
低炭水化物ダイエット　711
低タンパク血症
　──，胃・十二指腸潰瘍に伴う
　　　　　　　　　　　　514
　──，急性膵炎による　611
　──，心不全における　502
　──，ネフローゼ症候群の　653
低タンパク質食　215, 290

――, CKD に対する　645, 647
――, ネフローゼ症候群における　654
低タンパク質食品　347
低窒素食　215
低張性脱水　29
低張性輸液　29
――　製剤　30
低糖質食, 減量のための　370
低ナトリウム血症　25, 29
――, 総合失調症による　429
低熱量食　574
低熱量輸液　518
低比重リポタンパク（LDL）　62, 64, 367, 371, 653
低比重リポタンパク質レセプター（LDLr）遺伝子　179
低リン血症　690
――, AN による　425
適切な栄養管理法　678
鉄　80, 712, 716
――, 創傷治癒における　156
――による遺伝子発現の調節　181
――の排泄　486
――の必要量, 妊娠時　132
鉄応答性エレメント　181
鉄過剰症　83
鉄吸収　486, 487
――（効）率　487, 491
――の調節機構　488
――不全　490
鉄供給不足　490
鉄欠乏状態　489
鉄欠乏性貧血　82, 485
――, 胃・十二指腸潰瘍に伴う　514
――の治療　490
鉄酵素　82
鉄剤　490
鉄需要増大　490
鉄制限食　587
――療法　578
鉄代謝, 生体内　486
鉄代謝調節ホルモン　576
天然濃厚流動食, HEN の　356
天然流動食　525
転換期, 外傷後代謝の　660
転写因子　175, 468
転写共役因子　176
転写後レベル, 遺伝子発現の　176
転写レベル, 遺伝子発現の　176

転送障害　524
電位依存性カルシウムチャネル　391
電解質異常　25
――, 急性下痢による　520
電解質輸液製剤　29
電気的エネルギー　16

と

トランス型不飽和脂肪酸　53
トランスサイレチン　242, 530, 691
トランス脂肪酸　53, 57, 377
トランスファー RNA　42
トランスフェリン　242, 486, 530
――受容体, 肝細胞の　576
トリアシルグリセロール　51, 59, 98
トリグリセリド（TG）　51, 58, 98, 360, 362
――, 栄養評価指標としての　250
トリグリセリド値, ART 中の　511
トリプシノゲン　123
トリプシン　122, 123
トリプトファン　71
トレーニング　718
ドーピング禁止物質　717
ドコサヘキサエン酸（DHA）　56, 344, 377, 408, 465
ドセタキセル　627
ドライウェイト（DW）　649
とり目（夜盲症）　66
杜仲茶配糖体　344
努力呼吸　260
投与栄養剤, 静脈栄養の　317
投与エネルギー, EN と PN の　335
投与スケジュール, HEN の　357
投与熱量, 小児の静脈栄養における　326
投与熱量, 心臓悪液質患者への　505
投与ルート, HEN の　356
透過性亢進　525
透析患者に対する食事療法基準　649
透析患者の生命予後　643
透析時基本体重　649
登録特殊ミルク（乳），先天性代謝異常症の　454
等尺性筋力測定装置　260
等尺力　257

等張性脱水　29
等張性輸液　29
――　製剤　30
統合失調症　429
糖アルコール　89
糖原病 I 型　454
糖質
――, 栄養評価指標としての　251
――による遺伝子発現　177
――の呼吸商, 心不全における　506
――の摂取　711
――のながれ　33
――の膜消化　126
――を制限する減量　711
糖質コルチコイド　188
糖質摂取エネルギー　289
糖質代謝　33
糖質代謝異常症の食事療法　454
糖新生, 肝臓における　35
糖新生によるエネルギー調達機構　658
糖代謝, 細胞内における　39
糖代謝, 侵襲時の　187
糖代謝異常　388, 576
糖代謝異常用経腸栄養剤　298
糖代謝検査, 栄養評価指標としての　251
糖投与, 小児の静脈栄養における　326
糖取り込み, 末梢組織での　38
糖尿病　388
――治療の目的　389
――の運動療法　390
――の食事療法　389
――の薬物療法　390
糖尿病合併アルコール依存症患者　483
糖尿病管理, 動脈硬化の危険因子としての　386
糖尿病食事療法のための食品交換表　390
糖尿病性潰瘍　157
糖尿病性骨粗鬆症　419
糖尿病性細小血管合併症　389
糖尿病性腎症　644
――に対する低タンパク食　647
――の食品交換表　647
――の病期分類, アルブミン尿を用いた　644
糖尿病薬の併用療法　394

糖輸送担体(GLUT2) 38, 391
頭相，消化の 125
同化状態 152
動的栄養評価 243
── 指標としての血清タンパク 244
動物性コレステロール 58
動脈血中ケトン体比 576, 663
動脈硬化 381
── の危険因子 384
── の危険因子，小児の 143
── の発症 381
動脈硬化惹起性リポタンパク 371
動脈硬化症の栄養指導 384
動脈硬化進展機構 367
動脈硬化性疾患，糖尿病合併症の 389
動脈硬化性疾患予防ガイドライン 382
動脈穿刺，鎖骨下穿刺時の 327
動脈の硬化病変 262
動脈不全に伴う潰瘍 157
動脈-門脈グルコース濃度格差 37
銅 85
── ，創傷治癒における 156
── の吸収 85
銅欠乏 85
── ，小児静脈栄養中の 330
銅欠乏症 252
導管上皮細胞，膵の 122
特異性 272
特異的結合タンパク 583
特異動的作用 289
特殊組成アミノ酸輸液製剤 577
特殊病態用の食品 334
特定保健用食品 342, 347
── の表示 342
特発性頭蓋内出血 68
特別管理加算 291
特別食，加算の対象になる 290
特別食加算 291
特別治療食 291
特別用途食品 347
── 制度 347
── の表示 347

な
ナイアシン 71
── 過剰 77
── 欠乏 74
ナッツ 607
ナテグリニド 391

ナトリウム塩 25
ナトリウム出納試験 214
ナトリウム代謝 27
ナトリウムと骨粗鬆症 419
ナトリウムの耐容上限量 215
ナトリウム(Na)排泄能，腎臓からの 396
ナトリウム目安量 215
ナルトレキソン 482
内因性GLP-1分泌 393
内因性危険因子，COPDの 494
内因性脂質 576
内因性リポタンパク代謝 371
内科治療における栄養管理，食道癌の 625
内環境 704
内頸静脈 327
内視鏡的逆行性胆道ドレナージ 617
内視鏡的空腸瘻造設術 296
内視鏡的経鼻胆道ドレナージ 617
内臓脂肪 368
── 症候群 234
── の面積 360
── 量 234
内臓脂肪型肥満 234, 360
── における高尿酸血症 559
内臓タンパク 230, 240, 688
内分泌，消化管の 118
内分泌ホルモンの変化，COPDにおける 497
軟食 290
難消化性オリゴ糖 89, 94
難消化性デキストリン 345
難消化性糖質 89
── の機能 93
── の代謝 90
難治性下痢症，乳児 531
難治性肥満 365

に
ニコチンアミド 71
ニコチン酸 71
ニコチン酸アミド欠乏，アルコール摂取に伴う 480
ニューロトランスミッター 489
二次性高血圧 396
二次性脂質異常症 373
二次性副甲状腺機能亢進症 413, 419, 648
二次胆汁酸 124, 606
二次的栄養障害 527
二重アリル水素 97

二重エネルギーX線吸収測定法 232
二重標識水法 21, 129, 208, 223
二重盲検法による食物負荷試験 461
二次予防プログラム，動脈硬化の 387
二糖類分解酵素欠損症 524
二糖類分解能低下 528
二分脊椎 75
日本食品標準成分表2010 227
日本人のGFR推算式 643
日本人のエネルギー摂取量 373
日本人の塩分摂取量 647
日本人の食事摂取基準 204, 375
日本人の新身体計測基準値 233
日本臓器移植ネットワーク 592
苦味 289
肉芽組織 153
日間変動，エネルギー・栄養素摂取の 222
日間変動，エネルギー摂取量の 226
入院時食事療養費 291, 292
入院時褥瘡 689
入院中の飢餓状態 146
乳化(ミセル化) 123
乳酸 39
乳酸アシドーシス 40, 320, 481
乳酸加リンゲル液 29, 610
乳酸カルシウム 414
乳酸菌 198
乳児アトピー性皮膚炎，食物アレルギーの関与する 458
乳児嚥下 442
乳児くる病 66
乳児難治性下痢症 531
乳児用調製粉乳 347
乳児用無乳糖調製粉末 348
乳糖制限食 525
乳糖不耐症 348, 457, 525, 535
乳幼児期用静脈栄養カテーテル 324
乳幼児の体重増加不良 692
尿化学検査，栄養アセスメントとしての 252
尿ケトン体，栄養評価指標としての 251
尿酸 557
尿酸クリアランスの低下 557
尿酸結石 559
尿酸排泄能力 560
尿素回路 46

尿素サイクル　664
尿素サイクル（代謝）異常症
　　　　　452, 456
尿素生成　46
尿素窒素　250
尿タンパク，ネフローゼ症候群の
　　　　　653
尿タンパク減少効果　654
尿中 3-Mehis/Cr 比　253
尿中 3-メチルヒスチジン，栄養
　　評価指標としての　252
尿中アルブミン値　644
尿中ウロビリノーゲン　597
尿中クレアチニン，栄養評価指標
　　としての　252
尿中窒素排泄量　19
――, 栄養評価指標としての　253
―― 低下　159
尿中ナトリウム排泄　27
尿中尿素窒素排泄量　264
――, 栄養評価指標としての　253
尿中ヨウ素排泄量　87
尿糖，栄養評価指標としての　251
尿路結石　559
妊産婦・授乳婦用粉乳　347
妊産婦の食事摂取基準　128
妊娠可能年齢女性の基礎代謝量
　　　　　128
妊娠可能年齢女性の推定エネル
　　ギー必要量　129
妊娠高血圧症候群　134
妊娠中の栄養指導　134
妊娠中の体重増加量　134
妊娠糖尿病　134, 388
妊娠貧血　82
妊娠前の肥満　133
妊婦栄養指針　135
妊婦・授乳婦の身体活動レベル
　　　　　128
妊婦・授乳婦の推定エネルギー必
　　要量　130
認知期，嚥下の　443
認知機能障害　147
認知情動性摂食調節機構　114
認知情動性調節，食欲の　106
認知症，パーキンソン病に伴う
　　　　　440

ね

ネオアジュバント化学療法，術前
　　　　　633
ネガティブフィードバック調節，
　　膵酵素分泌の　122

ネグレクト　692
ネクローシス　720
ネフローゼ症候群　565, 567, 651
熱エネルギー　16
熱射病　32
熱中症　32
熱量，低出生体重児に投与する
　　　　　473
熱量充足率　632
熱量摂取の不十分　692
年齢相当栄養所要量　695
粘液腺　121
粘血便，潰瘍性大腸炎治療におけ
　　る　535
粘膜修復，慢性下痢症からの　533
粘膜下神経叢　118
粘膜障害性下痢　520

の

脳血管障害回復期　438
脳血管障害の栄養管理　437
脳梗塞　437
脳死肝移植　591
脳死ドナー　592
脳出血　437
脳神経発達機能障害　464
脳性麻痺，低出生体重児の　466
脳相，消化の　125
脳卒中　56
脳腸ペプチド　118
脳の脂肪酸組成　466
脳皮質　466
濃厚流動食　348, 628, 632
――, 術前投与する　659

は

ハーフ ED　539
ハーフ食　632
ハーブ，創傷治癒における　157
ハンドヘルドダイナモメーター
　　　　　260
バイオカニン A　418
バイオマーカー　201
バクテリアルトランスロケーショ
　　ン（菌交代現象, bacterial
　　translocation; BT）　170, 294,
　　321, 334, 340, 505, 525, 598, 602,
　　611, 679
バランスのよい食事　711
バリア機構，消化管粘膜の　529
バリン　716
バルーン型カテーテル, PEG 用
　　　　　306

バレニクリン酒石酸塩　482
バンパー型カテーテル, PEG 用
　　　　　306
バンパー埋没症候群, PEG 造設
　　に伴う　309
パーオキシリピドーム解析　98
パーキンソン病治療薬　439
パーキンソン病の栄養管理　439
パーセンタイルカーブ　143
パイエル板　160
パリエット®　517
パンクレリパーゼ　526, 613
パントテン酸　71
――　過剰　77
――　欠乏　74
破骨細胞　345
肺うっ血　502
肺過膨張　495
肺結核後遺症　494
肺疾患用経腸栄養剤　298
肺ヘモジデローシス, 牛乳による
　　　　　460
排出系トランスポーター　344
排便調節作用, 難消化性糖質の
　　　　　94
敗血症　611, 724
敗血症性合併症　294
白衣高血圧　396
白筋　255
発育異常　142
発育不全　180
発育不全症　692
発癌抑制　720
発癌予防, プロバイオティクスに
　　よる　199
発酵乳　343
――　の整腸作用　198
反射期, 嚥下の　444
反射性神経回路, 嚥下誘発の　288
反証試験　704
反証主義　704
反復唾液飲みテスト　445
半固形化栄養剤　335
半固形化経腸栄養剤　332, 356
半消化態　630
半消化態栄養剤　297, 525
――, HEN の　356
汎血球減少　485

ひ

ヒスタミン　109
ヒスタミン H_2 受容体　121
ヒストン　182

ヒト遺伝子　683
ヒトゲノムの塩基配列　175
ヒドロキシプロリン　154
ヒドロキシメチル酪酸(HMB)
　　　　　　　　　　　　155
ヒドロキシルペルオキシド(脂質
　ペルオキシド：LOOH)　97
ヒドロキシルラジカル(脂質ラジ
　カル：L・)　97
ヒューマンカロリメーター
　　　　　　　　　　　20, 23
ビオチニダーゼ欠損症　76
ビオチン　72
　── 過剰　77
　── 欠乏食　75
　── 代謝異常症　76
ビグアナイド系薬剤　392
ビグアナイド誘導体　391
ビスホスホネート製剤　413, 419
ビタミン　712, 716
　── 吸収の低下, 高齢者の　149
　── 欠乏症　251
　── 摂取, 妊娠時　132
　── による遺伝子発現　180
　── の補充, 胆汁うっ滞時　599
ビタミン A　65, 243
　──, 創傷治癒における　156
　── 過剰　68
　── 欠乏症　66
　── 投与, 低出生体重児への
　　　　　　　　　　　　472
　── の生理作用　69
　── 誘導体　7
ビタミン B 群　712
ビタミン B_1(チアミン)
　　　　　　　　　40, 71, 319
　── 過剰　76
　── 欠乏　72
ビタミン B_2　71
　── 過剰　77
　── 欠乏　72
ビタミン B_6　71
　── 過剰　77
　── 欠乏　72
ビタミン B_{12}　71, 491
　── 過剰　77
　── 欠乏　72, 491
　── 欠乏, アルコール摂取に伴
　　う　480
　── 欠乏性貧血　491
ビタミン C　72, 102, 712
　──, 創傷治癒における　156
　── 過剰　77

　── 欠乏　76
　── と骨粗鬆症　418
ビタミン D　65, 165, 414
　──, アレルギー疾患発症に関与
　　する　408
　──, 栄養素としての　414
　── 過剰　69
　── 活性化障害, 腎での　648
　── 欠乏, 高齢者の　675
　── 欠乏症　66
　── 欠乏性くる病　695
　── の生理作用　70
　── 補給, 薬物療法としての
　　　　　　　　　　　　416
ビタミン D_2　414
ビタミン D_3　414
　── の合成能, 皮膚における
　　　　　　　　　　　　415
　── 誘導体製剤　419
ビタミン E　65, 101
　──, 創傷治癒における　156
　── 過剰　69
　── 欠乏　67
　── 投与, 低出生体重児への
　　　　　　　　　　　　472
　── の生理作用　70
　── ラジカル　102
ビタミン K　65
　──, 骨粗鬆症における　417
　── 過剰　69
　── 欠乏　67, 417
　── の生理作用　70
　── の必要摂取量　417
　── 補給, 薬物療法としての
　　　　　　　　　　　　417
ビフィズス菌　343
ビリルビン　597
ビリルビンカルシウム石　605
ビルダグリプチン　393
ピオグリタゾン　392
ピリドキサール　71
ピリドキサール 5′-リン酸　78
ピリドキサミン　71
ピリドキサミン 5′-リン酸　78
ピリドキシン　71
ピルビン酸　36, 39, 46
ピンチ力　257
びまん性非特異性炎症　534
びらん　514
日和見悪性腫瘍　508
日和見感染症　508
皮下埋め込み式ポート・カテーテ
　ル, HPN 用　353

皮下脂肪厚　235, 694
皮下脂肪型肥満　234, 360
　── における高尿酸血症　559
皮膚テスト　461
肥満　272, 360
　──, 骨粗鬆症の危険因子として
　　の　419
　──, 小児の　143
　──, 痛風を合併する　559
　──, 統合失調症に伴う　430
　── とアレルギー疾患　410
　── に伴う脂肪肝　569
　── の治療, GH/IGF-1 による
　　　　　　　　　　　　192
肥満 2 型糖尿病　392
肥満型骨粗鬆症　419
肥満形成　362
　── の抑制　290
肥満外科治療　365
肥満細胞　406, 459
肥満指数　234
肥満症　360
　── の診断　361
　── の治療　364
肥満度　140
　── の分類　361
肥満妊婦　133
　── の栄養指導　134
肥満リスク, 発育パターンによる
　　　　　　　　　　　　468
非アルコール性脂肪肝　319
非アルコール性脂肪肝炎(NASH)
　　　　　　　　　　261, 569
非アルコール性脂肪性肝疾患
　　　　　　　　　　　　569
非核酸系逆転写酵素阻害剤　513
非乾酪性類上皮細胞肉芽腫　536
非気腫型 COPD　495
非酵素的ラジカル連鎖反応　96
非水溶性食物繊維　93
非ステロイド性抗炎症薬
　　(NSAIDs)　514, 701
非即時型アレルギー　457
　── 症状　460
非タンパクエネルギー・窒素比
　　　　　　　　　　　　187
非タンパク呼吸商　20, 584
非タンパク熱量　601, 611
非タンパク熱量/窒素(NPC/N)比
　　　　　　　320, 325, 471, 601
非定型うつ病　433
非必須アミノ酸　42
非秤量式食事記録法　219

非ヘム鉄　82, 487
被虐待児　693
── の栄養障害，成長障害　695
微小変化型ネフローゼ症候群
　　　　　652, 654
微量アルブミン尿　644
微量栄養素（micronutrients）　583
── の代謝，肝硬変肝炎における　583
── 補充　583
微量元素　80
──，栄養指標としての　252
── 摂取，妊娠時　132
── 投与，胆汁うっ滞時　599
── 投与，低出生体重児への　472
── 投与量，小児の静脈栄養時の　325
── の入れすぎ　321
── の補充，肝移植後早期の　594
微量元素欠乏症，小児静脈栄養中の　330
微量元素製剤　321
微量持続注入ポンプ，インスリン　618
微量ミネラル　80
──，ビタミン類強化経腸栄養剤（テゾン®）　532
膝　→しつも見よ
膝上の骨格筋　258
膝下の骨格筋　257
必須アミノ酸　5, 41, 249
── 投与　675
必須脂肪酸　53, 56, 164, 377
必須脂肪酸強化MCTフォーミュラ　602
必須脂肪酸欠乏　326
──，クローン病における　540
──，小児静脈栄養中の　329
──，長期TPNの　601
──，長期静脈栄養による　318
── の改善，胆汁うっ滞時　599
必須微量元素　80
必要栄養量，クワシオルコルの　690
必要栄養量，マラスムスの　690
必要エネルギー量，脊髄損傷患者の　438
必要摂取熱量，高齢者の　146
必要タンパク量　673
必要量，食事摂取基準　204

表示義務食品，アレルギー物質を含む食品の　462
表示推奨食品，アレルギー物質を含む食品の　462
秤量式食事記録法　219, 223
評価，栄養教育の　713
標準成長曲線　137
標準体重　233
── 計算式　694
標準体重表　233
標準発育曲線　143
病院食　290
病原性下痢症　94
病原体除去能　724
病者用許可基準型特別用途食品　347
病者用個別評価型特別用途食品　347
病者用食品　349
病態別 EN vs. PN 比較　336, 337
病態別経腸栄養剤　298, 681
病的なダイエット　423
病歴・栄養歴　278
広げる力，握力の　257
貧血　485

ふ

ファゴサイトーシス（食作用）　723
フィトステロール　601
フィブラート　378
フィブロネクチン　154
フェニトイン　492
フェニルアラニン（Phe）　450
── 水酸化酵素　451
── 摂取制限食治療　451
フェニルケトン尿症　451
フェノフィブラート　378
フェリチン　82, 485
フォーミュラ食
──，減量のための　370
──，肥満症に対する　364
フォルモノネチン　418
フラクトオリゴ糖　92, 345, 716
フラッシング反応　482
フラビンアデニンジヌクレオチド（FAD）　78
フラビンヌクレオチド（FMN）　78
フリーラジカル　96, 164
── 連鎖反応　99
フルクトース摂取と痛風発作　561
フローラ　343
フロセミド　587

ブドウ糖　→グルコース
ブドウ糖（グルコース）の輸注　3
ブッシュ法，PEG造設の　304
プテロイルモノグルタミン酸　72
プラバスタチン　378
ブリックテスト　461
プリン体　557
── 制限，高尿酸血症に対する　560
プリン代謝　557
ブル法，PEG造設の　303, 304
プレアミン®-P　602
プレアルコホリクス　478
プレバイオティクス（prebiotics）　89, 343, 630
── 効果　93
プレビタミン D_3　414
プロエラスターゼ　123
プロゲステロン製剤　701
プロセス評価，医療・医療行為の　281
プロテアーゼ阻害薬　511, 513, 581
プロテアソーム　45
プロテアソーム系　45
プロテイン　715
プロテインキナーゼ　44
プロテインキナーゼA　33
プロテオグリカン　153
プロトンポンプ阻害薬（PPI）　516, 614
プロバイオティクス　198, 343, 568, 602
──，小児慢性下痢症に対する　533
── 製剤　667
── によるアレルギー発症予防　409
プロピオン酸血症　454
プロビタミン D_3　414
不安定プラーク　381
不確定因子　207
不可欠アミノ酸　41
不可避窒素損失量　215
不感蒸泄　25
不随意運動，パーキンソン病患者の　440
不足徴候　695
不動性骨萎縮　417
不飽和脂肪酸　53, 377, 607
──，アレルギー疾患発症に関与する　408
不溶性食物繊維　668

付加的経腸栄養剤経口投与，食道
　癌における　624
負のアウトカム　272, 281
負のエネルギーバランス，COPD
　の　497
負のフィードバック　433
俯瞰主義　704
浮腫　25
　──，ネフローゼ症候群における
　　　651
副甲状腺ホルモン　330
副腎皮質刺激ホルモン　109, 433
　──　分泌促進因子(CRF)　185
　──　放出因子　432
副腎皮質ホルモン　658
　──，ネフローゼ症候群に対する
　　　655
　──　製剤　580, 701
腹腔内感染防御　161
腹腔内滲出白血球数　171
腹腔内白血球　161
腹水　575, 582
腹膜透析(PD)　649
複合的な代謝異常症候群　702
複合糖質(GFX)輸液　188
複合ミセル　60
吻合部膵管閉塞　619
噴門腺　121
分割肝移植　592
分岐鎖α-ケト酸脱水素酵素　44
分岐鎖アミノ酸(BCAA)　49,
　249, 317, 576, 582, 611, 664, 716
　──　代謝系　44
　──　の減少，COPDによる
　　　495
　──　の投与，侵襲期における
　　　188
　──　リッチアミノ酸製剤，小児
　　用　326
分枝型IPMN　617, 619
分子標的薬治療　587
　──，癌悪液質に対する　624
分節運動　117
分泌性下痢　520, 521, 528
分泌性トリプシン阻害物質　123

へ

ヘパンED®　577, 587
ヘプシジン　488
ヘム鉄　80, 485, 487
ヘモグロビン　82, 485
ヘモジデリン　82, 485
ベリチーム®　613

ペプシノーゲン　121
ペプシン　121
ペプチド　344
ペプチド栄養剤，HEN用　356
ペラグラ　74
ペラグラ脳症，アルコール摂取に
　伴う　480
ペルオキシソーム　724
ペルオキシダーゼ　82
ペルオキシルラジカル(LOO・)
　　　97
ペルオキシレドキシン　100
ペンタサ®，クローン病に対する
　　　541
平均24時間血圧　399
平均赤血球容積(MCV)　72, 489
平均体重増加量，正期産の　133
平常時体重　234
閉経後エストロゲン欠乏　419
閉経後骨粗鬆症　415
閉塞性黄疸　617
閉塞性換気障害　495
閉塞性膵炎　619
閉塞性腸炎　640
壁在神経叢，消化管の　117
変換相　183
変性タンパク質の除去　720
偏性嫌気性菌　195
便pH　530
便脂肪染色　530
便浸透圧　530
便潜血反応　522
便中ウイルス抗原　530
便中脂肪排泄量　523
便中電解質　530
便通異常　520
便の性状　530
便培養　530
　──，下痢における　521
便秘
　──，抗精神病薬の副作用の　431
　──，高齢者の　150
　──，脊髄損傷患者の　438
　──，パーキンソン病の　439

ほ

ホエイタンパク質　675
ホエイペプチド　594
ホールド力　257
ホスファチジルコリン(PC)　58
ホスホリパーゼA_2　60
ホスホリパーゼ活性，肝細胞内の
　　　569

ホスホリラーゼ　33
ホメオドメイン型転写因子　177
ホモシスチン尿症　451, 452
ホルモン感受性リパーゼ　362
ホロカルボキシラーゼ合成酵素欠
　損症　76
ボグリボース　392
ボタン型カテーテル，PEG用
　　　306
ポート型カテーテル　323
ポート部の穿刺法，HPNカテー
　テル挿入の　353
ポラプレジンク(プロマック®)
　　　84
ポリフェノール　349
ポリフェノール類の抗酸化作用
　　　103
ポリペプチドYY(PYY)　120
ポンプ加算，HPNの　352
保健機能食品　341
保健機能食品制度　341
保健効果，プロバイオティクスの
　　　198
保健の用途，特定保健用食品の
　　　342
保険適用，HENの　354
保険適用，HPNの　351
保険認可レジメ，H. pylori除菌
　療法　517
保持する力，握力の　257
捕食　285
　──，嚥下における　443
補助化学療法，術後　633
補助化学療法，膵切除後　621
母体代謝　128
母乳，アレルギー発症予防となる
　　　407
母乳栄養強化粉　475
芳香族アミノ酸　249, 576, 582
抱合型ビリルビン　597
放射線治療，食道癌の　626
泡沫細胞　381
飽食の時代　2
飽和脂肪酸　53, 54
　──　摂取量　54
　──　の摂取，妊娠期の　131
傍脳室核　184
傍分泌，消化管の　118
本態性高血圧　396
翻訳　42
翻訳開始因子　42
翻訳後レベル，遺伝子発現の　176
翻訳レベル，遺伝子発現の　176

ま

マイクロサテライト多型 683
マイスナー神経叢 118
マグネシウム，アレルギー疾患発症に関与する 409
マクロオートファジー 719
マクロファージ 381
マジンドール 365
マス・スクリーニング，フェニルケトン尿症の 451
マラスムス
　―― と褥瘡 689
　―― に発生した褥瘡 690
マラスムス型栄養障害，AN による 423
マラスムス型タンパク・エネルギー栄養障害 495
マルチトール 92
マルチビタミンタブレット 716
マルチミネラルタブレット 716
マルトース 287
マルトデキストリン 715
膜形成機構，オートファジーの 721
膜消化 116, 117
　――，小腸粘膜における 126
膜小胞 721
膜性腎症，ブシラミンによる 567
膜タンパク NPC1L1 344
末期肝不全，肝移植の適応となる 591
末期肝不全での栄養障害 589
末期腎不全 643
末梢血管抵抗 396
末梢循環不全，心不全に伴う 502
末梢静脈栄養 681
　――，褥瘡の 689
　―― 管理，胃癌術後の 631
末梢静脈挿入式中心静脈カテーテル，HPN 用 352
末梢静脈挿入式中心静脈カテーテル，小児用 323
末梢性消化機能の低下，うつ病による 432
末梢性摂食調節機構 110
満潮期 183
満腹中枢 106
慢性アルコール中毒症 478
慢性萎縮性胃炎 514
慢性栄養障害，小児の 140
慢性栄養不良 252
慢性肝炎 575
　―― の栄養指導 580

　―― の栄養代謝 576
　―― の栄養評価 579
　―― の栄養療法 577
　―― の薬物治療 580
慢性下痢症 520, 528
　―― の原因疾患 529
　―― の症状・診断 530
慢性呼吸不全 494
慢性消耗性疾患 698
慢性腎疾患 260
慢性腎臓病 215, 643
慢性膵炎 612
慢性創傷 157
慢性的な栄養障害の内分泌反応 186
慢性特発性仮性腸閉塞症（CIIPS） 552
　―― の栄養療法選択 339
慢性の便通異常，IBS による 526
慢性閉塞性肺疾患 494

み

ミオグロビン 82
ミオグロビン鉄 485
ミキサー食 332
ミグリトール 392
ミクロオートファジー 719
ミクロソームトリグリセリド転送タンパク（MTP） 62
ミセル 60, 524
　―― の懸濁液 320
ミセル化（乳化） 123
ミゾリビン 655
ミチグリニド 391, 392
ミトコンドリア 39, 264, 724
　―― 選択的なオートファジー 724
ミネラル 80, 712, 716
　―― による遺伝子発現 181
　―― の摂取，妊娠時 132
ミノドロン酸 419
味覚 287
味覚刺激 287
味覚受容体 289
味覚障害，アルコール依存症患者の 482
味覚障害，高齢者の 147
味蕾 288
右巻きスーパーヘリックス 154
水 25
水欠乏型脱水症 31
水代謝 25

水中毒，総合失調症による 429
水飲みテスト 445
脈波伝播速度 262

む

ムスカリン受容体 121
ムチン 287
むずむず脚症候群 82
無βリポタンパク血症 62
無イベント生存率，肝不全の 587
無菌食 290
無月経 SMA 症候群，AN による 422
無効造血 492
無作為対照試験 707
無脂肪静脈栄養 318
無症候期 HIV 感染者のエネルギー所要量 509
無石胆嚢炎，小児静脈栄養に合併する 329
無タンパク質食 215
無乳糖食品 348
胸やけ 518

め

メープルシロップ尿症 451, 452
メイラード反応（褐変反応） 317
メタボリックシンドローム（Mets, MS） 234, 272, 360, 363, 367, 399, 402, 559
　――，小児の 143
　――，精神疾患患者の 430
　―― の発症リスク 468
　―― のプログラム化 475
　―― のリスク，抗うつ薬服用による 433
メタボリックチャンバー 20
メタボリックリスクファクター 403
メタンガス 93
メチオニン（Met） 576
メチオニンシンターゼ 78
メチオニン生合成 78
メチルマロン酸血症 454
メチレン水素 97
メッセンジャー RNA 42
メトトレキサート 492
メトホルミン 392
　―― 単独療法 394
メラニン凝集ホルモン 108, 109
メラノコルチン 109
メンテナンス期 717
目安量 206

免疫栄養　155, 159, 162, 173, 659
　——, 肝移植後の　594
免疫栄養素　162
免疫学的検査, 下痢における　522
免疫学的潜血反応　530
免疫学的バリア, 腸管の　160
免疫機能への作用, 食品成分の
　　350
免疫強化経腸栄養剤　6
免疫強化食品　617
免疫グロブリン A (IgA)　170
免疫増強栄養剤　162, 630
免疫調整経腸栄養剤　298
免疫能, 心臓悪液質患者の　504
免疫能調節作用, プロバイオティクスの　199
免疫能の改善, 栄養療法による
　　159
免疫反応　406
免疫抑制剤　592
　——, 小腸移植における　555
　——, ネフローゼ症候群に対する
　　655
　——の副作用　595

も

モチリン　120
モニタリング, 消化器症状の　335
モリヘパミン®　587, 601
持ち寄りパーティー方式　677
毛嚢角化　66
盲係蹄症候群　524, 525
網羅的過酸化脂質分析法　98
目標設定　713
目標量　207
森永ドライミルク GP-P　475
門脈圧亢進症　582
門脈シグナル　37
門脈-体循環シャント　582

や

夜間間欠注入, HPN の　353
夜間高血圧　396, 402
夜盲症 (とり目)　66
痩せ　694
　——, HIV 感染症における　509
　——, 骨粗鬆症の危険因子としての　419
　——の妊婦の栄養指導　135
痩せ型骨粗鬆症　419
薬剤性腸炎　521, 527
薬価収載栄養剤　532
薬物療法

　——, ART の脂質異常の　512
　——, 悪液質の　701
　——, 肝炎の　580
　——, 肝硬変・肝癌の　587
　——, 先天性代謝異常症の　456
　——, ネフローゼ症候群　655
　——, 肥満症の　365

ゆ

ユビキチン　45
ユビキチン化　724
ユビキチン-プロテオソーム系
　　724
ユビキノール 10　102
輸液　25, 29
　——, 急性膵炎における　609
　——と経腸栄養, AN に対する
　　426
輸液キット製品, HPN の　353
輸液剤の調製と供給, HPN の
　　353
輸液セット, HPN 用　353
輸液注入法, HPN の　353
輸液法, 小児 HPN の　354
輸液療法　4
有害菌　343
　——, 腸内の　91
有機酸代謝異常症　456
　——の食事療法　454
有効エネルギー換算係数　92
有効エネルギー量, 難消化性糖質の　92
有効浸透圧　26
有効張度　26
有酸素運動, 肥満症治療の　365
有痛性慢性膵炎患者　614
有病率, 食物アレルギーの　457
有用菌　343
　——, 腸内の　91
幽門括約筋　116
幽門狭窄, 胃癌末期の　635
幽門後アクセス, 経腸栄養の　296
幽門腺　121
幽門部胃炎　514
遊離アミノ酸プール濃度　723
遊離型 RBP　243
遊離脂肪酸　58

よ

ヨウ素　87
　——欠乏　88
　——摂取過剰　88
ヨーグルト　343

予後判定栄養評価　243
予後判定指数　245
　——としての血清タンパク　245
予後予測因子, COPD の　496
幼児食　290
洋ナシ型肥満　234
葉酸　72, 492
　——, アレルギー疾患発症に関与する　409
　——過剰　77
　——欠乏　74, 492
　——欠乏性貧血　491
葉酸吸収阻害作用, アルコール
　　492
葉酸代謝拮抗剤　492
陽性症状, 総合失調症の　429
溶血性貧血　485
養育拒否　692
抑うつ　432

ら

ライフロン®-QL　499
ラクターゼ活性の低下, 高齢者の
　　149
ラクチトール　587
ラクツロース　93, 587
ラジオ波焼灼療法 (RFA)　587
ラパマイシン　722
ラベプラゾール　517
ラルテグラビル (RAL)　513
ランソプラゾール　517
ランドマーク法　316

り

リウマチ性弁膜症　503
リジルオキシダーゼ　156
リスクファクター低減, 生活習慣病の　343
リステリア症, HIV 感染者における　510
リセドロン酸　419
リソソーム系　45, 719
リソソーム膜　721
リゾリン脂質　60
リトコール酸　124
リナグリプチン　393
リノール酸　55, 329, 377
リパーゼ　123
リハビリテーション
　——, 嚥下障害の　448
　——による栄養状態改善　438
　——の必要性, 術後　661
リピッドプール　368

和文索引　765

リピドミクス解析　98
リポキシゲナーゼ　96
リポジストロフィー，抗 HIV 薬
　による　509
リボソーム　42
リポ多糖　171
リポタンパク合成　62
リポタンパク質リパーゼ（LPL）
　　　　62, 320, 363, 367, 653
リポタンパクの代謝　63
　── 異常症　371
リボフラビン　71
リラグルチド　393
リン
　── と骨粗鬆症　418
リンゴ型肥満　234
リン酸塩の過剰摂取　418
リン酸化　177
リン脂質　51, 58, 97
リン脂質結合大豆ペプチド　344
リンパ管閉塞　524
リンパ系の発達，乳幼児の　141
利尿薬　404
離脱症状，アルコール　478
離乳食　290
　──，低出生体重児の　475

　── の開始，低出生体重児の
　　　　476
律速酵素　36
流動食　290
旅行者下痢症　94
臨界期，成長における栄養の
　　（critical period）　141
臨床栄養学　10
臨床栄養教育　9
臨床学的アセスメント，HIV 感
　染者の　510
臨床症状の定量評価，悪液質の
　　　　699

る

ループス腎炎　565
ループ利尿薬　655
ルミナコイド　89

れ

レイノー現象　567
レジスタンス運動，肥満症治療の
　　　　365
レシピエント手術，肝移植の　592
レストレッグス症候群　82
レチノイド　7, 68
レチノイン酸受容体　7

レチノール　65
レチノール結合タンパク　243, 530
レニン・アンジオテンシン・アル
　ドステロン系の活性化，心臓悪
　液質患者における　503
レニン・アンジオテンシン系抑制
　薬　402
レパグリニド　391
レプチン　7, 111, 150, 367
　── 抵抗性　114
連鎖的脂質過酸化反応　96, 97
連続飲酒　478

ろ

ロイシン　42, 716
　── 濃度　44
ローディング期　717
ロードセル　257
ローマ診断基準，IBS の　526
老化　723
老人性骨粗鬆症　416
老年症候群　145
労作時呼吸困難　495
瘻孔形成，PEG の　301
瘻孔周囲炎，PEG 造設に伴う
　　　　309